A Prática da Anestesiologia Baseada em Evidência

2ª edição

2ª tiragem

A Prática da Anestesiologia Baseada em Evidência

2ª edição - 2ª tiragem

Lee A. Fleisher, MD

Robert Dunning Dripps Professor and Chair
Department of Anesthesiology
Professor of Medicine
University of Pennsylvania School of Medicine
Philadelphia, Pennsylvania

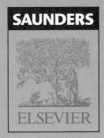

Do original: Evidence-Based Practice of Anesthesiology, 2nd Edition
© 2004, 2009, Saunders, Inc.
ISBN original: 978-1-4160-5996-7

Tradução autorizada do idioma inglês da edição publicada por Saunders – um selo editorial Elsevier
© 2010 Elsevier Editora Ltda.
ISBN: 978-85-352-3734-4

Todos os direitos reservados e protegidos pela Lei 9.610 de 19/02/1998.
Nenhuma parte deste livro, sem autorização prévia por escrito da editora, poderá ser reproduzida ou transmitida sejam quais forem os meios empregados: eletrônicos, mecânicos, fotográficos, gravação ou quaisquer outros.

Capa
Carolina Kaastrup – Studio CreamCrackers Ltda.

Editoração Eletrônica
WM Design

Elsevier Editora Ltda.
Conhecimento sem Fronteiras

Rua Sete de Setembro, nº 111 – 16º andar
20050-006 – Centro – Rio de Janeiro – RJ

Rua Quintana, nº 753 – 8º andar
04569-011 – Brooklin – São Paulo – SP

Serviço de Atendimento ao Cliente
0800 026 53 40
sac@elsevier.com.br

Preencha a ficha de cadastro no final deste livro e receba gratuitamente informações sobre os lançamentos e promoções da Elsevier.
Consulte também nosso catálogo completo, os últimos lançamentos e os serviços exclusivos no site www.elsevier.com.br

---

NOTA

O conhecimento médico está em permanente mudança. Os cuidados normais de segurança devem ser seguidos, mas, como as novas pesquisas e a experiência clínica ampliam nosso conhecimento, alterações no tratamento e terapia à base de fármacos podem ser necessárias ou apropriadas. Os leitores são aconselhados a checar informações mais atuais dos produtos, fornecidas pelos fabricantes de cada fármaco a ser administrado, para verificar a dose recomendada, o método e a duração da administração e as contraindicações. É responsabilidade do médico, com base na experiência e contando com o conhecimento do paciente, determinar as dosagens e o melhor tratamento para cada um individualmente. Nem o editor nem o autor assumem qualquer responsabilidade por eventual dano ou perda a pessoas ou a propriedade originada por esta publicação.

O Editor

CIP-BRASIL. CATALOGAÇÃO-NA-FONTE
SINDICATO NACIONAL DOS EDITORES DE LIVROS, RJ

F623p

Fleisher, Lee A.
  A prática da anestesiologia baseada em evidência / Lee A. Fleisher ; [tradução Denise Costa Rodrigues... et al.]. - Rio de Janeiro : Elsevier, 2010.
    il.

Tradução de: Evidence-based practice of anesthesiology, 2nd ed.
Inclui bibliografia
ISBN 978-85-352-3734-4

1. Anestesiologia. 2. Medicina baseada em evidências. 3. Anestesia. I. Título.

10-1199.   CDD: 617.96
                                            CDU: 616-089.5

19.03.10 25.03.10   018156

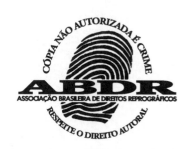

Créditos da Revisão Científica e da Tradução

REVISÃO CIENTÍFICA

Américo Salgueiro Autran Filho (caps. 1 a 63, 66 a 73 e índice)

Título Superior em Anestesiologia pela Sociedade Brasileira de Anestesiologia (SBA)
Responsável pelo Centro de Ensino e Treinamento da SBA no Hospital da Lagoa, RJ
Ex-Presidente da Sociedade de Anestesiologia do Estado do Rio de Janeiro (SAERJ)
Ex-Presidente da Comissão de Normas Técnicas da SBA

Américo Salgueiro Autran Neto (caps. 64 e 65)

Título Superior em Anestesiologia pela SBA
Corresponsável pelo Centro de Ensino e Treinamento da SBA - Hospital Geral de Bonsucesso, RJ
Graduado pela Universidade Federal do Rio de Janeiro (UFRJ) em 2001

TRADUÇÃO

Antônio Cláudio Mendes Ribeiro (caps. 52 e 58)

Professor Adjunto do Departamento de Farmacologia e Psicobiologia da Universidade do Estado do Rio de
 Janeiro (UERJ)
Pós-Doutor pela Universidade de Oxford, Reino Unido
Doutor pela Universidade de Oxford, Reino Unido

Carlos André Oighenstein (caps. 34, 65 e 72)

Tradutor com Experiência em Textos Médicos (Instituto Nacional do Câncer, Revista Brasileira de Medicina
 do Esporte, Sociedade Brasileira de Geriatria e Gerontologia)

Denise Costa Rodrigues (caps. 4, 5, 7, 12, 15, 19, 23, 24 e 29)

Pós-Graduada em Tradução pela Universidade de Franca (Unifran), SP
Bacharel em Tradução pela Universidade de Brasília (UnB)
Licenciada em Letras (Língua e Literatura Inglesas) pela UnB

Eneida Ritsuko Ono Kageyama (caps. 2, 8, 10, 11 e 71)

Mestre em Ciências pela Faculdade de Medicina da Universidade de São Paulo (USP)

Ivana Picone Borges de Aragão (caps. 35 e 45)

Pós-Graduação e Residência Médica em Cardiologia
Doutora em Cardiologia pela Universidade Federal Fluminense (UFF), RJ
Mestre em Cardiologia pela UFRJ
Especialista em Cardiologia pela Sociedade Brasileira de Cardiologia (SBC)

vi   Créditos da Revisão Científica e da Tradução

José Eduardo Ferreira de Figueiredo (caps. 30 a 32, 36, 37 e 39)

Chefe da Emergência Pediátrica do Hospital das Clínicas de Jacarepaguá, RJ
Médico de Saúde da Família da Secretaria de Saúde do Município do Rio de Janeiro

Leda Shizuka Yogi (caps. 38, 41, 46 e 49)

Mestre em Ciências pela Faculdade de Medicina da USP
Supervisora do Curso de Aprimoramento da Capes no Instituto de Ortopedia e Traumatologia do Hospital
    das Clínicas da Faculdade de Medicina da Universidade de São Paulo (HCFMUSP)
Graduada pelo Curso de Fisioterapia da Faculdade de Medicina da USP

Maria Inês Corrêa Nascimento (caps. 33, 40 e índice)

Bacharel em Letras (Tradução Bilíngüe) pela PUC-Rio

Nelson Gomes de Oliveira (caps. 42 a 44, 47, 48, 51, 53 a 57, 59, 64, 66 a 70 e 73)

Médico do Trabalho da Petrobras (Aposentado)

Soraya Imon de Oliveira (caps. 60 a 63)

Doutora em Imunologia pelo Departamento de Imunologia do Instituto de Ciências Biomédicas da USP
Especialista em Imunopatologia e Sorodiagnóstico (FUNDAP) pelo Departamento de Patologia da Faculda-
    de de Medicina da Universidade Estadual Paulista "Júlio de Mesquita Filho" (UNESP)
Bacharelado em Ciências Biológicas - Mod. Médica pela UNESP

Tatiana Marlowe Cunha Brunini (caps. 9, 13, 14 e 50)

Professora Adjunta do Departamento de Farmacologia e Psicobiologia da UERJ
Pós-Doutora pela Universidade de Londres e pela UERJ
Doutora pela Universidade de Oxford

Ursula Bueno do Prado Guirro (caps. 1, 3, 6, 16 a 18, 20 a 22, 25 a 28)

Título de Especialista pela Sociedade Brasileira de Anestesiologia (SBA)
Médica Anestesiologista do Hospital do Trabalhador, PR
Preceptora da Residência Médica do Hospital de Clínicas da Universidade Federal do Paraná (UFPR)

Colaboradores

Sherif Afifi, MD, FCCM, FCCP

Associate Professor of Anesthesiology & Surgery
Chief, Division of Critical Care
Director of Critical Care Fellowship
Feinberg School of Medicine
Northwestern University
Chicago, Illinois

Seth Akst, MD, MBA

Assistant Professor
Department of Anesthesiology and Critical Care Medicine
George Washington University Medical Center
Washington, DC

James F. Arens, MD

Chair, Committee of Practice Parameters
American Society of Anesthesiology
Park Ridge, Illinois

Valerie A. Arkoosh, MD

Professor of Clinical Anesthesiology
University of Pennsylvania School of Medicine
Philadelphia, Pennsylvania

Barbara Armas, MD

Clinical Assistant Professor of Medicine
Robert Wood Johnson University Hospital
New Brunswick, New Jersey

Michael A. Ashburn, MD, MPH

Professor of Anesthesiology and Critical Care Medicine
University of Pennsylvania School of Medicine
Director of Pain Medicine and Palliative Care
Penn Pain Medicine Center
Tuttleman Center at Penn Medicine at Rittenhouse
Philadelphia, Pennsylvania

John G.T. Augoustides, MD, FASE

Assistant Professor
Department of Anesthesiology and Critical Care
University of Pennsylvania School of Medicine
Philadelphia, Pennsylvania

Michael Aziz, MD

Assistant Professor
Department of Anesthesiology and Peri-Operative Medicine
Oregon Health and Science University
Portland, Oregon

Daniel Bainbridge, MD, FRCPC

Assistant Professor and TEE Director
Division of Cardiac Anaesthesia
Department of Anaesthesia and Perioperative Medicine
London Health Sciences Centre
University of Western Ontario
London, Ontario, Canada

Jane C. Ballantyne, MD, FRCA

Associate Professor of Anesthesiology
Chief, Division of Pain Medicine
Department of Anesthesia and Critical Care
Massachusetts General Hospital
Harvard University
Boston, Massachusetts

Sheila R. Barnett, MD

Associate Professor of Anesthesiology
Harvard Medical School
Department of Anesthesiology and Critical Care
Beth Israel Deaconess Hospital Medical Center
Boston, Massachusetts

Joshua A. Beckman, MD, MS

Director, Cardiovascular Medicine Fellowship
Brigham and Women's Hospital
Assistant Professor of Medicine
Harvard Medical School
Boston, Massachusetts

Yaakov Beilin, MD

Associate Professor of Anesthesiology, and Obstetrics,
    Gynecology and Reproductive Sciences
Vice-Chair for Quality
Co-Director of Obstetric Anesthesia
Department of Anesthesiology
The Mount Sinai School of Medicine
New York, New York

Elliott Bennett-Guerrero, MD

Associate Professor
Department of Anesthesiology
Duke University Medical Center
Durham, North Carolina

Sanjay M. Bhananker, MBBS, MD, DA, FRCA

Assistant Professor
Department of Anesthesiology
University of Washington School of Medicine
Harborview Medical Center
Seattle, Washington

vii

viii Colaboradores

T. Andrew Bowdle, MD, PhD

Professor of Anesthesiology and Pharmaceutics
Chief of the Division of Cardiothoracic Anesthesiology
Department of Anesthesiology
University of Washington
Seattle, Washington

Lynn M. Broadman, MD

Clinical Professor of Anesthesiology
University of Pittsburgh Medical School
Children's Hospital of Pittsburgh
Pittsburgh, Pennsylvania

Daniel R. Brown, MD, PhD

Assistant Professor of Anesthesiology
Department of Anesthesiology
Mayo Clinic College of Medicine
Rochester, Minnesota

Robert H. Brown, MD, MPH

Professor
Department of Anesthesiology, Physiology and Radiology
Johns Hopkins University School of Medicine
Baltimore, Maryland

Robert A. Caplan, MD

Department of Anesthesiology
Virginia Mason Medical Center
Seattle, Washington

Jeffrey L. Carson, MD

Richard C. Reynolds Professor of Medicine
Chief, Division of General Internal Medicine
University of Medicine and Dentistry of New Jersey Robert
    Wood Johnson Medical School
New Brunswick, New Jersey

Maurizio Cereda, MD

Assistant Professor
Department of Anesthesiology and Critical Care
University of Pennsylvania School of Medicine
Philadelphia, Pennsylvania

Mark A. Chaney, MD

Associate Professor
Director of Cardiac Anesthesia
Department of Anesthesia and Critical Care
University of Chicago
Chicago, Illinois

Davy Cheng, MD, MSc, FRCPC, FCAHS

Professor and Chair
Department of Anaesthesia and PerioperativeMedicine
London Health Sciences Centre and St. Joseph's Health Care
University of Western Ontario
London, Ontario, Canada

Grace L. Chien, MD

Associate Professor
Department of Anesthesiology
Oregon Health and Sciences University
Chief of Anesthesiology Service
Veterans Affairs Medical Center
Portland, Oregon

Vinod Chinnappa, MBBS, MD, FCARCSI

Clinical Fellow
Department of Anesthesia
University of Toronto
Toronto Western Hospital
University Health Network
Toronto, Ontario, Canada

Frances Chung, FRCPC

Professor
Department of Anesthesia
University of Toronto
Toronto Western Hospital
University Health Network
Toronto, Ontario, Canada

Neal H. Cohen, MD, MPH, MS

Vice Dean for Academic Affairs
Professor of Anesthesia and Perioperative Care
University of California, San Francisco School of Medicine
San Francisco, California

Nancy Collop, MD

Associate Professor of Medicine
Division of Pulmonary and Critical
    Care Medicine
Director, The Johns Hopkins Sleep Disorders Center
Baltimore, Maryland

Richard T. Connis, PhD

Chief Methodologist
Committee on Standards and Practice Parameters
American Society of Anesthesiologists
Park Ridge, Illinois

Douglas B. Coursin, MD

Professor of Anesthesiology and Medicine
University of Wisconsin School of Medicine and Public
    Health
Madison, Wisconsin

Stefan G. De Hert, MD, PhD

Professor of Anesthesiology
University of Antwerp
Vice-Chairman
Department of Anesthesiology
University Hospital Antwerp
Edegem, Belgium

Clifford S. Deutschman, MD, MS, FCCM
Professor of Anesthesiology and Critical Care
and Surgery
Director, Stavropoulos Sepsis Research Program
University of Pennsylvania School of Medicine
Philadelphia, Pennsylvania

Karen B. Domino, MD, MPH
Professor
Department of Anesthesiology
University of Washington School of Medicine
University of Washington Medical Center
Seattle, Washington

Richard P. Dutton, MD, MBA
Associate Professor of Anesthesiology
Chief, Trauma Anesthesiology
University of Maryland Medical Center,
Baltimore, Maryland

R. Blaine Easley, MD
Assistant Professor
Department of Anesthesiology and Critical Care Medicine
Johns Hopkins Medical Center
Baltimore, Maryland

David M. Eckmann, PhD, MD
Horatio C. Wood Professor of Anesthesiology
and Critical Care
Associate Professor of Bioengineering
University of Pennsylvania
Philadelphia, Pennsylvania

Nabil Elkassabany, MD
Clinical Assistant Professor
Department of Anesthesiology and Critical Care
University of Pennsylvania School of Medicine
Philadelphia, Pennsylvania

John E. Ellis, MD
Adjunct Professor
Department of Anesthesiology and Critical Care
University of Pennsylvania School of Medicine
Philadelphia, Pennsylvania

Kristin Engelhard, MD, PhD
Department of Anesthesiology
Johannes Gutenburg University
Mainz, Germany

Lucinda L. Everett, MD
Associate Professor
Harvard Medical School
Chief, Pediatric Anesthesia
Massachusetts General Hospital
Boston, Massachusetts

James Y. Findlay, MBChB, FRCA
Assistant Professor of Anesthesiology
Consultant, Anesthesiology and Critical Care Medicine
Department of Anesthesiology
Mayo Clinic
Rochester, Minnesota

Michael G. Fitzsimons, MD, FCCP
Instructor in Anesthesia
Fellowship Director, Adult Cardiothoracic Anesthesiology
Division of Cardiac Anesthesia
Department of Anesthesia and Critical Care
Harvard Medical School
Massachusetts General Hospital
Boston, Massachusetts

Lee A. Fleisher, MD, FACC, FAHA
Robert Dunning Dripps Professor and Chair
Department of Anesthesiology and Critical Care
Professor of Medicine
University of Pennsylvania School of Medicine,
Philadelphia, Pennsylvania

Nicole Forster, MD
Department of Anesthesiology
Johannes Gutenburg University
Mainz, Germany

Stephen E. Fremes, MD
Head, Division of Cardiac Surgery
Sunnybrook and Women's College Health Sciences Centre
Toronto, Ontario, Canada

Alan Gaffney, MBBCh
Registrar in Anaesthetics
University of Dublin
Dublin, Ireland

Tong J. Gan, MBBS, FRCA, FFARCSI
Professor
Department of Anesthesiology
Duke University Medical Center
Durham, North Carolina

Santiago Garcia, MD
Chief Cardiology Fellow
Division of Cardiovascular Medicine
University of Minnesota
Minneapolis, Minnesota

Adrian W. Gelb, MBChB
Professor
Department of Anesthesiology and Perioperative Care
University of California, San Francisco
San Francisco, California

x   Colaboradores

Ralph Gertler, MD

Staff Anesthesiologist
Institute of Anesthesiology and Intensive Care
German Heart Centre of the State of Bavaria and the
    Technical University Munich
Mu¨nchen, Germany

Satyajeet Ghatge, MD

Consultant Anesthetist
University Hospital of North Staffordshire
Stoke on Trent, United Kingdom

Barbara S. Gold, MD

Associate Professor
Department of Anesthesiology
University of Minnesota Medical School
Minneapolis, Minnesota

Allan Gottschalk, MD, PhD

Associate Professor
Department of Anesthesiology and Critical Care Medicine
Johns Hopkins Medical Institutions
Baltimore, Maryland

Anil Gupta, MD, FRCA, PhD

Associate Professor
Department of Anesthesiology and Intensive Care
University Hospital
Örebro, Sweden

Veena Guru, MD

Research Fellow
Department of Surgery
University of Pittsburgh Medical School
Pittsburgh, Pennsylvania

Ashraf S. Habib, MBBCh, MSc, FRCA

Associate Professor
Department of Anesthesiology
Duke University Medical Center
Durham, North Carolina

Carin A. Hagberg, MD

Professor
Department of Anesthesiology
Director of Neuroanesthesia and Advanced Airway
    Management
The University of Texas Medical School at Houston
Houston, Texas

Izumi Harukuni, MD

Assistant Professor
Department of Anesthesiology and PerioperativeMedicine
Oregon Health and Science University
Portland, Oregon

Laurence M. Hausman, MD

Clinical Assistant Professor of
    Anesthesiology
Mount Sinai School of Medicine
New York, New York

Diane E. Head, MD

Assistant Professor
Department of Anesthesiology
University of Wisconsin School of Medicine and
    Public Health
Madison, Wisconsin

Robert S. Holzman, MD, FAAP

Associate Professor
Department of Anesthesia
Harvard Medical School
Boston Children's Hospital
Boston, Massachusetts

McCallum R. Hoyt, MD, MBA

Assistant Professor
Department of Anesthesia
Harvard Medical School
Brigham and Women's Hospital
Boston, Massachusetts

William E. Hurford, MD

Professor and Chair
Department of Anesthesiology
University of Cincinnati Academic
    Health Center
Cincinnati, Ohio

Aaron Joffe, DO

Department of Anesthesiology
University of Wisconsin School of Medicine
    and Public Health
Madison, Wisconsin

Edmund H. Jooste, MBChB

Assistant Professor
Department of Anesthesiology
University of Pittsburgh Medical School
Children's Hospital of Pittsburgh
Pittsburgh, Pennsylvania

Girish P. Joshi, MBBS, MD, FFARCSI

Professor of Anesthesiology and
    Pain Management
Director of Perioperative Medicine and
    Ambulatory Anesthesia
University of Texas Southwestern
    Medical Center
Dallas, Texas

Andrea Kurz, MD

Vice Chair
Department of Outcomes Research
Cleveland Clinic Foundation
Professor of Anesthesiology
Cleveland Clinic Lerner College of Medicine
Case Western Reserve University
Cleveland, Ohio

Martin J. London, MD

Professor of Clinical Anesthesia
University of California, San Francisco
Veterans Affairs Medical Center
San Francisco, California

Lynette Mark, MD

Associate Professor
Department of Anesthesiology & Critical Care Medicine
    and Department of Otolaryngology/Head and
    Neck Surgery
Johns Hopkins University
Baltimore, Maryland

Lynne G. Maxwell, MD

Associate Director, Division of General Anesthesia
Department of Anesthesiology and Critical
    Care Medicine
Children's Hospital of Philadelphia
Philadelphia, Pennsylvania

Edward O. McFalls, MD, PhD

Professor of Medicine
Division of Cardiology
Veterans Affairs Medical Center
Minneapolis, Minnesota

Michael L. McGarvey, MD

Department of Neurology
Hospital of the University of Pennsylvania
University of Pennsylvania Medical Center
Philadelphia, Pennsylvania

Kathryn E. McGoldrick, MD

Professor and Chair
Department of Anesthesiology
New York Medical College
Director of Anesthesiology
Westchester Medical Center
Valhalla, New York

Christopher T. McKee, DO

Attending Physician
Department of Anesthesiology
Nationwide Children's Hospital
Columbus, Ohio

R. Yan McRae, MD

Staff Anesthesiologist
Portland Veterans Affairs Medical Center
Assistant Professor
Department of Anesthesiology and Perioperative Medicine
Oregon Health and Science University
Portland, Oregon

Steven R. Messe´, MD

Assistant Professor
Department of Neurology
University of Pennsylvania School of Medicine
Philadelphia, Pennsylvania

Amy L. Miller, MD, PhD

Fellow, Cardiovascular Medicine
Brigham and Women's Hospital
Instructor in Medicine
Harvard Medical School
Boston, Massachusetts

Marek Mirski, MD, PhD

Vice-Chair
Department of Anesthesiology and Critical
    Care Medicine
Director
Neuroscience Critical Care Units
Chief
Division of Neuroanesthesiology
Co-Director
Johns Hopkins Comprehensive Stroke Center
Associate Professor of Anesthesiology and
    Critical Care Medicine, Neurology, and Neurosurgery
Johns Hopkins Medical Institutions
Baltimore, Maryland

Vivek Moitra, MD

Assistant Professor
Department of Anesthesiology
Columbia University College of Physicians and Surgeons
New York, New York

Terri G. Monk, MD, MS

Professor
Department of Anesthesiology
Duke University Health System
Durham Veterans Affairs Medical Center
Durham, North Carolina

Michael F. Mulroy, MD

Clinical Associate Professor of Anesthesiology
University of Washington School of Medicine
Department of Anesthesiology
Virginia Mason Medical Center
Seattle, Washington

xii Colaboradores

Glenn S. Murphy, MD

Associate Professor
Department of Anesthesiology
Northwestern University
Feinberg School of Medicine
Chicago, Illinois
Director of Cardiac Anesthesia
Evanston Northwestern Healthcare
Evanston, Illinois

Bradly J. Narr, MD

Associate Professor
Department of Anesthesiology
Mayo Clinic College of Medicine
Rochester, Minnesota

Patrick Neligan, MA, MB, FCARCSI

Clinical Senior Lecturer in Anaesthesia and
    Intensive Care
University College Hospital
Galway, Ireland

David G. Nickinovich, PhD

American Society of Anesthesiologists
Park Ridge, Illinois

Gregory A. Nuttall, MD

Professor
Department of Anesthesiology
Mayo Clinic College of Medicine
Rochester, Minnesota

E. Andrew Ochroch, MD

Assistant Professor
Department of Anesthesiology and Critical Care
University of Pennsylvania School of Medicine
Philadelphia, Pennsylvania

Catherine M.N. O'Malley, MBBS, FCARCSI

Department of Anaesthesia
St. James's Hospital
Dublin, Ireland

Alexander Papangelou, MD

Instructor
Department of Anesthesiology and Critical
    Care Medicine
Senior Fellow, Neurosciences Critical Care Unit
Johns Hopkins Medical Institutions
Baltimore, Maryland

Anthony N. Passannante, MD

Professor of Anesthesiology
Vice Chair for Clinical Operations
Department of Anesthesiology
University of North Carolina at Chapel Hill
Chapel Hill, North Carolina

L. Reuven Pasternak, MD, MPH, MBA

Chief Executive Officer
Inova Fairfax Hospital
Executive Vice President for Academic Affairs
Inova Health System
Falls Church, Virginia

Donald H. Penning, MD, MS, FRCP

Professor of Clinical Anesthesiology
Director, Obstetric Anesthesia
University of Miami Miller School of Medicine
Jackson Memorial Hospital
Miami, Florida

Beverly K. Philip, MD

Professor of Anesthesia
Harvard Medical School
Founding Director, Day Surgery Unit
Brigham and Women's Hospital
Boston, Massachusetts

Hugh Playford,MBBS, FANZCA, FFICANZCA

Assistant Professor of Anesthesia
Director of Cardiac Intensive Care Unit
Westmead Hospital
New South Wales, Australia

Catherine C. Price, PhD

Assistant Professor
Departments of Clinical and Health Psychology
    and Anesthesiology
University of Florida
Gainesville, Florida

George Pyrgos, MD

Professor
Department of Anesthesiology and Critical
    Care Medicine, Department of Medicine, and
    Department of Radiology
Johns Hopkins Medical Institutions
Baltimore, Maryland

Jeffrey M. Richman, MD

Assistant Professor
Department of Anesthesiology and Critical Care
    Medicine
Johns Hopkins University
Baltimore, Maryland

Hynek Riha, MD, DEAA

Clinical Assistant Profesor
Department of Anesthesiology and Intensive Care Medicine
Institute for Clinical and Experimental Medicine
Department of Cardiovascular and Transplantation
    Anesthesiology and Intensive Care Medicine
Postgraduate Medical School
Prague, Czech Republic

Stephen T. Robinson, MD

Associate Professor of Anesthesiology and Perioperative
Medicine
Oregon Health and Sciences University
Portland, Oregon

**Anthony M. Roche, MBChB,
FRCA, MMed**

Department of Anesthesiology
Duke University Medical Center
Durham, North Carolina

Peter Rock, MD, MBA

Martin Helrich Professor and Chair
Department of Anesthesiology
University of Maryland School of Medicine
Baltimore, Maryland

Stanley Rosenbaum, MA, MD

Professor of Anesthesiology
Internal Medicine and Surgery
Director, Section of Perioperative and Adult Anesthesia
Vice-Chair for Academic Affairs
Department of Anesthesiology
Yale University School of Medicine
New Haven, Connecticut

Meg A. Rosenblatt, MD

Associate Professor of Anesthesiology
Mount Sinai School of Medicine
New York University
New York, New York

Marc A. Rozner, PhD, MD

Professor of Anesthesiology and Perioperative Medicine
Professor of Cardiology
The University of Texas MD Anderson Cancer Center
Adjunct Assistant Professor of Integrative Biology and
Pharmacology
University of Texas Health Science Center at Houston
Houston, Texas

Charles Marc Samama, MD, PhD, FCCP

Professor and Chair
Department of Anaesthesiology and Intensive Care
Hotel Dieu University Hospital
Paris, France

Rolf A. Schlichter, MD

Assistant Professor of Clinical Anesthesiology
University of Pennsylvania School of Medicine
Philadelphia, Pennsylvania

B. Scott Segal, MD

Vice-Chairman, Residency Education
Department of Anesthesiology, Perioperative and
Pain Medicine
Brigham and Women's Hospital
Boston, Massachusetts

Douglas C. Shook, MD

Program Director, Cardiothoracic Anesthesia Fellowship
Department of Anesthesiology, Perioperative and
Pain Medicine
Brigham and Women's Hospital
Harvard Medical School
Boston, Massachusetts

Ashish C. Sinha, MD, PhD

Assistant Professor of Anesthesiology and
Critical Care
Assistant Professor of Otorhinolaryngology and
Head and Neck Surgery
University of Pennsylvania School of Medicine
Philadelphia, Pennsylvania

**Robert N. Sladen, MBChB, MRCP(UK),
FRCP(C), FCCM**

Professor and Vice-Chair
Department of Anesthesiology
College of Physicians and Surgeons of Columbia University
New York, New York

Clinton S. Steffey, MD

Department of Anesthesiology
State University of New York
Downstate Medical Center
Brooklyn, New York

Tracey L. Stierer, MD

Associate Professor and Medical Director, Johns Hopkins
Outpatient Surgical Services
Department of Anesthesiology and Critical Care
Medicine
Johns Hopkins University
Baltimore, Maryland

Wyndam Strodtbeck, MD

Department of Anesthesiology
Virginia Mason Medical Center
Seattle, Washington

Rebecca S. Twersky, MD, MPH

Professor and Vice Chair for Research
Department of Anesthesiology
Static University of New York Downstate
Medical Center
Medical Director
Ambulatory Surgery Unit
Long Island College Hospital
Brooklyn, New York

Michael K. Urban, MD, PhD

Attending Anesthesiologist
Hospital for Special Surgery
Clinical Associate Professor of Anesthesiology
Weil Medical College of Cornell University
New York, New York

xiv Colaboradores

Jeffery S. Vender, MD

Professor and Associate Chair
Department of Anesthesiology
Northwestern University's Feinberg School of
Medicine
Evanston, Illinois

Charles B. Watson, MD, FCCM

Chair, Department of Anesthesia
Deputy Surgeon-in-Chief
Bridgeport Hospital
Yale-New Haven Health System
Bridgeport, Connecticut

James F. Weller, MD

Staff Anesthesiologist
Bethesda North Hospital
Cincinnati, Ohio

David Wlody, MD

Interim Chief Medical Officer and Vice President for
Medical Affairs
Medical Director of Perioperative Services
Chairman, Department of Anesthesiology
Long Island College Hospital
Professor of Clinical Anesthesiology
Vice Chair for Clinical Affairs and Director
Obstetric Anesthesia
State University of New York Downstate
Medical Center
Brooklyn, New York

Christopher L. Wu, MD

Associate Professor
Department of Anesthesiology and Critical Care Medicine
Johns Hopkins University
Baltimore, Maryland

Dedicatória

Este livro é dedicado a meus filhos, Matthew e Jessica, que deram apoio e amor incondicional, e sempre tentaram entender a justificativa das decisões dos seus pais (perguntando pela evidência). Além disso, o livro é dedicado aos residentes do Departamento de Anestesiologia e Medicina Intensiva da Universidade da Pensilvânia, que também buscam, constantemente, justificativa em forma de evidência para as minhas decisões e do corpo docente sobre como como cuidar melhor dos nossos pacientes.

Prefácio à Primeira Edição

Este livro é exatamente o que eu gostaria de ler, e apareceu no melhor momento. Quando vi o esboço das questões e dos tópicos que o Dr. Fleisher escolheu para apresentar, ficou óbvio que eram as questões cujas respostas eu desejaria obter; pelo menos uma daquelas questões parece me importunar todo dia. Em vez de apenas apresentar ao leitor um problema e definir a evidência, deixando-o, então, no dilema de ter de fazer uma escolha, os autores expõem as medidas que gostariam de tomar e explicam por quê. No entanto, este livro não restringe os leitores; apenas dá uma ideia do que os especialistas na área fariam naquela situação. Está claro que o Dr. Fleisher selecionou os autores cuidadosamente para ter uma apresentação balanceada por especialistas nas suas áreas. Ele fez um trabalho ilustre na edição deste livro (eu estou, é claro, tendencioso porque ele é meu coeditor em *Essence of Anesthesia Practice*, e conheço o notável trabalho que ele fez naquele livro).

Um exemplo disso é o ilustre trabalho no capítulo "Uma criança com infecção no trato respiratório deve ser submetida à cirurgia eletiva?" Drs. Easley e Maxwell não somente apresentam o problema, mas também dão a evidência de que realizar a cirurgia imediatamente aumenta o risco. Eles apresentam a evidência de que retardar a cirurgia pode reduzir o risco e, em vez de deixar o leitor abandonado, concluem que deveriam retardar a cirurgia por duas a quatro semanas em pacientes com sintomas e infecção das vias aéreas superiores e por quatro a seis semanas naqueles com infecção respiratória inferior aguda. Eles deixam claro que essa é a opinião deles e a evidência existente não é conclusiva o suficiente para ser a definitiva. Então, eles oferecem as referências se alguém desejar buscar a questão em detalhe.

Este livro é uma grande ferramenta educacional para a prática pessoal daqueles que querem saber o que os especialistas da área fariam em determinada situação. É também um ótimo livro para o residente e o corpo docente que podem aprender a lidar com a vasta gama de questões importantes, tais quais como tratar a hipotermia perioperatória, se a escolha do relaxante muscular afeta os resultados, o que fazer para prevenir lesões nos nervos periféricos ou se pacientes com apneia obstrutiva do sono deveriam ser admitidos na UTI.

Pretendo comprar dois exemplares deste livro – um para deixar em casa e usar como preparação para o dia seguinte e outro para deixar no trabalho. Planejo contar fortemente com este livro para ensinar na sala de operações. Acredito que ele seja um acréscimo soberbo para nosso "arsenal" educacional e tenho esperanças de que você o desfrute tanto quanto eu.

Michael F. Roizen, MD

Apresentação

Já se passaram cinco anos desde a publicação da primeira edição de *Evidence-Based Practice of Anesthesiology*. Sinto-me feliz por trabalhar em parceria com meu editor da Elsevier, Natasha Andjelkovic, que, assim que propus a ideia do livro à Elsevier, foi perspicaz ao reconhecer que essa abordagem na prática da medicina tornou-se crucial em relação ao cuidado clínico e educação. Fiquei extremamente satisfeito quando tomei conhecimento de que vários profissionais, em particular os residentes, acharam útil a abordagem a questões críticas na primeira edição. Ao editar a segunda edição, mantive a abordagem e o formato da edição anterior, atualizei tópicos importantes que geravam controvérsias e adicionei muitos tópicos para os quais há uma crescente evidência em como praticar da melhor forma. Tenho esperanças de que o campo da anestesiologia e o da medicina perioperatória continuarão a crescer com o aumento das pesquisas de alta qualidade, particularmente em ensaios randomizados, para expandir nossa base de evidência e ajudar os profissionais a oferecer a mais alta qualidade em cuidados.

Estou em dívida com diversas pessoas que considero fundamentais na publicação desta segunda edição de *A Prática da Anestesiologia Baseada em Evidência*. Gostaria de agradecer em especial à minha assistente executiva, Eileen O'Shaughnessy, que acompanhou minha trajetória e a dos autores e participou da edição de muitos capítulos. Além do meu editor, também gostaria de agradecer a Marla Sussman, nossa editora de desenvolvimento. Espero que este livro forneça as respostas a muitas das suas questões diárias sobre anestesia.

Lee A. Fleisher, MD

Sumário

SEÇÃO I. INTRODUÇÃO

1. **Parâmetros Práticos Baseados em Evidência – A Abordagem da American Society of Anesthesiologists, 3**

   David G. Nickinovich, PhD; Richard T. Connis, PhD; Robert A. Caplan, MD e James F. Aren=s, MD

SEÇÃO II. PREPARAÇÃO PRÉ-OPERATÓRIA

2. **Os Exames de Rotina Afetam o Resultado? 11**

   L. Reuven Pasternak, MD, MPH, MBA

3. **Uma Clínica de Avaliação Pré-operatória é Efetiva em Custo? 15**

   Sheila R. Barnett, MD

4. **Quem Deve Fazer um Eletrocardiograma Pré-operatório de 12 Derivações? 20**

   Barbara S. Golg, MD

5. **A Avaliação da Hemoglobina Pré-operatória Deve Ser Sempre Obtida? 24**

   Bradly J. Narr, MD e Daniel R. Brown, MD, PhD

6. **É Necessária a Rotina de Teste de Gravidez Pré-operatório? 28**

   Clinton S. Steffey, MD e Rebecca S. Twersky, MD, MPH

7. **Acidente Vascular Cerebral Perioperatório – Quais são os Fatores de Risco? 33**

   Alexander Papangelou, MD e Marek Morski, MD, PhD

8. **Devemos Adiar a Cirurgia no Paciente com Uso Recente de Cocaína? 44**

   Nabil Elkassabany, MD

9. **Devem ser Mantidos Todos os Agentes Anti-hipertensivos antes da Cirurgia? 49**

   John G. T. Augoustides, MD, FASE

10. **Há um Momento Ideal de se Parar de Fumar? 55**

    John G. T. Augoustides, MD, FASE

11. **Pacientes Asmáticos Devem Receber no Pré-operatório Medicações que Incluem Corticosteroides? 60**

    George Pyrgos, MD e Robert H. Brown, MD, MPH

12. **Que Paciente Deve Fazer uma Avaliação Cardíaca Pré-operatória (Teste de Esforço)? 65**

    Amy L. Miller, MD, PhD e Joshua A. Beckman, MD, MS

13. **Pacientes com Doença Arterial Coronariana Estável Devem se Submeter à Revascularização Profilática Antes de Cirurgia Não Cardíaca? 73**

    Santiago Garcia, MD e Edward O. McFalls, MD, PhD

14. **Após Intervenção Coronariana Percutânea, Quanto Tempo Você Deve Esperar para uma Cirurgia Não Cardíaca? 79**

    John G. T. Augoustides, MD, FASA; Hynek Riha, MD, DEAA e Lee A. Fleisher, MD, FACC, FAHA

15. **Como Devemos Preparar o Paciente com um Marca-passo/Cardioversor Desfibrilador Implantável? 87**

    Marc A. Rozner, PhD, MD

16. **Quando os Testes de Função Pulmonar Devem ser Realizados no Pré-operatório? 95**

    Anthony N. Passannante, MD e Peter Rock, MD, MBA

SEÇÃO III. MANEJO PERIOPERATÓRIO

17. **O Exame de Via Aérea Prediz a Dificuldade de Intubação? 101**

    Satyajeet Ghatge, MD e Carin A. Hagberg, MD

18. **A Anestesia Geral ou Regional Deve ser Usada nos Casos de Paciente com Via Aérea Difícil Antecipada? 115**

    Seth Akst, MD, MBA e Lynette Mark, MD

xxii Sumário

19. Existe uma Abordagem Ideal para a Indução da Anestesia em Situações de Emergência? 120

Richard P. Dutton, MD, MBA

20. Os Agentes Inalatórios Têm Efeitos Benéficos ou Danosos? 125

Richard P. Dutton, MD, MBA

21. Alguma Técnica de Anestesia Geral Está Associada à Recuperação Mais Rápida? 130

Ralph Gertler, MD e Girish P. Joshi, MBBS, MD, FFARCSI

22. A Escolha do Relaxante Muscular Afeta o Resultado? 138

Ashish C. Sinha, MD, PhD

23. A Escolha do Anestésico Afeta os Tempos de Cirurgia e de Recuperação? 142

Anil Gupta, MD, FRCA, PhD

24. Quais são os Benefícios das Diferentes Técnicas de Ventilação? 148

Maurizio Cereda, MD

25. Há um Valor Ideal de Hemoglobina no Perioperatório? 156

Jeffrey L. Carson, MD e Barbara Armas, MD

26. Quando estão Indicadas Transfusões de Plaquetas e Plasma? 163

Gregory A Nuttall, MD

27. Quais são os Fármacos que Reduzem o Sangramento Pós-operatório? 169

Veena Guru, MD e Stephen E. Fremes, MD

28. A Hiperglicemia Perioperatória Aumenta o Risco? Devemos ter Controle Agressivo da Glicemia no Período Perioperatório? 177

Stanley Rosenbaum, MA, MD e Sherif Afifi, MD, FCCM, FCCP

29. Quando a Reposição Perioperatória de Glicocorticoides Deve ser Administrada? 184

Diane E. head, MD; Aaron Joffe, DO e Duglas B. Coursin. MD

30. A Escolha do Líquido Importa em Cirurgia de Grande Porte? 192

Anthony M. Roche, MBChB, FRCA, MMed; Catherine M. N. O'Malley, MBBS, FCARCSI e Elliott Bennett-Guerrero, MD

31. O que Funciona em um Paciente com Síndrome da Angústia Respiratória Aguda? 201

Michael G. Fitzsimons, MD, FCCP e William E. Hurford, MD

32. Que Ações Podem ser Utilizadas para Evitar Lesão do Nervo Periférico? 210

Sanjay M. Bhananker, MBBS, MD, DA, FRCA e Karen B. Domino, MD, MPH

33. Quando é Efetivo o Custo do Aquecimento por Ar Forçado? 219

Andréa Kurz, MD

34. Qual é o Melhor Meio de Prevenir a Lesão Renal Perioperatória? 226

Vivek Moitra, MD; Alan Gaffney, MBBCh, Hugh Playford, MBBS, FANZCA, FFICANZCA e Robert N. Sladen, MBChB, MRCP(UK), FRCP(C), FCCM

35. Os Agonistas Alfa-2 são Eficazes em Reduzir as Complicações Perioperatórias na Cirurgia Não Cardíaca? 240

Douglas C. Shook, MD e John E. Ellis, MD

36. Quais são as Melhores Técnicas para Reduzir a Incidência de Trombose Venosa Profunda Pós-operatória? 245

Charles Marc Samama, MD, PhD, FCCP

37. Qual é o Tratamento Perioperatório Ótimo para Alergia ao Látex? 250

Robert S. Holzman, MD, FAAP

38. Existem Técnicas Especiais em Pacientes Obesos? 258

David M. Eckmann, PhD, MD

39. Há uma Conduta Ideal para o Paciente Suscetível à Hipertermia Maligna? 263

Charles B. Watson, MD, FCCM

40. Qual é a Melhor Estratégia para Prevenir Náusea e Vômito Pós-operatórios? 269

Ashraf S. Habib, MBBCh, MSc,FRCA e Tong J. Gan, MBBS, FRCA, FFARCSI

41. Como Podemos Prevenir a Disfunção Cognitiva Pós-operatória? 276

Terri G. Monk, MD, MS e Catherine C. Price, PhD

42. Os Especialistas em Terapia Intensiva Melhoram os Resultados dos Pacientes? 282

Patrick Neligan, MA, MB, FCARCSI e Clifford S. Deutschmann, MD, MS, FCCM

43. Podemos Evitar Lembranças durante a Anestesia? 291

T. Andrew Bowdle, MD, PhD

44. Qual é a Melhor Técnica em um Paciente com Olho Aberto e Estômago Cheio? 296

Kathryn E. McGoldrick, MD

45. A Cirurgia Ambulatorial é Apropriada para os Pacientes com Apneia do Sono? 300

Tracey L. Stierer, MD e NAcy Collop, MD

46. Que Critérios Devem ser Usados para a Alta Após Cirurgia Ambulatorial? 305

Vinod Chinnappa, MBBS, MD, FCARCSI e Frances Chung, FRCPC

47. O que Devo Considerar para Anestesiar com Segurança no Consultório? 314

Laurence M. Hausman, MD e MEg A. Rosenblat, MD

48. O Propofol Deve ser Administrado por Não Anestesiologistas? 318

McCallum R. Hoyt, MD, MBA e Beverly K. Philip MD

49. Aspiração: Existe uma Estratégia Ideal de Tratamento? 327

Neal H. Cohen, MD, MPH, MS

SEÇÃO IV. ANESTESIA REGIONAL

50. Fármacos Anti-inflamatórios Não Esteroidais, Medicações Antiplaquetárias e Anestesia no Neuroeixo. 335

Lunn M. Broadman, MD e Edmund H. Jooste, MBChB

51. As Melhores Condutas para Profilaxia contra Formação de TVP quando se Usa uma Combinação de Anestesia Neuraxial e uma das Heparinas, 343

Lunn M. Broadman, MD

52. A Anestesia Regional é Apropriada para Cirurgia Ambulatorial? 359

Michael F. Mulroy, MD e Wyndam Strodtbeck, MD

53. A Anestesia Regional é Superior à Anestesia Geral para Cirurgia de Quadril? 364

Michael K. Urban, MD, PhD

54. A Anestesia Regional Intraoperatória Diminui a Perda Sanguínea Perioperatória? 367

Jeffrey M. Richmann, MD; James F. Weller, MD e Christopher L. Wu, MD

55. Qual é o Tratamento Ótimo da Cefaleia Pós-punção Dural? 372

David Wlody, MD

56. Deve ser Usada Orientação por Ultrassom para Bloqueio de Nervo Periférico? 377

Michael Aziz, MD

SEÇÃO V. MONITORIZAÇÃO

57. Cateter de Artéria Pulmonar Influencia o Resultado em Cirurgia Não Cardíaca? 385

Glenn S. Murphy, MD e Jeffery S. Vender, MD

58. Qual é o Melhor Método para Diagnosticar Infarto do Miocárdio Perioperatório? 391

Martin J. London, MD

59. A Monitorização Neurológica Eletrofisiológica Afeta o Resultado? 397

Michael L. McGarvey, MD e Steven R. Messé, MD

SEÇÃO VI. ANESTESIA CARDIOVASCULAR

60. A Anestesia Regional é Superior à Anestesia Geral para Revascularização Infrainguinal? 407

R. Yan McRae, MD e Grace L. Chien, MD

61. A Prática Baseada em Evidência para Anestesia de Agilização Cardíaca é Segura? 411

Daniel Bainbridge, MD, FRCPC e Davy Cheng, MD, MSc, FRCPC, FCAHS

62. Há uma Técnica Melhor para Reduzir a Perda Sanguínea e Transfusão Após a Revascularização do Miocárdio? 415

John G. T. Augoustides, MD, FASE

xxiv Sumário

63. A Analgesia Peridural Torácica/Raquidiana Deve ser Utilizada para Revascularização do Miocárdio? 424

Mark A. Chaney, MD

SEÇÃO VII. ANESTESIA NEUROCIRÚRGICA

64. Há uma Técnica Melhor no Paciente com Hipertensão Intracraniana? 433

Kristin Engelhard, MD, PhD; Nicole Forster, MD e Adrian W. Gelb, MBChB

65. O que Funciona para Proteção Cerebral? 437

Izumi Harukuni, MD e Stephen T. Robinson, MD

SEÇÃO VIII. ANESTESIA OBSTÉTRICA

66. Anestesia para Cesariana – Regional ou Geral? 455

Yaakov Beilin, MD

67. Quando Deve ser Usada a Anestesia Combinada Raquiperidural (CRP)? 451

Rolf A. Schlichter, MD e Valerie A. Arkoosh, MD

68. Analgesia no Trabalho de Parto Afeta o Resultado? 455

B. Scott Segal, MD

69. A Anestesia Aumenta o Risco para a Grávida ao se Submeter à Cirurgia Não Obstétrica? 462

Donald H. Penning, MD, MS, FRCP

SEÇÃO IX. ANESTESIA PEDIÁTRICA

70. Quão Jovem é o Mais Jovem Lactente para Cirurgia Ambulatorial? 469

Lucinda L. Everett, MD

71. Uma Criança com Infecção no Trato Respiratório Deve ser Submetida à Cirurgia Eletiva? 475

Christopher T. McKee, DO; Lynne G. Maxwell, MD e R. Blaine Easley, MD

SEÇÃO X. TRATAMENTO DA DOR

72. Analgesia Pós-operatória Ótima 485

Michael A. Ashburn, MD, MPH e Jane C. Ballantyne, MD, FRCA

73. A Analgesia Preemptiva é Clinicamente Efetiva? 493

Allan Gottschalk, MD, PhD e E. Andrew Ochroch, MD

SEÇÃO I

INTRODUÇÃO

1 Parâmetros Práticos Baseados em Evidência – A Abordagem da American Society of Anesthesiologists

David G. Nickinovich, PhD; Richard T. Connis, PhD; Robert A. Caplan, MD e James F. Arens, MD

A American Society of Anesthesiologists (ASA) continua a aperfeiçoar e refinar sua abordagem com base em evidência para o desenvolvimento de parâmetros práticos. A finalidade desses parâmetros é melhorar e promover a segurança da prática anestésica e oferecer orientações ou diretrizes para o diagnóstico, manejo e tratamento de problemas clínicos. Especificamente, os parâmetros práticos baseados em evidência da ASA consistem em "uma vasta coletânea de documentos desenvolvidos com base em uma abordagem sistemática e padronizada para coleta, avaliação, análise e informação de: (1) literatura científica; (2) opinião de especialistas; (3) avaliação de membros da ASA; (4) viabilidade dos dados; e (5) fórum aberto de comentários".[1] Os parâmetros práticos baseados em evidência podem ser na forma de normas ou padrões, diretrizes ou aconselhamentos

Antes de 1991, os parâmetros práticos da ASA eram documentos com base em consensos, consistindo primariamente em padrões práticos. Esses padrões ou normas se concentravam em aspectos simples do cuidado dos pacientes e aplicados praticamente em todas as situações anestésicas relevantes, como apresentado no *Standards for Basic Anesthetic Monitoring* da ASA.[2] A disseminação dessas normas logo posicionou a ASA e a Anesthesia Patient Safety Foundation (APSF)* da ASA na vanguarda e em destaque na prática médica, demonstrando os benefícios de uma abordagem ativa para a segurança do paciente.

Entretanto, muitos aspectos da prática clínica não podiam ser adequadamente cobertos por recomendações prescritas e relativamente limitadas contidas nos padrões de prática.

Quando foram necessárias recomendações clínicas amplas e mais flexíveis, a ASA desenvolveu e publicou diretrizes práticas. Inicialmente, essas foram desenvolvidas com base nas evidências geradas pela mesma metodologia usada no desenvolvimento dos padrões práticos da época, a saber o consenso de autoridades reconhecidas no assunto.

Em reconhecimento ao fato de que uma metodologia mais extensa e elaborada era necessária para avaliar a crescente complexidade dos assuntos tratados pelas diretrizes práticas, o Comitê da ASA em Parâmetros Práticos e Padrões

determinou que a avaliação sistemática de evidência científica era necessária em adição à opinião de especialistas. Consequentemente, em 1991, a ASA adotou um modelo com base em evidência para a avaliação de literatura similar ao que era utilizado pela Agency for Health Care Policy and Research (agora a Agency for Health Care Research and Quality [AHRQ]).** Combinando a síntese sistemática da literatura com a opinião dos especialistas, a ASA publicou em 1993 as duas primeiras diretrizes práticas baseadas em evidência.[3,4] Com o desenvolvimento dessas diretrizes e o reconhecimento das propriedades únicas da literatura anestésica e da prática de anesthesiologia, o Comitê chegou à conclusão de que mudanças futuras na metodologia usada eram necessárias. Nos anos seguintes, uma abordagem multidimensional no desenvolvimento das diretrizes concluiu que havia quatro componentes críticos: (1) uma revisão rigorosa e avaliação de todas as evidências científicas publicadas, (2) avaliação meta-analítica dos estudos clínicos controlados, (3) avaliação estatística da opinião de especialistas de escol e anestesiologistas praticantes obtidas por pesquisas rigorosamente desenvolvidas; e (4) avaliação informal de opiniões obtidas de comentários públicos e de convidados.

CONTEXTO ORGANIZACIONAL

O processo de parâmetros práticos baseados em evidência da ASA tipicamente começa com o Comitê identificando um assunto ou um problema clínico e designando uma força-tarefa de 8 a 12 anesthesiologistas que são autoridades reconhecidas no assunto ou problema clínico, dessa forma, aptos a recomendar ao Comitê a necessidade de um parâmetro prático. Os membros da força-tarefa são cuidadosamente escolhidos para promover um equilíbrio entre prática privada e acadêmica, e para assegurar representação das principais regiões dos Estados Unidos. Profissionais não anestesiologistas poderão também ser indicados para uma força-tarefa se o Comitê decidir que tal nomea-

---

* NOTA DA REVISÃO CIENTÍFICA: Fundação da ASA dedicada aos assuntos sobre segurança dos pacientes anestesiados e dos profissionais anestesiologistas.

** NOTA DA REVISÃO CIENTÍFICA: Agência do governo americano que delineia a política de pesquisa e qualidade nos assuntos relativos aos cuidados de saúde.

4 Seção I INTRODUÇÃO

ção é apropriada (p. ex., a indicação de um radiologista para a força-tarefa de imagem de ressonância magnética [RM]).

Se a força-tarefa determinar que um parâmetro prático baseado em evidência é necessário, começará o processo de definição de metas e objetivos no mandato do Comitê. Além disso, ela identificará aproximadamente 17 a 150 consultores revisores-examinadores para servirem como uma fonte externa de opinião, conhecimento prático e experiência. Os consultores, assim como os membros da força-tarefa, são normalmente especialistas reconhecidos no assunto em pauta e representam um equilíbrio de prática e localização geográfica. Em alguns casos, pessoas de especialidades médicas ou de organizações que não a anestesia são escolhidas como consultores.

Para iniciar o desenvolvimento de um parâmetro prático baseado em evidência, uma pesquisa conceitual da força-tarefa é conduzida para identificar condições-alvo, apresentações clínicas ou pacientes, provedores, intervenções, práticas e outras características que ajudem a definir ou esclarecer o parâmetro. Os membros da força-tarefa, então, desenvolvem em conjunto uma lista de evidências vinculadas entre si com base em suas respostas à pesquisa conceitual. Essas evidências interconectadas representam relatórios das relações explícitas entre os aspectos particulares do cuidado clínico ou anestésico e os resultados desejados. Os vínculos formatam a base na qual as evidências serão coletadas e organizadas. Assim fornecem a estrutura dentro da qual as recomendações e aconselhamentos serão formulados. Quando possível e apropriado, as ligações entre evidências são estabelecidas para descrever relacionamentos comparativos entre intervenções e resultados. Por exemplo, a afirmação vinculando o fato de que "opioides espinhais *versus* opioides parenterais melhoram a analgesia materna no trabalho de parto" identifica uma intervenção específica (opioides espinhais), uma intervenção de comparação (opioides parenterais) e um resultado clínico específico (analgesia materna) pensado a ser afetado pela intervenção. Uma vez que todas as ligações entre as evidências para os parâmetros são especificadas, a força-tarefa inicia o processo de coletar evidências.

FONTES DE EVIDÊNCIAS PARA PARÂMETROS PRÁTICOS

O processo baseado em evidência da ASA se inicia com o pressuposto de que há literatura científica suficiente para produzir diretrizes baseadas em evidência e recomendações clínicas. A Tabela 1-1 mostra fontes de informação coletadas por uma força-tarefa. A evidência acumulada vai determinar se o documento é uma diretriz ou um alerta. Três grandes fontes de evidência são consideradas: (1) sumários descritivos de dados na literatura (p. ex., métodos, limites, sensibilidade/especificidade); (2) informações consensuais obtidas de pesquisas formais; e (3) quando um número suficiente de estudos controlados e randomizados (distribuídos de forma aleatória) estiver disponível, achados meta-analíticos.

A Pesquisa na Literatura

A investigação inicial na literatura inclui uma busca computadorizada da National Library of Medicine e outras grandes fontes de referência quando necessário e normalmente coleta cerca

Tabela 1-1	Fontes de Evidências para Parâmetros Práticos	
Fonte de Evidência	**Tipo de Evidência**
Ensaio controlado e randomizado	Estatística comparativa
Estudos prospectivos não randomizados	Estatística comparativa
Estudos controlados observacionais	Correlação/regressão
Estudos comparativos retrospectivos	Estatística comparativa
Estudos não controlados observacionais	Correlação/regressão/estatística descritiva
Relatos de caso	Sem dados estatísticos
Consultores	Achados de pesquisa/opinião de especialistas
Membros da ASA	Achados de pesquisa/opinião
Fontes convidadas	Opinião de especialistas
Fórum aberto de comentários	Opinião pública
Comentários da internet	Opinião pública

de 2 mil a 5 mil citações para cada parâmetro prático. Buscas manuais também são conduzidas com referências suplementares fornecidas por membros da força-tarefa e consultores.

Na seleção de estudos publicados, três condições devem ser satisfeitas. Primeiro, o estudo deve se dirigir a uma ou mais das evidências consideradas. Segundo, o estudo deve relatar um resultado anestésico ou clínico, ou um conjunto de achados que possam ser computados ou quantificados, eliminando, dessa forma, relatórios que contenham apenas opinião (p. ex., editoriais e notícias). Terceiro, o estudo deve ser uma investigação ou relato original. Desse modo, artigos de revisão, livros ou capítulos de livros e manuscritos que relatam achados em publicações anteriores não são usados como fonte de evidência. Após a revisão eletrônica inicial, cartas, editoriais, comentários e outras literaturas sem dados originais são também removidos das considerações. Geralmente, de mil a 2.500 artigos continuam servindo para recuperação bibliográfica e revisão futura.

Avaliação e Resumo da Literatura

A revisão da literatura se concentra em avaliar estudos que se dirigem diretamente a uma evidência. Quando um estudo relata um resultado relevante para determinado parâmetro prático, os achados relacionados àquele resultado são inicialmente classificados como evidência direcional. A *evidência direcional* se refere à designação da extensão da qual os resultados clínicos benéficos ou maléficos foram encontrados para serem associados a uma intervenção em particular. Cada resultado relatado é numericamente classificado como 1 (benéfico), –1 (maléfico) ou 0 (neutro). Tais valores são, então, avaliados transversalmente em todos os estudos para obter um resultado direcional agregado de apoio ou rejeição. Ainda que esse resultado direcional agregado não tenha o intuito de oferecer um achado estatístico, fornece, no entanto, um indicador útil geral do posicionamento de uma intervenção particular em um *continuum* de benefício ou malefício clínico. Ademais, um achado direcional pode sugerir que haja uma relação única entre a intervenção clínica e um resultado de interesse e pode justificar o procedimento de uma avaliação estatística utilizando meta-análise quando um número suficiente de estudos controlados está disponível. Todos os artigos relevantes, não importando o modelo do estudo, são considerados e avaliados durante o desenvolvimento de um parâmetro prático baseado em evidência da ASA. Ainda que testes controlados randomizados normalmente forneçam evidências mais fortes, achados de estudos utilizando outros métodos também oferecem informações cruciais.

Por exemplo, um estudo comparativo não randomizado pode dispor de evidências para os benefícios diferenciais ou riscos de determinada intervenção. Estudos observacionais podem relatar dados de frequência ou incidência que podem indicar o alcance de um problema, evento ou condição, ou podem relatar achados correlatos sugerindo associações entre intervenções clínicas e resultados. Além disso, relatos de caso podem descrever eventos adversos que normalmente não são relatados em estudos controlados e que podem ser fonte importante de alertas de cautela nas recomendações. Os relatos de caso podem também ser a primeira indicação de que um novo medicamento ou técnica está associado a benefícios não reconhecidos previamente ou efeitos colaterais indesejados.

Um dos apoios do protocolo da ASA para o desenvolvimento de parâmetros práticos baseados em evidência é o fato de que a busca inicial e avaliação da literatura é conduzida em conjunto pelos metodologistas e clínicos que servem como membros da força-tarefa. Consequentemente, o modelo da pesquisa e os aspectos estatísticos, bem como a significância prática e clínica de um estudo, são apropriados e exaustivamente avaliados. Dessa forma, na avaliação deste protocolo, a credibilidade é formalmente testada entre os metodologistas e os membros da força-tarefa. Um acordo entre os observadores para o formato da pesquisa, tipo de análise, determinação das ligações e inclusão de estudos é calculado utilizando uma concordância pareada de dois (Kappa) e valores de uma concordância corretora multivariada de chances (Sav).[5,6] Esses valores são relatados no documento final publicado.

Avaliando e Resumindo a Opinião dos Consensos

A evidência científica fundamentada na literatura é um componente crucial do processo de desenvolvimento de parâmetros práticos baseados em evidência, mas a literatura *nunca* é a única fonte de evidência desse desenvolvimento. A força-tarefa sempre complementa os achados científicos com conhecimento prático e opiniões de especialistas. Os consultores participam de pesquisas formais a respeito da conceitualização, aplicação e viabilidade. Eles também revisam e comentam o relatório inicial da força-tarefa. As pesquisas de opinião entre os membros da ASA também são conduzidas para obter informações alicerçadas em consenso adicional a serem utilizadas no desenvolvimento final de um parâmetro prático baseado em evidência. As evidências obtidas das pesquisas com consultores e membros da ASA representam uma fonte de evidência valiosa e quantificável, crucial para a formulação de parâmetros práticos efetivos e úteis.

Além das informações de pesquisa e comentários obtidos de consultores e médicos, a força-tarefa continuamente tenta aumentar a quantidade de informações fundamentadas em consensos disponíveis, obtendo opiniões de uma ampla gama de fontes. Essas fontes incluem comentários feitos por leitores de um projeto do parâmetro prático postado na internet (www.asahq.org) e comentários de participantes de um ou mais fóruns públicos marcados durante grandes encontros nacionais. Após a coleta e análise de todas as informações científicas e apoiadas em consensos, o projeto é posteriormente revisado e comentários adicionais ou opiniões são solicitadas para as fontes convidadas, como o quadro de diretores da ASA e presidentes de sociedades regionais que compõem a ASA.

Meta-análises

Quando um número suficiente de estudos controlados é encontrado tendo em vista uma evidência em particular, uma meta-análise formal para cada resultado específico é conduzida. Para estudos contendo dados contínuos, é usado o método com base em variância ou testes de probabilidade combinada. Quando os estudos relatam resultados diferentes, é aplicado o procedimento de *odds ratio*.* Em resultados resumidos, um nível aceitável de significância é selecionado comumente como $p < 0,01$ (uma cauda) e o estimado tamanho do efeito determinado.

Os dados encontrados na literatura anestésica muitas vezes usam medidas comuns dos resultados, reforçando, assim, a probabilidade de estudos agregados serem homogêneos. Como a homogeneidade é geralmente esperada, um modelo meta-analítico efeito-fixo é usado para as análises iniciais. Se os estudos encontrados para uma evidência são subsequentemente heterogêneos, uma análise efeito-aleatório é realizada, e razões possíveis para os achados heterogêneos são exploradas. Esses achados heterogêneos são relatados e discutidos como parte da literatura sumarizada para o acoplamento da evidência.

Quando possível, mais de um teste é usado. Então, um perfil estatístico mais completo do acoplamento das evidências pode ser avaliado. Por exemplo, quando um grupo de estudos permite mais de uma meta-análise (p. ex., uso de achados contínuos e dicotômicos), meta-análises separadas são conduzidas, e deve haver concordância entre achados separados para os resultados de uma análise ser considerada conclusiva. Ainda, essas análises deveriam estar em concordância com avaliação direcional da literatura e com a opinião consensual antes de a recomendação de suporte inequívoco ser oferecido. Se não ocorrer concordância, elas serão completamente relatadas em um sumário de evidências e geralmente reconhecidas em advertência ou notação, seguindo a recomendação para o acoplamento de evidências.

DIRETRIZ OU DETERMINAÇÃO DE ADVERTÊNCIA

Para um parâmetro prático baseado em evidência ser considerado uma diretriz (ou orientação), todas as três fontes de

---

* NOTA DA REVISÃO CIENTÍFICA: Apesar de a expressão ser universalmente aceita, aqui, no Brasil, por vezes é traduzida como razão de chances.

6 Seção I INTRODUÇÃO

evidência (evidência direcional da literatura, concordância de apoio entre os consultores da ASA e meta-análise de apoio) devem estar presentes. Se, dada a natureza desse tópico, estudos controlados suficientes não estiverem disponíveis, uma advertência prática com base em evidência é formulada para auxiliar os profissionais ao fazer a decisão clínica e em problemas da segurança do paciente.

Uma advertência prática com base em evidência é uma inovação recente desenvolvida pelo Comitê e autorizada pela ASA em 1998 em resposta ao aumento da necessidade de expansão de processos baseados em evidência a áreas em que estudos controlados randomizados sejam escassos ou não existam. Essa inovação permitiu a ASA tremenda flexibilidade na aplicação de processos com base em evidência em um escopo mais amplo de tópicos.

Os protocolos fundamentados em evidência para uma advertência prática são idênticos aos usados na criação de diretrizes práticas baseadas em evidência. Uma busca sistemática na literatura e avaliação desta são formalmente conduzidos. Questionários de informações formais são obtidos dos consultores e de uma amostra dos membros da ASA, bem como da contribuição pública informal pela postagem de cópias de um projeto de consultoria no site da ASA, apresentação em fóruns abertos e outras fontes públicas convidadas.

A evidência disponível é, então, sintetizada, e um documento de advertência prática é preparado em seguida. A finalidade é produzir um relato que sumarize a literatura corrente, caracterize a opinião clínica corrente e forneça um comentário interpretativo da força-tarefa.

O PRODUTO FINAL

Uma diretriz ou advertência prática típica leva aproximadamente 2 anos por um custo de 200 mil a 300 mil dólares. Atualizações periódicas ocorrem de 7 a 10 anos depois da publicação, a não ser que as circunstâncias exijam atualização mais precoce. Esses documentos são publicados na *Anesthesiology* e estão disponíveis tanto no site da revista (www.anesthesiology.com), quanto no site da ASA (www.asahq.org). Também há material de apoio disponível no site da Revista ou na ASA, mediante solicitação.

Desde a adoção do modelo baseado em evidência em 1991, a ASA desenvolveu e aprovou 13 diretrizes práticas baseadas em evidência, seis atualizações de diretrizes e seis advertências práticas baseadas em evidência. Atualmente, nenhum padrão de prática baseada em evidência está planejado.

As diretrizes e advertências práticas baseadas em evidência são apresentadas em formato que enfatiza o uso clínico de recomendações/advertências para os profissionais. Os anestesiologistas e outros provedores de cuidados anestésicos estão geralmente interessados em fácil acesso, recomendações/avisos específicos sobre como fornecer cuidado aos pacientes. Descrições das técnicas detalhadas, críticas exaustivas da literatura ou a elaboração das análises de custo benefício são geralmente de preocupação secundária. A ASA opta por fornecer documentos que sejam breves e sucintos, com informações de apoio disponível na forma de sumário dentro da diretriz ou advertência, em um apêndice, no site da ASA, ou sob solicitação.

A estrutura geral das diretrizes e advertências práticas da ASA consistem em uma seção de introdução, uma seção de diretrizes/advertências e informações de apoio (p. ex., tabelas, figuras e apêndices). A seção de introdução contém a definição da ASA de diretrizes práticas ou de advertências, seguida por uma discussão do assunto, aplicação e metodologia usada no processo de desenvolvimento da diretriz/advertência. A seção de diretrizes ou advertências é dividida em subseções, cada uma tendo por base um acoplamento de evidência separado. Cada subseção é, em tempo, dividida em duas partes: um sumário das evidências e recomendações ou advertências.

A subseção *sumário das evidências* contém uma descrição da literatura, geralmente incluindo declarações a respeito da literatura disponível, a força das evidências obtidas da literatura e detalhes sobre aspectos particulares da literatura necessários a uma interpretação clara, assim como do acoplamento das evidências. Os achados dos consultores e membros são também resumidos, somados à discussão de outras informações fundamentadas em opiniões quando confiáveis.

Como se supõe que o público leitor desse documento conheça o assunto, a subseções *recomendações ou advertências* são breves e vão direto ao assunto, sendo adicionadas explicações somente se necessárias ao entendimento. Notações de advertência podem acompanhar uma recomendação ou advertência se considerado necessário pela força-tarefa. Críticas extensas à literatura não são apresentadas no texto desse documento, mas detalhes da avaliação da literatura, assim como a opinião apoiada nos dados são incluídos nos apêndices ou estarão disponíveis se solicitados.

Os parâmetros práticos baseados em evidência da ASA são disseminados no mundo inteiro e têm boa aceitação na comunidade anestesiológica e especialidades médicas afins.

RESUMO

Os parâmetros da prática baseada em evidência são importantes ferramentas de decisão para os anestesiologistas, e são particularmente úteis ao fornecer diretrizes nas áreas de prática complexa ou difícil. Eles podem ser instrumentos de identificação de áreas da prática que ainda não foram claramente definidas. Esses documentos também servem para aprimorar a pesquisa em anestesiologia por: (1) identificar áreas que necessitam de estudos adicionais; (2) fornecer direção para o desenvolvimento de intervenções mais eficazes; e (3) enfatizar a importância de métodos de pesquisa mais significativos com base em resultados. Pelo reconhecimento do valor de mesclar evidências empíricas amplas com opiniões e consensos, a ASA tomou o papel de liderança na melhoria das áreas específicas da prática clínica, cuidados com o paciente e segurança.

A ASA está comprometida com o desenvolvimento de guias práticos e eficientes e de práticas de advertência por intermédio do uso do processo com base em evidência, que examina as relações testadas entre intervenções clínicas específicas e resultados desejados (Tab. 1-2). Esse processo reconhece que uma evidência é muito variável em qualidade e pode vir de muitas fontes, incluindo estudos científicos, relatos de caso, opiniões de especialistas e de anestesiologistas práticos.

Tabela 1-2	Forças do Processo de Evidências da ASA

Resultados específicos de dados relacionados a intervenções específicas são coletados e avaliados.

Uma ampla pesquisa na literatura para obter uma grande variedade de artigos publicados.

Avaliação sistemática das evidências de fontes diferentes qualitativamente.

Estudos controlados e randomizados são usados em meta-análises para avaliar relações causais.

Estudos não controlados fornecem informação complementar.

A literatura descritiva/incidência fornece uma indicação do escopo do problema.

Relatos de caso descrevem eventos adversos que não são normalmente encontrados em estudos controlados.

A evidência apoiada na opinião de especialistas avalia os benefícios clínicos práticos.

A evidência da literatura é resumida direcionalmente para esclarecer e formalizar as ligações e reduzir os vieses inerentes das revisões seletivas.

A confiança em ensaios clínicos randomizados para demonstrar a relação causal e reduzir vieses herdados de estudos não randomizados ou relatos de casos.

Uso geral de medidas de resultados idênticos em vez de medidas diferentes.

Informação de consensos obtida de fontes formais (p. ex., questionários) e informais (p. ex., fóruns abertos, comentários na internet).

Correlação do acoplamento das evidências uma a uma e as recomendações.

Concisão na comunicação das evidências.

Confirmação resumida simples dos achados da literatura para cada acoplamento de evidência, evitando, desse modo, revisões de literatura exaustivas ou críticas.

Definição das recomendações clínicas sem discussões longas ou justificativas detalhadas.

A documentação científica é fornecida em apêndices ou é disposta separadamente.

Informações bibliográficas dispostas separadamente.

Atualizações periódicas para trazer as novas medicações, tecnologias ou técnicas.

Ao promover uma estrutura sólida e transparente para coletar evidências, e pela consideração de suas forças, assim como de suas fraquezas, o processo baseado em evidência da ASA resulta em parâmetros práticos que os médicos respeitam como válidos cientificamente e aplicáveis do ponto de vista clínico.

Os médicos se expressaram a respeito de que guias e advertências serão tratadas como padronizadas *de fato*, aumentando, desse modo, a responsabilidade e criando constrangimentos desnecessários da prática clínica. A ASA enfatiza a natureza não obrigatória dos guias práticos, em particular pela definição deles como "recomendações que poderiam ser adotadas, modificadas ou rejeitadas de acordo com as necessidades clínicas e restritas". Devido ao processo de desenvolvimento da diretriz com base em evidência e advertências identificar uma forte ênfase na formação de consenso e comunicação completando a prática, as diretrizes e as advertências continuarão a ter a confiança dos anestesiologistas e dos outros médicos no esforço de manter a alta qualidade dos cuidados ao paciente e de sua segurança.

REFERÊNCIAS

1. American Society of Anesthesiologists: Policy statement on practice parameters. In *ASA Standards, Guidelines and Statements, American Society of Anesthesiologists,* October, 2007: http://www.asahq.org/publications AndServices/standards/01.pdf.
2. American Society of Anesthesiologists: Standards for basic anesthetic monitoring. In *ASA Standards, Guidelines and Statements, American Society of Anesthesiologists Publication,* 5-6, October 1999.
3. American Society of Anesthesiologists: Practice guidelines for pulmonary artery catheterization. *Anesthesiology* 1993;78:380-394.
4. American Society of Anesthesiologists: Practice guidelines for management of the difficult airway. *Anesthesiology* 1993;78:597-602.
5. Sackett GP: *Observing behavior volume II: Data collection and analysis methods.* Baltimore, University Park Press, 1978, pp. 90-93.
6. O'Connell DL, Dobson AJ: General observer agreement measures on individual subjects and groups of subjects. *Biometrics* 1984;40:973-983.

SEÇÃO II

PREPARAÇÃO PRÉ-OPERATÓRIA

2 Os Exames de Rotina Afetam o Resultado?

L. Reuven Pasternak, MD, MPH, MBA

O exame pré-operatório para pacientes submetidos a procedimentos cirúrgicos eletivos é uma questão que tem recebido atenção considerável na última década. Atenção essa que não é surpreendente porque afeta praticamente todos os exames pré-operatórios de mais de 30 milhões de procedimentos cirúrgicos realizados a cada ano e está associada a bilhões de dólares. O exame pré-operatório se tornou o foco de numerosos estudos e também serviu como motivo para o desenvolvimento de diretrizes. As duas recomendações mais importantes para pacientes cardíacos submetidos a cirurgias não cardíacas são da American College of Cardiology/American Heart Association (ACC/AHA)[1] e a orientação mais geral foi desenvolvida pela American Society of Anesthesiologists (ASA).[2]

A questão do exame de rotina como um método de rastreio para o processo da doença precede o debate sobre essa prática em anestesiologia. Na década de 1960, foi aceito em alguns dos mais avançados sistemas de saúde que uma triagem de rotina para vários processos patológicos, independentemente da presença de sintomas ou da identificação de fatores de riscos, revelaria potencialmente graves problemas médicos em sua "fase pré-clínica" e, assim, permitiria a intervenção mais precoce, reduzindo a taxa de morbidade e de mortalidade. Essas iniciativas foram desenvolvidas sem o benefício de quaisquer pesquisa acerca dos resultados definitivos e foram rapidamente aceitas como dogma. Na educação médica convencional transmitida para estudantes e médicos residentes (e pacientes), o conceito de exames adicionais foi compatível com melhor assistência médica e com a ideia de que poderia servir como substituto para a história e exame físico, assim como um indicador de perigo.

Os fatores associados a tal evolução estão relacionados com o clima único dessa época. Esses incluíam uma sensação de quase infinitas oportunidades de expansão dos recursos à saúde e uma incapacidade de perceber o modo como cada vez mais uma tecnologia complexa, aplicada em grande escala, poderia rapidamente esgotar essa fonte. A falta de avaliação da análise real risco-benefício e a carência de investigação baseada em evidência também foram os principais colaboradores para essa mentalidade. A sensação de que os exames acarretariam riscos, além dos custos, não foi avaliada, e a incapacidade para ligar os resultados às intervenções foi condizente em quase todas as áreas da medicina. Atualmente três fatores têm convergido para reverter tal tendência. Os dois primeiros são os novos imperativos econômicos que tornam claro que os recursos são limitados; e a direção para padronização e o desenvolvimento de diretrizes, dentro e entre as especialidades,

para garantir uma melhor comunicação e melhor atendimento ao paciente. A capacidade de influenciar ambos depende do desenvolvimento do terceiro — o surgimento de estudos com resultados baseados em evidência, como a aceita pela fundação científica para recomendações, que vão desde protocolos a diretrizes e alertas.[3-6] Observe que este capítulo não abordará a questão dos exames cardíacos para a cirurgia não cardíaca.

EVIDÊNCIA

Embora rápida para ser aceita como confiável, a cascata de provas contra os exames de rotina ainda se depara com a relutante aceitação dos profissionais e do pessoal leigo. O princípio central da abordagem baseada em evidência é o valor de qualquer intervenção, mesmo um exame inócuo inerentemente de baixa morbidade e custo, fundamentada, na medida em que pode ser demonstrado um efeito benéfico, e avaliada pelos resultados definidos, que podem ser clínicos (p. ex., a morbidade e mortalidade) ou administrativos (p. ex., eficiência elevada ou satisfação do paciente). Na ausência de tais provas, a intervenção não deve ser empreendida. Nas situações em que a intervenção tem sido prática habitual ao longo de décadas, como foi o caso dos exames pré-operatórios, essa mudança pode ser profunda e inquietante, mas, todavia cientificamente adequada.

Olsen e colaboradores[7] estavam entre os primeiros a abordar esta questão na arena médica geral, no estudo de triagem multifásico fundamentado em um trabalho de 1972 com adultos em 574 famílias. Dentro da categoria geral de exames químicos realizados rotineiramente no pré-operatório, a taxa de anormalidades foi de 1% a 3%, com exceção dos níveis séricos de glicose que estavam alterados em 8%. Dentro desses grupos, menos de 15% exigiu qualquer terapia. Esse estudo foi o prenúncio de outros que começaram a inverter a tendência para as grandes baterias de exames de rotina.

Quando nos concentramos mais particularmente na área de exames associados à preparação para a cirurgia, a evidência é mais profunda para a falta de associação com os resultados. Quando a ASA fez uma revisão da literatura sobre esse tema, a natureza das provas por rigorosos critérios baseados em evidência foi considerada insuficiente para fornecer recomendações para exames específicos, mas confirmou a falta de benefícios associados aos exames de rotina. Kaplan e colaboradores[8] abordaram a questão da utilidade dos exames de laboratório

Seção II PREPARAÇÃO PRÉ-OPERATÓRIA

Tabela 2-1 Bateria de Exames Solicitados para Triagem Pré-operatória

Exame	Normal	Não Indicado (NI)	Anormal (An)	NI + An	NI + An e Significante
Tempo de Protrombina (TP)	201	154	2	0	0
Tempo de Tromboplastina Parcial (TTPa)	199	154	1	0	0
Contagem plaquetária	407	366	3	2	1
Hemograma completo	61	293	22	2	0
Leucograma com contagem diferencial	390	324	2	1	0
Painel de 6 exames bioquímicos	514	176	41	1	1
Glicose	464	361	25	4	2
TOTAL	2.236	1.828	96	10	4

Adaptado de Kaplan EB et al: *JAMA* 1985;253:3576.

em um estudo retrospectivo de 2.000 pacientes submetidos a procedimentos cirúrgicos eletivos. Dos 2.236 exames realizados neste grupo (Tab. 2-1), 65,6% foram feitos sem indicação. Das 96 anormalidades encontradas, apenas dez estavam no grupo sem indicação, e dessas apenas quatro foram consideradas clinicamente significativas. Em todos os casos, a cirurgia foi realizada sem o conhecimento da morbidade. Kitz e colaboradores[9] demonstraram como a falta de critérios definitivos pode causar variação considerável, sem resultados alterados em populações praticamente idênticas de doentes. Relatórios sobre a experiência que ocorre naturalmente em pacientes submetidos à artroscopia e laparoscopia foram avaliados no teste de pedidos de exames. Antes foi realizado um pedido formal durante a gestão ambulatorial desses procedimentos, os dois grupos foram de pacientes internados e ambulatoriais; a decisão sobre o estado deles foi determinada pelo cirurgião e selecionados os que não tinham alteração no estado clínico. Os pedidos de exames feitos pelos cirurgiões foram substancialmente mais elevados em todas as categorias que os solicitados pela equipe de anestesia, sem diferença dos resultados nos dois grupos (Tab. 2-2). Narr e colaboradores,[10] em revisão do teste feito rotineiramente em 3.782 pacientes saudáveis (ASA Classe 1), verificaram que apenas 160 (4%) apresentaram anormalidades, das quais 30 poderiam ter sido previstas. Nenhuma das anormalidades foi de natureza clínica significativa, e todos os pacientes prosseguiram com segurança para a cirurgia. Com base nisso, a Mayo Clinic, em 1991, antecipou a tendência mais geral e diferiu todos os exames em pacientes

saudáveis e assintomáticos para os procedimentos cirúrgicos eletivos. No estudo de 4.058 exames padronizados realizados pelo protocolo em pacientes ambulatoriais, Wyatt e colaboradores[11] determinaram que somente 1% tinha importância suficiente para determinar o adiamento ou cancelamento da cirurgia. Embora não seja tão preciso como os estudos de Kaplan e colaboradores[8] e Kitz e colaboradores,[9] o aparecimento desse item na literatura chamou a atenção da comunidade cirúrgica para esse conceito.

Dentro do contexto de exames específicos para a evidência falta igualmente uma associação aos que não têm indicação e melhora nos resultados. Por exemplo, Charpak e colaboradores[12] relataram sobre a utilidade da rotina de raios X de tórax, constataram que de 1.101 exames de raios X solicitados em 3.866 pacientes, apenas 51 (5%) tiveram um impacto sobre o plano cirúrgico e anestésico; e também que esses poderiam ter sido previstos com base na condição clínica do doente antecipadamente à cirurgia. Do mesmo modo, Rucker e colaboradores,[13] em sua análise de 905 internações cirúrgicas recebendo raios X de tórax. constataram que 368 não tinham fatores de risco, e, dessas, apenas uma teve um resultado positivo que não afetou a cirurgia. Dos restantes 504 com fatores de risco, 114 (22%) apresentaram anormalidades, nenhum dos quais novo ou que tenha alterado a cirurgia planejada ou a técnica anestésica. Achados semelhantes foram encontrados para a análise da urina[14] e estudos da função renal.[15]

Dzankic e colaboradores,[16] em seu estudo de pacientes geriátricos, documentaram a importância do médico e do risco

Tabela 2-2 Bateria de Exames para Triagem Pré-operatória

Exame	ARTROSCOPIA		LAPAROSCOPIA NÍVEL 1		LAPAROSCOPIA NÍVEL 2	
	Paciente Ambulatorial (%)	Paciente Internado (%)	Paciente Ambulatorial (%)	Paciente Internado (%)	Paciente Ambulatorial (%)	Paciente Internado (%)
Raio X	12	30	24	58	0	79
ECG	11	30	12	50	2	83
Painel químico	3	92	0	75	2	86

Adaptado de Kitz DS et al: *Anesthesiology* 1988;69:383.

Tabela 2-3	Eficácia de um Centro de Avaliação Pré-operatória (CAP)		
Exame	Serviço Cirúrgico	CAP	% Redução
Nº de pacientes	3.576	4.313	—
Hemograma completo	3.417	3.395*	17,7
Contagem plaquetária	3.207	2.620*	32,3
TP/TTPa	2.703	578*	82,3
Análise urinária	2.489	309*	89,7
Painel geral de exames	2.199	811*	69,4
Eletrólitos	1.775	739*	65,5
Painel renal	1.402	1.022*	39,5
Eletrocardiogramas	2.202	1.362*	48,7
Raios X de tórax	2.510	1.026*	66,1
Total de exames pré-operatórios	21.904	11.862*	45,8
Exames por paciente	6,13	2,75*	55,1

*$p < 0,001$.
Adaptado de Fischer SP: *Anesthesiology* 1996;85:196.

cirúrgico em oposição aos exames de rotina. Em uma revisão retrospectiva de 544 pacientes com 70 anos de idade ou mais submetidos a procedimentos eletivos, os autores encontraram uma prevalência de 6,8% de valores anormais, mais elevados para a creatinina (12%), hemoglobina (10%) e glicose (7%), o que é coerente com as alterações fisiológicas para essa faixa etária. Quando uma análise de regressão multivariada foi feita para determinar os fatores de risco associados ao resultado adverso, apenas ASA superior II e o risco cirúrgico (pela classificação AHA/ACC) foram considerados fatores com algum valor preditivo na determinação dos resultados. A idade não constituiu um fator de risco específico ou indicação para a realização de exames. Esse achado foi condizente com o da força-tarefa da ASA, que não encontrou nenhuma prova de que a idade isoladamente fosse um fator de risco que justificasse um eletrocardiograma (ECG), raios X de tórax ou outros estudos.

A preponderância das provas, portanto, demonstrou que a realização rotineira de exames não é indicada. Isso chamou a atenção dentro da orientação do processo de desenvolvimento[1,2] e em alguns procedimentos oficiais fora dos Estados Unidos.[17] Com efeito, um estudo realizado por Schein e colaboradores[18] em pacientes com catarata não encontrou utilidade para qualquer exame, independentemente do estado de saúde, quando associado aos resultados desse procedimento minimamente invasivo.

Estabelecido o fato de que os exames de rotina são de pouco valor, surgem indícios de que sistemas apropriados de triagem são úteis na eliminação desse excesso de pedidos. Fischer,[19] em um estudo com pacientes submetidos a procedimentos cirúrgicos eletivos, comparou consultas, exames e cancelamentos em dois grupos. O primeiro era um grupo pré-estudo que tinha exames e consultas solicitados pela equipe cirúrgica, enquanto o grupo pós-teste, solicitações da equipe

de anestesia com base na presença de condições clínicas específicas em um consultório de avaliação pré-operatória, dirigida por anestesiologistas. O grupo que passou pelo sistema de triagem pré-operatória teve uma redução de exames, 55,14% (Tab. 2-3) e respectivas reduções de cancelamento, de 1,96% para 0,21%. Essa redução também foi compensada com uma redução de 59,3% de custos associados (188,91 dólares *versus* 76,82 dólares). Pollard e colaboradores[20] demonstraram uma redução semelhante dos cancelamentos e dos pedidos de exames em uma administração hospitalar de veteranos.

CONTROVÉRSIAS

O movimento em direção à diminuição de exames criou um ambiente aberto ao questionamento sobre o valor da avaliação pré-operatória. Os médicos e funcionários administrativos olham esses estudos, como os de Schein e colaboradores,[18] e chegam a uma conclusão não pretendida por esses autores: a de que a avaliação pelo anestesiologista não tem qualquer valor inerente com relação à segurança ou ao reforço do resultado. Roizen,[21] em seu editorial, responde a essas percepções. Ele observa que a verdadeira questão está na substituição da decisão médica pelos exames laboratoriais no processo pré-operatório. Esta afirmação ecoou no aconselhamento da ASA sobre o assunto.[2] A questão não é se a administração de anestesia proporciona um risco para o paciente, mas se esse risco é modificado por meio de exames.

ÁREAS DE INCERTEZA

A questão dos exames com base em sintomas clínicos individuais pode estar sujeita a uma revisão apoiada em tecnologias emergentes. A primeira é o aumento da agregação de exames. Por exemplo, era comum no passado que cada componente do painel químico rotineiro fosse executado e faturado individualmente, tornando isso necessário para solicitar os exames de maneira discriminativa. Há uma crescente capacidade de se realizar grandes baterias de testes de uma forma que seja economicamente eficiente. De fato, agora é mais caro desassociar esses painéis que simplesmente executar a série completa. Dessa forma, qualquer necessidade de realizar venopunção para os exames pode na verdade ser uma simples decisão de testar-ou-não-testar, e com, praticamente, todos os valores disponíveis devolvidos a partir desse ato. Se for esse o caso, o processo para decidir a respeito dos testes se torna tão simples que pode ser feito por pessoal de nível inferior que conseguirá identificar qualquer um dos vários "*gatilhos*" para determinar essa ação.

O maior problema se refere a qual será o campo emergente da genômica na avaliação pré-operatória. Com base principalmente na pesquisa em cardiologia, foram identificados marcadores genéticos para doentes com uma predisposição para ocorrências, tais como arritmias perioperatórias, e a tecnologia está sendo desenvolvida para um rastreio rápido dos indivíduos. Como esse novo campo se expande, a pressão voltará para a triagem, e, talvez, o entusiasmo fique à frente da ciência baseada em evidência na adoção dessas novas tecnologias.

14 Seção II   PREPARAÇÃO PRÉ-OPERATÓRIA

DIRETRIZES/RECOMENDAÇÕES DO AUTOR

As diretrizes recomendadas são coerentes com as da ASA em seu aconselhamento prático.[2] O pedido de exame deve ser feito apenas para determinadas condições clínicas do paciente com base na história individual, na natureza da cirurgia e na apresentação de sintomas. A idade por si só não é uma indicação para qualquer exame; condições específicas que possam estar associadas ao processo de envelhecimento teriam de ser identificadas. Assim, a pacientes saudáveis de qualquer idade, submetidos a procedimentos cirúrgicos eletivos sem coexistir condição médica, não deveria se exigir qualquer exame, a menos que a natureza da operação pudesse resultar em maior estresse ou mudança fisiológica, para o qual os estudos basais foram indicados. Outros testes serão solicitados somente pela indicação clínica do paciente com base em uma análise adequada de sua história e do exame físico antes do dia da cirurgia.

REFERÊNCIAS

1. American College of Cardiology/American Heart Association Task Force on Practice Guidelines: ACC/AHA guideline update for perioperative cardiovascular evaluation for noncardiac surgery—executive summary. *Anesth Analg* 2002;94:1052-1064.
2. American Society of Anesthesiologists Task Force on Preanesthesia Evaluation: Practice Advisory for Preanesthesia Evaluation. *Anesthesiology* 2002;96(2):485-496.
3. Eisenberg JM: Ten lessons for evidence-based technology assessment. *JAMA* 1999;282(19):1865-1872.
4. Evidence-Based Medicine Working Group: Evidence-based medicine. *JAMA* 1992;268(17):2420-2425.
5. Leape LL, Berwick DM, Bates DW: What practices will most improve safety? Evidence-based medicine meets patient safety. *JAMA* 2002;288(4):501-507.
6. Shojania KG, Duncan BW, McDonald KM, Wachter RM: Safe but sound: Patient safety meets evidence-based medicine. *JAMA* 2002;288(4):508-513.

7. Olsen DM, Kane RL, Proctor PH: A controlled trial of multiphasic screening. *N Engl J Med* 1976;294(17):925-930.
8. Kaplan EB, Sheiner LB, Boeckmann AJ, Roizen MF, Beal SL, Cohen SN, et al: The usefulness of preoperative laboratory screening. *JAMA* 2002;253(24):3576-3581.
9. Kitz DS, Susarz-Ladden C, Lecky JH: Hospital resources used for inpatient and ambulatory surgery. *Anesthesiology* 1988;69(3):383-386.
10. Narr BJ, Hansen TR, Warner MA: Preoperative laboratory screening in healthy Mayo patients: Cost-effective elimination of tests and unchanged outcomes. *Mayo Clin Proc* 1991;66:155-159.
11. Wyatt WJ, Reed DN, Apelgran KN: Pitfalls in the role of standardized preadmission laboratory screening for ambulatory surgery. *Am Surg* 1989;55:343-346.
12. Charpak Y, Blery C, Chastang C, Szatan M, Fourgeaux B: Prospective assessment of a protocol for selective ordering of preoperative chest x-rays. *Can J Anaesth* 1988;35(3):259-264.
13. Rucker L, Frye E, Staten MA: Usefulness of screening chest roentgenograms in preoperative patients. *JAMA* 1983;250(3):3209-3211.
14. Lawrence VA, Gafni A, Gross M: The unproven utility of the preoperative urinalysis: Economic evaluation. *J Clin Epidemiol* 1989;42(12):1185-1192.
15. Novis BK, Roizen MF, Aronson S, Thisted RA: Association of preoperative risk factors with postoperative acute renal failure. *Anesth Analg* 1991;78:143-149.
16. Dzankic S, Pastor D, Gonzalez C, Leung JM: The prevalence and predictive value of abnormal laboratory tests in elderly surgical patients. *Anesth Analg* 2001;93:301-308.
17. Munro J, Booth A, Nicholl J: Routine preoperative testing: A systematic review of the evidence. *Health Technol Assessment* 1997;1(12):1-63.
18. Schein OD, Katz J, Bass EB, Telsch JM, Lubomski LH, Feldman MA, et al: The value of routine preoperative medical testing before cataract surgery. *N Engl J Med* 2000;342(3):168-175.
19. Fischer SP: Development and effectiveness of an anesthesia preoperative evaluation clinic in a teaching hospital. *Anesthesiology* 1996;85(1):196-206.
20. Pollard JB, Zboray AL, Mazze RI: Economic benefits attributed to opening a preoperative evaluation clinic for outpatients. *Anesth Analg* 1996;83:407-410.
21. Roizen MF: More preoperative assessment by physicians and less by laboratory tests. *N Engl J Med* 2000;342(3):204-205.

3 Uma Clínica de Avaliação Pré-operatória é Efetiva em Custo?

Sheila R. Barnett, MD

Entre 11 e 30 milhões de dólares são gastos por ano na avaliação pré-operatória, incluindo testes laboratoriais e consultas.[1,2] Atualmente, 80% de todas as cirurgias são realizadas em pacientes externos ou admitidos no mesmo dia da cirurgia, e isso tem resultado no desenvolvimento de outras formas de avaliação pré-operatória para acomodar os pacientes ambulatoriais no cenário cirúrgico.

Ao se calcular a necessidade ou o valor da clínica de triagem pré-operatória, é importante entender a quantidade de fatores envolvidos no processo pré-operatório – muito além das atribuições usuais do anestesiologista. Uma vez que o paciente esteja agendado para a cirurgia, serão várias as etapas; no entanto, a sequência particular dessas para determinado paciente dependerá do cuidado que a instituição lhe dará, sendo alguns requisitos comuns a todas as instituições. Por exemplo, o paciente vai precisar de um número de registro no hospital para ser identificado pelo sistema de agendamento da sala de operação (SO), e serão verificadas a segurança e informações demográficas. Os registros médicos prévios do paciente precisarão ser obtidos para a clínica de triagem pré-operatória. Se os exames foram realizados, os resultados precisarão ser conferidos no prontuário até o dia da cirurgia, e, além da história cirúrgica e física, formulários de consentimentos, fichas anestésicas e formulários de avaliação da enfermagem precisarão estar no prontuário do paciente até a entrada na SO. Também, o prontuário final deve conter toda a documentação necessária para o período perioperatório – solicitações, formulários de requisição, prescrições e tudo mais.

Idealmente, uma clínica de avaliação pré-operatória com boa relação custo-benefício deveria satisfazer de forma eficiente essas atribuições, reduzindo o trabalho dobrado em outras áreas do hospital, e contribuir positivamente para a eficiência da SO.

OPÇÕES

A clínica de triagem pré-operatória é um exemplo de avaliação pré-operatória alternativa; outras incluem a entrevista por telefone, rastreio pela internet, avaliação pelo clínico da atenção primária e questionário de saúde pelo correio. Frequentemente, a visita à clínica pré-operatória é combinada com outra ferramenta com um questionário de saúde, e esses resultados são usados para identificar os pacientes que requerem exames laboratoriais ou uma consulta com o anestesiologista. Desde meados dos anos de 1990, as clínicas de triagem pré-operatória têm se tornado populares. Um questionário entre programas de anestesiologia encontrou a presença delas em 88% da universidade e 70% da comunidade hospitalar em 1998.[3] Resultados similares foram obtidos em uma pesquisa em Ontário, no Canadá: 63% dos 260 hospitais têm clínicas pré-operatórias.[4]

EVIDÊNCIAS

O Processo Pré-operatório

A evidência que ampara a implementação de clínicas de avaliação pré-operatória é amplamente derivada de estudos retrospectivos, e não existem estudos controlados randomizados abordando o custo de fazê-los *versus* não os fazer.[5,6] A respeito disso, dados históricos sugerem que a adoção de um sistema de avaliação pré-operatória está associada a uma maior satisfação dos pacientes,[7] assim como a redução de exames laboratoriais desnecessários e consultas externas.[8-10] Dados mais recentes também apoiam a redução de cancelamentos no dia da cirurgia, atrasos na programação da SO e reafirmam a economia de gastos obtida com reduções nos exames laboratoriais desnecessários.[11-13] Desses estudos, fica evidente que fatores locais como número e tipo da SO, variedade de pacientes e considerações geográficas[14] pesarão fortemente na decisão de ter ou usar uma clínica pré-operatória. As evidências benéficas em algumas áreas foram atribuídas às clínicas pré-operatórias e serão consideradas individualmente (Tab. 3-1).

As diretrizes perioperatórias mais recentes da American College of Cardiology/American Heart Association (ACC/AHA) fornecem recomendações para o manejo de pacientes com fatores de risco cardíaco significativo que se submeterão à cirurgia não cardíaca. Nesse grupo de indivíduos, avaliação e exames adicionais podem ser benéficos. Em geral, pacientes com doença coronariana conhecida deveriam receber avaliação cardíaca cuidadosa; isso inclui uma revisão dos resultados de testes e novos exames, assim como história e exame físico. Se com idade superior a 50 anos, mesmo os pacientes assintomáticos podem necessitar de avaliação cardíaca cuidadosa, no caso de fatores de risco cardíaco estarem associados. A vantagem da clínica de avaliação pré-operatória está na capacidade de os anestesiologistas supervisionarem os exames e consultas apropriadas.

PREPARAÇÃO PRÉ-OPERATÓRIA

Tabela 3-1 Economia de Custos

Autor, Ano	Tipo de Estudo	Redução em Exames Laboratoriais	Redução em Consultas	Redução dos Cancelamentos no Dia da Cirurgia	Dólares Economizados por Paciente
Fischer, 1996[8]	Retrospectivo	55,1%	Sim	116 (87,9%)	112,09
Pollard, 1996[25]	Retrospectivo			5 (19,4%)	
Starsnic, 1997[18]	Retrospectivo	28,63%			20,89
Vogt, 1997[2]	Retrospectivo	72,5%			15,75
Finegan, 2005[17]	Prospectivo, coorte dupla	Sim			29,00
Tsen, 2002[10]	Retrospectivo		Sim		
Ferschel, 2005[13]	Retrospectivo			Sim: 50%	
Cantlay, 2006[24]	Retrospectivo			Sim	
Hariharan, 2006[11]	Prospectivo			Sim: 52%	
Correll, 2006[12]	Retrospectivo			Melhora do reconhecimento de problemas médicos	

Exames Laboratoriais

Exames laboratoriais inapropriados são dispendiosos. Os solicitados e realizados em larga escala, laboratorialmente, em indivíduos saudáveis levam a um aumento de resultados falsos-positivos e manejo inapropriado.[5,9,15,16] Vários estudos em pacientes saudáveis demonstraram que o rastreio de exames laboratoriais raramente gera novas informações que não poderiam ser obtidas de outro modo, como história médica e exame físico.[1,9,16] Quando comparados a médicos externos referenciados, os anestesiologistas solicitam menos testes laboratoriais pré-operatórios,[17-19] e isso pode estar associado a benefícios financeiros. Starsnic e colaboradores[18] examinaram o modelo de testes em dois grupos de pacientes. Cada grupo tinha aproximadamente 1.500 pacientes; os testes laboratoriais foram solicitados ou pelo cirurgião (grupo C) ou pelo anestesiologista da clínica pré-operatória (grupo A), no entanto, no grupo A, os cirurgiões foram autorizados ainda a solicitar testes adicionais se julgassem necessários. Exceto para concordância do hemograma completo, os anestesiologistas solicitaram menos exames em comparação aos cirurgiões, resultando em redução de 28,6% em testes, estimando economia de 20,89 dólares por paciente. Em estudo similar, Vogt e Henson[2] concluíram que 72% dos testes solicitados pelos cirurgiões eram "não indicados" de acordo com os anestesiologistas, e os custos desses exames não indicados era de 15,75 dólares por paciente. Fischer[8] comparou um período de 6 meses antes e depois da adoção de uma clínica dirigida por anestesiologistas e observou uma redução de 59,3% nos testes laboratoriais ou de 112,09 dólares por paciente. Power e Thackray[19] relataram uma redução de 38% nos testes laboratoriais, levando a uma redução de 25,44 dólares por paciente em 201 cirurgias eletivas em pacientes de ouvido, nariz e garganta (ORL), seguidas da adoção de diretrizes de avaliação dos exames que incluíam a revisão por um anestesiologista. Mais recentemente, Finegan e colaboradores[17] realizaram um estudo prospectivo de dupla-coorte. No grupo 1, os testes segui-

ram a prática usual de acordo com a prática preestabelecida pelas orientações do cirurgião. Em contraste, os testes para o grupo 2 eram realizados apenas pela recomendação de um anestesiologista residente ou *staff*. O grupo 1 comportava 507 pacientes com custos médios pré-operatórios de 124 dólares comparados a apenas 95 dólares para os 431 pacientes do grupo 2 *(p < 0,05)*. Quando a análise de subgrupo foi realizada, a média de custos da solicitação dos residentes era de 110 dólares, similar ao grupo 1, enquanto o custo médio dos anestesiologistas *staffs* era de 74 dólares, aproximadamente 36 dólares a menos que os residentes *(p < 0,05)*. Embora o grupo 2 tenha tido ligeiramente mais complicações, essas não estavam relacionadas com os exames pré-operatórios. Esse estudo corrobora e apoia a redução de exames laboratoriais desnecessários quando geridos pelos anestesiologistas, e demonstra, também, que a educação e a experiência podem também contribuir para economia nos testes laboratoriais.

Apesar desses resultados positivos, as reduções nos testes laboratoriais não podem ser totalmente atribuídas às clínicas pré-operatórias, porque os exames laboratoriais podem ser reduzidos mesmo sem a visita pré-operatória. Em um dos poucos ensaios controlados e randomizados (ECR) disponíveis, Schein e colaboradores[1] procuravam modelos de testes em pacientes de cirurgia de catarata. Eles randomizaram 18.189 pacientes agendados para cirurgia de catarata em dois grupos; todos os pacientes tinham história e exame físico coletados por um profissional de saúde. O grupo testado recebeu rotina de exames laboratoriais adicionais e um ECG. Em comparação, o grupo não testado teve apenas exames solicitados se indicados pela história e exame físico. Eles não encontraram diferença nos resultados dos pacientes com e sem exames, e ambos os grupos tiveram uma taxa similar de eventos adversos em 31 para cada mil cirurgias.

Desse modo, apesar da escassez de ECR, as evidências atuais corroboram testes laboratoriais pré-operatórios geridos pelo anestesiologista. Essa prática pode resultar em substancial economia de custos benéfica ao paciente.[20,21] A evidência positiva não significa que os testes clínicos pré-operatórios são sempre de boa relação custo-benefício porque pode ser possível a influência de modelos de testes na ausência de uma visita clínica. A economia na triagem laboratorial pré-operatória pode ser obtida pela melhora educacional dos outros médicos e pelo desenvolvimento de rotinas clínicas por anestesiologistas para os pacientes cirúrgicos.[22]

Interconsultas

As consultas cardiológicas são fontes frequentes de frustração nos testes pré-operatórios e muitas vezes não resultam em alterações significativas no manejo, mas, em vez disso, podem levar a atrasos, custos adicionais e inconvenientes ao paciente e ao hospital. Fischer[8] constatou que a adoção da clínica pré-operatória leva à redução significativa do número de interconsultas cardiológicas, pneumológicas e médicas em geral. Seguindo-se à introdução de diretrizes rigorosas, Tsen e colaboradores[10] reduziram a taxa de interconsultas cardiológicas em pacientes que se submeteriam a cirurgia não cardíaca de 1,46% (914 pacientes) para apenas 0,49% (279 pacientes) ($p < 0,0001$), apesar de um aumento na perspicácia do paciente durante os 6 anos do período de estudo. Eles também concluíram que, depois da adoção de um programa educacional em eletrocardiografia, eram capazes de reduzir as consultas para um ECG de 43,6 para 28,5% ($p < 0,0001$).

Esses grupos foram capazes de demonstrar que, pelo uso de clínicas pré-operatórias, eles foram capazes de reduzir as interconsultas, cancelamentos e atrasos na marcação cirúrgica.[8,10] Além disso, os dados sugerem o desenvolvimento de diretrizes para avaliação pré-operatória e educação dos envolvidos na avaliação pré-operatória.[23,24]

A definição do "papel do consultor" é importante no cenário pré-operatório. Infelizmente, muitas consultas são imprecisas e não conduzem a exigências substanciais para testes adicionais ou promoção de novas recomendações para o cuidado perioperatório. Todas as consultas deveriam fornecer uma avaliação cuidadosa do risco, e o sucesso de uma consulta é melhor quando existe uma questão específica. O papel adicional do consultor deveria ser aconselhar sobre a saúde futura e fornecer outras estratégias pós-operatórias para reduzir o risco futuro do paciente, se possível.[14]

Cancelamentos no Dia da Cirurgia

O maior benefício pretendido pela triagem clínica pré-operatória é a redução de cancelamentos no dia da cirurgia. Existem vários relatos de instituições descrevendo a redução de cancelamentos cirúrgicos após a adoção de clínica de avaliação pré-operatória, embora não haja nenhum ensaio randomizado conduzido rastreando as clínicas de avaliação pré-operatória pré-admissionais. Correll e colaboradores[12] coletaram dados de mais de 5 mil pacientes observados em sua clínica pré-operatória durante 14 meses. Nesse período, encontraram 680 questões médicas que identificaram a necessidade de investigação antes da cirurgia; 115 dessas questões apresentavam novos problemas clínicos. Os novos problemas tinham maior possibilidade de atraso (10,7%) ou cancelamento (6,8%) comparados a problemas já existentes (0,76% e 1,8%). Em estudo similar, Ferschl e colaboradores[13] compararam a avaliação clínica pré-operatória entre pacientes marcados para a SO de cirurgias ambulatoriais e convencionais. Em um período de 6 meses, 6.524 prontuários de pacientes foram revisados. Eles concluíram que 8,4% (98 de 1.164) dos pacientes ambulatoriais tiveram a cirurgia cancelada quando avaliados na clínica *versus* 16,5% (366 de 2.252) dos não avaliados na clínica ($p < 0,001$). Isso foi ainda mais notável para os pacientes convencionais; eles encontraram uma taxa de cancelamento de 5,3% entre os que fizeram avaliação na clínica (87 de 1.631) comparados a 13,0% (192 de 1.477) dos que não foram avaliados pela clínica. Além disso, os pacientes que passaram pela clínica pré-operatória foram encaminhados mais cedo ou pontualmente para a SO em relação aos do grupo sem avaliação clínica. Esses dados corroboram os achados relatados por Fischer,[8] que demonstrou redução em 87,9% de cancelamentos na SO e 1,96% (132 de 6.722) para 0,21% (16 de 7.485) depois da constituição da clínica pré-operatória. Estudos anteriores também amparam a redução do cancelamento e tempo de permanência após a adoção da clínica. No entanto, esses dados foram coletados ao mesmo tempo em que a instituição estava mudando de um modelo de pacientes internados para cirurgias ambulatoriais, então, o impacto da clínica gerida por anestesiologistas *per si* é questionável.[25-27]

A eficácia da SO pode ser afetada por vários fatores. A preparação pré-operatória inadequada pode resultar em atrasos e cancelamentos no dia da cirurgia, que provavelmente levarão a agenda cirúrgica a lacunas onerosas.[21] Fischer[8] constatou que 90% dos cancelamentos ocorreram apenas antes da entrada do paciente na SO. Fischer[8] observou todos os cancelamentos durante 2 anos e constatou que, em média, um cancelamento resulta em 97 minutos de inatividade da SO; isso somado aos 30 minutos habituais entre as cirurgias. No entanto, causas frequentes de cancelamentos, como as alterações na agenda do cirurgião, preferência do paciente, limitações da agenda da SO (isto é, emergências e casos que se prolongam), não seriam influenciadas pela avaliação pré-operatória.[21] É concebível que a clínica de triagem pré-operatória possa gerar um "banco" de pacientes disponíveis para chamadas em caso de disponibilidade na agenda cirúrgica, mas não há dados que documentem o sucesso de tal abordagem.

Estrutura da Clínica Pré-operatória

A implantação de programas educacionais, desenvolvimento de diretrizes claras e protocolos pode resultar na melhora da eficácia da clínica, assim como em melhor comunicação e satisfação dos clientes. Os modelos de equipe das clínicas pré-operatórias podem ser distintos, e equipes com anestesiologistas *staffs*, residentes, auxiliares de enfermagem dedicados e enfermeiros são descritas.[7,10,28,29] A estrutura da clínica pré-operatória pode apresentar oportunidades significativas para a economia de custos. Cantlay e colaboradores[24] descreveram melhoria nos resultados após a adoção de uma clínica com anestesiologistas consultores para a avaliação de pacientes vasculares complexos. Varughese e colaboradores[28] relataram benefício financeiro significativo com a instituição de uma enfermeira praticante assistida para a avaliação clínica pré-operatória. Naquele hospital, eles substituíram a equipe de dois anestesiologistas *staffs* por uma enfermeira na clínica pré-operatória; sendo que um dos *staffs* permaneceu designado, se necessário, para consultas na clínica. A enfermeira recebeu treinamento para avaliação pré-operatória.

Seção II PREPARAÇÃO PRÉ-OPERATÓRIA

Depois da adoção da enfermeira na clínica, a incidência de complicações, tempo dedicado ao pré-operatório e satisfação do paciente foram monitorizados em três intervalos durante um ano. Não houve mudança na satisfação dos pacientes, nas taxas de complicação ou no tempo gasto na clínica pré-operatória. Após a substituição feita pela enfermeira na clínica, o grupo foi capaz de fornecer mais dois anestesiologistas para o centro cirúrgico. O aumento da disponibilidade de anestesiologistas resultou em aumento significativo na margem para o hospital e para o grupo – pelo aumento de horas faturáveis dos médicos e por meio de duas novas salas cirúrgicas, levando ao aumento de casos. Claramente, a oportunidade nessa instituição foi única; no entanto, mostra um bom exemplo de redistribuição de recursos resultando em uma clínica pré-operatória mais eficaz.

O Paciente

É possível que os custos da avaliação clínica ambulatorial possam ser de fato repassados aos pacientes. Nesse caso, uma visita à clínica de triagem pré-operatória pode necessitar de tempo adicional para o paciente e o cuidador. De forma similar, restrições geográficas em áreas rurais do país podem transformar a visita à clínica pré-operatória em um desafio de programação.[21-23] Seidel e colaboradores[15] examinaram as barreiras geográficas que dificultavam o acesso dos pacientes à clínica pré-operatória. Concluíram que, para os pacientes que seriam submetidos à cirurgia em um centro de saúde urbano terciário, a possibilidade de visita à clínica pré-operatória era menor para os que moravam muito longe do hospital.

Área de Benefício Inesperada

Um valor da clínica pré-operatória que é pouco apreciado é a oportunidade de complacência a várias normas. Desde a instituição do Patient Self-Determination Act em 1991, todas as instalações de saúde que recebem fundos do Medicare e do Medicaid necessitam reconhecer diretivas antecipadas como uma resolução em vigor e uma procuração durável. Na maioria das vezes, isso envolve fornecer aos pacientes uma folha de informações por escrito e solicitar que eles preencham os formulários. A avaliação clínica pré-operatória fornece uma oportunidade pouco usual para discussão, na medida em que os familiares estão frequentemente envolvidos, e o paciente, ainda, não está hospitalizado. Grimaldo e colaboradores[30] randomizaram pacientes idosos atendidos na avaliação clínica pré-operatória em grupos "padrão" e "intervenção". O grupo "intervenção" compareceu a uma sessão abordando a importância das questões do "fim da vida" e as preferências com suas famílias. Eles constataram que 87% dos pacientes do grupo "intervenção" discutiram o assunto com seus familiares *versus* 66% do grupo "padrão" ($p = 0,001$). Esse é um benefício inesperado da clínica de triagem pré-operatória. Para avaliar o impacto no custo, seria útil comparar os custos da triagem pré-operatória com os da avaliação não hospitalar, no que se refere a pessoal hospitalar, tempo e espaço. Além disso, em alguma circunstância na qual a triagem clínica possa melhorar a observância com o hospital ou órgãos reguladores, os custos da avaliação podem ser considerados um investimento sábio se o risco de não observância for substancial e trouxer consequências significativas.

ÁREAS DE INCERTEZA

A avaliação pré-operatória não deveria ser vista como sinônimo de clínica de triagem pré-operatória. Embora pareça demonstrar benefícios dessa clínica de triagem pré-operatória, são poucos os dados que comparam diretamente o modelo clínico com outras abordagens de avaliação pré-operatória. Shearer e colaboradores[22] descreveram um modelo de testes antes da admissão utilizando profissionais de saúde no Canadá. Nesse modelo, o departamento de anestesiologia realizou uma oficina de treinamento (*workshop*) para "credenciar" profissionais de saúde em avaliação pré-operatória. Os pacientes que necessitavam de avaliação pré-operatória foram triados para serem observados em uma clínica de triagem pré-operatória pelo anestesiologista, para irem direto para a cirurgia ou para serem vistos por um profissional de saúde credenciado para avaliação pré-operatória. Eles encontraram baixa taxa de cancelamentos (menor que 1% das cirurgias eletivas), o que não era diferente entre os grupos que usaram esse sistema. Esse tipo de modelo de avaliação pré-operatória fornece uma forma alternativa para a clínica de triagem pré-operatória, mas reenfatiza a necessidade de os pacientes se submeterem à avaliação de algum tipo.

RECOMENDAÇÕES DO AUTOR

Uma abordagem organizada da avaliação pré-operatória é claramente benéfica para os pacientes, médicos e instituições; e a clínica de triagem pré-operatória é o componente principal. Há boas evidências de que testes laboratoriais geridos pelo anestesiologista resultam em redução em exames e custos, e uma triagem clínica pré-operatória pode reduzir os cancelamentos na SO. Em última instância, a organização da clínica de triagem pré-operatória em dada instituição dependerá fortemente de fatores como o tamanho do hospital, número e variedade de pacientes, tipos de cirurgias realizadas, bases de referência e considerações geográficas na área. Os pontos-chave incluem:

- No mínimo, diretrizes para testagem laboratorial pré-operatória deveriam ser avaliadas pelo anestesiologista.
- Quando possível, deveriam ser produzidos pelo anestesiologista padrões e diretrizes para consulta e exames pré-operatórios.
- Uma clínica de triagem pré-operatória deveria ser instituída para pacientes que se submetem a procedimentos invasivos e para os pacientes mais complexos que podem necessitar avaliações adicionais ou intervenções antes da cirurgia.
- Um anestesiologista deveria estar disponível para consultas durante a visita pré-operatória.
- Se não for viável a adoção de uma clínica de triagem pré-operatória, os anestesiologistas deveriam se envolver e criar protocolos ou vias alternativas (p. ex., entrevistas por telefone, revisão de prontuários médicos, e assim por diante).
- Vias pré-operatórias alternativas, como visitas ao clínico generalista ou entrevista por telefone, deveriam ser estabelecidas para pacientes que não podem visitar a clínica e deveriam ser coordenadas pela mesma.
- Um sistema deveria ser implantado para monitorizar os cancelamentos e atrasos atribuídos à avaliação pré-operatória.

REFERÊNCIAS

1. Schein OD et al: The value of routine preoperative medical testing before cataract surgery. *N Engl J Med* 2000;342:168-175.

2. Vogt AW, Henson LC: Unindicated preoperative testing: ASA physical status and financial implications. *J Clin Anesth* 1997;9:437-441.
3. Tsen LC, Segal S, Pothier M, Bader AM: Survey of residency training in preoperative evaluation. *Anesthesiology* 2000;93:1134-1137.
4. Bond D: Preanesthestic assessment clinics in Ontario. *Can J Anesth* 1999;46(4):382-387.
5. Matthews D, Klewicka M, Kopman A, Neuman G: Patterns and costs of preoperative testing: Preop clinic vs. outside testing. ASA 2001 meeting abstract.
6. Roizen M: Preoperative patient evaluation. *Can J Anesth* 1989;36:513-519.
7. Hepner DL, Bader AM, Hurwitz S, Gustafson M, Tsen LC: Patient satisfaction with a preoperative assessment in a preoperative assessment testing clinic. *Anesth Analg* 2004;98:1099-1105.
8. Fischer SP: Development and effectiveness of an anesthesia preoperative evaluation clinic in a teaching hospital. *Anesthesiology* 1996;85:196-206.
9. Roizen MF: The compelling rationale for less preoperative testing. *Can J Anesth* 1998;35:214-218.
10. Tsen LC, Segal S, Pothier M, Hartley LH, Bader AM: The effect of alterations in a preoperative assessment clinic on reducing the number and improving the yield of cardiology consultations. *Anesth Analg* 2002;95:1563-1568.
11. Harihan S, Chen D, Merritt-Charles L: Evaluation of the utilization of the preanesthesia clinics in a university teaching hospital. *BMC Health Services Research* 2006;6:59.
12. Correll DJ, Bader AM, Hull MW, Hsu C, Tsen LC, Hepner DL: Value of preoperative clinic visits in identifying issues with potential impact on operating room efficiency. *Anesthesiology* 2006;105:1254-1259.
13. Ferschl MB, Tung A, Sweitzer BJ, Huo D, Glick DB: Preoperative clinic visits reduce operating room cancellations and delays. *Anesthesiology* 2005;103:855-859.
14. Fleisher LA, Beckman JA, Brown LA, Calkins H, Chaikof E, et al: ACC/AHA 2007 guidelines on perioperative cardiovascular evaluation and care for non cardiac surgery (task force). *Circulation* 2007;116:e418-e499.
15. Seidel JE, Beck CA, Pocobelli G, Lemaire JB, Bugar JB, Quain H, Ghali WA: Location of residence associated with the likelihood of patient visit to the preoperative assessment clinic. *BMC Health Services Research* 2006;6:13.
16. Narr BJ: Outcomes of patients with no laboratory assessment before anesthesia and a surgical procedure. *Mayo Clinic Proc* 1997;72:505-509.
17. Finegan BA, Rashiq S, McAllister FA, O'Connor P: Selective ordering of preoperative investigations by anesthesiologists reduces the number and cost of tests. *Can J Anesth* 2005;52(6):575-580.
18. Starsnic MA, Guarnieri DM, Norris MC: Efficacy and financial benefit of an anesthesiologist-directed university preadmission evaluation center. *J Clin Anesthesiol* 1997;9:299-305.
19. Power LM, Thackray NM: Reduction of preoperative investigations with the introduction of an anesthetist led preoperative assessment clinic. *Anaesth Intensive Care* 1999;27:481-488.
20. Boothe P, Finnegan BA: Changing the admission process for elective surgery: An economic analysis. *Can J Anaesth* 1995;42:391-394.
21. Holt NF, Silverman DG, Prasad R, Dziura J, Ruskin KJ: Preanesthesia clinics, information management, and operating room delays: Results of a survey of practicing anesthesiologists. *Anesth Analg* 2007;104:615-618.
22. Shearer W, Monagel J, Michaels M: A model of community based, preadmission management for elective surgical patients. *Can J Anesth* 1997;44(12):1311-1314.
23. Cheung A, Finegan BA, Torok-Both C, Donnelly Warner N, Lujic J: A patient information booklet about anesthesiology improves preoperative patient education. *Can J Anesth* 2007;54:355-360.
24. Cantlay KL, Baker S, Parry A, Danjoux G: The impact of a consultant anesthetist led pre-operative assessment clinic on patients undergoing major vascular surgery. *Anaesthesia* 2006;61:234-239.
25. Pollard JB, Zboray AL, Mazze RI: Economic benefits attributed to opening a preoperative evaluation clinic for outpatients. *Anesth Analg* 1996;83:407-410.
26. Pollard JB, Garnerin PH, Dalman RL: Use of outpatient preoperative evaluation to decrease length of stay for vascular surgery. *Anesth Analg* 1997;85:1307-1311.
27. Pollard JB, Olson L: Early outpatient preoperative anesthesia assessment: Does it help to reduce operating room cancellations? *Anesth Analg* 1999;89:502-505.
28. Varughese AM, Byczkowski TL, Wittkugel EP, Kotagal U, Kurth CD: Impact of a nurse practitioner assisted preoperative assessment program on quality. *Pediatr Anesth* 2006;16:723-733.
29. Kirkwood BJ, Pesudovos K, Coster DJ: The efficacy of a nurse led preoperative cataract assessment ad postoperative care clinic. *MJA* 2006;184:278-281.
30. Grimaldo DA, Wiener-Kronish JP, Jurson T, Shaughnessy TE, Curtis JR, Liu L: A randomized, controlled trial of advance planning discussions during preoperative evaluation. *Anesthesiology* 2001;95:43-50.

4 Quem Deve Fazer um Eletrocardiograma Pré-operatório de 12 Derivações?

Barbara S. Gold, MD

INTRODUÇÃO

A utilidade do eletrocardiograma (ECG) pré-operatório tem sido objeto de estudo há mais de duas décadas devido ao volume de pacientes envolvidos e às implicações clínicas e financeiras associadas. Durante este período, as indicações para o ECG pré-operatório foram aperfeiçoadas, à medida que nossa compreensão da relação entre os exames pré-operatórios, a seleção do paciente e o procedimento cirúrgico evoluiu. Nos Estados Unidos, aproximadamente 40 milhões de procedimentos cirúrgicos são realizados anualmente e cerca de metade destes pacientes tem mais de 45 anos de idade.[1] Utilizando critérios conservadores, muitos destes pacientes seriam considerados para um ECG pré-operatório, embora não haja ainda consenso absoluto sobre quem realmente deveria submeter-se ao procedimento. Preferencialmente, há diretrizes gerais de várias sociedades médicas baseadas em décadas de estudos clínicos e observações. O objetivo deste capítulo é resumir os dados que formam a base para recomendações amplamente aceitas e, em seguida, enfatizar as orientações relevantes.

OPÇÕES

Como um instrumento de diagnóstico para avaliar o risco cardiovascular perioperatório, o ECG de 12 derivações é limitado. Devido às limitações inerentes à sensibilidade e especificidade do exame, sua utilidade depende da população testada: populações com maior prevalência ou risco de doença cardiovascular têm mais probabilidade de apresentar ECG anormal. Nosso desafio é determinar quais pacientes precisam de um ECG pré-operatório devido ao potencial de influenciar a sua evolução perioperatória. Dentre as anormalidades eletrocardiográficas que podem alterar significativamente o cuidado perioperatório estão as arritmias, bloqueio cardíaco, anormalidades do segmento ST compatíveis com isquemia, hipertrofia ventricular esquerda (HVE), baixa voltagem compatível com cardiomiopatia, infarto do miocárdio anterior, síndrome de Wolff-Parkinson-White, síndrome de prolongamento do intervalo QT ou ondas T pontiagudas. Muitas destas anormalidades, mas não todas, podem ser detectadas na monitorização do ECG padrão na sala de cirurgia antes da indução da anestesia, embora com impacto potencial na programação do centro cirúrgico.

Embora o ECG de 12 derivações possa detectar anormalidades significativas, sua utilidade como ferramenta de triagem é bastante limitada. Por exemplo, o ECG em repouso é normal em aproximadamente metade dos pacientes com angina estável crônica.[2] Em contrapartida, mesmo em pessoas saudáveis ele tem valor preditivo precário para doença cardíaca. Em uma meta-análise de sobrevida de longo prazo de pacientes que se submeteram a ECG em repouso, Sox e colaboradores[3] concluíram que os dados eram insuficientes para sustentar o uso do ECG como um exame para detecção de doença arterial coronariana (DAC) em pessoas assintomáticas ou naquelas sem os seguintes fatores de risco: diabetes, hipertensão, hipercolesterolemia ou histórico de tabagismo. Estes achados encontram eco nos estudos subsequentes de pacientes cirúrgicos. No entanto, quando surgem anormalidades sugestivas de DAC, elas estão associadas a um maior risco de eventos coronarianos e morte.[4]

Em resumo, apesar de o ECG de 12 derivações em repouso ser uma ferramenta imperfeita, ele tem um potencial enorme para detectar uma doença que irá afetar a assistência perioperatória em determinados pacientes. O potencial do ECG pré-operatório pode ser explorado, se for obtido em populações com probabilidade relativamente elevada de doença cardíaca.

EVIDÊNCIAS

As evidências para sustentar as indicações para o ECG pré-operatório são imperfeitas porque os projetos de estudo são variáveis e os pesquisadores examinam diferentes desfechos. Diversos estudos perguntam como um ECG pré-operatório pode prevenir a morbidade e a mortalidade, outros procuram a incidência de ECG anormal. Alguns indagam se um ECG pré-operatório resultou em intervenção anestésica diferente e vários, ainda, se voltam para os ECG anormais que resultaram em cancelamento do caso. Muitos estudos são baseados na premissa de que, se um exame pré-operatório fosse verdadeiramente útil, teria mudado o tratamento. Portanto, se o tratamento não for alterado a partir de uma revisão de um gráfico, o exame tinha valor questionável. A maior parte dos estudos é retrospectiva ou examina coortes de maneira prospectiva, sem uma intervenção. Significativamente, é impossível, a partir de qualquer dos estudos, afirmar se a leitura do ECG pré-operatório afetou de leve o plano anestésico e, por consequência, o desfecho cardiovascular. Além disso, as populações estudadas têm perfis de risco e tipos de procedimentos cirúrgicos muito diferentes. No entanto, surgem princípios gerais. Iremos examinar as evidências que apoiam a obtenção de um ECG pré-operatório nas seguintes populações de pacientes: pacientes assintomáticos, pacientes com fatores de risco cardiovascular, aqueles de idade avançada e os submetidos à cirurgia "de grande porte" *versus* operação menos invasiva.

Pacientes Assintomáticos

Dados circunstanciais foram acumulados ao longo dos anos e refutam a utilidade do ECG pré-operatório em pacientes assintomáticos submetidos a procedimentos eletivos, não vasculares. Perez e colaboradores[5] estudaram retrospectivamente 3.131 pacientes ASA 1 e 2, dos quais 2.406 tinham um ECG (critérios não especificados). Destes ECG, 5,6% foram inesperadamente anormais e o tratamento foi aparentemente alterado em apenas 0,5% dos pacientes. Em um estudo retrospectivo de 2.570 pacientes submetidos à colecistectomia eletiva, Turnbull e Buck[6] encontraram 101 ECGs anormais, aparentemente sem qualquer impacto sobre o tratamento. Goldberger e O'Konski[7], em sua revisão sobre a utilidade do ECG pré-operatório de "rotina", não encontraram evidências para apoiar o ECG no "momento basal" em pacientes assintomáticos. Entretanto, o valor da obtenção de um ECG basal em determinados pacientes sem evidências de doença cardíaca foi deixado para discussão. Estes estudos observacionais relativamente pequenos devem ser interpretados com cautela, porque os procedimentos cirúrgicos apresentavam risco baixo a intermediário e os achados do ECG pré-operatório podem ter influência sutil sobre o tratamento, incluindo a decisão de prosseguir com a cirurgia.

Dados epidemiológicos referentes à incidência e ao prognóstico do infarto do miocárdio não reconhecido são a base para a recomendação de obtenção de ECG em pacientes assintomáticos.[8] O estudo Framingham, iniciado em 1948, acompanhou pacientes durante 30 anos, com exames cardiovasculares, incluindo ECG, a cada dois anos. De todos os infartos, 25% foram detectados apenas por achados de ECG novos e quase metade dos novos infartos foi "silenciosa". Estes infartos não reconhecidos tinham a mesma probabilidade de causar sequelas cardiovasculares graves que os infartos reconhecidos. A incidência de ambos os infartos, reconhecidos e não reconhecidos, aumentou drasticamente após 45 anos de idade em homens e 55 em mulheres.

Fatores de Risco

Embora os pacientes sejam assintomáticos, eles podem ter vários fatores de risco cardiovascular (CV), tais como cardiopatias isquêmicas, diabetes, insuficiência cardíaca congestiva, doença vascular cerebral e insuficiência renal. Vários estudos, a maioria realizados nas duas últimas décadas, correlacionaram as anormalidades do ECG pré-operatório com fatores de risco CV. (Tenha em mente que há variação no número e tipo de fatores de risco avaliados na maioria dos estudos.) Tait e colaboradores[9] avaliaram, retrospectivamente, a eficácia do ECG pré-operatório de rotina em 1000 pacientes ASA classe 1 e 2, incluindo os homens com mais de 40 anos de idade e mulheres com idade superior a 50 anos, ou qualquer paciente com histórico de fato-

res de risco ou doença CV. Cerca de metade dos pacientes com fatores de risco CV apresentava um ECG anormal em comparação com 26% dos pacientes sem fatores de risco. No entanto, nesta pequena amostra, não houve diferença na prevalência de eventos CV perioperatórios adversos entre os grupos. Em outro estudo que analisa os fatores de risco CV e as anormalidades do ECG pré-operatório, de 354 pacientes que tinham de fazer um ECG pré-operatório de "rotina", o ECG foi anormal em 62% deles com doença cardíaca conhecida e 44% dos pacientes com fatores de risco CV. Notavelmente, apenas 7% dos pacientes com mais de 50 anos de idade, sem doença cardíaca ou fatores de risco, apresentavam anormalidades no ECG.[10]

A presença de fatores de risco CV não só aumenta a probabilidade de anormalidades no ECG pré-operatório, mas também de resultados adversos. Hollenberg e colaboradores[11] utilizaram monitoramento contínuo com ECG de 12 derivações no pré-operatório, intraoperatório e pós-operatório para identificar fatores preditores de isquemia miocárdica pós-cirúrgica. Neste estudo de 474 homens com DAC ou em risco para DAC, cinco preditores importantes de risco foram identificados: hipertrofia ventricular esquerda (HVE) pelo ECG, histórico de hipertensão, diabetes melito, histórico definitivo de DAC e uso de digoxina. O risco de isquemia miocárdica pós-operatória aumentou com o número de fatores de risco. Por exemplo, 22% dos pacientes sem qualquer destes preditores tinham isquemia miocárdica pós-operatória, aumentando de maneira constante para 77% com quatro preditores. Para enfatizar a importância da anamnese e do exame físico pré-operatório, destes cinco preditores relatados, quatro são facilmente identificáveis pela anamnese e apenas um (HVE) por ECG pré-operatório.

Noordzij e colaboradores[12] analisaram o valor do ECG pré-operatório em uma amostra de grandes dimensões (mais de 23.000 pacientes) para predizer morte cardiovascular. Como era de se esperar, os pacientes com achados anormais no ECG apresentaram uma maior incidência de morte cardiovascular (OR 4,5, IC 3,3 a 6,0). No entanto, a invasividade do procedimento era crítica. Entre os pacientes submetidos à cirurgia de risco baixo ou intermediário, a diferença absoluta na incidência de morte cardiovascular foi de apenas 0,5 %.[12]

Mais recentemente, van Klei e colaboradores[13] investigaram registros de quase 3.000 pacientes cirúrgicos não cardíacos. Estes pesquisadores descobriram que o ECG pré-operatório não agregou valor na predição de infarto do miocárdio pós-operatório quando comparado com os fatores clínicos de risco, como cirurgia de alto risco, histórico de cardiopatia isquêmica, histórico de insuficiência cardíaca congestiva, insuficiência renal, acidente vascular cerebral ou diabetes insulino-dependente.[13]

Em conclusão, se o objetivo é detectar anormalidades no ECG no pré-operatório com a crença de que este conhecimento irá afetar de maneira positiva o tratamento perioperatório, faz sentido obter um ECG pré-operatório em pessoas com risco de cardiopatia. Pacientes potencialmente de alto risco incluem aqueles com doença cardíaca conhecida, diabetes, doenças vasculares, doenças valvulares, baixa capacidade funcional e arritmias.

Idade e Eletrocardiograma Pré-operatório

Que idade é considerada avançada o suficiente para justificar um ECG pré-operatório?

Em uma síntese de quatro estudos, Goldberger e O'Konski[7] relataram que as anormalidades do ECG aumentam exponen-

22 Seção II PREPARAÇÃO PRÉ-OPERATÓRIA

Tabela 4-1	Dados de Autópsia Usados para Determinar a Prevalência de DAC	
Idade (Anos)	Homens (%)	Mulheres (%)
40-49	5	1,5
50-59	10	3
60-69	12	8

Adaptado de Diamond GA, Forrester JS: *Analysis of probability as an aid in the clinical diagnosis of coronary artery disease.* N Engl J Med 1979;300:1350-1358.

cialmente com a idade ($r = 0,99$). A partir destes dados reunidos de homens e mulheres, prevê-se que 10% dos pacientes com 35 anos de idade apresentam ECG anormal, aumentando para 25% aos 57 anos de idade. Em um estudo de pacientes cirúrgicos ambulatoriais, em que todos aqueles com mais de 40 anos de idade foram submetidos a ECG pré-operatório, a chance de um ECG anormal foi significativamente maior no grupo com idade igual ou superior a 60 anos.[14] A forte relação entre idade e anormalidades no ECG dificilmente é surpreendente, dadas as evidências substanciais que correlacionam idade avançada e doença cardíaca, especialmente DAC.[4,8,12,15-17] O estudo marcante de Diamond e Forrester[15] analisou dados de autópsia de 23.996 pessoas para determinar a prevalência de DAC (Tab. 4-1).

Apesar de uma correlação documentada entre DAC e idade, as recomendações publicadas variam; consequentemente, existe uma enorme latitude. As "Diretrizes para Eletrocardiografia", do American College of Cardiology/American Heart Association (ACC/AHA),[18] assinala que anormalidades do ECG aumentam exponencialmente com a idade e seu consenso é de que pacientes com mais de 40 anos sem doença cardíaca aparente façam um ECG pré-operatório. Roizen[19] agrupou dados sobre idade e anormalidades do ECG e estratificou por faixas etárias. Com base em pelo menos 16 estudos, e reunindo os dois sexos, a incidência de anormalidades no ECG de triagem foi superior a 10% aos 40 anos de idade e é de cerca de 25% aos 60 anos de idade. Com base nestes dados, os ECG para triagem também foram igualmente recomendados em homens com mais de 40 anos de idade e mulheres com mais de 50 anos idade, para todos os procedimentos moderados a altamente invasivos. No entanto, as orientações recentes da ACC/AHA são omissas quanto à necessidade de um ECG pré-operatório com base na idade isoladamente. Como será discutido, os fatores de risco predisponentes e os procedimentos cirúrgicos são elementos-chave para decisão sobre obtenção de um ECG pré-operatório.

Procedimento Cirúrgico

Vários estudos têm demonstrado que o risco cardiovascular correlaciona-se com a complexidade da cirurgia.[12,20-23] Por exemplo, em um estudo de 1.487 idosos do sexo masculino, aqueles que se submeteram à cirurgia vascular apresentaram probabilidade três vezes maior de ter um infarto do miocárdio pós-operatório (IMP) do que os pacientes submetidos à cirurgia não vascular.[21] Outro estudo de 7.306 pacientes concluiu que a "cirurgia de grande porte" (ou seja, laparotomia, tireoidectomia, fixação interna de grandes fraturas) aumentou

a chance de uma complicação cardiopulmonar em quatro a seis vezes.[20] Consequentemente, as recomendações para obtenção de um ECG pré-operatório precisam considerar o tipo de procedimento, além da idade do paciente, a anamnese e fatores de risco. Isto se reflete nas recomendações feitas tanto pela AHA/ACC como pela American Society of Anesthesiologists (ASA).

DIRETRIZES

Pelo fato de a decisão de solicitação de um ECG pré-operatório afetar uma grande população a um custo considerável e benefícios potenciais, não tem havido falta de recomendações de inúmeras sociedades médicas sobre esta questão. A seguir, temos um resumo das duas recomendações relevantes das principais sociedades médicas. Tenha em mente que estas diretrizes são tipicamente atualizadas a cada cinco anos.

Prática Consultiva da ASA para Avaliação Pré-anestésica

A ASA publicou a "Prática Consultiva para Avaliação Pré-Anestésica" em 2002,[24] que não recomenda uma idade mínima para a obtenção de um ECG pré-operatório. Especificamente, o consultivo afirma que a idade, de forma isolada, não pode ser uma indicação para o exame. Características clínicas importantes a considerar ao decidir sobre a solicitação de um ECG pré-operatório incluem doença cardiocirculatória, doença respiratória, tipo de cirurgia ou sua invasividade e os fatores de risco identificados no decurso de uma avaliação pré-anestésica.

Diretrizes da ACC/AHA

O American College of Cardiology e a American Heart Association primeiramente publicaram diretrizes para avaliação cardiovascular perioperatória em 1996, atualizadas em 2002[25] e, mais recentemente, em 2007.[26] As diretrizes de 2007 enfatizam (1) o nível de evidências para sustentar uma recomendação, (2) como o exame irá mudar o tratamento clínico e (3) a invasividade do procedimento. Notadamente, as diretrizes não abordam questões sobre idade e ECG pré-operatório.

A familiaridade com o texto é altamente recomendada para colocar as diretrizes em contexto. As recomendações baseiam-se na proporção risco/benefício, na qual a Classe I indica que os benefícios superam grandemente o risco; Classe IIa indica que o benefício é maior do que risco, mas são necessários estudos adicionais concentrados ("É razoável realizar o procedimento"); Classe IIb indica que os benefícios são iguais ou maiores do que os riscos ("Procedimento pode ser considerado"); e Classe III indica que os riscos são maiores que os benefícios e o procedimento não é indicado. Cada uma destas classes de risco/benefício é, então, emparelhada com a quantidade de evidências que corroboram a conclusão, em que A é o nível mais alto nível de evidência (três a cinco estratos populacionais avaliados) e C é o mais baixo. No que diz respeito ao ECG pré-operatório, as recomendações da ACC/AHA, com base nos níveis de evidência, são resumidos a seguir:

Classe I

(Os benefícios superam largamente os riscos; ECG deve ser realizado pré-operatoriamente)
- Pacientes submetidos a procedimentos cirúrgicos vasculares, com pelo menos um fator clínico de risco
- Pacientes com doença coronariana, periférica ou cerebrovascular conhecida, submetidos a procedimento cirúrgico de risco intermediário (por exemplo, cirurgia de cabeça e pescoço)

Classe IIa

(Razoável considerar)
- Pacientes sem fatores clínicos de risco submetidos a procedimentos vasculares

Classe IIb

(Pode ser razoável considerar)
- Pacientes com pelo menos um fator clínico de risco submetidos à cirurgia de risco intermediário

Classe III

(Não indicado)
- Pacientes assintomáticos submetidos a procedimentos cirúrgicos de baixo risco

Tenha em mente que cada uma destas recomendações é qualificada pelas evidências disponíveis para apoiar as recomendações e que "a decisão final com relação ao cuidado de um determinado paciente deve ser feita pelo prestador de serviços de saúde e pelo paciente, tendo em conta todas as circunstâncias".[26]

RECOMENDAÇÕES DO AUTOR

As recomendações do autor baseiam-se em evidências disponíveis e síntese dos pareceres e dos dados; elas não são diretrizes clínicas e nem representam um parecer consensual. Em geral, o ECG pré-operatório deve ser considerado em pacientes nos quais há uma probabilidade razoavelmente alta de disfunção cardíaca, em que o exame tem o potencial, no julgamento do anestesiologista, de afetar o tratamento perioperatório. O histórico do paciente, o exame físico e procedimento cirúrgico proposto são elementos essenciais para esta avaliação.

O ECG pré-operatório deve ser considerado nos seguintes grupos de pacientes:
- Pacientes assintomáticos ou aqueles com fatores de risco cardiovascular submetidos à cirurgia vascular.
- Pacientes com um ou mais fatores de risco cardiovascular submetidos a procedimentos de risco intermediário (por exemplo, procedimentos ortopédicos, cirurgia de cabeça e pescoço, cirurgia da próstata)
- Pacientes com doença vascular coronária, vascular periférica ou cerebral submetidos a um procedimento de risco intermediário
- Pacientes com capacidade funcional baixa (ou desconhecida) submetidos a um procedimento de risco intermediário
- Qualquer paciente no qual os resultados do ECG pré-operatório afetarão o tratamento clínico

---

REFERÊNCIAS

1. Owings MF, Kozak LJ: Ambulatory and inpatient procedures in the United States, 1996. National Center for Health Statistics. *Vital Health Statistics* 1998;13(139).
2. Zipes et al: *Braunwald's heart disease*, ed 7. Philadelphia, WB Saunders, 2005, Chapter 50, p 1277.
3. Sox HC, Garber AM, et al: The resting electrocardiogram as a screening test. *Ann Intern Med* 1989;111:489-502.
4. Tervahauta M, Pekkanen J: Resting electrocardiographic abnormalities as predictors of coronary events and total mortality among elderly men. *Am J Med* 1996;100:641-645.
5. Perez A, Planell J, et al: Value of routine preoperative tests: A multicentre study in four general hospitals. *Br J Anaesth* 1995;74:250-256.
6. Turnbull JM, Buck C: The value of preoperative screening investigations in otherwise healthy individuals. *Arch Intern Med* 1987;147:1101-1105.
7. Goldberger AL, O'Konski M: Utility of the routine electrocardiogram before surgery and on general hospital admission. *Ann Intern Med* 1986;105:552-557.
8. Kannel WB, Abbott RD: Incidence and prognosis of unrecognized myocardial infarction: An update on the Framingham study. *N Engl J Med* 1984;311:1144-1147.
9. Tait AR, Parr HG, et al: Evaluation of the efficacy of routine preoperative electrocardiograms. *J Cardiothorac Vasc Anesth* 1997;11 (6):752-755.
10. Callaghan LC, Edwards ND, et al: Utilization of the pre-operative ECG. *Anaesthesia* 1995;50:488-490.
11. Hollenberg M, Mangano DT, et al: Predictors of postoperative myocardial ischemia in patients undergoing noncardiac surgery. *JAMA* 1992;268:205-209.
12. Noordzij PG, Boersma E, et al: Prognostic value of routine preoperative electrocardiography in patients undergoing noncardiac surgery. *Am J Cardiol* 2006;97:1103-1106.
13. van Klei WA et al: The value of routine preoperative electrocardiography in predicting myocardial infarction after noncardiac surgery. *Ann Surg* 2007;246:165-170.
14. Gold BS, Young ML, et al: The utility of preoperative electrocardiograms in the ambulatory surgical patient. *Arch Intern Med* 1992;152(2):301-305.
15. Diamond GA, Forrester JS: Analysis of probability as an aid in the clinical diagnosis of coronary artery disease. *N Engl J Med* 1979;300:1350-1358.
16. Kreger BE, Cupples LA, et al: The electrocardiogram in prediction of sudden death: Framingham study experience. *Am Heart J* 1987;113:377-382.
17. Nadelmann J, Frishman WH, et al: Prevalence, incidence and prognosis of recognized and unrecognized myocardial infarction in persons aged 75 years or older: The Bronx aging study. *Am J Cardiol* 1990;66(5):533-537.
18. Guidelines for electrocardiography. A report of the American College of Cardiology/American Heart Association Task Force on Assessment of Diagnostic and Therapeutic Cardiovascular Procedures (ACC/AHA). *JACC* 1992;19:473-481.
19. Roizen MF: Preoperative evaluation. In Miller RD, editor: *Anesthesia*, ed 6. Philadelphia, Churchill Livingstone, 2005, pp 951-954.
20. Pedersen T, Eliasen K, et al: A prospective study of risk factors and cardiopulmonary complications associated with anaesthesia and surgery: Risk indicators of cardiopulmonary morbidity. *Acta Anaesthesiol Scand* 1990;34:144-155.
21. Ashton CM, Petersen MS, et al: The incidence of perioperative myocardial infarction in men undergoing noncardiac surgery. *Ann Intern Med* 1993;118:504-510.
22. Kumar R, McKinney P, et al: Adverse cardiac events after surgery. *J Gen Intern Med* 2001;16:507-518.
23. Muir AD, Reeder MK, et al: Preoperative silent myocardial ischaemia: Incidence and predictors in a general surgical population. *Br J Anaesth* 1991;676:373-377.
24. Practice advisory for preanesthesia evaluation. *Anesthesiology* 2002;96:485-496.
25. Eagle KA, Berger PB, et al: ACC/AHA guideline update for perioperative cardiovascular evaluation for noncardiac surgery. *Circulation* 2002;105:1257-1267.
26. Fleisher LA: ACC/AHA 2007 guidelines on perioperative cardiovascular evaluation and care for noncardiac surgery: Executive summary. *Circulation* 2007;116:1971-1996.

5 A Avaliação da Hemoglobina Pré-operatória Deve Ser Sempre Obtida?

Bradly J. Narr, MD e Daniel R. Brown, MD, PhD

INTRODUÇÃO

O exame laboratorial faz parte da avaliação perioperatória do paciente. Um dos exames mais comuns realizados é a determinação da concentração venosa de hemoglobina. O fundamento de todos os exames pré-operatórios foi baseado mais na tradição do que nas evidências formais.[1] Entretanto, descobriu-se que o exame orientado pelo anestesiologista melhora a eficiência.[2]

Para justificar um exame de "rotina", os resultados deste exame devem detectar anormalidades insuspeitas que podem ser modificadas, ajudar a identificar as condições que podem alterar o risco da cirurgia ou servir como resultados de base que irão influenciar nas intervenções perioperatórias.

Um dos papéis do anestesiologista é assegurar que os órgãos vitais recebam oxigênio suficiente para atender às demandas metabólicas durante todo o procedimento. Os determinantes do transporte de oxigênio incluem troca gasosa pulmonar, afinidade hemoglobina-oxigênio, concentração total de hemoglobina e débito cardíaco. Tal como acontece com todos os sistemas orgânicos no organismo, há uma capacidade de reserva significativa no sistema de transporte de oxigênio do indivíduo normal. O sistema é regulado de tal forma que uma alteração em um componente (diminuição da hemoglobina) resulta em alterações em outros componentes (aumento do débito cardíaco, aumento de 2,3, bifosfoglicerato nos eritrócitos) para manter a distribuição de oxigênio e a homeostase. Dos componentes deste sistema, a concentração de hemoglobina tem a maior capacidade de ser manipulada para aumentar o transporte de oxigênio. Este entendimento sempre tornou os anestesiologistas muito interessados na concentração de hemoglobina pré-operatória.

Os níveis pré-operatórios de hemoglobina predizem a necessidade de transfusão de sangue intraoperatória.[3-5] Níveis baixos de hemoglobina estão associados a aumento da morbidade perioperatória em pacientes cirúrgicos,[6] tempo de recuperação mais longo de procedimentos que envolvam perda de sangue[7] e uma maior probabilidade de infecção pós-operatória.[8] Para reduzir a morbidade perioperatória e ajudar de maneira ideal os pacientes na compreensão dos riscos e benefícios de vários procedimentos, a hemoglobina pré-operatória é útil.

TERAPIAS

A concentração de hemoglobina pode ser alterada por transfusão de sangue ou estimulação da medula óssea, mais comumente com eritropoietina recombinante. A transfusão de eritrócitos apresenta riscos agregados, como infecção (viral e bacteriana), modulação imunológica e, em algumas circunstâncias, sobrecarga de volume intravascular. Eritropoietina recombinante pode ser utilizada antes de cirurgia eletiva com significativa perda sanguínea e tem demonstrado, em estudos prospectivos randomizados, que resulta em níveis mais altos de hemoglobina e diminui a transfusão homóloga.[9,10] No entanto, estudos recentes em pacientes criticamente doentes têm revelado que a eritropoietina não reduz a transfusão de glóbulos vermelhos global e este tratamento está associado a um aumento da incidência de eventos trombóticos.[11]

EVIDÊNCIAS

Estudos prospectivos não randomizados envolvendo pacientes com perda sanguínea prevista definiram uma concentração mínima específica de hemoglobina como um fator de risco para anestesia e cirurgia. A prática anestésica moderna evoluiu, exigindo hemoglobina de 10 g/dL antes da anestesia e cirurgia a partir de uma série de casos anedóticos e estudos de coortes. Estudos mais antigos indicam que níveis graves de anemia pré-operatória podem ser um fator de risco de morbidade e mortalidade perioperatórias.[12-14] Estes estudos foram realizados quando os riscos de mortalidade anestésica eram significativamente maiores do que o esperado com as práticas modernas. Com o advento da diálise na década de 1960, descobriu-se que os pacientes com insuficiência renal gravemente anêmicos toleravam bem a anestesia e a cirurgia.[15] Isto foi adicionado às evidências de que os pacientes que se recusaram a fazer transfusão sanguínea toleraram bem a anemia normovolêmica, a cirurgia e a anestesia, e causou uma reavaliação da regra dos "10 g/dL".

A prevalência de anormalidades na concentração de hemoglobina pré-operatória foi estudada em diversas populações cirúrgicas. A incidência de anormalidades varia de acordo com a forma como a anormalidade é definida e a população estudada. A Tabela 5-1 resume vários estudos. Estudos pros-

Tabela 5-1 Anormalidades da Hemoglobina

Ano	Tipo de Estudo	População Cirúrgica	N	% Anormal	Desfechos
2007[20]	Coorte retrospectivo	Cirurgia não cardíaca	310.311	Anemia: 42,8 Policitemia: 0,2	Taxa de mortalidade de 30 dias e eventos cardíacos aumentados com desvios positivos ou negativos a partir dos níveis de hemoglobina normais; 1,6% de aumento na taxa de mortalidade de 30 dias, com cada aumento ou redução de um ponto na porcentagem do nível de hematócrito a partir da faixa normal.
2001[17]	Coorte consecutivo	Cirurgia não cardíaca	544	10	Sem previsão para problema cardiovascular, pulmonar, renal, hepática, neurológica, dificuldade cirúrgica, reoperação ou morte.
2000[18]	Prospectivo randomizado	Catarata	19.557	5,9	Sem diferença em eventos cardiovasculares, cerebrovasculares, pulmonares ou metabólicos intra ou pós-operatórios.
1989[33]	Retrospectivo	Prótese de quadril	86	4	Momento basal útil para decisões de transfusão; sem efeito no curso hospitalar.
1988[34]	Coorte consecutivo	Cirurgia ambulatorial	212	9	Sem cancelamentos, complicações ou internações.
1987[35]	Prospectivo	Cirurgia de pequeno e grande porte com suspeita de anormalidade na hemoglobina	2.138	32	Útil em 22% do tempo para transfusão de eritrócitos após perda sanguínea perioperatória menor em paciente anêmico ou perda de sangue perioperatória moderada não acompanhada por transfusão de eritrócitos em paciente com hemoglobina normal.

pectivos têm mostrado que a triagem inicial de hemoglobina para cirurgias que não envolvem perda sanguínea significativa não prevê qualquer resultado adverso ou risco perioperatório específico.[16-18] Um estudo de caso prospectivo consecutivo em 395 pacientes com fratura de quadril e idade superior a 65 anos mostrou que os pacientes com anemia na admissão ao hospital tem um menor estado funcional, hospitalização mais prolongada e maior taxa de mortalidade entre seis meses a um ano após a fratura.[19] Como observado anteriormente, os estudos retrospectivos de 1970 mostraram que as taxas de mortalidade aumentaram com a redução dos níveis de hemoglobina.[14] Isto foi recentemente corroborado em um enorme estudo de coorte retrospectivo de pacientes idosos submetidos à cirurgia não cardíaca, ao se observarem os efeitos adversos da anemia pré-operatória ou policitemia em mais de 300.000 pacientes com idade superior a 65 anos.[20] Neste estudo, uma taxa de mortalidade de 30 dias e eventos cardíacos adversos aumentaram monotonicamente com níveis de hemoglobina inferiores a 39% ou superiores a 51%. Dados prospectivos do *National Surgical Quality Improvement Program* incluíram mais de 6.000 pacientes cirúrgicos não cardíacos, 39% dos quais apresentaram um hematócrito pré-operatório de menos de 36%.[8] Durante o período perioperatório, o subgrupo que tinha anemia pré-operatória necessitou de cinco vezes mais sangue do que os pacientes não anêmicos. Este estudo também documentou que a transfusão de mais de quatro unidades de sangue aumentou o risco de morte.

Evidências de que a Hemoglobina Pré-operatória Prevê Risco de Transfusão

A melhor evidência que documenta a utilidade da avaliação de hemoglobina pré-operatória diz respeito à transfusão perioperatória. Aproximadamente dois terços de todas as transfusões ocorrem no período perioperatório, sendo a maioria administrada por anestesiologistas durante o procedimento.[15] Apesar dos esforços para basear todas as intervenções em evidências, a decisão de tratar a anemia em situação de cirurgia é difícil.[3]

A consideração sobre as consequências fisiológicas da anemia, combinada com o procedimento específico e o médico que realiza o procedimento, ajudam a determinar o limiar da transfusão. É importante lembrar que o estudo de Hebert e colaboradores[21] sobre transfusões e desfechos em pacientes criticamente doentes excluiu pacientes com hemorragia ativa e, assim, a aplicabilidade deste e de estudos semelhantes que defendem os limiares mais baixos de transfusão em pacientes cirúrgicos não é clara. Embora as indicações para transfusão sejam discutíveis, vários estudos sugerem que a concentração de hemoglobina pré-operatória prediz prática de transfusão em casos associados a uma maior perda de sangue.[8,22-26] Por conseguinte, a determinação da concentração de hemoglobina pré-operatória em casos associados à grande perda sanguínea ajuda a determinar o risco da transfusão perioperatória e é necessária para estimar a perda sanguínea necessária antes que a transfusão de sangue possa ser indicada.

ÁREAS DE INCERTEZA

O advento da eritropoietina recombinante possibilitou um meio para aumentar endogenamente a hemoglobina pré-operatória e os defensores desta terapia sugerem a determinação de rotina da hemoglobina pré-operatória para todos os pacientes submetidos à cirurgia associada à grande perda de sangue.[24] Faris e colaboradores[24] modelaram dados de dois estudos randomizados duplo-cegos placebo-controlados de 276 pacientes ortopédicos, que avaliaram a terapia com eritropoietina para aumentar hemoglobina perioperatória em pacientes de procedimentos ortopédicos de grande porte. Os pacientes tratados com eritropoietina com hemoglobina superior a 10 e inferior ou igual a 13 g/dL apresentaram um risco de

26 Seção II PREPARAÇÃO PRÉ-OPERATÓRIA

transfusão significativamente reduzido em comparação com os pacientes tratados com placebo. Em pacientes com uma hemoglobina superior a 13 g/dL, nenhum benefício significativo foi observado. Não foram relatados dados em pacientes com hemoglobina inferior a 10 g/dL. Estudo realizado em pacientes ortopédicos submetidos à artroplastia comum eletiva mostrou que administração de eritropoietina no pré-operatório aumentou significativamente a concentração de hemoglobina pré-operatória e reduziu as transfusões sanguíneas em comparação com os controles correspondentes.[9] Além disso, esta prática tem sido determinada como sendo tão eficaz e segura como a doação pré-operatória autóloga de sangue.[10]

Apesar destes estudos, diversas áreas de incerteza têm limitado a adoção disseminada desta prática. A concentração pré-operatória de hemoglogina que justifica o tratamento com eritropoietina, a dose e a duração da terapia e o custo e a razão risco/benefício entre o tratamento com eritropoietina e a transfusão convencional são desconhecidas. O risco de trombose também pode aumentar com esta terapia.[11]

Estudos em seres humanos têm documentado que a rápida indução de anemia isovolêmica não está associada à morbidade grave no curto prazo em pessoas saudáveis. Outros estudos ainda têm observado as reduções rápidas na hemoglobina desde o valor normal até aproximadamente 5 g/dL. As alterações eletrocardiográficas assintomáticas dos segmentos ST que sugerem isquemia miocárdica ocorreram em três de 55 indivíduos.[27] Usando o mesmo modelo, psicometrias formais foram realizadas no momento basal e após anemia isovolêmica com hemoglobinas de 7, 6 e 5 g/dL. A memória imediata e tardia foi degradada aos menores níveis de hemoglobina e os tempos de reação foram alterados nos níveis de hemoglobina

inferiores a 6 g/dL.[28] Níveis elevados de oxigênio reverteram estes déficits[29], mas os anestésicos óxido nitroso, fentanil e isoflurano demonstraram reduzir significativamente a resposta do débito cardíaco associado à anemia normovolêmica aguda.[30] A anemia intraoperatória também foi um fator de risco para neuropatia óptica isquêmica em pacientes cirúrgicos cardíacos adultos.[31] Estes estudos mostram a incerteza nos efeitos de curto e longo prazo da anemia isovolêmica. É provável que os procedimentos específicos e fatores específicos de cada paciente irão determinar as concentrações mínimas aceitáveis de hemoglobina. Mais estudos são necessários para obter *insights* sobre este problema.

REFERÊNCIAS

1. Bryson GL: Has preoperative testing become a habit? *Can J Anaesth* 2005;52:557-561.
2. Finegan BA, Rashiq S, McAlister FA, O'Connor P: Selective ordering of preoperative investigations by anesthesiologists reduces the number and cost of tests. *Can J Anaesth* 2005;52:575-580.
3. Gombotz H, Rehak PH, Shander A, Hofmann A: Blood use in elective surgery: The Austrian benchmark study. *Transfusion* 2007;47:1468-1480.
4. Guerin S, Collins C, Kapoor H, et al: Blood transfusion requirement prediction in patients undergoing primary total hip and knee arthroplasty. *Transfus Med* 2007;17:37-43.
5. Karkouti K, O'Farrell R, Yau TM, Beattie WS: Prediction of massive blood transfusion in cardiac surgery. *Can J Anaesth* 2006;53:781-794.
6. Kuriyan M, Carson JL: Anemia and clinical outcomes. *Anesthesiol Clin North Am* 2005;23:315-325, vii.
7. Carson JL, Terrin ML, Jay M: Anemia and postoperative rehabilitation. *Can J Anaesth* 2003;50:S60-S64.
8. Dunne JR, Malone D, Tracy JK, et al: Perioperative anemia: An independent risk factor for infection, mortality, and resource utilization in surgery. *J Surg Res* 2002;102:237-244.
9. Rauh MA, Bayers-Thering M, LaButti RS, Krackow KA: Preoperative administration of epoetin alfa to total joint arthroplasty patients. *Orthopedics* 2002;25:317-320.
10. Deutsch A, Spaulding J, Marcus RE: Preoperative epoetin alfa vs autologous blood donation in primary total knee arthroplasty. *J Arthroplasty* 2006;21:628-635.
11. Corwin HL, Gettinger A, Fabian TC, et al: Efficacy and safety of epoetin alfa in critically ill patients. *N Engl J Med* 2007;357:965-976.
12. Carson JL, Poses RM, Spence RK, Bonavita G: Severity of anaemia and operative mortality and morbidity. *Lancet* 1988;1:727-729.
13. Adams RC, Lundy JS: Anesthesia in cases of poor surgical risk. Some suggestions for decreasing the risk. *Surg Gynecol Obstet* 1942;74:1011-1019.
14. Lunn JN, Elwood PC: Anaemia and surgery. BMJ 1970;3:71-73.
15. Consensus conference. Perioperative red blood cell transfusion. *JAMA* 1988;260:2700-2703.
16. Olson RP, Stone A, Lubarsky D: The prevalence and significance of low preoperative hemoglobin in ASA 1 or 2 outpatient surgery candidates. *Anesth Analg* 2005;101:1337-1340.
17. Dzankic S, Pastor D, Gonzalez C, Leung JM: The prevalence and predictive value of abnormal preoperative laboratory tests in elderly surgical patients. *Anesth Analg* 2001;93:301-308, 2nd contents page.
18. Schein OD, Katz J, Bass EB, et al: The value of routine preoperative medical testing before cataract surgery. Study of Medical Testing for Cataract Surgery. *N Engl J Med* 2000;342:168-175.
19. Gruson KI, Aharonoff GB, Egol KA, et al: The relationship between admission hemoglobin level and outcome after hip fracture. *J Orthop Trauma* 2002;16:39-44.
20. Wu WC, Schifftner TL, Henderson WG, et al: Preoperative hematocrit levels and postoperative outcomes in older patients undergoing noncardiac surgery. *JAMA* 2007;297:2481-2488.

DIRETRIZES E RECOMENDAÇÕES DOS AUTORES

- Estudos prospectivos randomizados em pacientes submetidos à cirurgia eletiva sem perda sanguínea significativa não demonstram que uma hemoglobina pré-operatória prevê qualquer resultado adverso.
- Nenhum exame laboratorial de rotina é necessário para a avaliação pré-anestésica;[32] no entanto, os anestesiologistas devem solicitar exames quando os resultados podem influenciar os riscos e o tratamento da anestesia e cirurgia.[33-36] (Invasividade do procedimento, doença hepática, extremos de idade ou distúrbios hematológicos devem ser considerados como indicações para solicitarmos níveis pré-operatórios de hemoglobina.)
- O nível de hemoglobina do momento basal é um previsor da transfusão de sangue naqueles procedimentos que envolvam perda de sangue significativa.
- Embora a anemia isovolêmica moderada seja bem tolerada em pacientes com reserva cardiorrespiratória, há limites para o grau de anemia tolerado sem sintomas ou sequelas. A determinação inicial da hemoglobina pode ser útil para a orientação terapêutica quando se empregam técnicas de hemodiluição.
- Pacientes com doença pulmonar ou cardíaca significativa terão uma tolerância limitada a anemia perioperatória. A decisão de transfusão perioperatória deve basear-se na concentração pré-operatória de hemoglobina, perda sanguínea prevista e estado cardiorrespiratório.
- Mais estudos são necessários para determinar o papel da administração de eritropoietina antes de procedimentos eletivos associados à significativa perda sanguínea e à concentração mínima aceitável de hemoglobina para um determinado paciente submetido a um determinado procedimento.

21. Hebert PC, Wells G, Blajchman MA, et al: A multicenter, randomized, controlled clinical trial of transfusion requirements in critical care. Transfusion Requirements in Critical Care Investigators, Canadian Critical Care Trials Group. *N Engl J Med* 1999;340:409-417.

22. Carson JL, Duff A, Berlin JA, et al: Perioperative blood transfusion and postoperative mortality. *JAMA* 1998;279:199-205.

23. van Klei WA, Moons KG, Leyssius AT, et al: A reduction in type and screen: Preoperative prediction of RBC transfusions in surgery procedures with intermediate transfusion risks. *Br J Anaesth* 2001;87:250-257.

24. Faris PM, Spence RK, Larholt KM, et al: The predictive power of baseline hemoglobin for transfusion risk in surgery patients. *Orthopedics* 1999;22:s135-s140.

25. Nuttall GA, Santrach PJ, Oliver WC Jr, et al: The predictors of red cell transfusions in total hip arthroplasties. *Transfusion* 1996;36:144-149.

26. Nuttall GA, Horlocker TT, Santrach PJ, et al: Predictors of blood transfusions in spinal instrumentation and fusion surgery. *Spine* 2000;25:596-601.

27. Leung JM, Weiskopf RB, Feiner J, et al: Electrocardiographic STsegment changes during acute, severe isovolemic hemodilution in humans. *Anesthesiology* 2000;93:1004-1010.

28. Weiskopf RB, Kramer JH, Viele M, et al: Acute severe isovolemic anemia impairs cognitive function and memory in humans. *Anesthesiology* 2000;92:1646-1652.

29. Weiskopf RB, Feiner J, Hopf HW, et al: Oxygen reverses deficits of cognitive function and memory and increased heart rate induced by acute severe isovolemic anemia. *Anesthesiology* 2002;96: 871-877.

30. Ickx BE, Rigolet M, Van Der Linden PJ: Cardiovascular and metabolic response to acute normovolemic anemia. Effects of anesthesia. *Anesthesiology* 2000;93:1011-1016.

31. Nuttall GA, Garrity JA, Dearani JA, et al: Risk factors for ischemic optic neuropathy after cardiopulmonary bypass: A matched case/control study. *Anesth Analg* 2001;93:1410-1416.

32. Practice advisory for preanesthesia evaluation: A report by the American Society of Anesthesiologists Task Force on Preanesthesia Evaluation. *Anesthesiology* 2002;96:485-496.

33. Sanders DP, McKinney FW, Harris WH: Clinical evaluation and cost effectiveness of preoperative laboratory assessment on patients undergoing total hip arthroplasty. *Orthopedics* 1989;12:1449-1453.

34. Johnson H Jr, Knee-Ioli S, Butler TA, et al: Are routine preoperative laboratory screening tests necessary to evaluate ambulatory surgical patients? *Surgery* 1988;104:639-645.

35. Charpak Y, Blery C, Chastang C, et al: Usefulness of selectively ordered preoperative tests. *Med Care* 1988;26:95-104.

36. American Society of Anesthesiologists: Standards, guidelines and statements. Statement on routine perioperative and diagnostic screening, October 14, 1987, and last amended on October 13, 1993. Website: www.asahq.org/publicationsServices.htm#phys.

6 É Necessária a Rotina de Teste de Gravidez Pré-operatório?

Clinton S. Steffey, MD e Rebecca S. Twersky, MD, MPH

Cirurgias em mulheres grávidas suscitam várias preocupações. Essas envolvem o efeito da cirurgia e anestesia no desenvolvimento fetal e um possível gatilho para um trabalho de parto prematuro. Os riscos ao feto podem advir de efeitos teratogênicos dos fármacos administrados durante o período perioperatório ou, na gravidez mais avançada, de alterações no fluxo sanguíneo uteroplacentário e da hipóxia materna, ou ainda, da acidose.[1] É relatado que mais de 15% das gravidezes terminam em aborto antes de 20 semanas e acima de 50% das gravidezes desconhecidas terminam em aborto durante o primeiro trimestre.[2] Devido à organogênese no primeiro trimestre, uma cirurgia eletiva é geralmente postergada para evitar as potenciais teratogenicidade e morte fetal intrauterina. Ainda não é claro quais fatores contam para isso, mas o risco aumentado de aborto espontâneo é observado em mulheres que se submetem a anestesia geral durante o primeiro ou segundo trimestre da gravidez.[1-5] O trabalho de parto prematuro é mais provável no terceiro trimestre. Alguns estudos têm sugerido, também, a presença de uma forte associação entre defeitos do sistema nervoso central (SNC) e exposição à anestesia no primeiro trimestre.[6,7]

Consequentemente, excluir a hipótese de gravidez antes de uma cirurgia é crucial. Infelizmente, a história médica isolada não pode, muitas vezes, descartar a possibilidade de uma gravidez, especialmente na população adolescente feminina.[8] E é justamente nessa população que pode ser um problema ético e legal realizar exames de gravidez. O paciente pode se recusar a fazer o teste e, em algumas localidades, ter o direito legal de essa informação não ser transmitida aos pais.[9] Por outro lado, a população de pacientes adultas em idade fértil pode apresentar o mesmo risco, ou até maior, de ter uma gravidez desconhecida antes de um procedimento cirúrgico.[10,11] Testar rotineiramente as pacientes para gravidez pode apresentar um problema de confiança com as mulheres que acreditam que sua história exclui tal possibilidade. Porém, quando se calcula o custo de se testar a gravidez rotineiramente antes das cirurgias, esse assunto torna-se ainda mais controverso.[12,13]

OPÇÕES

O teste de gravidez deveria ser realizado em todas as pacientes em idade fértil ou apenas em populações selecionadas? Se essas populações selecionadas incluírem apenas as mulheres com história sugestiva de gravidez, ou história pouco clara, continuará sem resolução. A prática clínica dos anestesiologistas difere de acordo com as instituições nos quais eles trabalham, bem como com seus julgamentos pessoais e convicções. A instituição de políticas para teste de gravidez no pré-operatório deveria se basear nos interesses das pacientes e corresponder às leis e à responsabilidade ética.[11]

O Comittee on Ethics da American Society of Anesthesiologists (ASA) declarou que se deveria oferecer, e não se exigir, que as pacientes sejam testadas para verificar a presença de gravidez, a menos que razões médicas obriguem saber se as pacientes estão grávidas.[14]

A Practice Advisory for Preanesthesia Evaluation da ASA foi alterada por sua House of Delegates em 15 de outubro de 2003 para refletir a esse respeito. "A força-tarefa reconhece que as pacientes podem se apresentar para a anestesia com uma gravidez precoce não detectada. A força-tarefa acredita que a literatura é inadequada para informar a pacientes e médicos se a anestesia causa efeitos danosos na gravidez precoce. Os testes de gravidez podem ser oferecidos às pacientes em idade fértil e as cujo diagnóstico poderia alterar seu tratamento".[15] As políticas comuns para testes de gravidez no pré-operatório foram delineadas recentemente no *ASA Newsletter*.[16] Uma abordagem seria testar todas as pacientes em idade gestacional potenciais com ou sem seu consentimento. A justificativa para isso seria a de que o consentimento para cirurgia e anestesia é também um consentimento para o teste de gravidez. Uma política alternativa seria a permissão para as pacientes se recusarem a testar a gravidez depois que os riscos cirúrgicos e anestésicos de uma possível gravidez tenham sido explicados. Entretanto, após a recusa, a paciente seria solicitada a renunciar todos seus direitos legais relacionados à gravidez não detectada. Em alguns departamentos de anestesia, a paciente é informada e consultada, mas pode ser testada com ou sem consentimento.[16]

Em um questionário distribuído aos membros da Society of Obstetric Anesthesia and Perinatology (SOAP), quase um terço dos 169 que responderam exigem teste de gravidez para todas as pacientes em idade fértil por meio de uma política departamental obrigatória. Dos anestesiologistas questionados, no entanto, 66% testam apenas quando a história indica uma possível gravidez.[17] Quando os membros da ASA foram questionados se o teste de gravidez deveria ser feito rotineiramente para todas as pacientes ou em populações selecionadas, 17% acreditam ser necessários testes de rotina, enquanto 78% escolheram a outra hipótese.[15] Os resultados positivos têm um impacto importante no manejo clínico porque levam a atraso e cancelamento de cirurgias.[8,10,11,18,19]

EVIDÊNCIAS

Vários estudos foram conduzidos para examinar a segurança de se obter a história médica pré-operatória na indicação de uma possível gravidez (Tab. 6-1). Esses estudos incluíram pacientes de diferentes grupos etários. Um estudo de Malviya e colaboradores,[20] na população adolescente, mostrou que nenhuma das pacientes que se submeteram ao teste encontrou resultado positivo de gravidez na urina. Os dados do estudo indicaram que a maioria das pacientes negou a possibilidade de gravidez, enquanto a minoria não tinha dúvida. Os autores concluíram que uma história detalhada deveria ser obtida em todas as pacientes depois da menarca, e, a não ser que indicado pela história, o teste de gravidez não deveria ser solicitado. É digno de nota o fato de que 17 pacientes desse estudo se recusaram a fazer o teste.

Vários outros estudos, por outro lado, demonstraram que a história médica era muitas vezes inconclusiva e ocasionalmente enganosa. Isso foi verdade para adultos e adolescentes. Dois estudos, feitos por Azzam e colaboradores[18] e Pierre e colaboradores,[8] mostraram testes de gravidez positivos em pacientes adolescentes que se submeteriam a cirurgia. A taxa de incidência foi de 1,2% e 0,49%, respectivamente. A história médica do estudo de Pierre não se correlacionava sempre com os resultados do teste.

Outros três estudos incluíram pacientes de todos os grupos etários.[10,11,19] Manley e colaboradores[19] usaram a gonadotrofina coriônica humana (hCG) sérica ou urinária, testando 2.056 pacientes femininas que se submeteriam a cirurgia ambulatorial. Houve uma incidência de 0,3% de gravidezes não conhecidas anteriormente. Wheeler e Cote[11] testaram 261 pacientes entre 10

Tabela 6-1 Detectando a Incidência de Gravidez durante a Avaliação Pré-operatória Usando a História e Testes Laboratoriais

Estudo	Fim	Duração (Meses)	Número de Casos	População	Idade em Anos	Tipo de Teste	Tempo do Teste	Número de Resultados Positivos	Correlação com a História
Manley e colaboradores[19]	Prospectivo	36	2.056	Todas as mulheres em idade fértil	*	β-hCG urinário ou sérico	Dentro de 6 dias antes da cirurgia	Total 7 (0,3%)	Não[†]
Gazvani e colaboradores[22]	Prospectivo	23	125	Mulheres que se submeteriam a esterilização laparoscópica	*	β-hCG urinário	*	Total 6 (5%)	*
Azzam e colaboradores[18]	Retrospectivo	24	412	Adolescentes	10,5-20	β-hCG urinário		Total 5 (1,2%) <14 anos-0 (0%) ≥15 anos-5 (2,4%)	*
Twersky e Singleton[10]	Prospectivo	*	315	Todas as mulheres em idade fértil	*	β-hCG sérico	*	Total 7 (2,2%) <23 anos-0	Não[†]
Malviya e colaboradores[20]	Prospectivo	26	525	Adolescentes	10-17	β-hCG urinário	Dia da cirurgia	1 (resultado questionável, considerado negativo)	Sim[‡]
Pierre e colaboradores[8]	Prospectivo	21	801	Adolescentes	12-21	β-hCG urinário	*	Total 6 (0,49%)	Não[†]
Wheeler e Cote[11]	Prospectivo	15	235	Adolescentes e adultas	10-34	*	*	Total 3 (1,3%) <15 anos-0 (0%) ≥15 anos-3 (2,3%)	Não[†]
Hennrikus e colaboradores[21]	Retrospectivo	36	532	Adolescentes	12-19	β-hCG urinário	Dia da cirurgia	Total 5 (0,9%)	*
Kahn e colaboradores[13]	Retrospectivo	12	2.588	Todas as mulheres em idade fértil	*	β-hCG urinário	Dia da cirurgia	Total 8 (0,3%)	Não[†]

*Não especificado no estudo.
[†]A história indicou a possibilidade de gravidez em todas as pacientes em que o teste foi positivo.
[‡]A história não indicou a possibilidade de gravidez em todas as pacientes em que o teste foi positivo.

PREPARAÇÃO PRÉ-OPERATÓRIA

a 34 anos de idade, e todas negaram a possibilidade de gravidez. Três pacientes (1,3%) tiveram testes positivos. Duas delas eram adultas. De forma interessante, os autores dos estudos Azzam e colaboradores[18] e Wheeler e Cote[11] salientaram que todos os resultados positivos foram documentados em adolescentes, nenhum deles detectado em pacientes com idade inferior a 15 anos de idade. Em um estudo com adolescentes, Hennrikus e colaboradores[21] testaram 532 pacientes entre 12 e 19 anos de idade. Eles encontraram cinco pacientes com teste de urina positivo para hCG, sendo que a mais nova tinha 13 anos de idade.

A evidência foi mais constrangedora na população adulta no estudo feito por Twersky e Singleton,[10] que examinaram 315 mulheres em idade fértil, em sequência, que se submeteriam a cirurgia eletiva. Sete pacientes (2,2%) tiveram teste positivo para gonadotrofina coriônica humana beta (β-hCG). Nenhuma delas era adolescente. A porcentagem mais alta de testes de gravidez positivos foi encontrada em pacientes que se submeteriam a esterilização laparoscópica. Um estudo feito no Reino Unido incluindo 125 pacientes que se submeteriam a esterilização laparoscópica detectou 6 testes de gravidez positivos (5%).[22] Os autores não especificaram se a história dessas pacientes indicava a possibilidade de estarem grávidas.[23]

ÁREAS DE INCERTEZA

Custos

Quando se faz uma rotina de testes, é sempre importante considerar se os achados obtidos no teste gerarão alguma vantagem sobre os não testados. Um custo maior incorreria se esses resultados não fossem conhecidos? Em um estudo retrospectivo, Kahn e colaboradores[13] chegaram a um custo médio por teste urinário de gravidez de US$5,03 e o custo por resultado positivo de US$3.273. Seguindo-se a tais resultados, eles especularam que os custos por teste de gravidez pré-operatório foram válidos pela remoção do risco potencial à mãe e ao feto com possível diminuição de litígio. Com base na abordagem "número necessário para tratar", Kettler[12] calculou o custo da detecção de uma gravidez quando se usa o teste de gravidez de rotina. O custo foi de US$1.050 na população adolescente e US$7.750 na adulta. A estimativa do custo necessita ser pesada contra o custo de um aborto espontâneo, da exposição à radiação ou a possibilidade de anormalidades congênitas seguidas a um procedimento anestésico ou cirúrgico realizado em uma paciente com gravidez não conhecida.

Quais Testes Deveriam Ser Feitos

Ainda é uma questão controversa saber qual teste de gravidez deveria ser realizado: o urinário ou o sérico.[24] Os estudos mencionados os usaram de forma alternada (Tab. 6-1). Em geral, acredita-se que o teste urinário, que é mais rápido e prontamente disponível, é confiável. Diminui o tempo necessário para se obter o resultado, de forma que reduz o atraso da sala cirúrgica.[25]

Sensibilidade

Muitos kits urinários de hCG relatam uma sensibilidade de 99,4% e uma especificidade de 99,5%.[21,24] O significado de um teste positivo é avaliado pelo valor preditivo positivo do teste processado. Com base nos dados e na incidência de gravidez detectada em um estudo de avaliação pré-operatória,[19] Lewis e Cooper[26] detectaram que os testes de gravidez têm um baixo valor preditivo positivo. Isso significa que existirão pacientes com testes de gravidez positivo, mas que não estão grávidas e terão sua cirurgia adiada, em função de um teste de resultado falso-positivo. Um resultado falso-positivo pode ser devido a produção ectópica por neoplasias ou doença trofoblástica.[21] Um resultado falso-negativo pode ocorrer se a amostra foi colhida nos primeiros 10 dias após a concepção, ou se a amostra urinária era muito diluída (p. ex., se não for a primeira urina da manhã). No entanto, dada a baixa prevalência de gravidez atual na população cirúrgica, valores preditivos positivos variam e podem ser maiores em outros estudos que resultaram em taxas de incidências maiores. São necessários estudos abrangentes com amostras maiores de pacientes e métodos unificados para resolver esse problema.

Quando Testar

Os níveis de hCG estão elevados 10 dias após a concepção e permanecem elevados por toda a gestação. Em muitos casos, os testes de gravidez são realizados 7 dias antes da cirurgia. Entretanto, a concentração de β-hCG na gravidez inicial dobra a cada 1,4 até 2 dias.[21,26] Portanto, há uma preocupação de um nível indetectável 7 dias antes da cirurgia se tornar detectável no dia da cirurgia.[27,28] Desse modo, parece que o teste de gravidez no dia da cirurgia poderia identificar mais pacientes grávidas que quando se faz isso mais precocemente. Deve-se observar, no entanto, que testar no dia da cirurgia abre a possibilidade do cancelamento da cirurgia e consequentemente compromete a agenda cirúrgica, com o custo à instituição de não ter como substituir o caso.

DIRETRIZES

A ASA, em sua declaração sobre a rotina de testes laboratoriais pré-operatórios, não afirma que nenhum teste deveria ser solicitado a todos os pacientes. Preferencialmente, as diretrizes de testes deveriam ser especificamente para cada departamento de anestesia e de acordo com sua influência nas populações selecionadas. Em 2002, uma força-tarefa foi designada pela ASA para revisar a literatura disponível, obter opinião pública e de especialistas e criar um consenso fundamentado em dados, um "Practice Advisory for Preanestesia Evaluation"[15] (algo como Conselho Prático para Avaliação Pré-operatória).

A força-tarefa concordou que testes pré-operatórios não deveriam ser solicitados rotineiramente. De preferência, os testes pré-operatórios deveriam ser feitos ou solicitados com a proposta de guiar e otimizar o manejo perioperatório. As indicações de testes deveriam ser documentadas e ter por base a história clínica e o exame físico. A força-tarefa, no entanto, reconhece que a história e o exame podem ser insuficientes na identificação de gravidez precoce. Em sua alteração em 2003, em concordância com diretrizes éticas da prática da anestesia, foi recomendado que devessem ser oferecidos testes de gravidez a todas as pacientes em idade fértil, em vez de se solicitar que elas se submetessem ao teste, na luz de um enlace baseado em evidências equivocadas entre o teste de gravidez e as consequências de uma anestesia. Isso oferece a oportunidade a médicos e instituições de estabelecer suas próprias políticas e práticas relacionadas a testes de gravidez pré-operatórios. Embora consequências legítimas ou ilegítimas possam suceder (*Ballard v. Anderson*, 4 Cal. 3d 873, 1971; *Truman v. Thomas*, 27 Cal. 3d 285, 1980; *Rechenbach v. Haftkowycz*, 654 Ohio 2d 374, 1995), preocupações médico-legais isoladas não devem ser a força motriz para orientar as políticas. Alguns hospitais respeitam o direito da paciente de recusar uma explicação dos riscos de uma anestesia durante a gestação, mas exigem que a paciente assine um termo de renúncia, isentando o médico e o hospital de um litígio potencial a respeito de uma gestação desconhecida.[16] Além disso, políticas deveriam intitular quem deveria discutir os resultados com a paciente e quem seria autorizado a ser notificado sobre os resultados (parceiro, família, companhia de seguros, empregador etc.).[14] As instituições, individualmente, deveriam desenvolver orientações centradas no conteúdo e na segurança da história médica da paciente, ponderadas pelo julgamento do médico.

RECOMENDAÇÕES DOS AUTORES

Os testes médicos são realizados com base na contribuição que eles oferecem aos cuidados e segurança do paciente (Tab. 6-2). Nesse caso deveríamos nos fazer o seguinte questionamento: quão importante é conhecer se a paciente está ou não grávida antes de uma cirurgia?

Apesar de a prevalência de gravidez esperada ser baixa nas pacientes que se submetem a cirurgia, a descoberta do menor número de casos é extremamente significativa. Tão importante quanto proteger a mãe e o feto, seria proteger o médico de um litígio injustificado. Esse argumento envolve uma relação custo-benefício? Se pensarmos no custo gerado por abortos causados e espontâneos, e mesmo em uma ação judicial por má prática secundária a um suspeito efeito teratogênico anestésico, poderemos concluir que o teste de gravidez apresenta uma boa relação custo-benefício. Existem preocupações sobre as formas de se notificar as pacientes antes de obter o teste de gravidez. Alguns estudos informaram todas as pacientes, enquanto outros não o fizeram porque o teste era obrigatório.

- Acreditamos que mesmo se o teste for feito de forma obrigatória, isso não excluirá a obtenção de um bem documentado termo de consentimento informado. As pacientes ainda têm o direito de recusar o teste, e, nesse ponto, o médico também tem direito de recusar a oferecer seus serviços depois de explicar a razão do teste e dos instrumentos de segurança envolvidos.
- Os testes obrigatórios oferecem a vantagem de evitar conflitos que os médicos apresentam quando alguma paciente adolescente é questionada sobre o teste e a história sexual. O mesmo se aplica aos pais ou pacientes adultos, que podem se sentir ofendidos sobre detalhes da história sexual. Para as pacientes jovens que estão no início de suas menstruações, não existem evidências de que o teste seja útil. Vários estudos mostraram que pacientes com idade inferior a 13 anos apresentaram teste negativo. No entanto, preferimos realizar o teste nessas pacientes com seu consentimento por haver ocasiões em que não poderíamos concluir tudo sobre suas histórias, ou a história poderia ser imprecisa.
- Uma política precisa ser implantada definindo quais médicos deveriam ser designados a informar a paciente sobre seus resultados e a quem poderia ser notificado esses resultados.
- No que diz respeito ao tipo de teste que deveria ser realizado, o sérico é muito confiável e pode ser suficiente quando realizado 1 semana antes da data cirúrgica. No entanto, se for utilizado o teste urinário de gravidez, ele deve ser preferencialmente feito no dia da cirurgia para que possa identificar o maior número de pacientes grávidas.

Com base nas evidências atuais, conclui-se que o teste de gravidez é um método de boa relação custo-benefício e deveria ser oferecido a todas pacientes em idade fértil. Isso não substitui uma história apropriada de possível gravidez e o exame físico.

Isso ainda é um assunto que permanece controverso e estudos maiores são necessários. Deveria ser incluído um número maior de pacientes, de todos os grupos etários, e ser usado um método unificado de teste, assim como um termo de consentimento informado bem documentado.

Tabela 6-2	Recomendações para Teste de Gravidez Pré-operatório	
Tipo de População	**Recomendações**
Meninas com menos de 13 anos de idade que menstruem	Não fazer teste de gravidez, a não ser que a história seja indicativa de atividade sexual ou inconclusiva
Pacientes em idade fértil (acima dos 13 anos de idade até 1 ano após a última menstruação relatada)	O teste de gravidez deveria ser oferecido a todas as pacientes independentemente da história, exceto para as com história de histerectomia ou salpingo-ooforectomia bilateral
Teste no dia da cirurgia	O teste urinário de gravidez é suficiente
Teste 1 semana antes da cirurgia	O teste sérico é preferível
Todas as pacientes	Um termo de consentimento informado bem documentado deve ser obtido de todas as pacientes ou de seus responsáveis
Todas as pacientes	Uma história sexual detalhada e completa deveria ser obtida de todas as pacientes

REFERÊNCIAS

1. Kuzkowski KM: Nonobstetric surgery during pregnancy: What are the risks of anesthesia? *Obstet Gynecol Surv* 2004;59:52-56.
2. Wilcox AJ, Weinberg CR, O'Connor JF, Baird DD, Schlatterer JP, Canfield RE, et al: Incidence of early loss of pregnancy. *N Engl J Med* 1988;319:189-194.
3. Duncan PG, Pope WDB, Cohen MM, Greer N: The safety of anesthesia and surgery during pregnancy. *Anesthesiology* 1986;64:790-794.
4. Brodsky JB, Cohen EN, Brown BW Jr, Wu ML, Whitcher C: Surgery during pregnancy and fetal outcome. *Am J Obstet Gynecol* 1980;138:1165-1167.
5. Mazze RI, Kallen B: Reproductive outcome after anesthesia and operation during pregnancy: A registry study of 5405 cases. *Am J Obstet Gynecol* 1989;161:1178-1185.
6. Sylvester GC, Khoury MJ, Lu X, Erickson JD: First trimester anesthesia exposure and the risk of central nervous system defects: A population-based care-control study. *Am J Public Health* 1994;84:1757-1760.
7. Kallen B, Mazze RI: Neural tube defects and first trimester operations. *Teratology* 1990;41:717-720.
8. Pierre N, Moy LK, Redd S, Emans SJ, Laufer MR: Evaluation of a pregnancy-testing protocol in adolescents undergoing surgery. *J Pediatr Adolesc Gynecol* 1998;11(3):139-141.

32 Seção II PREPARAÇÃO PRÉ-OPERATÓRIA

9. Duncan PG, Pope WD: Medical ethics and legal standards. *Anesth Analg* 1996;82(1):1-3.

10. Twersky RS, Singleton G: Preoperative pregnancy testing: Justice and testing for all. *Anesth Analg* 1996;83(2):438-439.

11. Wheeler M, Cote CJ: Preoperative pregnancy testing in a tertiary care children's hospital: A medico-legal conundrum. *J Clin Anesth* 1999;11(1):56-63.

12. Kettler RE: The cost of preoperative pregnancy testing. *Anesth Analg* 1996;83(2):439-440.

13. Kahn RL, Stanton MA, Tong-Ngork S, Liguori GA, Edmonds CR, Levine DS: One-year experience with day-of-surgery pregnancy testing before elective orthopedic procedures. *Anesth Analg* 2008;106(4):1127-1131.

14. Palmer S, Jackson S: What's new in ethics, hot issues in legally sensitive times. *American Society of Anesthesiologists Newsletter* 2003; 67(10); www.asahq.org/Newsletters/2003/10_03/whatsNew10_03html.

15. American Society of Anesthesiologists Task Force on Preanesthesia Evaluation: Practice advisory for preanesthesia evaluation: A report by the American Society of Anesthesiologists Task Force on Preanesthesia Evaluation. *Anesthesiology* 2002;96(2):485-496; amended on page 492 by the ASA House of Delegates on October 15, 2003.

16. Bierstein K: Preoperative pregnancy testing: Mandatory or elective? *American Society of Anesthesiologists Newsletter* 2006;70(7):37.

17. Kempen PM: Preoperative pregnancy testing: A survey of current practice. *J Clin Anesth* 1997;9(7):546-550.

18. Azzam FJ, Padda GS, DeBoard JW, Krock JL, Kolterman SM: Preoperative pregnancy testing in adolescents. *Anesth Analg* 1996;82:4-7.

19. Manley S, de Kelaita G, Joseph NJ, Salem R, Heyman HJ: Preoperative pregnancy testing in ambulatory surgery. *Anesthesiology* 1995;83:690-693.

20. Malviya S, D'Errico C, Reynolds P, Huntington J, Voepel-Lewis T, Pandit UA: Should pregnancy testing be routine in adolescent patients prior to surgery? *Anesth Analg* 1996;83(4):854-858.

21. Hennrikus WL, Shaw BA, Gerardi JA: Prevalence of positive preoperative pregnancy testing in teenagers scheduled for orthopedic surgery. *J Pediatr Orthop* 2001;21(5):677-679.

22. Gazvani MR, Hawe J, Farquharson RG: Value of preoperative pregnancy test in risk management. *Lancet* 1996;347(9010):1271.

23. Wagman H: Value of preoperative pregnancy test in risk management. *Lancet* 1996;347(9016):1695-1696.

24. Twersky RS, Kotob F: Pregnancy testing. In Roizen MF, Fleisher LA, editors: *Essence of anesthesia practice*, ed 2. Philadelphia, WB Saunders, 2002, p 625.

25. O'Connor RE, Bibro CM, Pegg PJ, Bouzoukis JK: The comparative sensitivity and specificity of serum and urine HCG determinations in the ED. *Am J Emerg Med* 1993;11(4):434-436.

26. Lewis I, Cooper J: Preoperative pregnancy testing in ambulatory surgery. *Anesthesiology* 1996;84(5):1259-1260; discussion 1261.

27. Rosenberg MK: Preoperative pregnancy testing in ambulatory surgery. *Anesthesiology* 1996;84(5):1260; discussion 1261.

28. Zeig NJ, Herschman Z: Preoperative pregnancy testing in ambulatory surgery. *Anesthesiology* 1996;84(5):1260-1261.

29. American Society of Anesthesiologists: Statement on routine preoperative laboratory and diagnostic screening (approved by House of Delegates on October 14, 1987, and last amended on October 13, 1993).

7 Acidente Vascular Cerebral Perioperatório – Quais são os Fatores de Risco?

Alexander Papangelou, MD e Marek Mirski, MD, PhD

HISTÓRICO

O acidente vascular cerebral (AVC) no perioperatório é uma complicação cirúrgica potencialmente devastadora cuja incidência varia amplamente com o procedimento cirúrgico. Um AVC perioperatório pode ocorrer intraoperatoriamente ou no período pós-operatório; no entanto, esta janela de risco não é padronizada, já que os estudos têm utilizado intervalos de três dias a um mês.

Uma revisão recente sobre este tema ilustrou incidências representativas com base no procedimento cirúrgico.[1] Estas categorias incluíram cirurgia geral (0,08% a 0,7%),[2] cirurgia vascular periférica (0,8% a 3,0%),[3] ressecção de tumores de cabeça e pescoço (4,8%),[4] endarterectomia carotídea em pacientes sintomáticos (5,5% para 6,1%),[5] cirurgia de revascularização do miocárdio (CRM) (1,4% a 3,8%),[6,7] CRM combinada com cirurgia valvular (7,4%),[6,7] cirurgia valvular isolada (4,8% a 8,8%),[6] cirurgia valvular dupla ou tripla (9,7%) e reparo aórtico (8,7%).[7] CRM com o coração batendo tem uma menor incidência de acidente vascular cerebral do que a CRM sob circulação extracorpórea (1,9% versus 3,8%, respectivamente).[6]

Esta variabilidade na incidência de AVC perioperatório reflete a anatomia cirúrgica subjacente, risco de comprometimento e lesão vascular e o estado de saúde geral pré-operatório global do paciente. Como tal, provavelmente não existem soluções simples para esta complicação perioperatória complexa. O problema tem sido abordado por diferentes especialidades com uma série de medidas preventivas, incluindo monitorização intraoperatória intensa, novas abordagens para o procedimento cirúrgico e desenvolvimento de modelos preditivos. Independentemente, a incidência de AVC perioperatório manteve-se uma preocupação.

A implicação das revisões anteriormente citadas é a de que, para alcançar uma redução notável na incidência de acidente vascular cerebral, serão necessárias melhorias universais e seletivas em cada subespecialidade cirúrgica. Uma avaliação justa do AVC perioperatório, assim, exige a apresentação de dados para cirurgia geral, cirurgia carotídea e cirurgia cardíaca separadamente.

FISIOPATOLOGIA

Os mecanismos propostos para AVC isquêmico perioperatório incluem o trombótico, embólico, lacunar, hematológico (esta-do hipercoagulável) e hipoperfusão.[8] Evidências provenientes de estudos de cirurgia cardíaca sustentam que o AVC hemorrágico perioperatório tem uma incidência muito baixa. Por exemplo, Likosky e colaboradores[9] analisaram 388 pacientes que sofreram AVC após cirurgia de RM isolada. Este estudo utilizou o sistema de classificação do *Northern New England Cardiovascular Disease Study Group* e as imagens foram realizadas sob a forma de tomografia computadorizada (TC) ou imagem de ressonância magnética (IRM). O estudo revelou que 62,1% dos acidentes vasculares cerebrais foram embólicos, 3,1% lacunares, 1,0% trombóticos, 8,8% decorrentes de hipoperfusão, 1,0% hemorrágicos, 10,1% por múltiplas etiologias e 13,9% não classificados. Cerca de 45% dos acidentes vasculares cerebrais foram detectados no primeiro dia do pós-operatório, com uma lenta redução da detecção ao longo do tempo (cerca de 20% adicionais no segundo dia do pós-operatório, cerca de 12% adicionais no terceiro dia do pós-operatório e menos de 5% após o décimo dia).[9]

A origem da embolia (cardíaca ou artéria-artéria) durante qualquer cirurgia poderia incluir arritmias, como fibrilação atrial, aterosclerose do arco aórtico, infarto do miocárdio perioperatório e manipulações do coração e artérias carótidas.[10] A liberação de partículas a partir da bomba do desvio cardiopulmonar também não deve ser esquecida. Uma fonte rara também pode ser um êmbolo paradoxal de um forame oval patente ou êmbolos gordurosos durante procedimentos ortopédicos.[10] Em um estudo de 2.630 pacientes submetidos à RM,[11] 2,0% tiveram AVC pós-operatório. O evento ocorreu após uma média de 3,7 dias. Em 19 dos 52 pacientes (36,5%), fibrilação atrial precedeu o AVC, com uma média de 2,5 episódios de fibrilação atrial antes do evento.

Lesão tecidual proveniente da cirurgia resulta em um estado pró-trombótico, que dura entre 14 a 21 dias do pós-operatório. Isto é sustentado pela diminuição dos níveis de ativador do plasminogênio tecidual e aumento da atividade do inibidor do ativador do plasminogênio tipo 1, produtos de degradação do fibrinogênio, complexo trombina-antitrombina, proteína precursora do trombo e D-dímero.[12-14] Outros fatores, tais como o uso de anestesia geral, ressuscitação inadequada que leve à desidratação pós-operatória e repouso no leito, podem agravar um estado hipercoagulável.[8] Frequentemente, agentes anticoagulantes e antiplaquetários são mantidos também no período perioperatório. Isto pode exacerbar um estado hipercoagulável e aumentar ainda mais o risco perioperatório

34 Seção II PREPARAÇÃO PRÉ-OPERATÓRIA

de AVC.[15,16] Esta prática vem mudando lentamente e tem-se observado que estes agentes tendem a ser seguros em grande parte das cirurgias.[17]

Gottesman e colaboradores[18] apresentaram uma visão diferente do acidente vascular cerebral em cirurgia cardíaca. Eles estudaram 98 pacientes que fizeram imagem de ressonância magnética (IRM) após um acidente vascular cerebral clínico. O grupo identificou infartos fronteiriços em 68% das sequências de imagens ponderadas em difusão (IPD) de IRM *versus* 37% de TCs cerebrais. Na verdade, 48% das IPD de ressonância magnética demonstraram infartos fronteiriços bilaterais *versus* 22% das tomografias computadorizadas. Os pacientes com infarto fronteiriço bilateral apresentavam maior probabilidade de terem sido submetidos a um procedimento aórtico do que a uma CRM simples ou segunda. Estes pacientes apresentavam uma tendência voltada para tempos de revascularização mais longos (quase significativo; $p = 0,055$). Regressão logística univariada e multivariada revelou que pacientes com uma queda na pressão arterial média (PAM) de pelo menos 10 mm Hg a partir de um momento basal pré-operatório apresentavam uma probabilidade mais de quatro vezes maior de desenvolver infartos fronteiriços bilaterais do que aqueles com uma redução pequena ou ausente da pressão arterial. De maneira importante, a pressão arterial absoluta intraoperatória foi quase idêntica no grupo de infarto fronteiriço bilateral *versus* outros padrões de infarto. Este autor menciona a possibilidade de que infartos fronteiriços possam ser causados por uma interação mecanicista de hipoperfusão e embolização, citando um trabalho de Caplan e Hennerici.[19] A teoria é a de que um estado de perfusão reduzida (devido à redução da PAM ou devido a um estreitamento arterial, ou seja, carotídeo) pode impedir o *washout* de microêmbolos liberados durante a cirurgia cardíaca, partículas que têm predileção por se instalar em áreas fronteiriças.

De acordo com esta teoria, um estudo randomizado de 248 pacientes para CRM eletiva realizado por Gold e colaboradores[20] revelou que os pacientes mantidos a uma maior PAM (80 a 100 mm Hg) durante a circulação extracorpórea tiveram uma menor incidência de AVC. Este estudo tem sido criticado pela ausência de poder para tirar quaisquer conclusões amplamente aplicáveis. Pelo contrário, van Wermeskerken e colaboradores[21] analisaram os resultados de 2.862 pacientes submetidos à revascularização miocárdica. Após controle do tempo de circulação extracorpórea e o índice de risco de AVC pré-operatório, os pacientes com uma menor pressão durante a circulação extracorpórea (PAM inferior a 50 mm Hg) tiveram uma diminuição da incidência de acidente vascular cerebral e coma.

Em geral, acredita-se que a hipoperfusão é uma causa incomum de AVC perioperatório. O termo *hipoperfusão* pode implicar hipoperfusão global (ou seja, resultando em infartos fronteiriços bilaterais) ou hipoperfusão relativa através de uma estenose preexistente (ou seja, infarto fronteiriço unilateral decorrente de estenose carotídea). O estudo realizado por van Wermeskerken e colaboradores[21] sustenta um papel limitado para a hipoperfusão. Além disso, Whitney e colaboradores[22] concluíram que a isquemia por hipoperfusão é rara durante a endarterectomia carotídea (EAC), mesmo quando a carótida contralateral é ocluída. Naylor e colaboradores[23] revisaram a literatura para avaliar o papel da estenose carotídea como um fator de risco perioperatório de AVC para CRM. Noventa e um por cento dos pacientes triados para RM apresentaram doença insignificante e menos de 2% apresentaram risco de AVC. O risco aumentou para 3% para estenose assintomática unilateral de 50% a 99%, 5% em estenose bilateral de 50% a 99%, e 7% a 11% naqueles com uma oclusão carotídea. Como consequência destes dados, a prática corrente é a realização de EAC antes da cirurgia de revascularização do miocárdio ou mesmo intraoperatoriamente logo antes da revascularização.

Estudos que observam especificamente os mecanismos de AVC no paciente de cirurgia geral são raros, e, em geral, não são contemporâneos. Hart e Hindman[24] realizaram uma revisão retrospectiva de 24.500 pacientes de cirurgia geral. Acredita-se que 42% dos AVC são embólicos, sendo que há presença de fibrilação atrial em 33% dos pacientes no momento dos eventos. Curiosamente, a maioria dos AVC perioperatórios na população de cirurgia geral ocorre bastante no período pós-operatório, em média no sétimo dia.[2,24-28] Um estudo caso-controle novamente reiterou a escassez de AVC intraoperatório, com evidência de apenas 10 de 61 AVCs ocorrendo intraoperatoriamente.[29] Destes estudos, Parikh e Cohen[25] encontraram a maior incidência (53%) de AVC no prazo de 24 horas após a cirurgia.

Mais uma vez, de um modo geral, estas observações destacam o fato de que os mecanismos de AVC perioperatório devem ser revistos em cada população cirúrgica separadamente.

EVIDÊNCIA

Não há meta-análise que avalie de maneira específica os fatores de risco de AVC perioperatório na população de cirurgia geral. A melhor prova é apresentada sob a forma de estudos observacionais prospectivos, mas, supondo que uma pesquisa de extensa literatura identificou apenas um estudo como este, várias pesquisas retrospectivas e caso-controle foram incluídas para análise. Uma análise retrospectiva de pacientes de cirurgia vascular não carótida também foi incluída na Tabela 7-1.

As metanálises existentes em cirurgia cardíaca compararam CRM convencional e CRM sem circulação extracorpórea (CEC) em termos de resultados globais. A Tabela 7-2 aborda apenas o AVC. A análise de 2003 incluiu experimentos não randomizados, mas acreditava-se que a inclusão destes dados não provocava viés aos resultados.[30]

Os dados existentes sobre AVC perioperatório em cirurgia cardíaca são restritos a vários estudos observacionais prospectivamente coletados e retrospectivamente analisados. Existe também um projeto de caso-controle e múltiplos estudos retrospectivos na literatura. Os dados estão resumidos na Tabela 7-3 e um pequeno estudo com características de análise cirúrgica semelhante, como o artigo escrito por Bucerius e colaboradores,[6] foi incluído para comparação. No final da tabela também foram incluídos dois estudos prospectivos recentes maiores sobre cirurgia torácica da aorta, uma vez que se enquadram melhor na categoria cirurgia cardíaca.

Existem várias meta-análises que exploram diferentes aspectos do AVC perioperatório na cirurgia da carótida. Estas são aplicáveis ao presente capítulo apenas em um sentido amplo,

Tabela 7-1 Estudos de AVC Perioperatório na População Cirúrgica Geral

Estudo, Ano	Nº de Pacientes	Tipo do Estudo	Incidência de AVC	Fatores de Risco Significativos
1988[26]	2.463	OP	0,2%	Doença cerebrovascular prévia Cardiopatia Doença vascular periférica (risco oito vezes maior) Hipertensão (risco três-quatro vezes maior)
1993[25]	24.641	R	0,08%	Hipertensão Tabagismo Sintomas neurológicos prévios Ritmo anormal no ECG
1982[24]	24.500	R	0,07%	Fibrilação atrial Cardiopatia
1990[62]	173 (pacientes com AVC prévio)	R	2,9%	Uso pré-operatório de heparina sódica (em geral, como substituto para a varfarina) Anestesia geral (em oposição à regional)[63] Hipotensão na sala de recuperação[63]
2004[64]	2.251 (aneurismectomia aórtica abdominal) 2.616 (*bypass* aortobifemoral) 6.866 (*bypass* de membro inferior) 7.442 (amputação de membro inferior)	R	0,4%-0,6%	Ventilação pré-operatória (OR 11) AVC ou AIT prévio (OR 4,2) IM pós-operatório (OR 3,3) Necessidade de retornar à sala de cirurgia (OR 2,2)
1998[29]	61 casos (cirurgia geral) 122 controles aleatórios (combinados para idade, sexo, procedimento e ano do procedimento)	CC	N/A	Doença cerebrovascular prévia (AOR$_1$ 12,57; AOR$_2$ 14,70)* DPOC (AOR$_1$ 7,51; AOR$_2$ 10,04) DVP (AOR$_1$ 5,35) PAM mais alta na admissão (AOR$_2$ 1,05) Ureia no momento do AVC (AOR$_2$ 1,04) IM pós-operatório (quatro casos *versus* 0 controle) Coagulação intravascular disseminada (quatro casos *versus* 0 controle)
2000[65]	1.455 casos (cirurgia) 1.455 controles (idade e sexo combinados)	CC	N/A	Período pós-operatório após anestesia geral, que se estende por 30 dias de pós-operatório (OR ajustado para fator de risco independente para AVC conhecido = 3,9 para todas as cirurgias e 2,9 para cirurgia geral)
2005[66†]	172.592	OP	0,03%	Maioria dos casos em pacientes ASA 3 26% de casos de AVC tinham antecedente histórico de AVC

Odds ratio ajustado 1 (AOR$_1$) é decorrente da análise univariada. AOR$_2$ é decorrente de análise multivariada. Valores observados são apenas aqueles que atingiram significância estatística.

†Cópia solicitada de estudo do autor. Incapacidade de obter. Dados entraram a partir de resumo apenas.

AIT, ataque isquêmico transitório; *AOR, odds ratio* ajustado; *ASA*, escore de avaliação pré-operatória de anestesia (1-5); *CC*, caso controle; *DPOC*, doença pulmonar obstrutiva crônica; *DVP*, doença vascular periférica; *IM*, infarto do miocárdio; *OR, odds ratio*; *OP*, observacional prospectivo; *R*, retrospectivo.

mas, ainda assim, são interessantes. Apenas as metanálises mais recentes sobre este tema estão incluídas na Tabela 7-4.

Pelo fato de estas meta-análises não abordarem o tema principal desta seção (fatores de risco para AVC perioperatório), a Tabela 7-5 inclui os principais ensaios clínicos randomizados multicêntricos para a endarterectomia carotídea.

INTERPRETAÇÃO DOS DADOS

Os dados apresentados são vastos, mas, infelizmente, a qualidade de muitos estudos fica abaixo do ideal, especialmente no grupo de cirurgia geral. A maioria dos estudos de AVC perioperatório em cirurgia geral são mais antigos e, muitas vezes,

sem análise estatística rigorosa. Vários fatores de risco são comumente observados neste subconjunto: histórico prévio de AVC, doenças cardíacas, hipertensão, diabetes, doença vascular periférica (DVP) e fibrilação atrial. O previsor mais potente provavelmente é histórico prévio de AVC.[29]

Na literatura cardíaca, o conceito de aumento de risco cirúrgico em mulheres é prevalente e único. Além disso, idade avançada, uma doença da aorta proximal, DVP, histórico de AVC, função cardíaca precária, insuficiência renal crônica (IRC), hipertensão, diabetes, fibrilação atrial, cirurgia de urgência e tempo de circulação extracorpórea prolongado são fatores de risco prevalentes na análise multivariada. Os previsores mais poderosos são provável AVC prévio, cirurgia da aorta, doença aórtica grave e, talvez, sexo feminino.[31,32] Os

36 Seção II PREPARAÇÃO PRÉ-OPERATÓRIA

Tabela 7-2 Metanálises de CRM Convencional e CRM sem CEC: Análise de Desfecho

Estudo, Ano	Nº de Experimentos	Nº de Pacientes (Intervenção/Não Intervenção) Não Intervenção)	Intervenção (Percentual de AVC em 30 dias)	Controle Percentual de AVC em 30 dias)	Desfechos (OR com Intervalo de Confiança)
2005[36]	37 (21 experimentos incluíram dados sobre AVC)	2.859 (CRM sem CEC *versus* CRM convencional)	0,4	1,0	0,68 (0,33-1,40)
2003[30]	53 (38 experimentos incluíram dados sobre AVC)	34.126	Não observado	Não observado	0,55 (0,43-0,69)

Tabela 7-3 Estudos de Fator de Risco para AVC Perioperatório na População de Cirurgia Cardíaca

Estudo, Ano	Nº de Pacientes	Tipo do Estudo	Incidência de AVC	Fatores de Risco Significativos (Análise Multivariada, a Menos que Observado de Outra Maneira)
2007[67]	5.085	OP	2,6%	Sexo feminino (OR 1,7); idade > 60 (OR 1,2 por intervalo de cinco anos); cirurgia da aorta (OR 3,9); AVC anterior (OR 2,1); estado pré-operatório crítico (OR 2,5); função ventricular precária (OR 2,0); diabetes (OR 1,7); doença vascular periférica (OR 1,8); angina instável (OR 1,7); hipertensão pulmonar (OR 1,8)
2003[31]	2.972 (1900 homens, 1.072 mulheres)	OP	2,8% de mulheres, 0,95% de homens ($p < 0,001$)	Mulheres: histórico de AVC (OR 44,5); aterosclerose de aorta ascendente (OR 2,1); baixo débito cardíaco (OR 6,7); diabetes (OR 2,2) Homens: histórico de AVC (OR 305,8)
2003[68]	4.567	OP	2,5%	Doença cerebrovascular (OR 2,66); DVP (OR 2,33); número de períodos de pinçamento aórtico (OR 1,31 para cada período); disfunção VE (OR 1,82); aumento da idade (OR 1,28 para cada 10 anos); cirurgia não eletiva (OR 1,83, $p = 0,08$)
2007[69]	720	OP	3,9% em homens, 1,3% em mulheres ($p = 0,066$)	Infarto cerebral prévio (OR 1,987 por grau); aterosclerose da aorta ascendente (OR 1,990 por grau)
2001[70]	6.682	OP	1,5%	Idade > 70 (OR 5,4); FEVE <40% (OR 4,1); histórico de AVC/AIT (OR 3,0); CEC normotérmica (OR 2,2); diabetes (OR 1,9); DVP (OR 1,9)
2000[71]	1.987 CRM apenas 84 CRM e EAC	OP	1,7% CRM 4,7% combo	Idade: 76 *versus* 71,9 anos (OR 1,09); hipertensão (OR 2,67); aorta extensamente calcificada (OR 2,82); tempo de circulação extracorpórea prolongado (OR 1,01; IC 1,00-1,02)
1996[72]	189	P	4,76% em uma semana de pós-operatório	Análise univariada em grau ateromatoso aórtico por ETE: grau de ateroma aórtico em avanço foi um previsor de AVC ($p = 0,00001$)
1992[73]	130	?P	3,85%	Ateroma de arco aórtico saliente (OR 5,8; IC 1,2-27,9)
2006[54]	810	OP	AVC e AIT 1,85%	Cirurgia cardíaca refeita (OR 7,45); condição cardíaca instável (OR 4,74); histórico de doença cerebrovascular (OR 4,14); DVP (OR 3,55); uso de estatinas no pré-operatório (OR 0,24; IC 0,07-0,78)
2003[74]	11.825	P	1,5%	Modelo de previsão incorporou FR pré-operatório conhecido: idade; diabetes; cirurgia de urgência; FE <40%; creatinina $\geq$ 2,0 FR adicionais intraoperatórios e pós-operatórios: CEC 90-113 min (OR 1,59); CEC $\geq$ 114 min (OR 2,36); fibrilação atrial (OR 1,82); uso prolongado de inotrópicos (OR 2,59)

(Continua)

Capítulo **7** *Acidente Vascular Cerebral Perioperatório – Quais são os Fatores de Risco?* **37**

Tabela 7-3 Estudos de Fator de Risco para AVC Perioperatório na População de Cirurgia Cardíaca – Cont.

Estudo, Ano	Nº de Pacientes	Tipo do Estudo	Incidência de AVC	Fatores de Risco Significativos (Análise Multivariada, a Menos que Observado de Outra Maneira)
2002[75]	2.711	OP	2,7%	AVC pregresso (OR 2,11); hipertensão (OR 1,97); idade 65-75 (OR 2,39); idade ≥ 75 (OR 5,02)
1999[76]	4.518	OP	2,0% de AVC 0,7% de AIT	Doença vascular cerebral conhecida (OR 2,5); insuficiência renal (OR 1,6); IM (OR 1,5); diabetes (OR 1,5); idade> 70 (OR 1,5), também associada à FE pós-operatória baixa e fibrilação atrial
2000[77]	472	P	3,4%	Gravidade da estenose da artéria carótida extracraniana (OR 6,59)
2003[6]	Total de 16.184: Grupo 1 – 8.917 CRM apenas Grupo 2 – 1.842 CRM sem CEC Grupo 3 – 1.830 valvulares aórticas de VA Grupo 4 – 708 valvulares mitrais Grupo 5 – 381 valvulares múltiplas válvulas Grupo 6 – 2.506 CRM + cirurgia valvular	OP	4,6% no geral 3,8% em 1 1,9% em 2 4,8% em 3 8,8% em 4 9,7% em 5 7,4% em 6	Histórico de DCV (OR 3,55); DVP (OR 1,39); diabetes (OR 1,31); hipertensão arterial (OR 1,27); cirurgia de urgência (OR 1,47); infecção pré-operatória (OR 2,39); cirurgia cardíaca prévia (OR 1,33); tempo de CEC > 2 h (OR 1,42); hemofiltração intraoperatória (OR 1,25); alta necessidade de transfusão (OR 6,04); CRM sem CEC (OR 0,53; IC 0,37-0,77)
2002[78]	4.077 (45 AVC = casos; 4.032 sem AVC = controle)	P, CC	1,1%	Aumento da idade (OR 1,06 por ano); angina instável (OR 2,69); creatinina pré-operatória > 150 mol/L (OR 2,64); AVC prévio (OR 2,26); DVP preexistente (OR 2,99); operação de salvamento (OR 16,1)
1999[32]	2.972	OP	1,6% (0,6% precoce e 1,0% tardio)	AVC precoce (imediatamente após a cirurgia): histórico de AVC (OR 11,6); aterosclerose da aorta ascendente (OR 2,0); duração da circulação extracorpórea (OR 1,1); sexo feminino (OR 6,9) AVC tardio: histórico de AVC (OR 27,6); diabetes (OR 2,8); sexo feminino (OR 2,4); aterosclerose da aorta ascendente (1,4); pontos finais combinados de fibrilação atrial e baixo débito cardíaco (OR 1,7)
2005[79]	4.380	OP	1,2%	Histórico de AVC (OR 6,3); DM (OR 3,5); idade avançada (OR 1,1); temperatura de CEC foi insignificante
2000[41]	19.224	P	1,4%	Aorta calcificada (OR 3,013). AVC prévio (OR 1,909); aumento da idade – a partir de 60 (OR 1,522 por 10 anos); doença carótida preexistente (OR 1,590); duração de CEC (OR 1,27 por 60 min); insuficiência renal (OR 2,032); DVP (OR 1,62); tabagismo no último ano (OR 1,621); diabetes (OR 1,373)
2001[80]	16.528	OP	2,0%	IRC (OR 2,8); IM recente (OR 2,5); AVC prévio (OR 1,9); doença da artéria carótida (OR 1,9); hipertensão (OR 1,6); diabetes (OR 1,4); idade> 75 anos (OR 1,4); disfunção VE pré-operatória moderada/grave (OR 1,3); síndrome de baixo débito cardíaco pós-operatória (OR 2,1), fibrilação atrial pós-operatória (OR 1,7)
2005[81]	Total de 783: Grupo 1 – 582 CRM apenas Grupo 2 – 101 troca valvar (TV) única Grupo 3 – 70 CRM + TV combinadas Grupo 4 – 30 múltiplas TV	R	AVC e AIT 1,7 % em 1 3,6% em 2 3,3 % em 3 6,7% em 4	Evento neurológico prévio (OR 6,8); idade> 70 (OR 4,5); anemia pré-operatória (OR 4,2); ateroma aórtico (OR 3,7); duração de isquemia miocárdica (OR 2,8); número de *bypasses* (OR 2,3), FEVE <0,35 (OR 2,2); diabetes insulino-dependente (OR 1,5)
2007[33]	171 casos seriados de reparo endovascular da aorta torácica	OP	5,8%	AVC anterior (OR 9,4); envolvimento da aorta torácica descendente proximal (OR 5,5); TC demonstrando doença ateromatosa grave do arco aórtico (OR 14,8)
2007[34]	606 casos *stent*/enxerto	OP	3,1% AVC; 2,5% paraplegia	AVC: duração da intervenção (OR 6,4); sexo feminino (OR 3,3) Paraplegia: cobertura de artéria subclávia esquerda sem revascularização (OR 3,9); insuficiência renal (OR 3,6); cirurgia aberta concomitante de aorta abdominal (OR 5,5); três ou mais enxertos de *stent* utilizados (OR 3,5)

AIT, ataque isquêmico transitório; *CC*, caso controle; *CEC*, circulação extracorpórea; *DCV*, doença cerebrovascular; *DVP*, doença vascular periférica; *FE*, fração de ejeção; *FEVE*, fração de ejeção ventricular esquerda; *FR*, fator de risco; *IC*, índice cardíaco; *IM*, infarto do miocárdio; *IRC*, insuficiência renal crônica; *OR*, odds ratio; *OP*, observacional prospectivo; *R*, retrospectivo; *VE*, ventrículo esquerdo.

38   Seção II   PREPARAÇÃO PRÉ-OPERATÓRIA

Tabela 7-4   Resumo de Metanálises sobre Cirurgia Cardíaca e AVC

Estudo, Ano	Nº de Experimentos	Nº de Pacientes (Intervenção/ sem Intervenção)	Intervenção	Controle	Desfechos
1999[82]	23 publicações de três estudos randomizados (NASCET, ECST, VACSP)	6.078 (3.777/2.301)	Cirurgia	Tratamento clínico	Estenose 70%-99% (RR absoluta 6,7%, NNT 15, para evitar AVC ou morte) Estenose 50%-69% (RR absoluto 4,7%, NNT 21) Estenose <49% (aumento de risco absoluto aumento 2,2, NNH 45)
2004[83]	7 randomizados; 41 não randomizados	554 em randomizados 25.622 em não randomizados	Anestesia local para EAC	Anestesia geral para EAC	Metanálise de estudos não randomizados apresentou redução significativa do risco de AVC (31 estudos), mas isto não foi demonstrado na análise de estudos randomizados Conclusão: evidências insuficientes
2004[84]	7 randomizados	1.281 cirurgias	Angioplastia com remendo carotídeo durante EAC	Fechamento primário	Angioplastia com remendo associada a risco reduzido de qualquer tipo de AVC ($p = 0,004$), AVC ipsilateral ($p = 0,001$), AVC ou morte perioperatórios ($p = 0,007$), AVC ou morte em longo prazo ($p = 0,004$), oclusão arterial perioperatória ($p = 0,0001$), estenose recorrente diminuída em longo prazo ($p <0,0001$)
2005[85]	62 (16 estudos avaliaram AVC perioperatório e diferenças entre os sexos)	9.131 mulheres 17.559 homens	Mulheres	Homens	Sexo feminino (OR 1,28; IC 1,12-1,46) Também avaliou risco de AVC perioperatório não fatal com base na idade: ≥ 75 (OR 1,01; IC 0,8-1,3); idade ≥ 80 (OR 0,95)
2005[37]	3 (estenose carotídea assintomática)	5.223	EAC	Clínico	Taxa de AVC perioperatório ou de mortalidade: 2,9% AVC perioperatório ou morte ou AVC ipsilateral subsequente: benefício para EAC (RR 0,71; IC 0,55-0,90)

AIT, ataque isquêmico transitório; *DVP*, doença vascular periférica; *EAC*, endarterectomia carotídea; *IC*, intervalo de confiança; *NNH*, número necessário para causar dano; *NNT*, número necessário para tratar; *OR, odds ratio; RR*, redução de risco.

Tabela 7-5   Resumo de Ensaios Controlados Randomizados de Endarterectomia Carotídea

Estudo, Ano	Nº Pacientes (Intervenção/ sem Intervenção)	Tipo do Estudo	Intervenção	Controle (Não Intervenção)	Desfechos
1998[38] NASCET	1.108 com intervenção; 1.118 sem intervenção	ECR de estenose carotídea sintomática (50%-69%)	EAC	Tratamento clínico	Risco de AVC perioperatório: 6,16% Análise univariada: oclusão carótida contralateral (RR 2,3); doença carotídea do lado esquerdo (RR 2,3); dose diária de menos de 650 mg de AAS (RR 2,3); ausência de histórico de IAM ou angina (RR 2,2); lesão na imagem ipsilateral à artéria operatória (RR 2,0); DM (RR 2,0); PA diastólica > 90 mm Hg (RR 2,0)
1998[86] ECST	1.811 com intervenção; 1.213 sem intervenção	ECR de todas as estenoses carotídeas sintomáticas	EAC	Tratamento clínico (o mais longo quanto possível)	Risco de AVC perioperatório: 6,8% Modelo Cox de riscos proporcionais de AVC importante ou morte em um período de cinco dias pós-operatório: sexo feminino (razão de risco: 2,39); idade em anos na randomização (HR 0,959 por ano); carótida sintomática ocluída (HR 12,77)

(Continua)

Capítulo **7** *Acidente Vascular Cerebral Perioperatório – Quais são os Fatores de Risco?* **39**

Tabela 7-5 Resumo de Ensaios Controlados Randomizados de Endarterectomia Carotídea – Cont.

Estudo, Ano	Nº Pacientes (Intervenção/ sem Intervenção)	Tipo do Estudo	Intervenção	Controle (Não Intervenção)	Desfechos
1999[39] ACE	1.395 "com intervenção"; 1.409 "sem intervenção"	ECRDC de todos os pacientes programados para EAC	Baixa dose de AAS (81 ou 325 mg)	Alta dose de AAS (650 ou 1.300 mg)	Qualquer AVC perioperatório/morte (30 dias): 4,7% em dose baixa e 6,1% em dose elevada (RR 1,29; IC 0,94-1,76) Análise univariada para AVC/morte perioperatória: oclusão carotídea contralateral (RR 2,3); histórico de DM (RR 1,9); tomando ≥ 650 mg AAS (RR 1,8); endarterectomia da carótida esquerda (RR 1,6); AIT ipsilateral ou AVC nos seis meses anteriores (RR 1,4); histórico de AVC contralateral (RR 1,47); insulinoterapia (RR 1,78)
2004[87] ACST	1.560 com intervenção; 1.560 sem intervenção	ECR de estenose carotídea assintomática ≥ 60%	EAC imediata	Tratamento clínico	AVC perioperatório (30 dias): 2,79% FR para AVC perioperatório não avaliado Conclusão: naqueles com <75 anos de idade com estenose assintomática de 70% ou mais, risco de AVC com EAC diminui de 12% para 6% em cinco anos
1991[88] ECST	Estenose leve (0%-29%): 219 com intervenção 155 sem intervenção Estenose grave (70-99%): 455 com intervenção, 323 sem intervenção	ECR de estenose carotídea sintomática	EAC	Sem EAC	AVC/morte perioperatória (30 dias): 3,7% estenose grave, 2,3% estenose leve Desfecho adverso de 30 dias previsto pela pressão arterial elevada (PAS > 160 mm Hg), cirurgia rápida (menos de uma hora)
1995[89] ACAS	825 com intervenção; 834 sem intervenção	ECR de estenose carotídea assintomática ≥ 60%	EAC	Tratamento clínico	AVC/morte perioperatória (30 dias após a randomização): 2,3% Tendência em direção a melhor desfecho em homens, mas não estatisticamente significativa ($p = 0,1$) NNT 19 (para evitar um AVC em cinco anos)
1991[90] NASCET	328 com intervenção; 331 sem intervenção	ECR de estenose carotídea grave (70%-99%) sintomática (AIT ou AVC não incapacitante nos últimos 120 dias)	EAC	Tratamento clínico	AVC perioperatório (30 dias): 5,5% Redução de risco absoluto para o grupo intervenção durante dois anos: 17% Grupo de tratamento clínico*: • FR 0-5–17% de risco de AVC em dois anos • FR 6–23% de risco de AVC em dois anos • FR ≥ 7–39% de risco de AVC em dois anos

*FR selecionado = idade > 70, sexo masculino, PAS > 160, PAD > 90, recente (<31 dias), evento recente foi AVC, não AIT, grau de estenose (> 80%), presença de ulceração no angiograma, histórico de tabagismo, hipertensão, IM, ICC, DM, claudicação intermitente, lipídeos elevados.

AAS, ácido acetilsalicílico; *AIT*, ataque isquêmico transitório; *DM*, diabetes melito; *DVP*, doença vascular periférica; *EAC*, endarterectomia carotídea; *ECR*, ensaio controlado randomizado; *ECRDC*, ensaio controlado randomizado duplo-cego; *FR*, fator de risco; *IC*, intervalo de confiança *ICC*, insuficiência cardíaca congestiva; *NNH*, número necessário para causar dano; *NNT*, número necessário para tratar; *OR*, *odds ratio*; *P*, placebo-controlado; *PAS*, pressão arterial sistólica; *RR*, redução de risco.

dois estudos sobre cirurgia da aorta novamente revelam sexo feminino e cirurgia na aorta proximal como fatores de risco importantes.[33,34]

A revisão da literatura sobre a carótida revela que o aumento da oclusão carotídea no lado da cirurgia e oclusão contralateral (que irá diminuir o fluxo colateral) são fatores importantes. AVC anterior ou ataque isquêmico transitório (AIT; no lado da cirurgia), hipertensão (especialmente diastólica maior do que 90), diabetes e cirurgia da carótida esquerda também são fatores de risco significativos. Finalmente, parece que as mulheres não se beneficiam de cirurgia da carótida tan-

to quanto os homens, achado significativo constante ou tendência em quase todos os estudos.

Em uma revisão retrospectiva de 6.038 pacientes após EAC em Ontário, a taxa de morte perioperatória de 30 dias ou de AVC não fatal foi de 6,0%,[35] especificamente. Este estudo teve por objetivo específico identificar fatores previsores de AVC e revisou substancialmente mais casos cirúrgicos do que qualquer dos ensaios controlados randomizados anteriormente citados. Neste estudo, descobriu-se que um histórico de AIT ou AVC (*odds ratio* [OR] 1,75), fibrilação atrial (OR 1,89), oclusão de carótida contralateral (OR 1,72), insuficiência cardíaca

40 Seção II PREPARAÇÃO PRÉ-OPERATÓRIA

congestiva (OR 1,80) e diabetes (OR 1,28) eram previsores independentes de um evento perioperatório.

ÁREAS DE INCERTEZA

Na literatura sobre cirurgia cardíaca, a pergunta mais comum é se a CRM sem CEC reduz AVC perioperatório. Isto foi avaliado por duas metanálises. Parece que a CRM sem CEC, caso não seja significativamente superior à CRM convencional, tende a prevenir AVC perioperatório (OR [intervalo de confiança, CI] 0,68 [0,33 a 1,40] e 0,55 [0,43 a 0,69]).[30,36] Também é provável que uma técnica "sem toque" (no touch) reduza substancialmente o risco de AVC naqueles com uma aorta muito comprometida. Além da técnica, controvérsias adicionais giram em torno de tecnologias intraoperatórias para ajudar a evitar o AVC (isto é, ecocardiografia transesofágica (ETE), ultrassonografia epiaórtica, dispositivos de filtração intra-aórtica).

Na literatura sobre a carótida, muitas das controvérsias são abordadas nas metanálises. Uma questão é saber se o uso de anestesia local, em vez de anestesia geral, irá reduzir o risco de AVC. A conclusão é que precisamos de mais estudos prospectivos para chegar a um veredicto, embora haja uma sugestão de que a anestesia local possa ser superior.[37] O ensaio NASCET (*North American Symptomatic Carotid Endarterectomy Trial*) mostrou que uma dose diária de ácido acetilsalicílico de menos de 650 miligramas foi associada a um risco relativo maior de AVC.[38] O estudo *ASA and Carotid Endarterectomy* (ACE)[39] pareceu esclarecer esta controvérsia, mostrando o resultado oposto: de que um tratamento convencional com dose baixa foi mais seguro. Isto leva à prática atual e às diretrizes de uso de 81 ou 325 miligramas de ácido acetilsalicílico.[40] Grande parte da pesquisa atual sobre EAC busca identificar a população de pacientes que irá se beneficiar mais da cirurgia.

RESUMO

O AVC é um evento devastador, sendo que sua incidência é aumentada no período perioperatório. A consequência mais evidente de AVC perioperatório é o desfecho agravado, especialmente em termos de risco de mortalidade hospitalar. Um número representativo de mortalidade hospitalar após CRM é de cerca de 24,8%,[41] e cerca de 33% para reparo aórtico endovascular torácico.[33] Em outra grande base de dados de 35.733 pacientes, a sobrevida de um ano após AVC na população submetida à CRM foi de 83%.[42] Adicionalmente, a permanência em uma unidade de tratamento intensivo (UTI) e a permanência hospitalar foram aumentadas, bem como o valor gasto em dólares.

Uma visão positiva deste fenômeno de isquemia cerebral perioperatória é que, como um agregado, os pacientes cirúrgicos têm uma chance de 0,08% a 0,7% de ter um AVC perioperatório.[1] O risco para este evento é alterado pela presença ou ausência de fatores de risco (como observado na Tab. 7-1). Este risco básico de acidente vascular cerebral provavelmente sobrepõe-se a todos os procedimentos cirúrgicos, incluindo CRM e EAC. O sucesso das muitas escalas preditivas para AVC pós-operatório depende da incorporação precisa destes fatores de risco. O risco aumentado em CRM e EAC é provavelmente decorrente de aspectos técnicos da cirurgia propriamente dita (sendo responsável pelos eventos isquêmicos pós-operatórios imediatos), assim como o curso pós-operatório mais tumultuado (anormalidades eletrolíticas, desidratação, arritmias, infecções, procedimentos de repetição etc.).

Na literatura sobre cirurgia cardíaca, parece que a melhora contínua das taxas de AVC é muito mais viável com base na utilização adequada de técnicas alternativas e múltiplas tecnologias disponíveis. Conforme discutido anteriormente, CRM sem CEC provavelmente tem um risco menor de AVC em comparação com CRM convencional.[36,30] Um estudo revelou uma taxa promissora de AVC perioperatório com CRM sem CEC/AIT de 0,14%,[43] taxa de risco excepcionalmente baixa.

Outra grande questão é saber como lidar com a carga de coágulo na aorta ascendente e arco aórtico. Estudo realizado por Mackensen e colaboradores[44] demonstrou que a embolia cerebral, como detectada por Doppler transcraniano intraoperatório, foi significativamente associada a ateroma na aorta ascendente e arco, mas não na aorta descendente. Estes êmbolos podem ser responsáveis por AVC intraoperatório, mas também por outras lesões cerebrais que podem levar a delírio pós-operatório ou disfunção cognitiva de longo prazo. Logicamente, a utilização de novas tecnologias disponíveis pode reduzir estes desfechos. Na Europa, o uso de filtração intra-aórtica pareceu melhorar o desfecho neurológico pós-operatório.[45,46] Em um estudo, 402 pacientes foram designados não voluntariamente para filtração intra-aórtica.[45] O número previsto de AVC foi estimado com o uso do Índice de Risco de AVC. Ocorreram seis eventos neurológicos, enquanto o Índice de Risco de AVC previu 13,7.

Tanto a ultrassonografia epiaórtica como a ETE têm sido usadas para avaliar a carga de coágulo da aorta ascendente e arco aórtico. Nos casos em que o ateroma aórtico é grave (maior do que 5 mm), uma técnica de modificação ("sem toque", sem CEC) pode ser de importância primordial. Um estudo, utilizando ETE e ultrassonografia epiaórtica, resultou em 0 AVC no grupo de alto risco (22 pacientes).[47] Em casos de doença moderada (3 a 5 mm), a escolha cuidadosa do local de canulação aórtica e clampeamento (clamp único) pareciam ter melhorado os desfechos.[47,48] Além dos estudos já discutidos, há comprovação de que uma técnica, corretamente ajustada, "no touch", pode melhorar o desfecho geral, além do AVC evidente. Em uma revisão de 640 casos de CRM sem CEC,[49] 84 tiveram suas cirurgias modificadas com uma técnica "no touch". No grupo "no touch", a taxa de delírio pós-operatório melhorou (8% *versus* 15%, $p = 0,12$) e houve menor incidência de acidente vascular cerebral (0% *versus* 1%), embora os números sejam demasiadamente pequenos para atingir significância estatística.

As melhorias na cirurgia da carótida provavelmente vão, em parte, girar em torno da seleção ideal do paciente, do tempo e da abordagem da intervenção. Atualmente, acredita-se que a estenose carotídea sintomática grave (70% a 99%) beneficia a maioria (redução de risco absoluto em cinco anos de 16%); seguida pela estenose sintomática moderada (50% a 69%), com redução de risco absoluto em cinco anos de 4,6%; e, finalmente, estenose carotídea assintomática de 60% a 99% mostrando pequeno benefício.[40] Além disso, a prática corrente é a realização de EAC em um período de seis semanas de AVC isquêmico relacionado com a carótida não incapacitante. Um estudo observacional multicêntrico prospectivo avaliou diretamente esta questão.[50] Neste estudo, a taxa de AVC perioperatório e morte foi de 6,7%, comparável com ECST e NASCET. Curiosamente, os maiores graus de ASA III e IV, bem como a diminuição da idade, foram preditivos de maior risco perioperatório, especialmente se a cirurgia foi realizada nas três primeiras semanas. O risco perioperatório foi de 14,6% nas primeiras três semanas *versus* 4,8% após este período.

Na primeira parte desta década, a colocação de *stent* na artéria carótida (SAC) foi utilizada livremente em todos os grupos de pacientes, sem o apoio de muitas evidências. As pesquisas atuais, no entanto, estão agora considerando a utilização ótima de SAC. Uma metanálise recente de sete ensaios (1.480 randomizados para EAC e 1.492 para angioplastia carotídea, com ou sem colocação de *stent*) favoreceu significativamente a EAC em detrimento da SAC em relação à morte ou qualquer AVC em 30 dias, risco de morte, qualquer AVC ou infarto do miocárdio em 30 dias, AVC ipsilateral em 30 dias, qualquer AVC em 30 dias, morte ou AVC em seis meses e risco de falha no procedimento.[51] O *stent* arterial carotídeo, contudo, pode ser adequado em pacientes com doença coronária concomi-

tante que aguardam revascularização[52] e naqueles pacientes com oclusão da carótida contralateral.[53]

Finalmente, deve-se mencionar a possibilidade de se identificar, utilizar ou desenvolver novos fármacos neuroprotetores. Há indícios de que o uso de estatinas no pré-operatório pode ser protetor para cirurgia cardíaca.[54] Além disso, um estudo mostrou que o betabloqueio perioperatório durante cirurgia cardíaca pode reduzir o risco de lesões neurológicas.[54a] Vários agentes anestésicos, como o tiopental e isoflurano, também podem fornecer algum nível de neuroproteção.[55]

Por agora, devemos confiar na identificação dos pacientes de maior risco para um AVC perioperatório. Uma escala comumente utilizada para cirurgia cardíaca é o Índice de Risco de AVC (SRI = Stroke Risk Index) do Estudo Multicêntrico de Isquemia Perioperatória (McSPI = Multicenter Study of Perioperative Ischemia).[56] Esta escala não é ideal, no entanto, como foi demonstrado por um estudo recente que tentou validar o SRI.[57] Outras escalas foram desenvolvidas e estão disponíveis para revisão. Uma escala diferente pode ser ideal para cada especialidade cirúrgica. Esperamos que o conteúdo do presente capítulo ajude a orientar o tratamento de todos os pacientes com risco de AVC no período perioperatório.

RECOMENDAÇÕES DOS AUTORES

1. Anamnese precisa, especialmente no que diz respeito ao histórico de AVC/AIT.
2. Tratamento clínico ideal para fatores de risco para AVC. Considerar início de tratamento com estatina antes de CRM.[54]
3. Continuação do antiplaquetário e anticoagulante sempre que possível.
4. Ecocardiograma pré-operatório: ajuda na estratificação de risco dos pacientes com fibrilação atrial (insuficiência cardíaca e fibrilação atrial combinadas aumentam o risco de AVC).
5. Considerar a utilização de anestesia local em vez de anestesia geral, quando viável.
6. Intraoperatoriamente: manter a pressão arterial média o mais próximo possível do momento basal pré-operatório, especialmente em pacientes com maior risco para AVC.
7. Intraoperatoriamente: manter controle glicêmico de acordo com as diretrizes da *American Diabetes Association* (o mais próximo possível de 110, mas inferior a 180). Alguns estudos sustentam este objetivo na cirurgia cardíaca, mas as evidências permanecem controversas[58-61]
8. Pacientes submetidos à CRM: triagem por ultrassonografia de carótida, com EAC prévia se necessário.
9. Pacientes submetidos à CRM: uso intraoperatório de ETE e/ou ultrassonografia epiaórtica para otimizar canulação aórtica e pinçamento aórtico (*versus* utilização de técnica "no touch").
10. Pacientes submetidos à CRM: considerar uso perioperatório de betabloqueador.[51]
11. CRM pós-operatório: monitor para fibrilação atrial com telemetria por pelo menos três dias; considerar anticoagulação durante 30 dias após o retorno do ritmo sinusal.
12. CRM pós-operatório: manter eletrólitos e volume intravascular.
13. CRM e EAC pós-operatório: iniciar terapia antiplaquetária porque isto pode reduzir o risco de AVC perioperatório, sem aumentar o risco de sangramento.[42,43]
14. Evitar e tratar imediatamente infecções pós-operatórias (ou pré-operatórias).
15. Consulta neurológica imediata quando um déficit potencial é identificado. Dependendo do procedimento cirúrgico, opções como ativador do plasminogênio tecidual intravenoso (tPA IV), tPA intra-arterial, trombectomia mecânica e recuperação de coágulo podem ser consideradas.

REFERÊNCIAS

1. Selim M: Perioperative stroke. *N Engl J Med* 2007;356:706-713.
2. Kam PC, Calcroft RM: Peri-operative stroke in general surgical patients. *Anaesthesia* 1997;52:879-883.
3. Gutierrez IZ, Barone DL, Makula PA, Currier C: The risk of perioperative stroke in patients with asymptomatic carotid bruits undergoing peripheral vascular surgery. *Am Surg* 1987;53:487-489.
4. Nosan DK, Gomez CR, Maves MD: Perioperative stroke in patients undergoing head and neck surgery. *Ann Otol Rhinol Laryngol* 1993;102:717-723.
5. Bond R, Rerkasem K, Shearman CP, Rothwell PM: Time trends in the published risks of stroke and death due to endarterectomy for symptomatic carotid stenosis. *Cerebrovasc Dis* 2004;18:37-46.
6. Bucerius J, Gummert JF, Borger MA, et al: Stroke after cardiac surgery: A risk factor analysis of 16,184 consecutive adult patients. *Ann Thorac Surg* 2003;75:472-478.
7. McKhann GM, Grega MA, Borowicz LM Jr, Baumgartner WA, Selnes OA: Stroke and encephalopathy after cardiac surgery: *An update. Stroke* 2006;37:562-571.
8. Menon U, Kenner M, Kelley RE: Perioperative stroke. *Expert Rev Neurotherapeutics* 2007;7:1-9.
9. Likosky, DS, Marrin CA, Caplan LR, et al: Determination of etiologic mechanisms of strokes secondary to coronary artery bypass graft surgery. *Stroke* 2003;34:2830-2834.
10. Blacker DJ, Flemming KD, Link MJ, et al: The preoperative cerebrovascular consultation: Common cerebrovascular questions before general or cardiac surgery. *Mayo Clin Proc* 2004;79:223-229.
11. Lahtinen J, Biancari F, Salmela E, et al: Postoperative atrial fibrillation is a major cause of stroke after on-pump coronary bypass surgery. *Ann Thorac Surg* 2004;77:1241-1244.
12. Dixon B, Santamaria J, Campbell D: Coagulation activation and organ dysfunction following cardiac surgery. *Chest* 2005;128:229-236.
13. Paramo JA, Rifon J, Llorens R, Casares J, Paloma MJ, Rocha E: Intra- and postoperative fibrinolysis in patients undergoing cardiopulmonary bypass surgery. *Haemostasis* 1991;21:58-64.
14. Hinterhuber G, Bohler K, Kittler H, Quehenberger P: Extended monitoring of hemostatic activation after varicose vein surgery under general anesthesia. *Dermatol Surg* 2006;32:632-639.
15. Maulaz AB, Bezerra DC, Michel P, et al: Effect of discontinuing aspirin therapy on the risk of brain ischemic stroke. *Arch Neurol* 2005;62:1217-1220.

16. Genewein U, Haeberli A, Straub PW, et al: Rebound after cessation of oral anticoagulant therapy: The biochemical evidence. *Br J Haematol* 1996;92:479-485.
17. Larson BJ, Zumberg MS, Kitchens CS: A feasibility study of continuing dose-reduced warfarin for invasive procedures in patients with high thromboembolic risk. *Chest* 2005;127:922-927.
18. Gottesman RF, Sherman PM, Grega MA, et al: Watershed strokes after cardiac surgery. *Stroke* 2006;37:2306-2311.
19. Caplan LR, Hennerici M: Impaired clearance of emboli (washout) is an important link between hypoperfusion, embolism, and ischemic stroke. *Arch Neurol* 1998;55:1475-1482.
20. Gold JP, Charlson ME, Williams-Russo P, et al: Improvements of outcomes after coronary artery bypass: A randomized trial comparing intraoperative high versus low mean arterial pressure. *J Thorac Cardiovasc Surg* 1995;110:1302-1311.
21. van Wermeskerken GK, Lardenoye JW, Hill SE, et al: Intraoperative physiologic variables and outcome in cardiac surgery: Part II. Neurologic outcome. *Ann Thorac Surg* 2000;69:1077-1083.
22. Whitney GE, Brophy CM, Kahn EM, et al: Inadequate cerebral perfusion is an unlikely cause of perioperative stroke. *Ann Vasc Surg* 2004;11:109-114.
23. Naylor AR, Mehta Z, Rothwell PM, Bell PR: Carotid artery disease and stroke during coronary artery bypass: A critical review of the literature. *Eur J Vasc Endovasc Surg* 2002;23:283-294.
24. Hart R, Hindman B: Mechanisms of perioperative cerebral infarction. *Stroke* 1982;13:766-772.
25. Parikh S, Cohen JR: Perioperative stroke after general surgical procedures. *New York State Journal of Medicine* 1993;93:162-165.
26. Larsen SF, Zaric D, Boysen G: Postoperative cerebrovascular accidents in general surgery. *Acta Anaesthesiol Scand* 1988;32: 698-701.
27. Carney WI, Stewart BS, Depinto DJ, et al: Carotid bruit as a risk factor in aortoiliac reconstruction. *Surgery* 1977;81:567-570.
28. Treiman RL, Foran RF, Cohen JL, et al: Carotid bruit: A follow up report on its significance in patients undergoing an abdominal aortic operation. *Arch Surg* 1973;106:803-805.
29. Limburg M, Wijdicks EFM, Li H: Ischemic stroke after surgical procedures: Clinical features, neuroimaging, and risk factors. *Neurology* 1998;50:895-901.
30. Reston JT, Tregear SJ, Turkelson CM: Meta-analysis of short-term and mid-term outcomes following off-pump coronary bypass grafting. *Ann Thorac Surg* 2003;76:1510-1515.
31. Hogue CW Jr, De Wet CJ, Schechtman KB, et al: The importance of prior stroke for the adjusted risk of neurologic injury after cardiac surgery for women and men. *Anesthesiology* 2003;98:823-829.
32. Hogue CW Jr, Murphy SF, Schechtman KB, et al: Risk factors for early or delayed stroke after cardiac surgery. *Circulation* 1999;100:642-647.
33. Gutsche JT, Cheung AT, McGarvey ML, et al: Risk factors for perioperative stroke after thoracic endovascular aortic repair. *Ann Thorac Surg* 2007;84:1195-1200.
34. Buth J, Harris PL, Hobo R, et al: Neurologic complications associated with endovascular repair of thoracic aortic pathology: Incidence and risk factors. A study from the European Collaborators on Stent/Graft Techniques for Aortic Aneurysm Repair (EUROSTAR) Registry. *J Vasc Surg* 2007;46:1103-1111.
35. Tu JV, Wang H, Bowyer B, et al: Risk factors for death or stroke after carotid endarterectomy: Observations from the Ontario Carotid Endarterectomy Registry. *Stroke* 2003;34:2568-2573.
36. Cheng DC, Bainbridge D, Martin JE, et al: Does off-pump coronary artery bypass reduce mortality, morbidity, and resource utilization when compared with conventional coronary artery bypass? A meta-analysis of randomized trials. *Anesthesiology* 2005;102:188-203.
37. Chambers BR, Donnan GA: Carotid endarterectomy for asymptomatic carotid stenosis. *Cochrane Database Syst Rev* 2005;4:CD001923.
38. Barnett HJ, Taylor DW, Eliasziw M, et al: Benefit of carotid endarterectomy in patients with symptomatic moderate or severe stenosis. North American Symptomatic Carotid Endarterectomy Trial Collaborators. *N Engl J Med* 1998;339:1415-1425.
39. Taylor DW, Barnett HJ, Haynes RB, et al: Low-dose and highdose acetylsalicylic acid for patients undergoing carotid endarterectomy: A randomized controlled trial. ASA and Carotid Endarterectomy (ACE) Trial Collaborators. *Lancet* 1999;353:2179-2184.
40. Chaturvedi S, Bruno A, Feasby T, et al: Carotid endarterectomy—an evidence-based review: Report of the Therapeutics and Technology Assessment Subcommittee of the American Academy of Neurology. *Neurology* 2005;65:794-801.
41. John R, Choudhri AF, Weinberg AD, et al: Multicenter review of preoperative risk factors for stroke after coronary artery bypass grafting. *Ann Thorac Surg* 2000;69:30-35.
42. Dacey LJ, Likosky DS, Leavitt BJ, et al: Perioperative stroke and long-term survival after coronary bypass graft surgery. *Ann Thorac Surg* 2005;79:532-536.
43. Trehan N, Mishra M, Sharma OP, et al: Further reduction in stroke after off-pump coronary artery bypass grafting: a 10-year experience. *Ann Thorac Surg* 2001;72:S1026-S1032.
44. Mackensen GB, Ti LK, Phillips-Bute BG, et al: Cerebral embolization during cardiac surgery: impact of aortic atheroma burden. *Br J Anaesth* 2003;91:656-661.
45. Schmitz C, Blackstone EH, International Council of Emboli Management (ICEM) Study Group. International Council of Emboli Management (ICEM) Study Group results: Risk adjusted outcomes in intraaortic filtration. *Eur J Cardiothorac Surg* 2001;20:986-991.
46. Wimmer-Greinecker G, International Council of Emboli Management (ICEM) Study Group: Reduction of neurologic complications by intra-aortic filtration in patients undergoing combined intracardiac and CABG procedures. *Eur J Cardiothorac Surg* 2003;23:159-164.
47. Gaspar M, Laufer G, Bonatti J, et al: Epiaortic ultrasound and intraoperative transesophageal echocardiography for the thoracic aorta atherosclerosis assessment in patient undergoing CABG. Surgical technique modification to avoid cerebral stroke. *Chirurgia (Bucur)* 2002;97:529-535.
48. Hangler HB, Nagele G, Danzmayr M, et al: Modification of surgical technique for ascending aortic atherosclerosis: Impact on stroke reduction in coronary artery bypass grafting. *J Thorac Cardiovasc Surg* 2003;126:391-400.
49. Leacche M, Carrier M, Bouchard D, et al: Improving neurologic outcome in off-pump surgery: The "no touch" technique. *Heart Surg Forum* 2003;6:169-175.
50. Eckstein HH, Ringleb P, Do¨ rfler A, et al: The Carotid Surgery for Ischemic Stroke trial: A prospective observational study on carotid endarterectomy in the early period after ischemic stroke. *J Vasc Surg* 2002;36:997-1004.
51. Luebke T, Aleksic M, Brunkwall J: Meta-analysis of randomized trials comparing carotid endarterectomy and endovascular treatment. *Eur J Vasc Endovasc Surg* 2007;34:470-479.
52. Yadav JS, Wholey MH, Kuntz RE, et al: Protected carotid-artery stenting versus endarterectomy in high-risk patients. *N Engl J Med* 2004;351:1493-1501.
53. Kastrup A, Groschel K: Carotid endarterectomy versus carotid stenting: An updated review of randomized trials and subgroup analyses. *Acta Chir Belg* 2007;107:119-128.
54. Aboyans V, Labrousse L, Lacroix P, et al: Predictive factors of stroke in patients undergoing coronary artery bypass grafting: Statins are protective. *Eur J Cardiothorac Surg* 2006;30:300-304.
54a. Amory DW, Grigore A, Amory JK, et al: Neuroprotection is associated with beta-adrenergic receptor antagonists during cardiac surgery: Evidence from 2575 patients. *J Cardiothorac Vasc Anesth* 2002;16:270-277.
55. Turner BK, Wakim JH, Secrest J, et al: Neuroprotective effects of thiopental, propofol, and etomidate. *AANA J* 2005;73:297-302.
56. Newman MF, Wolman R, Kanchuger M, et al: Multicenter preoperative stroke risk index for patients undergoing coronary artery bypass graft surgery. Multicenter Study of Perioperative Ischemia (McSPI) Research Group. *Circulation* 1996;94:II74-80.
57. Elahi M, Battula N, Swanevelder J: The use of the stroke risk index to predict neurological complications following coronary revascularization on cardiopulmonary bypass. *Anaesthesia* 2005;60:654-659.
58. Doenst T, Wijeysundera D, Karkouti K, et al: Hyperglycemia during cardiopulmonary bypass is an independent risk factor for mortality in patients undergoing cardiac surgery. *J Thorac Cardiovasc Surg* 2005;130:1144-1150.
59. Gandhi GY, Nuttall GA, Abel MD, et al: Intraoperative hyperglycemia and perioperative outcomes in cardiac surgery patients. *Mayo Clin Proc* 2005;80(7):862-866.

60. Latham R, Lancaster AD, Covington JF, et al: The association of diabetes and glucose control with surgical-site infections among cardiothoracic surgery patients. *Infect Control Hosp Epidemiol* 2001;22:607-612.

61. Ouattara A, Lecomte P, Le Manach Y, et al: Poor intraoperative blood glucose control is associated with a worsened hospital outcome after cardiac surgery in diabetic patients. *Anesthesiology* 2005;103:687-694.

62. Landercasper J, Merz BJ, Cogbill TH, et al: Perioperative stroke risk in 173 consecutive patients with a past history of stroke. *Arch Surg* 1990;125:986-989.

63. Kim J, Gelb AW: Predicting perioperative stroke. *J Neurosurg Anesthesiol* 1995;7:211-215.

64. Axelrod DA, Stanley JC, Upchurch GR, et al: Risk for stroke after elective noncarotid vascular surgery. *J Vasc Surg* 2004;39:67-72.

65. Wong GY, Warner DO, Schroeder DR, et al: Risk of surgery and anesthesia for ischemic stroke. *Anesthesiology* 2000;92:425-432.

66. Lekprasert V, Akavipat P, Sirinan C, et al: Perioperative stroke and coma in Thai Anesthesia Incidents Study (THAI Study). *J Med Assoc Thai* 2005;88:S113-S117.

67. Anyanwu AC, Filsoufi F, Salzberg SP, et al: Epidemiology of stroke after cardiac surgery in the current era. *J Thorac Cardiovasc Surg* 2007;134:1121-1127.

68. Antunes PE, de Oliveira JF, Antunes MJ: Predictors of cerebrovascularevents in patients subjected to isolated coronary surgery. The importance of aortic cross-clamping. *Eur J Cardiothorac Surg* 2003;23:328-333.

69. Goto T, Baba T, Ito A, et al: Gender differences in stroke risk among the elderly after coronary artery surgery. *Anesth Analg* 2007;104:1016-1022.

70. Borger MA, Ivanov J, Weisel RD, et al: Stroke during coronary bypass surgery: Principal role of cerebral macroemboli. *Eur J Cardiothorac Surg* 2001;19:627-632.

71. Bilfinger TV, Reda H, Giron F, et al: Coronary and carotid operations under prospective standardized conditions: Incidence and outcome. *Ann Thorac Surg* 2000;69:1792-1798.

72. Hartman GS, Yao FS, Bruefach M 3rd, et al: Severity of atheromatous disease diagnosed by transesophageal echocardiography predicts stroke and other outcomes associated with coronary artery surgery: A prospective study. *Anesth Analg* 1996;83:701-708.

73. Katz ES, Tunick PA, Rusinek H, et al: Protruding aortic atheromas predict stroke in elderly patients undergoing cardiopulmonary bypass: Experience with intraoperative transesophageal echocardiography. *J Am Coll Cardiol* 1992;20:70-77.

74. Likosky DS, Leavitt BJ, Marrin CA, et al: Intra- and postoperative predictors of stroke after coronary artery bypass grafting. *Ann Thorac Surg* 2003;76:428-434.

75. McKhann GM, Grega MA, Borowicz LM Jr, et al: Encephalopathy and stroke after coronary bypass grafting: Incidence, consequences, and prediction. *Arch Neurol* 2002;59:1422-1428.

76. Engelman DT, Cohn LH, Rizzo RJ: Incidence and predictors of TIAs and strokes following coronary artery bypass grafting: Report and collective review. *Heart Surg Forum* 1999;2:242-245.

77. Hirotani T, Kameda T, Kumamoto T, et al: Stroke after coronary artery bypass grafting in patients with cerebrovascular disease. *Ann Thorac Surg* 2000;70:1571-1576.

78. Ascione R, Reeves BC, Chamberlain MH, et al: Predictors of stroke in the modern era of coronary artery bypass grafting: A case control study. *Ann Thorac Surg* 2002;74:474-480.

79. Baker RA, Hallsworth LJ, Knight JL: Stroke after coronary artery bypass grafting. *Ann Thorac Surg* 2005;80:1746-1750.

80. Stamou SC, Hill PC, Dangas G, et al: Stroke after coronary artery bypass: Incidence, predictors and clinical outcome. *Stroke* 2001;32:1508-1513.

81. Boeken U, Litmathe J, Feindt P, et al: Neurological complications after cardiac surgery: Risk factors and correlation to the surgical procedure. *Thorac Cardiovasc Surg* 2005;53:33-36.

82. Cina CS, Clase CM, Haynes BR: Refining the indications for carotid endarterectomy in patients with symptomatic carotid stenosis: A systematic review. *J Vasc Surg* 1999;30:606-617.

83. Rerkasem K, Bond R, Rothwell PM: Local versus general anesthesia for carotid endarterectomy. *Cochrane Database Syst Rev* 2004;2: CD000126.

84. Bond R, Rerkasem K, Naylor AR, et al: Systematic review of randomized controlled trials of patch angioplasty versus primary closure and different types of patch materials during carotid endarterectomy. *J Vasc Surg* 2004;40:1126-1135.

85. Bond R, Rerkasem K, Cuffe R, et al: A systematic review of the associations between age and sex and the operative risks of carotid endarterectomy. *Cerebrovasc Dis* 2005;20:69-77.

86. European Carotid Surgery Trialists' Collaborative Group. Randomized trial of endarterectomy for recently symptomatic carotid stenosis: Final results of the MRC European Carotid Surgery Trial (ECST). *Lancet* 1998;351:1379-1387.

87. Halliday A, Mansfield A, Marro J, et al: Asymptomatic Carotid Surgery Trial (ACST) Collaborative Group: Prevention of disabling and fatal strokes by successful carotid endarterectomy in patients without recent neurological symptoms: Randomised controlled trial. *Lancet* 2004;363:1491-1502.

88. European Carotid Surgery Trialists' Collaborative Group: MRC European Carotid Surgery Trial: Interim results for symptomatic patients with severe (70-99%) or with mild (0-29%) carotid stenosis. *Lancet* 1991;337:1235-1243.

89. Executive Committee for the Asymptomatic Carotid Atherosclerosis Study: Endarterectomy for asymptomatic carotid artery stenosis. *JAMA* 1995;273:1421-1428.

90. North American Symptomatic Carotid Endarterectomy Trial Collaborators: Beneficial effect of carotid endarterectomy in symptomatic patients with high-grade carotid stenosis. *N Engl J Med* 1991;325:445-453.

8 Devemos Adiar a Cirurgia no Paciente com Uso Recente de Cocaína?

Nabil Elkassabany, MD

INTRODUÇÃO

Prevalência e Epidemiologia

O abuso de cocaína e a dependência química continuam sendo um problema que flagela nossa nação. Dados do *Drug Abuse Warning Network* (DAWN) mostraram que, no departamento de emergência relacionado à cocaína, as visitas aumentaram 33% entre 1995 e 2002. Atualmente, cinco milhões de americanos são usuários regulares de cocaína, seis mil utilizam a droga pela primeira vez a cada dia e mais de 30 milhões já experimentaram a cocaína pelo menos uma vez".[1] Baseado nestes dados, o anestesiologista irá encontrar o paciente que abusa da cocaína independentemente do cenário da sua clínica.

O perfil clássico dos pacientes relatados com isquemia miocárdica relacionada à cocaína é normalmente jovem, não branco, masculino, fumante e sem outros importantes fatores de risco para a aterosclerose.[2] No entanto, este perfil já não é válido; o problema agora é mais grave e não está mais confinado a uma determinada raça, gênero ou grupo social. A cocaína em parturientes tem sido ultimamente o foco de atenção, com uma incidência relatada entre 11,8% e 20%.[3]

Farmacocinética e Mecanismo de Ação

A cocaína produz estimulação adrenérgica prolongada, pelo bloqueio da captação pré-sináptica de neurotransmissores simpatomiméticos, incluindo norepinefrina, serotonina e dopamina. O efeito eufórico da cocaína em dose elevada resulta da atividade prolongada da dopamina no sistema límbico e no córtex cerebral. Pode ser tomada por via oral, intravenosa ou intranasal. Fumar a base livre ("free base" – nome popular nos países de língua inglesa para a forma alcalinizada da cocaína) resulta na absorção transmucosal muito eficaz e alta concentração plasmática da cocaína. Ela é metabolizada pelas colinesterases plasmática e hepática para metabólitos hidrossolúveis (principalmente benzoilecgonina e ecgonina éster metílico [EME]), excretados na urina. A meia-vida plasmática da cocaína é de 45 a 90 minutos; sendo que apenas 1% da droga original pode ser recuperada na urina após ser ingerida.[4] Assim, a cocaína pode ser detectada no sangue ou na urina apenas algumas horas após sua utilização. No entanto, os seus metabólitos na urina podem ser detectados por até 72 horas após a ingestão, fornecendo um indicador útil para o uso recente. A análise do cabelo pode detectar o consumo de cocaína nas semanas ou meses anteriores.[5] A Tabela 8-1 resume a farmacocinética da cocaína por diferentes vias de administração.

IMPLICAÇÕES ANESTÉSICAS DO ABUSO DE COCAÍNA

Os efeitos agudos da toxicidade da cocaína de interesse para o anestesiologista podem ser resumidos da seguinte forma:
- Efeitos cardiovasculares
- Efeitos pulmonares
- Efeitos do sistema nervoso central (SNC)
- Atraso do esvaziamento gástrico
- Interações medicamentosas

Efeitos Cardiovasculares

Os efeitos cardiovasculares da cocaína são, em grande parte, devido à estimulação simpática resultante da inibição da captação periférica da noradrenalina e outros neurotransmissores simpatomiméticos. A estimulação simpática central tem sido sugerida como um mecanismo alternativo para explicar a resposta simpática exagerada.[6,7] A consequente hipertensão, taquicardia e o vasoespasmo arterial coronariano são responsáveis pela isquemia miocárdica observada com a toxicidade da cocaína. Além disso, há indícios de que a cocaína ativa as plaquetas, aumenta a agregação plaquetária e promove a formação de trombos.[8] O conhecimento do mecanismo da isquemia miocárdica em pacientes com cocaína é uma chave para um tratamento eficaz. Classicamente, os betabloqueadores são evitados porque o seu uso pode levar à vasoconstrição coronariana mediada por estimulação alfa.[9,10] Este conceito tem sido recentemente modificado e há alguma evidência para apoiar a utilização de betabloqueadores em isquemia miocárdica relacionada à cocaína.[11] Alfabloqueadores e nitroglicerina têm sido utilizados efetivamente para tratamento sintomático.[12] O Esmolol® é usado para o tratamento de isquemia miocárdica induzida por cocaína devido à sua ação de curta duração e capacidade para titular a dose para uma frequência cardíaca alvo.[13] O Labetalol® oferece algumas vantagens a este respeito, devido à combinação de efeito bloqueador de receptores alfa e beta.[14]

Uma das principais preocupações da gestão do anestésico no paciente com abuso de cocaína é a ocorrência de arritmias

Tabela 8-1	Farmacocinética da Cocaína de Acordo com a Via de Administração		
Via de Administração	Início da Ação	Pico do Efeito	Duração da Ação
Inalatória (fumo)	3-5 segundos	1-3 minutos	5-15 minutos
Intravenosa	10-60 segundos	3-5 minutos	20-60 minutos
Intranasal/ intramucosal	1-5 minutos	15-20 minutos	60-90 minutos
Gastrointestinal	Até 20 minutos	Até 90 minutos	Até 180 minutos

cardíacas. Estas incluem taquicardia ventricular, contrações ventriculares prematuras frequentes ou "torsades de pointes". A isquemia do miocárdio tem sido sugerida como o mecanismo subjacente a estas arritmias; entretanto o pensamento mais importante atualmente é que a cocaína induz a bloqueio dos canais de sódio e potássio. Este canal catiônico bloqueado resulta em prolongamentos do QRS e do QTc, considerados os principais mecanismos de indução de arritmias causadas por cocaína.[15]

A dissecção aórtica[16] e ruptura do aneurisma da aorta[17,18] foram relatadas com o abuso agudo. A vasoconstrição periférica pode mascarar o quadro de hipovolemia no ajuste da toxicidade aguda de cocaína.

O uso crônico da cocaína pode causar hipertrofia ventricular esquerda, disfunção sistólica e cardiomiopatia dilatada.[19] A administração repetitiva da cocaína está associada com o desenvolvimento precoce e progressivo da tolerância aos efeitos vascular coronariano, sistêmico e ventricular esquerdo. O mecanismo de tolerância não envolve a piora do miocárdio nem a responsividade vascular coronariana para a estimulação adrenérgica, mas, pelo contrário, respostas atenuadas de catecolaminas pela administração repetitiva da cocaína.

Efeitos Pulmonares

Aproximadamente 25% dos indivíduos que fumam *crack cocainado* desenvolvem queixas respiratórias inespecíficas.[20] Dentro de uma a 48 horas, os fumantes de cocaína podem produzir uma combinação de infiltrado alveolar difuso, eosinofilia e febre, conjunto denominado de *crack pulmonar*.[21,22] A exposição à cocaína em longo prazo pode produzir dano alveolar difuso, hemorragia alveolar difusa, edema pulmonar não cardiogênico e infarto pulmonar.[23]

Sistema Nervoso Central

A estimulação da toxicidade aguda pode levar à euforia, hipertermia[24] e apreensões.[25,26] Agitação psicomotora cocaína-induzida pode provocar hipertermia, quando a vasoconstrição periférica impede o organismo de dissipar o calor gerado a partir de agitação persistente. A febre resultante tem de ser diferenciada de outras causas da hipertermia na vigência da anestesia geral. A cocaína está associada a déficits neurológicos focais e coma. Possíveis etiologias incluem vasoconstric-

ção (ou seja, ataque isquêmico transitório ou acidente vascular cerebral isquêmico) e hemorragia intracerebral.[27,28] A concentração alveolar mínima (CAM) do halotano e outros agentes inalatórios aumenta com o uso crônico de cocaína.[29,30] A cocaína retarda o esvaziamento gástrico através de um mecanismo central.[31] Este efeito se torna mais relevante nos cenários de trauma e obstetrícia. A cocaína-anfetamina-regularizada transcrita (CART) é uma substância química que atua no SNC para inibir a secreção do ácido gástrico pela liberação da corticotropina através do sistema cerebral.

Interações Medicamentosas

Mesmo que a cocaína seja um inibidor conhecido da enzima citocromo P450 2D6,[32] interações farmacocinéticas drogadroga são geralmente pouco prováveis de ser clinicamente relevantes. No entanto, a farmacodinâmica das interações medicamentosas são significativamente consideradas no período perioperatório. Os potentes efeitos simpatomiméticos da cocaína podem agir sinergicamente com outros fármacos (estimulantes, agentes anticolinérgicos, inibidores da recaptação noradrenérgica) para produzir uma variedade de efeitos secundários indesejáveis (visão turva, constipação, taquicardia, retenção urinária, arritmias etc.). O efeito sinérgico pressor pode produzir comprometimento vascular e precipitar a isquemia cardíaca ou acidentes vasculares cerebrais. A Cetamina® pode exacerbar os efeitos simpatomiméticos da cocaína.[33] O halotano e os derivados da xantina sensibilizam o miocárdio ao efeito disritmogênico da adrenalina e deveriam ser evitados.[34] Foi relatado que a cocaína altera o metabolismo da succinilcolina porque ambas concorrem competitivamente no metabolismo pela colinesterase plasmática.[35] No entanto, Birnbach[36] constatou que a succinilcolina pode ser usada com segurança em dose padrão. Já o tabagismo foi correlacionado com o aumento do vasoespasmo arterial coronariano cocaína-induzido nos segmentos ateroscleróticos, quando comparado com a vasoconstrição produzida pela cocaína isolada.[37] Mas este efeito não foi evidente nas artérias coronárias normais.

CONTROVÉRSIAS

Sempre que se trata de cuidar de pacientes com abuso de cocaína, as principais perguntas para o anestesiologista são: Qual a segurança para anestesiar pacientes com abuso agudo de cocaína? E se a decisão for adiar o processo, devido ao resultado positivo do teste de rastreio toxicológico ou do autorrelato do uso, quanto tempo se deve esperar para estarmos "seguros" de prosseguir? Particularmente, é discutível o caso da cirurgia eletiva em paciente com exames positivos para a cocaína, mas que não apresenta quaisquer sinais de toxicidade aguda. Muitos médicos preferem retardar a anestesia para estes pacientes até que os exames sejam negativos para a cocaína ou que eles não tenham usado a droga por 72 horas. Esta decisão é mais difícil atualmente, por conta do aumento dos custos e do desperdício de recursos associados a cancelamentos rotineiros nestes casos. A literatura fornece evidências para apoiar tanto a segurança do anestésico quanto a morbidade aumentada com o uso agudo da cocaína.

46 Seção II PREPARAÇÃO PRÉ-OPERATÓRIA

EVIDÊNCIA

Risco Perioperatório da Anestesia Geral com Toxicidade Aguda da Cocaína

O risco de infarto agudo do miocárdio (IM) é aumentado em 24 vezes, nos 60 minutos após o uso de cocaína, em pessoas que teriam um risco relativamente baixo de isquemia miocárdica.[38] Uma metanálise feita em 1992 relatou um total de 92 casos de IM relacionados à cocaína.[39] Dois terços dos pacientes tiveram IM dentro de três horas do uso de cocaína (com uma faixa de um minuto a quatro dias). Os dados a partir do Terceiro Inquérito Nacional de Saúde do Exame Nutricional (NHANES III – *National Health and Nutrition Examination Survey*) constataram que uma em cada 20 pessoas com idades de 18 a 45 anos relatou o uso regular de cocaína.[40] Esta pesquisa demonstrou que o uso regular da cocaína foi associado a um aumento da probabilidade de IM não fatal. Um de cada quatro casos de IM não fatal em pacientes jovens foi atribuído ao uso frequente de cocaína neste estudo. Não houve aumento do risco de acidente vascular cerebral não fatal nesta população associado com frequente ou infrequente uso de cocaína. O foco da investigação nesta área é determinar fatores de risco para o desenvolvimento do IM em pacientes com abuso de cocaína. Um estudo recente sugere que a idade, a preexistência da doença arterial coronariana (DAC), a dislipidemia e o tabagismo estão associados com o diagnóstico de infarto do miocárdio entre pacientes hospitalizados com dor torácica associada à cocaína.[41] A isquemia miocárdica induzida pela cocaína pode ocorrer se houver ou não a preexistência da DAC. No entanto, foi demonstrado que o vasoespasmo da artéria coronária tende a ser mais grave nos segmentos doentes dos vasos coronarianos, quando comparado com as coronárias normais, em resposta à cocaína intranasal em uma dose de 2 mg/kg de peso corporal.[42]

A maioria dos casos de isquemia miocárdica relacionada com a cocaína é relatada na literatura de medicina de urgência e medicina em geral após o uso recreativo de cocaína. Há sete relatos de casos de isquemia miocárdica induzida por cocaína para procedimentos de anestesia tópica de otorrinolaringologia (ORL).[43-49] Alguns destes casos foram realizados com o paciente sob anestesia geral. Dois dos muitos casos de isquemia miocárdica foram notificados sob anestesia geral, após o uso recreativo de cocaína.[50-51] Outros eventos cardíacos relatados sob anestesia geral com o uso agudo de cocaína incluem intervalo prolongado de QT,[52] fibrilação ventricular[53] e edema pulmonar agudo.[54,55] Um relato de caso descreve um paciente que vem à sala de cirurgia após um acidente com um veículo, com um corpo estranho branco na parte de trás da orofaringe que provou ser *crack* de cocaína.[56] Este caso envolve grandes oscilações da pressão arterial, agitação do paciente e hipotensão arterial resistente ao tratamento com efedrina.

Um dos poucos estudos que demonstrou a interação entre cocaína e anestesia geral foi o realizado por Boylan e colaboradores.[57] Eles descobriram que a crescente profundidade da anestesia com isoflurano de 0,75 CAM a 1,5 CAM, no modelo suíno, não foi associada com a reversão ou redução nas respostas hemodinâmicas à infusão de cocaína.[57] As respostas observadas foram aumento da resistência vascular sistêmica, arritmias ventriculares, hipertensão diastólica e reversão do fluxo sanguíneo endocárdico/epicárdico.

A meia-vida da cocaína varia entre 60 a 90 minutos. Uma hipótese razoável seria que a maior parte da cocaína relacionada com eventos cardíacos no período perioperatório irá acontecer num momento em que o nível de metabólitos, e não a droga mãe, é elevado na circulação. A questão agora é: "Quão ativos estão os metabólitos da cocaína? Eles podem afetar os vasos coronários na mesma medida que a droga em si?". Brogan e colaboradores[58] randomizaram 18 pacientes submetidos a cateterismo da artéria coronária para avaliação da dor no peito ao receberem uma cocaína intranasal ou soro fisiológico. Eles calcularam o diâmetro das artérias coronárias e mediram diferentes variáveis hemodinâmicas em 30, 60 e 90 minutos. Descobriram que o vasoespasmo coronariano aconteceu por duas vezes, um logo aos 30 minutos e o segundo aos 90 minutos. O primeiro vasoespasmo da artéria coronária se deu com o nível máximo de cocaína no sangue. O vasoespasmo recorrente ocorreu aos 90 minutos, quando a cocaína dificilmente seria detectada no sangue. O nível dos principais metabólitos da cocaína (benzoilecgonina e EME) estava no seu auge neste momento. Embora este estudo fosse capaz de documentar uma relação temporal entre o vasoespasmo coronariano recorrente e o pico de nível de metabólitos da cocaína, ele não prova que estes metabólitos foram a causa da vasoconstrição. Tal prova só virá a partir da avaliação da reatividade dos vasos coronários após a administração direta de cada metabólito.

Estudos recentes têm sugerido que vários metabólitos de cocaína podem exercer uma influência significativa sobre uma variedade de tecidos, incluindo o coração, o cérebro e o músculo liso arterial. Em ratos, a norcocaína, outro metabólito farmacologicamente ativo da cocaína, foi encontrado como equipotente na inibição da captação da noradrenalina, causando taquicardia, convulsões e morte.[59] Nas artérias cerebrais *in vitro* de felinos, a benzoilecgonina é vasoconstritor mais potente do que a cocaína.[60]

Segurança da Anestesia Geral em Pacientes com Abuso de Cocaína

A interação entre cocaína e anestesia geral não está bem estudada. A maior parte das informações é obtida a partir de relatos de casos clínicos ou estudos em animais. Os poucos estudos observados para esta interação demonstraram que a anestesia geral é provavelmente segura em pacientes com abuso de cocaína, especialmente na ausência de sinais clínicos de toxicidade.

Barash e colaboradores[61] estudaram 18 pacientes submetidos à cirurgia coronária para analisar se a cocaína, em dose usada clinicamente, exerce efeitos simpatomiméticos durante a anestesia geral. Onze pacientes receberam cloridrato de cocaína com uma solução a 10% (1,5 mg/kg) aplicada topicamente na mucosa nasal. O outro grupo recebeu um tratamento placebo. Não houve diferença importante entre os grupos na função cardiovascular. O aumento da concentração da cocaína plasmática não se correlacionou com qualquer alteração na função cardiovascular. A administração tópica de cocaína não exerceu qualquer efeito simpaticomimético clinicamente significativo e pareceu ser bem tolerada em pacientes anestesiados com doença arterial coronariana. Os resultados deste estudo devem ser interpretados com cautela, pois as doses utilizadas para uso recreativo podem ser bem maiores do que as empregadas durante este estudo.

Um estudo mais recente realizado por Hill e colaboradores[62] demonstrou que os indivíduos submetidos à cirurgia eletiva, exigindo anestesia geral, com teste positivo para cocaína na urina, mas clinicamente não tóxicos, não estão em maior risco do que pacientes livres da droga com o mesmo estado físico da ASA. Este estudo envolveu 40 pacientes com estado físico ASA I e II, entre 18 e 55 anos de idade. Os autores deste estudo alertaram que os resultados podem não ser aplicáveis ao doente com abuso de cocaína, com um intervalo QT de 500 milissegundos ou mais no eletrocardiograma pré-operatório, ou àqueles pacientes cujos sinais vitais indicaram toxicidade aguda de cocaína.

Outro estudo olhou para a morbidade materna entre parturientes em uso de cocaína, submetidas à cesariana com anestesia geral ou regional.[63] As parturientes com abuso de cocaína estavam em maior risco de eventos periparto tais como hipertensão, hipotensão e sibilos. No entanto, quando a análise foi feita em um modelo multivariado, a cocaína não foi um fator de risco independente para estes eventos. Não houve aumento nas taxas de morbidade materna ou morte no grupo de abuso da cocaína. Os pacientes que abusam da cocaína muitas vezes são vistos na sala cirúrgica com um complexo histórico médico. Seria difícil prever como o nosso anestésico vai interagir com a cocaína na presença das múltiplas comorbidades, com base nos resultados destes dois estudos isolados.

Anestesia Regional e Pacientes que Abusam da Cocaína

Qualquer vantagem da anestesia regional sobre a anestesia geral é controversa. O argumento em favor da anestesia regional, quando possível, inclui um paciente consciente que será capaz de comunicar uma dor no peito como um sinal de isquemia miocárdica. Se a anestesia regional é selecionada, complicações potenciais incluem comportamento combativo, percepção alterada para dor, trombocitopenia induzida por cocaína e hipotensão resistente à efedrina. Níveis anormais de endorfina e alterações nos receptores mu e kappa na medula espinhal podem ser responsáveis pela sensação de dor, apesar do nível sensorial adequado com anestesia regional.[64] A duração da ação de narcótico espinhal (sufentanil) em trabalho de parto é mais curta em parturientes que abusam de cocaína comparativamente aos controles.[65] Várias teorias têm sido propostas para explicar a trombocitopenia induzida por cocaína. Estas incluem supressão da medula óssea, ativação plaquetária e resposta autoimune com indução de anticorpos plaquetários específicos. Gershon e colaboradores[66] contestaram este conceito. Eles concluíram que a obtenção de uma contagem plaquetária de rotina, antes da analgesia peridural ou espinhal em parturientes com abuso de cocaína, não é necessária.

REFERÊNCIAS

1. Department of Health and Human Services, Substance Abuse and Mental Health Service Administration: *National household survey on drug abuse main findings.* Rockville, MD, 2000.
2. Booth BM, Weber JE, Walton MA, Cunningham RM, Massey L, Thrush CR, Maio RF: Characteristics of cocaine users presenting to an emergency department chest pain observation unit. *Acad Emerg Med* 2005;12(4):329-337.
3. Kuczkowski KM: The cocaine abusing parturient: A review of anesthetic considerations. *Can J Anaesth* 2004;51(2):145-154.
4. Jones RT: Pharmacokinetics of cocaine: Considerations when assessing cocaine use by urinalysis. *National Institute of Drug Abuse Research Monograph* 1997;175:221-234.
5. Dupont RL, Baumgartner WA: Drug testing by urine and hair analysis: Complementary features and scientific issues. *Forensic Sci Int* 1995;70(1-3):63-76.
6. Vongpatanasin W, Mansour Y, Chavoshan B, Arbique D, Victor RG: Cocaine stimulates the human cardiovascular system via a central mechanism of action. *Circulation* 1999;100(5):497-502.
7. Tuncel M, Wang Z, Arbique D, Fadel PJ, Victor RG, Vongpatanasin W: Mechanism of the blood pressure-raising effect of cocaine in humans. *Circulation* 2002;105(9):1054-1059.
8. Egred M, Davis GK: Cocaine and the heart. *Postgrad Med J* 2005; 81(959):568-571.
9. Lange RA, Cigarroa RG, Flores ED, McBride W, Kim AS, Wells PJ, et al: Potentiation of cocaine-induced coronary vasoconstriction by beta-adrenergic blockade. *Ann Intern Med* 1990;112(12):897-903.
10. Hollander JE: The management of cocaine-associated myocardial ischemia. *N Engl J Med* 1995;333(19):1267-1272.
11. Dattilo PB, Hailpern SM, Fearon K, Sohal D, Nordin C: Betablockers are associated with reduced risk of myocardial infarction after cocaine use. *Ann Emerg Med* 2007, June 19 (epub ahead of print).
12. Hollander JE, Hoffman RS, Gennis P, Fairweather P, DiSano MJ, Schumb DA, et al: Nitroglycerin in the treatment of cocaine associated chest pain—clinical safety and efficacy. *J Toxicol Clin Toxicol* 1994;32(3):243-256.
13. Cheng D: Perioperative care of the cocaine-abusing patient. *Can J Anaesth* 1994;41(10):883-887.
14. Boehrer JD, Moliterno DJ, Willard JE, Hillis LD, Lange RA: Influence of labetalol on cocaine-induced coronary vasoconstriction in humans. *Am J Med* 1993;94(6):608-610.
15. Lange RA, Hillis LD: Cardiovascular complications of cocaine use. *N Engl J Med* 2001;345(5):351-358.
16. Palmiere C, Burkhardt S, Staub C, Hallenbarter M, Paolo Pizzolato G, Dettmeyer R, La Harpe R: Thoracic aortic dissection associated with cocaine abuse. *Forensic Sci Int* 2004;141(2-3):137-142.
17. Rashid J, Eisenberg MJ, Topol EJ: Cocaine-induced aortic dissection. *Am Heart J* 1996;132(6):1301-1304.
18. Daniel JC, Huynh TT, Zhou W, Kougias P, El Sayed HF, Huh J, et al: Acute aortic dissection associated with use of cocaine. *J Vasc Surg* 2007;46(3):427-433.
19. Shannon RP, Lozano P, Cai Q, Manders WT, Shen Y: Mechanism of the systemic, left ventricular, and coronary vascular tolerance to a binge of cocaine in conscious dogs. *Circulation* 1996;94 (3):534-541.
20. Heffner JE, Harley RA, Schabel SI: Pulmonary reactions from illicit substance abuse. *Clin Chest Med* 1990;11:151.

RECOMENDAÇÕES DO AUTOR

1. O processo da tomada de decisões que envolvam cuidados anestésicos de pacientes com abuso de cocaína deveria ser individualizado. O histórico e comorbidades associadas têm de ser consideradas em decisões sobre prosseguir ou não com casos eletivos nas situações de abuso recente da droga, sejam confirmadas por autorrelato ou por exame de urina.
2. O nível de monitorização invasiva de cada paciente deve ser feito com base em cada caso específico.
3. Exames rotineiros para a cocaína não são necessários se o paciente não apresentar quaisquer sinais clínicos de toxicidade.
4. Normalmente, não adiamos um caso eletivo se o paciente relata o uso recente de cocaína, mas não se apresenta tóxico clinicamente e não tem um histórico cardíaco extenso.
5. A questão da interação entre cocaína e anestesia geral permanece controversa. Até que tenhamos ensaios clínicos conclusivos para avaliar este assunto com mais segurança, a decisão terá ainda de ser individualizada, de acordo com a prática de cada anestesiologista e seu nível de conforto em lidar com estes casos.

48 Seção II PREPARAÇÃO PRÉ-OPERATÓRIA

21. Forrester JM, Steele AW, Waldron JA, Parsons PE: Crack lung: An acute pulmonary syndrome with a spectrum of clinical and histopathologic findings. *Am Rev Respir Dis* 1990;142:462.
22. McCormick M, Nelson T: Cocaine-induced fatal acute eosinophilic pneumonia: A case report. *WMJ* 2007;106:92.
23. Baldwin GC, Choi R, Roth MD, Shay AH, Kleerup EC, Simmons MS, Tashkin DP: Evidence of chronic damage to the pulmonary microcirculation in habitual users of alkaloidal ("crack") cocaine. *Chest* 2002;121(4):1231-1238.
24. Marzuk PM, Tardiff K, Leon AC, Hirsch CS, Portera L, Iqbal MI, et al: Ambient temperature and mortality from unintentional cocaine overdose. *JAMA* 1998;279(22):1795-1800.
25. Koppel BS, Samkoff L, Daras M: Relation of cocaine use to seizures and epilepsy. *Epilepsia* 1996;37(9):875-878.
26. Brody SL, Slovis CM, Wrenn KD: Cocaine-related medical problems: Consecutive series of 233 patients. *Am J Med* 1990;88(4):325-331.
27. Daras M, Tuchman AJ, Marks S: Central nervous system infarction related to cocaine abuse. *Stroke* 1991;22(10):1320-1325.
28. Levine SR, Brust JC, Futrell N, et al: Cerebrovascular complications of the use of the "crack" form of alkaloidal cocaine. *N Engl J Med* 1990;323(11):699-704.
29. Bernards CM, Kern C, Cullen BF: Chronic cocaine administration reversibly increases isoflurane minimum alveolar concentration in sheep. *Anesthesiology* 1996;85(1):91-95.
30. Stoelting R, Creasser C, Martz R: Effect of cocaine administration on halothane MAC in dogs. *Anesth Analg* 1975;54:422-424.
31. Hurd YL, Svensson P, Ponte´n M: The role of dopamine, dynorphin, and CART systems in the ventral striatum and amygdala in cocaine abuse. *Ann N Y Acad Sci* 1999;877:499-506.
32. Tyndale RF, Sunahara R, Inaba T, Kalow W, Gonzalez FJ, Niznik HB: Neuronal cytochrome P450IID1 (debrisoquine/sparteinetype): Potent inhibition of activity by (-)-cocaine and nucleotide sequence identity to human hepatic P450 gene CYP2D6. *Mol Pharmacol* 1991;40(1):63-68.
33. Murphy JL: Hypertension and pulmonary edema associated with ketamine administration in a patient with a history of substance abuse. *Can J Anesth* 1993;40:160-164.
34. Hernandez M, Birnbach DJ, Van Zundert AJ: Anesthetic management of the illicit-substance-using patients. *Curr Opin Anesthesiol* 2005;18:315-324.
35. Jatlow P, Barash PG, Van Dyke C, et al: Cocaine and succinylcholine sensitivity: A new caution. *Anesth Analg* 1979;58:235-238.
36. Birnbach DJ: Anesthesia and maternal substance abuse. In *Obstetric anesthesia*, ed 2. Philadelphia, Lippincott Williams & Wilkins, 1999, pp 491-499.
37. Moliterno DJ, Willard JE, Lange RA, Negus BH, Boehrer JD, Glamann DB, et al: Coronary-artery vasoconstriction induced by cocaine, cigarette smoking, or both. *N Engl J Med* 1994;330(7):454-459.
38. Mittleman MA, Mintzer D, Maclure M, Tofler GH, Sherwood JB, Muller JE: Triggering of myocardial infarction by cocaine. *Circulation* 1999;99(21):2737-2741.
39. Hollander JE, Hoffman RS: Cocaine-induced myocardial infarction: An analysis and review of the literature. *J Emerg Med* 1992;10(2):169-177.
40. Qureshi AI, Suri MF, Guterman LR, Hopkins LN: Cocaine use and the likelihood of nonfatal myocardial infarction and stroke: Data from the Third National Health and Nutrition Examination Survey. *Circulation* 2001;103(4):502-506.
41. Bansal D, Eigenbrodt M, Gupta E, Mehta JL: Traditional risk factors and acute myocardial infarction in patients hospitalized with cocaine-associated chest pain. *Clin Cardiol* 2007;30(6):290-294.
42. Flores ED, Lange RA, Cigarroa RG, Hillis LD: Effect of cocaine on coronary artery dimensions in atherosclerotic coronary artery disease: Enhanced vasoconstriction at sites of significant stenoses. *J Am Coll Cardiol* 1990;16(1):74-79.
43. Laffey JG, Neligan P, Ormonde G: Prolonged perioperative myocardial ischemia in a young male: Due to topical intranasal cocaine? *J Clin Anesth* 1999;11:419-424.

44. Minor RL Jr, Scott BD, Brown DD, et al: Cocaine-induced myocardial infarction in patients with normal coronary arteries. *Ann Intern Med* 1991;115:797-806.
45. Chiu YC, Brecht K, DasGupta DS, et al: Myocardial infarction with topical cocaine anesthesia for nasal surgery. *Arch Otolaryngol Head Neck Surg* 1986;112:988-990.
46. Ashchi M, Wiedemann HP, James KB: Cardiac complication from use of cocaine and phenylephrine in nasal septoplasty. *Arch Otolaryngol Head Neck Surg* 1995;121:681-684.
47. Littlewood SC, Tabb HD: Myocardial ischemia with epinephrine and cocaine during septoplasty. *J La State Med Soc* 1987;139:15-18.
48. Young D, Glauber JJ: Electrocardiographic changes resulting from acute cocaine intoxication. *Am Heart J* 1946;34:272-279.
49. Makaryus JN, Makaryus AN, Johnson M: Acute myocardial infarction following the use of intranasal anesthetic cocaine. *South Med J* 2006;99(7):759-761.
50. Liu SS, Forrester RM, Murphy GS, Chen K, Glassenberg R: Anaesthetic management of a parturient with myocardial infarction related to cocaine use. *Can J Anaesth* 1992;39(8):858-861.
51. Livingston JC, Mabie BC, Ramanathan J: Crack cocaine, myocardial infarction, and troponin I levels at the time of cesarean delivery. *Anesth Analg* 2000;91(4):913-915.
52. Kuczkowski KM: Crack cocaine-induced long QT interval syndrome in a parturient with recreational cocaine use. *Ann Fr Anesth Reanim* 2005;24(6):697-698.
53. Vagts DA, Boklage C, Galli C: Intraoperative ventricular fibrillation in a patient with chronic cocaine abuse—a case report. *Anaesthesiol Reanim* 2004;29(1):19-24.
54. Kuczkowski KM: Crack cocaine as a cause of acute postoperative pulmonary edema in a pregnant drug addict. *Ann Fr Anesth Reanim* 2005;24(4):437-438.
55. Singh PP, Dimich I, Shamsi A: Intraoperative pulmonary oedema in a young cocaine smoker. *Can J Anaesth* 1994;41(10):961-964.
56. Bernards CM, Teijeiro A: Illicit cocaine ingestion during anesthesia. *Anesthesiology* 1996;84(1):218-220.
57. Boylan JF, Cheng DC, Sandler AN, Carmichael FJ, Koren G, Feindel C, Boylen P: Cocaine toxicity and isoflurane anesthesia: Hemodynamic, myocardial metabolic, and regional blood flow effects in swine. *J Cardiothorac Vasc Anesth* 1996;10(6):772-777.
58. Brogan WC, Lange RA, Glamann B, Hillis D: Recurrent coronary vasospasm caused by intranansal cocaine, possible role of metabolites. *Ann Intern Med* 1992;116:556-561.
59. Hawks RL, Kopin IJ, Colburn RW, Thoa NB: Norcocaine: A pharmacologically active metabolite of cocaine found in the brain. *Life and Science* 1974;15:2189-2195.
60. Misra AL, Nayak PK, Bloch R: Estimation and disposition of benzoylecogonine and pharmacological activity of some cocaine metabolites. *J Pharm Pharmacol* 1975;27:784-786.
61. Barash PG, Kopriva CJ, Langou R, VanDyke C, Jatlow P, Stahl A, Byck R: Is cocaine a sympathetic stimulant during general anesthesia? *JAMA* 1980;243(14):1437-1439.
62. Hill GE, Ogunnaike BO, Johnson ER: General anaesthesia for the cocaine abusing patient. Is it safe? *Br J Anaesth* 2006;97(5):654-657 (epub 2006, Aug 16).
63. Kain ZN, Mayes LC, Ferris CA, Pakes J, Schottenfeld R: Cocaineabusing parturients undergoing cesarean section. A cohort study. *Anesthesiology* 1996;85(5):1028-1035.
64. Kreek MJ: Cocaine, dopamine and the endogenous opioid system. *J Addict Dis* 1996;15(4):73-96.
65. Ross VH, Moore CH, Pan PH, et al: Reduced duration of intrathecal sufentanil analgesia in laboring cocaine users. *Anesth Analg* 2003;97:1504-1508.
66. Gershon RY, Fisher AJ, Graves WL: The cocaine-abusing parturient is not an increased risk for thrombocytopenia. *Anesth Analg* 1996;82:865-866.

9 Devem ser Mantidos Todos os Agentes Anti-hipertensivos antes da Cirurgia?

John G.T. Augoustides, MD, FASE

INTRODUÇÃO

A hipertensão afeta aproximadamente 50 milhões de indivíduos nos Estados Unidos e aproximadamente um bilhão de indivíduos no mundo inteiro.[1] Antecipa-se que esta prevalência irá crescer com o envelhecimento da população. A relação entre a pressão sanguínea elevada e o risco cardiovascular é contínuo e independe de fatores de risco adicionais. A mais recente classificação da pressão sanguínea no adulto no sétimo relato de uma comissão nacional dos Estados Unidos da América do Norte (*Joint National Commitee*) reconhece esta importante relação, introduzindo a classificação de pré-hipertensão para sinalizar uma coorte de paciente com risco cardiovascular aumentado, que poderia se beneficiar com uma intervenção precoce.[1] Esta abordagem atualizada também classifica a hipertensão em estágio 1 ou estágio 2, dependendo das elevações pressóricas sistólica ou diastólica (Tab. 9-1). Além disso, existem múltiplos medicamentos orais que podem ser usados isoladamente ou em combinação no controle farmacológico da hipertensão (Tabs. 9-2 e 9-3). A evidência acumulada dos múltiplos ensaios clínicos demonstra que o sucesso no tratamento ambulatorial reduz os níveis de morbidade e mortalidade cardiovasculares. De todas estas considerações, segue-se que pacientes hipertensos controlados em vários regimes de medicações irão comumente ser submetidos a procedimentos cirúrgicos e, portanto, compõem uma parte comum e importante da prática anestésica diária.

OPÇÕES

Pacientes hipertensos submetidos a procedimentos cirúrgicos podem ou não necessitar de ajuste do regime anti-hipertensivo para otimizar seu tratamento perioperatório. A decisão de continuar ou suspender a medicação anti-hipertensiva antes da cirurgia depende da análise risco/benefício (Tab. 9-4). Os possíveis riscos perioperatórios, associados com a manutenção ou suspensão da terapia anti-hipertensiva, podem ser assinalados como se segue:

1. O risco do controle inadequado da hipertensão, com possível risco cardiovascular perioperatório aumentado, se um agente em particular é suspenso antes da cirurgia
2. O risco de uma síndrome de abstinência clinicamente importante ou risco cardiovascular perioperatório aumentado, se um determinado medicamento é descontinuado previamente.
3. O risco de um evento adverso cardiovascular perioperatório aumentado, como a hipotensão, se um agente em particular é mantido até a cirurgia.

EVIDÊNCIA

Qual é o Risco Perioperatório da Hipertensão?

Na ausência de doença cardiovascular concomitante ou lesão em órgão-alvo hipertensiva (p. ex., hipertrofia ventricular esquerda, disfunção renal), hipertensão estágio 1 (pressão sanguínea sistólica menor do que 160 mm Hg ou pressão sanguínea diastólica menor que 100 mm Hg), o risco perioperatório não aumenta na cirurgia não cardíaca. Em um estudo com 4.315 adultos acima de 50 anos de idade submetidos à cirurgia não cardíaca de grande porte eletiva, a hipertensão não foi um preditor de complicações cardíacas pós-operatórias.[2] Uma metánalise de mais de 30 estudos observacionais não encontrou uma associação significativa entre hipertensão e complicações perioperatórias.[3]

Contudo, o risco perioperatório associado à hipertensão parece ser importante na cirurgia cardíaca, em procedimentos na carótida e na ressecção de feocromocitoma. Em 2.417 pacientes submetidos à revascularização do miocárdio com *bypass* cardiopulmonar, hipertensão sistólica pré-operatória basal (definida como uma pressão sanguínea sistólica maior do que 140 mm Hg) estava associada com um aumento altamente significativo de 40% nos desfechos perioperatórios adversos, incluindo mortalidade, acidente vascular cerebral, disfunção ventricular esquerda e falência renal.[4] Em uma revisão de 80 adultos submetidos à revascularização do miocárdio sem circulação extracorpórea, a hipertensão, independentemente, foi preditora de mortalidade hospitalar ($p = 0,0185$) e readmissão hospitalar ($p = 0,045$).[5] Em relação aos procedimentos carotídeos, a hipertensão perioperatória foi um fator de risco significativo para o déficit neurológico não somente na endarterectomia carotídea, mas também na colocação de *stent* carotídeo.[6-8] Além disso, em endarterectomia carotídea, a hipertensão foi um preditor de isquemia miocárdica perioperatória ($p < 0,05$).[9] Em relação ao feocromocitoma, a redução progressiva dos índices de mortalidade perioperatórios de 3,9% para 0% tem sido atribuída ao controle contemporâneo perioperatório da hipertensão.[10-12]

50 Seção II PREPARAÇÃO PRÉ-OPERATÓRIA

Tabela 9-1 Classificação e Tratamento Sugerido da Pressão Sanguínea em Adultos

Classificação da Pressão Sanguínea	Pressão Arterial Sistólica		Pressão Arterial Diastólica (mm Hg)	Mudança do Estilo de Vida	Terapia Medicamentosa
Normal	< 120 mm Hg	e	< 80 mm Hg	Encorajar	Nenhuma
Pré-hipertensão	120-139 mm Hg	ou	80-89 mm Hg	Sim	Nenhuma
Hipertensão Estágio 1	140-159 mm Hg	ou	90-99 mm Hg	Sim	Sim
Hipertensão Estágio 2	> 160 mm Hg	ou	> 100 mm Hg	Sim	Sim

Adaptado de Choabanian AV, Bakris GL, Black HR, *et al. The seventh report of Joint National Committee on prevention, detection, evaluation and treatment of high blood pressure.* JAMA 2003;289:2560-2572.

A presença de hipertrofia ventricular esquerda (HVE) adiciona um risco cardiovascular perioperatório significativo em cirurgia não cardíaca. Na ausência de obstrução da via de saída da aorta ou cardiomiopatia hipertrófica, a HVE é tipicamente o resultado de hipertensão sistêmica. Em um estudo prospectivo observacional de 405 pacientes submetidos à cirurgia vascular de grande porte, a HVE no eletrocardiograma pré-operatório prediz significativamente infarto do miocárdio e/ou óbito cardíaco (*odds ratio* [OR] 4.2; $p = 0,001$).[13] Em um estudo de 474 homens com doença arterial coronariana (DAC)

Tabela 9-3 Classes de Associação de Fármacos para Hipertensão

- Inibidores da enzima conversora da angiotensina e bloqueadores dos canais de cálcio
- Inibidores da enzima conversora da angiotensina e diuréticos
- Bloqueadores do receptor AT1 da angiotensina II e diuréticos
- Betabloqueadores e diuréticos
- Anti-hipertensivos de ação central e diuréticos
- Diurético e diurético

Tabela 9-2 Anti-hipertensivos Orais

Classes de Anti-hipertensivos	Exemplos Clínicos
Diuréticos tiazídicos	Clorotiazida; indapamida; metolazona
Diuréticos de alça	Bumetanida; furosemida
Diuréticos poupadores de potássio	Amilorida; trianterene
Bloqueadores dos receptores de aldosterona	Espironolactona; eplerenona
Betabloqueadores	Atenolol; bisoprolol; metoprolol; nadolol propranolol; timolol
Betabloqueadores com atividade simpaticomimética intrínseca	Acebutolol; penbutolol; pindolol
Bloqueadores beta e alfa combinados	Carvedilol; labetalol
Inibidores da enzima conversora da angiotensina (IECA)	Benzapril; captopril; enalapril; fosinopril; quinapril; ramipril; trandolapril
Bloqueadores do receptor da angiotensina II	Candesartan; eprosartan; irbesartan; losartan; valsartan
Bloqueadores dos canais de cálcio (não dihidropiridinas)	Diltiazem; verapamil
Bloqueadores dos canais de cálcio (dihidropiridinas)	Amlodipina; felodipina; nicardipina, nifedipina; nisoldipina
Alfabloqueadores	Fenoxibenzamina; doxazosina; prazosina; teratozina
Agentes de ação central	Alfametildopa; clonidina; reserpina
Vasodilatadores diretos	Hidralazina; minoxidil

Adaptado de Choabanian AV, Bakris GL, Black HR, *et al. The seventh report of Joint National Committee on prevention, detection, evaluation and treatment of high blood pressure.* JAMA 2003;289:2560-2572.

Tabela 9-4 Considerações para Decidir a Continuação ou Suspensão dos Medicamentos Anti-hipertensivos antes da Cirurgia

- A suspensão do agente anti-hipertensivo está associada a uma síndrome de abstinência clinicamente significativa?
- A suspensão do agente anti-hipertensivo está associada a uma melhora hemodinâmica perioperatória?
- A suspensão do agente anti-hipertensivo está associada a um risco cardiovascular perioperatório aumentado?

submetidos à cirurgia vascular de grande porte, a HVE foi preditora significativa de isquemia miocárdica perioperatória.[14]

Na presença de hipertensão basal grave (pressão sanguínea sistólica maior do que 180 mm Hg ou pressão sanguínea diastólica maior do que 110 mm Hg), a relação com o risco cardiovascular perioperatório é menos clara. Uma recente metanálise demonstrou que estes pacientes podem estar sob um risco maior, mas não existe evidência de que o adiamento da cirurgia reduza este risco.[3] Apesar da ausência de evidência, opiniões de especialistas recomendam que, quando possível, a cirurgia deve ser adiada para controle médico da hipertensão basal severa.[1,15,16]

Além disso, a "hipertensão do jaleco branco" (elevação aguda da pressão sanguínea no dia da cirurgia devido à ansiedade) também não confere risco cardiovascular perioperatório adicional. Esta entidade foi assunto de um ensaio randomizado e controlado de 989 pacientes cirúrgicos com hipertensão basal bem controlada e pressão sanguínea diastólica maior do que 110 mm Hg no dia da cirurgia, apesar do efeito ansiolítico do midazolam.[17] Os pacientes do estudo foram então randomizados e designados para cirurgia após nifedipina intranasal ou para adiamento da cirurgia com posterior controle da hipertensão. Não foi detectada diferença entre os grupos. Contudo, um importante qualificador deste estudo foi o fato de que todos os pacientes não tinham previamente infarto do miocárdio, angina *pectoris* instável, falência renal, hipertensão gestacional, HVE, revascularização miocárdica anterior, estenose aórtica, arritmias pré-operatórias, defeitos de condução ou acidente vascular cerebral.

Em resumo, o risco cardiovascular perioperatório devido à hipertensão basal isoladamente é significativo no cenário de hipertrofia ventricular esquerda, procedimentos na carótida, cirurgia cardíaca, ressecção de feocromocitoma e, talvez, quando persistentemente grave. Por consequência, para pacientes cirúrgicos sem estes qualificadores, existe um risco cardiovascular mínimo de piora da hipertensão ao suspendermos os medicamentos anti-hipertensivos antes da cirurgia. Desta forma, para a maioria dos pacientes hipertensos, decisões perioperatórias sobre seus regimes anti-hipertensivos não estão baseadas no risco intrínseco da hipertensão, mas nas considerações a seguir.

Quais Agentes Reduzem o Risco Caso Forem Mantidos?

Betabloqueadores

Betabloqueio perioperatório tem sido extensivamente revisto em recente diretriz focada do *American Council of Cardiology (ACC) e da American Heart Association (AHA)*.[18] Esta diretriz recomenda que pacientes hipertensos fazendo uso de betabloqueadores devem continuar a receber o betabloqueio perioperatoriamente (Recomendação classe I, que deve ser seguida devido ao benefício ser maior do que o risco). A evidência para esta recomendação estava classificada como nível C, já que é limitada à opinião de especialistas e relatos de caso, principalmente sobre a retirada do betabloqueador.

A síndrome de abstinência do betabloqueador foi primeiramente reconhecida com o propranolol, o primeiro betabloqueador amplamente disponível introduzido na prática clínica nos anos 70. Numa série de casos, a suspensão perioperatória do propranolol estava associada uma isquemia miocárdica significativa.[19] Um recente estudo observacional de coorte prospectivo de 2.588 pacientes adultos ambulatoriais encontrou que o risco de infarto do miocárdio era significativamente aumentado pela suspensão do betabloqueador cardiosseletivo.[20] Porque já é claro que a suspensão perioperatória do betabloqueador é perigosa, esta questão é improvável de ser estudada futuramente em um ensaio prospectivo.

O betabloqueio perioperatório em uma determinada população de risco está associado a uma significante redução do risco cardiovascular. O papel do betabloqueio na proteção cardiovascular perioperatória em pacientes com e sem hipertensão está incluída na recente diretriz AHA/ACC.[18,21]

Dado seus riscos cardiovasculares de suspensão e seus benefícios cardiovasculares perioperatórios, existindo um betabloqueio em paciente hipertenso cirúrgico, este deve ser mantido até o dia da cirurgia e por todo o período perioperatório. Esta recomendação atual do *American College of Physicians (ACP)* está delineada nas suas informações para os médicos e recursos da educação (www.acponline.org, acessado em 24 de fevereiro de 2008).

Agonistas Alfa-2 (Clonidina)

A clonidina é um agonista alfa de ação central. Está disponível nas formulações oral, transdérmica e parenteral. É um agonista alfa com uma proporção de seletividade alfa-2 para alfa-1 de 39:1. Evidência recente de alta qualidade tem demonstrado seus benefícios cardiovasculares no perioperatório. Numa recente meta-análise de 23 ensaios (N total = 3.395), os agonistas alfa-2 no perioperatório reduziram a taxa de mortalidade (risco relativo 0.76, 95% IC 0,63 a 0,91) e de isquemia miocárdica (risco relativo 0,66, 95% CI 0,46 a 0,94).[22] Um recente ensaio randomizado (N = 190) mostrou que a clonidina no perioperatório reduziu a isquemia miocárdica (de 31% para 14%; p = 0,01) e a taxa de mortalidade em longo prazo (risco relativo 0,43, 95% CI 0,21 para 0,89).[23] A recente diretriz AHA/ACC de cuidado perioperatório tem recomendado os agonistas alfa-2 para controle da hipertensão em pacientes cirúrgicos com provável ou estabelecida doença arterial coronariana (Recomendação classe IIb, que ser seguida devido ao benefício ser superior ao risco; nível de evidência B, que é a de ensaios com populações limitadas).[21] O benefício cardiovascular no perioperatório dos agonistas alfa-2 é revisto de modo mais abrangente no Capítulo 35 deste livro.

A descontinuação perioperatória de agonistas alfa-2, como a clonidina, é, contudo, perigosa em pacientes hipertensos expostos cronicamente a esta classe de fármaco. A abstinência no perioperatório da clonidina está associada com delírios graves, hipertensão e isquemia miocárdica.[24,25] Em uma revisão clínica, a opinião de especialistas tem recomendado uma supervisão cuidadosa da terapia com clonidina no perioperatório para evitar os efeitos deletérios de sua suspensão.[26] Em função dos riscos de abstinência e os potenciais benefícios cardiovasculares, existindo uma terapia com agonistas alfa-2, como a clonidina, em pacientes hipertensos cirúrgicos, esta deve ser mantida até o dia da cirurgia e por todo período perioperatório. Esta recomendação atual do *American College of Physicians (ACP)*, está contida nas suas informações para os médicos e recursos da educação (www.acponline.org, acessado em 24 de fevereiro de 2008).

Bloqueadores dos Canais de Cálcio

Os bloqueadores dos canais de cálcio, incluindo as di-hidropiridinas, são amplamente usadas no manejo farmacológico da hipertensão.[1,27,28] Não existem descrições de síndromes de retirada relacionadas com a suspensão no perioperatório dos bloqueadores dos canais de cálcio. Além disso, uma recente metanálise (11 estudos: N total = 1.007) tem demonstrado que o bloqueio dos canais de cálcio no perioperatório, especialmente o diltiazem, reduz significativamente a isquemia miocárdica (risco relativo 0,49; 95% CI 0,30 a 0,80), a taquicardia supraventricular (risco relativo 0,52; 95% CI 0,37 a 0,72) e também as taxas de mortalidade e morbidade maiores (risco relativo 0,35; 95% CI 0,15 a 0,86).[28] Dessa forma, existindo benefício nítido no resultado perioperatório, o bloqueio dos canais de cálcio deve ser mantido até o dia da cirurgia e por todo período perioperatório. Esta recomendação atual do *American College of Physicians (ACP)* está contemplada nas suas informações para os médicos e recursos da educação (www.acponline.org, acessado em 24 de fevereiro de 2008).

Alfabloqueadores

Bloqueadores alfa são o principal suporte no preparo pré-operatório dos pacientes com feocromocitoma e acredita-se na melhora da sobrevida no perioperatório da ressecção deste tumor.[10-12,29] O bloqueio alfa pré-operatório, incluindo a fenoxibenzamina, de longa duração, é titulado para controlar a hipertensão por bloqueio das catecolaminas periféricas. Frequentemente, o betabloqueio é adicionado em seguida para controlar taquicardia e arritmia neste contexto de tumor secretor de adrenalina. É recomendado continuar o regime anti-hipertensivo até o dia da cirurgia, e incluindo o dia da ressecção cirúrgica, para minimizar os eventos adversos relacionados às catecolaminas pré-operatórias. Esta recomendação atual do *American College of Physicians (ACP)* está contida nas suas informações para os médicos e recursos da educação (www.acponline.org, acessado em 24 de fevereiro de 2008).

Em relação ao regime anti-hipertensivo, bloqueio alfa e/ou bloqueio beta irão persistir após a ressecção do tumor, dependendo da meia-vida dos agentes escolhidos. Consequentemente, hipotensão intraoperatória grave pode ocorrer após a retirada do tumor e é devida à redução significativa da secreção de catecolamina, bem como aos bloqueios alfa e beta residuais. Esta grave hipotensão pode requerer agressiva ressuscitação de volume e suporte da resistência vascular sistêmica com a administração de vasopressina.[30] Devido ao fato de esta hipotensão intraoperatória ser facilmente tratada, não é recomendável a suspensão do bloqueio alfa pré-operatório na manhã da cirurgia para ressecção do feocromocitoma. O benefício perioperatório nítido resultante é a razão para a ACP aconselhar o bloqueio agressivo de catecolamina até a manhã da cirurgia.

Quais Agentes Podem Aumentar o Risco Caso Fossem Mantidos no Perioperatório?

Inibidores do Sistema Angiotensina

O bloqueio farmacológico do sistema angiotensina pode estar associado com uma hipotensão intraoperatória significativa devido aos inibidores da enzima conversora da angiotensina (ECA) ou bloqueadores dos receptores da angiotensina. Este risco hipotensivo pode ser significativamente reduzido pela suspensão pré-operatória destes agentes. Em um ensaio randomizado em 51 pacientes cirúrgicos vasculares, a suspensão dos inibidores da ECA 12 a 24 horas antes da indução anestésica protegeu significativamente contra a hipotensão (*p* < 0,05).[31] Em um ensaio clínico caso-controle prospectivo de 72 pacientes cirúrgicos vasculares, o bloqueio do receptor da angiotensina aumentou significativamente a hipotensão (*p* < 0,05) e a necessidade de vasopressores (*p* < 0,001).[32] Um estudo retrospectivo de 267 pacientes hipertensos nos dois tipos de inibição da angiotensina demonstrou que a suspensão do bloqueio da angiotensina pelo menos 10 horas antes da cirurgia associava-se a uma redução do risco da hipotensão intraoperatória.[33] Além disso, ensaios randomizados recentes têm demonstrado que a hipotensão intraoperatória devido à inibição da angiotensina pode ser tratada efetivamente com efedrina, norepinefrina e/ou análogos da vasopressina, como a terlipressina.[34,35] Assim, com base nesta evidência acumulada,

a recomendação da ACP é que o bloqueio da angiotensina em pacientes hipertensos cirúrgicos deva ser suspenso na manhã da cirurgia – conforme está assinalado nas suas informações para os médicos e recursos da educação (www.acponline.org, acessado em 24 de fevereiro de 2008).

Diuréticos

A hipocalemia é comum em pacientes hipertensos na terapia crônica com diuréticos. Em um ensaio randomizado de 233 pacientes hipertensos adultos cronicamente tratados com diuréticos, a prevalência de hipocalemia (definida como potássio menor que 3,5 mEq/L) foi de 25%.[36] Hipocalemia perioperatória, especialmente em cirurgia cardíaca, está associada a um risco aumentado de arritmia. Em um ensaio multicêntrico prospectivo de 2.402 pacientes cirúrgicos cardíacos, o potássio menor que 3,5 mEq/L significativamente prediz uma arritmia séria (risco relativo 2,; 95% CI 1,2 a 4,0), arritmia intraoperatória (risco relativo 2,0; 95% CI 1,0 para 3,6) e flutter atrial/fibrilação no pós-operatórios (risco relativo 1,7; 95% CI 1,0 para 2,7).[37] Desta forma, considerando que a terapia diurética crônica perioperatória agrava a hipocalemia e o risco de arritmia, é sensato suspender esta medicação perioperatoriamente, incluindo o dia da cirurgia. Esta é uma recomendação atual do ACP, que consta de suas informações para os médicos e recursos da educação (www.acponline.org, acessado em 24 de fevereiro de 2008).

ÁREAS DE INCERTEZA

A primeira área de incerteza é se a hipotensão intraoperatória associada ao bloqueio l crônico da angiotensina, em nível ambulatorial, pode melhorar com a modificação da técnica de indução. Em ensaios prospectivos referenciados, a técnica de indução anestésica (propofol e narcótico) foi altamente vagotônica, confundindo a hipotensão observada com efeitos hipotensivos devido à bradicardia.[31,32,38] Talvez a vagolise, com a pré-indução por glicopirrolato, possa melhorar a hipotensão associada com a indução com propofol no contexto de bloqueio da angiotensina.[38,39] Um recente ensaio documentou uma redução significativa da hipotensão associada com a indução com etomidato neste contexto.[40] Além disso, permanecem indeterminadas quais variações no genótipo da angiotensina afetam a resposta hipotensiva perioperatória associada ao bloqueio da angiotensina.[41]

A segunda área de incerteza é sobre os efeitos perioperatórios dos seguintes anti-hipertensivos: vasodilatadores de ação direta, como a hidralazina, e vasodilatadores de ação central, como a reserpina e metildopa.[42] Estes fármacos anti-hipertensivos são menos usados e, consequentemente, existe uma escassez de evidências publicadas sobre suas aplicações perioperatórias. Não existem indicações claras para parar ou continuar com estes agentes na manhã da cirurgia. Na opinião do autor, é razoável interromper ou manter a adoção destes agentes antes da cirurgia, conforme as circunstâncias clínicas.

Em conclusão, evidência recente sugere que elevações na pressão de pulso, mais do que hipertensão sistólica e/ou diastólica, possa melhor predizer risco perioperatório como injúria

Tabela 9-5 — Tratamento Recomendado no Pré-operatório dos Medicamentos Anti-hipertensivos

Classes de anti-hipertensivos	Recomendado para a manhã da cirurgia	Sequelas com a suspensão da terapia perioperatória	Sequelas com a manutenção da terapia perioperatória
Betabloqueadores	Continuar	Síndrome de abstinência	Redução do risco cardiovascular
Clonidina	Continuar	Síndrome de abstinência	Redução do risco cardiovascular
Bloqueadores dos canais de cálcio	Continuar	Nenhuma descrita	Redução do risco cardiovascular
Alfabloqueadores em associação com feocromocitoma	Continuar	Hipertensão sistêmica grave pré-operatória e perioperatória	Hipotensão sistêmica, especialmente após ressecção do tumor
Bloqueadores da angiotensina (IECA ou BRA)	Descontinuar	Redução significativa do risco de hipotensão intraoperatória	Risco significativo de hipotensão intraoperatória
Diuréticos	Descontinuar	Nenhuma descrita	Possível agravamento da hipocalemia com resultado adverso

IECA, inibidores da enzima conversora da angiotensina; *BRA*, bloqueadores do receptor da angiotensina.

renal.[43] Futuros estudos perioperatórios são necessários para delinear o risco total associado com hipertensão de pressão de pulso e intervenções ótimas para melhorar este resultado adverso.

DIRETRIZES

A diretriz atual para o manejo da terapia anti-hipertensiva no perioperatório está disponível no *American College of Physicians*, entre as suas informações para os médicos e recursos da educação (www.acponline.org, acessado em 24 de fevereiro de 2008). Além disso, a diretriz da AHA/ACC referenciada neste capítulo complementa o enfoque traçado pela Diretriz da ACP.[18,21] Por último, a diretriz global para o tratamento da hipertensão (seja ambulatorial ou na internação) está especificada no último *Joint National Committee on Prevention, Detection, Evaluation and Treatment of High Blood Pressure*.[1]

RECOMENDAÇÕES DO AUTOR

As recomendações finais estão resumidas por classe de agentes na Tabela 9-5. Este capítulo está de inteiro acordo com todas as diretrizes atuais, incluindo aquelas da ACP e AHA/ACC. O manejo perioperatório dos anti-hipertensivos ambulatoriais deve levar em conta agentes anti-hipertensivos em particular, o perfil geral do risco/benefício e as diretrizes atuais, para então ajustar o plano anestésico.

REFERÊNCIAS

1. Chobanian AV, Bakris GL, Black HR, et al: The seventh report of the Joint National Committee on prevention, detection, evaluation and treatment of high blood pressure. *JAMA* 2003;289:2560-2572.
2. Lee TH, Marcantonio ER, Mangione CM, Thomas EJ, Polanczyk CA, Cook EF, et al: Derivation and prospective validation of a simple index for prediction of cardiac risk of major noncardiac surgery. *Circulation* 1999;1043-1049.
3. Howell SJ, Sear JW, Foex P: Hypertension, hypertensive heart disease and perioperative risk. *Br J Anaesth* 2004;92:570-583.
4. Aronson S, Boisvert D, Lapp W: Isolated systolic hypertension is associated with adverse outcomes from coronary artery bypass grafting surgery. *Anesth Analg* 2002;94:1079-1084.
5. Celkan MA, Uslunsoy H, Daglar B, Kazaz H, Kocoglu H: Readmission and mortality in patients undergoing off-pump coronary artery bypass surgery with fast-track recovery protocol. *Heart Vessels* 2005;20:251-255.
6. Asiddao CB, Donegan JH, Whitesell RC, Kalbfleisch JH: Factors associated with perioperative complications during carotid endarterectomy. *Anesth Analg* 1982;61:631-637.
7. Hans SS, Glover JL: The relationship of cardiac and neurological complications of blood pressure changes following carotid endarterectomy. *Am Surg* 1995;61:356-359.
8. Abou-Chebl A, Yadav JS, Reginelli JP, Bajzer C, Bhatt D, Krieger DW: Intracranial hemorrhage and hyperperfusion syndrome following carotid artery stenting: Risk factors, prevention and treatment. *J Am Coll Cardiol* 2004;43:1596-1601.
9. Kawahito S, Kitahata H, Tanaka K, Nozaki J, Oshita S: Risk factors for perioperative myocardial ischemia in carotid artery endarterectomy. *J Cardiothorac Vasc Anesth* 2004;18:288-292.
10. Desmonts JM, le Houelleur J, Remond P, Duvaldestin P: Anaesthetic management of patients with phaeochromocytoma. A review of 102 cases. *Br J Anaesth* 1977;49:991-998.
11. Kinney MA, Warner ME, van Heerden JA, Horlocker TT, Young WF Jr, Schroeder DR, et al: Perianesthetic risks and outcomes of pheochromocytoma and paraganglioma resection. *Anesth Analg* 2000;1118-1123.
12. Gifford RW Jr, Manger WM, Bravo EL: Pheochromocytoma. *Endocrinol Metab Clin North Am* 1994;23:387-404.
13. Landesberg G, Einav S, Christopherson R, Beattie C, Berlatzky Y, Rosenfeld B, et al: Perioperative ischemia and cardiac complications in major vascular surgery: Importance of the preoperative twelve-lead electrocardiogram. *J Vasc Surg* 1997;26:570-578.
14. Hollenberg M, Mangano DT, Browner WS, London MJ, Tubau JF, Tateo IM: Predictors of postoperative myocardial ischemia in patients undergoing noncardiac surgery. The Study of Perioperative Ischemia Research Group. *JAMA* 1992;268:205-209.
15. Casadei B, Abuzeid H: Is there a strong rationale for deferring elective surgery in patients with poorly controlled hypertension? *J Hypertens* 2005;23:19-22.
16. Fleisher LA: Preoperative evaluation of the patient with hypertension. *JAMA* 2002;287:2043-2046.
17. Weksler N, Klein M, Szendro G, Rozentsveig V, Schily M, Brill S, et al: The dilemma of immediate preoperative hypertension: To treat and operate or to postpone surgery? *J Clin Anesth* 2003;15:179-183.
18. Fleisher LA, Beckman JA, Brown KA, Calkins H, Chaikof E, Fleischmann KE, et al: ACC/AHA 2006 guideline update on perioperative cardiovascular evaluation for noncardiac surgery: Focused update on perioperative beta-blocker therapy. A report of the American College of Cardiology/American Heart Association task force on practice guidelines (writing committee to update the 2002 guidelines on perioperative cardiovascular evaluation for noncardiac surgery). *Anesth Analg* 2007;104:15-26.

19. Goldman L: Noncardiac surgery in patients receiving propranolol. Case reports and recommended approach. *Arch Intern Med* 1981;141:193-196.

20. Teichert M, Smet PA, Hofman A, Witteman JC, Stricker BH: Discontinuation of beta-blockers and the risk of myocardial infarction in the elderly. *Drug Saf* 2007;30:541-549.

21. Fleisher LA, Beckman JA, Brown KA, Calkins H, Chaikof E, et al: ACC/AHA 2007 guidelines on perioperative cardiovascular evaluation and care for noncardiac surgery. Executive summary: A report of the American College of Cardiology/American Heart Association task force on practice guidelines (writing committee to revise the 2002 guidelines on perioperative cardiovascular evaluation for noncardiac surgery): Developed in collaboration with the American Society of Echocardiography, American Society of Nuclear Cardiology, Heart Rhythm Society, Society of Cardiovascular Anesthesiologists, Society for Cardiovascular Angiography and Interventions, Society for Vascular Medicine and Biology, and Society for Vascular Surgery. *Circulation* 2007;16:1971-1996.

22. Wijeysundera DN, Naik JS, Beattie WS: Alpha-2 adrenergic agonists to prevent perioperative cardiovascular complications. *Am J Med* 2003;114:742-752.

23. Wallace AW, Galindez D, Salahieh A, Layug EL, Lazo EA, Haratonik KA, et al: Effect of clonidine on cardiovascular morbidity and mortality after noncardiac surgery. *Anesthesiology* 2004;101:284-293.

24. Brenner WI, Lieberman AN: Acute clonidine withdrawal syndrome following open heart operation. *Ann Thorac Surg* 1977;24:80-82.

25. Simic J, Kishineff S, Goldberg R, Gifford W: Acute myocardial infarction as a complication of clonidine withdrawal. *J Emerg Med* 2003;25:399-402.

26. Feinberg LE: Perioperative care of patients with cardiac disease. *Postgrad Med* 1980;67:227-235.

27. Poelaert J, Roosens C: Perioperative use of dihydropyridine calcium channel blockers. *Acta Anaesthesiol Scand* 2000;44:528-535.

28. Wijeysundera DN, Beattie WS: Calcium channel blockers for reducing cardiac morbidity after noncardiac surgery: A metaanalysis. *Anesth Analg* 2003;97:834-841.

29. Pacak K: Preoperative management of the pheochromocytoma patient. *J Clin Endocrinol Metab* 2007;92:4069-4079.

30. Augoustides JG, Abrams M, Berkowitz D, Fraker D: Vasopressin for hemodynamic rescue in catecholamine-resistant vasoplegic shock after resection of massive pheochromoctyoma. *Anesthesiology* 2004;101:1022-1024.

31. Coriat P, Richer C, Douraki T, Gomez C, Hendricks K, Giudicelli JF, et al: Influence of chronic angiotensin-converting enzyme inhibition on anesthetic induction. *Anesthesiology* 1994;81:299-307.

32. Brabant SM, Bertrand M, Eyraud D, Darmon PL, Coriat P: The hemodynamic effects of anesthetic induction in vascular surgical patients chronically treated with angiotensin II receptor antagonists. *Anesth Analg* 1999;89:1388-1392.

33. Comfere T, Sprung J, Kumar MM, Draper M, Wilson DP, Williams BA, et al: Angiotensin system inhibitors in a general surgical population. *Anesth Analg* 2005;100:636-644.

34. Meersschaert K, Brun L, Gourdin M, Mouren S, Bertrand M, Riou B, et al: Terlipressin-ephedrine versus ephedrine to treat hypotension at the induction of anesthesia in patients chronically treated with angiotensin converting-enzyme inhibitors: A prospective randomized, double-blinded, crossover study. *Anesth Analg* 2002;94:835-840.

35. Boccara G, Ouattara A, Godet G, Dufresne E, Bertrand M, Riou B, et al: Terlipressin versus norepinephrine to correct arterial hypotension after general anesthesia in patients chronically treated with renin-angiotensin system inhibitors. *Anesth Analg* 2003;98:1338-1344.

36. Siegel D, Hulley SB, Black DM, Cheitlin MD, Sebastian A, Seeley DG, et al: Diuretics, serum and intracellular electrolyte levels, and ventricular arrhythmias in hypertensive men. *JAMA* 1992;267:1083-1089.

37. Wahr JA, Parks R, Boisvert D, Comunale M, Fabian J, Ramsay J, et al: Preoperative serum potassium levels and perioperative outcomes in cardiac surgery patients. Multicenter Study of Perioperative Ischemia Research Group. *JAMA* 1999;281:2203-2210.

38. Prys-Roberts C: Withdrawal of antihypertensive therapy. *Anesth Analg* 2001;93:767-768.

39. Skues M, Richards MJ, Jarvis AP, Prys-Roberts C: Preinduction atropine or glycopyrrolate hemodynamic changes associated with induction and maintenance of anesthesia with propofol and alfentanil. *Anesth Analg* 1989;69:386-390.

40. Malinowska-Zaprzalka M, Wojewodzka M, Dryi D, Brabowska SZ, Chabielska E: Hemodynamic effect of propofol in enalipriltreated hypertensive patients during induction of general anesthesia. *Pharmacol Rep* 2005;57:675-678.

41. Woodiwiss AJ, Nkeh B, Samani NJ, Badenhorst D, Maseko M, Tiago AD, et al: Functional variants of the angiotensinogen gene determine antihypertensive responses to angiotensin-converting enzyme inhibitors in subjects of African origin. *J Hypertens* 24:1057-1064, 2006.

42. Sica DA: Centrally acting antihypertensive agents: An update. *J Clin Hypertens (Greenwich)* 2007;9:399-405.

43. Aronson S, Fontes ML, Miao Y, Mangano DT, for the Investigators of the Multicenter Study of Perioperative Ischemia Research Group and the Ischemia Research and Education Foundation: Risk index for perioperative renal dysfunction/failure: Critical dependence on pulse pressure hypertension. *Circulation* 2007;115:733-742.

10 Há um Momento Ideal de se Parar de Fumar?

James Y. Findlay, MBChB, FRCA

INTRODUÇÃO

O tabagismo é a principal causa isolada evitável de morte nos Estados Unidos. Os efeitos em longo prazo do fumo como causas de doença cardíaca, vascular, pulmonar e uma variedade de câncer[1-4] têm sido reconhecidos há muitos anos. Os benefícios da suspensão do tabagismo na redução dos futuros riscos de tais doenças, comparados aos que continuam com o vício, também estão bem documentados.[5] Apesar do conhecimento constante e da ampla disseminação, aproximadamente 25% da população adulta continua a fumar.[6] Desse modo, o anestesiologista é confrontado com a prestação de aconselhamento e cuidados pré-operatórios para muitos fumantes. As questões que, então, surgem são se o fumante está em risco aumentado para complicações perioperatórias e se a interrupção em um curto período antes da cirurgia influencia esses riscos.

Existem efeitos em curto prazo da inalação da fumaça do cigarro que podem causar complicações intraoperatórias. A nicotina causa aumentos relacionados com a dose na frequência cardíaca e em ambas as pressões, sistólica e diastólica,[7] devido à vasoconstricção periférica e ao aumento da resistência da artéria coronária nos vasos já comprometidos.[8] O monóxido de carbono (CO) inalado do cigarro combina com a hemoglobina para formar a carboxi-hemoglobina (COHb), e os níveis de COHb registrados no sangue dos fumantes são de 5% até um máximo de 20%, dependendo do hábito de fumar.[9] Os fumantes sob anestesia demonstram ter uma concentração de CO mais alta que os não fumantes.[10] A alta afinidade do CO com a hemoglobina interfere na capacidade da Hb de transportar o oxigênio, bem como move a curva de dissociação do oxigênio para a esquerda,[11] assim diminuindo o conteúdo total do oxigênio e sua disponibilidade para os tecidos.

Os efeitos em longo prazo do cigarro nos sistemas cardiovasculares e respiratórios podem também precipitar problemas pré-operatórios. O tabagismo é uma das principais causas da doença aterosclerótica e o maior fator de risco para a doença arterial coronariana.[12] Ele é também a principal causa de doença pulmonar obstrutiva crônica.[13] Além disso, de relevância específica para a anestesia, os fumantes têm uma sensibilidade significativamente maior nas vias aéreas superiores que os não fumantes.[14]

EVIDÊNCIA

Relação entre Tabagismo e Complicações Perioperatórias

Esta seção proporcionará uma visão da literatura relacionando o tabagismo com as complicações perioperatórias. Esses estudos são quase exclusivamente observacionais. A literatura pertinente à interrupção do tabagismo no período perioperatório está disponível na seção subsequente. O tabagismo é um importante coadjuvante na morbidade perioperatória: Moller e colaboradores[15] revisaram as complicações pós-operatórias e as histórias dos pacientes fumantes submetidos a artroplastia e concluíram que esses tinham significativamente mais complicações cardiopulmonares e relacionadas a feridas, bem como mais admissões na unidade de terapia intensiva (UTI) que os não fumantes. Após uma análise multivariada, o tabagismo foi o único fator de risco mais importante.

Complicações Pulmonares

Um aumento da incidência de complicações pulmonares pós-operatórias em fumantes tem sido reconhecido desde 1944, quando Morton[16] relatou que, em uma série prospectiva de 1.257 pacientes submetidos a cirurgias abdominais, a incidência de complicações pulmonares foi aproximadamente de 60% em fumantes *versus* 10% em não fumantes. Nos anos subsequentes, os achados do aumento dessas complicações nos fumantes foram replicados em numerosos estudos, embora com taxas inferiores. Os fumantes têm um aumento na taxa de todas as complicações pulmonares,[17,18] uma taxa aumentada de complicações pulmonares infecciosas,[19,20] uma taxa mais elevada de admissão na UTI após a cirurgia[21] e de ventilação mecânica prolongada.[22] O mecanismo por trás desses valores aumentados de complicações foi sugerido pela análise multivariada conduzida por Mitchell e colaboradores,[23] com 40 pacientes submetidos a procedimentos não torácicos. Eles concluíram que, embora os fumantes tivessem uma alta taxa de complicações pulmonares, o tabagismo em si não era um preditor independente, mas sim a produção de catarro.[23] Um achado semelhante foi relatado por Dillworth e colaboradores,[19] os quais constataram que o risco da infecção do tórax pós-operatória em um estudo prospectivo de 127 pacientes submetidos a cirurgia abdominal foi marcadamente mais alto (83%, se o fumante tivesse evidência de bronquite crônica comparado a 21% em sua ausência). Os não fumantes tinham uma taxa de infecção no tórax de 7%.

Complicações das Vias Aéreas

Schwilk e colaboradores[24] revisando a ocorrência de eventos perioperatórios de vias aéreas e respiratórias (reintubação, laringosespasmo, broncoespasmo, hipoventilação) em 26.961 anestesias; descobriram uma incidência de 5,5% em fumantes comparados a 3,1% em não fumantes. Interessantemente, o risco para todos os eventos foi mais alto em fumantes com

PREPARAÇÃO PRÉ-OPERATÓRIA

idade inferior a 35 anos e principalmente nos com bronquite crônica. O tabagismo também foi identificado como um preditor independente de broncoespasmo em uma análise de um ensaio randomizado de agentes anestésicos envolvendo 17.201 pacientes.[25]

Complicações Cardiovasculares

Choudhri e colaboradores,[26] em uma análise de um banco de dados de 19.224 pacientes submetidos a cirurgia de revascularização do miocárdio, identificaram o tabagismo como um preditor independente de acidente vascular cerebral (AVC). O fumo foi também identificado como um preditor independente de mortalidade operatória em pacientes submetidos a enxertia da artéria mamária interna.[27] Nos pacientes submetidos a cirurgia aórtica abdominal, o tabagismo foi um preditor independente de complicação pós-operatória, sendo a mais comum a deterioração da função renal.[28] Em uma investigação prospectiva sobre os efeitos do tabagismo em curto prazo, Woehlck e colaboradores[29] relataram que os pacientes com idade inferior a 65 anos, sem nenhuma história de doença isquêmica do coração, submetidos a cirurgias não cardíaca ou vascular e que tinham fumado brevemente antes da cirurgia apresentaram maior taxa de infradesnivelamento do segmento ST em comparação aos que não fumaram. Contudo, os resultados pós-operatórios não foram relatados.

Complicações Cirúrgicas

O tabagismo foi identificado como um fator de risco significativo para várias complicações cirúrgicas pós-operatórias. No pós-operatório da cirurgia ortopédica, foi identificado que o tabagismo aumenta a taxa de não consolidação após fusão vertebral[30] e artrodese de tornozelo,[31] aumentando a necessidade de reoperação; bem como a taxa de infecção após a amputação[32] e o consumo de recursos após a substituição articular são maiores, independentemente de os fumantes serem mais jovens ou com menos comorbidades que os não fumantes.[33] Os vazamentos anastomóticos após a cirurgia colorretal é mais comum nas pessoas que fumam.[34] Fumantes também têm mais complicações após a cirurgia plástica a uma extensão que tem sido sugerido aos cirurgiões plásticos que se recusem a operar os que não se abstenham.[35]

Cessação do Tabagismo e Complicações Perioperatórias

Há três ensaios controlados randomizados publicados sobre a suspensão do tabagismo no período pré-operatório. Seis estudos observacionais pertinentes são também discutidos.

Estudos Observacionais

Em 1984, Warner e colaboradores[36] relataram uma análise retrospectiva de 500 pacientes randomicamente selecionados submetidos a cirurgia de revascularização do miocárdio em 1 ano. A história do tabagismo foi observada em 456 pacientes. As taxas de complicações respiratórias perioperatórias (infecção do tórax, retenção de muco, broncoespasmo, derrame pleural, pneumotórax e colapso pulmonar segmentar) foram relatadas em relação ao período de suspensão tabágica relatada antes da cirurgia. Os que continuaram a fumar até o momento da cirurgia apresentaram uma taxa de complicação de 48%, enquanto os não fumantes de 11%. Os fumantes que relataram ter parado de fumar 8 semanas ou mais antes da cirurgia apresentaram uma taxa de complicação de aproximadamente 17%, não estatisticamente diferente dos não fumantes. Os que deixaram de fumar há menos de 8 semanas antes da cirurgia apresentaram uma taxa de complicação não estatisticamente diferente dos que continuaram a fumar. Quando analisados em blocos de 2 semanas, a taxa de complicação aumentou ligeiramente para os que pararam até 4 semanas antes da cirurgia, antes de cair na direção dos não fumantes.

Um estudo prospectivo acompanhou 200 pacientes consecutivos submetidos a revascularização do miocárdio, dos quais 150 eram fumantes atuais ou ex-fumantes.[37] As mesmas complicações respiratórias, como no estudo anterior, foram investigadas e relacionadas ao momento da suspensão tabágica relatada antes da cirurgia. Os resultados foram semelhantes ao estudo anterior: complicações respiratórias ocorreram em 33% dos fumantes contínuos e 11% dos não fumantes. Dos que haviam cessado de fumar, as complicações ocorreram em 57% das pessoas que deixaram de fumar 8 semanas ou menos antes da cirurgia, mas apenas em 15% dos que pararam por mais de 8 semanas. Os que tinham parado de fumar há mais de 6 meses tinham uma taxa de complicação de 11%, semelhante à de todos os que nunca haviam fumado.

Brooks-Brunn[38] informou sobre o desenvolvimento de um modelo preditivo de complicações pulmonares pós-operatórias após cirurgia abdominal utilizando uma amostra prospectiva de 400 pacientes. Os fatores de risco para complicações pulmonares pós-operatórias relatados foram coletados previamente, incluindo a duração da suspensão do tabagismo antes da cirurgia. Uma história de tabagismo nas 8 semanas antes da cirurgia foi um dos seis fatores de risco no modelo final; este fator teve um *odds ratio* (OR) de 2,3.

Uma ulterior série prospectiva relatou complicações pulmonares pós-operatórias em 410 pacientes submetidos à cirurgia não cardíaca.[39] Esse grupo novamente mostrou que os fumantes atuais tiveram um maior índice de complicações (OR de 5,5) que não fumantes ou ex-fumantes (OR de 2,9). Uma análise logística multivariada foi realizada para controlar outros fatores conhecidos de risco; esta análise resultou em um modelo incluindo o tabagismo atual (OR de 4,2).

Nakagawa e colaboradores[40] relataram achados semelhantes em um estudo retrospectivo de 288 pacientes submetidos a cirurgia torácica, novamente se concentrando em complicações pulmonares. A incidência de complicações foi de 24% em não fumantes, 43% em fumantes atuais (incluindo os que fumaram dentro de 2 semanas da cirurgia), 54% para os que pararam de fumar entre 2 e 4 semanas no pré-operatório, e 35% nos que pararam mais que 4 semanas antes da cirurgia. Essas diferenças persistiram com a mesma classificação quando os resultados foram corrigidos para possíveis fatores de confusão. Quatro semanas de médias móveis do efeito da suspensão tabágica foram calculadas; essas mostraram que a taxa de complicações em fumantes que pararam antes da cirurgia, em abstinência por um período em torno de 8 semanas, alcançou uma equivalência aproximada à de não fumantes.

A influência da interrupção do tabagismo sobre as complicações da ferida cirúrgica foi investigada por Kuri e colaboradores[41] em um estudo retrospectivo de 188 pacientes submetidos a cirurgia reconstrutiva de cabeça e pescoço. Eles dividiram os pacientes em cinco grupos, com base na história pré-operatória: fumantes (fumaram no período de 7 dias da cirurgia), desistentes tardios (abstinência de 8 a 21 dias antes da cirurgia), desistentes intermediários (abstinência de 22 a 42 dias antes da cirurgia), desistentes precoces (abstinência de 43 dias ou mais) e não fumantes. A cicatrização prejudicada foi avaliada pela necessidade de intervenção cirúrgica posterior. A dificuldade na cicatrização de feridas foi significativamente menos frequente nos desistentes intermediários (55%), desistentes precoces (59%) e não fumantes (47%) que nos fumantes (85%). Após a análise multivariada para o controle de outros fatores conhecidos para influenciar na cicatrização de feridas, os desistentes intermediários, precoces e não fumantes continuaram com o risco significativamente menor de diminuição da cicatrização que os fumantes. Os desistentes tardios tinham uma menor incidência na diminuição da cicatrização de feridas (68%) que os fumantes e um menor risco na análise multivariada, mas essas mudanças não foram estatisticamente significativas. A conclusão dos autores foi de que são necessárias 3 semanas de abstinência para reduzir as complicações das feridas, mas uma média móvel da diminuição de incidência da cicatrização de feridas sugere que esse declínio começa com uma semana de abstinência.

Esses estudos em conjunto indicam que o momento de deixar de fumar em relação à cirurgia é de extrema importância para o risco de complicações. Para os pacientes com complicações pulmonares, a suspensão do tabagismo antes da cirurgia pode reduzir seu risco, próximo dos que nunca fumaram, mas apenas se o período de abstinência for de aproximadamente 8 semanas ou mais. Além disso, o risco de complicações parece não cair a partir da data de suspensão, mas após 4 semanas de interrupção, o risco durante as primeiras 4 semanas parece aumentar, embora, em nenhum estudo, esse aumento tenha sido estatisticamente significativo. Esse efeito foi relatado para todos os tipos de cirurgia abordados. Para as complicações de ferida, parece que um período mais curto de abstinência é necessário. Todos os estudos podem ser criticados por serem de natureza observacional e também por confiar em informações relatadas pelo paciente. Em nenhum dos estudos está claro se alguma orientação para suspender o tabagismo foi dada aos pacientes envolvidos ou se as mudanças neste comportamento, refletido na própria avaliação sobre o curso adequado de ação, possivelmente resultariam em um grupo autosselecionado. O médico, então, fica perguntando se a orientação geral para parar de fumar antes da cirurgia seria eficaz e poderia resultar em menos complicações.

Estudos Randomizados

Três ensaios controlados randomizados têm abordado tais problemas. Em um estudo experimental, Sorensen e colaboradores[42] compararam a cicatrização em fumantes e não fumantes randomizados, quer para a continuação do tabagismo ou para a abstinência (com *patch* de nicotina ou placebo). Feridas sacrais foram feitas em 1, 4, 8 e 12 semanas após a randomização. Os indivíduos que continuaram a fumar apresentaram maiores taxas de infecção do que os fumantes abstinentes (e nunca fumantes) em feridas feitas em 4 ou mais semanas após a randomização. A utilização de um *patch* de nicotina não afetou o resultado.

Dois ensaios clínicos randomizados têm abordado a eficácia da intervenção do tabagismo no pré-operatório sobre os re-

sultados pós-operatórios. Moller e colaboradores[43] realizaram um estudo multicêntrico na Dinamarca randomizando 120 fumantes agendados para uma artroplastia eletiva do quadril ou joelho, de 6 a 8 semanas pré-operatoriamente, para o grupo de cuidados padronizados ou de intervenção no tabagismo. Para os do grupo de intervenção sobre o tabagismo foram oferecidos encontros semanais com uma enfermeira, em que foram fortemente encorajados a deixar de fumar. A substituição da nicotina foi fornecida juntamente com a educação da cessação tabágica. As complicações pós-operatórias avaliadas incluíram feridas relacionadas (hematoma, infecção), insuficiência respiratória (que necessitam de suporte ventilatório na unidade de cuidados intensivos) e insuficiência cardiovascular (infarte do miocárdio ou insuficiência cardíaca congestiva). Os resultados foram analisados com base na intenção de tratar; 36 do grupo de intervenção pararam de fumar e 14 reduziram o consumo. No grupo de controle, apenas quatro pacientes pararam de fumar. As complicações pós-operatórias foram significativamente menos frequentes no grupo de intervenção (18% *versus* 52%), com o maior efeito para complicações relacionadas com ferida. As complicações cardiovasculares também foram mais comuns no grupo de controle (10% *versus* 0%), mas isso não foi estatisticamente significativo. Na comparação entre os que reduziram seu consumo *versus* os que pararam de fumar, a redução de complicações foi significativa apenas para os que pararam; os que reduziram o consumo tinham a mesma taxa de complicação que os que continuaram a fumar.

Em estudo semelhante, também realizado na Dinamarca, Sorensen e Jorgensen[44] investigaram a influência da intervenção no tabagismo pré-operatório em pacientes submetidos a cirurgia colorretal. Sessenta pacientes foram randomizados para 2 a 3 semanas, quer com a continuação do tabagismo ou um programa similar de intervenção semelhante ao descrito anteriormente. A intervenção foi bem-sucedida na redução pré-operatória do tabagismo (89% no grupo de intervenção, seja parando ou diminuindo o consumo, *versus* 13% no grupo de controle). No entanto, nenhuma diferença em qualquer complicação pós-operatória foi encontrada.

Esses estudos fornecem um forte indício de que a intervenção no tabagismo no período pré-operatório é eficaz na redução do consumo do tabaco, embora a ressalva é de que, em ambos os estudos, aproximadamente 25% dos pacientes convidados a participar se recusaram, o que pode influenciar a generalização das conclusões.

A surpreendente redução de complicações relacionadas com ferida no estudo de Moller[43] e a tentativa de diminuição não significativa nas complicações cardiovasculares são notáveis, embora a falta de diferença nas complicações pulmonares possa parecer surpreendente, tendo em conta os achados anteriores dos estudos observacionais. Isso pode estar relacionado com o potencial do estudo; com a definição, uma vez que a ventilação mecânica foi a única complicação pulmonar coletada, ou com a seleção de cirurgias ortopédicas, nas quais as complicações pulmonares podem ser menos frequentes que nas cirurgias relatadas em estudos observacionais anteriores. A ausência do efeito da suspensão tabágica relatada por Sorensen e Jorgensen[44] merece comentário. Isso parece corroborar o conceito de que são necessárias mais de 3 semanas de abstinência para se observar a diminuição de complicações; no entanto, os números são bastante modestos e os detalhes do

58   Seção II   PREPARAÇÃO PRÉ-OPERATÓRIA

paciente (como comorbidades) são escassos, logo, essa questão não foi resolvida conclusivamente.

Se os doentes submetidos a cirurgia devem ser orientados a parar em menos de 3 semanas pode parecer controverso, dadas as informações atuais sobre complicações pulmonares perioperatórias; no entanto, convém observar que nenhuma consequência em longo prazo foi identificada, considerando que as consequências da continuidade do tabagismo foram bem estabelecidas. Na chance de um "momento didático" para aconselhar o paciente a suspender o tabagismo, o médico deverá fazê-lo.

ÁREAS DE INCERTEZA

Várias questões exigem elucidação antes que respostas definitivas para as questões que cercam a cessação do tabagismo possam ser dadas.
- Não fumar nas horas imediatas ao pré-operatório leva a um efeito demonstrável sobre os resultados clinicamente relevantes?
- Os resultados relatados por Moller e colaboradores[43] podem ser replicados nas cirurgias torácicas e abdominais?
- Qual é o período mínimo exigido para um programa de intervenção formal sobre tabagismo para reduzir as complicações pós-operatórias?
- Será que o aumento das complicações pulmonares pós-operatórias com a cessação dentro de 4 semanas da cirurgia verificado em estudos observacionais é real? Se assim for, pode uma intervenção adequada reduzir isso?

DIRETRIZES

A Veteran's Health Administration nos Estados Unidos tem uma diretriz baseada em evidência que aconselha a suspensão do tabagismo nas 8 semanas antes da cirurgia em pacientes com doença pulmonar obstrutiva crônica (DPOC) ou asma,[45] com base nos estudos de Warner e colaboradores.[36,37] A declaração do Australian and New Zealand College of Anaesthetists sobre o tabagismo no perioperatório conclui que a interrupção por, no mínimo, de 6 a 8 semanas, deve ser incentivada e não deve ser permitido fumar 12 horas antes da cirurgia.[46] Uma pesquisa rápida na internet revelará que muitas instituições têm recomendações semelhantes e muitos sites de aconselhamento de pacientes trazem a mesma informação. Com referência à infecção da ferida, os Centros para Controle e Prevenção da Doença recomendam deixar de fumar por pelo menos 30 dias no pré-operatório.[47]

RESUMO

O tabagismo é a mais importante causa evitável de doença nos Estados Unidos. Os fumantes têm uma taxa de complicações perioperatórias maior que os não fumantes. A cessação do fumo no pré-operatório reduz complicações pós-operatórias; quanto maior o tempo de interrupção para a cirurgia, mais próximo o índice de complicações torna-se ao de nunca fumantes. Os programas formalizados de suspensão do tabagismo no pré-operatório são bem-sucedidos. Quando apresentados a um atual fumante, os médicos devem recomendar a desistência.

PONTOS PRINCIPAIS

- Os fumantes têm uma taxa de complicação pós-operatória maior que não fumantes.
- A suspensão do tabagismo no pré-operatório diminui a taxa de complicação pós-operatória.
- Quanto maior o tempo de cessação pré-operatória, melhor.
- Os programas formais de interrupção do tabagismo são um sucesso.

RECOMENDAÇÕES DO AUTOR

Em um universo ideal, todos os fumantes seriam identificados 8 semanas ou mais antes da cirurgia e desistiriam totalmente nesse momento. Mas, para nossa realidade imperfeita, sugerimos o seguinte:
- Todos os fumantes agendados para a cirurgia serão fortemente encorajados a desistir. Apoio formal para deixar de fumar, incluindo nicotina terapêutica, deve ser disponibilizado.
- Ninguém deve fumar no dia da cirurgia.
- Todos os fumantes submetidos a cirurgia devem ser aconselhados a abandonar o tabagismo definitivamente.

REFERÊNCIAS

1. US Department of Health and Human Services: *Smoking and health. A report of the advisory committee to the Surgeon General of the Public Health Service.* Washington, DC, US Government Printing Office, 1964.
2. US Department of Health and Human Services: *The health consequences of smoking: Cardiovascular disease. A report of the SurgeonGeneral.* Washington, DC, US Government Printing Office, 1983.
3. US Department of Health and Human Services: *The health consequences of smoking: Chronic obstructive lung disease.* Washington, DC, US Government Printing Office, 1984.
4. US Department of Health and Human Services: *The health consequences of smoking: Cancer. A report of the Surgeon General.* Washington, DC, US Government Printing Office, 1982.
5. US Department of Health and Human Services: *The health benefits of smoking cessation. A report of the Surgeon General.* Washington, DC, US Government Printing Office, 1990.
6. US Department of Health and Human Services: Reducing *tobacco use: A report of the Surgeon General.* Washington, DC, 2000.
7. Roth G, Shick R: The cardiovascular effects of smoking with special reference to hypertension. *Ann N Y Acad Sci* 1970;90:309-316.
8. Klein L, Ambrose J, Pichard A, Holt J, Gorlin R, Teichholz L: Acute coronary hemodynamic response to cigarette smoking in patients with coronary artery disease. *J Am Coll Cardiol* 1984;3:879-886.
9. Stewart R: The effect of carbon monoxide on humans. *J Occup Med* 1976;18:304-309.
10. Tang C, Fan S, Chan C: Smoking status and body size increase carbon monoxide concentrations in the breathing circuit during low flow anesthesia. *Anesth Analg* 2000;92:542-547.
11. Pearce A, Jones R: Smoking and anesthesia: Preoperative abstinence and perioperative morbidity. *Anesthesiology* 1984;61:576-584.
12. McBride P: The health consequences of smoking: Cardiovascular disease. *Med Clin North Am* 1991;76:333-353.
13. Sherman C: The health consequences of cigarette smoking: Pulmonary diseases. *Med Clin North Am* 1991;76:355-375.

14. Erskine R, Murphy P, Langton J: Sensitivity of upper airway reflexes in cigarette smokers: Effect of abstinence. *Br J Anaesth* 1994;73:298-302.

15. Moller A, Pedersen T, Munksgaard A: Effect of smoking on early complications after elective orthopaedic surgery. *J Bone Joint Surg* [Br] 2003;85-B:178-181.

16. Morton H: Tobacco smoking and pulmonary complications after operation. *Lancet* 1944;1:368-370.

17. Lawrence V, Dhanda R, Hilsenbeck S, Page C: Risk of pulmonary complications after elective abdominal surgery. *Chest* 1996;110:744-750.

18. Kocabas A, Kara K, Ozgur G, Sonmez H, Burgut R: Value of preoperative spirometry to predict postoperative pulmonary complications. *Respir Med* 1996;90:25-33.

19. Dillworth J, White R: Postoperative chest infection after upper abdominal surgery: An important problem for smokers. *Respir Med* 1992;86:205-210.

20. Garibaldi R, Britt M, Coleman M, Reading J, Pace N: Risk factors for postoperative pneumonia. *Am J Med* 1981;70:677-680.

21. Moller A, Maaloe R, Pedersen T: Postoperative intensive care admittance: The role of tobacco smoking. *Acta Anaesthesiol Scand* 2001;45:345-348.

22. Jayr C, Matthay M, Goldstone J, Gold W, Wiener-Kronish JP: Preoperative and intraoperative factors associated with prolonged mechanical ventilation. *Chest* 1993;103:1231-1236.

23. Mitchell CK, Smoger SH, Pfiefer MP, Vogel RL, Pandit MK, Donnelly PJ, et al: Multivariate analysis of factors associated with postoperative pulmonary complications following general elective surgery. *Arch Surg* 1998;133:194-198.

24. Schwilk B, Bothner U, Schraag S, Georgieff M: Perioperative respiratory events in smokers and non-smokers undergoing general anesthesia. *Acta Anesthesiol Scand* 1997;41:348-355.

25. Forrest JB, Rehder K, Cahalan MK, Goldsmith CH: Multicenter study of general anesthesia. III. Predictors of severe perioperative adverse outcomes. *Anesthesiology* 1992;76:3-15.

26. Choudhri J, Weinberg A, Ting W, Rose E, Smith C, Oz M: Multicenterreview of perioperative risk factors for stroke after coronary artery bypass grafting. *Ann Thorac Surg* 2000;69:30-35.

27. He GW, Acuff TE, Ryan WH, Mack MJ: Risk factors for operative mortality in elderly patients undergoing internal mammary artery grafting. *Ann Thorac Surg* 1994;57:1460-1461.

28. Martin L, Atnip R, Holmes P, Lynch J, Thiele B: Prediction of postoperative complications after elective aortic surgery using stepwise logistic regression analysis. *Am Surg* 1994;60:163-168.

29. Woehlck H, Connolly L, Cinquegrani M, Dunning M, Hoffmann R: Acute smoking increases ST depression in humans during general anesthesia. *Anesth Analg* 1999;89:856.

30. Glassman S, Anagnost S, Parker A, Burke D, Johnson J, Dimar J: The effect of cigarette smoking and smoking cessation on spinal fusion. *Spine* 2000;25:2608-2615.

31. Cobb T, Gabrielsen T, Campbell D, Wallrichs S, Ilstrup D: Cigarette smoking and nonunion after ankle arthrodesis. *Foot Ankle Int* 1994;15:64-67.

32. Lind J, Kramhoft M, Bodtker S: The influence of smoking on complications after primary amputations of the lower extremity. *Clin Orthop Relat Res* 1991;267:211-217.

33. Lavernia C, Sierra R, Gomez-Marin O: Smoking and joint replacement: Resource consumption and short term outcome. *Clin Orthop Relat Res* 1999;367:172-180.

34. Sorensen L, Jorgensen T, Kirkeby L, Skovdal B, Vennits B, Wille Jorgensen P: Smoking and alcohol abuse are major risk factors for anastomotic leakage in colorectal surgery. *Br J Surg* 1999;86:927-931.

35. Krueger J, Rohrich R: Clearing the smoke: The scientific rationale for tobacco abstention with plastic surgery. *Plast Reconstr Surg* 2001;108:1074-1077.

36. Warner M, Diverite M, Tinker J: Preoperative cessation of smoking and pulmonary complications in coronary artery bypass patients. *Anesthesiology* 1984;60:380-383.

37. Warner M, Offord K, Warner M, Lennon R, Conover M, Jansson Schumacher U: Role of preoperative cessation of smoking and other factors in postoperative pulmonary complications: A blinded study of coronary artery bypass patients. *Mayo Clin Proc* 1989;64:609-616.

38. Brooks-Brunn J: Predictors of postoperative pulmonary complications following abdominal surgery. *Chest* 1997;111:564-571.

39. Bluman L, Mosca L, Newman N, Simon D: Preoperative smoking habits and postoperative pulmonary complications. *Chest* 1998;113:883-889.

40. Nakagawa M, Tanaka H, Tsukuma H, Kishi Y: Relationship between the duration of the preoperative smoke free period and the incidence of postoperative pulmonary complications after pulmonary surgery. *Chest* 2001;120:705-710.

41. Kuri M, Nakagawa M, Tanaka H, Hasuo S, Kishi Y: Determination of the duration of preoperative smoking cessation to improve wound healing after head and neck surgery. *Anesthesiology* 2005;102:883-884.

42. Sorensen L, Karlsmark T, Gottrup F: Abstinence from smoking reduces incisional wound infection: A randomized controlled trial. *Ann Surg* 2003;238:1-5.

43. Moller AM, Villebro N, Pedersen T, Tonnesen H: Effect of preoperative smoking intervention on postoperative complications: A randomised controlled trial. *Lancet* 2002;359:114-117.

44. Sorensen L, Jorgensen T: Short-term pre-operative smoking cessation intervention does not affect postoperative complications in colorectal surgery: A randomized clinical trial. *Colorectal Disease* 2002;5:347-352.

45. Management of chronic obstructive pulmonary disease. Washington, DC: VA/DoD Clinical Practice Guideline Working Group, Veterans Health Administration, Department of Veterans Affairs and Health Affairs, Department of Defense, August 1999 (Update 2007). Office of Quality and Performance publication 10Q-CP6/COPD-07.

46. Australian and New Zealand College of Anaesthetists: Statement on smoking as related to the perioperative period—2007. http://www.anzca.edu.au/resources/professional-documents/professionalstandards/pdfs/PSR.pdf, accessed October 8, 2008.

47. Mangram AJ, Horan TC, Pearson ML, Silver LC, Jarvis WR: Guideline for prevention of surgical site infection. *Am J Infect Control* 1999;27:97-134.

11 Pacientes Asmáticos Devem Receber no Pré-operatório Medicações que Incluem Corticosteroides?

George Pyrgos, MD e Robert H. Brown, MD, MPH

INTRODUÇÃO

A asma é uma síndrome caracterizada por limitação reversível do fluxo aéreo que afeta entre 5% a 9% da população dos Estados Unidos. O diagnóstico da asma é baseado em evidências clínicas dos sintomas recorrentes como chiado, aperto no peito, tosse e falta de ar; e com hiperreatividade das vias aéreas a vários agentes químicos, farmacológicos, ou estímulos físicos, tal como a intubação. O diagnóstico pode ser um desafio, devido ao quadro clínico diverso e aos numerosos mecanismos fisiopatológicos. Os pacientes com asma são considerados de alto risco para complicações pulmonares perioperatórias, o que pode levar ao aumento da morbidade. As complicações perioperatórias pulmonares ocorrem tão frequentemente como as cardíacas e podem provocar a necessidade de uma hospitalização prolongada. Estudos iniciais relataram taxas totais de complicações pós-operatórias de 24% em pacientes com asma, em comparação com 14% nos controles.[1-3] Como acontece em todas as complicações relacionadas à anestesia, os riscos de complicações pulmonares têm diminuído ao longo do tempo.

O objetivo da preparação de um paciente com asma para a anestesia e cirurgia é maximizar sua função pulmonar. O médico deve considerar a manutenção ou adição de fármacos contra os broncoespasmos, tais como os agentes simpatomiméticos, antagonistas dos leucotrienos e esteroides. No entanto, o papel e os benefícios dos medicamentos no pré-operatório para limitar as complicações pulmonares perioperatórias nos pacientes asmáticos não foram ainda determinados.

TERAPIAS FARMACOLÓGICAS

As medicações utilizadas no tratamento da asma incluem agentes simpatomiméticos, antagonistas dos leucotrienos, esteroides e, mais recentemente, a terapia anti-imunoglobulina E (anti-IgE). Outros agentes menos usados incluem os mucolíticos, estabilizadores dos mastócitos e parassimpaticolíticos. Não existem dados específicos em relação a estes agentes e seu papel na redução da incidência de complicações pulmonares perioperatórias nos pacientes com asma.

Compostos Simpatomiméticos

Não existem dados específicos que analisam o uso perioperatório de tratamento com agonistas beta-adrenérgicos para reduzir a incidência de complicações pulmonares no paciente com asma. É comum para pacientes com histórico de asma ou evidência de sibilos no pré-operatório receberem terapia com agentes beta-adrenérgicos. Os de curta duração são rotineiramente utilizados nas exacerbações da asma para um alívio rápido dos sintomas. Já os beta-adrenérgicos de longa duração são usados concomitantemente com anti-inflamatórios e têm demonstrado que, em combinação com dose baixa a média de esteroides inalada, melhoram a função pulmonar e reduzem os sintomas.[4] Os agentes beta-adrenérgicos causam relaxamento do músculo liso pela ativação da adenilciclase e um aumento da adenosina monofosfato cíclico (AMPc), que produzem um antagonismo funcional de broncoconstrição.[4] Os beta-adrenérgicos de longa atuação também ajudam a reduzir os sintomas noturnos. Em geral, os pacientes deveriam continuar com doses destes agentes até a cirurgia.

Modificadores dos Leucotrienos

Os modificadores dos leucotrienos são considerados uma alternativa para doses baixas de corticosteroides inalados em pacientes com asma persistente leve. Zafirlukast e montelukast são antagonistas dos receptores de leucotrienos, que, seletivamente, competem com os receptores LTD4 e LTE4. Zileuton é um inibidor da 5-lipoxigenase. Vários estudos têm assinalado que estes agentes melhoram a função pulmonar, diminuindo os sintomas e a necessidade dos agentes beta-adrenérgicos de curta atuação.[4] A maioria dos estudos até esta data tem sido conduzida em asmáticos com quadro leve a moderado, constatando melhorias modestas. Foi demonstrado que o uso do zafirlukast atenua a resposta tardia à hiperresponsividade bronquial induzida por alérgeno e pós-alérgeno.[5] Estas classes de fármacos são consideradas medicamentos de controle em longo prazo e não vêm sendo utilizadas para exacerbações agudas.

Anticolinérgicos

Os agentes anticolinérgicos, como bromo de ipratrópio, são utilizados para alívio do broncoespasmo agudo. Estes agentes

Capítulo 11 — Pacientes Asmáticos Devem Receber no Pré-operatório Medicações que Incluem Corticosteroides?

causam broncodilatação, através da inibição competitiva de receptores colinérgicos muscarínicos, e reduzem o tônus vagal para as vias aéreas. Eles podem bloquear o reflexo da broncoconstrição a substâncias irritantes ou esofagite de refluxo e diminuir a secreção glandular de muco. Não são eficazes contra o broncoespasmo induzido por exercício, mas constituem o tratamento de escolha para o broncoespasmo devido à medicação com betabloqueadores.

Corticosteroides

Os corticosteroides são utilizados comumente no tratamento da asma. No entanto, a significância e o papel deles na redução da incidência de complicações pulmonares perioperatórias dos pacientes com asma necessitam ser determinados. Os corticosteroides inalados são o esteio do tratamento para a asma persistente. Estes medicamentos bloqueiam a reação tardia aos alérgenos, reduzem a hiperresponsividade das vias aéreas e inibem a produção de citocinas, a ativação da aderência de proteínas e a ativação e migração de células inflamatórias. Também, invertem a *downregulation* do receptor beta-2 e inibem a fuga microvascular.[4,6] Os corticosteroides sistêmicos são utilizados no rápido controle das exacerbações moderadas ou graves para prevenir a progressão, reverter a inflamação, apressar a recuperação e reduzir as taxas de recidiva. Em altas doses, os corticosteroides inalados podem ter efeitos sistêmicos. Em longo prazo, seus efeitos sistêmicos são associados com o eixo adrenal e supressão do crescimento, osteoporose, desbaste dérmico, diabetes, hipertensão, síndrome de Cushing e função imunológica diminuída.[4]

Imunoterapia anti-IgE

O mais recente tratamento para a asma grave é a imunoterapia anti-IgE. O omalizumab é um anticorpo anti-IgE monoclonal IgG, humanizado recombinante que se liga à IgE, molécula-chave na fisiopatologia da asma alérgica.[7] O omalizumab se liga à IgE livre, removendo-a efetivamente da circulação e deste modo regulando para baixo muitas das vias inflamatórias envolvidas na patogênese da asma. Embora a função do omalizumab como um tratamento para a asma não seja definido de forma eficaz, ele é geralmente reservado para pacientes com asma persistente, de moderada a grave.[7] Mesmo que não existam dados relacionando omalizumab e cirurgia, o uso deste medicamento deveria considerar os pacientes com doença moderada a grave e provavelmente irá necessitar de uma avaliação mais completa.

EVIDÊNCIA

Avaliação Pré-operatória do Paciente com Asma

A avaliação pré-operatória do paciente com asma deve incluir seu histórico, com foco sobre o estado pulmonar, para determinar o grau de disfunção respiratória e a eficácia da terapia atual. O laboratório de avaliação pode lançar mão da espirometria para avaliar a presença de obstrução ao fluxo aéreo, o grau de obstrução e a reversibilidade com broncodilatador. A medida da gasometria arterial é útil apenas se ocorre subsequente disfunção respiratória e geralmente é normal na medida basal. A oximetria pode fornecer informações no que diz respeito à dessaturação com esforço. A medição de marcadores inflamatórios, como o óxido nítrico exalado, é utilizada na avaliação da asma, mas mensurá-la e interpretá-la exigem uma perícia que ainda não está bem definida.[8] Estes marcadores inflamatórios são afetados por esteroides e outros fármacos, tornando o seu uso rotineiro como um teste pré-operatório impraticável. As radiografias de tórax de rotina são úteis para afastar as comorbidades, tais como as infecções no paciente com asma. Nos pacientes com doença leve intermitente, não há benefício significativo na obtenção das provas de função pulmonar, gasimetrias, oximetria ou radiografias de tórax. No entanto, pacientes com sintomas moderados a graves ou que estejam tomando vários medicamentos para asma podem exigir estes exames para avaliar adequadamente seus riscos pulmonares.

A avaliação dos pacientes com asma é importante para estabelecer a gravidade da doença e seu controle. Recentes orientações definem a gravidade da asma de uma maneira gradual, dependendo não só de medidas espirométricas, mas também da quantidade de tratamento necessário para controlar os sintomas. A asma pode ser dividida em quatro categorias: (1) doença leve intermitente, os pacientes que normalmente usam broncodilatador de ação curta, conforme a necessidade; (2) doença persistente leve, os pacientes que precisam de medicação diária controladora, como uma baixa dose de corticosteroide inalado (CSI), modificador do leucotrieno, cromolyn, nedocromil ou teofilina; (3) doença persistente moderada, os pacientes que necessitam de dose baixa ou média de corticosteroides, com um broncodilatador de ação prolongada; e (4) os pacientes com doença persistente grave, que apresentam sintomas diários e habitualmente tomam vários medicamentos, tais como alta dose de corticosteroides inalados, esteroides orais, broncodilatadores ou agentes biológicos, como omalizumab (anti-IgE).[4] A categorização pela gravidade da doença deverá contribuir tanto para estratificar os pacientes em relação aos riscos de complicações pulmonares, como alertar o anestesiologista sobre o uso de terapia pré-operatória para diminuir uma potencial broncoconstrição e planejar os cuidados perioperatórios, reduzindo o quanto possível as exacerbações agudas.

Incidência de Complicações Pulmonares em Pacientes com Asma

Nenhum dos ensaios clínicos randomizados têm examinado a prevalência de complicações pulmonares em pacientes asmáticos estratificada por gravidade da doença. A maioria dos estudos focalizou uma série de casos e de natureza retrospectiva. Mas estudos anteriores relataram taxas totais de complicações pós-operatórias de 24% em pacientes com asma[1,3] enquanto os mais recentes apontam taxas de 1% a 2%.[9,10]

Um estudo retrospectivo da Mayo Clinic analisou uma base de dados de 706 pacientes com asma que foram operados e receberam anestesia geral ou anestesia regional. Os autores encontraram uma incidência de broncoespasmo e laringoespasmo de 1,7%, com insuficiência respiratória ocorrendo em um paciente.[10] Não foram relatados episódios de pneumonias, pneumotórax ou morte. As características associadas com as complicações incluíram o uso recente de fármacos contra asma, agravamento do quadro asmático e a atual terapia para asma aplicada num centro médico. Tais complicações foram prevalentes em pacientes mais velhos no momento do diagnóstico e da cirurgia. Este estudo da Mayo Clinic diferiu dos relatos anteriores sobre o aumento das complicações de broncoespasmo e barotrauma em pacientes com asma, que registraram uma taxa de complicação de até 24%.[1,3] Mas, embora este estudo tenha definido critérios para o diagnóstico da asma, a severidade dos sintomas dos indivíduos não foi anotada. O menor índice de complicação nestes pacientes, em comparação com os estudos anteriores, pode ter sido relacionado com a definição estrita usada para asma, excluindo, assim, pacientes com doença pulmonar obstrutiva crônica (DPOC). Além disto, a tendência para a anestesia segura ao longo das décadas pode ter contribuído para a menor incidência de complicações no estudo da Mayo Clinic. Ademais, o banco de dados incluiu todos os pacientes alguma vez diagnosticados com asma, em vez de apenas pacientes com doença ativa.[10,11] Também não se observou se as medicações foram utilizadas no pré-operatório, fato que pode afetar a incidência de complicações.

Estratificação de Asmáticos para o Risco de Complicações Pulmonares

Não existem estudos que forneçam informações basais no que diz respeito à incidência de complicações pulmonares perioperatórias estratificadas por gravidade de sintomas da asma. Embora o estudo da Mayo Clinic indicasse uma baixa incidência de complicações pulmonares perioperatórias em pacientes com asma,[10,11] não era claro se era válido para os sintomáticos ou com doença grave, aqueles que mais provavelmente se beneficiariam de tratamento pré-operatório. Além disto, dos quatro pacientes do estudo que tinham sintomas respiratórios no momento da cirurgia, dois tiveram complicações.[10,11] Assim, a incidência nos pacientes asmáticos por nível de severidade da doença é importante para avaliar a eficácia da medicação pré-operatória sobre potenciais complicações pulmonares. Outrossim, se as características de alto risco específicas dos pacientes com asma podem ser identificadas, estas podem ser tratáveis e, deste modo, potencialmente reduzir as complicações pulmonares perioperatórias.

Uso de Medicamentos no Perioperatório para Asma

É uma prática comum continuar a medicação prescrita para pacientes asmáticos até o momento da cirurgia. Além disto, é geralmente aceito administrar profilaticamente um agonista beta-adrenérgico de ação curta para a maioria dos pacientes pouco antes da cirurgia e corticosteroides sistêmicos para os mais graves durante alguns dias antes da cirurgia. No entanto, para o resultado geral, é importante estabelecer medidas para a utilização das diferentes medicações pré-operatórias, especificamente os corticosteroides, pois o uso destas estratégias de tratamento profilático não tem sido devidamente apoiado por evidências científicas.

Um estudo realizado por Kabalin e colaboradores[12] analisou complicações perioperatórias nos pacientes tratados com corticosteroides. Eles receberam corticosteroides sistêmicos, prednisona 1 mg/kg três a sete dias, pré-operatoriamente, juntamente com 100 mg de hidrocortisona por via intravenosa (IV) a cada oito horas no perioperatório. As doses de esteroides foram semelhantes para ambos, os asmáticos leves e moderados, com o aumento das doses para os casos mais graves.

Oitenta e seis dos 89 pacientes não tinham qualquer chiado no pós-operatório. Dos três pacientes que desenvolveram chiados no pós-operatório, dois foram tratados com esteroides no pré-operatório. Desconhecia-se que o terceiro era asmático e, portanto, não recebeu tratamento pré-operatório. Este estudo encontrou uma incidência de complicações pulmonares pós-operatórias, caracterizadas principalmente pelo chiado suave, de 4,5%. Dois pacientes desenvolveram ferida com infecção, porém, não houve diferença estatisticamente significativa entre a incidência de infecção dos pacientes com asma *versus* o histórico da incidência para todos os procedimentos cirúrgicos. Nenhum dos resultados medidos do estudo, incluindo broncospasmo e pneumonia pós-operatória, foram preditos por variáveis, tais como idade, sexo, gravidade da doença, tabagismo, tipo de cirurgia ou tratamento prévio.

Outro estudo realizado na mesma instituição por Pien e colaboradores[13] analisou a prevalência de complicações pulmonares perioperatórias que se seguiram ao tratamento pré-operatório e perioperatório com esteroides em 68 pacientes que se submeteram a 92 procedimentos cirúrgicos. Nos 92 procedimentos, na fase de pré-tratamento um regime de 100 mg de hidrocortisona foi dado no início da noite a cada 8 horas antes da cirurgia. Em 41 dos 92 procedimentos, foi administrada predisona. A incidência total de complicações pulmonares no pós-operatório dos pacientes com pré-tratamento com esteroides foi de 9,7%. Não houve óbitos, infecções da ferida ou evidência de insuficiência adrenal no grupo. Mas as conclusões destes estudos são limitadas devido à falta de informações sobre o status pulmonar basal dos pacientes, medicações concomitantes (especificamente, esteroides) e o uso de controles históricos.

Embora ambos os estudos sugiram uma redução na incidência de complicações pulmonares no paciente asmático tratado com corticosteroides antes da cirurgia, eles utilizaram controles históricos que tiveram uma alta incidência de complicações[2,3] e que, por isto, não podem ser válidos,[9,10] em razão da secular tendência na diminuição global das taxas de complicações da anestesia e cirurgia ao longo do tempo.

Um estudo mais recente, feito por Su e colaboradores[14] na *Northwestern University*, encontrou uma incidência total baixa de complicações em 172 pacientes asmáticos, que tiveram 249 procedimentos tratados. Destes, 240 receberam esteroides sistêmicos no pré-operatório. Notou-se que 13 pacientes (5,2%) desenvolveram broncoespasmo pós-operatório. Além disto, nove pacientes (3,6%) desenvolveram infecções, dos quais quatro (1,6%) foram infecções na ferida. Embora as conclusões deste estudo tenham limitações devido ao modelo de coorte retrospectivo empregado,[14] deve-se observar que, mesmo quando os esteroides sistêmicos são indicados no pré-operatório, o risco de um broncospasmo no perioperatório ou pós-operatório não foi zero.

Outra mudança radical no tratamento dos pacientes asmáticos é o aumento da utilização de corticosteroides inalados (CSIs) para a proteção da doença. Infelizmente, não há dados a respeito da utilização de CSIs em pacientes asmáticos submetidos à cirurgia ou quaisquer comparações com o uso de corticosteroides sistêmicos com relação aos riscos de complicações pulmonares. Além disto, não há dados se os esteroides no pré-operatório poderiam ser utilizados em todos os pacientes asmáticos ou apenas naqueles com sintomas atualmente ativos. Estudos anteriores mostraram baixos índices de complicações de infecção, cicatrização e insuficiência adrenal, mas estes riscos devem ser comparados com os potenciais benefícios do pré-tratamento com corticosteroides. Tem sido descrita acentuada supressão adrenal com doses de 0,75 mg/dia de propionato de fluticasona.[15] Houve maior potência para a dose de fluticasona relacionada com a supressão adrenal do que com beclometasona, triamcinolona ou budesonida. Em longo prazo, com a alta dose de corticosteroides inalados, tem-se notado o aumento do risco de catarata, glaucoma e osteoporose. Não houve efeito significativo sobre a altura final adulta baseado nos estudos sobre o crescimento.[15] Como regra geral, qualquer paciente que tenha recebido um glicocorticoide oral em doses equivalentes a pelo menos 20 mg por dia de prednisona por mais de cinco dias é de risco para insuficiência adrenal,[16] e uma dose de reforço de glucocorticosteroides deveria ser considerada.

ÁREAS DE INCERTEZA

O ensaio multicêntrico sobre o salmeterol na pesquisa da asma (*The Salmeterol Multicenter Asthma Research Trial*) levantou recentemente preocupações quanto à segurança da atuação dos agonistas beta-adrenérgicos de ação prolongada no tratamento da asma.[17] Neste ensaio observacional, de pacientes afro-americanos que receberam salmeterol, um agente broncodilatador de ação prolongada (ABAP) (no inglês LABA: *long-acting bronchodilating agent*), havia uma taxa mais elevada de morte relacionada com problema respiratório ou experiências com risco de vida. Isto levou a Food and Drug Administration (FDA) a alterar o rótulo de todos os broncodilatadores beta-adrenérgicos de ação prolongada (salmeterol e formoterol), que já passaram a conter uma tarja preta de alerta. Embora a causa do aumento da taxa de mortalidade não seja clara, a maioria dos especialistas concorda que a monoterapia com um ABAP não é adequada para pacientes com asma. Também houve especulações com relação às diferenças genéticas da gravidade da asma na população afro-americana deste ensaio.

A controvérsia a respeito dos broncodilatadores não é nova na literatura sobre asma. Na década de 1960, houve uma preocupação quando as taxas de mortalidade aumentaram com o excesso de uso dos broncodilatadores de curta ação, como isoproterenol. Mais recentemente, surgiu a evidência de que o polimorfismo do receptor beta-2 adrenérgico pode afetar a resposta aos broncodilatadores. Existe o receio de que o polimorfismo arg/arg na posição 16 dos receptores beta-adrenérgico possa ser associado aos resultados negativos com o uso de broncodilatadores de curta ação.[18] É menos claro se os ABAPs afetam a função pulmonar da mesma forma quando utilizados em combinação com um corticosteroide inalado. Neste momento, o consenso na literatura sobre asma aparenta que, se o ABAP é prescrito, isto sempre deveria ocorrer em combinação com um corticosteroide inalado.[4]

DIRETRIZES

O relato do painel de especialistas sobre as diretrizes para o diagnóstico e tratamento da asma faz algumas recomendações para os pacientes asmáticos submetidos à cirurgia, no esforço para reduzir as complicações durante e após o procedimento. Eles afirmam a importância de uma cuidadosa avaliação pré-operatória (revisão de sintomas, uso de medicamentos e medição da função pulmonar) e dos esforços para maximizar a função pulmonar (volume expiratório forçado em um segundo

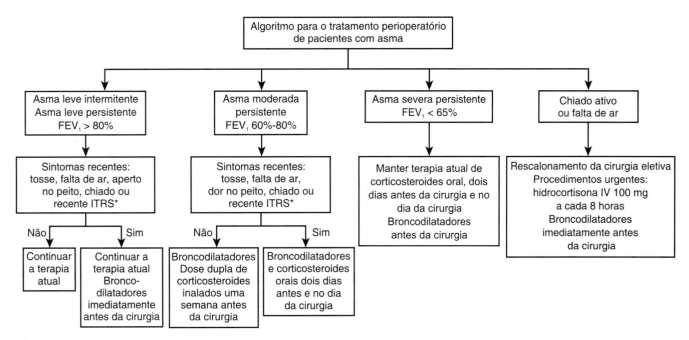

Figura 11-1. Algoritmo para o tratamento de pacientes com asma.

*ITRS: Infecção do trato respiratório superior.

NOTA DA REVISÃO CIENTÍFICA: Embora não conste no livro original menção no texto e no algoritmo, achamos adequado especificar o que quer dizer URI (*upper respiratory tract infection*), sigla colocada no livro em inglês.

Seção II PREPARAÇÃO PRÉ-OPERATÓRIA

[VEF1] ou pico do fluxo expiratório [PFE]) do paciente antes da cirurgia. Isto pode exigir um período de curta duração de corticosteroides por via oral.

Para o paciente que recebeu corticosteroide sistêmico oral durante os últimos seis meses por mais de duas semanas e para aqueles selecionados com dose elevada de CSI por um longo prazo, deve-se considerar a administração de 100 mg de hidrocortisona por via intravenosa a cada oito horas durante o período cirúrgico e reduzir rapidamente a dose dentro das 24 horas após a cirurgia.

RECOMENDAÇÕES DOS AUTORES

Os doentes com asma devem continuar com os medicamentos anteriores à cirurgia. Para a finalidade de terapia perioperatória, estes pacientes podem ser classificados por sintomatologia e/ou espirometria em quatro categorias: (1) doença leve com sintomas intermitentes ou persistentes, (2) doença moderada persistente, (3) doença grave e (4) chiado ativo ou falta de ar (Fig. 11-1). Pacientes com doença persistente controlada moderada a grave podem beneficiar-se de uma curta duração (três dias) de corticosteroides orais. Os pacientes asmáticos graves atualmente sob tratamento crônico de corticosteroides orais, ou os que estiveram recentemente com um esteroide taper, devem receber uma dose de corticosteroides no perioperatório para evitar o desenvolvimento de insuficiência adrenal. Já pacientes com dificuldade para controlar os sintomas devem receber aumento de doses de corticosteroides orais e podem necessitar adiar a cirurgia eletiva, até que os sintomas possam ser eficazmente controlados. Todos os pacientes devem ser instruídos para a utilização dos seus inaladores, como anteriormente prescrito no dia da cirurgia.

REFERÊNCIAS

1. Shnider SM, Papper EM: Anesthesia for the asthmatic patient. *Anesthesiology* 1961;22:886-892.
2. Smetana GW: Preoperative pulmonary evaluation. *N Engl J Med* 1999;340(12):937-944.
3. Gold MI, Helrich M: A study of complications related to anesthesia in asthmatic patients. *Anesth Analg* 1963;42:238-293.
4. Expert Panel Report 3 (EPR-3): Guidelines for the diagnosis and management of asthma—summary report 2007. *J Allergy Clin Immunol* 2007;120(5 suppl):S94-S138.
5. Calhoun W et al: Effect of zafirlukast (Accolate) on cellular mediators of inflammation: Bronchoalveolar lavage fluid findings after segmental antigen challenge. *Am J Respir Crit Care Med* 1998;1381-1389.
6. Kingston HG, Hirshman CA: Perioperative management of the patient with asthma. *Anesth Analg* 1984;63(9):844-855.
7. Tonnel AB, Tillie-Leblond I: Omalizumab for asthma. *N Engl J Med* 2006;355(12):1282.
8. Doherty GM et al: Anesthesia and the child with asthma. *Paediatr Anaesth* 2005;15(6):446-454.
9. Forrest JB et al: Multicenter study of general anesthesia. III. Predictors of severe perioperative adverse outcomes. *Anesthesiology* 1992;76(1):3-15.
10. Warner DO et al: Perioperative respiratory complications in patients with asthma. *Anesthesiology* 1996;85(3):460-467.
11. Bishop MJ, Cheney FW: Anesthesia for patients with asthma. Low risk but not no risk. *Anesthesiology* 1996;85(3):455-456.
12. Kabalin CS, Yarnold PR, Grammer LC: Low complication rate of corticosteroid-treated asthmatics undergoing surgical procedures. *Arch Intern Med* 1995;155(13):1379-1384.
13. Pien LC, Grammer LC, Patterson R: Minimal complications in a surgical population with severe asthma receiving prophylactic corticosteroids. *J Allergy Clin Immunol* 1988;82(4):696-700.
14. Su FW et al: Low incidence of complications in asthmatic patients treated with preoperative corticosteroids. *Allergy Asthma Proc* 2004;25(5):327-333.
15. Lipworth BJ: Systemic adverse effects of inhaled corticosteroid therapy: A systematic review and meta-analysis. *Arch Intern Med* 1999;159(9):941-955.
16. Axelrod L: Perioperative management of patients treated with glucocorticoids. *Endocrinol Metab Clin North Am* 2003;32(2):367-383.
17. Nelson HS et al: The Salmeterol Multicenter Asthma Research Trial: A comparison of usual pharmacotherapy for asthma or usual pharmacotherapy plus salmeterol. *Chest* 2006;129(1):15-26.
18. Israel E et al: The effect of polymorphisms of the beta(2)-adrenergic receptor on the response to regular use of albuterol in asthma. *Am J Respir Crit Care Med* 2000;162(1):75-80.

12 Que Paciente Deve Fazer uma Avaliação Cardíaca Pré-operatória (Teste de Esforço)?

Amy L. Miller, MD, PhD e Joshua A. Beckman, MD, MS

INTRODUÇÃO

A avaliação pré-operatória do risco cardiovascular tenta identificar, de maneira prospectiva, pacientes em risco, possibilitando o tratamento perioperatório orientado, a fim de reduzir as taxas de eventos.[1] Os eventos cardíacos perioperatórios incluem tanto eventos de "demanda", em que o estresse perioperatório aumenta as demandas miocárdicas de oxigênio a um nível que não pode ser atingido devido à doença arterial coronariana (DAC) obstrutiva fixa ou baixa pressão de perfusão[2,3] e verdadeiras "síndromes coronarianas agudas" (SCAs) com ruptura de placa oclusiva,[4-6] provavelmente decorrente, em parte, de inflamação perioperatória/resposta à citocina e um estado pró-trombótico associado.[2] A DAC obstrutiva epicárdica suficiente para causar liberação de biomarcador relacionado com a demanda pode ser identificada de maneira confiável por meio de teste ergométrico e cineangiocoronariografia. Consequentemente, a avaliação cardiovascular pré-operatória evoluiu de uma identificação de fator de risco para uma avaliação de isquemia, utilizando os fatores de risco para identificar pacientes em risco, e teste de esforço cardiovascular (com ou sem angiografia) para identificar hemodinamicamente DAC significativa nestes pacientes, que poderiam então ser revascularizados por meio de intervenção percutânea coronária ou cirurgia de revascularização do miocárdio (CRM).

Mudanças revolucionárias no tratamento clínico cardiovascular, especialmente o advento do betabloqueio perioperatório,[7-12] juntamente com os avanços nas técnicas cirúrgicas e anestésicas, reduziram significativamente as taxas de morbidade e mortalidade operatórias. Estas taxas de eventos diminuíram de aproximadamente 10% a 15% em pacientes com risco intermediário há três décadas[1] para aproximadamente 5% em pacientes atuais "em risco" (ou seja, com fatores de risco para ou DAC conhecida) e cerca de 1,5% em pacientes cirúrgicos não cardíacos não selecionados.[2] Esta redução no risco provavelmente atenua o benefício da revascularização pré-operatória. Na verdade, embora dados retrospectivos e observacionais sustentem o conceito de redução de risco pré-operatório por revascularização,[13] um experimento controlado recente, randomizado prospectivo, não encontrou redução de risco após revascularização em pacientes com DAC estável sintomática.[14] Por consequência, o papel do teste de esforço cardíaco pré-operatório foi reduzido à identificação de pacientes com risco extremamente alto, por exemplo, com doença significativa de tronco de artéria coronária esquerda, para os quais a revascularização pré-operatória pode fornecer benefício independentemente da cirurgia.

Historicamente, a avaliação pré-operatória do risco cardiovascular tem prescindido de padronização ou consenso generalizado, apesar das diretrizes publicadas. As metas percebidas têm variado, a aderência às recomendações tem sido deficiente[15] e muitas avaliações resultaram em recomendações não formais.[1] Além disto, diferentes opiniões ocorreram na maioria dos casos e houve uma minoria significativa de opiniões contrárias ao consenso.[17] Com cada vez mais dados para orientar a evolução das diretrizes para um consenso com base em evidência, espera-se que haja mais concordância e adesão entre os profissionais.

ESTRATÉGIAS/OPÇÕES PARA AVALIAÇÃO

À medida que integramos novos dados à nossa prática, surgem as seguintes questões-chave:
1. Compreensão das implicações do fator de risco, bem como contraindicações absolutas para procedimentos cirúrgicos eletivos/de urgência.
2. Compreensão das opções do tratamento independentemente de revascularização que podem afetar de maneira significativa o desfecho para o paciente.
3. Compreensão dos riscos e benefícios da revascularização no período pré-operatório.
4. Exames adequados – quais pacientes devem ser submetidos a exame e como examiná-los.

EVIDÊNCIAS PARA UM PAPEL DA ESTRATIFICAÇÃO DE RISCO E MODIFICAÇÃO DE RISCO PERIOPERATÓRIAS

Estudos prévios de estratificação de risco concentraram-se primariamente na identificação de fatores de risco preditivos de aumento das taxas de eventos,[18] possibilitando a construção de índices de risco para quantificar de maneira prospectiva o risco cardiovascular perioperatório.[19] As diretrizes atuais centram-se no Índice de Risco Cardíaco Revisado de Lee (IRCR; Tab. 12-1), que divide os pacientes em quartis de risco previsto.[20] As

Tabela 12-1 Índice de Risco Cardíaco Revisado*

Classe de IRCR	Escore de IRCR	Taxa de Evento Cardiovascular[†]
Classe I	0	0,5 (0,2, 1,1)
Classe II	1	1,3 (0,7, 2,1)
Classe III	2	3,6 (2,1, 5,6)
Classe IV	> 2	9,1 (5,5, 13,8)

*Índice de Risco Cardíaco Revisado (IRCR) = número dos seguintes fatores de risco presentes:
- Cirurgia de alto risco
- Doença cardíaca isquêmica
- Histórico de doença cerebrovascular
- Histórico de insuficiência cardíaca congestiva
- Presença de diabetes insulino-dependente
- Creatinina sérica pré-operatória superior a 2 mg/dL

[†]Taxas de evento cardiovascular decorrente de coorte de paciente de derivação.
Lee TH *et al: Derivation and prospective validation of a simple index for prediction of cardiac risk of major noncardiac surgery. Circulation* 1999;100(10):1043-1049.

diretrizes atuais do American College of Cardiology/American Heart Association (ACC/AHA) para a avaliação cardíaca pré-operatória também definem quatro "grandes" fatores de risco que impedem procedimentos cirúrgicos sem emergência: síndrome coronariana instável ativa/recente, insuficiência cardíaca descompensada, arritmia significativa e doença valvular grave.[19]

EVIDÊNCIAS DE QUE MARCADORES DE ALTO RISCO ESPECÍFICOS EXIGEM AVALIAÇÃO E INTERVENÇÃO PRÉ-OPERATÓRIA

Síndrome Coronariana Aguda

Uma síndrome coronariana instável ativa é, até prova em contrário, uma SCA refletindo erosão ou ruptura de uma placa aterosclerótica. Os pacientes com uma SCA estão em maior risco perioperatório e, em tais casos, a cirurgia deverá ser adiada quando possível. A análise retrospectiva do eletrocardiograma a partir do estudo GUSTO-IIb (do inglês, *Global Use of Strategies to Open, uso global de estratégias para abrir* artérias ocluídas em síndromes coronarianas agudas) demonstrou que as taxas de mortalidade aumentam para 20 a 30 dias após a apresentação, tempo após o qual as taxas de mortalidade se estabilizam.[21] Como tal, as diretrizes atuais identificam 30 dias como o corte de uma síndrome coronariana aguda "recente";[19] não seria de se esperar que um novo atraso na cirurgia altere o risco, na ausência de outras questões confusas.

Insuficiência Cardíaca Congestiva Descompensada

Embora os tratamentos para insuficiência cardíaca congestiva tenham avançado de maneira significativa na última década, os benefícios de mortalidade foram mais proeminentes em pacientes com doença leve a moderada do que naqueles com doença cardíaca avançada.[22] A taxa anual de mortalidade nos ensaios randomizados recentes na insuficiência cardíaca de Classe III/

IV varia de 18,5% a 73%,[23] enquanto o ADHERE (do inglês, *Acute Decompensated Heart Failure National Registry, registro nacional de insuficiencia cardíaca descompensada aguda*) sobre as internações por insuficiência cardíaca descompensada encontrou uma taxa de mortalidade geral dentro do hospital de 4%, sendo que as taxas de mortalidade de subgrupo oscilaram de 2,1% a 21,9%.[24] Estes valores, que excedem as taxas esperadas de evento cardiovascular para a grande maioria dos procedimentos cirúrgicos eletivos, quase certamente aumentariam de modo significativo com o estresse hemodinâmico e sistêmico da cirurgia. Análises multivariadas iniciais de fator de risco confirmaram que a insuficiência cardíaca descompensada foi associada a aumento do risco de morbidade e mortalidade perioperatórias.[1] Desta forma, a insuficiência cardíaca congestiva descompensada tem de ser tratada antes da cirurgia.

Arritmia

No contexto perioperatório, arritmia "significativa" refere-se a distúrbios de ritmo hemodinamicamente significativos. No entanto, as arritmias ventriculares são ameaça suficiente para que, até mesmo as arritmias ventriculares sustentadas e toleradas hemodinamicamente, devam adiar qualquer cirurgia, exceto as de emergência. Não existe literatura que caracterize o nível de risco que pode ser atribuído a uma arritmia ventricular sustentada pré-operatória, dada a natureza ameaçadora da vida de tais arritmias. Tentar obter estes dados seria antiético. Em contrapartida, há evidências de que as arritmias ventriculares não sustentadas não prejudicam os procedimentos cirúrgicos e não aumentam o risco cardiovascular perioperatório.[25,26]

As arritmias atriais não controladas (ou seja, com taxas de resposta ventricular superiores a cerca de 90 a 100 batimentos por minuto) colocam os pacientes em risco aumentado para isquemia por demanda. Assim, a taxa de controle deve ser estabelecida antes da cirurgia. Embora as arritmias atriais com frequência controlada não impeçam a cirurgia, elas estão associadas a um aumento não modificado de risco perioperatório, identificando uma coorte de pacientes mais doentes. Para os pacientes submetidos à CRM, a fibrilação atrial (FA) pré-operatória aumenta a permanência no hospital, a taxa de reinternação e a taxa de mortalidade de longo prazo, mas não a taxa de mortalidade cirúrgica.[27] A FA pré-operatória está associada a um aumento da taxa de mortalidade cardiovascular perioperatória (*odds ratio* ajustada 4) em cirurgia não cardíaca,[28] mas isto pode se refletir em comorbidades não identificadas que aumentam tanto a prevalência de FA como o risco cardiovascular e/ou controle inadequado da taxa perioperatória.

Finalmente, há a questão auxiliar da anticoagulação. O rápido restabelecimento pós-operatório da anticoagulação para minimizar o risco tromboembólico coloca os pacientes em risco aumentado de sangramento pós-operatório[29] e pode não proporcionar um benefício significativo.[30] Embora os pacientes com FA em geral estejam em risco de curto prazo relativamente baixo para eventos tromboembólicos, com taxas de AVC dependentes da idade de 1% a 5% por ano,[31] a natureza potencialmente devastadora destes eventos torna desafiadora a avaliação de risco/benefício. As diretrizes atuais da ACC/AHA aconselham que é razoável interromper a anticoagulação por até uma semana sem a "ponte" da terapia intravenosa,[32] mas as evidências disponíveis para sustentar ou contradizer esta prática são limitadas.

Doença Valvular

A doença valvular é a mais estudada dos quatro "grandes" fatores de risco. Em geral, as lesões regurgitantes não são uma contraindicação para cirurgia eletiva, porque estas lesões são relativamente tolerantes a mudanças hídricas perioperatórias e indução anestésica. Em contrapartida, lesões estenóticas sintomáticas ou graves são sensíveis a mudanças tanto na pré-carga como na pós-carga, aumentando o risco de dificuldades hemodinâmicas perioperatórias.

Embora a diminuição da incidência de doença cardíaca reumática tenha tornado a estenose da válvula mitral um achado clínico raro, a estenose aórtica (EA) permanece comum. Algumas séries cirúrgicas retrospectivas não encontraram qualquer aumento nas taxas de evento cardiovascular perioperatório em pacientes com EA significativa,[33] mas a maioria dos estudos sugere que os índices de morbidade e mortalidade são mais elevados nestes pacientes.[34,35] Uma recente análise retrospectiva de caso-controle sustenta esta alegação, sendo que a gravidade da estenose prevê um aumento de sete vezes em eventos cardiovasculares.[36] Tomadas em conjunto, as evidências disponíveis reforçam o atual padrão de prática, no qual a EA clinicamente significativa é abordada antes de um procedimento cirúrgico eletivo.[19]

EVIDÊNCIAS PARA MODIFICAÇÃO DE RISCO PERIOPERATÓRIO – PAPEL DO TRATAMENTO CLÍNICO

Grande parte da nossa compreensão sobre o risco relativo é proveniente dos dados do *Coronary Artery Surgery Study* (CASS),[37] no qual as taxas de morbidade e mortalidade cardiovascular perioperatórias variaram como uma função de "risco" cirúrgico, sendo maior risco associado a cirurgias vasculares.[37] Com base nestes registros, atualmente subdividimos os procedimentos cirúrgicos em três classes (risco alto, intermediário e baixo).[19] Embora grande parte desta informação seja intuitiva, os dados dos registros do CASS codificaram a estratificação de risco dos procedimentos. As taxas mais altas de evento associadas à cirurgia não cardíaca de "alto risco" (ou seja, cirurgia vascular) tornaram estes procedimentos a situação ideal na qual se deve explorar a redução de risco perioperatório.

Evidências para Betabloqueio Perioperatório

O papel da chamada isquemia perioperatória por "demanda"[2,3] sugere que o estresse hemodinâmico contribui para eventos cardiovasculares. Os períodos de mais risco incluem o da indução anestésica e o pós-operatório imediato, presumivelmente porque a sedação leve possibilita o aumento do impulso simpático e resultante taquicardia.[3] A terapia simpatolítica com betabloqueio deve embotar esta resposta, minimizando a demanda miocárdica.

O primeiro estudo de larga escala sobre betabloqueio perioperatório randomizou pacientes submetidos à cirurgia de risco intermediário a alto para placebo *versus* atenolol (frequência cardíaca alvo de 65 batimentos por minuto), reduzindo a taxa de mortalidade pós-operatória de 8% para 0% aos três meses após a cirurgia.[9] Três anos depois, o grupo de estudo holandês Dutch Ecocardiographic Cardiac Risk Evaluation Applying Stress Echocardiography (DECREASE) randomizou

os pacientes cirúrgicos vasculares de alto risco com ecocardiografia pré-operatória com dobutamina positiva para bisoprolol perioperatório *versus* placebo, havendo redução nos índices de morte cardíaca de 17% para 3,4% e nas taxas de infarto do miocárdio (IM) não fatal de 17% para 0%.[10] O trabalho subsequente feito pelo mesmo grupo demonstrou que a dose máxima de betabloqueio e o controle da frequência cardíaca otimizaram o benefício protetor perioperatório.[38]

O papel, se houver, do betabloqueio em pacientes de baixo risco permanece obscuro. Em uma análise retrospectiva de uma coorte multicêntrica (a base de dados *Premier's Perspective*) submetida à cirurgia não cardíaca de grande porte, a taxa de mortalidade perioperatória foi menor com uso de betabloqueadores em pacientes de risco intermediário e alto, mas mostrou uma tendência de aumento da taxa de mortalidade em pacientes de baixo risco.[7] Estes dados são difíceis de interpretar, porque a utilização de betabloqueadores nestes pacientes pode servir como um marcador para um evento perioperatório negativo que levou a, mais do que resultou de, betabloqueio. Embora alguns estudos tenham ido tão longe a ponto de sugerir que o betabloqueio não é benéfico, mesmo em pacientes de risco intermediário,[39-42] estes resultados provavelmente refletem limitações metodológicas, incluindo subdosagem e duração inadequada de betabloqueio,[40-42] bem como diluição com procedimentos ou pacientes de baixo risco.[40,41]

Em contrapartida, o estudo DECREASE-2 randomizou uma população relativamente homogênea de 770 pacientes de cirurgia vascular de risco intermediário para teste de esforço pré-operatório *versus* nenhum teste; os pacientes com isquemia estresse-induzida significativa poderiam ser submetidos à revascularização pré-operatória, ao critério de sua equipe de atendimento.[43] Nesta população, da qual 8,8% tiveram isquemia extensa (35% dos quais foram revascularizados [50% parciais, 50% completas] antes da cirurgia vascular), não houve diferenças significativas nas taxas de morte ou IM. Em contrapartida, o controle da frequência cardíaca foi significativamente correlacionado com taxas de morbidade e mortalidade, com uma taxa de evento de 1,7% em pacientes com uma frequência cardíaca abaixo de 50 batimentos por minuto *versus* 16,5% nos pacientes com uma frequência cardíaca superior a 65 batimentos por minuto. Estes resultados sugerem que, se um betabloqueio adequado pode ser alcançado, o teste de esforço cardíaco no pré-operatório não desempenha qualquer papel nos pacientes de risco intermediário.[43] O peso das evidências que sustentam a terapia perioperatória com betabloqueadores estimulou uma atualização focada nas diretrizes perioperatórias da ACC/AHA,[44] que aconselhavam o betabloqueio perioperatório em pacientes de alto risco (recomendação de Classe I para cirurgia vascular e Classe IIa para cirurgia de risco intermediário a alto), com betabloqueio em pacientes de baixo risco que recebem uma recomendação de Classe IIb. Nas novas diretrizes de 2007, estas recomendações foram ampliadas para uma indicação de Classe IIA, que engloba todos os pacientes com pelo menos um fator de risco clínico e/ou com DAC conhecida, programados para procedimentos de risco intermediário a alto.

Evidências para Outras Intervenções Clínicas Perioperatórias

A monitorização invasiva (p. ex., cateteres de artéria pulmonar [CAPs], linhas arteriais), a telemetria cardíaca e a localização numa unidade de terapia intensiva (UTI) têm sido propostas

68 Seção II PREPARAÇÃO PRÉ-OPERATÓRIA

para reduzir a morbidade perioperatória. Embora não existam dados de experimentos controlados randomizados que tenham examinado o seu papel na redução do risco cardiovascular perioperatório, a telemetria cardíaca e a admissão na UTI são amplamente aceitas como custo-efetivas e benéficas em pelo menos um subgrupo de pacientes, especialmente pacientes de alto risco, bem como os que requerem monitoramento invasivo ou titulação frequente de medicamentos hemodinamicamente ativos.[45] Em contrapartida, o papel perioperatório do CAP foi reduzido nos últimos anos. Estudos observacionais sugerem que o uso de CAP aumenta as taxas de morbidade e mortalidade.[46,47] Embora estudos prospectivos de CAPs em situações perioperatórias apresentem algumas limitações metodológicas,[48] o maior estudo controlado randomizado sugere que os CAPs têm benefício insuficiente.[49] O CAP não desempenha qualquer papel na rotina atual de cuidados perioperatórios, embora não possamos excluir a possibilidade de que realmente exista uma subpopulação específica para a qual a utilização do dispositivo pode ser benéfica.

Alguns agentes farmacológicos, como os alfa-agonistas, nitroglicerina e diltiazem, foram estudados, com somente evidência limitada de benefício perioperatório.[13,50-52] Mais recentemente, os inibidores da HMG CoA redutase ("estatinas"), fármacos com efeitos terapêuticos pleiotrópicos reconhecidos sobre o sistema cardiovascular,[53] têm sido examinados. Estudos retrospectivos observacionais sugerem que a utilização perioperatória de estatina é protetora[12,54] e há um conjunto significativo de evidências apoiando o uso de estatina em pacientes de cirurgia vascular.[55]

Um provável alvo de pesquisas futuras é o ácido acetilsalicílico. Embora agentes antiplaquetários fossem tradicionalmente descontinuados no perioperatório para minimizar ocorrência de sangramento, estudos observacionais demonstraram redução das taxas de morbidade e mortalidade em pacientes de cirurgia cardíaca que receberam aspirina perioperatória.[56-58] Embora isto não tenha sido estudado em cirurgia não cardíaca, a necessidade de continuar a terapia antiplaquetária após colocação de DES (do inglês, *drug-eluting stent*, *stent* liberador de fármaco) provavelmente irá exigir uma análise sistemática desta questão em um futuro próximo. Na verdade, uma metanálise recente sugere que os riscos de sangramento associados a antiplaquetários foram menores que os riscos associados à retirada dos antiplaquetários após colocação de *stent*.[59] Dadas as diretrizes ainda em evolução para a terapia antiplaquetária após colocação de *stent*, para qualquer paciente com *stent* de artéria coronária, um cardiologista deve ser consultado antes da suspensão da terapia antiplaquetária tendo em vista algum procedimento.

EVIDÊNCIAS PARA MODIFICAÇÃO DE RISCO PERIOPERATÓRIO – PAPEL DA REVASCULARIZAÇÃO PRÉ-OPERATÓRIA

Dados que definem o papel de revascularização perioperatória podem ser temporalmente estratificados por meio de revascularização (RM, angioplastia, *stent* e DES). A base de dados do CASS forneceu as primeiras evidências retrospectivas de redução dos riscos com a revascularização, com redução das taxas de morbidade e mortalidade cardiovasculares por pelo menos seis anos após RM.[37] De maneira importante, estes dados preve-

em a utilização de conduto de artéria mamária interna esquerda (AMIE), que tem maior longevidade,[60] sugerindo que os efeitos protetores poderiam ser mais duradouros na era atual.

Em meados da década de 1980, a PTCA (do inglês, *percutaneous transluminal coronary angioplasty*, angioplastia coronariana transluminal percutânea) foi uma alternativa viável à RM. A revisão retrospectiva sugeriu que, em comparação com controles históricos, PTCA reduziu as taxas de morbidade e mortalidade cardiovascular perioperatórias,[61,62] e uma avaliação randomizada prospectiva constatou que PTCA foi tão eficaz como a RM na redução de risco perioperatório.[63,64]

A intervenção coronária percutânea (ICP) que emprega *stents* coronários para apoiar as lesões abertas foi examinada no experimento sobre revascularização de artéria coronária antes de cirurgia vascular de grande porte eletiva; o denominado CARP (do inglês, *coronary artery revascularization prophylaxis*).[14] CARP foi o primeiro ensaio prospectivo randomizado a estudar a revascularização pré-operatória em pacientes com DAC obstrutiva estável, inscrevendo pacientes agendados para cirurgia eletiva vascular de grande porte (reparo de aneurisma de aorta abdominal [AAA] ou revascularização de membro inferior) nos quais a angiografia revelou significativa DAC tratável com revascularização. Estenose significativa (superior a 50%) de tronco de artéria coronária era um critério de exclusão, assim como a fração de ejeção (FE) ventricular esquerda menor do que 20% ou EA grave. Os pacientes, uma população de risco muito alto (67% com doença multiarterial; escore de IRCR de 2 ou mais em 49% e de 3 ou mais em 13%), foram randomizados para revascularização pré-operatória (ICP ou RM) ou tratamento clínico. Não foram encontradas diferenças significativas nas taxas de morbidade e mortalidade de curto prazo (taxa de IAM de 30 dias de aproximadamente 13%) ou de longo prazo (taxa de mortalidade em 2,7 anos de quase 22%). Estas taxas moderadas, nesta população de alto risco, ilustram a melhora significativa na terapia clínica e na redução concomitante da taxa de mortalidade desde a época do CASS.

Curiosamente, o atraso relacionado com a revascularização no procedimento vascular planejado na verdade resultou em uma tendência de aumento da mortalidade relacionada com problemas vasculares.[14] Isto é particularmente preocupante no contexto de ICP, em especial com DES. Com angioplastia com balão, a análise retrospectiva encontrou taxas aumentadas de evento durante duas semanas após a intervenção, sugerindo que a cirurgia deveria ser adiada por pelo menos duas semanas após angioplastia.[65] Embora um período semelhante de maior risco tenha sido observado na análise retrospectiva e observacional com *stents* não revestidos (BMS), a recomendação para BMS era de que a cirurgia fosse adiada por pelo menos quatro semanas após a ICP,[66] ainda que houvesse alguma evidência de que as taxas do evento poderiam ser aumentadas por pelo menos três meses após ICP.[67,68] Com o advento do DES, a questão se tornou mais complicada devido à terapia antiplaquetária dupla obrigatória mais longa. Embora as diretrizes iniciais recomendassem terapia antiplaquetária dupla durante três meses para um *stent* CYPHER® (Johnson & Johnson, revestido com sirolimus) e seis meses com um *stent* TAXUS® (Boston Scientific, revestido com paclitaxel), as recomendações atuais aconselham pelo menos um ano de terapia antiplaquetária dupla após DES.[69] Uma análise retrospectiva de taxas de evento

Capítulo 12 Que Paciente Deve Fazer uma Avaliação Cardíaca Pré-operatória (Teste de Esforço)? 69

perioperatório após colocação de BMS ou DES não revelou diferenças significativas,[70] mas o esquema antiplaquetário prolongado para DES é uma questão importante para cirurgiões. De maneira importante, a descontinuação da terapia antiplaquetária é o fator de risco mais forte para eventos cardiovasculares após ICP,[70] ressaltando a necessidade da ajuda de um cardiologista antes da interrupção da terapia antiplaquetária em um paciente anteriormente submetido à ICP.

AVALIAÇÃO DE ISQUEMIA – QUEM E COMO TESTAR

A capacidade funcional é preditiva de eventos cardíacos perioperatórios e de longo prazo,[71] com aumento das taxas de morbidade e mortalidade em pacientes com capacidade funcional menor do que 4 MET.[72] Um marcador simples para capacidade funcional de 4 MET é a habilidade para subir até dois lances de uma escada. Pacientes que podem, por histórico ou exemplo, exercitar-se neste nível não exigem teste ergométrico. A cirurgia pode prosseguir com a melhor terapia clínica.

Em pacientes com capacidade funcional obscura ou precária, o teste de esforço cardíaco pode promover a identificação e quantificação relativamente precisa da isquemia, independentemente do mecanismo de esforço (exercício, estresse farmacológico ou vasodilatação) e/ou a métrica de avaliação (eletrocardiograma, imagens de perfusão miocárdica ou ecocardiografia). A sensibilidade e a especificidade para a detecção da doença arterial coronariana significativa são da ordem de 70% a 88% em todas as modalidades.[73] A seleção da modalidade deve ser guiada pela experiência local e fatores específicos do paciente, com uma preferência para o exercício em detrimento do estresse farmacológico, sempre que possível, dadas as informações hemodinâmicas e funcionais adicionais obtidas com o exercício.[71]

Para pacientes no perioperatório, os defeitos de perfusão reversíveis induzidos pelo estresse têm um valor preditivo positivo de 2% a 20% para morte ou IAM perioperatório; o valor preditivo negativo é da ordem de 99%.[71] Em geral, informações prognósticas estão limitadas a esse subconjunto de pacientes com risco clínico elevado, isquemia extensa ou ambos.[74,75] Assim, embora tenham sensibilidade e especificidade adequadas, todas as modalidades têm um valor preditivo positivo inaceitavelmente baixo e, por isto, exigem um critério muito restritivo para o grau de isquemia que desencadeia uma avaliação mais aprofundada. O valor preditivo positivo é esperado para um novo declínio com a ampla implementação de betabloqueio perioperatório, o que deve reduzir ainda mais as taxas de eventos perioperatórios.

O grande destaque das diretrizes da ACC/AHA é de que a avaliação da isquemia pré-operatória não é diferente daquela de outras situações eletivas.[19] O fato de um paciente estar agendado para a cirurgia, independentemente do grau de risco cirúrgico, não afeta a necessidade relativa do paciente de avaliação e possível revascularização. O recente experimento COURAGE (do inglês, *Clinical Outcomes Utilizing Revascularization and Aggressive Drug Evaluation*, avaliação dos resultados clínicos utilizando revascularização e terapia medicamentosa agressiva) demonstrou que, para a DAC estável, as taxas de evento não diferem com a adição de ICP à melhor terapia clínica.[76] Isto é realçado pelos referidos resultados do experimento CARP,[14] que demonstraram que, mesmo em pacientes com doença clinicamente estável de múltiplos vasos submetidos à cirurgia de alto risco, a revascularização não apresenta benefício de mortalidade perioperatória.

Tomadas em conjunto, as evidências disponíveis sugerem que o cateterismo cardíaco é mais bem utilizado para dois fins: (1) excluir doença da artéria coronária crítica/ameaçadora da vida (p. ex., doença crítica de tronco da artéria coronária) e (2) aliviar sintomas refratários. A primeira indicação é mais desafiadora, pois é difícil saber a amplitude de uma informação para difundi-la, a fim de identificar aqueles raros pacientes com doença crítica. Isto foi abordado de maneira parcial pelo estudo DECREASE-2 anteriormente referido, que demonstrou que, com betabloqueio adequado, o teste de esforço não demonstrou benefício no intervalo com ou sem revascularização nos pacientes submetidos à cirurgia vascular de risco intermediário.[43] Estes resultados sugerem que o teste cardíaco pré-operatório não desempenha qualquer papel nos pacientes com risco intermediário (IRCR 1-2) para os quais o betabloqueio perioperatório adequado pode ser fornecido.[43]

CONTROVÉRSIAS

O papel da revascularização percutânea eletiva/não urgente continua sendo um assunto de alguma controvérsia. Como observado anteriormente, o estudo COURAGE não encontrou benefício de mortalidade para ICP[76] e levou a debates sobre o(s) benefício(s) da ICP. A maioria dos cardiologistas acredita que o alívio dos sintomas promovido pela ICP justifica seu uso em pacientes com sintomas refratários à melhor terapia clínica. Como tal, a ICP continuará proeminente no tratamento da isquemia, trazendo com ela um aumento na dificuldade de assistência perioperatória.

A seleção do *stent* BMS (do inglês, *bare-metal stent*, *stent* metálico não recoberto) *versus* DES, uma das maiores controvérsias em medicina cardiovascular, tem importantes implicações perioperatórias. Quando os DES de primeira geração foram aprovados pela Food and Drug Administration (FDA) há mais de três anos, sua utilização suplantou rapidamente a do BMS,[77] incluindo o uso para indicação não aprovada que, até 2007, compunha mais de metade da população receptora de DES.[69] Com o lançamento do experimento BASKET-LATE (*Basel Stent Kosten Effektivitäts Late Events Trial*) e ensaios,[78,79] contudo, tornou-se claro que a plataforma atual de DES tem debilidades intrínsecas, com a redução da reestenose no interior do *stent* contrabalanceada em parte por um pequeno aumento de trombose tardia no *stent* (potencialmente fatal). De um modo geral, a utilização de DES para indicações aprovadas realmente prevê resultados superiores para o BMS.[80,81] No entanto, dadas as considerações antiplaquetárias, os BMS são preferidos para os pacientes com procedimentos cirúrgicos previstos. Infelizmente, é fácil ver como a capacidade de se prever o futuro não se estende até os limites da terapia necessária de um ano de clopidogrel com DES. Por conseguinte, argumentos sobre a segurança da terapia antiplaquetária perioperatória irão certamente continuar. É essencial que ambos, os experimentos randomizados prospectivos e os dados do registro, examinem esta questão, particularmente em pacientes com *stents* coronarianos prévios, a fim de fornecer uma base de evidências sobre a qual seja possível atingir um consenso.

ÁREAS DE INCERTEZA

A base de evidências para avaliação de risco cardiovascular foi desenvolvida através do desejo cada vez maior dos pesquisadores de randomizar os pacientes com uma carga crescente de doença. Os pacientes com uma FE significativamente reduzida ou com doença do tronco da artéria coronária são as duas populações onde se percebeu um risco demasiado alto para randomização; presumiu-se que a revascularização nestes pacientes é benéfica. Até o experimento CARP, no entanto, muitos pesquisadores teriam argumentado que a revascularização da doença estável de múltiplos vasos era benéfica. O recente estudo piloto DECREASE-V pode anunciar a próxima geração de estudos pré-operatórios. Nele, as populações anteriormente excluídas de doença do tronco da artéria coronária e baixa FE foram incluídas na randomização de pacientes para cirurgia vascular para revascularização pré-operatória ou tratamento clínico padrão.[82] É importante observar que 8% dos pacientes randomizados apresentaram doença de tronco de artéria coronária e 67% tiveram doença de três vasos. Não surpreendentemente, em razão das características de alto risco desta população, as taxas de evento foram altas, com mortalidade em 30 dias de aproximadamente 5% a 10%, e taxas de IAM em 30 dias de cerca de 16%. A revascularização não teve efeito estatisticamente significativo.

O DECREASE-V levanta mais perguntas do que respostas e quase certamente irá levar a uma nova geração de estudos em pacientes com risco extremamente alto. Se a revascularização pré-operatória em pacientes com doença de tronco de artéria coronária ou crítica de três vasos provar ser ineficaz na redução do risco cardiovascular, o papel do teste de esforço pré-operatório deverá ser redefinido, se não eliminado.

À medida que o assunto se move da revascularização para o tratamento clínico conservador, estratégias de imagem não invasivas irão oferecer uma alternativa atraente para o histórico teste de esforço/abordagem por cateterismo. Em particular, a tomografia computadorizada (TC) pode avaliar a DAC de maneira não invasiva. Por questões técnicas, atualmente, a TC pode excluir doença obstrutiva significativa, mas não quantificar com precisão o grau da doença, quando presente,[83] tornando-se inadequada para a avaliação pré-operatória de isquemia, na qual a questão é a exclusão da doença crítica. Futura evolução técnica permitirá que a cineangiocoronariografia por TC forneça informações mais fisiologicamente relevantes, que poderão possibilitar que estes estudos tenham um papel mais extenso na avaliação da isquemia pré-operatória.

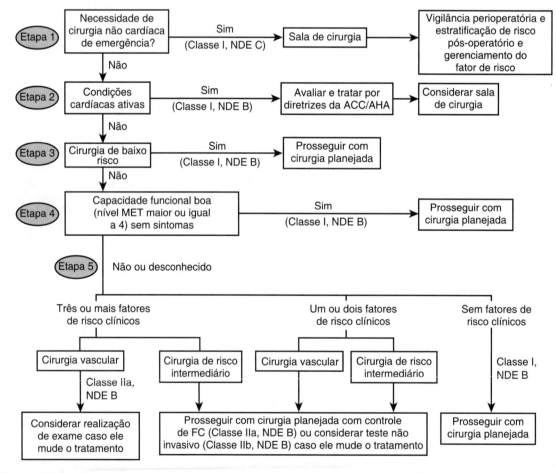

Figura 12-1. Avaliação cardíaca e algoritmo de cuidados para cirurgia não cardíaca baseada nas condições clínicas ativas, doença cardiovascular conhecida ou fatores de risco cardíacos para pacientes de 50 anos de idade ou mais. Fleisher LA, Beckman JA, Brown KA, et al: ACC/AHA 2007 Guidelines on Perioperative Cardiovascular Evaluation and Care for Noncardiac Surgery – Executive Summary: A Report For the American College of Cardiology/American Heart Association Task Force on Practice Guidelines. (Comitê de Redação para Revisar as Diretrizes de 2002 sobre Avaliação Cardiovascular Perioperatória para Cirurgia não Cardíaca). *Circulation* 2007, 116:1971-1996.
NDE: Nível de evidência.

DIRETRIZES

A ACC/AHA lançou novas diretrizes para avaliação e tratamento do risco perioperatório para pacientes em risco de DAC.[71] Estas diretrizes baseadas em evidência, que refletem o estado da base de nosso conhecimento atual, reservam o teste de esforço cardíaco pré-operatório para os pacientes que preencham os seguintes critérios (Fig. 12-1):

1. O paciente tem capacidade funcional precária ou desconhecida.
   - Capacidade funcional adequada é um bom indicador prognóstico. Para os pacientes capazes de atingir 4 METS (o equivalente a subir até dois lances de escada), é improvável que a revascularização afete o risco de eventos cardiovasculares.
2. O paciente está sendo considerado para um procedimento cirúrgico de não emergência de risco pelo menos intermediário.
   - Procedimentos de emergência, por definição, não possuem a fortuna de tempo para possibilitar a avaliação de isquemia.
   - Procedimentos de baixo risco não requerem a avaliação pré-operatória.
3. O paciente não tem uma contraindicação absoluta/"bandeira vermelha" (no inglês, *red flag*).
   - Pacientes com arritmia ativa, síndrome coronária instável, insuficiência cardíaca descompensada ou lesões significativas de estenose valvar devem ser avaliados e tratados por um cardiologista antes da consideração de cirurgia.
4. O paciente tem fatores de risco clínicos suficientes (pelo menos três) para haver preocupação quanto à doença de tronco de artéria coronária/de múltiplos vasos.
5. A revascularização seria realizada no pré-operatório se a avaliação de isquemia fosse positiva (ou seja, o tratamento do paciente será potencialmente alterado pela avaliação).

As novas diretrizes da ACC/AHA também ampliaram as recomendações perioperatórias para betabloqueio.[71] Embora a indicação da Classe I permaneça inalterada (pacientes com indicação não cirúrgica de betabloqueador e pacientes de alto risco agendados para cirurgia vascular), a indicação de Classe IIA foi ampliada para todos os pacientes com pelo menos um fator de risco clínico e/ou com DAC conhecida, agendados para procedimentos intermediários ou de alto risco.

REFERÊNCIAS

1. Goldman L et al: Multifactorial index of cardiac risk in noncardiac surgical procedures. *N Engl J Med* 1977;297(16):845-850.
2. Devereaux PJ et al: Perioperative cardiac events in patients undergoing noncardiac surgery: A review of the magnitude of the problem, the pathophysiology of the events and methods to estimate and communicate risk. *Can Med Assoc J* 2005;173(6):627-634.
3. Landesberg G: The pathophysiology of perioperative myocardial infarction: Facts and perspectives. *J Cardiothorac Vasc Anesth* 2003;17(1): 90-100.
4. Ellis SG et al: Angiographic correlates of cardiac death and myocardialinfarction complicating major nonthoracic vascular surgery. *Am J Cardiol* 1996;77:1126-1128.
5. Libby P: Current concepts in the pathogenesis of the acute coronary syndromes. *Circulation* 2001;104:365-372.
6. Libby P, Theroux P: Pathophysiology of coronary artery disease. *Circulation* 2005;111:3481-3488.
7. Lindenauer PK et al: Perioperative beta-blocker therapy and mortality after major noncardiac surgery. *N Engl J Med* 2005;353(4):349-361.
8. Schouten O et al: Fluvastatin and bisoprolol for the reduction of perioperative cardiac mortality and morbidity in high-risk patients undergoing non-cardiac surgery: Rationale and design of the DECREASE-IV study. *Am Heart J* 2004;148(6):1047-1052.
9. Mangano DT et al: Effect of atenolol on mortality and cardiovascular morbidity after noncardiac surgery. *N Engl J Med* 1996;335(23):1713-1720.
10. Poldermans D et al: The effect of bisoprolol on perioperative mortality and myocardial infarction in high-risk patients undergoing vascular surgery. *N Engl J Med* 1999;341:1789-1794.
11. Poldermans D, Boersma E: Beta-blocker therapy in noncardiac surgery. *N Engl J Med* 2005;353(4):412-414.
12. Kertai MD et al: A combination of statins and beta-blockers is independently associated with a reduction in the incidence of perioperative mortality and nonfatal myocardial infarction in patients undergoing abdominal aortic aneurysm surgery. *Eur J Vasc Endovasc Surg* 2004;28(4):343-352.
13. Fleisher LA, Eagle KA: Clinical practice. Lowering cardiac risk in noncardiac surgery. *N Engl J Med* 2001;345(23):1677-1682.
14. McFalls EO et al: Coronary-artery revascularization before elective major vascular surgery. *N Engl J Med* 2004;351(27):2795-2804.
15. Katz RI et al: A survey on the intended purposes and perceived utility of preoperative cardiology consultations. *Anesth Analg* 1998;87(4):830-836.
16. Katz RI, Cimino L, Vitkun SA: Preoperative medical consultations: Impact on perioperative management and surgical outcome. *Can J Anesth* 2005;52(7):697-702.
17. Pierpont GL et al: Disparate opinions regarding indications for coronary artery revascularization before elective vascular surgery. *Am J Cardiol* 2004;94(9):1124-1128.
18. Mangano D et al: Association of perioperative myocardial ischemia with cardiac morbidity and mortality in men undergoing noncardiac surgery. The Study of Perioperative Ischemia Research Group. *N Engl J Med* 1990;323(26):1781-1788.
19. Eagle KA et al: ACC/AHA guideline update for perioperative cardiovascular evaluation for noncardiac surgery—executive summary: A report of the American College of Cardiology/American Heart Association Task Force on Practice Guidelines (Committee to Update the 1996 Guidelines on Perioperative Cardiovascular Evaluation for Noncardiac Surgery). *J Am Coll Cardiol* 2002;39(3):542-553.
20. Lee TH et al: Derivation and prospective validation of a simple index for prediction of cardiac risk of major noncardiac surgery. *Circulation* 1999;100(10):1043-1049.
21. Savonitto S et al: Prognostic value of the admission electrocardiogram in acute coronary syndromes. *JAMA* 1999;281(8):707-713.
22. Teuteberg JJ et al: Characteristics of patients who die with heart failure and a low ejection fraction in the new millennium. *J Card Fail* 2006;12(1):47-53.
23. Yancy CW et al: The second Follow-up Serial Infusions of Nesiritide (FUSION II) trial for advanced heart failure: Study rationale and design. *Am Heart J* 2007;153(4):478-484.
24. Fonarow GC et al: Risk stratification for in-hospital mortality in acutely decompensated heart failure: Classification and regression tree analysis. *JAMA* 2005;293(5):572-580.
25. O'Kelly B et al: Ventricular arrhythmias in patients undergoingnoncardiac surgery. The Study of Perioperative Ischemia Research Group. *JAMA* 1992;268(2):217-221.
26. Mahla E et al: Perioperative ventricular dysrhythmias in patients with structural heart disease undergoing noncardiac surgery. *Anesth Analg* 1998;86(1):16-21.
27. Ngaage DL et al: Does preoperative atrial fibrillation influence early and late outcomes of coronary artery bypass grafting? *J Thorac Cardiovasc Surg* 2007;133(1):182-189.
28. Noordzij PG et al: Prognostic value of routine preoperative electrocardiography in patients undergoing noncardiac surgery. *Am J Cardiol* 2006;97(7):1103-1106.
29. Vink R et al: Risk of thromboembolism and bleeding after general surgery in patients with atrial fibrillation. *Am J Cardiol* 2005;96 (6):822-824.
30. Beldi G et al: Prevention of perioperative thromboembolism in patients with atrial fibrillation. *Br J Surg* 2007; 94(11):1351-1355.
31. Frost L et al: Incident stroke after discharge from the hospital with a diagnosis of atrial fibrillation. *Am J Med* 2000;108(1):36-40.
32. Fuster V et al: ACC/AHA/ESC 2006 guidelines for the management of patients with atrial fibrillation—executive summary: A report of the American College of Cardiology/American Heart Association task force on practice guidelines and the European Society of Cardiology committee for practice guidelines (writing committee

72 Seção II PREPARAÇÃO PRÉ-OPERATÓRIA

to revise the 2001 guidelines for the management of patients with atrial fibrillation): Developed in collaboration with the European Heart Rhythm Association and the Heart Rhythm Society. *Circulation* 2006;114(7):700-752.

33. Raymer K, Yang H: Patients with aortic stenosis: Cardiac complications in non-cardiac surgery. *Can J Anaesth* 1998;45(9):855-859.

34. O'Keefe JH Jr, Shub C, Rettke SR: Risk of noncardiac surgical procedures in patients with aortic stenosis. *Mayo Clin Proc* 1989;64 (4):400-405.

35. Torsher LC et al: Risk of patients with severe aortic stenosis undergoing noncardiac surgery. *Am J Cardiol* 1998;81(4):448-452.

36. Kertai MD et al: Aortic stenosis: An underestimated risk factor for perioperative complications in patients undergoing noncardiac surgery. *Am J Med* 2004;116(1):8-13.

37. Eagle KA et al: Cardiac risk of noncardiac surgery: Influence of coronary disease and type of surgery in 3368 operations. CASS Investigators and University of Michigan Heart Care Program. Coronary Artery Surgery Study. *Circulation* 1997;96(6):1882-1887.

38. Feringa HHH et al: High-dose b-blockers and tight heart rate control reduce myocardial ischemia and troponin T release in vascular surgery patients. *Circulation* 2006;114(1 suppl):I-344-349.

39. Biccard BM, Sear JW, Foex P: Acute peri-operative beta blockade in intermediate-risk patients. *Anaesthesia* 2006;61(10):924-931.

40. Yang H et al: The effects of perioperative b-blockade: Results of the Metoprolol after Vascular Surgery (MaVS) study, a randomized controlled trial. *Am Heart J* 2006;152(5):983-990.

41. Juul AB et al: Effect of perioperative beta blockade in patients with diabetes undergoing major non-cardiac surgery: Randomised placebo controlled, blinded multicentre trial. *BMJ* 2006;332(7556):1482-1485.

42. Powell JT: Perioperative b-blockade (Pobble) for patients undergoing-infrarenal vascular surgery: Results of a randomized double-blind controlled trial. *J Vasc Surg* 2005;41(4):602-609.

43. Poldermans D et al: Should major vascular surgery be delayed because of preoperative cardiac testing in intermediate-risk patients receiving beta-blocker therapy with tight heart rate control? *J Am Coll Cardiol* 2006;48(5):964-969.

44. Fleisher LA et al: ACC/AHA 2006 guideline update on perioperative cardiovascular evaluation for noncardiac surgery: Focused update on perioperative beta-blocker therapy: A report of the American College of Cardiology/American Heart Association Task Force on Practice Guidelines (Writing Committee to Update the 2002 Guidelines on Perioperative Cardiovascular Evaluation for Noncardiac Surgery) developed in collaboration with the American Society of Echocardiography, American Society of Nuclear Cardiology, Heart Rhythm Society, Society of Cardiovascular Anesthesiologists, Society for Cardiovascular Angiography Chapter 12 Which Patient Should Have a Preoperative Cardiac Evaluation (Stress Test)? 71 and Interventions, and Society for Vascular Medicine and Biology. *J Am Coll Cardiol* 2006;47(11):2343-2355.

45. Manthous C: Leapfrog and critical care: Evidence- and realitybased intensive care for the 21st century. *Am J Med* 2004;116:188-193.

46. Connors AF Jr et al: The effectiveness of right heart catheterization in the initial care of critically ill patients. SUPPORT Investigators. *JAMA* 1996;276(11):889-897.

47. Polanczyk CA et al: Right heart catheterization and cardiac complications in patients undergoing noncardiac surgery: An observational study. *JAMA* 2001;286(3):309-314.

48. Hall JB: Searching for evidence to support pulmonary artery catheter use in critically ill patients. *JAMA* 2005;294(13):1693-1694.

49. Sandham JD et al: A randomized, controlled trial of the use of pulmonary-artery catheters in high-risk surgical patients. *N Engl J Med* 2003;348(1):5-14.

50. Wallace AW et al: Effect of clonidine on cardiovascular morbidity and mortality after noncardiac surgery [see comment]. *Anesthesiology* 2004;101(2):284-293.

51. Stevens RD, Burri H, Tramer MR: Pharmacologic myocardial protection in patients undergoing noncardiac surgery: A quantitative systematic review. *Anesth Analg* 2003;97:623-633.

52. Devereaux PJ et al: Surveillance and prevention of major perioperative ischemic cardiac events in patients undergoing noncardiac surgery: A review. *Can Med Assoc J* 2005;173(7):779-788.

53. Beckman JA, Creager MA: The nonlipid effects of statins on endothelial function. *Trends Cardiovasc Med* 2006;16(5):156-162.

54. Kertai MD et al: Association between long-term statin use and mortality after successful abdominal aortic aneurysm surgery. *Am J Med* 2004;116(2):96-103.

55. Schouten O et al: Statins for the prevention of perioperative cardiovascular complications in vascular surgery. *J Vasc Surg* 2006;44(2):419-424.

56. Mangano DT: Aspirin and mortality from coronary bypass surgery. *N Engl J Med* 2002;347(17):1309-1317.

57. Dacey LJ et al: Effect of preoperative aspirin use on mortality in coronary artery bypass grafting patients. *Ann Thorac Surg* 2000;70:1986-1990.

58. Bybee KA et al: Preoperative aspirin therapy is associated with improved postoperative outcomes in patients undergoing coronary artery bypass grafting. *Circulation* 2005;112:286-292.

59. Burger W et al: Low-dose aspirin for secondary cardiovascular prevention—cardiovascular risks after its perioperative withdrawal versus bleeding risks with its continuation—review and meta-analysis. *J Intern Med* 2005;257(5):399-414.

60. Nwasokwa ON: Coronary artery bypass graft disease. *Ann Intern Med* 1995;123(7):528-533.

61. Gottlieb A et al: Perioperative cardiovascular morbidity in patients with coronary artery disease undergoing vascular surgery after percutaneous transluminal coronary angioplasty. *J Cardiothorac Vasc Anesth* 1998;12(5):501-506.

62. Posner KL, Van Norman GA, Chan V: Adverse cardiac outcomes after noncardiac surgery in patients with prior percutaneous transluminal coronary angioplasty. *Anesth Analg* 1999;89(3):553-560.

63. Hassan SA et al: Outcomes of noncardiac surgery after coronary bypass surgery or coronary angioplasy in the Bypass Angioplasty Revascularization Investigation (BARI). *Am J Med* 2001;110:260-266.

64. The Bypass Angioplasty Revascularization Investigation. I. Comparison of coronary bypass surgery with angioplasty in patientswith multivessel disease. *N Engl J Med* 1996;335(4):217-225.

65. Brilakis ES et al: Outcome of patients undergoing balloon angioplasty in the two months prior to noncardiac surgery. *Am J Cardiol* 2005;96(4):512-514.

66. Kaluza GL et al: Catastrophic outcomes of noncardiac surgery soon after coronary stenting. *J Am Coll Cardiol* 2000;35(5):1288-1294.

67. Brichon PY et al: Perioperative in-stent thrombosis after lung resection performed within 3 months of coronary stenting. *Eur J Cardiothorac Surg* 2006;30:793-796.

68. Vicenzi MN et al: Coronary artery stenting and non-cardiac surgery—a prospective outcome study. *Br J Anaesth* 2006;96(6):686-693.

69. Maisel WH: Unanswered questions—drug-eluting stents and the risk of late thrombosis. *N Engl J Med* 2007;356(10):981-984.

70. Schouten O et al: Noncardiac surgery after coronary stenting: Early surgery and interruption of antiplatelet therapy are associated with an increase in major adverse cardiac events. *J Am Coll Cardiol* 2007;49(1):122-124.

71. Fleisher LA et al: ACC/AHA guideline update for perioperative cardiovascular evaluation for noncardiac surgery—executive summary: A report of the American College of Cardiology/American Heart Association Task Force on Practice Guidelines (Writing Committee to Revise the 2002 Guidelines on Perioperative Cardiovascular Evaluation for Noncardiac Surgery). *Circulation* 2007;116:1971-1996.

72. Reilly DF et al: Self-reported exercise tolerance and the risk of serious perioperative complications. *Arch Intern Med* 1999;159(18):2185-2192.

73. Lee TH, Boucher CA: Noninvasive tests in patients with stable coronary artery disease. *N Engl J Med* 2001;344(24):1840-1845.

74. Boersma E et al: Predictors of cardiac events after major vascular surgery: Role of clinical characteristics, dobutamine echocardiography, and b-blocker therapy. *JAMA* 2001;285(14):1865-1873.

75. Etchells E et al: Semiquantitative dipyridamole myocardial stress perfusion imaging for cardiac risk assessment before noncardiac vascular surgery: A metaanalysis. *J Vasc Surg* 2002;36(3):534-540.

76. Boden WE et al: Optimal medical therapy with or without PCI for stable coronary disease. *N Engl J Med* 2007;356(15):1503-1516.

77. Farb A, Boam AB: Stent thrombosis redux—the FDA perspective. *N Engl J Med* 2007;356(10):984-987.

78. Lagerqvist B et al: Long-term outcomes with drug-eluting stents versus bare-metal stents in Sweden. *N Engl J Med* 2007;356(10):1009-1019.

79. Pfisterer M et al: Late clinical events after clopidogrel discontinuation may limit the benefit of drug-eluting stents: An observational study of drug-eluting versus bare-metal stents. *J Am Coll Cardiol* 2006;48(12):2584-2591.

80. Kastrati A et al: Analysis of 14 trials comparing sirolimus-eluting stents with bare-metal stents. *N Engl J Med* 2007;356(10):1030-1039.

81. Stone GW et al: Safety and efficacy of sirolimus- and paclitaxeleluting coronary stents. *N Engl J Med* 2007;356(10):998-1008.

82. Poldermans D et al: A clinical randomized trial to evaluate the safety of a noninvasive approach in high-risk patients undergoing major vascular surgery: The DECREASE-V pilot study. *J Am Coll Cardiol* 2007;49(17):1763-1769.

83. Di Carli M, Hachamovitch R: New technology for noninvasive evaluation of coronary artery disease. *Circulation* 2007;115:1464-80.

13 Pacientes com Doença Arterial Coronariana Estável Devem se Submeter à Revascularização Profilática Antes de Cirurgia Não Cardíaca?

Santiago Garcia, MD e Edward O. McFalls, MD, PhD

INTRODUÇÃO

A avaliação pré-operatória de um paciente que necessita de cirurgia não cardíaca eletiva é frequentemente uma difícil tarefa. Tem havido enorme controvérsia em relação à estratégia apropriada para o diagnóstico e tratamento da doença arterial coronariana antes de cirurgia não cardíaca eletiva, devido à escassez de dados de ensaios clínicos. Em todos os lugares, procedimentos cirúrgicos eletivos numa população de pacientes em geral estão associados a um risco muito baixo de complicações cardíacas perioperatórias, com uma incidência seja de infarto do miocárdio seja de óbito menor do que 1%.[1,2] Apesar de o risco aumentar com a idade do paciente, o baixo risco de complicações perioperatórias não justifica o amplo exame cardíaco de todos os grupos de pacientes cirúrgicos.

Entre os pacientes que se submetem à cirurgia vascular, contudo, o risco perioperatório de complicações cardíacas é elevado. Apesar das razões relatadas, em parte, para os estresses hemodinâmicos associados com procedimentos aórticos, a prevalência de doença cardíaca aterosclerótica em pacientes submetidos à cirurgia vascular excede 50%,[3] e, portanto, pode exigir uma atenção especial no período pré-operatório. A doença arterial coronariana permanece como a maior causa de óbito após qualquer operação vascular e, desta forma, a consideração para revascularização miocárdica pré-operatória tem sido um esforço justificável.

OPÇÕES

Como ressaltado pelas recomendações da American College of Cardiology/American Heart Association (ACC/AHA) Task Force antes das operações não cardíacas,[5] o manejo para avaliar o potencial risco cardíaco associado a qualquer paciente para uma operação não cardíaca eletiva inclui a natureza da operação, o risco associado à doença arterial coronariana e a capacidade funcional do paciente (Fig. 13-1). Determinar a probabilidade de um paciente ter doença arterial coronaria-

na obstrutiva é um ingrediente-chave da avaliação do risco pré-operatório e deverá ser inicialmente baseada no histórico clínico acoplado com a natureza da operação. Isto implica o entendimento de que pacientes com operações vasculares e ortopédicas têm o mais elevado risco de complicações cardíacas pós-operatórias, comparado com outras operações não cardíacas.[6-9] Especificamente, indivíduos que necessitam de cirurgia vascular envolvendo uma abordagem abdominal para aneurisma aórtico abdominal expandindo ou claudicação avançada têm o risco mais elevado.[2] Apesar de as operações vasculares de urgência e de emergência ocorrerem em pelo 20% dos pacientes examinados submetidos a operações vasculares[10], estes indivíduos raramente são considerados para angiografia coronária pré-operatória e o manejo dos seus riscos pré-operatórios não serão enfocados. A avaliação inicial requer uma determinação do histórico prévio dos problemas cardíacos ou fatores de risco, além de angina clássica ou sintomas incomuns, tais como dispneia ou dores torácicas atípicas. Atenção deve ser dada para variáveis clínicas de risco[2,11] e inclui idade superior a 70 anos, angina, histórico de insuficiência cardíaca congestiva, infarto do miocárdio prévio, acidente vascular cerebral ou ataque isquêmico transitório (AIT) prévio, ocorrência de arritmias ventriculares, diabetes melito (particularmente insulino-dependente) e função renal anormal (creatinina maior do que 2 mg/dL). O exame físico também proporciona discernimento nas variáveis de alto risco,[5,10] incluindo um estado debilitado crônico, distensão jugular venosa aumentada, edema, ritmo de galope S_3, estenose aórtica significativa e o eletrocardiograma (ECG) de 12 derivações provendo informação prognóstica relacionada à presença de ondas Q ou ritmos cardíacos anormais. Apesar de variáveis clínicas selecionadas predizerem o risco de morbidade e mortalidade cardíaca perioperatórias, o instrumento ótimo de estratificação de risco para predição no período pós-operatório é controverso.[9] O enfoque final, assim, é determinar se, apesar da ausência de variáveis clínicas instáveis, existe suficiente preocupação para justificar um teste de estresse provocativo no pré-operatório. Acessar a capacidade funcional dos pacientes submetidos a operações

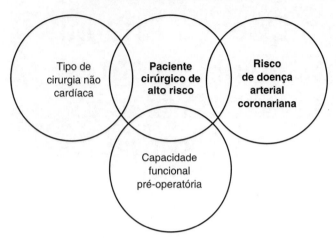

Figura 13-1. Avaliação pré-operatória.

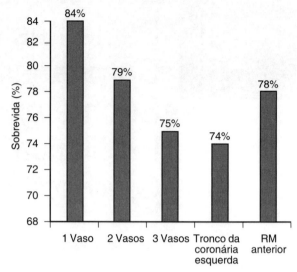

Figura 13-2. Extensão da doença arterial coronariana e sobrevida 2,5 anos após a cirurgia vascular.

eletivas é um importante ingrediente para determinar se um paciente pode resistir ao rigor de uma operação prolongada. Naqueles pacientes incapazes de atingir uma demanda de 4-METS, nível compatível com atividades de rotina diárias, existe um risco aumentado de eventos pós-operatórios e um teste adicional pode ser solicitado.[12] Entre os pacientes com suficiente capacidade de exercício e um ECG interpretável, o teste de estresse com ECG isolado pode ser uma forma custo-efetiva de estratificação de risco que não necessita de adicional performance cardíaca.[13,14] Para pacientes que não podem se exercitar ou apresentam anormalidades basais no ECG, testes de imagem com estresse têm sido recomendados como alternativa padrão para a detecção pré-operatória de doença arterial coronariana multivascular.[6] A presença de múltiplos segmentos isquêmicos indicativa de doença arterial coronariana ou doença do tronco da coronária esquerda é considerada alto risco e associada com um risco aumentado das complicações cardíacas e sobrevida reduzida em longo prazo.[15,16] Finalmente, uma abordagem combinada de uso de variáveis clínicas associadas com testes de imagem com estresse é mais custo-efetiva.[17] O papel das terapias farmacológicas adjuvantes não pode ser muito enfatizado[18] e será enfocado em outros capítulos.

EVIDÊNCIA

Papel da Revascularização Miocárdica

A doença arterial coronariana grave é comum entre pacientes submetidos à cirurgia vascular[3] e o maior determinante da sobrevivência de, longo prazo após cirurgia vascular.[4] Assim, o papel da revascularização no manejo pré-operatório de pacientes com doença arterial coronariana estável tem sido uma das questões mais debatidas mo campo da medicina perioperatória. Como parte do ensaio *Coronary Artery Revascularization Prophylaxis (CARP)*, temos aprendido, a partir do registro e coortes randomizados submetidos à angiografia coronariana pré-operatória, que a extensão e a gravidade da doença arterial coronariana são um identificador de sobrevida em longo prazo, seguindo-se à cirurgia vascular (Fig. 13-2).[19] Esta observação, acoplada com dados de resultados do ensaio *CASS (Co-ronary Artery Surgery Study)*, sugerindo melhores resultados em pacientes com doença vascular que se submeteram à cirurgia miocárdica,[20] poderia apoiar uma hipótese plausível de que a identificação e o tratamento amplos de doença arterial coronariana devem ser parte essencial do manejo pré-operatório. A escassez de dados randomizados prospectivos, contudo, torna difícil para os médicos alcançarem um consenso sobre a ótima estratégia naqueles pacientes com doença arterial coronariana que estão marcados para cirurgia não cardíaca eletiva. Pesquisa conduzida antes da publicação dos ensaios CARP mostrou as recomendações para revascularização pré-operatória desviada das diretrizes em 40% do tempo e a chance de opiniões discrepantes amplas entre os cardiologistas participantes foi de 26%.[21] Claramente, um ensaio em larga escala seria necessário para testar o benefício em longo prazo da revascularização arterial coronariana antes das principais operações não cardíacas.

O ensaio CARP foi o primeiro estudo randomizado e multicêntrico desenhado para aferir o papel da revascularização profilática em pacientes com doença arterial coronariana submetidos a operações vasculares eletivas.[10] Durante um período de quatro anos envolvendo 18 universidades afiliadas aos centros médicos da instituição Veterans Affairs, 510 (9%) de 5.859 pacientes examinados foram inscritos e randomizados para estratégia pré-operatória *com* ou *sem* revascularização miocárdica antes de cirurgia vascular eletiva. As indicações cirúrgicas eram aneurisma aórtico abdominal em 169 (33%) ou sintomas de doença arterial oclusiva de extremidade inferior incluindo claudicação intermitente em 189 (37%) e dor em repouso em 152 (30%). Entre os pacientes randomizados para uma estratégia de revascularização arterial coronariana pré-operatória, a intervenção coronária percutânea foi realizada em 141 (59%) e a revascularização miocárdica em 99 (41%). Os resultados do estudo mostraram que os óbitos relacionados ao procedimento de revascularização arterial coronariana ocorreram em somente 1,7% dos pacientes, com complicações não relacionadas a eventos cerebrovasculares, perda do membro ou diálise. O tempo médio (interquartil) a partir da randomização até a cirurgia vascular era de 54 (28, 80) dias no grupo de revascularização coronariana. No grupo

Capítulo **13** *Pacientes com DAC Estável Devem se Submeter à Revascularização Profilática Antes de Cirurgia Não Cardíaca?* **75**

não revascularizado, este tempo médio foi de 18 (7, 42) dias ($p < 0,001$). Dentro de 30 dias após a cirurgia vascular, a taxa de mortalidade foi de 3,1% no grupo da revascularização coronariana e 3,4% no grupo sem revascularização coronariana ($p = 0,87$). Um infarto do miocárdio, definido por qualquer elevação em troponinas após cirurgia vascular, ocorreu em 11,6% do grupo revascularizado e 14,3% no grupo não revascularizado ($p = 0,37$). Em um tempo médio de 2,7 anos após a randomização, a taxa de mortalidade no grupo da revascularização foi de 22% e no grupo da não revascularização de 23% ($p = 0,92$; com risco relativo de 0,98 e um intervalo de confiança de 0,7 para 1,37). As conclusões do estudo CARP são que, entre pacientes submetidos à cirurgia vascular eletiva, uma estratégia de revascularização arterial coronariana pré-operatória antes da cirurgia vascular eletiva não melhora o resultado, pelo contrário; pode retardar ou até mesmo impedir o procedimento vascular necessário. Baseado nestes dados, a revascularização arterial coronariana antes da cirurgia vascular eletiva entre pacientes com doença cardíaca isquêmica estável não é suportada.[10] Desde que o ensaio CARP foi publicado, outros dois estudos têm relatado desfechos em pacientes com doença arterial coronariana submetidos à cirurgia não cardíaca[22,23] (Tab. 13-1).

Landesberg e colaboradores[24] têm enorme experiência acumulada ao longo dos anos e vêm mostrando que imagens de teste de esforço com tálio no pré-operatório pode identificar paciente com um desfecho pós-operatório pior. Eles também mostram a utilidade de um sistema de pontuação clínica, que, em conjunção com teste de tálio pré-operatório para detecção de alto risco, sugere desfechos melhores com revascularização arterial coronariana pré-operatória.[23] Os autores indicaram que os resultados do CARP não são generalizáveis, porque o ensaio foi subestimado para anatomia coronariana de alto risco devido à baixa prevalência de pacientes com doença arterial coronariana trivascular e à exclusão de estenose de tronco da coronária esquerda des-

protegida da randomização. Para chamar a atenção sobre esta potencial limitação, contudo, Poldermans e colaboradores[22] testaram o benefício de uma estratégia de revascularização arterial coronariana pré-operatória em pacientes com resultados de teste de imagem de alto risco que foram agendados para cirurgia vascular. Os resultados preliminares apontaram um desfecho desfavorável limítrofe, com revascularização em um ano após a cirurgia vascular (taxa de mortalidade em um ano; com revascularização 26,5%, sem revascularização 23,1%, $p = 0,58$).

Então, como um médico deveria integrar os achados destes três estudos numa abordagem unificada no pré-operatório? Apesar de os achados de Landesberg e colaboradoress[24] serem informativos para prognóstico, o viés potencial de seleção que favorece qualquer decisão para submeter alguns pacientes à revascularização arterial coronariana é uma importante limitação em predizer resultados tardios na análise retrospectiva. Apesar de os resultados finais do estudo piloto DECREASE-V serem desconhecidos, junto com resultados do ensaio CARP eles não dão suporte para uma estratégia agressiva na vasta maioria dos casos de pacientes com sintomas cardíacos estáveis. Uma importante exceção para esta regra geral merece ser mencionada. Pacientes com doença do tronco da coronária esquerda foram excluídos do processo de randomização do CARP, mas seu manuseio e resultados após cirurgia vascular foram capturados no registro do CARP.[19] Este subgrupo de pacientes consiste em 48 dos 1.048 pacientes submetidos à angiografia coronária pré-operatória antes da cirurgia vascular pretendida (4,6%). Apesar de a sobrevida deles, em longo prazo, parecer melhorada com a revascularização arterial coronariana (sobrevida de dois anos e meio para tratamento cirúrgico e médico da doença do tronco da coronária esquerda foi 84% e 52% respectivamente, $p < 0,01$), é incerto que a prevalência de uma coorte pequena antes da cirurgia justifique uma ampla avaliação através de testes caros de esforço com imagem.

Tabela 13-1 Estudos Clínicos Avaliando o Papel da Revascularização Miocárdica antes de uma Cirurgia Vascular de Grande Porte

	Ensaio CARP	DECREASE-V Piloto	Estudo Landesberg
Desenho do estudo	Multicêntrico, prospectivo	Multicêntrico, prospectivo	Centro único, retrospectivo
Alocação do tratamento	Randomizado	Randomizado	Não randomizado
Objetivo 1	Taxa de mortalidade em 2,7 anos	Taxa de mortalidade em 1 ano	Taxa de mortalidade em 3 anos
Efeito do tratamento	Sem benefício	Sem benefício, possível dano	Benefício em risco intermediário
Total de pacientes examinados	5.859	1.880	624
Total de pacientes randomizados	510	101	N/A
Paciente com doença trivascular ou doença no tronco da coronária esquerda	93	37	73
Taxa de mortalidade: grupo não revascularizado	23%	23,1%	21,8%
Taxa de mortalidade: grupo revascularizado	22%	26,5%	14,6%

N/A, Não aplicável.

ÁREAS DE INCERTEZA

Para melhorar o resultado dos pacientes de alto risco submetidos a operações eletivas, nós devemos desviar o paradigma da ampla identificação e tratamento da doença da arterial coronariana na fase pré-operatória para uma identificação e modificação dos fatores de riscos na fase pós-operatória. Entre os pacientes submetidos a operações não cardíacas, infarto miocárdico pós-operatório ocorre primariamente naqueles indivíduos com histórico prévio de doença arterial coronariana,[25] e o risco mais elevado é relacionado à cirurgia para aneurisma aórtico abdominal em expansão.[2] Exames de troponina sérica se converteram no padrão de vigilância no período pós-operatório pois somente uma minoria de pacientes com infarto miocárdico irá apresentar sintomas.[26,27] O custo-efetividade de amplas medidas de marcadores bioquímicos após cirurgia não cardíaca não está claro, mas potencialmente proporciona um efeito benéfico naqueles indivíduos com doença arterial coronariana avançada com necessidade de revascularização. A incidência de infartos miocárdicos perioperatórios entre pacientes submetidos à cirurgia vascular alcança 20% e pode ser predito por anormalidades com imagens de estresse com tálio.[27] Em indivíduos com infarto do miocárdio perioperatório, a taxa de mortalidade está aumentada aproximadamente quatro vezes durante um período de acompanhamento pós-operatório de seis meses[28,29]e pode predizer uma taxa de mortalidade em longo prazo, embora isto não seja uma certeza além do primeiro ano pós-operatório.[30] Entre aqueles submetidos à operação vascular pretendida no ensaio CARP, uma elevação da troponina I acima do 99% do normal foi mais comum em pacientes submetidos a procedimentos de pinçamento aórtico abdominal e estava associada com um pior desfecho em longo prazo.[31] Os fatores causais ligados a um novo infarto miocárdico na fase pós-operatória não são necessariamente relacionados para a estenose grave dentro de uma artéria coronária que não tenha sido revascularizada. Em vez disto, o miocárdio isquêmico pós-operatório pode ser resultado de artérias coronárias completamente ocluídas com um fluxo colateral insuficiente ou uma nova lesão arterial coronariana instável.[31] Alternativamente, a fase perioperatória pode ser associada com uma má combinação da oferta-demanda no miocárdio aumentado, causando hipoperfusão subendocárdica sem mudança alguma na gravidade das estenoses das arterias coronárias.[32] Baseado na análise patológica dos pacientes que foram a óbito devido a infarto agudo do miocárdio perioperatório, a doença da artéria coronária avançada está presente na maioria dos pacientes, com uma minoria somente de indivíduos mostrando trombo arterial intracoronário.[33,34] Claramente, mais estudos são necessários para entender a biologia das síndromes coronarianas agudas após cirurgia não cardíaca, bem como determinar o momento ótimo de revascularização, se isto for julgado necessário. Após as operações, é imperativo que terapias direcionadas à prevenção secundária sejam vigorosamente administradas em pacientes suscetíveis e incluam agentes antiplaquetários, estatina, betabloqueadores e, possivelmente, inibidores da enzima conversora da angiotensina (ECA). Dentro do estudo CARP, a grande maioria dos pacientes foram usando em ambos os braços estes medicamentos dois anos após randomização e isto pode ter contribuído para um melhor resultado em pacientes não submetidos a uma estratégia inicial de revascularização arterial coronariana.[9] Outros pacientes com doença isquêmica cardíaca, com outros riscos modificáveis característicos, incluindo insuficiência cardíaca congestiva, arritmias ventriculares[35] e diabetes, necessitam ser alvos no período pós-operatório. Entre os pacientes não randomizados no registro do estudo CARP, estas variáveis clínicas foram independentes das variáveis clínicas que predizem a taxa de mortalidade em longo prazo.[36]

DIRETRIZES

Diretrizes publicadas pelos *American College of Cardiology/American Heart Association* (ACC/AHA) sobre cuidados e avaliações cardiovasculares perioperatórias definem as recomendações que se seguem.

Recomendações para Revascularização Coronariana Pré-operatória com Revascularização Miocárdica ou Intervenção Coronária Percutânea

Todas as seguintes indicações Classe I são consistentes com as Diretrizes Atualizadas ACC/AHA 2004 para Revascularização Miocárdica.

CLASSE I

- Revascularização coronária antes da cirurgia cardíaca é:
  - Útil em pacientes com angina estável que têm significante estenose do tronco da artéria coronária esquerda. (NDE: A)
- Revascularização coronária antes da cirurgia não cardíaca é:
  - Útil em pacientes com angina estável que têm doença trivascular. (Benefício de sobrevida é maior quando a fração de ejeção é menor do que 0,50) (NDE: A)
  - Útil em pacientes com angina estável que têm lesões de dois vasos com significante estenose da artéria descendente anterior esquerda proximal e fração de ejeção é menor do que 0,50 ou isquemia demonstrável em exame não invasivo. (NDE: A)
  - Recomendado para pacientes com angina instável de alto risco ou infarto miocárdico (IM) sem elevação do segmento ST. (NDE: A)
  - Recomendado para pacientes com IM sem elevação do segmento ST. (NDE: A)

CLASSE IIa

1. Em pacientes nos quais a revascularização coronária com intervenção coronária percutânea (ICP) é apropriada para aliviar os sintomas cardíacos e quem necessita de cirurgia não cardíaca nos 12 meses subsequentes, uma estratégia de angioplastia com balão ou colocação de *stent* bare-metal seguido de quatro a seis semanas de terapia antiplaquetária dupla é provavelmente indicada. (NDE: B)
2. Em pacientes que receberam *stent* com liberação de fármacos intracoronário e quem deve ser submetido a procedimentos cirúrgicos urgentes que ordenam a descontinuação da terapia de tienopiridina, é razoável continuar com aspirina se possível e reiniciar a tienopiridina o mais rápido possível. (NDE: C)

CLASSE IIb

A utilidade da revascularização coronária pré-operatória não está bem estabelecida:
- Em pacientes isquêmicos de alto risco (*i. e.*, ecocardiograma de estresse com dobutamina anormal, com pelo menos cinco segmentos de anormalidades do movimento da parede). (NDE: C)
- Em pacientes isquêmicos de baixo risco, com ecocardiograma de estresse com dobutamina anormal (um a quatro segmentos). (NDE: B)

CLASSE III

1. Não é recomendada revascularização coronária profilática de rotina em pacientes com DAC estável antes da cirurgia não cardíaca. (NDE: B)
2. A cirurgia não cardíaca eletiva não é recomendada dentro de quatro a seis meses seguintes ao implante de *stent* coronário bare-metal ou dentro de 12 meses após implante de *stent* com liberação de fármaco intracoronário em pacientes nos quais a terapia com tienopiridina ou aspirina e a terapia tienopiridina irão necessitar de ser descontinuadas perioperatoriamente. (NDE: B)
3. A cirurgia não cardíaca eletiva não é recomendada dentro de quatro semanas depois de revascularização miocárdica com angioplastia com balão. (NDE: B)

RECOMENDAÇÕES DOS AUTORES

- Para melhorar os resultados de pacientes de alto risco, precisamos mudar o paradigma de uma ampla avaliação e tratamento da doença arterial coronariana antes da operação para uma estratégia compreensível de modificação dos riscos no período pós-operatório.
- A estratégia ótima para identificar e tratar pacientes de alto risco antes de uma cirurgia não cardíaca eletiva deve ressaltar o valor de uma estratégia conservadora, que inclui proceder com a operação em tempo oportuno, se for apropriado. Também devemos assegurar o uso de terapias médicas que reduzam resultados secundários em pacientes com doença arterial coronariana, particularmente em relação às doses terapêuticas de betabloqueadores.
- Pacientes com estenoses do tronco da coronária esquerda desprotegida podem ser o único subgrupo com doença arterial coronariana que necessita de especial consideração antes de uma operação vascular. Este subgrupo consiste em menos de 5% dos indivíduos submetidos a operações não cardíacas e não justifica, portanto, difundir testes de imagem de estresse no pré-operatório.
- Aqueles indivíduos com evidência de infarto do miocárdio perioperatório, insuficiência cardíaca congestiva, arritmias ventriculares e diabetes devem ser alvos e apropriadamente tratados no período pós-operatório.

AGRADECIMENTOS

Apoiado pela Cooperative Studies Program of the Department of Veterans Affairs Office Research and Development.

REFERÊNCIAS

1. Mangano D: Perioperative cardiac morbidity. *Anesthesiology* 1990;72:153-184.
2. Lee T, Marcantonio E, Mangione C, Thomas E, Polanczyk C, Cook E, et al: Derivation and prospective validation of a simple index for prediction of cardiac risk of major noncardiac surgery. *Circulation* 1999;100:1043-1049.
3. Hertzer N, Beven E, Young J, O'Hara P, Ruschhaupt WI, Graor R, et al: Coronary artery disease in peripheral vascular patients: A classification of 1000 coronary angiograms and results of surgical management. *Ann Surg* 1984;199:223-233.
4. Criqui M, Langer A, Fronek A, Feigelson H, Klauber M, McCann T, Browner D: Mortality over a period of 10 years in patients with peripheral arterial disease. *N Engl J Med* 1992;326:381-386.
5. Fleisher LA, Beckman JA, Brown KA, Calkins H, Chaikof E, Fleischmann KE, et al: ACC/AHA 2007 guidelines on perioperative cardiovascular evaluation and care for noncardiac surgery; executive summary: A report of the American College of Cardiology/American Heart Association Task Force on Practice Guidelines. *J Am Coll Cardiol* 2007;50:1707-1732.
6. Goldman L, Caldera D, Nussbaum S, Southwick F, Krogstad D, Murray B, et al: Multifactorial index of cardiac risk in noncardiac surgical procedures. *N Engl J Med* 1977;297:845-850.
7. Detsky A, Abrams H, Forbath N, Scott J, Hilliard J: Cardiac assessment for patients undergoing noncardiac surgery: A multifactorial clinical risk index. *Arch Intern Med* 1986;146:2131-2134.
8. Ashton C, Petersen N, Wray N, Kiefe C, Dunn J, Wu L, et al: The incidence of perioperative myocardial infarction in men undergoing noncardiac surgery. *Ann Intern Med* 1993;118:504-510.
9. Gilbert K, Larocque B, Patrick L: Prospective evaluation of cardiac risk indices for patients undergoing noncardiac surgery. *Ann Intern Med* 2000;133:356-359.
10. McFalls E, Ward H, Moritz T, Goldman S, Krupski W, Littooy F, et al: Coronary-artery revascularization before elective major vascular surgery. *N Engl J Med* 2004;351:2795-2804.
11. Eagle K, Coley C, Newell J, Brewster D, Darling C, Strauss W, et al: Combining clinical and thallium data optimizes preoperative assessment of cardiac risk before major vascular surgery. *Ann Intern Med* 1989;110:859-866.
12. Reilly D, McNeely M, Doerner D, Greenberg D, Staiger T, Geist M, et al: Self-reported exercise tolerance test and the risk of serious perioperative complications. *Arch Intern Med* 1999;159:2185-2192.
13. Girish M, Trayner E, Dammann O, Pinto-Plata V, Celli B: Symptom-limited stair climbing as a predictor of postoperative cardiopulmonary complications after high-risk surgery. *Chest* 2001;120:1147-1151.
14. Kertai M, Boersma E, Bax J, Heijenbrok-Kal M, Hunink M, L'Talien G, et al: A meta-analysis comparing the prognostic accuracy of six diagnostic tests for predicting perioperative cardiac risk in patients undergoing major vascular surgery. *Heart* 2003;89:1327-1334.
15. Poldermans D, Arnese M, Fioretti P, Boersma E, Thomson I, Rambaldi R, et al: Sustained prognostic value of dobutamine stress echocardiography for late cardiac events after major noncardiac vascular surgery. *Circulation* 1997;95:53-58.
16. Shaw L, Eagle K, Gersh B, Miller D: Meta-analysis of intravenous dipyridamole-thallium-201 imaging (1985 to 1994) and dobutamine echocardiography (1991 to 1994) for risk stratification before vascular surgery. *J Am Coll Cardiol* 1996;27:787-798.
17. Boersma E, Poldermans D, Bax J, Steyerberg E, Thomson I, Banga J, et al: Predictors of cardiac events after major vascular surgery. Role of clinical characteristics, dobutamine ECHO, and betablocker therapy. *JAMA* 2001;285:1865-1873.
18. Stevens R, Burri H, Tramer M: Pharmacologic myocardial protection in patients undergoing noncardiac surgery: A quantitative systematic review. *Cardiovasc Anesth* 2003;97:623-633.
19. Garcia S, Ward H, Pierpont G, Goldman S, Larsen G, Littooy F, et al: Long-term outcomes following vascular surgery in patients with multivessel coronary artery disease: Analysis of randomized and excluded patients from the Coronary Artery Revascularization Prophylaxis (CARP) trial. *Circulation* 2007;16:II-640.
20. Rihal C, Eagle K, Mickel M, Foster E, Sopko G, Gersh B: Surgical therapy for coronary artery disease among patients with combined coronary artery and peripheral vascular disease. *Circulation* 1995;91:46-53.
21. Pierpont G, Moritz T, Goldman S, Krupski W, Littooy F, Ward H, et al: Disparate opinions regarding indications for coronary artery revascularization prior to elective vascular surgery. *Am J Cardiol* 2004;94:1124-1128.

78　Seção II　PREPARAÇÃO PRÉ-OPERATÓRIA

22. Poldermans D, Schouten O, Vidakovic R, Bax J, Thomson I, Hoeks S, et al: A clinical randomized trial to evaluate the safety of a noninvasive approach in high-risk patients undergoing major vascular surgery: The DECREASE-V Pilot Study. *J Am Coll Cardiol* 2007;49:1763-1769.

23. Landesberg G, Berlatzky Y, Bocher M, Alcalai R, Anner H, Ganon-Rozental T, et al: A clinical survival score predicts the likelihood to benefit from preoperative thallium scanning and coronary revascularization before major vascular surgery. *Eur Heart J* 2007;28:533-539.

24. Landesberg G, Mosseri M, Wolf Y, Bocher M, Basevitch A, Rudis E, et al: Preoperative thallium scanning, selective coronary revascularization, and long-term survival after major vascular surgery. *Circulation* 2003;108:177-183.

25. Ashton C, Petersen N, Wray N, Kiefe C, Dunn J, Wu L, et al: The incidence of perioperative myocardial infarction in men undergoing noncardiac surgery. *Ann Intern Med* 1993;118:504-510.

26. Badner N, Knill R, Brown J, Novick V, Gelb A: Myocardial infarction after noncardiac surgery. *Anesthesiology* 1998;88:572-578.

27. Landesberg G, Mosseri M, Shatz V, Akopnik I, Bocher M, Mayer M, et al: Cardiac troponin after major vascular surgery. The role of perioperative ischemia, preoperative thallium scanning and coronary revascularization. *J Am Coll Cardiol* 2004;44:569-575.

28. Lopez-Jimenez F, Goldman L, Sacks D, Thomas E, Johnson P, Cook E, et al: Prognostic value of cardiac troponin T after noncardiac surgery: 6-month follow-up data. *J Am Coll Cardiol* 1997;29:1241-1245.

29. Kim L, Martainez E, Faraday N, Dorman T, Fleisher L, Perler B, et al: Cardiac troponin I predicts short-term mortality in vascular surgery patients. *Circulation* 2002;106:2366-2371.

30. Filipovic M, Jeger R, Girard T, Probst C, Pfisterer M, Gurke L, et al: Predictors of long-term mortality and cardiac events in patients with known or suspected coronary artery disease who survive major noncardiac surgery. *Anesthesiology* 2005;60:5-11.

31. McFalls E, Ward H, Moritz T, Apple F, Goldman S, Pierpont G, et al: Predictors and outcomes of a perioperative myocardial infarction following elective vascular surgery in patients with documented coronary artery disease: Results of the Coronary Artery Revascularization Prophylaxis (CARP) trial. *Eur Heart J* 2008;29:394-401.

32. Ellis S, Hertzer N, Young J, Brener S: Angiographic correlates of cardiac death and myocardial infarction complicating major nonthoracic vascular surgery. *Am J Cardiol* 1996;77:1126-1128.

33. Landesberg G: The pathophysiology of perioperative myocardial infarction: Facts and perspectives. *J Cardiothorac Vasc Anesth* 2003;17:90-100.

34. Cohen M, Aretz T: Histological analysis of coronary artery lesions in fatal postoperative myocardial infarction. *Cardiovasc Pathol* 1999;8:133-139.

35. Sprung J, Warner M, Contreras M, Schroeder D, Beighley C, Wilson G, et al: Cardiac arrest during neuraxial anesthesia: frequency and predisposing factors associated with survival. *Anesthesiology* 2003;99:259-69.

36. McFalls E, Ward H, Moritz T, Littooy F, Krupski W, Santilli S, et al: Clinical factors associated with long-term mortality following vascular surgery: Outcomes from the Coronary Artery Revascularization Prophylaxis (CARP) trial. *J Vasc Surg* 2007;46:694-700.

14 Após Intervenção Coronariana Percutânea, Quanto Tempo Você Deve Esperar para uma Cirurgia Não Cardíaca?

John G.T. Augoustides, MD, FASE; Hynek Riha, MD, DEAA e Lee A. Fleisher, MD, FACC, FAHA

INTRODUÇÃO

A intervenção coronária percutânea (ICP) tem revolucionado o manejo da doença arterial coronariana (DAC) inicialmente com angioplastia coronária com balão (ACB) e, subsequentemente, com ambos os *stents* coronarianos: *stent* metálico não recoberto (*bare-metal stent - BMS*) e *stent* liberador de fármaco (*drug-eluting stent - DES*).* A elevada incidência de reestenose coronariana a partir do crescimento endotelial coronário neointimal após ACB causou o desenvolvimento clínico e a introdução do BMS. Apesar de eles representarem um avanço terapêutico significativo, estavam ainda associados com índices de reestenoses coronárias de 15% a 30%.[1,2] A segunda maior redução significativa na reestenose coronariana após ICP resultou do DES, que farmacologicamente retarda a endotelização do *stent* e crescimento neointimal com sirolimus e/ou paclitaxel. Devido à liberação lenta destes agentes antimitóticos, o DES está associado com taxas significativamente menores de reestenose coronariana de 5 % a 10%.[3]

Desde a introdução do DES na prática clínica, mais de cinco milhões destes dispositivos vêm sendo implantados no mundo inteiro.[4] A trombose do *stent* (TS) tem sido uma importante preocupação, particularmente após o *stent* coronariano ter sido revestido com endotélio (aproximadamente quatro a seis semanas para BMS e um ano para DES). Como resultado, a terapia dupla antiplaquetária com aspirina e clopidogrel está sendo recomendada por pelo menos um mês após a implantação do BMS e pelo menos 12 meses após colocação do DES.[5] Apesar de a prematura suspensão da terapia antiplaquetária ser um risco maior para TS, existem múltiplos fatores de riscos clínicos e angiográficos identificados para TS (Tab. 14-1).[5-7]

O período perioperatório se qualifica como um risco maior para TS, já que a cirurgia não cardíaca (CNC) ativa as plaquetas e induz hipercoagulabilidade.[8] O significante risco de TS perioperatório por BMS foi ressaltado em 2.000

com uma série de casos ($N = 40$) que documentou um índice de mortalidade de 20% em CNC logo após a colocação de BMS.[9] Além disto, CNC depois de recente ACB não está sem risco de isquemia miocárdica e mortalidade perioperatória. Numa recente série de casos de 350 pacientes que tinham CNC dentro de dois meses após ACB, o índice de mortalidade perioperatória foi 0,9% (95%; intervalo de confiança [IC] 0,2% a 2,5%).[10]

Considerando que aproximadamente 5% dos pacientes com *stent* coronariano requer CNC dentro de um ano após sua colocação,[11] o manejo perioperatório de pacientes com recente ICP (ACB, BMS e DES) é importante porque não somente envolve milhões de pacientes, mas também implica significante risco perioperatório de mais infartos do miocárdio e óbitos. Este capítulo revisa as opções, últimas evidências e atuais recomendações de especialistas em relação ao risco perioperatório de recente ICP em cirurgia não cardíaca.

OPÇÕES PARA MINIMIZAR TROMBOSE NO *STENT* APÓS RECENTE ICP E CIRURGIA NÃO CARDÍACA

As opções perioperatórias para limitar a trombose coronária após recente ICP estão presentes na Tabela 14-2.[12] A evidência para cada opção será apresentada e recomendações irão ser revisadas e categorizadas de acordo com o esquema da American Heart Association (AHA) / American College of Cardiology (ACC), como traçado nas Tabelas 14-3A (classes de recomendações) e 14-3B (níveis de evidência). As recomendações de especialistas e os níveis correspondentes de evidência têm sido sumarizados na Tabela 14-4 (recomendações classe I), Tabelas 14-5A e 14-5B (recomendações classe IIA e IIB) e Tabela 14-6 (recomendações classe III).[12,13] As recentes Diretrizes AHA/ACC sobre avaliação cardiovascular perioperatória e o cuidado na cirurgia não cardíaca estão disponíveis no www.americanheart.org (seção sobre declarações e diretrizes de práticas: acessado em 10 de julho de 2008).

---

* NOTA DA REVISÃO CIENTÍFICA: BMS será chamado de *stent* metálico não recoberto e o DES de *stent* liberador de fármaco.

80 Seção II PREPARAÇÃO PRÉ-OPERATÓRIA

Tabela 14-1 Fatores de Risco Identificado para Trombose do *Stent* Coronariano

Fatores Clínicos de Risco	Fatores Angiográficos de Risco
Interrupção prematura da terapia antiplaquetária	*Stents* longos
Idade avançada	Lesões múltiplas
Diabetes	Sobreposição de *stents*
Fração de ejeção baixa	Lesões ostiais
Falência renal	Vasos coronários com pequeno calibre
Síndrome coronariana aguda	Implantação subótima de *stent*
Período perioperatório	Lesões bifurcadas

Tabela 14-2 Opções pra Limitar a Trombose Coronariana após Cirurgia Não Cardíaca e Recente Intervenção Coronária Percutânea (ICP)

Opções	Considerações dentro da Opção
Minimizar ICP pré-operatória	1. Limitar ICP pré-operatória em doença coronária estável 2. ICP para síndromes coronárias instáveis
Considerar o tipo de *stent*	1. Angioplastia com balão 2. *Stent* metálico não recoberto 3. *Stent* liberador de fármaco
Otimizar terapia antiplaquetária	1. Continuar aspirina e clopidogrel 2. Continuar somente aspirina 3. Interromper clopidogrel por período determinado 4. Bloqueio plaquetário intravenoso perioperatório
Educação e colaboração	1. Cirurgião 2. Cardiologista 3. Cirurgia em centro com ICP primária disponível

EVIDÊNCIA

Minimizar a Intervenção Percutânea Coronária Pré-operatória

Pacientes com DAC não irão frequentemente se beneficiar da revascularização com ICP antes de cirurgia não cardíaca. O ensaio *The Coronary Artery Revascularization Prophylaxis (CARP)* randomizou 510 pacientes com DAC angiograficamente comprovada para revascularização coronária ou tratamento médico antes de cirurgia vascular de grande porte eletiva (33% era reparo de aneurisma aórtico abdominal e 67% *bypass* vascular infrainguinal).[14] O critério de exclusão incluía estenose

Tabela 14-3A Definição do Esquema de Classificação para Recomendações Médicas

Recomendações Médicas	Definição da Classe de Recomendação
Classe I	O procedimento/tratamento pode ser realizado (benefício excede de longe o risco)
Classe II	É sensato realizar procedimento/tratamento (benefício ainda claramente excede o risco)
Classe III	Não é sensato realizar o procedimento/ tratamento (benefício provavelmente excede o risco)
Classe IV	O procedimento/tratamento não deve ser realizado, pois não é útil e pode ser prejudicial (risco pode exceder o benefício)

Retirado da American Heart Association/American Council of Cardiology Manual for Guideline Writting Committees at HTTP: //circ.ahajournals.org/manual_IIstep6.shtml (acessado em 25 de fevereiro de 2008).

Tabela 14-3B Definição do Esquema de Classificação para Evidência de Apoio a Recomendações Médicas

Nível de Evidência	Definição da Classe de Recomendação
Nível A	Evidência suficiente de múltiplos ensaios randomizados ou metanálises
Nível B	Evidência limitada de um único ensaio randomizado ou múltiplos ensaios não randomizados
Nível C	Estudos de caso e opinião de especialistas

Retirado da American Heart Association / American Council of Cardiology Manual for Guideline Writting Committees at HTTP://circ.ahajournals.org/manual_IIstep6.shtml (acessado em 25 de fevereiro de 2008).

significativa do tronco da coronária esquerda, síndromes coronárias instáveis, estenose aórtica e cardiomiopatia grave definida como uma fração de ejeção menor do que 20%. A revascularização coronária foi atingida cirurgicamente em 41% e com ICP em 59% das pessoas recrutadas. Pacientes com ou sem revascularização pré-operatória desenvolveram uma incidência similar de infarto miocárdico pós-operatório (8,4% *versus* 8,4%, $p = 0,99$) e uma similar taxa de sobrevida em 27 meses (78% *versus* 77%, $p = 0,98$). Desta forma, este estudo, que foi um marco divisório, sugere que o ICP pré-operatório para uma DAC estável possa não ser necessário antes de uma cirurgia não cardíaca.

O Ensaio DECREASE-II realizou um teste cardíaco pré-operatório em pacientes cirúrgicos vasculares de grande porte que tinham fatores de risco intermediários e recebiam terapia com betabloqueadores.[15] Este ensaio demonstrou que a revascularização coronária pré-operatória não melhora o resultado em 30 dias em pacientes com isquemia extensa.

Capítulo **14** *Após Intervenção Coronariana Percutânea, Quanto Tempo Você Deve Esperar para uma Cirurgia Não Cardíaca?* **81**

Tabela 14-4 Recomendações Classe I para Intervenção Coronária Percutânea (ICP) e Cirurgia Não Cardíaca

Recomendação	Classe e Evidência
ICP antes de cirurgia não cardíaca é indicada em pacientes apropriados com angina estável que tenham doença de dois vasos com estenose significativa da artéria descendente anterior esquerda proximal (ADAE) e também uma fração de ejeção menor que 50% ou isquemia demonstrável em teste não invasivo.	I (nível A)
ICP antes de cirurgia não cardíaca é recomendada em pacientes apropriados com angina instável de alto risco ou infarto do miocárdio sem elevação do segmento ST.	I (nível A)
ICP antes de cirurgia não cardíaca é recomendada em pacientes apropriados com infarto do miocárdio com elevação do segmento ST.	I (nível A)

Adaptado da seguinte diretriz: Fleisher LA, Beckman JA, Brown KA, *et al: ACC/ AHA guidelines on perioperative cardiovascular evaluation and care for noncardiac surgery. Executive summary: A Report of the American College of Cardiology/American Heart Association Task Force on Practice Guidelines (Writing Committee to Revise the 2002 Guidelines on Perioperative Cardiovascular Evaluation for Noncardiac Surgery). Desenvolvido em colaboração com: American Society of Echocardiography, American Society of Nuclear Cardiology, Heart Rhythm Society, Society of Cardiovascular Anesthesiologists, Society for Cardiovascular Angiography and Interventions, Society for Vascular Medicine and Biology, and Society for Vascular Surgery. Circulation* 2007;116:1971-1996.

O estudo piloto DECREASE-V randomizou 101 pacientes cirúrgicos vasculares com vasta isquemia (definida como cinco ou mais segmentos isquêmicos durante ecocardiografia de estresse com dobutamina ou pelo menos três segmentos isquêmicos identificados por cintilografia de perfusão com dipiridamol) para revascularização coronária pré-operatória *versus* a melhor terapia médica.[16] A revascularização coronária foi alcançada cirurgicamente em 35% e com PCI em 65% das pessoas inscritas. O desfecho primário composto (óbito e infarto miocárdico perioperatórios) foi similar entre os grupos estudados (43% para revascularização *versus* 33% para terapia médica; risco relativo 1,4; 95% CI, 0,7 para 2,8; $p = 0{,}30$). A incidência de óbito e infarto miocárdico perioperatório até um ano elevou-se em 47%, mas similar em ambos os grupos (49% para revascularização e 44% para terapia médica; risco relativo 1,2; 95% CI, 0,7 para 2,3; $p = 0{,}48$).

Considerados em conjunto, estes três importantes ensaios clínicos (CARP, DECREASE-II e DECREASE-V) apontam para um mais limitado papel da ICP na DAC estável antes da CNC. Suas evidências acumuladas formam a base de recomendações especializadas relacionadas à ICP antes de CNC eletiva na DAC estável (Tabs. 14-4 a 14-6).

Na angina estável ou no infarto miocárdico, a ICP é indicada em pacientes apropriados para tratamento da síndrome coronária aguda pelo seu próprio mérito. Primeiro, a ICP antes de cirurgia não cardíaca é recomendada para pacientes apropriados, com

---

Tabela 14-5A Recomendações Classe IIa para Intervenção Coronária Percutânea (ICP) e Cirurgia Não Cardíaca

Recomendação	Classe e Evidência
Em pacientes que requeiram ICP para aliviar a isquemia miocárdica e necessitam cirurgia não cardíaca eletiva nos próximos 12 meses, a estratégia recomendada é angioplastia com balão ou colocação de *stent* metálico não recoberto, seguida de quatro a seis semanas de dupla terapia antiplaquetária (aspirina e clopidogrel).	IIa (nível B)
Em pacientes que têm *stents* coronarianos revestidos por fármacos e necessitam de cirurgia não cardíaca que obriga a suspensão de clopidogrel, é sensato manter a terapia com aspirina e reiniciar o clopidogrel tão cedo quanto possível clinicamente.	IIa (nível C)

Adaptado da seguinte diretriz: Fleisher LA, Beckman JA, Brown KA, *et al: ACC/ AHA guidelines on perioperative cardiovascular evaluation and care for noncardiac surgery. Executive summary: A Report of the American College of Cardiology/American Heart Association Task Force on Practice Guidelines (Writing Committee to Revise the 2002 Guidelines on Perioperative Cardiovascular Evaluation for Noncardiac Surgery). Desenvolvido em colaboração com: American Society of Echocardiography, American Society of Nuclear Cardiology, Heart Rhythm Society, Society of Cardiovascular Anesthesiologists, Society for Cardiovascular Angiography and Interventions, Society for Vascular Medicine and Biology, and Society for Vascular Surgery. Circulation* 2007;116:1971-1996.

Tabela 14-5B Recomendações Classe IIb para Intervenção Coronária Percutânea (ICP) e Cirurgia não Cardíaca

Recomendação	Classe e Evidência
O benefício de ICP antes da cirurgia não cardíaca está estabelecido em pacientes de alto risco de isquemia (*i. e.,* cinco ou mais anormalidades no movimento da parede durante ecocardiografia de estresse com dobutamina).	IIb (nível C)
O benefício de ICP antes da cirurgia não cardíaca está estabelecido em pacientes de alto risco de isquemia (*i. e.,* de uma a quatro anormalidades no movimento da parede durante ecocardiografia de estresse com dobutamina).	IIb (nível B)

Adaptado da seguinte diretriz: Fleisher LA, Beckman JA, Brown KA, *et al: ACC/ AHA guidelines on perioperative cardiovascular evaluation and care for noncardiac surgery. Executive summary: A Report of the American College of Cardiology/American Heart Association Task Force on Practice Guidelines (Writing Committee to Revise the 2002 Guidelines on Perioperative Cardiovascular Evaluation for Noncardiac Surgery). Desenvolvido em colaboração com: American Society of Echocardiography, American Society of Nuclear Cardiology, Heart Rhythm Society, Society of Cardiovascular Anesthesiologists, Society for Cardiovascular Angiography and Interventions, Society for Vascular Medicine and Biology, and Society for Vascular Surgery. Circulation* 2007;116:1971-1996.

Tabela 14-6 — Recomendações Classe III para Intervenção Coronária Percutânea (ICP) e Cirurgia Não Cardíaca

Recomendação	Classe e Evidência
A ICP de rotina em pacientes com doença arterial coronária estável não é recomendada antes de cirurgia não cardíaca.	III (nível B)
Cirurgia não cardíaca eletiva que requeira no perioperatório interrupção de clopidogrel ou aspirina e clopidogrel não é recomendada dentro de quatro a seis semanas após a implantação do *stent* metálico não recoberto.	III (nível B)
Cirurgia não cardíaca eletiva que requeira no perioperatório a interrupção de clopidogrel ou aspirina e clopidogrel não é recomendada dentro de 12 meses após o implante do *stent* coronariano revestido por fármaco.	III (nível B)
Cirurgia não cardíaca eletiva não é recomendada dentro de quatro semanas após revascularização coronária com angioplastia com balão.	III (nível B)

Adaptado da seguinte diretriz: Fleisher LA,. Beckman JA, Brown KA, *et al:ACC/ AHA guidelines on perioperative cardiovascular evaluation and care for noncardiac surgery. Executive summary: A Report of the American College of Cardiology/American Heart Association Task Force on Practice Guidelines (Writing Committee to Revise the 2002 Guidelines on Perioperative Cardiovascular Evaluation for Noncardiac Surgery). Desenvolvido em colaboração com: American Society of Echocardiography, American Society of Nuclear Cardiology, Heart Rhythm Society, Society of Cardiovascular Anesthesiologists, Society for Cardiovascular Angiography and Interventions, Society for Vascular Medicine and Biology, and Society for Vascular Surgery. Circulation* 2007; 116:1971-1996.

alto risco de angina instável ou infarto miocárdico sem elevação do segmento ST (recomendação classe I; nível de evidência A). Segundo, a ICP antes de CNC é também recomendada em pacientes apropriados, com infarto do miocárdio com elevação do segmento ST (recomendação classe I; nível de evidência A).

No contexto de DAC estável, a ICP tem um papel mais limitado, como explicado anteriormente. A ICP de rotina em pacientes com DAC estável não é recomendada antes de CNC (recomendação classe III nível B de evidência). O benefício de ICP antes de CNC não está estabelecido em pacientes isquêmicos de alto risco, como, por exemplo, apresentando cinco ou mais anormalidades no movimento da parede durante ecocardiografia de estresse com dobutamina (recomendação classe IIb, nível de evidência C). O benefício de ICP antes de CNC também não está estabelecido em pacientes isquêmicos de baixo risco, com uma a quatro anormalidades no movimento da parede durante a mesma ecocardiografia de estresse com dobutamina (recomendação classe IIb, nível de evidência B). A ICP antes de CNC, contudo, é indicada em pacientes apropriados com angina estável que têm doença de dois vasos com significativa estenose da artéria descendente anterior esquerda proximal (ADAE) e também uma fração de ejeção menor do que 50% ou isquemia demonstrável em teste não invasivo (recomendação classe I, nível de evidência A).

Tipo de Intervenção Coronária Percutânea

Angioplastia com Balão

Sete estudos retrospectivos têm examinado o resultado cardiovascular após angioplastia coronária com balão (ACB) antes de CNC. As principais características destes estudos estão resumidos na Tabela 14-7.[10,17-22] Cinco dos sete estudos são limitados pelos fatores como um pequeno tamanho da amostra, um intervalo longo entre a angioplastia coronária e cirurgia ou um grupo controle com *stents* coronarianos.[17-19,21,22] Os dois estudos remanescentes sugerem que CNC após ACB é seguro, particularmente, se a cirurgia ocorre no mínimo duas semanas após a intervenção coronária.[10,20] Este período mínimo permite que a injúria no sítio da angioplastia com balão cicatrize e assim não seja um risco para a trombose perioperatória.

Desta forma, parece que o período de duas a quatro semanas após angioplastia com balão minimiza a incidência de uma síndrome coronariana aguda após CNC. Contudo, se a cirurgia ocorre após oito semanas da ACB coronária, significante reestenose no sítio da angioplastia pode causar isquemia miocárdica perioperatória. A recomendação dos especialistas especifica que cirurgia não cardíaca não é apropriada dentro de quatro semanas após revascularização coronariana com angioplastia por balão. Terapia diária com aspirina deve ser mantida perioperatoriamente, a menos que o risco de sangramento seja considerado muito alto.

Stents Metálicos Não Recobertos

Estudo retrospectivo de Kaluza e colaboradores[9] (n = 40) documentou uma taxa de mortalidade de 20% nos pacientes que tinham CNC há menos de seis semanas após posicionar o *stent* coronariano com BMS. Um segundo estudo retrospectivo de Wilson e colaboradores[23] (n = 207) demonstrou um índice de mortalidade perioperatória de 3% em pacientes com BMS submetidos à CNC seis semanas após o implante do *stent* coronariano. Um terceiro relato de Reddy e Vaitkus[24] (n = 56) revelou uma incidência de 38% de TS ou óbito cardiovascular em pacientes submetidos à CNC dentro de 14 dias do implante de BMS. Nenhum paciente que tinha CNC há mais de seis semanas após BMS sofreu complicações cardiovasculares. Um quarto estudo de Sharma e colaboradores[25] (n = 47) mostrou que o índice de mortalidade perioperatória foi de 26% no contexto de CNC há menos de três semanas de colocação de BMS, quando comparado com um índice de mortalidade de 5% na situação de CNC maior do que três semanas após a colocação de BMS. Este estudo também documentou, no grupo de cirurgia precoce, índice de mortalidade de 85,7% (6 em 7) em pacientes que tinham interrompido a terapia com tienopiridina.

Os achados coletivos deste grupo de estudos podem ser interpretados com respeito ao processo celular que alinha o BMS com o endotélio coronário. A endotelização do BMS leva de quatro a seis semanas, tempo após o qual o risco de trombose no BMS é extremamente improvável. Durante o processo de endotelização do *stent*, a terapia antiplaquetária dupla de aspirina e clopidogrel é recomendada para minimizar o risco de trombose. O clopidogrel não requer uma duração maior do que seis semanas quando a endotelização é tipicamente adequada. Depois disto, a terapia com aspirina é recomendada

Capítulo 14 *Após Intervenção Coronariana Percutânea, Quanto Tempo Você Deve Esperar para uma Cirurgia Não Cardíaca?*

Tabela 14-7 Resultados com Angioplastia Coronária com Balão (ACB) antes de Cirurgia não Cardíaca

Estudo Clínico	Tamanho da Amostra	Tempo da ACB para Cirurgia	Taxa de Mortalidade	Infarto do Miocárdico	Comentários
Allen e colaboradores (1991)[17]	148	Média de 338 dias	2,7%	0,7%	Intervalo longo para cirurgia
Huber e colaboradores (1992)[18]	50	Média de 9 dias	1,9%	5,6%	Estudo pequeno, sem grupo controle
Elmore e colaboradores (1993)[19]	14	Média de 10 dias	0%	0%	Estudo muito pequeno
Gottlieb e colaboradores (1998)[20]	194	Média de 11 dias	0,5%	0,5%	Somente cirurgias vasculares
Posner e colaboradores (1999)[21]	686	Mediana de 1 ano	2,6%	2,2%	Intervalo longo para cirurgia
Brilakis e colaboradores (2005)[10]	350	Dentro de 2 meses	0,3%	0,6%	Todos os eventos ocorreram após a cirurgia, dentro de duas semanas após ACB
Leibowitz e colaboradores (2006)[22]	216	Precoce (0-14 dias) Tardio (15-62 dias)	11% 20%	7,2% 16,8%	56% ACB; 44% *stents* Desfechos similares

Adaptado da seguinte diretriz: Fleisher LA, Beckman JA, Brown KA, *et al: ACC/AHA guidelines on perioperative cardiovascular evaluation and care for noncardiac surgery. Executive summary: A Report of the American College of Cardiology/American Heart Association Task Force on Practice Guidelines (Writing Committee to Revise the 2002 Guidelines on Perioperative Cardiovascular Evaluation for Noncardiac Surgery). Desenvolvido em colaboração com: American Society of Echocardiography, American Society of Nuclear Cardiology, Heart Rhythm Society, Society of Cardiovascular Anesthesiologists, Society for Cardiovascular Angiography and Interventions, Society for Vascular Medicine and Biology, and Society for Vascular Surgery. Circulation* 2007;116: 1971-1996.

indefinidamente e deve ser continuada no perioperatório, a não ser que o risco de sangramento a avalie como proibitiva.

Como resultado, a recomendação dos especialistas é que a CNC que requer interrupção perioperatória do clopidogrel não é indicada no período de quatro a seis semanas do implante do *stent* coronariano metálico não recoberto (recomendação classe III, nível de evidência B).

Stents *Liberadores de Fármaco*

Stents liberadores de fármaco revolucionaram a ICP porque eles significativamente reduziram a taxa de reestenose coronária, retardando o crescimento endotelial coronário pela liberação lenta de paclitaxel ou sirolimus.[26] Como consequência, a trombose do *stent* com DES permanece um risco contínuo devido à falta de cobertura endotelial nesta geração de *stents* coronários. A trombose substituiu a reestenose como principal preocupação clínica.

Recente revisão sistemática de TS perioperatória incluiu 10 estudos (de 1995 a 2006) com uma soma total de 980 pacientes que tinham CNC após colocação de BMS ou DES.[27] O intervalo médio entre o implante do *stent* e CNC foi de 13 a 284 dias e a maioria das coortes coletadas tinha BMS. As taxas perioperatórias de infarto do miocárdio e óbito foram entre 2% a 28% e 3% a 20%, respectivamente. Apesar das limitações dos estudos incluídos, dois fatores perioperatórios aumentaram bastante o risco cardiovascular perioperatório: (1) a suspensão da terapia dupla antiplaquetária (*i. e.*, aspirina e clopidogrel); e (2) cirurgia dentro de seis a 12 semanas após a implantação do *stent*.

Estes achados na literatura médica foram confirmados num estudo subsequente pelos mesmos investigadores ($n = 192$).[28]

Tais achados de revisão sistemática não se aplicam especificamente para DES, já que o estudo populacional coletado incluiu tanto BMS como DES. The Swedish Coronary Angiography and Angioplasty Registry (SCAAR) estudou 6.033 pacientes tratados com DES e 13.738 tratados com BMS num acompanhamento de três anos.[29] A taxa relativa de reestenose coronária clínica foi 60% menor no grupo do DES. Contudo, no grupo do DES, existia um risco absoluto de óbito incremental de 0,5% por ano e um risco absoluto de óbito ou infarto do miocárdio de 0,5% para 1% ao ano após os seis primeiros meses. Os eventos adversos em longo prazo com DES eram principalmente relatados para o risco de TS. Os múltiplos riscos de TS estão resumidos na Tabela 14-1.[5-7]

O persistente risco de TS com DES induziu uma diretriz especializada ACC/AHA com foco na prevenção da suspensão prematura da terapia dupla antiplaquetária em pacientes com *stents* na artéria coronária, especialmente DES.[5] A recomendação da ACC/AHA é que CNC eletiva que requeira suspensão perioperatória do clopidogrel não é recomendada dentro de 12 meses de implante do DES (recomendação classe III, nível de evidência B). Sobretudo em pacientes que tenham DES e requeiram cirurgia não cardíaca de emergência que seja mandatória de suspensão do clopidogrel, é razoável continuar a terapia com aspirina e reiniciar o clopidogrel tão cedo quanto possível clinicamente após a operação (recomendação classe IIa, nível de evidência C).

84 Seção II PREPARAÇÃO PRÉ-OPERATÓRIA

Terapia Antiplaquetária Perioperatória

Na presença de BMS e/ou DES, a suspensão aguda da terapia antiplaquetária é o maior fator de risco para TS perioperatório.[5-9] As opções de bloqueio plaquetário perioperatório para manter a patência do *stent* e minimizar o TS perioperatório incluem:

1. Continuar a terapia dupla antiplaquetária durante e após a cirurgia.
2. Descontinuar o clopidogrel, mas vincular o paciente à cirurgia usando bloqueio plaquetário intravenoso de curta ação, reiniciando o clopidogrel tão cedo quanto possível após a cirurgia.[30]
3. Continuar a aspirina perioperatoriamente, mas descontinuar o clopidogrel pré-operatoriamente reiniciando o mais rápido possível após a cirurgia.

Opção I: Terapia Dupla Antiplaquetária durante e após a Cirurgia

Esta opção mantém o padrão de duplo bloqueio perioperatoriamente e por isso tem uma incidência muito baixa de TS. A equipe perioperatória deve pesar os riscos de sangramento associado com o procedimento cirúrgico em particular *versus* as consequências de risco de vida por TS. Em procedimentos tais como extrações dentárias,[31] cirurgia de catarata[32] e cirurgia dermatológica de rotina,[33] o sangramento quase sempre pode ser controlado localmente mesmo na presença de bloqueio duplo plaquetário. Nos procedimentos cirúrgicos com maior risco de sangramento, cirurgiões podem frequentemente ser persuadidos para continuar com aspirina e clopidogrel quando lembrados que TS resulta em óbito ou infarto do miocárdio significativo.[34] Contudo, esta estratégia não é apropriada em circunstâncias nas quais o excesso de sangramento possa ser catastrófico, tais como neurocirurgia[35] ou cirurgia retiniana.[36]

Opção II: Suspender Clopidogrel e Usar Anticoagulação Intravenosa

A inibição plaquetária devido ao clopidogrel é irreversível. O clopidogrel deve ser suspenso por cinco a 10 dias antes que a hemostasia normal seja atingida pela produção e liberação de novas plaquetas. Se a CNC é necessária precocemente após a colocação do *stent*, e o clopidogrel deve ser suspenso (p. ex., craniotomia para ressecção de tumor), é racional construir uma ponte com o paciente com anticoagulação intravenosa de curta duração. Sendo a trombose do *stent* primariamente devido à agregação plaquetária, é lógico que um agente intravenoso plaquetário como tirofiban deverá ser importante. Tirofiban é um bloqueador do receptor IIb/IIIa plaquetário intravenoso de curta duração, bem tolerado.

Esta abordagem de transposição é exemplificada em recente série de casos de três pacientes com DES submetidos à CNC.[37] O clopidogrel foi suspenso por cinco dias antes da cirurgia. Cada paciente foi admitido no hospital três dias antes da cirurgia para iniciar as infusões de heparina e tirofiban. Estas infusões de anticoagulação dupla foram interrompidas seis horas antes da cirurgia. No primeiro dia do pós-operatório, uma dose de ataque de clopidogrel foi iniciada seguida pela dose de manutenção. A terapia com aspirina foi continuada durante o período perioperatório. Apesar de estes pacientes não terem tido TS perioperatório, esta série de casos é somen-

te uma noção de evidência. Futuros ensaios são necessários para verificar a segurança e eficácia desta abordagem perioperatória. Conceitualmente, já existe um precedente clínico no preparo de um paciente com válvula cardíaca mecânica em CNC. Este paciente sob risco de trombose valvar é admitido no hospital para interromper o Coumadin e durante este ínterim é heparinizado como uma ponte para cirurgia.

Opção III: Suspender Clopidogrel Pré-operatoriamente e Reiniciar após a Cirurgia

Esta abordagem é lógica se o *stent* coronário é completamente endotelizado com um baixo risco de TS perioperatório (quatro a oito semanas para BMS e 12 meses para DES). Contudo, existe uma variabilidade na taxa de endotelização, especialmente para DES. Consequentemente, o risco para trombos pode persistir num subgrupo de pacientes além de um ano.[38,39] Quando o clopidogrel é iniciado no pós-operatório, é prudente dar uma dose de ataque já que existe uma ativação plaquetária no pós-cirúrgico e muitos pacientes são hiporresponsivos ao clopidogrel.[40] A terapia com aspirina deve ser continuada durante o período perioperatório.[41] Em pacientes que têm DES e necessitam de uma cirurgia não cardíaca de emergência, é racional continuar aspirina (recomendação classe IIa, nível de evidência C).

EDUCAÇÃO E COLABORAÇÃO

As graves taxas de mortalidade e morbidade associadas à TS perioperatória levam a uma abordagem colaborativa entre cirurgiões, anestesiologistas e cardiologistas.

Num levantamento dos anestesiologistas, 63% não estão informados das recomendações sobre a escolha do momento para CNC após BMS ou DES.[42] Anestesiologistas e cirurgiões deveriam ter uma aproximação colaborativa em pacientes com *stents* coronários.[43] Esta abordagem poderia incluir os seguintes aspectos:

1. Determinação de todos os detalhes do *stent*, tais como tipo, localização coronária, data da implantação, duração e modalidade de terapia antiplaquetária.
2. Aconselhamento com um cardiologista, preferencialmente o cardiologista do paciente.
3. Uma decisão em conjunto, com inclusão dos anestesiologistas, cirurgiões e cardiologistas, sobre a escolha do momento para CNC e o plano de anticoagulação perioperatória, com especial ênfase no bloqueio plaquetário.
4. Realização da CNC num centro médico que tenha cobertura de cardiologia intervencionista durante 24 horas para rápida terapia da TS, se ocorrer.

GESTÃO DA TROMBOSE DO *STENT* PERIOPERATÓRIO

A trombose do *stent* manifesta-se mais frequentemente por infarto do miocárdio com elevação do segmento ST e requer rápida reperfusão. A terapia trombolítica está contraindicada neste contexto devido ao risco de grave sangramento após recente cirurgia. Além disto, é menos efetivo do que ICP primá-

Capítulo 14   Após Intervenção Coronariana Percutânea, Quanto Tempo Você Deve Esperar para uma Cirurgia Não Cardíaca?

ria. Uma estratégia precoce para infarto agudo do miocárdio após CNC ainda está associada com uma taxa de mortalidade de 35% (n = 48).[44] Apesar de ser uma elevada taxa de mortalidade perioperatória, relaciona-se com pacientes que sempre eram tratados após parada cardíaca ou choque cardiogênico.

ÁREAS DE INCERTEZA

A história natural do TS perioperatório após o implante de DES requer futura investigação para confirmar a incidência, determinar resultado perioperatório contemporâneo e avaliar a melhor prática de anticoagulação perioperatória. Além disto, o presente problema do TS perioperatório com DES tem levado ao desenvolvimento de *stent* liberador de fármaco absorvível num esforço para lidar efetivamente não só com reestenose, mas também com trombose.[45,46] Apesar de a nova geração de *stents* coronários ter demonstrado equivalência clínica na avaliação clínica inicial, estudos de larga escala em longo prazo são necessários para mensurar sua eficácia e segurança em comparação à primeira geração de DESs, incluindo o período perioperatório.

DIRETRIZES E RECOMENDAÇÕES DOS AUTORES

As opções e evidências em relação aos riscos perioperatórios e o manejo recente de ICP antes da CNC têm sido discutidas. Este tópico é importante porque isto é comum e sério. Este autor apoia as recomendações especializadas deste tópico provenientes das recentes Diretrizes AHA/ACC sobre avaliação e cuidado cardiovascular perioperatório para CNC.[5,13] Estas recomendações estão resumidas para uma rápida revisão e referências nas Tabelas 14-4 a 14-6.

REFERÊNCIAS

1. Moses JW, Leon MB, Popma JJ, et al: Sirolimus-eluting stents versus standard stents in patients with stenosis in a native coronary artery. *N Engl J Med* 2003;349:1315-1323.
2. Spaulding C, Henry P, Teiger E, et al: Sirolimus-eluting versus uncoated stents in acute myocardial infarction. *N Engl J Med* 2006;355:1093-1104.
3. Metzler H, Huber K, Kozek-Langenecker S: Anaesthesia in patients with drug-eluting stents. *Curr Opin Anaesthesiol* 2008;21:55-59.
4. Schuchman M: Trading restensosis for thrombosis? New questions about drug-eluting stents. *N Engl J Med* 2006;355:1949-1952.
5. Grines CL, Bonow RO, Casey DE, et al: Prevention of premature discontinuation of dual antiplatelet therapy in patients with coronary artery stents. A science advisory from the American Heart Association, American College of Cardiology, Society for Cardiovascular Angiography and Interventions, American College of Surgeons, and American Dental Association, with representation from the American College of Physicians. *J Am Coll Cardiol* 2007;49:734-739.
6. Iakovou I, Schmidt T, Bonnizzoni E, et al: Incidence, predictors and outcome of thrombosis after successful implantation of drug-eluting stents. *JAMA* 2005;2126-2130.
7. Riddell JW, Chiche L, Plaud B, et al: Coronary stents and noncardiac surgery. *Circulation* 2007;116:e378-e382.
8. Schouten O, Bax JJ, Poldermans D: Management of patients with cardiac stents undergoing noncardiac surgery. *Curr Opin Anaesthesiol* 2007;20:274-278.

9. Kaluza GL, Joseph J, Lee JR, et al: Catastrophic outcomes of noncardiac surgery soon after coronary stenting. *J Am Coll Cardiol* 2000;35:1288-1294.
10. Brilakis ES, Orford JL, Fasseas P, et al: Outcome of patients undergoing balloon angioplasty in the 2 months prior to noncardiac surgery. *Am J Cardiol* 2005;96:512-514.
11. Vicenzi MN, Meislitzer T, Heitzinger B, et al: Coronary artery stenting and noncardiac surgery—a prospective outcome study. *Br J Anaesth* 2006;96:686-693.
12. Brilakis ES, Banerjee S, Berger PB: Perioperative management of patients with coronary stents. *J Am Coll Cardiol* 2007;49:2145-2150.
13. Fleisher LA, Beckman JA, Brown KA, et al: ACC/AHA guidelines on perioperative cardiovascular evaluation and care for noncardiac surgery. Executive summary: A report of the American College of Cardiology/American Heart Association Task Force on Practice Guidelines (Writing Committee to revise the 2002 Guidelines on Perioperative Cardiovascular Evaluation for Noncardiac Surgery). Developed in collaboration with the American Society of Echocardiography, American Society of Nuclear Cardiology, Heart Rhythm Society, Society of Cardiovascular Anesthesiologists, Society for Cardiovascular Angiography and Interventions, Society for Vascular Medicine and Biology, and Society for Vascular Surgery. *Circulation* 2007;116:1971-1996.
14. McFalls EO, Ward HB, Moritz TE, et al: Coronary-artery revascularization before elective major vascular surgery. *N Engl J Med* 2004;351:2795-2804.
15. Poldermans D, Bax JJ, Schouten O, et al: Should major vascular surgery be delayed because of preoperative cardiac testing in intermediate-risk patients receiving beta-blocker therapy with tight heart rate control? *J Am Coll Cardiol* 2006;48:964-969.
16. Poldermans D, Schouten O, Vidakovic R, et al (DECREASE Study Group): A clinical randomized trial to evaluate the safety of a noninvasive approach in high-risk patients undergoing major vascular surgery: The DECREASE-V pilot study. *J Am Coll Cardiol* 2007;49:1763-1769.
17. Allen JR, Helling TS, Hartzler GO: Operative procedures not involving the heart after percutaneous transluminal coronary angioplasty. *Surg Gynecol Obstet* 1991;173:285-288.
18. Huber KC, Evans MA, Bresnahan JF, et al: Outcome of noncardiac operations in patients with severe coronary artery disease successfully treated preoperatively with coronary angioplasty. *Mayo Clin Proc* 1992;67:15-21.
19. Elmore JR, Hallett JW Jr, Gibbons RJ, et al: Myocardial revascularization before abdominal aortic aneurysmorrhaphy: Effect of coronary angioplasty. *Mayo Clin Proc* 1993;68:637-641.
20. Gottlieb A, Banoub M, Sprung J, et al: Perioperative cardiovascular morbidity in patients with coronary artery disease undergoing vascular surgery after percutaneous transluminal coronary angioplasty. *J Cardiothorac Vasc Anesth* 1998;12:501-506.
21. Posner KL, Van Norman GA, Chan V: Adverse cardiac outcomes after noncardiac surgery in patients with prior percutaneous transluminal coronary angioplasty. *Anesth Analg* 1999;89:553-560.
22. Leibowitz D, Cohen M, Planer P, et al: Comparison of cardiovascular risk of noncardiac surgery following coronary angioplasty with versus without stenting. *Am J Cardiol* 2006;97;1188-1191.
23. Wilson SH, Fasseas P, Oxford JL, et al: Clinical outcome of patients undergoing non-cardiac surgery in the two months following coronary stenting. *J Am Coll Cardiol* 2003;42:234-240.
24. Reddy PR, Vaitkus PT: Risks of noncardiac surgery after coronary stenting. *Am J Cardiol* 2005;95:755-757.
25. Sharma AK, Ajani AE, Hamwi SM, et al: Major noncardiac surgery following coronary stenting: When is it safe to operate? *Cathet Cardiovasc Interv* 2004;63:141-145.
26. Serruys PW, Kutryk MJB, Ong ATL: Coronary-artery stents. *N Engl J Med* 2006;354:483-495.
27. Schouten O, Bax JJ, Damen J, et al: Coronary artery stent placement immediately before noncardiac surgery: A potential risk? *Anesthesiology* 2007;106:1067-1069.
28. Schouten O, van Domburg RT, Bax JJ, et al: Noncardiac surgery after coronary stenting: Early surgery and interruption of antiplatelet therapy are associated with an increase in major adverse cardiac events. *J Am Coll Cardiol* 2007;49:122-124.
29. Lagerqvist B, James SK, Stenestrand U, et al: Long-term outcomes with drug-eluting stents versus bare-metal stents in Sweden. *N Engl J Med* 2007;356:1009-1019.
30. Augoustides JG: Perioperative thrombotic risk of coronary stents: Possible role of intravenous platelet blockade. *Anesthesiology* 2007;107: 516.

86 Seção II PREPARAÇÃO PRÉ-OPERATÓRIA

31. Valerin M, Brennan M, Noll J, et al: Relationship between aspirin use and postoperative bleeding from dental extractions in a healthy population. *Oral Surg Oral Med Oral Pathol Oral Radiol Endod* 2006;32:1022-1025.
32. Kumar N, Jivan S, Thomas P, et al: Sub-Tenon's anesthesia with aspirin, warfarin and clopidogrel. *J Cataract Refract Surg* 2006;32:1022-1025.
33. Alam M, Goldberg LH: Serious adverse vascular events associated with perioperative interruption of antiplatelet and anticoagulant therapy. *Dermatol Surg* 2002;28:992-998.
34. Orford JL, Lennon NR, Melby S, et al: Frequency and correlates of coronary stent thrombosis in the modern era: Analysis of a single center registry. *J Am Coll Cardiol* 2002;40:1567-1572.
35. Caird J, Chukwunyerenwa C, Ali Z, et al: Craniotomy with prosthetic heart valves: A clinical dilemma. *Br J Neurosurg* 2006;20:40-42.
36. Herbert EN, Mokete B, Williamson TH, et al: Haemorrhagic vitreoretinal complications associated with combined antiplatelet agents. *Br J Opthalmol* 2006;90:1209-1210.
37. Broad L, Lee T, Conroy M, et al: Successful management of patients with a drug-eluting coronary stent presenting for elective, non-cardiac surgery. *Br J Anaesth* 2007;98:19-22.
38. McFadden EP, Stabile E, Regar E, et al: Late thrombosis in drugeluting coronary stents after discontinuation of antiplatelet therapy. *Lancet* 2004;364:1519-1521.

39. de Souza DG, Baum V, Ballert NM: Late thrombosis of a drugeluting stent presenting in the perioperative period. *Anesthesiology* 2007;106:1057-1059.
40. Barone-Rochette G, Ormezzano O, Polack B, et al: Resistance to platelet antiaggregants: An important cause of very late thrombosis of drug-eluting stents? Observations from five cases. *Arch Cardiovasc Dis* 2008;101:100-107.
41. Bertrand ME: When and how to discontinue antiplatelet therapy. *Eur Heart J* 2008;10:A35-A4.
42. Patterson L, Hunter D, Mann A: Appropriate waiting time for noncardiac surgery following coronary stent insertion: Views of Canadian anesthesiologists. *Can J Anaesth* 2005;52:440-441.
43. Albaladejo P, Marret E, Piriou V, et al: Perioperative management of antiplatelet agents in patients with coronary stents: Recommendations of a French task force. *Br J Anaesth* 2006;97:580-585.
44. Berger PB, Bellot V, Bell MR, et al: An immediate invasive strategy for the treatment of acute myocardial infarction early after noncardiac surgery. *Am J Cardiol* 2001;87:1100-1102.
45. Steffel J, Eberli FR, Luscher TF, et al: Drug-eluting stents—what should be improved? *Ann Med* 2008;40:242-252.
46. Ormiston JA, Serruys PW, Regar E, et al: A bioabsorbable everolimus-eluting coronary stent system for patients with single de-novo coronary artery lesions (ABSORB): A prospective open-label trial. *Lancet* 2008;371:899-907.

15 Como Devemos Preparar o Paciente com um Marca-passo/Cardioversor Desfibrilador Implantável

Marc A. Rozner, PhD, MD

INTRODUÇÃO

Os marca-passos (MPs) que funcionam com baterias revolucionaram o tratamento de anormalidades fatais de condução elétrica em 1958, poucos anos após a invenção do transistor. À medida que este conhecimento amadureceu, os MPs foram concebidos para proporcionar sincronismo atrioventricular, melhorar a qualidade de vida do paciente cronotropicamente incompetente e reduzir assimetrias contráteis ventriculares na presença de cardiomiopatia. Este conhecimento foi estendido para o tratamento de taquiarritmias atriais e ventriculares (além das questões de bradiarritmia) com estimulação ou choque antitaquicardia sob a forma de cardioversores desfibriladores implantáveis (CDI), demonstrados pela primeira vez em 1980 e aprovados pela Food and Drug Administration (FDA) em 1985. Os CDIs atuais representam extensões e um avanço da tecnologia dos MPs, de maneira que cada CDI implantado hoje, além da terapia antitaquicardia, também fornece todo o conjunto funcional encontrado em um MP.

Estes dispositivos não se restringem apenas a manter o coração batendo entre uma frequência mínima (função de estimulação) e uma máxima (funções do CDI), pois atualmente são empregados como terapia para melhorar a insuficiência cardíaca. A miniaturização eletrônica dos MPs e CDIs possibilitou a concepção e utilização de eletrônica sofisticada em pacientes que necessitam de estimulação artificial ou cardioversão/desfibrilação (ou ambas) automatizada do seu coração.

Juntamente com o envelhecimento populacional, os progressos contínuos e as novas indicações para a implantação de marca-passos ou cardioversores desfibriladores vão levar a um aumento dos números de pacientes com estes dispositivos. O tratamento clínico seguro e eficiente de tais pacientes depende de nossa compreensão dos sistemas implantáveis e das indicações para sua utilização, bem como das necessidades perioperatórias que eles criam.

No entanto, a crescente especialização, a natureza exclusiva da evolução e a complexidade dos geradores cardíacos limitam as generalizações que podem ser feitas sobre o cuidado perioperatório destes pacientes. Além disto, a ausência de ensaios clínicos publicados e a má interpretação de eventos adversos na literatura publicada, bem como a falta de diretrizes perioperatórias formais, adicionam-se às dificuldades em cuidar destas pessoas.

Tais questões levaram a Sociedade Americana de Anestesiologistas (ASA) a publicar um Consultivo de Práticas.[1] Outras orientações também foram publicadas,[2-5] embora nem todos os autores recomendem a desativação do CDI no período perioperatório.[6]

EVIDÊNCIAS

A questão sobre se os pacientes com MP ou CDI aumentaram o risco de morbidade ou mortalidade perioperatória continua sendo uma área perfeita para pesquisa. Levine e colaboradores[7] anteriormente relataram aumentos dos limiares de estimulação (ou seja, a quantidade de energia necessária para despolarizar o miocárdio) em algumas cirurgias torácicas. Em 1995, Badrinath e colaboradores[8] revisaram retrospectivamente os casos de cirurgia oftálmica em um hospital em Madras, na Índia, de 1979 até 1988 (14.787 casos), e escreveram que a presença de um marca-passo aumentou significativamente a probabilidade de um evento fatal no prazo de seis semanas de pós-operatório, independentemente da técnica anestésica. Pili-Floury e colaboradores[9] relataram que dois dos 65 pacientes com marca-passo (3,1%) submetidos à cirurgia não cardíaca significativa morreram de causa cardíaca no pós-operatório em um período de 30 meses do estudo. Eles também relataram que 12% e 7,8% dos pacientes necessitaram de modificação pré e pos-operatória de programação do marca-passo, respectivamente.[9] Em forma de resumos, Rozner e colaboradores[10] relataram uma revisão retrospectiva de dois anos de 172 pacientes com MP tratados em uma avaliação anestésica pré-operatória, mostrando que 27 dos 172 (16%) necessitaram de uma intervenção no pré-operatório (9 das 27 eram reposição de gerador devido a descarregamento da bateria). Além disto, o acompanhamento dos 149 pacientes submetidos a um procedimento cirúrgico aberto mostrou cinco aumentos do limiar de estimulação ventricular, um aumento de limiar de estimulação atrial e uma regulagem elétrica de MP,[10] sendo que todos aconteceram em pacientes submetidos à cirurgia não torácica. Todos estes casos envolveram interferências eletromagnéticas (IEM) de unidade eletrocirúrgica monopolar (UEC)* e um limiar de estimulação ventricular grande foi obser-

---

* NOTA DA REVISÃO CIENTÍFICA: A unidade eletrocirúrgica monopolar (UEC) doravante mencionada inúmeras vezes neste capítulo nada mais é do que o nosso conhecido "bisturi elétrico".

88   Seção II   PREPARAÇÃO PRÉ-OPERATÓRIA

vado após ressuscitação volêmica e transfusão de sangue significativas que se seguiram após perda de 2.500 mL de sangue em uma mulher de 45 anos de idade.

Para o paciente com taquicardia ventricular (TV) ou fibrilação ventricular (FV), os CDIs reduzem claramente as mortes e continuam superiores ao tratamento com fármacos antiarrítmicos.[11] Além disto, estudos sugerindo implante profilático em pacientes sem evidências de taquiarritmias (*Multicenter Automatic Defibrillator Implantation Trial-II [MADIT-II]* – cardiomiopatia isquêmica, fração de ejeção inferior a 0,30;[12] e *Sudden Cardiac Death-Heart Failure Trial [SCD-HeFT]* – qualquer cardiomiopatia, fração de ejeção inferior a 0,35[13]) aumentaram significativamente o número de pacientes para os quais a terapia com CDI é indicada.

Avanços referentes aos CDIs têm uma série de resultados importantes. Em primeiro lugar, todos têm capacidade de estimulação de bradicardia, e a presença de artefatos de estimulação em um eletrocardiograma (ECG) poderia levar um médico a confundir um CDI com um marca-passo (não CDI). Se os ECGs forem rotineiramente coletados de pacientes com "marca-passos" usando um ímã, alguns CDIs da Boston Scientific/Guidant/CPI poderiam ser permanentemente desativados com a colocação do ímã.[14] Em segundo lugar, a estimulação de bradicardia com CDI **nunca** é convertida em modo assíncrono com colocação de ímã. Assim, para muitos CDI, não há confirmação de posicionamento adequado de ímã. Em terceiro lugar, CDI respondem a, e processam, IEM (interferência eletromagnética) de maneira diferente do marca-passo.

Este campo é ainda mais complicado devido à natureza do aparelho eletrônico, mau funcionamento silencioso do dispositivo e falha definitiva do dispositivo. (Uma falha "silenciosa" do dispositivo é aquela que não conduz imediatamente aos sintomas do paciente. Por exemplo, um paciente com um marca-passo programado para 70 batimentos por minuto com atraso AV de 180 ms, mas que tem um ritmo sinusal subjacente a 57 batimentos por minuto com um intervalo PR de 230 ms, provavelmente não notará uma falha completa do sistema.) Embora os marca-passos e CDIs sejam mais confiáveis do que quase todas as outras tecnologias, alguns dispositivos falham prematuramente. Maisel e colaboradores[15] pesquisaram a base de dados da FDA durante os anos de 1990-2002 e constataram que 4,6 MPs e 20,7 CDIs por 1.000 implantes haviam sido retirados devido a falhas diferentes da falha por descarregamento da bateria. Durante o período do estudo, 2,25 milhões de MPs e 415.780 CDIs foram implantados, sendo que 30 pacientes com MP e 31 pacientes com CDI morreram como resultado direto de um mau funcionamento do dispositivo.[15] Atualmente, existem alertas para falha prematura de derivação de CDI, que pode resultar em choque inadequado ou falha por choque.[16,17] Um determinado número de MPs e CDIs permaneceu em "alerta" para falha prematura e silenciosa de bateria

---

Tabela 15-1A   Indicações para Marca-passo Permanente

Doença do nódulo sinusal
Doença do nódulo atrioventricular (AV)
Síndrome do QT longo
Cardiomiopatia obstrutiva hipertrófica (CMOH)
Cardiomiopatia dilatada (CMD)

Tabela 15-1B   Indicações de Cardioversor Desfibrilador Implantável

Taquicardia ventricular
Fibrilação ventricular
Pacientes após infarto do miocárdio com fração de ejeção (FE) ≤ 30% (MADIT II)
Cardiomiopatia devido a qualquer causa com FE ≤ 35% (SCD-HeFT)
Cardiomiopatia hipertrófica
Aguardando transplante de coração
Síndrome de QT longo
Displasia ventricular direita arritmogênica
Síndrome de Brugada (bloqueio de ramo direito, supradesnivelamento de segmento ST nas derivações V1-V3)

(lançamentos da Medtronic[18-20] e da Guidant[21-26]). Uma linha completa de produtos Guidant de 46.000 CDIs tem seu modo magnético permanentemente desativado devido a um mau funcionamento do interruptor.[27]

MARCA-PASSO E MECÂNICA DO CDI

As indicações de implante de MP e CDI são mostradas nas Tabelas 15-1A e 15-1B. Estes sistemas consistem de um gerador de impulso e derivação(ões). As derivações podem ter um (unipolar), dois (bipolar) ou múltiplos (multipolar) eletrodos com conexões em várias câmaras. Na estimulação unipolar, bem como na desfibrilação, a caixa do gerador serve como um eletrodo e um contato de tecido em um MP é rompido por uma bolsa de ar.[28] A estimulação em um modo unipolar (incomum em um sistema de CDI) produz maiores "picos" em um ECG com registro analógico e o sensoriamento unipolar é mais sensível à IEM. A maioria dos sistemas de marca-passo utiliza uma configuração de estimulação bipolar/sensoriamento porque geralmente requer menos energia e é mais resistente à interferência de artefatos musculares ou campos eletromagnéticos desviados. Muitas vezes, os eletrodos bipolares podem ser identificados no raio X de tórax, porque eles têm um eletrodo em anel de 1 a 3 cm proximal à ponta da derivação. Os CDIs podem ser distinguidos dos MPs convencionais pela presença de uma mola de choque sobre a derivação ventricular direita (Fig. 15-1).

Finalmente, dispositivos semelhantes a geradores de pulso cardíaco estão sendo implantados em taxas crescentes para controle da dor, estimulação talâmica para controle da doença de Parkinson, estimulação do nervo frênico para estimular o diafragma em pacientes paralisados e estimulação do nervo vago para controlar epilepsia e possivelmente obesidade.[29] Estes dispositivos podem ser, e têm sido, confundidos com um gerador cardíaco também.

A natureza da programação, exclusiva para cada dispositivo, exige uma avaliação pré-operatória com um programador de marca-passo/CDI. Com esta interrogação, é possível identificar parâmetros programados, longevidade da bateria (voltagem e impedância), integridade da derivação (impedância), margens de segurança para a detecção de sinais de ritmo subjacentes (amplitude do sinal e sensibilidade do canal) e margens de segurança para estimulação de cada câmara (limiar de estimulação e produção de estimulação), bem como obter in-

Capítulo 15 Como Devemos Preparar o Paciente com um Marca-passo/Cardioversor Desfibrilador Implantável

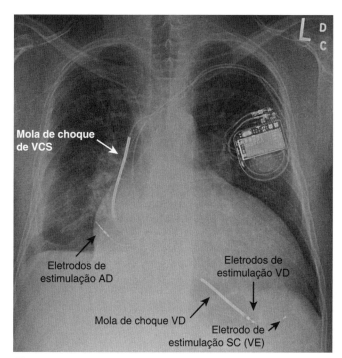

Figura 15-1. Sistema Desfibrilador com Capacidade de Marca-passo Antibradicardia Biventricular (BiV). Este raio X de tórax foi feito de um homem de 50 anos de idade com câncer de cabeça e pescoço, doença arterial coronariana e cardiomiopatia isquêmica e fração de ejeção de 15%. O gerador do CDI está na posição peitoral esquerda com três derivações: uma derivação convencional, bipolar para o átrio direito; uma derivação quadripolar para o ventrículo direito (VD); e uma derivação unipolar para o seio coronário (SC). Este sistema foi concebido para proporcionar "terapia de ressincronização (antibradicardia)" no caso de cardiomiopatia dilatada com QRS prolongado (e muitas vezes com um intervalo P-R prolongado também). A derivação bipolar no átrio direito irá realizar tanto a função de percepção como a de estimulação. A derivação neste VD é uma verdadeira derivação bipolar com eletrodos em anel e ponta para estimulação e sensoriamento. A presença de um condutor de "choque" (denominado mola de choque) sobre a derivação VD no ventrículo direito distingue um sistema de desfibrilação de um sistema convencional de estimulação. A derivação no SC despolariza o ventrículo esquerdo e a via típica de corrente inclui o ânodo (eletrodo em anel) no ventrículo direito. Devido ao complexo QRS tipicamente largo em um padrão de ramo esquerdo, a incapacidade de captação do ventrículo esquerdo pode conduzir à sensibilidade ventricular maior (e terapia antitaquicardia inadequada) em um sistema de CDI. Muitos sistemas de desfibrilação (incluindo este) também têm uma mola de choque na veia cava superior, que em geral é eletricamente idêntica à caixa do desfibrilador (em inglês, chamada de "lata"). Quando o circuito de desfibrilação inclui a caixa de CDI, denomina-se "configuração ativa da lata".

formações sobre o comportamento do ritmo do paciente desde a última vez que a memória do gerador foi reprogramada. Para os CDIs (e muitos MPs), anormalidades de ritmo (fibrilação atrial, taquicardia supraventricular, taquicardia ventricular e fibrilação ventricular) também são armazenadas.

As programações do marca-passo e do CDI são descritas usando códigos para o marca-passo (NGB) ou desfibrilador (NBD) (Tabs. 15-2A e 15-2B). Como todos os CDIs realizam estimulação de bradicardia, a descrição de CDI mais robusta incluiria os três primeiros caracteres do NBD, seguidos por um hífen ("-"), e, em seguida, o NBG de MP de cinco caracteres. Como um exemplo, na Figura 15-1, o CDI foi configurado como VVE-DDDRV (capaz de choque ventricular, estimulação antitaquicardia ventricular e detecção de eletrograma, além de estimulação atrioventricular em modo de dupla câmara [monitoramento atrial], com responsividade da frequência e estimulação ventricular em múltiplos locais). Nos Estados Unidos, os dois modos mais comuns de estimulação são VVI (estimulação ventricular com câmara única, na ausência de um evento ventricular nativo) e DDD (estimulação atrioventricular que força o monitoramento da atividade atrial, seja ela percebida ou estimulada).

A "sabedoria convencional" sobre cuidados dos pacientes com MP ou CDI tornou-se, de alguma maneira, "apenas colocar um ímã sobre ele". Este comportamento parece ter se originado da crença incorreta de que a aplicação de um ímã em um MP sempre produz estimulação assíncrona e que um ímã em um CDI sempre inibe a terapia antitaquicardia. Assim, muitos médicos acreditam erroneamente que a aplicação do ímã irá impedir um excesso de percepção do sinal pelo bisturi elétrico monopolar (UEC) "Bovie", que pode resultar em ausência de estimulação; afinal, qualquer sinal elétrico na derivação ventricular é interpretado pelo gerador como atividade ventricular, que em seguida "inibe" a produção de estimulação. Para CDI, o ruído elétrico (interferência eletromagnética [IEM]) pode precipitar choques. No entanto, muitos MPs e CDIs podem ter seu modo magnético alterado pela programação e, para alguns MPs, configuração padrão do ímã não inclui comportamento assíncrono sustentado. A Tabela 15-3 mostra o comportamento padrão do ímã para vários MPs e CDIs.

O tratamento pré-operatório do paciente com um marca-passo inclui avaliação e otimização de doença(s) coexistente(s). Para o paciente com cardiomiopatia, o(s) médico(s) do perioperatório deve(m) garantir o tratamento farmacológico adequado (betabloqueio, redução pós-carga, diuréticos sempre que indicado e antiarrítmicos ou outros fármacos especiais para doença

Tabela 15-2A	Código (NBG) Genérico para Marca-passo da NASPE/BEPG [Revisado 2002]			
Posição I	**Posição II**	**Posição III**	**Posição IV**	**Posição V**
Câmaras estimuladas	Câmaras percebidas	Resposta a sensor	Programabilidade	Estimulação em múltiplos locais
O = Nenhuma	O = Nenhuma	O = Nenhuma	O = Nenhuma	O = Nenhuma
A = Átrio	A = Átrio	I = Inibida	R = Modulação da frequência	A = Átrio
V = Ventrículo	V = Ventrículo	T = Desencadeada		V = Ventrículo
D = Dupla (A + V)	D = Dupla (A + V)	D = Dupla (A + V)		D = Dupla (A + V)

BEPG, British Pacing and Electrophysiology Group; NASPE, North American Society of Pacing and Electrophysiology (atualmente, *Heart Rhythm Society*).

PREPARAÇÃO PRÉ-OPERATÓRIA

Tabela 15-2B — Código (NBD) Genérico de Desfibrilador da NASPE/BEPG

Posição I	Posição II	Posição III	Posição IV (para uso de Código de Marca-passo)
Câmaras de Choque	**Câmaras de Estimulação Antitaquicardia**	**Detecção de Taquicardia**	**Câmaras de Estimulação Antibradicardia**
O = Nenhuma	O = Nenhuma	E = Eletrograma	O = Nenhuma
A = Átrio	A = Átrio	H = Hemodinâmica	R = Modulação da frequência
V = Ventrículo	V = Ventrículo		V = Ventrículo
D = Dupla (A + V)	D = Dupla (A + V)		D = Dupla (A + V)

] BEPG, *British Pacing and Electrophysiology Group*; NASPE, *North American Society of Pacing and Electrophysiology* (atualmente, *Heart Rhythm Society*).

Tabela 15-3 — Efeitos Usuais (ou Padrão) de Colocação Adequada de Ímã para a Maioria dos Dispositivos

Fabricante	Marca-passo	CDI
Biotronik	PROGRAMÁVEL • Bateria OK: 10 eventos AS a 90 batimentos/min, depois modo programado original sem responsividade da frequência • Bateria não OK: 10 eventos AS a 80 batimentos/min, depois 11% abaixo do LFI	NÃO PROGRAMÁVEL SEM confirmação • Desativa terapias de taquicardia
ELA Medical (Sorin)	NÃO PROGRAMÁVEL • Estimulação assíncrona a 96 batimentos/min, declinando gradualmente a 80 batimentos/min com SEI. Após remoção de ímã, oito ciclos de estimulação assíncrona adicionais (os dois ciclos finais estão ao LFI com atraso atrioventricular longo	NÃO PROGRAMÁVEL Confirmação: frequência de estimulação (mas não modo) muda para • Bateria OK: 90 batimentos/min • SEI: 80 batimentos/min • Desativa terapia para taquicardia
Guidant (também CDI), hoje Boston Scientific	MODO *OFF* PROGRAMÁVEL • Bateria OK: estimulação AS a 100 batimentos/min • SEI: estimulação AS a 85 batimentos/min	MODO *OFF* PROGRAMÁVEL Confirmação: bip curto com cada batimento cardíaco detectado [CUIDADO]**
Medtronic Corporation	NÃO PROGRAMÁVEL • Bateria OK: estimulação AS a 85 batimentos/min • SEI: estimulação de câmara única AS a 65 batimentos/min	NÃO PROGRAMÁVEL SEM confirmação • Desativa terapia taquicardia
Pacesetter (da St. Jude Medical)	MODO *OFF* PROGRAMÁVEL (e VARIO*) • Bateria OK: estimulação AS depende do modelo • SEI: estimulação AS abaixo de 90 batimentos/min	MODO *OFF* PROGRAMÁVEL SEM confirmação • Desativa terapia taquicardia
St. Jude Medical	MODO *OFF* PROGRAMÁVEL • Bateria OK: estimulação AS 98 batimentos/min declinando gradualmente durante a vida útil da bateria • SEI: estimulação AS abaixo de 87 batimentos/min	MODO *OFF* PROGRAMÁVEL SEM confirmação • Desativa terapia taquicardia

*modo VARIO: 32 eventos assíncronos – os 16 primeiros entre 100 e 85 batimentos/min (SEI) para indicar desempenho da bateria; os próximos 15 a 119 batimentos/min com produção de estimulação ventricular, declinando gradualmente para demonstrar limiar de captura. A estimulação final é sem produção para demonstrar claramente que não há captura. Esta sequência repete-se até que o ímã esteja colocado.

**Se a característica "Mudar Modo Taqui com Ímã" também for programada para "ON", após 30 seg de aplicação contínua de ímã o modo taqui muda, ou seja, irá passar de ativado (na ausência de ímã, bipando) para permanentemente desativado (tom constante) ou vice-versa. Qualquer CDI CPI/Guidant que não emite som quando um ímã é aplicado, deve passar por interrogação imediata do dispositivo e o paciente ser monitorizado eletrocardiograficamente até que a interrogação seja concluída.

AS, assíncrona; SEI, substituição eletiva indicada – o dispositivo está relatando necessidade de substituição do gerador devido a descarregamento da bateria; LFI, limite de frequência inferior – frequência mínima programada para o dispositivo.

CUIDADO: Esta tabela não tem a intenção de ser completa. Ela lista os parâmetros padrões para colocação adequada de ímã. Apenas uma interrogação do gerador revelará os verdadeiros parâmetros para cada dispositivo programável. O termo "MODO *OFF* PROGRAMÁVEL" indica que a resposta do ímã pode ser eliminada no gerador através de programação.

Para CDI PCI/Guidant, caso o modo magnético é programado em "ON", a colocação adequada do ímã desativa imediatamente a detecção de taquicardia e o tratamento, e terapias para taquicardia continuam desativadas pelo período em que o ímã se mantém adequadamente aplicado. Se cada batimento cardíaco produzir um "bip", o dispositivo será ativado para terapia de taquicardia na remoção do ímã, desde que não seja prejudicado por interferência eletromagnética enquanto o ímã é aplicado. Se o dispositivo emitir um tom constante com um ímã aplicado, a terapia de taquicardia é desativada independentemente de o ímã estar presente ou não.

em fase terminal).[30] Na verdade, o início da terapia com beta-bloqueadores produz benefícios para o paciente cardiomiopático em um período de 10 a 14 dias;[31] portanto, o atraso de um caso eletivo para se instaurar tratamento com betabloqueador pode ser prudente. Não são necessários exames laboratoriais ou raio X especial para o paciente com um marca-passo convencional. Um paciente com um pacer BiV (marca-passo biventricular) ou CDI poderá necessitar de um raio X simples de tórax para documentar a posição da derivação do seio coronário (SC), especialmente se a colocação de uma linha central estiver prevista, porque pode ocorrer deslocamento espontâneo da derivação SC.[32,33] A colocação de uma linha central no tórax não deve ser realizada sem monitoramento eletrocardiográfico (MP ou CDI) e o CDI (se presente) deve ser desativado para tratamento antitaquicardia, porque tem sido relatada lesão do paciente devido a choque inadequado.[34]

As diretrizes atuais da North American Society of Pacing and Electrophysiology (NASPE) e do Medicare para MP incluem avaliação telefônica (magnética) a cada quatro a 12 semanas (dependendo do tipo de dispositivo e da idade) e uma investigação abrangente do dispositivo com um programador pelo menos uma vez por ano.[35] Atualmente, nenhum padrão foi estabelecido e acordado para CDI, mas os documentos do fabricante recomendam avaliação do dispositivo pelo menos a cada quatro meses, com verificações mais frequentes para CDI e sistemas de derivação em alerta ou lembrança. Alguns CDIs podem hoje ser avaliados utilizando verificações telefônicas; no entanto, como os limiares de estimulação não podem ser determinados neste momento, a avaliação no consultório com o programador continua sendo o exame de escolha.

Para alguns pacientes, a reprogramação adequada (Tab. 15-4) é a maneira mais segura de evitar problemas intraoperatórios, especialmente se as UECs monopolares forem ser utilizadas. Muitos fabricantes de marca-passos estão prontos para ajudar com esta tarefa, porém, qualquer profissional associado empregado pela indústria (ou seja, o representante do fabricante) deve ser supervisionado por um médico adequadamente treinado.[36] A reprogramação do MP para estimulação assíncrona a uma frequência maior do que a frequência subjacente do paciente geralmente garante que não ocorra nenhuma percepção exagerada ou inferior de IEM. No entanto, programar um dispositivo em modo assíncrono tem o potencial para criar um ritmo maligno no paciente com miocárdio estruturalmente comprometido.[37] A reprogramação de um dispositivo **não** irá protegê-lo de danos internos causados por IEM. Em geral, a responsividade da frequência e os "aumentos" (sobrestimulação atrial dinâmica, histerese, frequência de sono, pesquisa de atividade atrioventricular (AV) intrínseca etc.) devem ser desativados por programação, porque muitos destes aspectos podem imitar disfunção de estimulação.[38,39] Observar que, para muitos dispositivos Guidant e CPI, a Guidant Medical recomenda o aumento da voltagem de estimulação para "cinco volts ou mais" quando eletrocirurgia monopolar for utilizada. Alguns cardiologistas seguem esta recomendação, mas existem relatos de mudanças de limiar tanto durante a cirurgia intratorácica[7] como a não torácica.[40] Recentemente, o limiar de estimulação mostrou ser aumentado por alguns estados patológicos.[41] Deve-se dar especial atenção a qualquer dispositivo com um sensor de ventilação mínima (bioimpedância) (Tab. 15-5)[42] porque taquicardia inadequada foi observada secundária à ventilação mecânica,[43,44] eletrocirurgia monopolar ("Bovie"),[43,45,46] e conexão a um monitor de ECG com monitoramento da frequência respiratória.[42,47-51] Às vezes, um tratamento inadequado que produz resultados ameaçadores da vida tem sido aplicado nestas situações.[44,52]

CONTROVÉRSIAS

Os princípios referentes ao cuidado do paciente com MP e CDI envolvem:

1. *Interrogação pré-operatória de dispositivo*: De acordo com as diretrizes do American College of Cardiology,[2] bem como o Consultivo de Práticas da American Society of Anesthesiologists,[1] uma interrogação pré-operatória recente de MP ou CDI continua sendo o procedimento de escolha para estes pacientes. Não é especificado o intervalo entre a última interrogação e a cirurgia, embora as diretrizes do ACC/AHA sugiram que até seis meses pode ser aceitável.

2. *Reprogramação perioperatória*: Nas diretrizes de 2007 do ACC/AHA,[2] a reprogramação perioperatória não fazia parte das recomendações. No entanto, um MP ou CDI com um sensor

---

Tabela 15-5 — Marca-passos com Sensores de Ventilação Minuto

ELA Medical (Sorin)	Symphony, Brio (212, 220, 222)
	Opus RM (4534)
	Chorus RM (7034, 7134)
	Talent (130, 213, 223)
Guidant Medical (e/ou Boston Scientific/Guidant/CPI)	Pulsar (1172, 1272)
	Pulsar Max (1170, 1171, 1270)
	Pulsar Max II (1180, 1181, 1280)
	Insignia Plus (1194, 1297, 1298)
Medtronic	Kappa 400 series (401, 403)
Telectronics/St. Jude	Meta (1202, 1204, 1206, 1230, 1250, 1254, 1256), Tempo (1102, 1902, 2102, 2902)

Tabela 15-4 — Reprogramação da Função de Estimulação Possivelmente Necessária

Qualquer dispositivo responsivo à frequência – os problemas são bem conhecidos e têm sido mal interpretados com potencial para lesão ao paciente; o Food and Drug Administration publicou um alerta com relação aos dispositivos com sensores de ventilação minuto

Indicação de estimulação especial (cardiomiopatia hipertrófica, cardiomiopatia dilatada, pacientes pediátricos)

Paciente dependente de marca-passo

Procedimento de grande porte no tórax ou abdome

Aumentos da frequência estão presentes e devem ser desativados

Procedimentos especiais
- Litotripsia
- Ressecção transuretral ou histeroscópica
- Terapia eletroconvulsiva
- Uso de sucinilcolina
- Imagem de ressonância magnética (IRM) – em geral contraindicada por fabricantes do dispositivo, embora atualmente seja possível em alguns pacientes

RECOMENDAÇÕES DO AUTOR

A Tabela 15-6 mostra diretrizes perioperatórias adaptadas de diversas fontes.

Recomendações específicas em relação a controvérsias anteriormente citadas incluem:

1. *Interrogação pré-operatória de dispositivo:* Pré-operatoriamente, todos os MPs e CDIs devem ser submetidos à interrogação abrangente no consultório não mais do que 30 dias antes da cirurgia/anestesia. Deve-se dar atenção especial aos pacientes nos quais foi detectado um problema anterior, se um gerador ou derivação estiver sob alerta ou lembrança, se houver uma mudança na sintomatologia ou condição do paciente, ou se o paciente recebe terapia antitaquicardia frequente do seu CDI.
2. *Reprogramação perioperatória:* Em geral, o aumento da frequência, assim como a responsividade da frequência devem ser desativados durante o período intraoperatório para evitar terapia desnecessária (e possivelmente perigosa), especialmente se houver presença de sensor de ventilação minuto. O paciente que demonstra dependência do sistema de estimulação pode necessitar de reprogramação para estimulação assíncrona ou colocação (e testes, o que provavelmente vai exigir reprogramação) de um dispositivo para estimulação temporária para cirurgia superior ao umbigo, caso haja planejamento de utilização de bisturi elétrico (UEC) monopolar. Deve-se considerar o aumento da frequência estimulada inferior para garantir distribuição adequada de oxigênio em pacientes submetidos à cirurgia significativa.
3. *Desativação da terapia antitaquicardia para pacientes com CDI:* Em geral, a maioria dos CDIs deveria ter a terapia antitaquicardia desativada para procedimentos cirúrgicos, especialmente se o uso de UECs monopolares estiver planejado. A desativação por meio de programação é mais confiável do que a colocação de ímã. Na verdade, um ímã deve ser utilizado somente após consulta com um perito em CDI e uma posição estável e adequada do ímã pode ser regularmente verificada durante o processo. Qualquer paciente que se submete à desativação do CDI ou à colocação de ímã sem verificação prévia do comportamento deste ímã deve ser mantido em um ambiente de monitoramento até que o CDI seja avaliado e comprove-se que funciona adequadamente. Para os casos onde não há alerta/anulação do gerador ou derivação, nem bisturi elétrico monopolar, nenhuma transfusão sanguínea planejada e restrição de administração de líquidos (que não está bem definida) esperada, e também nenhum problema descoberto na avaliação pré-operatória do CDI, a prática deste autor inclui a não desativação do CDI para o caso, embora a colocação de ímã (supondo verificação prévia do seu funcionamento) possa ser aceitável para evitar descarregamento inadequado do CDI.[53]
4. *Interrogação pós-operatória do dispositivo:* Em geral, uma verificação pós-operatória do dispositivo assegura que nenhum problema surja durante o processo. Permite também que todos os dados (tal como o ruído interpretado como arritmia ou problema de derivação) sejam apagados da memória do gerador. É necessário em qualquer caso em que um CDI foi desativado para terapia de taquiarritmia por meio de programação, e este deve ser o padrão de atendimento para qualquer paciente exposto à **IEM**. Para qualquer caso em que nenhuma UEC monopolar foi utilizada, não houve transfusão de sangue, líquido limitado tenha sido administrado e nenhum problema tenha sido identificado durante o processo, a prática deste autor não inclui qualquer verificação pré-operatória do gerador.[53]
5. *Almofada (placa do bisturi) para eletrocirurgia monopolar através de retorno de corrente:* Embora controvérsias não tenham sido descritas, a prática comum entre a equipe na sala cirúrgica envolve a colocação desta almofada na coxa do paciente, independentemente do local da cirurgia. Para utilização de UEC monopolar superior ao umbigo, esta colocação cria uma via para a corrente da UEC que pode incluir o gerador, derivações ou ambos. A IEM forte do bisturi elétrico continua sendo o principal inimigo de um gerador implantado, e a almofada de retorno da corrente deve ser colocada para evitar a corrente induzida nas derivações. Como resultado, para a cirurgia na área da cabeça e pescoço, a almofada deve se posta no ombro posterossuperior contralateral ao local do gerador. Este local no ombro é aceitável para a cirurgia na parede torácica (como a mastectomia), também contralateral ao gerador. Para a cirurgia na parede torácica ipsilateral ao gerador, a almofada deve ser colocada no braço ipsilateral e o fio de retorno deve ser preparado em direção ao campo, se necessário, com uma cobertura oclusiva estéril. Pode-se, então, correr este fio estéril superiormente ao longo do braço até o ombro, estabilizá-lo e, em seguida, avançar em direção ao gerador da UEC.

Tabela 15-6	**Diretrizes Perioperatórias para o Paciente com Gerador Cardíaco**

- Fazer interrogação do marca-passo ou desfibrilador por meio de uma autoridade competente imediatamente antes do anestésico.
- Obter uma cópia desta interrogação. Assegurar que o dispositivo irá estimular o coração com margens de segurança adequadas.
- Considerar a substituição de qualquer dispositivo próximo de seu período eletivo de substituição em um paciente programado para submeter-se a cirurgia de grande porte ou cirurgia a uma distância de 25 cm do gerador.
- Determinar o ritmo/frequência subjacente do paciente para determinar a necessidade de suporte de estimulação.
- Identificar a frequência e o ritmo do ímã, caso o modo magnético esteja presente e o uso de ímã esteja planejado.
- Programar responsividade de frequência de ventilação minuto para *off* (desligado), se presente.
- Programar todos os aumentos de frequência para *off*.
- Considerar aumento da frequência de estimulação para otimizar distribuição de oxigênio para tecidos nos casos mais importantes.
- Desativar terapia antitaquicardia do desfibrilador.

- Monitorizar o ritmo cardíaco/pulso periférico com oxímetro de pulso ou forma de onda arterial.
- Desativar o "filtro de artefato" no monitor do ECG.
- Evitar a utilização de eletrocirurgia monopolar (UEC).
- Utilizar UEC bipolar, se possível; caso contrário, "corte puro" (bisturi elétrico monopolar) é melhor do que "blend" (mistura) ou "coag."
- Colocar almofada para UEC de retorno de corrente de tal forma a evitar que a eletricidade cruze o circuito gerador-coração, mesmo se a almofada estiver colocada no antebraço distal e o fio coberto com esparadrapo estéril.
- Se a UEC causar excesso de sensibilidade ventricular, quiescência do estimulador ou taquicardia, limitar o(s) período(s) de assistolia ou reprogramar o gerador cardíaco.

PONTOS IMPORTANTES PÓS-OPERATÓRIOS

- Fazer interrogação do dispositivo por uma autoridade competente no pós-operatório. Alguns aumentos da frequência podem ser reiniciados, e a frequência cardíaca e parâmetros de estimulação ideais devem ser determinados. O paciente com CDI precisa ser monitorizado até que a terapia antitaquicardia seja restaurada.

Capítulo 15 *Como Devemos Preparar o Paciente com um Marca-passo/Cardioversor Desfibrilador Implantável*

mecânico de frequência pode aumentar o ritmo da frequência cardíaca quando se aplica pressão sobre o gerador ou a parede torácica é manipulada, como durante a preparação da pele, e alguns recursos de programação projetados para reduzir a estimulação ventricular (tal como o modo de estimulação ventricular monitorizado presente em muitos geradores Medtronic) ou aumentar a vida útil da bateria (p. ex., a histerese da frequência de estimulação) podem ser mascarados como mau funcionamento do sistema de estimulação.

3. *Desativação da terapia antitaquicardia para pacientes com CDI*: A maioria dos especialistas continua recomendando que o choque do CDI ou a estimulação antitaquicardia seja desativado para a sala de cirurgia. Alguns especialistas recomendam o uso do ímã para este problema. No entanto, a aplicação de um ímã em um CDI não garante a desativação da terapia antitaquicardia; alguns CDIs não têm modo magnético, devido à programação, e apenas os CDIs da Boston Scientific/Guidant/CPI emitem sons (desde que o modo magnético esteja ativado) para indicar colocação adequada do ímã. Infelizmente, alguns CDIs da Boston Scientific/Guidant/CPI continuam possibilitando a desativação permanente por meio de colocação de ímã por mais de 30 segundos.[14]

4. *Interrogação pós-operatória do dispositivo*: IEM, independentemente do local ou origem, tem o potencial para danificar um gerador ou causar uma reprogramação. No entanto, as pressões econômica, pessoal e de tempo podem dificultar uma interrogação pós-operatória oportuna do gerador.

REFERÊNCIAS

1. Practice advisory for the perioperative management of patients with cardiac rhythm management devices: Pacemakers and implantable cardioverter-defibrillators: A report by the American Society of Anesthesiologists Task Force on Perioperative Management of Patients with Cardiac Rhythm Management Devices. *Anesthesiology* 2005;103(1):186-198.
2. Fleisher LA, Beckman JA, Brown KA, et al: ACC/AHA 2007 guidelines on perioperative cardiovascular evaluation and care for noncardiac surgery. A report of the American College of Cardiology/American Heart Association Task Force on practice guidelines (writing committee to revise the 2002 guidelines on perioperative cardiovascular evaluation for noncardiac surgery). Published Sept 27, 2007. Available at http://circ.ahajournals.org/cgi/content/abstract/CIRCULATIONAHA.107.185699v1 (accessed Jan 8, 2008).
3. Goldschlager N, Epstein A, Friedman P, Gang E, Krol R, Olshansky B: Environmental and drug effects on patients with pacemakers and implantable cardioverter/defibrillators: A practical guide to patient treatment. *Arch Intern Med* 2001;161(5):649-655.
4. Pinski SL, Trohman RG: Interference in implanted cardiac devices, part I. *Pacing Clin Electrophysiol* 2002;25:1367-1381.
5. Pinski SL, Trohman RG: Interference in implanted cardiac devices, part II. *Pacing Clin Electrophysiol* 2002;25(10):1496-1509.
6. Stevenson WG, Chaitman BR, Ellenbogen KA, et al: Clinical assessment and management of patients with implanted cardioverter-defibrillators presenting to nonelectrophysiologists. *Circulation* 2004;110(25):3866-3869.
7. Levine PA, Balady GJ, Lazar HL, Belott PH, Roberts AJ: Electrocautery and pacemakers: Management of the paced patient subject to electrocautery. *Ann Thorac Surg* 1986;41(3):313-317.
8. Badrinath SS, Bhaskaran S, Sundararaj I, Rao BS, Mukesh BN: Mortality and morbidity associated with ophthalmic surgery. *Ophthalmic Surg Lasers* 1995;26(6):535-541.
9. Pili-Floury S, Farah E, Samain E, Schauvliege F, Marty J: Perioperative outcome of pacemaker patients undergoing noncardiac surgery. *Eur J Anaesthesiol* 2008;25:514-516.

10. Rozner MA, Roberson JC, Nguyen AD: Unexpected high incidence of serious pacemaker problems detected by pre- and postoperative interrogations: A two-year experience. *J Am Coll Cardiol* 2004;43(5):113A.
11. Buxton AE, Lee KL, Fisher JD, Josephson ME, Prystowsky EN, Hafley G: A randomized study of the prevention of sudden death in patients with coronary artery disease. Multicenter Unsustained Tachycardia Trial Investigators. *N Engl J Med* 1999;341(25):1882-1890.
12. Moss A, Zareba W, Hall W, et al: Prophylactic implantation of a defibrillator in patients with myocardial infarction and reduced ejection fraction. *N Engl J Med* 2002;346(12):877-883.
13. Bardy GH, Lee KL, Mark DB, et al: Amiodarone or an implantable cardioverter-defibrillator for congestive heart failure. *N Engl J Med* 2005;352(3):225-237.
14. Rasmussen MJ, Friedman PA, Hammill SC, Rea RF: Unintentional deactivation of implantable cardioverter-defibrillators in health care settings. *Mayo Clin Proc* 2002;77(8):855-859.
15. Maisel WH, Moynahan M, Zuckerman BD, et al: Pacemaker and ICD generator malfunctions: Analysis of Food and Drug Administration annual reports. *JAMA* 2006;295(16):1901-1906.
16. Medtronic. Urgent medical device information: Sprint FidelisW® lead patient management recommendations. Published Oct 15, 2007. Available at http://www.medtronic.com/fidelis/physician-letter.html (accessed Oct 19, 2007).
17. Ellenbogen KA, Wood MA, Shepard RK, et al: Detection and management of an implantable cardioverter defibrillator lead failure: Incidence and clinical implications. *J Am Coll Cardiol* 2003;41(1):73-80.
18. Medtronic: ICD recall. Published Feb 10, 2005. Available at http://www.plaintiffsadvocate.com/marquis/recall.pdf.
19. Medtronic: Important patient management information (Sigma series pacemakers). Published Nov 2005. Available at http://www.medtronic.com/crmLetter.html (accessed Oct 19, 2007).
20. Medtronic: Prodigy pacemaker information and programming guide. St Paul, MN, 1995.
21. Guidant: Urgent medical device safety information and corrective action (PDM Pacemakers). Published July 18, 2005. Available at http://www.guidant.com/physician_communications/PDM.pdf (accessed Jan 1, 2007).
22. Guidant: Urgent medical device safety information and corrective action (Insignia Pacemakers). Published Sept 22, 2005. Available at http://www.guidant.com/physician_communications/insignia-nexus.pdf (accessed Jan 1, 2007).
23. Guidant: Urgent medical device safety information and corrective action (AVT ICDs). Published July 22, 2005. Available at http://www.guidant.com/physician_communications/AVT_2.pdf (accessed Jan 1, 2007).
24. Guidant: Urgent medical device safety information and corrective action (Contak Renewal [H135, H155] ICD). Published June 17, 2005. Available at http://www.guidant.com/physician_communications/RENEWAL_RENEWAL2.pdf (accessed Jan 1, 2007).
25. Guidant: Urgent medical device safety information and corrective action (Prizm 2 [1861] ICD). Published June 17, 2005. Available at http://www.guidant.com/physician_communications/RENEWAL3_RENEWAL4.pdf (accessed Jan 1, 2007).
26. Guidant: Urgent medical device safety information and corrective action (Vitality ICD). Published July 22, 2006. Available at http://www.bostonscientific.com/templatedata/imports/HTML/PPR/files/physician/vit_he_renewal.pdf (accessed Jan 1, 2007).
27. Guidant: Urgent medical device safety information and corrective action (Contak Renewal [3,4,RF] ICD [magnet switch]). Published June 23, 2005. Available at http://www.bostonscientific.com/templatedata/imports/HTML/PPR/ppr/support/current_advisories.pdf.
28. Lamas GA, Rebecca GS, Braunwald NS, Antman EM: Pacemaker malfunction after nitrous oxide anesthesia. *Am J Cardiol* 1985;56(15):995.
29. Kazatsker M, Kusniek J, Hasdai D, Battler A, Birnbaum Y: Two pacemakers in one patient: A stimulating case. *J Cardiovasc Electrophysiol* 2002;13(5):522.
30. Hunt SA: ACC/AHA 2005 guideline update for the diagnosis and management of chronic heart failure in the adult: A report of the American College of Cardiology/American Heart Association Task Force on Practice Guidelines (Writing Committee to Update the 2001 Guidelines for the Evaluation and Management of Heart Failure). *J Am Coll Cardiol* 2005;46(1):1116-1143.
31. Krum H, Roecker EB, Mohacsi P, et al: Effects of initiating carvedilol in patients with severe chronic heart failure: Results from the COPERNICUS Study. *JAMA* 2003;289(6):712-718.

94 Seção II   PREPARAÇÃO PRÉ-OPERATÓRIA

32. Valls-Bertault V, Mansourati J, Gilard M, Etienne Y, Munier S, Blanc JJ: Adverse events with transvenous left ventricular pacing in patients with severe heart failure: Early experience from a single centre. *Europace* 2001;3(1):60-63.

33. Alonso C, Leclercq C, d'Allonnes FR, et al: Six-year experience of transvenous left ventricular lead implantation for permanent biventricular pacing in patients with advanced heart failure: Technical aspects. *Heart* 2001;86(4):405-410.

34. Varma N, Cunningham D, Falk R: Central venous access resulting in selective failure of ICD defibrillation capacity. Pacing Clin *Electrophysiol* 2001;24(3):394-395.

35. Bernstein AD, Irwin ME, Parsonnet V, et al: Report of the NASPE Policy Conference on antibradycardia pacemaker follow-up: Effectiveness, needs, and resources. North American Society of Pacing and Electrophysiology. *Pacing Clin Electrophysiol* 1994;17(11 pt 1):1714-1729.

36. Hayes JJ, Juknavorian R, Maloney JD: The role(s) of the industry employed allied professional. *Pacing Clin Electrophysiol* 2001;24(3):398-399.

37. Preisman S, Cheng DC: Life-threatening ventricular dysrhythmias with inadvertent asynchronous temporary pacing after cardiac surgery. *Anesthesiology* 1999;91(3):880-883.

38. Andersen C, Madsen GM: Rate-responsive pacemakers and anaesthesia. A consideration of possible implications. *Anaesthesia* 1990;45(6):472-476.

39. Levine PA: Response to "Rate-adaptive cardiac pacing: Implications of environmental noise during craniotomy." *Anesthesiology* 1997;87(5):1261.

40. Rozner MA, Nguyen AD: Unexpected pacing threshold changes during non-implant surgery. *Anesthesiology* 2002;96:A1070.

41. Levine PA: Clinical utility of automatic capture algorithms. In: The XII World Congress on Cardiac Pacing and Electrophysiology. Edited by Tse H-F, Lee K LF, Lau C-P. Medimond International Proceedings, Bologna, Italy, pages 601-608, 2003.

42. Interaction between minute ventilation rate-adaptive pacemakers and cardiac monitoring and diagnostic equipment. Center for Devices and Radiologic Health. Published Oct 14, 1998. Available at http://www.fda.gov/cdrh/safety/minutevent.html (accessedJan 1, 2007).

43. Madsen GM, Andersen C: Pacemaker-induced tachycardia during general anaesthesia: A case report. *Br J Anaesth* 1989;63(3):360-361.

44. von Knobelsdorff G, Goerig M, Nagele H, Scholz J: [Interaction of frequency-adaptive pacemakers and anesthetic management. Discussion of current literature and two case reports]. *Anaesthesist* 1996;45(9):856-860.

45. Van Hemel NM, Hamerlijnck RP, Pronk KJ, Van der Veen EP: Upper limit ventricular stimulation in respiratory rate responsive pacing due to electrocautery. *Pacing Clin Electrophysiol* 1989;12(11):1720-1723.

46. Wong DT, Middleton W: Electrocautery-induced tachycardia in a rate-responsive pacemaker. *Anesthesiology* 2001;94(4):710-711.

47. Chew EW, Troughear RH, Kuchar DL, Thorburn CW: Inappropriate rate change in minute ventilation rate responsive pacemakers due to interference by cardiac monitors. *Pacing Clin Electrophysiol* 1997;20 (2 pt 1):276-282.

48. Rozner MA, Nishman RJ: Pacemaker-driven tachycardia revisited. *Anesth Analg* 1999;88(4):965.

49. Wallden J, Gupta A, Carlsen HO: Supraventricular tachycardia induced by Datex patient monitoring system. *Anesth Analg* 1998;86(6):1339.

50. Southorn PA, Kamath GS, Vasdev GM, Hayes DL: Monitoring equipment induced tachycardia in patients with minute ventilation rate-responsive pacemakers. *Br J Anaesth* 2000;84(4):508-509.

51. Rozner MA, Nishman RJ: Electrocautery-induced pacemaker tachycardia: Why does this error continue? *Anesthesiology* 2002;96(3):773-774.

52. Lau W, Corcoran SJ, Mond HG: Pacemaker tachycardia in a minute ventilation rate-adaptive pacemaker induced by electrocardiographic monitoring. *Pacing Clin Electrophysiol* 2006;29(4):438-440.

53. Rozner MA: Management of implanted cardiac defibrillators during-eye surgery. *Anesth Analg* 2008;106(2):671-672.

16 Quando os Testes de Função Pulmonar Devem Ser Realizados no Pré-operatório?

Anthony N. Passannante, MD e Peter Rock, MD, MBA

INTRODUÇÃO

As complicações pulmonares ainda são comuns depois de muitos procedimentos cirúrgicos, principalmente nos que envolvem a porção superior do abdome ou tórax.[1] Pesquisas a respeito do diagnóstico e prevenção de complicações cardíacas perioperatórias após anestesia e cirurgia têm levado a estratégias de intervenção baseada em evidência como a implementação generalizada da administração de beta-bloqueadores no perioperatório.[2] A situação a respeito de complicações pulmonares é diferente. Muitos dos fatores pré-operatórios que levam a complicações pulmonares são conhecidos. Uma revisão completa e recente avaliou os fatores de risco associados aos pacientes e os associados ao procedimento cirúrgico. Os associados ao paciente incluíam a idade avançada, a classificação II ou maior da American Society of Anesthesiologists (ASA), dependência funcional, doença pulmonar obstrutiva crônica (DPOC), tabagismo e insuficiência cardíaca congestiva. Os procedimentos cirúrgicos associados ao aumento de risco de complicações pulmonares são reparo de aneurisma aórtico, cirurgia torácica, cirurgia abdominal, neurocirurgia, cirurgia de emergência, cirurgia de cabeça e pescoço, cirurgia vascular e cirurgia prolongada.[3] Infelizmente, a maioria desses fatores de risco não é modificável no período perioperatório. A suspensão do tabagismo deve ser incentivada, mas os benefícios agudos da cessação são pequenos.[4]

O cuidado perioperatório tem mudado de forma significativa nos últimos 10 anos, com o tempo entre a avaliação pré-operatória e a cirurgia cada vez mais curto. As intervenções cirúrgicas têm sofrido alterações significativas, muitas vezes de modo que presumivelmente reduzem a possibilidade de complicações pulmonares. Por exemplo, as amplas aplicações de técnicas laparoscópicas para vários procedimentos abdominais podem melhorar a função pulmonar pós-operatória,[5] e a introdução e a ampla aplicação da cirurgia torácica videoassistida e da cirurgia de redução do volume pulmonar têm transformado os pacientes que previamente haviam sido comunicados que sua função pulmonar era "muito ruim" para se candidatarem à cirurgia. Além disso, a deambulação precoce e a alta hospitalar têm desdobramentos que podem afetar positivamente os pacientes que apresentam a função pulmonar melhorada pelo retorno à posição ereta e têm implicações negativas para os pacientes com higienização ruim de suas secreções em casa.

Infelizmente, não há uma definição padrão do que constitui uma complicação pulmonar pós-operatória. Essas comparações dificultam séries de casos históricos. As taxas reportadas de complicações pulmonares variam amplamente dependendo da população de pacientes e da intervenção cirúrgica estudada.[3,6,7] As complicações mais importantes são as que causam morbidade significativa como a pneumonia ou falência respiratória. Os testes de função pulmonar pré-operatórios não têm sido úteis em melhorar a identificação dos pacientes que desenvolverão clinicamente complicações pulmonares significativas.[3]

Essas questões, associadas à relativa não confiabilidade dos testes de função pulmonar na identificação de pacientes que experimentarão complicações, têm resultado em indicações mais restritas para os testes de função pulmonar pré-operatórios nos últimos 20 anos. Uma análise econômica chamada *"Blowing Away Dollars"* (algo como "Assoprando Dólares Longe") lançou uma dúvida significativa na prática rotineira de análise espirométrica antes de cirurgia abdominal.[8] No entanto, é claro que a incidência de complicações pulmonares é aumentada em pacientes com doença pulmonar preeexistente.[9] E, também, é claro que o exame físico não é muito sensível na detecção de doença pulmonar ligeira a moderada.[10] Do mesmo modo, os clínicos não são particularmente precisos em estimar a gravidade da exacerbação da DPOC.[11] Tem havido uma mudança significativa em se solicitar espirometria apenas em circunstâncias muito específicas (cirurgia torácica e DPOC grave). Pode ser que seja muito esperar que um simples teste diagnóstico como a espirometria possa melhorar os resultados quando o resultado é, na realidade, um desfecho complexo.

Alguns poderiam argumentar que a disponibilidade imediata de opções terapêuticas para o broncoespasmo poderia minimizar os benefícios do conhecimento pré-operatório da presença e da gravidade da doença pulmonar episódica ou crônica. Esses avanços podem ser atados à diminuição do uso dos testes de função pulmonar, mas é mais provável que o uso da espirometria para determinar quem é elegível ou não para uma intervenção cirúrgica em questão (devido em grande parte à correlação pobre entre volume expiratório forçado previsto em um segundo [VEF_1] no pós-operatório e o VEF_1 efetivamente medido no pós-operatório), então, diminuiu o entusiasmo dos clínicos em relação à solicitação e interpretação dos testes.

96 Seção II PREPARAÇÃO PRÉ-OPERATÓRIA

Não há meta-análises ou modernos ensaios terapêuticos placebo controlados que revisem aspectos referentes aos testes de função pulmonar pré-operatórios. Este capítulo vai revisar as evidências que existem e sugerir uma estratégia racional para a utilização dos testes de função pulmonar pré-operatórios. O fato de testes não invasivos, como a espirometria, não mostrarem resultados clínicos melhores não significa que esses não deveriam nunca ser solicitados.

TESTES DE FUNÇÃO PULMONAR E OPÇÕES TERAPÊUTICAS

O termo *teste de função pulmonar* é muito amplo. Os exemplos de teste de função pulmonar incluem medidas dos volumes anatômicos, resistência ao fluxo de ar, reversibilidade da resistência ao ar aumentado e avaliação da reserva pulmonar. Os testes disponíveis incluem a espirometria, as curvas fluxo-volume, a avaliação da superfície membranosa disponível para transporte de gases pela capacidade de difusão pulmonar do monóxido de carbono (DLCO: *diffusion capacity of the lung for carbon monoxide*), avaliação da reserva cardiopulmonar pelo teste de esforço, cintilografia ventilação-perfusão e estudos pulmonares funcionais divididos. Para a maioria das situações clínicas enfrentadas pelo anestesiologista, os testes pertinentes serão a espirometria e teste de esforço. Os pacientes que se submetem à ressecção pulmonar podem necessitar de uma avaliação mais aprofundada, dependendo da gravidade da doença pulmonar e da magnitude da ressecção pulmonar planejada.[12] Revisões de testes individuais estão disponíveis para fornecer mais detalhes.[13-20]

A espirometria é um teste de baixo risco e esforço dependente que pode ser realizado no consultório médico. As medidas espirométricas como o volume expirado forçado no primeiro segundo (VEF_1), a capacidade vital (CV) e a capacidade vital forçada (CVF) são bem conhecidas por muitos clínicos. A espirometria é sensível e específica para o diagnóstico de DPOC, e pode estimar a efetividade dos broncodilatadores nos pacientes. O diagnóstico de doença pulmonar restritiva necessita de avaliação dos volumes pulmonares.

O segundo conjunto de opções que precisam ser discutidos são as opções terapêuticas. Os testes de função pulmonar permitem a classificação da doença pulmonar do paciente. O diagnóstico preciso deveria permitir efetivamente uma terapia alvo pré-operatória. As opções terapêuticas disponíveis para doença pulmonar são bem descritas. Os antibióticos podem tratar a infecção pulmonar, os broncodilatadores (beta-agonistas e anticolinérgicos) podem efetivamente tratar a broncoconstrição, e a terapia com esteroides pode ser útil para o subgrupo de pacientes com asma e DPOC. O tratamento agressivo com medidas mecânicas como a espirometria de incentivo pode minimizar a frequência de complicações pulmonares pós-operatórias na cirurgia abdominal, mas talvez não após a cirurgia de revascularização do miocárdio.[7,21-23] Uma revisão recente das estratégias de redução de complicações pós-operatórias encontrou boas evidências que apoiam o uso de intervenções de expansão pulmonar (espirometria de incentivo, exercícios de respiração profunda e pressão positiva continua nas vias aéreas); evidências claras que incentivam a utilização seletiva de tubos nasogástricos depois de cirurgias abdominais e o emprego de bloqueadores neuromusculares de ação curta no intraoperatório; bem como evidências conflitantes a respeito da cessação do tabagismo, anestesia ou analgesia epidurais e a aplicação de técnicas laparoscópicas.[24] Os programas de reabilitação pulmonar específica têm provado que benefícios da melhora da capacidade cardiopulmonar podem ser úteis na preparação dos pacientes para intervenções cirúrgicas.[25]

EVIDÊNCIA

Não existem evidências do efeito benéfico dos testes pré-operatórios de função pulmonar em pacientes assintomáticos a serem submetidos à cirurgia não torácica. Há evidências de que os testes de função pulmonar anormais identificam um grupo de pacientes com maior incidência de complicações pulmonares pós-operatórias.[9,26-29] Apesar de os testes de função pulmonar serem usados historicamente para identificar pacientes que se consideravam estar em risco excessivo, experiências recentes mostraram que esses pacientes com hipercapnia crônica (muitas vezes usada como um marcador de inoperabilidade) podem ser submetidos, de forma segura, à cirurgia de redução do volume pulmonar.[30] Assim como a prática cirúrgica se tornou mais agressiva em pacientes com enfisema, tornou-se claro que a remoção de um segmento não funcional do parênquima pulmonar pode ser de forma surpreendente bem tolerada.[31] No entanto, há evidência de que o VEF_1 baixo, combinado com o conhecimento da homogeneidade do enfisema ou uma estimativa da capacidade de difusão do monóxido de carbono, identifica os pacientes em risco proibitivo de cirurgia de redução do volume pulmonar.[32] Há evidência, também, de que uma porcentagem surpreendente alta, 37% em uma série, de pacientes pode ter uma ressecção de câncer pulmonar para células não pequenas de câncer pulmonar possivelmente negada com base em testes de função pulmonar pré-operatórios pobres.[33]

O teste de esforço é útil para examinar a integridade cardiopulmonar e sua reserva, e pode permitir a identificação de pacientes que mais provavelmente sobreviverão a cirurgias torácicas maiores.[34,35] Embora o teste de exercício formal permaneça o padrão-ouro para a avaliação da taxa máxima de consumo de oxigênio corporal total (VO_2máx) e da função cardiopulmonar, ele é caro, exige trabalho intensivo e não é necessário em pacientes que possam fornecer uma história clara e adequada da tolerância ao exercício. Se um paciente não pode andar mais de 600 metros em seis minutos, a VO_2máx é provavelmente menor que 15 mL/kg/min.[36] A oximetria durante o exercício é também promissora na identificação de pacientes que estão em alto risco de resultados adversos.[37] Uma VO_2máx pós-operatória prevista menor que 10 mL/kg/min pode ser um dos poucos achados restantes de contraindicação da ressecção pulmonar, pois a taxa de mortalidade reportada nesse grupo de pacientes foi de 100% em um estudo.[38] Outras pesquisas serão necessárias para refinar as recomendações de estimativa pré-operatória da reserva cardiopulmonar, mas parece que testes fisiológicos poderiam oferecer mais vantagens que um simples teste de espirometria na identificação de pacientes em muito alto risco.[37,39] Um estudo recente sugeriu que o mau desempenho no teste de

Capítulo **16** *Quando os Testes de Função Pulmonar Devem Ser Realizados no Pré-operatório?* **97**

esforço prediz que os pacientes terão longa permanência hospitalar após uma cirurgia torácica.[40] A força total da musculatura respiratória é, sem dúvida, importante, e esforços para melhorá-la podem ser muito úteis.[41] Há evidências, agora, de que um rigoroso programa de reabilitação pulmonar pré-operatório destinado ao aperfeiçoamento da capacidade física pode melhorar o bem-estar dos pacientes antes da cirurgia, pode melhorar o número de pacientes frágeis com doença pulmonar que podem se submeter à cirurgia torácica curativa, bem como diminuir as complicações pulmonares pós-operatórias após cirurgia cardíaca.[42-44]

ÁREAS DE INCERTEZA

Há muitas áreas de incerteza ao redor de quando os testes de função pulmonar deveriam ser solicitados no pré-operatório. Na ausência de estudos clínicos controlados que demonstrem que os testes de função pulmonar estão associados a resultados melhores, é difícil recomendar os testes de função pulmonar como um pré-requisito para qualquer paciente ou procedimento cirúrgico. Todavia, a espirometria é de pequeno custo, de muito baixo risco e precisa no diagnóstico que poderia ser clinicamente oculto na doença pulmonar. Apesar de a espirometria anormal permitir a identificação de grupo de pacientes de risco elevado de complicações pulmonares, é pobre ao estratificar risco entre os pacientes de risco elevado.

DIRETRIZES

O American College of Physicians (ACP) (algo como Colégio Americano de Médicos) forneceu as seguintes diretrizes em 1990, e elas continuam a ser amplamente citadas e seguidas. Os pacientes que se submetem à ressecção pulmonar podem ser beneficiados com os testes de função pulmonar (em ordem, e, se necessário, espirometria e análise gasométrica de amostra de sangue arterial, exame digitalizado da perfusão pulmonar dividida ou teste de esforço e cateterização cardíaca do lado direito), assim como os testes podem permitir a avaliação do risco. Com relação à cirurgia cardíaca e abdominal superior, pode ser prudente realizar uma análise dos gases sanguíneos de uma amostra de sangue arterial e uma espirometria pré-operatória nos pacientes com história de tabagismo e dispneia. Entretanto, diretrizes com base em evidência recentemente publicadas pela ACP não recomendam a gasometria arterial.[24] Nas cirurgias abdominais inferiores, a espirometria pré-operatória pode estar indicada nos pacientes com doença pulmonar indefinida, principalmente se o procedimento for longo ou extenso. Para outros tipos de cirurgia, os testes de função pulmonar podem ser úteis nos pacientes nos quais a doença pulmonar não definida está presente, particularmente nos que podem precisar de programas de reabilitação pós-operatória vigorosos.[45]

Um conjunto de orientações com o objetivo de reduzir as complicações pulmonares nos pacientes que se submetem a cirurgias não torácicas foi publicado pelo American College of Physicians, em 2006. As seis recomendações incluíam: a investigação para fatores de risco específicos aos pacientes

e cirurgias citados na introdução deste capítulo; a avaliação da albumina sérica baixa (se a albumina for inferior a 35 g/L, é previsto o aumento do risco de complicações pós-operatórias); o uso de manobras de expansão pulmonar pós-operatórias; e a indicação de sondas nasogástricas, também no pós-operatório. A quinta recomendação destaca claramente que a espirometria pré-operatória e a radiografia torácica não deveriam ser empregadas de forma rotineira para estimar o risco pulmonar pós-operatório. A última recomendação é a de que a cateterização do lado direito do coração e a nutrição parenteral total não podem ser utilizadas exclusivamente para tentar reduzir as complicações pulmonares de cirurgia não cardiotorácica.[46]

RECOMENDAÇÕES DOS AUTORES

É claro que os testes de função pulmonar não estão indicados em pacientes com história e exame físico normal que se submetam a cirurgia não torácica. No outro extremo, é evidente que uma ampla variedade de testes de função pulmonar será útil nos pacientes com doença pulmonar crônica que se submetam à cirurgia de redução do volume pulmonar ou em pacientes com função pulmonar marginal que apresentem malignidade torácica. Os autores acreditam que houve uma mudança excessiva contra a ordenação e a interpretação dos testes de função pulmonar em pacientes entre esses dois extremos. Afinal, o único meio acurado para avaliar a pressão sanguínea é medi-la, e o único meio preciso de se identificar a disfunção obstrutiva ou restritiva é auferi-las com testes de função pulmonar.[47] Quando houver dúvida sobre a presença ou ausência de doença pulmonar, os testes de função pulmonar poderão eliminar a dúvida, com risco pequeno ou ausente ao paciente. Os clínicos não deveriam se sentir obrigados a evitar os testes de função pulmonar no caso de dúvidas quanto ao diagnóstico de uma doença pulmonar depois da história e exame físico (Tab. 16-1).

Tabela 16-1 Evidências nos Testes de Função Pulmonar

A espirometria pré-operatória não será útil se a historia pré-operatória e o exame físico forem normais.

A espirometria pré-operatória pode classificar doença pulmonar sem diagnóstico preciso.

Os testes de função pulmonar pré-operatórios permitem aos clínicos avaliar adequadamente a gravidade da doença pulmonar em um paciente com doença pulmonar preexistente conhecida.

Os testes de função pulmonar pré-operatórios são bem estabelecidos na avaliação pré-operatória de pacientes que se submeterão à ressecção pulmonar.

A espirometria pré-operatória não deveria ser usada isoladamente para declarar um paciente inelegível para uma intervenção cirúrgica potencialmente curativa, mas poderia ser usada como um primeiro passo em uma avaliação que inclua uma estimativa mais global da função cardiopulmonar, como o teste de esforço formal ou informal.

A avaliação de pacientes que se submeterão a uma cirurgia de redução do volume pulmonar está se desenvolvendo. Eles são pacientes de risco muito alto, e é provável que testes fisiológicos, radiográficos e anatômicos sofisticados sejam necessários para orientar a decisão médica nesse grupo de pacientes.

REFERÊNCIAS

1. Ferguson MK: Preoperative assessment of pulmonary risk. *Chest* 1999;115(5 suppl):58S-63S.
2. Poldermans D et al: Bisoprolol reduces cardiac death and myocardial infarction in high-risk patients as long as 2 years after successful major vascular surgery. *Eur Heart J* 2001;22(15):1353-1358.
3. Smetana GW, Lawrence VA, Cornell JE: Preoperative pulmonary risk stratification for noncardiothoracic surgery: Systematic review for the American College of Physicians. *Ann Intern Med* 2006;144(8):581-595.
4. Barrera R et al: Smoking and timing of cessation: Impact on pulmonary complications after thoracotomy. *Chest* 2005;127(6):1977-1983.
5. Frazee RC et al: Open versus laparoscopic cholecystectomy. A comparison of postoperative pulmonary function. *Ann Surg* 1991;213(6):651-653, discussion 653-654.
6. Stephan F et al: Pulmonary complications following lung resection: A comprehensive analysis of incidence and possible risk factors. *Chest* 2000;118(5):1263-1270.
7. Celli BR, Rodriguez KS, Snider GL: A controlled trial of intermittent positive pressure breathing, incentive spirometry, and deep breathing exercises in preventing pulmonary complications after abdominal surgery. *Am Rev Respir Dis* 1984;130(1):12-15.
8. De Nino LA et al: Preoperative spirometry and laparotomy: Blowing away dollars. *Chest* 1997;111(6):1536-1541.
9. Kroenke K et al: Postoperative complications after thoracic and major abdominal surgery in patients with and without obstructive lung disease. *Chest* 1993;104(5):1445-1451.
10. Badgett RG et al: Can moderate chronic obstructive pulmonary disease be diagnosed by historical and physical findings alone? *Am J Med* 1993;94(2):188-196.
11. Emerman CL, Lukens TW, Effron D: Physician estimation of FEV1 in acute exacerbation of COPD. *Chest* 1994;105(6):1709-1712.
12. Martin J: Lung resection in the pulmonary-compromised patient. *Thorac Surg Clin* 2004;14(2):157-162.
13. Cain H: Bronchoprovocation testing. *Clin Chest Med* 2001;22 (4):651-659.
14. Crapo RO, Jensen RL, Wanger JS: Single-breath carbon monoxide diffusing capacity. *Clin Chest Med* 2001;22(4):637-649.
15. Culver BH: Preoperative assessment of the thoracic surgery patient: Pulmonary function testing. *Semin Thorac Cardiovasc Surg* 2001;13(2):92-104.
16. Flaminiano LE, Celli BR: Respiratory muscle testing. *Clin Chest Med* 2001;22(4):661-677.
17. Gibson GJ: Lung volumes and elasticity. *Clin Chest Med* 2001;22(4):623-635, vii.
18. Pride NB: Tests of forced expiration and inspiration. *Clin Chest Med* 2001;22(4):599-622, vii.
19. Weisman IM, Zeballos RJ: Clinical exercise testing. *Clin Chest Med* 2001;22(4):679-701, viii.
20. Mazzone PJ, Arroliga AC: Lung cancer: Preoperative pulmonary evaluation of the lung resection candidate. *Am J Med* 2005;118(6):578-583.
21. Morran CG et al: Randomized controlled trial of physiotherapy for postoperative pulmonary complications. *Br J Anaesth* 1983;55(11):1113-1117.
22. Stock MC et al: Prevention of postoperative pulmonary complications with CPAP, incentive spirometry, and conservative therapy. *Chest* 1985;87(2):151-157.
23. Freitas E et al: Incentive spirometry for preventing pulmonary complications after coronary artery bypass graft. *Cochrane Database Syst Rev* 2007(3):CD004466.
24. Lawrence VA, Cornell JE, Smetana GW: Strategies to reduce postoperative pulmonary complications after noncardiothoracic surgery: Systematic review for the American College of Physicians. *Ann Intern Med* 2006;144(8):596-608.
25. Ries AL et al: The effects of pulmonary rehabilitation in the national emphysema treatment trial. *Chest* 2005;128(6):3799-3809.
26. Kanat F et al: Risk factors for postoperative pulmonary complications in upper abdominal surgery. *Aust N Z J Surg* 2007;77(3):135-141.
27. Poe RH et al: Can postoperative pulmonary complications after elective cholecystectomy be predicted? *Am J Med Sci* 1988;295(1):29-34.
28. Barisione G et al: Upper abdominal surgery: Does a lung function test exist to predict early severe postoperative respiratory complications? *Eur Respir J* 1997;10(6):1301-1308.
29. Fuso L et al: Role of spirometric and arterial gas data in predicting pulmonary complications after abdominal surgery. *Respir Med* 2000;94(12):1171-1176.
30. Wisser W et al: Chronic hypercapnia should not exclude patients from lung volume reduction surgery. *Eur J Cardiothorac Surg* 1998;14(2):107-112.
31. Lederer DJ et al: Lung-volume reduction surgery for pulmonary emphysema: Improvement in body mass index, airflow obstruction, dyspnea, and exercise capacity index after 1 year. *J Thorac Cardiovasc Surg* 2007;133(6):1434-1438.
32. National Emphysema Treatment Trial Research Group: Patients at high risk of death after lung-volume-reduction surgery. *N Engl J Med* 2001;345(15):1075-1083.
33. Baser S et al: Pulmonary dysfunction as a major cause of inoperability among patients with non-small-cell lung cancer. *Clin Lung Cancer* 2006;7(5):344-349.
34. Walsh GL et al: Resection of lung cancer is justified in high-risk patients selected by exercise oxygen consumption. *Ann Thorac Surg* 1994;58(3):704-710, discussion 711.
35. Win T et al: Cardiopulmonary exercise tests and lung cancer surgical outcome. *Chest* 2005;127(4):1159-1165.
36. Cahalin L et al: The relationship of the 6-min walk test to maximal oxygen consumption in transplant candidates with end-stage lung disease. *Chest* 1995;108(2):452-459.
37. Rao V et al: Exercise oximetry versus spirometry in the assessment of risk prior to lung resection. *Ann Thorac Surg* 1995;60(3):603-608, discussion 609.
38. Bolliger CT et al: Lung scanning and exercise testing for the prediction of postoperative performance in lung resection candidates at increased risk for complications. *Chest* 1995;108(2):341-348.
39. Wang JS, Abboud RT, Wang LM: Effect of lung resection on exercise capacity and on carbon monoxide diffusing capacity during exercise. *Chest* 2006;129(4):863-872.
40. Weinstein H et al: Influence of preoperative exercise capacity on length of stay after thoracic cancer surgery. *Ann Thorac Surg* 2007;84(1):197-202.
41. Nomori H et al: Preoperative respiratory muscle training. Assessment in thoracic surgery patients with special reference to postoperative pulmonary complications. *Chest* 1994;105(6):1782-1788.
42. Takaoka ST, Weinacker AB: The value of preoperative pulmonary rehabilitation. *Thorac Surg Clin* 2005;15(2):203-211.
43. Jones LW et al: Effects of presurgical exercise training on cardiorespiratory fitness among patients undergoing thoracic surgery for malignant lung lesions. *Cancer* 2007;110(3):590-598.
44. Erik HJ, Hulzebos PT: Preoperative intensive inspiratory muscle training to prevent postoperative pulmonary complications in high-risk patients undergoing CABG surgery. *JAMA* 2006;296:1851-1857.
45. ACP: Preoperative pulmonary function testing. *Ann Intern Med* 1990;112:793-794.
46. Qaseem A et al: Risk assessment for and strategies to reduce perioperative pulmonary complications for patients undergoing noncardiothoracic surgery: A guideline from the American College of Physicians. *Ann Intern Med* 2006;144(8):575-580.
47. Petty TL: The forgotten vital signs. *Hosp Pract (Off Ed)* 1994;29(4):11-12.

SEÇÃO III

MANEJO PERIOPERATÓRIO

17 O Exame de Via Aérea Prediz a Dificuldade de Intubação?

Satyajeet Ghatge, MD e Carin A. Hagberg, MD

INTRODUÇÃO

O manejo da via aérea difícil é uma das tarefas mais desafiadoras para o anestesiologista. Dados recentes do Management Close Claims Project da American Society of Anesthesiologists (ASA) (algo como Projeto de Manejo Cuidadoso das Reclamações da Sociedade Americana de Anestesiologistas), especificamente os achados relacionados com a via aérea difícil, demonstram que a porcentagem das reclamações resultantes de eventos respiratórios adversos, embora em declínio (42% nos anos 1980 e 32% nos anos 1990),[1] continua a constituir uma grande fonte de dano. Uma análise cuidadosa das queixas sobre o manuseio da via aérea difícil publicada em 2005 apontou que mais 179 das reclamações foram efetuadas entre 1985 e 1999 (n = 179), sendo que 87% (n = 156) delas eram do período perioperatório. A análise mais recente e cuidadosa das reclamações demonstrou que as queixas que resultaram em morte e dano cerebral no manuseio da via aérea difícil, associadas à indução da anestesia, e não a outras fases da anestesia, diminuíram desde 1993 a 1999, em comparação ao período de 1985 a 1999.[2] Em 2006, uma análise das reclamações das tendências de morte e dano cerebral relacionados com anestesia mostrou uma redução global das reclamações entre 1975 e 2000 (*odds ratio* [OR] de 0,95 por ano; com 95% do intervalo de confiança (IC) entre 0,94 e 0,96, p < 0,01). Entre todas as causas de eventos respiratórios (n = 503) responsáveis por morte ou dano cerebral, a dificuldade de intubação (n = 115), a oxigenação inadequada (n = 111) e a intubação esofágica (n = 66) foram as três mais frequentes.[3]

Dos três tipos de eventos adversos relatados, as reclamações por ventilação inadequada e intubação esofágica diminuíram de forma significativa nos anos 1990 (9% quando comparados aos 25% das reclamações por morte ou dano cerebral nos anos 1980), possivelmente como resultado dos monitores de oximetria de pulso e capnografia. Já a reclamação proporcional por dificuldade de intubação (um ato técnico e não influenciado pela monitorização) e outros eventos respiratórios levando à morte ou dano cerebral permaneceram relativamente estáveis entre os anos 1980 e 1990 (9% e 8%, respectivamente). Dos eventos respiratórios adversos, três quartos foram considerados evitáveis. Desse modo, é *possível* que a melhor predição e preparação para o manejo da via aérea possam levar à redução desses números.

Os anestesiologistas são confrontados diariamente com tarefas difíceis ao determinar se um paciente apresentará ou não dificuldade de intubação endotraqueal. A avaliação pré-operatória da via aérea pode ser realizada por uma história minuciosa e exame físico, relacionado à via aérea, e várias medidas dos achados anatômicos e testes clínicos não invasivos podem ser realizadas a fim de melhorar essa avaliação. Não obstante, vários relatos questionaram se essa predição é possível.[4-6]

DESCRIÇÃO DOS TERMOS

Quatro termos são importantes para a revisão e análise dessa área: *falha de intubação, intubação difícil, laringoscopia difícil* e *dificuldade de ventilação sob máscara*. A força-tarefa em manuseio da via aérea difícil da ASA sugere as seguintes descrições:[7]

Falha de intubação, ou inabilidade de posicionar o tubo endotraqueal (TE) depois de várias tentativas de intubação, é um desfecho claro. Há relatos uniformes da incidência de aproximadamente 0,05% ou 1:2 230 dos pacientes cirúrgicos, e, aproximadamente, de 0,13% a 0,35% ou 1:750 a 1:280 das pacientes obstétricas.[8,9]

Intubação traqueal difícil (ID) é descrita quando a intubação traqueal requer várias tentativas, na presença ou ausência de patologia traqueal. A incidência de ID é maior que a falha de intubação e tem sido relatada entre 1,2% a 3,8%.[10-13]

Laringoscopia difícil (LD) é descrita como não sendo possível a visualização de qualquer porção das cordas vocais depois de várias tentativas de laringoscopia convencional, e muitos investigadores incluem os graus III e IV, ou grau IV isolado, de acordo com a classificação original de Cormack-Lehane, avaliada pela visão da laringoscopia rígida[14] (Fig. 17-1). De acordo com tais definições, a incidência de laringoscopia direta difícil varia de 1,5% a 13% nos pacientes que se submetem a cirurgias em geral.[8,15-21]

A dificuldade em realizar a intubação traqueal é o resultado final da dificuldade em realizar a laringoscopia, o que depende da experiência do especialista, características do paciente e circunstâncias. Desse modo, tem sido sugerido que a definição da intubação difícil se baseasse na compreensão uniforme da melhor tentativa realizada de laringoscopia/intubação e deveria usar como limites apenas o número de tentativas e o tempo.[22] A melhor tentativa deveria incorporar o efeito da mudança da posição do paciente; o efeito da mudança do comprimento e tipo de lâmina do laringoscópio e o efeito de manobras simples, como a pressão cricoide convencional, a pressão para trás, para cima e para direita (BURP: **b**ackward, **u**pward, **r**ightward **p**ressure), e manipulação laríngea externa otimizada (MLEO e em inglês *OELM:* **o**ptimal **e**xternal **l**aringeal **m**anipulation).

102 Seção III MANEJO PERIOPERATÓRIO

Sistema Cormack-Lehane original	I Visão completa da glote	II Visão parcial da glote ou aritenoide		III Apenas a epiglote é visível	IV Nem a glote ou a epiglote é visível
Visão da laringoscopia	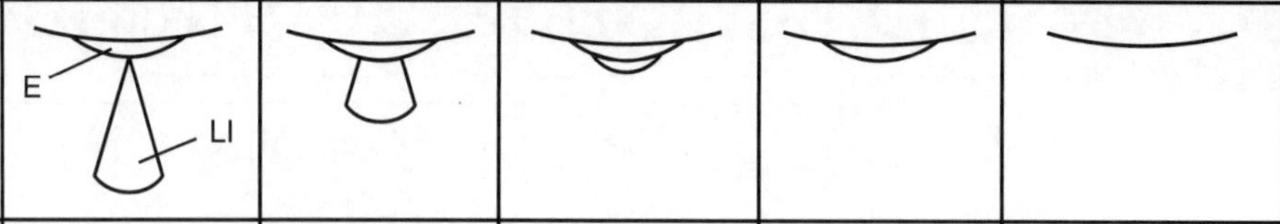				
Sistema Cormack-Lehane modificado	I Como o Cormack-Lehane original	IIa Visão parcial da glote	IIb Somente visíveis a aritenoide ou parte posterior das cordas vocais	III Como o Cormack-Lehane original	IV Como o Cormack-Lehane original

Figura 17-1. Sistema de graduação de Cormack-Lehane original comparado ao sistema Cormack-Lehane modificado (SCLM) *E, epiglote; EL, entrada da laringe. Reproduzido com a permissão de Yentis SM, Lee DJH: Evaluation of an improved scoring system for the grading of direct laryngoscopy.* Anesthesia *1998;53:1041-1044.*

Dificuldade de ventilação sob máscara (DVM) é uma condição em que não é possível ventilar adequadamente sob máscara facial devido a um ou mais dos seguintes problemas: vedação inadequada da máscara, vazamento excessivo de gás ou resistência ao ingresso ou saída do gás.[23] A experiência clínica mostra que há graus de dificuldade, similar à dificuldade de intubação. A incidência de DVM também varia na literatura de 0,01% a 5%.[12,13,24,25]

Dificuldade de ventilação sob máscara laríngea (DVML) é uma situação em que há dificuldade em ventilar e oxigenar um paciente sob máscara laríngea (ML). Ainda não foi definido pela ASA, mas os pesquisadores a definiram como incapacidade de posicionar a ML de forma satisfatória em três tentativas a fim de permitir ventilação adequada e patência das vias aéreas. Índices de ventilação clinicamente adequada apresentam geralmente volume expiratório maior que 7 mL/kg e vazamento com pressão maior que 15 a 20 cm H_2O. Verghese e Brimacombe,[26] em seu estudo com mais de 11 mil pacientes, tiveram taxa de falha de 0,16%.

Termos Descritivos Usados para Predizer a Via Aérea Difícil

São cinco os termos comumente usados para analisar a utilidade dos testes preditivos.[27]

Sensibilidade: Identifica todas as dificuldades de intubação como sendo difíceis. Uma sensibilidade de 90% indica que 90% da intubações difíceis serão identificadas como difíceis e 10% serão perdidas e/ou falsamente identificadas como não difíceis/normais. Idealmente, a sensibilidade deveria ser de 100%.

Especificidade: Identifica todas as intubações normais como sendo normais. Uma sensibilidade de 90% indica que 90% dos pacientes normais serão identificados como normais e 10% serão falsamente identificados como difíceis. Idealmente, a especificidade deveria ser de 100%.

Valor preditivo positivo (VPP): A porcentagem de pacientes com intubações difíceis verdadeiras entre todos os que foram preditos pelo teste como intubações difíceis. Se o teste prognosticar 20 intubações difíceis e apenas quatro forem realmente difíceis, o VPP para esse teste será de 20%. Embora o VPP seja um teste útil, ele é limitado pelo fato de que é dependente da prevalência da dificuldade de intubação no grupo da amostra.

Razão de verossimilhança (RV): Esse é um termo útil que pode ser calculado muito rapidamente usando apenas a sensibilidade e especificidade. Ela é a chance de um teste positivo se a pessoa tiver via aérea difícil dividida pela chance de teste positivo se a pessoa fosse normal. RV é a sensibilidade/1 – especificidade. Ela pode ser vista como um fator que liga a probabilidade pré-teste à probabilidade pós-teste usando um nomograma de intubação difícil.

Curvas características do receptor operacional (CCRO): Elas ajudam na determinação das melhores pontuações preditivas. As CCRO têm sensibilidade no eixo-y e 1 – especificidade no eixo-x. O teste com maior área sob a curva é o melhor.

PREDIÇÃO DA VIA AÉREA DIFÍCIL: O PROBLEMA

Tem havido uma conscientização e um constante crescimento na quantidade de literatura sendo publicada sobre o reconhecimento e predição da via aérea difícil. Para avaliar as evidências de apoio aos vários métodos de predição de via aérea difícil, é importante perceber os desfechos finais e seus efeitos nos resultados dos pacientes no que se refere à mortalidade ou morte cerebral. A frequência de dificuldade na via aérea varia de acordo com a população estudada e a definição de intubação difícil empregada.[13] Não há definição de intubação difícil universalmente aceita. A maioria dos grandes estudos concentra-se em intubação difícil, amplamente definidos pela dificuldade de visualização da laringoscopia rígida (apenas os graus III e IV de Cormack-Lehane ou o grau IV unicamente), *sem* a melhor tentativa usada. Para ser útil, uma classificação de visualização laríngea deveria predizer a dificuldade (ou facilidade) de intubação traqueal, requerendo as visualizações para serem associadas ao aumento do grau de intubação difícil. Já em um estudo com 1.200 pacientes, Arne e colaboradores[10] encontraram uma diferença estatisticamente significativa entre a incidência de graus III e IV de Cormack-Lehane à laringoscopia e a ocorrência de intubação difícil na população em geral, assim muitos dos graus III e IV à laringoscopia eram, na realidade, intubações fáceis. Assim, um dos problemas na predição da via aérea difícil é que a dificuldade de intubação não é identificada, muitas vezes, até que a laringoscopia seja realizada e, como mencionado, há discrepâncias na literatura sobre o que define a dificuldade.

Muitos autores têm sugerido uma modificação no sistema de pontuação de quatro graus de Cormack-Lehane[21,28,29] (Fig. 17-1), que classifica a visão laríngea durante a laringoscopia. Esse sistema de classificação é largamente adotado para permitir a simulação da dificuldade de intubação, já aplicada de forma imprecisa pela maioria.[30] Yentis e Lee[29] modificaram esse sistema de pontuação pela subdivisão da visão à laringoscopia do grau II em IIa (visão parcial da glote) e IIb (apenas a aritenoide é visualizada). Essa classificação de cinco graus é referida como sistema Cormack-Lehane modificado (SCLM) e permite refinar a definição de laringoscopia difícil incluindo IIb, III e IV[29] (Fig. 17-1). Koh e colaboradores[30] consideraram esse sistema mais bem delineado para experiências difíceis durante a laringoscopia e intubação do que o sistema de quatro graus de Cormack-Lehane. Desse modo, a incidência real de laringoscopia difícil pode ser subestimada, porque ela exclui um subgrupo do grau II (IIb), o que pode dificultar o manejo.

Cook[32] posteriormente dividiu o sistema modificado de Yentis e Lee em 3a (epiglote pode ser visualizada e levantada) e 3b (epiglote visualizada, mas não pode ser levantada); desse modo ela consiste em seis categorias, divididas em três classes funcionais: fácil, limitada e difícil. As visualizações *fáceis* foram definidas como quando a entrada laríngea é visível e, desse modo, pode ser intubada sob visão direta (categorias 1 e 2a). As visualizações *limitadas* foram definidas como quando as estruturas glóticas posteriores (comissura posterior ou qualquer cartilagem aritenoide) são visíveis ou a epiglote é visível e pode ser levantada (categorias 2b e 3a). Essas visualizações são mais prováveis de se beneficiarem de métodos de intubação indireta, como a utilização de um dispositivo de goma elástica (*gum elastic bougie*). As visualizações *difíceis* são definidas como quando a epiglote não pode ser levantada ou quando nenhuma das estruturas laríngeas é visível, o que mais provavelmente necessitará de métodos especializados para intubação e pode ser realizado cegamente (categorias 3b e 4). Cook propôs que esse sistema de classificação em três categorias é de mais valor prático e tem discriminação maior que a classificação de Cormack-Lehane. Ele constatou que visualizações fáceis predizem intubações fáceis em 95% dos casos e têm menos de 3% de necessidade de qualquer acessório de intubação. Uma visualização difícil está associada à dificuldade de intubação em três quartos dos casos, e técnicas de intubação especializadas são mais provavelmente necessárias. Entre esses extremos, as visualizações limitadas provavelmente necessitarão do uso de *gum bougie*, e não de outros acessórios.

Seria útil prever a dificuldade de intubação antes de ela ocorrer, mas nenhum teste pré-operatório tem sensibilidade adequada para identificar a maioria dos casos sem muitos falsos-positivos.[33] Vários estudos prospectivos identificaram várias características individuais, o que tem significante associação a dificuldades à laringoscopia ou intubação.[9,13,18,20,34-38]

A sensibilidade e o valor preditivo positivo (VPP) de tais variáveis individuais são baixos, com intervalo entre 33% e 71% para especificidade. Várias combinações dessas variáveis mostraram ser mais efetivas preditoras de intubação difícil.

Para fazer uma avaliação mais significativa da literatura disponível, é importante estabelecer uma hipótese sobre um nível razoável de expectativa quanto à sensibilidade e especificidade dos testes usados para predizer a dificuldade de intubação. Desse modo, para prognosticar ao menos nove de dez intubações difíceis, uma sensibilidade de 90% será necessária. E, se supormos que um alarme falso por semana é aceitável, na hipótese de 10 mil casos por ano, isso corresponderá a uma especificidade de 99,5%.[39] Vários investigadores tentaram predizer a dificuldade da laringoscopia ou da intubação, ou ambos, pela combinação de diferentes prognosticadores e índices de derivações multivariadas, de forma que a ocorrência de falsos-negativos diminua e o VPP aumente.[10,12,25] Até o momento, nenhum índice multifatorial isolado pode ser aplicado a todas as populações cirúrgicas. Também, a maioria, com exceção do índice de Wilson, não foi validada de forma prospectiva.[19,21]

Novas modalidades de investigação, incluindo raios X, ultrassom e tomografia computadorizada tridimensional das vias aéreas, têm sido propostas para ajudar a predizer a via aérea difícil.[32,40] Uma revisão recentemente realizada por Sustic[41] sugeriu que o ultrassom poderia ser usado para avaliar a anatomia das vias aéreas superiores e possivelmente auxiliar em várias aplicações do manejo da via aérea.

O teste da mordida do lábio superior (TMLS),[42] novo e simples, realizado à beira do leito, solicitando-se ao paciente para que morda seu próprio lábio superior, tem recentemente mostrado ajudar a predizer a dificuldade de intubação. Uma avaliação prospectiva externa recente da confiabilidade e validade do TMLS demonstrou que um observador confiável foi melhor que a pontuação de Mallampati modificada (classificação de Mallampati conforme modificação de Samsoon e Young[9]). Eles também encontraram que poderiam não usar o teste em pacientes desdentados (11% de um total de 1.425), e concluíram que, assim como a classificação de Mallampati modificada, o TMLS foi um preditor *fraco* quando usado isoladamente como um teste de rastreamento.[43]

Além disso, técnicas avançadas de computação nas últimas décadas melhoraram as análises estatísticas, permitindo o aperfeiçoamento dos testes das variáveis de predizer com sucesso a via aérea difícil.[23] No entanto, dada a baixa incidência de intubação difícil e a ampla variação de definições aceitáveis de termos da via aérea, é difícil comparar diferentes estudos e realizar uma metaanálise dos prognosticadores de tratamento da via aérea difícil.

EVIDÊNCIAS

História

Após uma revisão completa da literatura, as evidências publicadas são insuficientes para avaliar o efeito de uma história

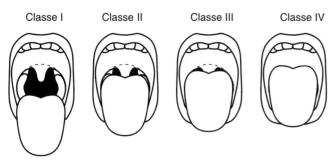

Figura 17-2. Classificação de Mallampati Modificada.

104 Seção III MANEJO PERIOPERATÓRIO

médica à beira do leito ou a revisão de dados médicos prévios para prever a presença de uma via aérea difícil. De acordo com a força-tarefa da ASA, há evidências *sugestivas* (como definidas pela ASA que há informações suficientes dos casos relatados e estudos descritivos para fornecer avaliação direcional da relação entre a intervenção clínica e um resultado clínico) de alguns achados de ambos *poderem estar* relacionados com a possibilidade de encontrar uma via aérea difícil.[7]

Muitas síndromes congênitas e adquiridas estão associadas à via aérea difícil, algumas das quais estão enumeradas na Tabela 17-1. Também, algumas doenças, como a apneia obstrutiva do sono[44] e o diabetes,[45] têm sido correlacionadas com um aumento do risco de intubação difícil. O trauma na via aérea, causado por forças externas ou por iatrogenia na rotina de intubação traqueal, pode estar associado à dificuldade no tratamento da via aérea. Recentemente, Tanaka e colaboradores[46] demonstraram aumento da resistência ao fluxo aéreo atribuída ao edema intraoperatório dos tecidos moles da laringe nos pacientes de via aérea normal (fácil) e que se submeteram à intubação traqueal rotineira. Outros observaram vários ferimentos na laringe (p. ex., paralisia das cordas vocais, subluxação da cartilagem aritenoide e cicatrizes) seguidos de uma intubação de curta duração e anestesia.[47] Além disso, a força-tarefa concluiu que uma história prévia de intubação difícil oferece a evidência clínica sugestiva de que uma dificuldade pode ocorrer novamente.[7]

Exame Físico

Preditores Isolados de Laringoscopia/Intubação Difícil

A capacidade de um teste específico em predizer a dificuldade de uma intubação é diminuída pela variedade de definições de laringoscopia e intubação difícil e a falta de acurácia inerente dos sistemas numéricos de classificação.[30] Não obstante, muitos investigadores identificaram achados anatômicos que têm influência desfavorável no mecanismo da laringoscopia direta e intubação endotraqueal (Tab. 17-1). A maioria dos anestesiologistas confia, principalmente, nos testes pré-operatórios realizados à beira do leito para prognosticar a dificuldade de intubação.

Classificação de Mallampati. A classificação de Mallampati (CM)[48] se concentra na visualização relativa das estruturas da orofaringe quando o paciente é examinado na posição sentada, com a boca totalmente aberta, a língua totalmente estendida e sem fonação. Samsoon e Young[9] modificaram (CMM) as três classes orofaríngeas inicialmente propostas para quatro classes (Fig. 17-2), já Ezri[49] e Maleck[50] sugeriram adicionar uma quinta classe, a classe 0, definida pela capacidade de visualizar qualquer parte da epiglote com a abertura oral e protrusão da língua. O método de Samsoon e Young é de longe o mais investigado de avaliação da via aérea e sua associação a dificuldade de intubação. O valor prático desse método repousa na facilidade de sua aplicação, com alguns realizando na posição supina com ou sem fonação. Uma grande variedade de observações demonstrou que esse método está sujeito a uma variabilidade significativa entre os observadores. De toda forma, a literatura sugere que a sensibilidade real da classificação de Mallampati, modificada por Samsoon e Young, está provavelmente entre 60% e 80%, e a especificidade, entre 53% e 80%,

com VPP de aproximadamente 20%. Uma meta-análise recente sobre a acurácia da classificação de Mallampati encontrou diferença e variabilidade substanciais nos valores reportados de sensibilidade e especificidade. Apesar disso, a acurácia do teste foi regular e dependia de qual versão e referência dos testes foram usadas.[51] A meta-análise também sugeriu que o teste de Mallampati era um fraco prognosticador de dificuldade de ventilação sob máscara.[51]

Krobbuaban e colaboradores[52] constataram que a classificação III e IV de Mallampati tinha sensibilidade de 70% e especificidade de 60%, com VPP de 20%.

Ainda, um estudo recente sugeriu que a melhor forma para realizar a classificação de Mallampati era com o paciente na posição sentada, com a cabeça em extensão, a língua protrusa, e *com* fonação, já que a fonação não influenciava a acurácia total dessa classificação.[53]

Mashour e Sandberg[54] avaliaram 60 pacientes primeiramente avaliados com a classificação de Mallampati modificada (CMM) e, em seguida, repetiram o exame com extensão crânio-cervical. Eles concluíram que, com a inclusão da extensão crânio-cervical, a pontuação da CMM foi reduzida. A classe 2 da CMM tornou-se 1,6; a classe 3, 2,6; e a classe 4, 3,5. A sensibilidade manteve-se a mesma, mas a especificidade aumentou de 70% para 80%. O VPP aumentou de 24% para 31% e o valor preditivo negativo (VPN) aumentou marginalmente de 97% para 98%.[54]

Um estudo recente com 1.956 pacientes definiu que a classificação de Mallampati é insuficiente para predizer a dificuldade de intubação por conta própria.[55]

Distância Tireomentoniana. O conceito de distância tireomentoniana (DTM), que é a distância entre a ponta do mento (queixo) e o entalhe da cartilagem tireoide, foi descrito por Patil e colegas em 1983.[23] Eles propuseram que essa distância deveria ser de 6,5 cm em adultos normais e, que, se essa distância fosse menor que 6 cm, poderia haver dificuldade de intubação. Entre todas as medidas morfométricas, tem sido questionado pela maioria o valor da DTM em predizer a dificuldade de intubação.[56] A sensibilidade desse teste está entre 60% e 80%, com especificidade de 80% a 90% em alguns estudos.[9,13,31,32] Arne e colaboradores[10] e El-Ganzouri e colaboradores[25] constataram que o teste é muito insensível (entre 16% e 17%), mas muito específico (de 95% a 99%) com VPP de 12% a 16%, se uma definição mais rigorosa de dificuldade de intubação envolvendo a melhor tentativa (MLEO: manipulação laríngea externa otimizada) for aplicada.

Recentemente, o emprego da DTM tem sido mudado por alguns autores.[5,6] Chou e Wu[6] sugeriram que o recuo da mandíbula, um dos componentes da mandíbula micrognata, não é a causa real da laringoscopia difícil nesses pacientes, então a DTM torna-se irrelevante. Wong e Hung[57] estudaram a DTM, associada à classificação de Mallampati e a extensão atlanto-occipital (EAO), e demonstraram a limitação da medida anatômica absoluta em seu estudo com mulheres chinesas. O critério otimizado da DTM era de 5,5 cm, para se obter uma sensibilidade de 71% e especificidade de 83%, já que o VPP era de apenas 7,5%.[57] Schmitt e colaboradores[58] tentaram ajustar a medida ao tamanho do paciente e propuseram a razão da altura do paciente pela distância tireomentoniana. Com o uso de uma curva característica, eles concluíram o fato de um valor de corte ser 25 ou maior para essa razão predizer a la-

Tabela 17-1   Preditores Isolados de Evidências de Intubação Difícil

Preditores	Estudo	Número de Pacientes	Incidência (%)	Sensibilidade (%)	Especificidade (%)	Valor Preditivo Positivo (%)	Valor Preditivo Negativo (%)	Definição de Intubação Difícil*	Melhor Tentativa	População
Mallampati III ou IV	Arne, 1998[10]	1.200	4	78	85	19	99	4	+	Geral + ORL
	Savva, 1994[20]	355	1,14	64,7	66,1	8,9		1, 3 e 4	+	Geral + OB (10%)
	Oates e cols., 1991[19]	675	1,8	42	84	4			–	Geral
	Butler e Dhara, 1992[15]	220	8,2	56	81	21			–	Geral
	Frerk, 1991[16]	244	4,5	81	82	17			–	Geral
	Rose e Cohen, 1994[13]	18.558	1,8	Risco Relativo - 4,5				3 > 2 tentativas	–	Geral
	Voyagis, 1998[69]	1.833	8,3	88,1 / 86,8		37,2 / 50	Original** / Modificado**	1	–	Obesos / Geral
	Bergler e cols., 1997[44]	91	10	60	72				–	Geral + ORL
	Brodsky, 2002[72]	100	12	58,3	70,5			1 e 3	–	Obesos Mórbidos
	Khan e cols., 2003[42]	300	5,7	82,4	66,8	13	98,4	1	–	Geral
	Yamamoto e cols., 1997[81]	3.680	1,3	67,9	52,5	2,2		1	+	Geral
	El-Ganzouri e cols., 1996[25]	10.507	1	44,7 / 59,8	89	21 / 4,4	96,1	1 / 2	+	Geral
	Wong e cols., 1999[57]	411	1,99	85,7	62,6	3,8	99,6	1	–	Chinesas ♀
Apenas IV	Savva, 1994[20]	355	1,14	52,9		87		1, 3 e 4	+	Geral + OB (10%)
	Wong e cols., 1999[57]			28,6	98,3	22,2	98,8	1	–	Chinesas ♀
DTM < 6	Butler e Dhara, 1992[15]	220	8,2	62	25	16			–	Geral

Continua

Tabela 17-1 Preditores Isolados de Evidências de Intubação Difícil – Cont.

Preditores	Estudo	Número de Pacientes	Incidência (%)	Sensibilidade (%)	Especificidade (%)	Valor Preditivo Positivo (%)	Valor Preditivo Negativo (%)	Definição de Intubação Difícil*	Melhor Tentativa	População
< 6	El-Ganzouri, 1996[25]	10.507	1	7	99,2	38,5	94,3	1	+	Geral
				16,8	99	15,4	99,1	2		
< 6,5	Savva, 1994[20]	355	1,14	65	81	15		1, 3 e 4	+	Geral + OB (10%)
< 6,5	Arne, 1998[10]	1.200	4	16	95	12	96	4	+	Geral + ORL
<7	Frerk, 1991[16]	244	4,5	91	82	19		–		Geral
<7	Schmitt, 2002[58]	270	5,9	81	73			1	+	Geral
RDTM 25	Schmitt, 2002[58]	270	5,9	81	91			1	+	Geral
DEM	Savva, 1994[20]	355	1,14	82,4	88,6	26,9		1, 3 e 4	+	Geral + OB (10%)
<12,5										
MOVIMENTO DO PESCOÇO										
<80º	El-Ganzouri., 1996[25]	10.137	1	10,4	98,4	29,5	94,4	1		Geral
				16,78		7,9		2		
<90º	Arne, 1998[10]	1.200		54	85	14	98			Geral + ORL
EAO <35º	Wong, 1999[57]	411		85	70	4,8		1	–	Chinesas ♀
Obesidade										
IMC > 30 kg/m²	Voyagis, 1998[69]	1.833	8,3	88,9		66,7				Obesos

*Definição de dificuldade de intubação:
1) Cormack-Lehane graus III ou IV
2) Apenas Cormack-Lehane grau IV
3) Número de tentativas
4) Técnicas especiais e outros
**Original = língua do paciente protrusa
Modificada = língua puxada para fora pelo anestesiologista
  DTM = Distância tireomentoniana

RDTM= Razão da distância tireomentoniana
DEM = Distância esternomentoniana
EAO = Extensão atlanto-occipital
IMC = Índice de massa corporal
ORL = Ouvido, nariz e garganta
OB = Obstétrica
♀ = Feminino

ringoscopia difícil com grau razoável de sensibilidade (81%) e especificidade (90%).

Uma meta-análise recente realizada por Shiga e colaboradores[59] relatou que "o valor diagnóstico da distância tireomentoniana provou ser insatisfatório em suas análises". Eles determinaram que houve uma ampla variação na sensibilidade, o que poderia ser provavelmente devido a diferentes valores de corte (de 4 a 7 cm). Eles também encontraram a razão de verossimilhança positiva da DTM ter aumentado de 3,4 a 4,1 quando critérios mais rigorosos foram aplicados (menor que 6 cm).[59]

Recentemente, Krobbuaban e colaboradores[52] conduziram um estudo prospectivo e randomizado com 550 pacientes consecutivos tailandeses. Eles constataram que a razão da altura pela distância tireomentoniana (RADTM) tinha maior sensibilidade (77%), maior VPP (24%) e menos falsos-negativos (16%). Eles também concluíram que a RADTM maior ou igual a 23,5, o movimento do pescoço menor que 80 graus e a classificação de Mallampati III-IV modificada eram preditores maiores de dificuldade à laringoscopia. Rosenstock e colaboradores[60] notaram que a concordância entre os observadores para DTM e mobilidade do pescoço era baixa.

Distância Hiomentoniana. A distância hiomentoniana (DHM), uma medida da ponta do mento (queixo) até a cartilagem hioide, tem também sido considerada um dos preditores de dificuldade de intubação. Ambos, a DTM e a DHM, dão uma ideia do espaço disponível para a língua durante a laringoscopia. Em uma investigação envolvendo 12 cadáveres e 334 pacientes, Turkan e colaboradores[4] verificaram que a média de DHM foi menor que o limite estabelecido de 7 cm[61] e que a DHM era apenas uma variável objetiva não afetada pela idade, usando radiografias da coluna cervical de pacientes em posição neutra. Entretanto, tanto McIntyre[62] quanto Randall[56] demonstraram que medidas radiológicas não foram capazes de fornecer critérios sensíveis o suficiente para predizer a dificuldade de intubação e que estudos radiológicos eram, na melhor das hipóteses, considerados de valor na compreensão de problemas encontrados durante a laringoscopia.

Distância Esternomentoniana. A distância esternomentoniana (DEM), uma medida da ponta do mento (queixo) até o manúbrio (entalhe) esternal, normalmente maior que 12,5 cm, foi sugerida por Savva[20] para predizer a dificuldade de intubação se fosse menor que 12 cm com a extensão máxima da cabeça. Savva[20] constatou ser essa medida mais sensível e específica que a DTM e poderia estimar com mais acurácia a extensão da cabeça. Essa medida é funcionalmente "somada" à articulação atlanto-occipital na avaliação da via aérea.[63] Ramadhani e colaboradores[64] sugeriram que DEM era uma medida superior, quando comparada às outras, mostrando que a DEM tem sensibilidade (71,1%) e especificidade (66,7%) aumentada para predizer a dificuldade subsequente da laringoscopia e não era afetada pela idade. No entanto, o grupo de pacientes em seu estudo era limitado a apenas mulheres em idade gestacional. Turkan e colaboradores,[4] por outro lado, demonstraram que as medidas da DEM foram afetadas pela idade e gênero, tanto como se mais jovens (20 a 30 anos de idade) e masculinos, pois nestes, a medida da DEM era maior.

Em sua meta-análise, Shiga e colaboradores[59] concluíram que a DEM forneceu sensibilidade e especificidade moderadas. Essa meta-análise também produziu uma alta taxa de probabilidade positiva e *odds ratio* (razão de chances) de diagnóstico.[59] A razão de probabilidade (verossimilhança) negativa para a DEM foi a mais baixa, sugerindo que poderia ser o melhor teste isolado para excluir a dificuldade de intubação. Não obstante, o estudo se baseou em apenas três outros estudos que avaliavam a DEM.[59]

Movimento do Pescoço e Abertura da Boca. O movimento do pescoço e a abertura da boca têm sido considerados para predizer a dificuldade de intubação. El-Ganzouri e colaboradores[25] demonstraram que três variáveis isoladas, como o movimento restrito do pescoço e cabeça, incluindo especialmente a capacidade de flexão e a de extensão (menor que $80°$[23] ou menor que $90°$[8]), junto com a restrição à abertura oral (menor que 4 cm[23] ou menor que 5 cm[8]) e a incapacidade de fazer a protrusão da mandíbula têm associação significativa à intubação difícil. A acurácia da estimativa da EAO usando o teste de Bellhouse tem sido questionada, e de forma similar a outros métodos clínicos está sujeita à variabilidade entre os observadores.[65]

Exames individuais e testes são suscetíveis à ampla variação interobservadores, desse modo, qualquer evidência necessita ser avaliada adequadamente. Em um estudo envolvendo 59 pacientes, Karkouti e colaboradores[66] constataram que a abertura oral e a protrusão do queixo tinham *excelente* confiabilidade entre os observadores, considerando que outros sete testes (DTM, subluxação da mandíbula, EAO e ângulo, perfil de classificação, comprimento do ramo, melhor visão da orofaringe) tiveram apenas confiabilidade *moderada* entre os observadores, e que a técnica de Mallampati de avaliação da orofaringe tinha *fraca* confiabilidade interobservadores.[67]

Rosenstock e colaboradores[60] avaliaram a confiabilidade entre os observadores do índice de risco da via aérea simplificado (IRVAS). Os parâmetros usados no IRVAS incluem abertura oral, DTM, capacidade de protrusão da mandíbula, classificação de Mallampati, mobilidade da cabeça e pescoço e peso corporal. Dois pares de assistentes (dois especialistas e dois residentes) realizaram a avaliação. Eles usaram cinco testes (de um total de sete) do IRVAS e avaliaram 120 pacientes normais e 16 com intubação difícil documentada. Eles encontraram boa concordância interobservadores quanto à abertura oral, classificação de Mallampati e protrusão da mandíbula, ao passo que a DTM e movimento do pescoço tiveram níveis mais baixos de concordância entre os observadores.[60]

No estudo multicêntrico de Yildiz e colaboradores,[68] o critério mais sensível quando usado isoladamente era a abertura oral (sensibilidade de 43%). No estudo, a incidência de intubação difícil foi significativamente maior em pacientes com classificação de Mallampati III-IV, uma média diminuída de DTM e DEM, abertura oral diminuída ou menor protusão da mandíbula ($p < 0,05$). A combinação desses testes não melhorou os resultados.[68]

Rose e Cohen[13] analisaram os dados a respeito dos problemas e prognóstico de dificuldade no manejo da via aérea em 18.500 pacientes e concluíram que, apesar da maioria das anormalidades isoladas encontradas estarem restritas ao movimento do pescoço (3%) e à diminuição da visualização da hipofaringe (2,2%), com risco relativo de 3,2 e 4,5, respectivamente, a diminuição da abertura oral (menor que dois dedos; risco relativo de 10,3) e a DTM diminuída (menor que três dedos; risco relativo de 9,7) foram os melhores fatores preditivos isolados de dificuldade de intubação traqueal.

108 Seção III MANEJO PERIOPERATÓRIO

Peso. A obesidade tem sido estudada como peso corporal isolado (maior que 110 kg)[25] ou índice de massa corporal (IMC; maior que 30 kg/m²)[69] e mostrou estar associada à laringoscopia difícil, especialmente quando acompanhada de língua grande (avaliada pela classificação de Mallampati).

Recentemente, Juvin e colaboradores,[70] em um estudo envolvendo 134 magros (IMC menor que 30 kg/m²) e 129 obesos (IMC de 35 kg/m² ou maior), determinaram que intubações difíceis são mais comuns entre os pacientes obesos que entre não obesos, usando a escala de intubação difícil (EID) desenvolvida por Adnet e colaboradores,[71] a qual inclui dimensões qualitativas e quantitativas de intubação difícil. É um objetivo sistema de pontuação envolvendo sete variáveis: número de tentativas de intubação, habilidade e experiência do anestesiologista, técnicas alternativas de intubação, exposição glótica (Cormack-Lehane), força de levantamento aplicada ao laringoscópio, aplicação de pressão laríngea externa e posição das cordas vocais na intubação. Nesse estudo, eles definiram dois grupos de pacientes de acordo com os valores da EID: os com pontuação da EID menor que 5 (de fácil a ligeiramente difícil) e os com pontuação igual ou maior que 5 (difícil). Eles concluíram que, entre os fatores de risco clássicos para intubação difícil, apenas a classificação de Mallampati III ou IV constitui fator de risco para intubação difícil nos pacientes obesos (*odds ratio* 12,51, especificidade de 62% e VPP de 29%). Eles também determinaram que o risco de hipoxemia é maior nos pacientes obesos durante a indução da anestesia e que serão necessárias mais investigações para identificar os fatores de risco para intubação difícil nessa população.[48]

Shiga e colaboradores[59] verificaram que a incidência de intubação difícil em pacientes obesos (IMC maior que 30 kg/m²) foi três vezes maior que em pacientes não obesos. Ainda, Cattano e colaboradores[55] constataram que a obesidade tinha a sensibilidade mais alta (32%) e VPP de 16 para predizer a intubação difícil. A mesma sensibilidade (32%) foi encontrada com a classificação de Mallampati nas categorias III-IV.

Brodsky e colaboradores,[72] por outro lado, estudaram 100 sujeitos obesos mórbidos consecutivos (IMC maior que 40 kg/m²) e concluíram que nem o peso corporal absoluto (obesidade) nem o IMC estão associados à intubação difícil. Preferencialmente, eles observaram que a *circunferência do pescoço aumentada* (medida no nível da borda superior da cartilagem cricoide) de 40 cm mostrou uma probabilidade de 5%, e a de 60 cm, uma probabilidade de 35% de intubação problemática, e que as classificações de Mallampati altas (III ou maior) são apenas preditores de problemas potenciais durante a intubação nessa população de pacientes. Desse modo, o fato de a intubação traqueal ser mais difícil na população obesa é discutível.

Komatsu e colaboradores[73] usaram o ultrassom para quantificar a espessura dos tecidos moles da porção anterior do pescoço e predizer a dificuldade de laringoscopia em 64 pacientes obesos mórbidos (IMC ≥ 35 kg/m²). Eles realizaram uma ultrassonografia dos tecidos moles da porção anterior do pescoço e mediram a distância da pele até a porção anterior da via aérea, ao nível das cordas vocais. Em contraste com os achados de Brodsky, eles concluíram que a espessura dos tecidos moles pré-traqueais ao nível das cordas vocais *não* é um bom preditor da dificuldade de laringoscopia na população obesa caucasiana e afro-americana. Em contraste, Ezri e colaboradores[48] estudaram pacientes do Oriente Médio e determinaram que o tecido mole no pescoço não influenciou na dificuldade na intubação.

Adicionalmente, Siegel e colaboradores[74] demonstraram que o ultrassom das vias aéreas foi um método confiável, simples e confortável de identificar o mecanismo de obstrução da via aérea. O papel do ultrassom pré-intubação na avaliação da via aérea superior para detecção de patologias perilaríngea e laríngea, como tumores, abscessos ou epiglotite, tem também sido estudado.[75,76] Devido às discrepâncias na literatura, não há evidência convincente de correlação da espessura dos tecidos moles do pescoço com intubação difícil.[73]

Preditores Combinados de Laringoscopia Difícil e Intubação

Embora não haja um fator isolado que tenha mostrado ser um preditor de intubação difícil por si só, tem sido amplamente sugerida uma combinação de fatores que aumentem a previsão de dificuldade de intubação. Várias combinações de fatores individuais têm sido estudadas e diversos índices multivariados têm sido propostos (Tab. 17-2), no entanto, muito poucos avaliaram prospectivamente sua eficácia. Em seu editorial, Wilson[33] concluiu que nenhum teste isolado é apropriado para ser um preditor perfeito de dificuldade de intubação, e Bainton[77] sugeriu que a maioria das soluções satisfatórias deveria ser a "melhor soma algébrica" de vários testes.

Um estudo recente de Shiga e colaboradores,[59] com testes realizados à beira do leito para predizer a dificuldade de intubação em pacientes aparentemente normais, sugeriu que a combinação da classificação de Mallampati (CM) e da distância tireomentoniana (DTM) podia prever a intubação difícil com mais acurácia. Em sua meta-análise com 35 estudos envolvendo 50.760 pacientes, eles concluíram que o CM e a DTM combinados tinham maior poder discriminativo. Os pacientes com 5% de probabilidade pré-teste de intubação difícil (ID) mostraram 34% de risco de ID depois de um resultado positivo para a combinação, 16% depois de um resultado positivo para CM isolado e 15% de risco para DTM isolada.[59]

Krobbuaban e colaboradores[52] constataram que RADTM maior que 23,5 (VPP 24, falso-negativo:FN 16), classificação de Mallampati III-IV (VPP 20, FN 21) e movimentação do pescoço menor que 80° (VPP 22, FN 60) eram os principais fatores para predizer a laringoscopia difícil. A RADTM teve o maior VPP, a maior sensibilidade e menos falsos-negativos (FN) em relação aos outros fatores. As análises multivariadas *odds ratio* (com 95% do intervalo de confiança) da RADTM, a classificação de Mallampati e o movimento do pescoço foram de 6,72 (3,29 a 13,72), 2,96 (1,63 a 5,35) e 2,73 (1,14 a 6,51), respectivamente. O espaço entre os dentes incisivos (menor que 3,5 cm) e a DTM (menor que 6,5 cm) não foram reconhecidos como variáveis independentes para a laringoscopia difícil.[52]

Matthew e colaboradores[78] observaram 22 pacientes com via aérea difícil já conhecida, com DTM menor que 6 cm e classificação de Mallampati III ou IV, e emparelhou com 22 pacientes controles (intubações fáceis) e com DTM maior que 6,5 cm e classificação de Mallampati I ou II. Com testes prospectivos testando as combinações em 244 pacientes, Frerk[16] detectou uma sensibilidade de 80% e especificidade de 98%. Wong e Hung,[57] por outro lado, encontraram 71% e 92% em 411 chinesas, das quais 151 gestantes. Janssens e Hartstein[79]

Autores/ Referência	Número de Pacientes	Incidência de Intubação Difícil (%)	Sensibilidade (%)	Especificidade (%)	Valor Preditivo Positivo (%)	Valor Preditivo Negativo (%)	Definição de Intubação Difícil*	Melhor Tentativa	População Excluída	Falso-positivo (%)	Taxa de Perda/Erro de Classificação (%)	Associação à Intubação Difícil
Wong[57]	411	Não-gestantes 1,54 Gestantes 1,99	71,4	95,5	21,7		1	–	Não chineses e chineses do sexo masculino	+		
Wilson[21]	778	1,5	75	88	9	99	1	–	Obstétricas (OB) e ouvido, nariz e garganta (ORL)	0,4	12	
Pottecher e cols.[39]	663	5,8	70	84	21	98	1	–	ORL	1,8	17	
El-Ganzouri e cols.[25]	10.570	1	65	94	10	99	2	+	OB e ORL	0,3	7	
Arne e cols.[10] (cirurgia geral) (escore simplificado)	717	2,5	94	96	37	99	4	+	ORL/OB	0,2	4	
Arne e cols.[10] (pop. global) (escore simplificado)	1.090	3,8	93	93	34	99	4	+	OB	0,3	7	
Naguib[84] (equação diferencial) (critérios clínicos)	56	42	95,4	91,2	87,5	96,9	1+3	–				
Naguib[84] (equação diferencial) (clínicos + radiológicos)	56	42	95,8	96,9	95,8	96,9	1+3	–				
Oates e cols.[19] (soma do risco Wilson)	675	1,8	42	92	9		1					
Yamamoto e cols.[81] (soma do risco Wilson)	3.608	1,3	55,4	86,1	5,9		1	+				

*Definição de dificuldade de intubação:
1) Cormack-Lehane graus III ou IV
2) Apenas Cormack-Lehane grau IV
3) Número de tentativas
4) Técnicas especiais e outros

110 Seção III MANEJO PERIOPERATÓRIO

e Janssens e Lamy[80] recentemente desenvolveram um novo sistema de pontuação, o escore de via aérea difícil (EVAD), para predizer a dificuldade de intubação com DTM menor que 6 cm, classificação de Mallampati maior que I, abertura oral menor que 4 cm, mobilidade cervical diminuída e presença de incisivos superiores relacionados com dificuldade de via aérea. A pontuação varia entre 5 e 15, e uma pontuação de 8 ou maior é considerada uma via aérea difícil em potencial. Quando comparado à EID, eles encontraram uma sensibilidade de 75%, uma especificidade de 85,7%, um excelente VPN 98,7% e um baixo VPP de 18,6%. Essa pontuação permite ao médico distinguir a dificuldade em manter a patência da via aérea e a dificuldade com alinhamento dos eixos para visualizar a laringe. Os sistemas de pontuação, como o EVAD e a EID,[70] necessitam de investigações futuras e inclusão de mais variáveis definitivas.

Recentemente, Iohom e colaboradores,[40] em um estudo envolvendo 212 pacientes não obstétricas, concluíram que a combinação da classificação de Mallampati III ou IV com ou a distância menor que 6,5 cm ou distância esternomentoniana menor que 12,5 cm diminuiu a sensibilidade (de 40% para 25% e 20%, respectivamente), mas mantiveram um VPN de 93%. A especificidade e o VPP aumentaram de 89% e 27%, respectivamente, para a classificação de Mallampati isolada em 100%. Desse modo, eles sugeriram que a classificação de Mallampati em conjunção com as medidas de DTM e DEM podem ser úteis nos testes de rastreamento pré-operatório para predizer a dificuldade de intubação.[40]

Wilson e colaboradores[21] examinaram uma combinação de cinco fatores de risco (soma do risco de Wilson): peso, mobilidade da cabeça e pescoço, movimentação da mandíbula, recuo da mandíbula e dentes anteriorizados (dentuços). A classificação é feita em três níveis de risco, com o nível 0 representando nenhum risco para a intubação, e o nível 2 representando o maior risco de intubação difícil.[21] O grupo de Wilson sugeriu que uma pontuação de 2 poderia corresponder a um teste que teria 75% de sensibilidade e 85% de especificidade, e esse teste não poderia ser aplicado a crianças e mulheres gestantes devido ao peso. Oates e colaboradores,[19] por outro lado, constataram que a soma de risco de Wilson teria uma sensibilidade de 42% e uma especificidade de 92%, com o VPP de 9%. Em comparação à classificação de Mallampati, eles concluíram que a primeira seria ligeiramente superior. Yamamoto e colaboradores[81] testaram a mesma pontuação em 3.608 pacientes e encontraram uma sensibilidade ligeiramente melhor (55%), mas a especificidade e VPP foram de 86% e 5,5%, respectivamente.

Wong e Hung[57] derivaram a seguinte equação regressiva: LD = 2,73 – 0,1 DTM – (0,01 EAO – 0,1 Mallampati) e concluíram que o grau da laringoscopia poderia ser maior (isto é, maior dificuldade de intubação) se a combinação de EAO e Mallampati produzisse um valor mais negativo. Eles intitularam a combinação de EAO e Mallampati, que independem da construção corporal, como o preditor de intubação difícil (PID) e usaram o PID de 0 ou menor como critério para predizer a dificuldade de intubação. Eles encontraram uma sensibilidade de 71%, uma especificidade de 95,5% e um VPP de 21,7%. Esse estudo com chinesas, incluindo gestantes, foi uma tentativa de neutralização dos efeitos da construção corporal

com medidas anatômicas absolutas e sua limitação como preditores de intubação difícil.

Bellhouse e Dore[82] identificaram preditores radiográficos em pacientes com via aérea difícil conhecida e sugeriram três medidas clínicas: classificação de Mallampati III ou IV, limitação da EAO e micrognatismo. Como não há avaliações prospectivas desses achados, a sensibilidade e a especificidade dessa combinação são desconhecidas.

Rocke e colaboradores,[8] em estudo raro envolvendo 1.500 pacientes obstétricas, encontraram quatro preditores de dificuldade de intubação: classificação de Mallampati, mandíbula recuada, pescoço curto e incisivos maxilares protrusos. Tse e colaboradores[83] avaliaram a combinação da classificação de Mallampati, extensão da cabeça e distância tireomentoniana em 471 pacientes. Eles concluíram que a combinação de mediadores geralmente pareceu aumentar a especificidade, diminuindo, desse modo, a chance de alarmes falsos, mas ao custo da sensibilidade, o que significa perder uma grande proporção de intubações difíceis potenciais.

El-Ganzouri e colaboradores[25] estudaram prospectivamente 10.507 pacientes que se submeteram à cirurgia sob anestesia geral para determinar quais parâmetros poderiam estar associados à intubação difícil. Eles derivaram um índice de risco composto da via aérea com um *odds ratio* usado para avaliar o risco de parâmetros individuais, incluindo a abertura da boca, a classificação de Mallampati, a mobilidade cervical, a capacidade de protusão da língua, o peso corpóreo e a história de dificuldade de intubação. Aplicando o índice de risco simplificado (0 = baixo, 1 = médio, 2 = alto), eles encontraram uma sensibilidade de 65%, uma especificidade de 94% e um VPP de 10%, o que correspondeu a uma incidência de 1% de dificuldade de intubação (definido como a visão isolada ao laringoscópio de Cormack-Lehane grau IV), avaliado por um anestesiologista experiente depois da melhor tentativa.

Arne e colaboradores[10] realizaram uma análise prospectiva de 1.200 pacientes de otorrinolaringologia e cirurgia geral, a fim de desenvolver e validar um índice de risco clínico multifatorial com a intenção de predizer a dificuldade de intubação traqueal. Eles identificaram sete critérios como preditores independentes de dificuldade de intubação, definidos como a necessidade do uso de técnicas especiais pela avaliação de dois outros anestesiologistas experientes, depois de suas *melhores* tentativas de intubação traqueal. Um índice simplificado de risco foi formulado usando coeficientes de regressão como o de peso relativo de preditores individuais. O melhor limiar preditivo para a soma foi escolhido entre 11 utilizando a curva característica do receptor operacional. Esse sistema de pontuação foi avaliado prospectivamente em uma população de 1.090 pacientes consecutivos. A sensibilidade e especificidade foi de 94% e 96% em cirurgia geral, de 90% e 93% em cirurgias ORL não neoplásicas e de 92% e 66% em cirurgias ORL neoplásicas, respectivamente. Eles afirmaram que o índice é investigador-independente, com 7% de taxa de erro de classificação. A população estudada incluiu apenas uma pequena quantidade de pacientes com patologia da coluna cervical, e pacientes com história de espondilite, artrite reumatoide ou doença atlanto-occipital não foram incluídos.

Naguib e colaboradores[84] avaliaram 24 pacientes em que ocorreu dificuldade com a via aérea não antecipada, junto a um grupo de controle de 32 pacientes nos quais a intubação foi

Capítulo 17 O Exame de Via Aérea Prediz a Dificuldade de Intubação?

fácil, usando dados clínicos e radiológicos. Eles identificaram quatro fatores de risco clínicos: distância tireomentoniana, distância tireoesternal, circunferência do pescoço e classificação de Mallampati. Utilizando dados clínicos e radiológicos, a análise discriminativa identificou cinco fatores de risco: DTM, distância tireoesternal, classificação de Mallampati, profundidade do processo espinhoso da segunda vértebra cervical e ângulo do ponto mais inferoanterior do dente incisivo central superior. Embora um VPP de 95,8% na população estudada com uma incidência de intubação difícil de 42% não seja realístico, a possibilidade do papel das técnicas avançadas de radiologia como a imagem computadorizada tridimensional na predição de dificuldade de intubação não poderá ser ignorada.

Cattano e colaboradores[55] demonstraram que o índice de correlação linear da classificação de Mallampati *versus* Cormack-Lehane foi de 0,904. Uma Mallampati classe III se correlacionou com um Cormack-Lehane grau 2 (0,94); e uma Mallampati classe IV, com um Cormack-Lehane grau 3 (0,85) e um Cormack-Lehane grau 4 (0,80).[55]

Dificuldade de Ventilação sob Máscara

Embora a falha em intubar possa não necessariamente levar à hipóxia e hipoxemia, a falência na ventilação *causará* tais consequências adversas. É interessante notar que a maior parte da literatura sobre a previsão da via aérea difícil não inclui os fatores preditivos de dificuldade de ventilação sob máscara (DVM). Williamson e colaboradores[85] analisaram 2 mil incidentes relatados e indicaram uma incidência de 15% de DVM em pacientes com dificuldade ou falha na intubação. El-Ganzouri e colaboradores[25] encontraram uma incidência de 0,08% em seu estudo com 10.507 pacientes e determinaram que aproximadamente 100 mil pacientes deveriam ser necessários para aplicar uma análise multivariada. Eles definiram a DVM como a incapacidade de obter uma excursão torácica suficiente para manter a curva de capnografia clinicamente aceitável, apesar de a posição da cabeça e a do pescoço estarem otimizadas, do uso de bloqueadores neuromusculares, do emprego de dispositivos orais e da ótima aplicação da máscara na face. Langeron e colaboradores[12] observaram incidência de 5% de DVM, definindo como a inabilidade de um anestesiologista sozinho em manter a saturação de oxigênio maior que 92% ou prevenir/reverter os sinais de ventilação inadequada durante a ventilação com pressão positiva sob máscara na anestesia geral. No estudo com 1.502 pacientes que excluiu os da otorrinolaringologia, obstetrícia e emergência, eles encontraram cinco critérios (idade superior a 55 anos, IMC maior que 26 kg/m², falta de dentes, presença de barba e história de ronco) que são fatores de risco independentes para DVM, com dois desses critérios indicando alta probabilidade de DVM (sensibilidade de 72%, especificidade de 73%). Taxas menores de DVM têm sido relatadas nos estudos prospectivos de Asai e colaboradores[24] (1% a 4%), Rose e Cohen[13] (0,9%) e El-Ganzouri e colaboradores,[25] como mencionado. Obviamente, há falta de definições padronizadas para a DVM, o que poderia explicar a variação de incidência.

Kheterpal e colaboradores[86] encontraram 37 casos (0,16%) de grau 4 VM (impossível de ventilar) e 313 casos (1,4%) de grau 3 VM (dificuldade para ventilar) em 22.660 casos. Eles usaram os graus de uma classificação de 1 a 4, na qual o grau 1

era fácil de ventilar sob máscara, o grau 2 era capaz de ventilar, mas um dispositivo oral era necessário com ou sem bloqueador neuromuscular, o grau 3 era difícil de ventilar (inadequada/instável ou exigia duas pessoas) com ou sem bloqueador neuromuscular e o grau 4 era incapaz de ser ventilado com ou sem bloqueador neuromuscular. Dos 37 casos grau 4 VM, um necessitou de cricotirotomia de emergência, 10 foram de intubação difícil e 26 foram de intubação fácil. Eles identificaram seis preditores para grau 3 VM: IMC maior que 30 kg/m², presença de barba, Mallampati classes III-IV, idade de 57 anos ou superior, protrusão maxilar diminuída e ronco. Desses seis preditores, o único preditor modificável era a presença de barba. Eles puderam identificar apenas dois preditores para grau 4 VM: ronco e DTM menor que 6 cm. Eles também constataram que 84 pacientes com grau 3 ou 4VM foram de intubação difícil (0,37%). Eles sugeriram que o teste de protrusão mandibular ou o TMLS podem ser elementos essenciais para a avaliação da via aérea.[86]

Avaliação da Via Aérea e Uso da Máscara Laríngea (ML)

McCrory e colaboradores[87] estudaram 100 pacientes avaliando a via aérea com a classificação original de Mallampati (CM) e, em seguida, empregando uma ML. A ventilação adequada foi possível em 98 pacientes, e em dois pacientes a inserção foi abandonada e a anestesia foi continuada com cânula orofaríngea e ventilação sob máscara. Eles realizaram laringoscopia de fibra óptica e avaliaram a entrada laríngea, constatando que o local de inserção da ML era subótimo em 30 pacientes e não houve visualização da entrada laríngea em sete pacientes. Todos os sete pacientes eram Mallampati classe III. Eles concluíram que um aumento da oclusão da entrada laríngea e um aumento da dificuldade de inserção da ML ocorreram com Mallampati classes II e III. Eles também observaram que o número de tentativas necessárias para a inserção da ML aumentou com Mallampati classes II e III. Dezoito pacientes com Mallampati classe II necessitaram de duas tentativas, e, com Mallampati III, cinco pacientes necessitaram de duas tentativas e três necessitaram de três tentativas. Em dois pacientes com Mallampati III, a inserção da ML foi abandonada (falha de inserção após três tentativas). A limitação desse estudo foi um número pequeno de pacientes com Mallampati classe III ($n = 10$), em sete dos quais não foi possível visualizar as cordas vocais na laringoscopia por fibra óptica e em dois a inserção da ML foi abandonada.

Intubar *versus* Ventilar – "Não posso Intubar, Não posso Ventilar" (NINV)

"Não posso intubar, não posso ventilar" (NINV) é uma situação clínica em que o anestesiologista não é capaz de intubar ou realizar ventilação efetiva. A hipoxemia e a morte podem ocorrer rapidamente, a não ser que a oxigenação transtraqueal de emergência seja oferecida.[27] Não obstante, é evidente que em várias situações em que a ventilação sob máscara falha e a intubação é difícil, uma ML pode promover uma via aérea satisfatória. Ainda que uma situação NINV seja rara em pacientes eletivos, diretrizes foram estabelecidas (consulte o site www.das.uk.com).

112 Seção III MANEJO PERIOPERATÓRIO

ÁREAS DE INCERTEZAS

A avaliação pré-operatória é importante na detecção de pacientes em risco de dificuldade no manejo da via aérea, constatando qualquer achado anatômico e fatores clínicos associados à via aérea difícil,[4,8,10,11,13,14,88] mas continua incerto o fato de verdadeiros preditores serem possíveis[11,23,83,89-91] e sobre quais variáveis deveriam ser escolhidas.[7] A maioria dos preditores individuais parece ter forte associação à ocorrência de dificuldade de intubação, mas nenhuma das combinações previamente discutidas forneceu resultados satisfatórios quanto à sensibilidade e à especificidade. As razões poderiam ser a baixa incidência dos resultados finais (p. ex., dificuldade de intubação) e relação inversa conflitante entre sensibilidade e especificidade, especialmente devido à natureza crítica dos resultados (isto é, morte ou dano cerebral). Não obstante, falsos-positivos são claramente menos danosos que falsos-negativos e cada paciente que se submete a uma intervenção anestésica está sujeito à possibilidade da ocorrência de problemas com o manuseio da via aérea. O manejo específico da via aérea difícil em populações específicas, incluindo as gestantes, os obesos, os pediátricos e os que se submetem à cirurgia envolvendo a via aérea, podem necessitar de considerações únicas. Mais investigações com os dispositivos supraglóticos são necessárias (p. ex., máscara laríngea, Combitube® traqueal esofágico etc.), assim como os laringoscópios com fibra óptica rígidos ou flexíveis, e preditores de dificuldade com seu uso, ou como seu emprego pode superar a dificuldade de intubação, apesar dos preditores tradicionais desfavoráveis para intubação difícil, se necessário. Por último, a integração da prática de diretrizes, como será delineada na próxima seção, com a prática clínica é difícil de controlar, o que dificulta a avaliação direta de sua utilidade em relação ao resultado do paciente.

DIRETRIZES

Há diretrizes atuais publicadas pelas sociedades americana[7] e internacional[85,86,89] que abordam a questão da intervenção com a ideia de reduzir as complicações perioperatórias com a via aérea durante o manejo de uma dificuldade.

A ASA designou uma força-tarefa para desenvolver o "Practice Guidelines for Management of Difficult Airway" (algo como Diretrizes Práticas para Manejo da Via Aérea Difícil), o qual foi adotado pela ASA em 1992 e recentemente revisado.[7] A proposta dessas diretrizes é facilitar o manejo da via aérea difícil e reduzir a probabilidade de resultados adversos.

Essas diretrizes incluem as seguintes recomendações:

1. História

Uma história da via aérea deveria ser obtida, sempre que possível, antes de iniciar o cuidado anestésico e manuseio da via aérea em todos os pacientes. A intenção da história da via aérea é detectar problemas médicos, cirúrgicos e fatores anestésicos que podem indicar a presença de via aérea difícil. O exame dos registros médicos, se disponíveis em tempo, pode conter informações úteis sobre o manejo da via aérea.

2. Exame Físico

Um exame físico da via aérea deveria ser obtido, sempre que possível, antes de se iniciar o cuidado anestésico e manuseio da via aérea em todos os pacientes. A intenção desse exame é detectar características físicas que podem indicar a presença de via aérea difícil. Vários achados da via aérea podem ser avaliados, como na Tabela 17-3.

3. Avaliação Adicional

Uma avaliação adicional pode ser indicada em alguns pacientes para caracterizar a probabilidade ou natureza de uma via aérea difícil antecipada. Os achados da história da via aérea e do exame físico podem ser úteis em orientar a seleção de testes diagnósticos específicos e consultas com especialistas.

Tabela 17-3 Componentes do Exame Físico Pré-operatório da Via Aérea Difícil	
Componentes do Exame da Via Aérea	**Achados não Tranquilizadores**
1. Comprimento dos incisivos superiores	Relativamente longos
2. Relação dos incisivos maxilares e mandibulares durante o fechamento normal da mandíbula	"Sobremordida" proeminente (incisivos mandibulares anteriores aos incisivos maxilares)
3. Relação entre os incisivos maxilares e mandibulares durante a protrusão voluntária da mandíbula	O paciente não pode trazer os incisivos mandibulares anteriores (na frente) dos incisivos maxilares
4. Distância entre os incisivos	Menor que 3 cm
5. Visibilidade da úvula	Não é visível quando a língua está protrusa com o paciente na posição sentada (p. ex., classificação de Mallampati maior que II)
6. Forma do palato	Altamente arcado ou muito estreito
7. Complacência do espaço mandibular	Firme, endurecido, ocupado pela massa ou não resiliente
8. Distância tireomentoniana	Menor que a amplitude de três dedos
9. Comprimento do pescoço	Curto
10. Espessura do pescoço	Grossa
11. Movimentação da cabeça e pescoço	O paciente não consegue encostar a ponta do mento no tórax ou não consegue estender o pescoço

RECOMENDAÇÕES DOS AUTORES

Com base na evidência dos ensaios clínicos randomizados e da vasta literatura sobre os métodos de avaliação da via aérea, o exame da via aérea não prediz a dificuldade de intubação. Não obstante, embora os testes atuais não sejam infalíveis, uma avaliação cuidadosa e sistemática, bem como uma análise da história e do exame físico de cada paciente deveriam ser realizadas.

As sugestões a seguir deveriam servir como uma diretriz para o julgamento clínico e auxiliar as decisões do anestesiologista sobre a técnica de manejo da via aérea com os pacientes e cirurgiões.

1. Usar uma lista de preditores individuais (Tab. 17-4) para separar os pacientes que necessitam de avaliação futura.
2. Verificar a presença de alguma combinação de preditores individuais que possam levar a dificuldades.
3. Realizar outros testes, incluindo a avaliação radiológica ou a endoscópica, ou ambas, e obter consulta pré-operatória com outros especialistas (otorrinolaringologista, pneumologista, oncologista, cirurgião torácico) nos pacientes conhecidos ou suspeitos clinicamente de via aérea difícil.
4. Realizar a revisão das informações anteriores (sugestões 1 a 3) por um especialista ou um grupo de especialistas, a fim de considerar os fatores preditivos de ventilação difícil sob máscara, laringoscopia difícil, intubação difícil e dificuldade em realizar via aérea cirúrgica, e, juntos, formular um plano, bem como planos alternativos, para manejo da via aérea.
5. Finalmente, os anestesiologistas deveriam sempre estar preparados, tendo uma caixa de via aérea difícil pronta e disponível, exercitando a via aérea difícil, assim como as técnicas especiais úteis no manejo da via aérea dos pacientes com dificuldade de intubação.[39]

Ao estar apto para, mais acuradamente, predizer a dificuldade de ventilação sob máscara, a laringoscopia difícil, a intubação difícil e a realização da intubação por fibra óptica ou via aérea cirúrgica com dificuldade, deve-se, com toda probabilidade, reduzir o número de resultados adversos e melhorar a segurança do manejo da via aérea. Pelo menos até o momento atual, a predição confiável de uma intubação difícil continua a ser um problema não resolvido e é provável que se mantenha uma decisão baseada no julgamento clínico.

Tabela 17-4 Conteúdo Sugerido da Unidade de Armazenamento Portátil de Via Aérea Difícil

1. Lâminas de laringoscopia rígidas de tamanhos e desenhos diferentes das rotineiramente usadas. Pode incluir laringoscópio rígido de fibra óptica
2. Tubos traqueais de tamanhos variados
3. Guias de tubos traqueais. Os exemplos incluem (mas não limitam a) estiletes semirrígidos, permutadores de tubo, bastão luminoso e fórceps desenhados para manipular a porção distal do tubo traqueal
4. Máscaras laríngeas de tamanhos variados, Podem-se incluir máscara laríngea de intubação e a *LMA-Proseal*® (LMA North America, Inc., San Duego, CA)
5. Equipamento para intubação de fibra óptica flexível
6. Equipamento de intubação retrógrada
7. Ao menos um dispositivo destinado à ventilação de emergência não invasiva. Os exemplos incluem (mas não se limitam a) um Combitube® traqueal esofágico (Kendall-Sheridan Catheter Corp., Argyle, NY), um estilete oco de ventilação a jato e um ventilador a jato transtraqueal
8. Equipamento que se destina ao acesso da aérea de emergência (p. ex., cricotirotomia)
9. Um detector de CO_2 exalado

REFERÊNCIAS

1. Cheney FW: Changing trends in anesthesia-related death and permanent brain damage. ASA Closed Claims Project. *ASA Newsletter* 2002;66:6-8.
2. Peterson GN, Domino KB, Kaplan RA, Posner KL, Lee LA, Cheney FW: Management of the difficult airway. A closed claims analysis. *Anesthesiology* 2005;103:33-39.
3. Cheney FW, Posner KL, Lee LA, Kaplan RA, Domino KB: Trends in anesthesia-related death and brain damage. *Anesthesiology* 2006;105:1081-1086.
4. Turkan S, Ates Y, Cuhruk H, Tekdemir I: Should we reevaluate the variables for predicting the airway in anesthesiology? *Anesth Analg* 2002;94:1340-1344.
5. Jacobsen J, Jensen E, Waldan T, Poulsen TD: Preoperative evaluation of intubation conditions in patients scheduled for elective surgery. *Acta Anaesthesiol Scand* 1996;40:421-424.
6. Chou HC, Wu TL: Thyromental distance—shouldn't we redefine its role in the prediction of difficult laryngoscopy? *Acta Anaesthesiol Scand* 1998;42:136-137 (letter).
7. Practice guidelines for management of the difficult airway: An updated report by the American Society of Anesthesiologists Task Force on management of the difficult airway. *Anesthesiology* 2003;98:1269-1277.
8. Rocke DA, Murray WB, Rout CC, Gouws E: Relative risk analysis of factors associated with difficult intubation in obstetric anesthesia. *Anesthesiology* 1992;77:67-73.
9. Samsoon GL, Young JRB: Difficult tracheal intubation: A retrospective study. *Anaesthesia* 1987;42:487-490.
10. Arne J, Descoins P, Fusciardi J, et al: Preoperative assessment for difficult intubation in general and ENT surgery: Predictive value of a clinical multivariate risk index. *Br J Anaesth* 1998;80:140-146.
11. Cattano D, Pescini A, Paolicchi A, Giunta F: Difficult intubation: An overview on a cohort of 1327 consecutive patients. *Minerva Anestesiol* 2001;67:45.
12. Langeron O, Mazzo E, Huraux C, et al: Prediction of difficult mask ventilation. *Anesthesiology* 2000;92:1229-1236.
13. Rose DK, Cohen MM: The airway: Problems and prediction in 18,500 patients. *Can J Anaesth* 1994;41:372-383.
14. Cormack RS, Lehane J: Difficult tracheal intubation in obstetrics. *Anaesthesia* 1984;39:1105-1111.
15. Butler PJ, Dhara SS: Prediction of difficult laryngoscopy: An assessment of thyromental distance and Mallampati predictive tests. *Anaesth Intensive Care* 1992;20:139-142.
16. Frerk CM: Predicting difficult intubation. *Anaesthesia* 1991;46:1005-1008.
17. Lewis M, Keramati S, Benumof JL, Berry CC: What is the best way to determine oropharyngeal classification and mandibular space length to predict difficult laryngoscopy? *Anesthesiology* 1994;81:69-75.
18. Mallampatti SR, Gatt SP, Gugino LD, et al: A clinical sign to predict difficult tracheal intubation: A prospective study. *Can Anaesth Soc J* 1985;32:429-434.
19. Oates JDL, Macleod AD, Oates PD, et al: Comparison of two methods for predicting difficult intubation. *Br J Anaesth* 1991;66:305-309.
20. Savva D: Prediction of difficult tracheal intubation. *Br J Anaesth* 1994;73:149-153.
21. Wilson ME, Spiegelhalter D, Robertson JA, Lesser P: Predicting difficult intubation. *Br J Anaesth* 1988;61:211-216.
22. Benumof JL: The difficult airway. In Benumof JL, editor: *Airway management principles and practice*. St. Louis, Mosby–Year Book, 1996, p 121.
23. Patil VU, Stehling LC, Zauder HL: Predicting the difficulty of intubation utilizing an intubation guide. *Anesthesiol Rev* 1983;10:32.
24. Asai T, Koga K, Vaughan RS: Respiratory complications associated with tracheal intubation and extubation. *Br J Anaesth* 1998;80:767-775.
25. El-Ganzouri AR, McCarthy RJ, Tuman KJ, Tanck EN, Ivankovich AD: Preoperative airway assessment: Predictive value of a multivariate risk index. *Anesth Analg* 1996;82:1197-1204.
26. Verghese C, Bricacombe JR: Survey of LMA usage in 11910 patients: Safety and efficacy for conventional and unconventional usage. *Anesth Analg* 1996;82:129-133.
27. Pearce A: Evaluation of the airway and preparation for difficulty. *Best Practice and Research Clinical Anaesthesiology* 2005;19(4):559-579.
28. Takahata S, Kubota M, Mamiya K, et al: The efficacy of the "BURP" maneuver during a difficult laryngoscopy. *Anesth Analg* 1997;84:419-421.
29. Yentis SM, Lee DJH: Evaluation of an improved scoring system for the grading of direct laryngoscopy. *Anaesthesia* 1998;53:1041-1044.
30. Cohen AM, Fleming BG, Wace JR: Grading of direct laryngoscopy. A survey of current practice. *Anaesthesia* 1994;49:522-525.
31. Koh LD, Kong CF, Ip-Yam PC: The modified Cormack-Lehane score for the grading of direct laryngoscopy: Evaluation in the Asian population. Anaesth Intensive Care 2002;30:48-51.
32. Cook TM: A new practical classification of laryngeal view. *Anaesthesia* 2000;55:274-279.

114 Seção III MANEJO PERIOPERATÓRIO

33. Wilson ME: Predicting difficult intubation. *Br J Anaesth* 1993;71:333-334 (editorial).
34. Block C, Brechner VL: Unusual problems in airway management. *Anesth Analg* 1971;50:114-123.
35. Brechner VL: Unusual problems in the management of airways: Flexion-extension mobility of the cervical vertebrae. *Anesth Analg* 1968;47:362-373.
36. Calder I, Calder J, Crockard HA: Difficult direct laryngoscopy in patients with cervical spine disease. *Anaesthesia* 1995;50:756-763.
37. Cass NM, James NR, Lines V: Difficult direct laryngoscopy complicating intubation for anaesthesia. *BMJ* 1956;3:488-489.
38. Chou HC, Wu TL: Mandibulohyoid distance in difficult laryngoscopy. *Br J Anaesth* 1993;71:335-339.
39. Wheeler M, Ovassapian A: Prediction and evaluation of the difficult airway. In Hagberg CA, editor: *Handbook of difficult airway management*. Philadelphia, Churchill Livingstone, 2000, pp 15-30.
40. Iohom G, Ronayne M, Cunningham AJ: Prediction of difficult tracheal intubation. *Eur J Anaesthesiol* 2003;20:31-36.
41. Sustic A: Role of ultrasound in the airway management of critically ill patients. *Crit Care Med* 2007;35(suppl 5):S173.
42. Khan ZH, Kashfi A, Ebrahimkhani E: A comparison of the upper lip bite test (a simple new technique) with modified Mallampati classification in predicting difficulty in endotracheal intubation: A prospective blinded study. *Anesth Analg* 2003;96:595-599.
43. Eberhart LHJ, Arndt C, Cierpka T, Schwanekamp J, Wulf H, Putzke C: Reliability and validity of the upper lip bite test compared with the Mallampati classification to predict difficult laryngoscopy: An external prospective evaluation. *Anesth Analg* 2005;101(1):284-289.
44. Shapiro BA, Glassenberg R, Panchal S: The incidence of failed or difficult intubation in different surgical populations. *Anesthesiology* 1994;81:A1212 (abstract).
45. Nadal JLY, Fernandez BG, Escobar IC, et al. The palm print as a sensitive predictor of difficult laryngoscopy in diabetics. *Acta Anaesthesiol Scand* 1998;42:199-203.
46. Tanaka A, Isono S, Ishikawa T, Sato J, Nishino T: Laryngeal resistance before and after minor surgery: Endotracheal tube versus laryngeal mask airway. *Anesthesiology* 2003;99:252-258.
47. Komron RM, Smoth CP: Laryngeal injury with short term anesthesia. *Laryngoscope* 1983;83:683-690.
48. Mallampati SR: Clinical sign to predict difficult tracheal intubation (hypothesis). *Can Anaesth Soc J* 1983;30:316.
49. Ezri T, Cohen Y, Geva D, Szmuk P: Pharyngoscopic views. *Anesth Analg* 1998;87:748 (letter).
50. Maleck W, Koetter K, Less S: Pharyngoscopic views. *Anesth Analg* 1999;89:256-257 (letter).
51. Lee A, Fan LTY, Karmakar MK, Ngan Kee WD: A systematic review (meta-analysis) of the accuracy of the Mallampati tests to predict difficult airway. *Anesth Analg* 2006;102(6):1867-1878.
52. Krobbuaban B, Diregpoke S, Kumkeaw S, Tanomsat M: The predictive value of the height ratio and thyromental distance: Four predictive tests for difficult laryngoscopy. *Anesth Analg* 2005;101(5):1542-1545.
53. Reed MJ, Dunn MJG: Can airway assessment score predict difficulty at intubation in the emergency department? *Emerg Med J* 2005;22:99-102.
54. Mashour GA, Sandberg S: Craniocervical extension improves the specificity and predictive value of the Mallampati airway evaluation. *Anesth Analg* 2006;103(5):1256-1259.
55. Cattano D, Panicucci E, Paolicchi A, Forfori F, Giunta F, Hagberg C: Risk factor assessment of the difficult airway: An Italian survey of 1956 patients. *Anesth Analg* 2004;99(6):1774-1779.
56. Randall T: Prediction of difficult intubation. *Acta Anaesthesiol Scand* 1996;40:1016-1023.
57. Wong SHS, Hung CT: Prevalence and prediction of difficult intubation in Chinese women. *Anaesth Intensive Care* 1999;27: 49-52.
58. Schmitt HJ, Kirmse M, Radespiel-Troger M: Ratio of patient's height of thyromental distance improves prediction of difficult laryngoscopy. *Anaesth Intensive Care* 2002;30:763-765.
59. Shiga T, Wajima Z, Inoue T, Sakamoto A: Predicting difficult intubation in apparently normal patients. *Anesthesiology* 2005;103(2):429-437.
60. Rosenstock C, Gillesberg I, Gatke MR, Levin D, Kristensen MS, Rasmussen LS: Inter-observer agreements of tests used for prediction of difficult laryngoscopy tracheal intubation. *Acta Anaesthesiol Scand* 2005;49(8):1057-1062.
61. Morgan AE, Mikhail MS, editors: *Clinical anesthesiology*. New York, Appleton-Lange, 1996, pp 50-72.
62. McIntyre JWR: The difficult tracheal intubation: Continuing medical education article. *Can J Anaesth* 1987;30:204-213.

63. Rosenblatt WH: Airway management. In Barash PG, Cullen BF, Stoelting RK, editors: Clinical anesthesia. Philadelphia, Lippincott Williams & Wilkins, 2001, pp 595-638.
64. Ramadhani SAL, Mohammed LA, Roche DA, et al: Sternomental distance as the sole predictor of difficult laryngoscopy in obstetric anesthesia. *Br J Anaesth* 1996;77:312-316.
65. Urakami Y, Takenaka I, Nakamura M, et al: The reliability of the Bellhouse test for evaluating extension capacity of the occipitoatlantoaxial complex. *Anesth Analg* 2002;95:1437-1441.
66. Karkouti K, Rose DK, Ferris LE, et al: Inter-observer reliability of ten tests used for predicting difficult tracheal intubation. *Can J Anesth* 1996;43:541-543.
67. White A, Kander PL: Anatomical factors in difficult direct laryngoscopy complicating intubation for anaesthesia. *BMJ* 1956;1:488.
68. Yildiz TS, Korkmaz F, et al: Prediction of difficult tracheal intubation in Turkish patients: A multi-center methodological study. *Eur J Anaesthesiol* 2007;7:1-7.
69. Voyagis GS, Kyriakis KP, Dimitriou V, Vrettou I: Value of oropharyngeal Mallampati classification in predicting difficult laryngoscopy among obese patients. *Eur J Anaesthesiol* 1998;15:330-334.
70. Juvin P, Lavaut E, Dupont H, et al: Difficult tracheal intubation is more common in obese than in lean patients. *Anesth Analg* 2003;97:595-600.
71. Adnet F, Boron SW, Racine SX et al: The Intubation Difficulty Scale (IDS). *Anesthesiology* 1997;87:1290-1297.
72. Brodsky JB, Lemmens HJM, Brock-Utne JG, Vierra M, Saidman LJ: Morbid obesity and tracheal intubation. *Anesth Analg* 2002;94:732-736.
73. Komatsu R, Sengupta P, Wadhwa A, Akca O, Sessler D I, Ezri T: Ultrasound quantification of anterior soft tissue thickness fails to predict difficult laryngoscopy in obese patients. *Anaesth Intensive Care* 2007;35(1):32-37.
74. Siegel HE, Sonies BC, Vega-Bermudez F, et al: The use of simultaneous ultrasound and polysomnography for diagnosis of obstructive sleep apnea. *Neurology* 1999;52(suppl 2):A1110-A111.
75. Bohme G: Clinical contribution to ultrasound diagnosis of the larynx (echolaryngography). *Laryngorhinootologie* 1989;68:504-508.
76. Hatfield A, Bodenham A: Ultrasound: An emerging role in anaesthesia and intensive care. *Br J Anaesth* 1999;83:789-800.
77. Bainton CR: Difficult intubation—what's the best test? *Can J Anaesth* 1996;43:541-543 (editorial).
78. Matthew M, Hanna LS, Aldree JA: Preoperative indices to anticipate the difficult tracheal intubation. *Anesth Analg* 1989;68:S187(abstract).
79. Janssens M, Hartstein G: Management of difficult intubation. *Eur J Anaesthesiol* 2001;18:3-12.
80. Janssens M, Lamy M: Airway Difficult Score (ADS): A new score to predict difficulty in airway management. *Eur J Anaesthesiol* 2000;17:A113.
81. Yamamoto K, Tsubokawa T, Shibata K, et al: Predicting difficult intubation with indirect laryngoscopy. *Anesthesiology* 1997;86:316-321.
82. Bellhouse CP, Dore C: Criteria for estimating likelihood of difficulty of endotracheal intubation with the Macintosh laryngoscope. *Anaesth Intensive Care* 1988;16:329.
83. Tse JC, Rimm EB, Hussain A: Predicting difficult endotracheal intubation in surgical patients scheduled for general anesthesia: A prospective blind study. *Anesth Analg* 1995;81:254.
84. Naguib M, Malabarey T, AlSatli RA, Al Damegh S, Samarkandi AH: Predictive models for difficult laryngoscopy and intubation. A clinical, radiologic and three-dimensional computer imaging study. *Can J Anesth* 1999;46:748-759.
85. Williamson JA, Webb RK, Szekely S, et al: The Australian incident monitoring study: Difficult intubation: An analysis of 2000 incident reports. *Anaesth Intensive Care* 1993;21:602.
86. Kheterpal S, Han R, Tremper KK, Shanks A, Tait AR, Michael O'Reilly, Ludwig TA: Incidence and predictors of difficult and impossible mask ventilation. *Anesthesiology* 2006;105(5):885-891.
87. McCrory CR, Moriarty DC: Laryngeal mask positioning is related to Mallampati grading in adults. Anesth Analg 1995;81:1001-1004. 88. Crosby ET, Cooper RM, Douglas MJ, et al: The unanticipated difficult airway with recommendation for management. *Can J Anaesth* 1998;45:757-776.
89. AARC clinical practice guideline. Management of airway emergencies. *Respir Care* 1995;40:749-760.
90. The SIAARTI (Italian Society of Anaesthesia Analgesia and Intensive Care) task force on guidelines for management of difficult airway in adults. *Minerva Anestesiol* 1998;64:361-371.
91. The SFAR (French Society of Anaesthesia and Intensive Care) task force on guidelines for management of difficult airway. *Ann Fr Anesth Reanim* 1996;15:207-214.

18 A Anestesia Geral ou Regional Deve ser Usada nos Casos de Paciente com Via Aérea Difícil Antecipada?

Seth Akst, MD, MBA e Lynette Mark, MD

O manejo da via aérea é a essência da prática da anestesiologia clínica. A avaliação pré-operatória da via aérea do paciente é o primeiro passo da avaliação e planejamento de um plano anestésico apropriado e seguro. Para a maioria dos pacientes, isto pode ser obtido com uma anamnese e exame físico breves, e não requer avaliação diagnóstica adicional.

Alguns pacientes podem apresentar antecipadamente dificudade de intubação, baseado em seu histórico ou preditores clínicos. O "Guia Prático para Manejo da Via Aérea Difícil", da American Society of Anesthesiologists (Sociedade Americana de Anestesiologistas – ASA) revisou alguns achados e exames físicos possivelmente sugestivos de intubação difícil.[1] Alguns destes preditores de dificuldade antecipada com laringoscopia direta convencional (MAC/Miller) incluem dentes grandes, língua grande, abertura oral estreita ou queixo pequeno. Vários modelos de predição, como aqueles que correlacionam a visão oral de Mallampati I-IV com os graus de Cormack-Lehane de I-IV, têm sido propostos, mas nenhum oferece 100% de sensibilidade para a predição de via aérea difícil.[2] Apesar desta avaliação, estima-se que de 1% a 3% dos pacientes têm via aérea difícil não antecipada na sala cirúrgica com o laringoscópio convencional.[3]

Somado a estes 1% a 3%, há coortes de pacientes com condições patológicas específicas que possivelmente terão dificuldade com a laringoscopia convencional. Eles podem necessitar de manuseio mais complexo da via aérea ou de multiespecialistas que apenas estarão fácil e rapidamente disponíveis em hospitais terciários ou especializados.

O guia da ASA encoraja todos os anestesiologistas a revisar o algoritmo da via aérea apresentado no documento e fornece recursos para a criação de carrinhos de manuseio da via aérea difícil que serão prontamente mobilizados para as vias aéreas difíceis eletivas e emergenciais.

O objetivo, então, da avaliação pré-operatória da via aérea é enquadrar o paciente em uma das seguintes categorias: (1) laringoscopia direta MAC/Miller convencional não difícil ou (2) laringoscopia direta MAC/Miller convencional antecipadamente difícil. Em outra categoria, a dificuldade não antecipada com a técnica escolhida no manejo da via aérea é uma realidade.

Dos pacientes que têm via aérea difícil antecipada, um certo porcentual será agendado para cirurgias eletivas possíveis de serem realizadas com anestesia regional como técnica anestésica primária ou para cuidado da dor pós-operatório. Por exemplo, muitos casos ortopédicos nos membros, cirurgias abdominais inferiores e procedimentos urológicos podem ser realizados com técnicas regionais e sem manejo da via aérea antecipada.

Nestes casos, a anestesia regional pode ser uma opção atrativa para muitos anestesiologistas diante de um paciente com dificuldade de intubação antecipada agendado para uma adequada cirurgia e que não apresente contraindicações para a anestesia regional. No entanto, se, durante o procedimento, a técnica regional necessitar ser convertida para anestesia geral com controle da via aérea e houver resultados adversos relacionados à natureza urgente do manejo da via aérea, muitos anestesiologistas são críticos quanto ao papel da anestesia regional nestes pacientes como anestesia primária. Eles defendem que, no caso de uma via aérea difícil antecipada, a via aérea do paciente deveria ser controlada de forma eletiva no início do caso, com a anestesia regional sendo um componente da técnica combinada regional/geral.

Este capítulo revisa a evidência que apoia a decisão de iniciar a anestesia regional ou geral em pacientes com via aérea difícil antecipada agendados para procedimentos cirúrgicos apropriados. Pacientes em que a dificuldade com a via aérea não é antecipada no pré-operatório e aqueles que se submetem a procedimentos que não são possíveis com anestesia regional isolada (p. ex., cirurgia torácica ou neurológica) não são abordados aqui.

ALTERNATIVAS

O apelo de escolher em primeiro lugar a técnica de anestesia regional é que o manejo das vias aéreas e as complicações potenciais nestes pacientes complexos podem ser evitados. A capacidade de fornecer anestesia segura e adequada sem instrumentação da via aérea pode ser um alívio para o paciente e o anestesiologista. A necessidade de extubar uma via aérea difícil e os cuidados pós-operatórios também podem ser evitados.

Dependendo do caso cirúrgico, assim como da preferência do paciente, muitas anestesias regionais diferentes podem ser

116 Seção III   MANEJO PERIOPERATÓRIO

adequadas. Técnicas neuroaxiais, como a anestesia peridural e raquianestesia, assim como os bloqueios regionais, tais como o de plexo braquial, plexo lombar e de nervos específicos, podem fornecer anestesia excelente, com ou sem sedação concomitante. Técnicas com cateter, como para a peridural ou alguns bloqueios periféricos, também permitem o manejo da dor pós-operatória com sucesso em certos casos.

O potencial de perdas da anestesia regional como alternativa é que a técnica regional pode ser tecnicamente difícil, incompleta ou falhar, necessitando a conversão para anestesia geral com ou sem intubação/proteção da via aérea. A probabilidade de falha da anestesia regional não pode ser prevista porque depende da habilidade e experiência do anestesiologista que realiza o bloqueio neuraxial/plexular/nervo periférico. Ainda, fatores específicos do paciente, como a incapacidade de ficar acordado ou minimamente sedado (para evitar a depressão respiratória), podem necessitar da conversão para anestesia geral. Finalmente, considerações cirúrgicas, como a extensão do procedimento, podem implicar a mudança de anestesia regional para geral.

A conversão da anestesia regional para geral pode ser necessária quando a via aérea do paciente está relativamente menos acessível ao grupo de anestesiologistas, bem como quando a deterioração da condição do paciente ordena apressar a ventilação e o processo de intubação. É importante lembrar, nas palavras de Benumof,[4] que "o uso da anestesia regional nos pacientes com via aérea difícil conhecida não resolve o problema da via aérea difícil; ela continua lá".[4]

Por outro lado, o apelo da anestesia geral planejada é de que a via aérea pode ser abordada de forma medida e controlada. Este capítulo não fornece uma revisão aprofundada do manejo das técnicas de via aérea, mas considerações básicas incluindo a escolha das abordagens cirúrgicas e não cirúrgicas, técnica acordado *versus* adormecido, sob ventilação espontânea ou em apneia. Métodos de intubação específicos incluem a laringoscopia direta, laringoscopia por fibra óptica flexível ou rígida ou colocação de máscara laríngea (ML) como ponte em direção ao controle de uma via aérea definitiva, entre várias outras formas de intubação (Fig. 18-1).

Uma terceira alternativa é a combinação da anestesia geral com a regional. Em algumas circunstâncias, a técnica de anestesia regional é utilizada primariamente para analgesia intraoperatória e potencialmente para a pós-operatória, enquanto a via aérea é intubada de forma controlada no início do caso. Como a alternativa de anestesia combinada leva ao manejo da via aérea no início do caso, ela será considerada como parte da opção da anestesia geral para os propósitos deste capítulo. Nos casos de anestesia regional combinada com a geral, pode ser que a anestesia regional facilite a extubação com sucesso do paciente com via aérea difícil antecipada (Fig. 18-2).

EVIDÊNCIA

O desfecho final de mais importância quando se compara a anestesia regional com a geral para o paciente com via aérea difícil antecipada deveria ser a mortalidade. Dado os problemas éticos óbvios da comparação das duas técnicas, que são alternativas que evitam risco significativo de morbidade e mortalidade dos pacientes, não é de surpreender que nenhum ensaio controle randomizado tenha sido realizado visando esta questão. Na ausência de qualquer ensaio controle randomizado, a revisão de dados prospectivos e retrospectivos é o próximo nível de evidência que se poderia buscar. Esses autores não estão cientes de qualquer artigo que compare diretamente anestesia geral e regional no que diz respeito aos desfechos da via aérea. O desejo de evitar a publicação de eventos adversos e a relativa infrequência de perda da via aérea se combinam para tornar escassa a literatura neste tópico.

Existem muitos artigos que comparam anestesia geral diretamente com anestesia regional, mas estes trabalhos focam na morbidade e mortalidade cardiovasculares.[5-7] Outros trabalhos que comparam anestesia regional e geral examinam outras variáveis, tais como o retorno da função intestinal e o controle pós-operatório da dor. Uma boa visão geral a respeito dos resultados da anestesia regional foi escrita por Wu e Fleisher.[8] O manejo da via aérea é notavelmente ausente na discussão devido à falta de evidências publicadas a respeito deste assunto em anestesia regional *versus* geral, particularmente para os pacientes com via aérea difícil antecipada.

É tentador extrapolar alguns números de um trabalho memorável escrito por Hawkins e colaboradores[9] que examinou a relação entre a escolha anestésica e a taxa de mortalidade materna nos cuidados obstétricos. O estudo calculou a taxa de mortalidade nas pacientes obstétricas que receberam anestesia em dois períodos, 1979-1984 e 1985-1990. Os autores encontraram que as pacientes obstétricas que receberam anestesia geral tiveram taxa de mortalidade de 20 por milhão de anestesias no período precoce e esta taxa aumentou para 32,3 mortes por milhão na anestesia geral no período tardio. Eles contrastam estes dados com as pacientes que receberam anestesia regional, nas quais a taxa de mortalidade diminuiu de 8,6 mortes por milhão para 1,9 por milhão. Deste modo, ambos, os números absolutos e as tendências, parecem ser a favor das técnicas de anestesia regional como significativamente mais seguras nesta população.

No entanto, estes dados são difíceis de interpretar. A porcentagem de anestesia regional requerendo a conversão emergencial para anestesia geral não é visada e não está claro dentro de que grupo de pacientes foram contadas as mortes que ocorreram como resultado da falha de intubação durante a tentativa de conversão da anestesia regional para geral. O aumento da taxa de mortalidade aparente associado com a anestesia geral poderia ser um resultado da falha dos bloqueios regionais, necessitando da conversão para anestesia geral em condições não controladas. A validade interna destes dados é suspeita porque o editorial que acompanha o trabalho questiona as suposições utilizadas no cálculo das taxas de mortalidade.[10] Além disto, a validade externa deste estudo é circunspecta por causa da urgência de muitos procedimentos cirúrgicos obstétricos e de mudanças na via aérea diferentes que as parturientes representam (como, por exemplo, risco de broncoaspiração, tecido faríngeo edemaciado, capacidade residual funcional diminuída e consumo de oxigênio aumentado). Isto pode não ser aplicável ao nosso grupo de interesse, que é de não gestantes com via aérea difícil antecipada submetidas à cirurgia eletiva.

Como discutido anteriormente, a probabilidade da conversão da anestesia regional para geral não pode ser predita por vários fatores específicos do anestesiologista, do paciente

Capítulo 18 A Anestesia Geral ou Regional Deve ser Usada nos Casos de Paciente com Via Aérea Difícil Antecipada?

ALGORITMO DA VIA AÉREA DIFÍCIL

1. Avaliar a probabilidade e o impacto clínico do manejo de problemas básicos:
   A. Dificuldade de ventilação.
   B. Dificuldade de intubação.
   C. Dificuldade com a cooperação ou consentimento do paciente.
   D. Dificuldade com a traqueostomia.
2. Buscar ativamente oportunidades para oferecer oxigenação suplementar durante o processo de manuseio da via aérea difícil.
3. Considerar os méritos relativos e a viabilidade relativa da escolha do manejo básico:

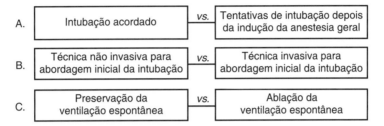

4. Desenvolver estratégias primárias e alternativas:

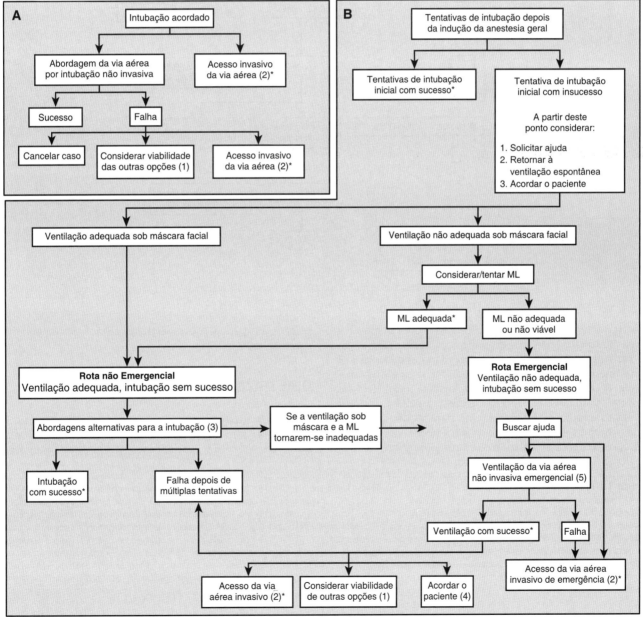

*Confirmar ventilação, intubação traqueal ou colocação de ML com CO_2 exalado.

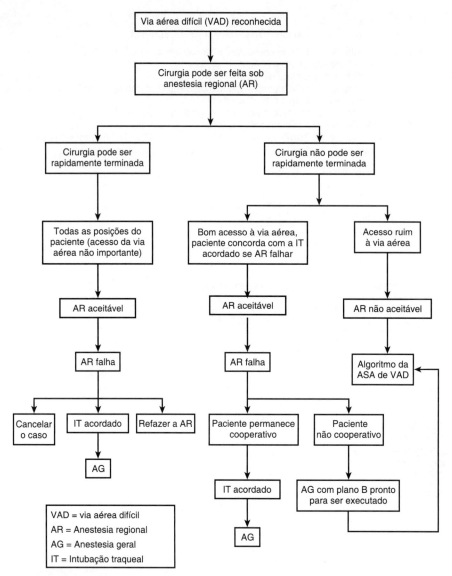

Figura 18-2. Algoritmo da via aérea difícil reconhecida e anestesia regional.

e do procedimento. Portanto, na ausência de dados publicados confiáveis, dados históricos específicos da instituição podem ser mais úteis para esboçar a questão da anestesia regional *versus* anestesia geral no paciente com via aérea difícil antecipada. O Departamento de Anestesiologia do Johns Hopkins Hospital guarda os dados dos pacientes a respeito de eventos adversos numa base de dados interna, para revisão de morbidade e mortalidade. Tal base de dados, embora não preditiva de cada novo, pode ajudar a fornecer experiência institucional somada à experiência pessoal do anestesiologista quando faz esta escolha.

DIRETRIZES

O "Guia Prático para Manejo da Via Aérea Difícil",[1] da ASA, deveria ser familiar a cada anestesiologista. Embora estas diretrizes não visem especificamente a questão da anestesia

---

Figura 18-1. Algoritmo da via aérea difícil. 1, Outras opções incluem (mas não estão limitadas): cirurgia usando anestesia sob máscara facial ou ML, infiltração com anestesia local ou bloqueio de nervo regional. A busca destas opções geralmente implica que a ventilação sob máscara não será problemática. Portanto, estas opções podem ser de valor limitado se nesta etapa o algoritmo tiver sido alcançado via Rota Emergencial. 2, Acesso à via aérea invasivo inclui traqueostomia ou cricotirostomia percutânea ou cirúrgica. 3, A abordagem não invasiva alternativa para a intubação difícil inclui (mas não está limitadas a) : uso de diferentes lâminas de laringoscópio, ML como conduto de intubação (com ou sem guia por fibra óptica), intubação por fibroscópio, estilete de intubação ou trocador de tubo, bastão luminoso, intubação retrógrada e intubação às cegas oral ou nasal. 4, Considerar a preparação do paciente para intubação acordado ou cancelamento da cirurgia. 5, Opções de ventilação da via aérea não invasiva emergencial inclui (mas não se limitam a) o seguinte: broncoscopia rígida, ventilação por combitube esôfago-traqueal ou jato de ventilação transtraqueal.

Capítulo 18 A Anestesia Geral ou Regional Deve ser Usada nos Casos de Paciente com Via Aérea Difícil Antecipada? 119

regional como uma alternativa para a geral com uma via aérea protegida, a publicação de Benumof (*"New Thoughts and Concepts"*, ou seja, "Novos Pensamentos e Conceitos") objetiva, em particular, o papel da anestesia regional nos pacientes de via aérea difícil antecipada.[11] Ele constata que o uso da anestesia regional no paciente com uma via aérea difícil conhecida requer um alto grau de julgamento e conclui que é inaceitável fazer anestesia regional numa via aérea sabidamente difícil quando a cirurgia não puder ser finalizada rapidamente e houver acesso ruim à cabeça do paciente. No *"Airway Management: Principles and Practice"* (quer dizer, "Manejo da Via Aérea: Princípios e Prática"), Benumof[4] fornece aos anestesiologistas um algoritmo para ser usado na anestesia regional e via aérea reconhecidamente difícil, que complementa o algoritmo de via aérea difícil da ASA.

- A discussão do plano de anestesia regional primária com o paciente e cirurgião deve incluir uma abordagem realista da incidência de falhas ou complicações das técnicas regionais e um plano de manejo da via aérea, se necessário. A anestesia regional primária é aceitável apenas se o anestesiologista estiver confortável com a sua habilidade em assegurar a via aérea durante todo procedimento. Se houver alguma dúvida sobre a capacidade de assegurar a via aérea do paciente uma vez que a cirurgia for iniciada, recomenda-se o manejo da via aérea no início do caso.
- A sedação suplementar da anestesia regional deve ser discutida no momento da avaliação com o paciente e o cirurgião. Vigilância em garantir o acesso das vias aéreas e estado de consciência é essencial.

REFERÊNCIAS

1. Practice guidelines for management of the difficult airway: An updated report by the American Society of Anesthesiologists Task Force on Management of the Difficult Airway. *Anesthesiology* 2003;98:1269-1277.
2. Mallampati SR: Recognition of the difficulty airway. In Benumof JL, editor: Airway management: Principles and practice. St. Louis, *Mosby*, 1996, pp 126-142.
3. Rose DK, Cohen MM: The airway: Problems and predictions in 18,500 patients. *Can Anaesth Soc J* 1994;41:361-365.
4. Benumof JL: The American Society of Anesthesiologists' management of the difficult airway algorithm and explanation-analysis of the algorithm. In Benumof JL, editor: Airway management: *Principles and practice*. St. Louis, Mosby, 1996, p 150..
5. Christopherson R: Perioperative morbidity in patients randomized to epidural or general anesthesia for lower extremity vascular surgery. Perioperative Ischemia Randomized Anesthesia Trial Study Group. *Anesthesiology* 1993;79:422-434.
6. Bode RH Jr: Comparison of general and regional anesthesia. *Anesthesiology* 1996;84:3-13.
7. Christopherson R, Norris EJ: Regional versus general anesthesia. *Anesthesiol Clin North Am* 1997;15:37-49.
8. Wu CL, Fleisher LA: Outcomes research in regional anesthesia and analgesia. *Anesth Analg* 2000;91:1232-1242.
9. Hawkins JL, Koonin LM, Palmer SK, Gibbs CP: Anesthesiarelated deaths during obstetric delivery in the United States, 1979-1990. *Anesthesiology* 1997;86:277-284.
10. Chestnut DH: Anesthesia and maternal mortality. *Anesthesiology* 1997;86:273-276.
11. Benumof JL: The ASA difficult airway algorithm: New thoughts/considerations. *ASA Annual Refresher Course Lectures* 1997;1-7.
12. Mark L, Schauble J, Turley S, et al: The Medic Alert national difficult airway/intubation registry: Technology that pays for itself. Presented at the annual meeting of the Society for Technology in Anesthesia, 1995 (abstract).
13. Gibby GL, Mark L, Drake J: Effectiveness of Teleforms scanbased input tool for difficult airway registry: Preliminary results. Presented at the annual meeting of the Society for Technology in Anesthesia, 1995 (abstract).
14. Norton ML: The difficult airway. In Norton ML, editor: *Atlas of the difficult airway*, ed 2. St. Louis, Mosby, 1996, p 5.

RECOMENDAÇÕES DOS AUTORES

- A anestesia regional pode fornecer uma alternativa razoável para a anestesia do paciente com via aérea difícil antecipada em certas circunstâncias. No entanto, muitos casos cirúrgicos e pacientes apresentam contraindicações para a anestesia regional.
- Se a anestesia regional falhou por questões relacionadas à anestesia, ao paciente ou à cirurgia, a intubação pode ser realizada em condições abaixo das ótimas. É lógico assumir que uma via aérea será mais facilmente assegurada quando a abordagem de forma controlada for realizada no início do caso, e não de maneira urgente, com acesso ao paciente possivelmente comprometido – originando, assim, menos resultados adversos.[12,13]
- Desta forma, é mandatório que cada anestesiologista esteja familiarizado com a diretriz *"Practice Guidelines for Management of the Difficult Airway"*,[1] da ASA, e suas subsequentes recomendações/atualizações. É recomendada a revisão do algoritmo de Benumof para anestesia regional e via aérea difícil antecipada.
- Os anestesiologistas devem estar também familiarizados com a avaliação pré-operatória dos pacientes, com consultas apropriadas dos colegas especialistas sobre manejo de via aérea. Quando adequado, esta equipe multiespecializada deveria estar imediatamente disponível para o paciente no momento do procedimento cirúrgico.
- Os anestesiologistas precisam, ainda, estar em dia com as múltiplas abordagens e técnicas do manejo da via aérea, bem como entender as limitações das várias técnicas.
- É recomendável que um plano de anestesia geral seja efetuado para cada paciente com via aérea difícil antecipada e que esteja imediatamente disponível o equipamento apropriado e o apoio de outros médicos, se a anestesia regional for a primeira e primária escolha para o paciente. O Dr. Martin Norton constata que "a obrigação de garantir o controle da via aérea não é obtida pelas técnicas peridural, raqui ou regional".[14]

19 Existe uma Abordagem Ideal para a Indução da Anestesia em Situações de Emergência?

Richard P. Dutton, MD, MBA

INTRODUÇÃO

A maioria dos anestesiologistas vai cuidar, em algum momento de suas carreiras, de pacientes de emergência. Seja lidando com uma crise cirúrgica na sala de operações (SO) ou com um paciente com traumatismo em uma unidade de emergência (UE), o anestesiologista deve ter um plano para a indução rápida e segura da anestesia geral. A Tabela 19-1 lista alguns dos potenciais perigos que podem ser encontrados em uma situação de emergência. Enquanto os pacientes eletivos têm uma histórico clínico conhecido, medicação otimizada, estabilidade hemodinâmica e estômago vazio, os pacientes de emergência podem não apresentar nenhuma destas condições. Com efeito, um paciente mais velho, com traumatismo, trazido para a UE com lesões graves, pode apresentar desafios anatômicos para a intubação, ser hipovolêmico, possuir reserva cardíaca limitada, fazer uso de medicação crônica desconhecida, estar com estômago potencialmente cheio e ter uma coluna cervical potencialmente instável. A indução da anestesia geral e da intubação bem-sucedidas serão cruciais para a sobrevida em longo prazo deste paciente, mas como elas serão mais bem realizadas?

OPÇÕES/TRATAMENTOS

Por definição, a indução de emergência é necessária quando a acuidade da apresentação do paciente não possibilita a avaliação anestésica pré-operatória normal. Entretanto, o anestesiologista deve tirar partido de todas as oportunidades para saber a situação do paciente, enquanto formula um plano para o seu atendimento. A Tabela 19-2 é uma lista de perguntas sugeridas. No mínimo, o anestesiologista deverá determinar a razão pela qual o paciente necessita de indução de emergência (p. ex., cirurgia devido à hemorragia, proteção das vias aéreas ou suporte ventilatório, choque séptico...) e conhecer ao máximo o histórico do paciente na medida que o tempo permitir. Em geral, estas informações podem ser adquiridas com os médicos ou enfermeiros que já atendem o paciente. Se possível, estes prestadores de cuidados devem ser questionados sobre possíveis alergias do paciente, e que medicamentos está tomando. Uma rápida olhada do prontuário pode ser útil também. Qualquer registro de anestésico recente é especialmente

útil, uma vez que irá fornecer informações sobre a facilidade de intubação e a tolerância do paciente às medicações. Um breve levantamento dos valores laboratoriais relevantes ainda pode ajudar a evitar as armadilhas: hematócrito (estabilidade hemodinâmica), creatinina (insuficiência renal aguda ou crônica), gasometria arterial (dificuldades ventilatórias, acidose), potássio sérico (potencial de hiperpotassemia) e exames de coagulação (potencial de sangramento).

O exame físico do paciente deve ser abreviado, mas é importante. São necessários apenas alguns segundos para avaliar o nível de consciência do paciente, pedindo a ele para estender o seu pescoço e abrir a boca, o que também fornece *insights* valiosos sobre a anatomia das vias aéreas e potencial para uma intubação difícil. Os sinais vitais devem ser anotados. Novas fontes de dor, hemorragia externa ou deformidade visível também devem ser registrados.

Após este breve levantamento, o anestesiologista está pronto para considerar várias opções. A Tabela 19-3 enumera uma série de questões importantes que devem ser abordadas. A primeira tem a ver com a otimização da indução de emergência. Se o paciente não se encontra na SO, o sucesso às vezes pode ser melhorado através da mudança para este recinto, montagem de mais equipamentos ou solicitação de ajuda, mas apenas se os benefícios forem superiores ao risco de demora para o paciente. A segunda consideração é a forma de indução anestésica e a técnica para garantir vias aéreas definitivas. Embora uma abordagem com sequência rápida, que leva à laringoscopia direta e intubação endotraqueal, seja na maioria das vezes a mais correta,[1] existem situações em que uma indução mais gradual ou mesmo a intubação com fibra ótica no paciente acordado pode ser mais apropriada. Finalmente, o anestesiologista deve considerar os medicamentos a serem utilizados e a dose de cada um.

EVIDÊNCIAS

Há evidências substanciais disponíveis para apoiar a utilização da sequência rápida de intubação, na maioria dos casos em que a indução de emergência é necessária. O bloqueio neuromuscular fornece as melhores condições de intubação na primeira abordagem à via aérea e leva à taxa de sucesso mais alta de "primeira passagem".[2] Uma transição rápida da situação de vigília para a anestesiada reduz a exposição do paciente aos estágios intermediários de anestesia, nos quais complicações como laringoespasmo, dor, labilidade hemodinâmica, comportamento combativo e aspiração apresentam maior probabilidade de ocorrer. Várias séries grandes de casuística examinaram o uso de bloqueio neuromuscular para facilitar uma sequência rápida de intubação fora da SO, com resultados altamente favoráveis.[3-5] Um estudo retrospectivo recente realizado na instituição do autor documentou a necessidade de cirurgia de salvamento das vias aéreas em apenas 21 dos 6.088 pacientes submetidos à sequência rápida de indução em um período de uma hora da chegada ao hospital, uma taxa de 0,3%.[6]

A escolha do agente para bloqueio neuromuscular é amplamente determinada pela situação clínica. A succinilcolina é a medicação mais comumente utilizada para uma sequência rápida de intubação porque produz o início mais rápido de paralisia e, assim, as melhores condições de intubação no mais curto espaço de tempo. A succinilcolina tem também a vantagem de ser de curta ação, com um retorno da função neuromuscular em aproximadamente 10 minutos após doses habituais. Na situação eletiva, quando uma via aérea difícil é inesperadamente encontrada, isto pode ser benéfico por possibilitar que o paciente acorde e retome a ventilação espontânea, enquanto outros planos são considerados. Contudo, isto raramente será uma vantagem durante uma indução de emergência, porque as condições que estão gerando a emergência ainda estarão presentes. A resolução rápida da paralisia após succinilcolina pode possibilitar avaliação neurológica posterior. A succinilcolina é contraindicada em pacientes com anormalidades neuromusculares de condução (p. ex., lesão medular, esclerose lateral amiotrófica, síndrome de Guillain-Barré) ou em pacientes com queimaduras graves recentes com mais de 24 horas de duração. Um número excessivo de receptores pós-sinápticos de colina pode provocar uma hiperpotassemia fatal nestes pacientes.[7] Apesar de pelo menos um trabalho ter subestimado o potencial da succinilcolina de desencadear hipertermia maligna em pacientes susceptíveis,[8] a natureza catastrófica desta complicação torna prudente evitar o seu uso em pacientes potencialmente em risco. A succinilcolina também irá produzir elevação transitória da pressão intracraniana e intraocular.[9] Isto tem o potencial teórico de colocar alguns pacientes em risco, embora tal fato nunca tenha sido comprovado em todas as grandes séries clínicas. Na realidade, evitar o uso de succinilcolina pode contribuir para hipóxia durante a indução e a intubação, o que é de longe mais relevante.

Os agentes de bloqueio neuromuscular não despolarizantes de ação rápida podem produzir condições de intubação quase tão boas como a succinilcolina e quase com idêntica rapidez.[10,11] O uso de alta dose de rocurônio ou vecurônio é adequado quando existem contraindicações para succinilcolina, aceitando-se o fato de que o paciente irá permanecer paralisado por um longo período de tempo. Na maioria das situações de emergência esta não é uma preocupação importante.

Embora o bloqueio neuromuscular completo seja a chave para uma rápida transição para a ventilação mecânica e deva ser usado em quase todas as induções de emergência, o uso de agentes sedativos/hipnóticos deve ser abordado em uma base caso-específica. A amnésia para os acontecimentos de indução

Tabela 19-1	Potenciais Dificuldades Apresentadas pela Necessidade de Indução de Emergência da Anestesia Geral

- História clínica desconhecida:
  Reserva cardíaca limitada.
  Condições neurológicas preexistentes.
  Doenças crônicas com implicações anestésicas (p. ex., esclerose lateral amiotrófica).
- Vias aéreas não testadas, com pouca oportunidade para exame e incapacidade para tolerar intubação acordado.
- Instabilidade hemodinâmica:
  Hemorragia (p. ex., traumatismo e hemorragia gastrointestinal).
  Doença cardíaca (p. ex., infarto do miocárdio recente).
  Desidratação (p. ex., obstrução do intestino delgado).
  Hipertensão ou diabetes descontrolado.
- Estabilidade da coluna cervical após trauma não testada.
- Presumível estômago cheio.

Tabela 19-2	Perguntas Sugeridas, em Ordem Aproximada de Importância, para Avaliação do Paciente de Emergência

- Por que isto é uma emergência?
- O paciente tem grandes problemas clínicos?
- Que medicamentos/intoxicantes o paciente tomou recentemente?
- O paciente é alérgico a algum medicamento?
- O paciente tem algum histórico de problemas com anestesia?
- Existe um histórico de déficit neurológico?
- Quando o paciente comeu pela última vez?
- Existem quaisquer valores laboratoriais anormais?
- O que o eletrocardiograma mostra?
- Existem outros exames diagnósticos positivos?

As respostas devem ser procuradas junto às fontes mais eficientes e conhecedoras, entre pacientes e cuidadores do paciente, bem como o prontuário.

Tabela 19-3	Perguntas para Determinar a Técnica Anestésica

- É este o local certo para induzir a anestesia?
- Tenho o equipamento necessário?
- As pessoas certas estão aqui?
- Este paciente está hemodinamicamente estável?
- Há probabilidade de dificuldade das vias aéreas?
- Existem fatores do paciente que devo considerar?
- O paciente está com o estômago cheio?
- A coluna cervical está estável?
- O acesso intravenoso é adequado?

e intubação é desejável, assim como a prevenção de estimulação simpática extrema em resposta à manipulação das vias aéreas. Algum grau de sedação, portanto, é adequado em quase todas as induções de emergência, ainda que seja necessária cuidadosa titulação. Pacientes em choque têm sensibilidade aumentada aos efeitos centrais de agentes sedativos: menos medicação é necessária para atingir uma depressão semelhan-

122 Seção III MANEJO PERIOPERATÓRIO

te da consciência.[12] Os pacientes hipovolêmicos são especialmente problemáticos. A redução do fluxo simpático compensatório, a redução no enchimento cardíaco em associação à ventilação com pressão positiva e os efeitos vasodilatadores diretos e inotrópicos negativos dos agentes sedativos podem todos conduzir à profunda instabilidade hemodinâmica e parada cardíaca após doses normais de indução de tiopental, propofol ou midazolam.[1]

Houve uma série de relatos recentes defendendo a utilização de etomidato para indução da anestesia em situações de emergência, porque não é um vasodilatador ou inotropo negativo.[13] Da mesma maneira que com a cetamina, no entanto, uma dose de indução normal de etomidato pode ainda conduzir à hipotensão profunda em pacientes com choque hipovolêmico, devido à interrupção do fluxo simpático. Vários relatos recentes também descreveram o desenvolvimento subsequente de insuficiência adrenal em pacientes que receberam até mesmo doses únicas de etomidato para indução de emergência.[14]

A escolha do agente de indução é por isso menos importante do que a dose selecionada. Em geral, a quantidade mínima compatível com amnésia é adequada, salvo se houver razões para preocupações com relação a uma resposta hipertensiva à intubação (p. ex., paciente com lesão cerebral traumática isolada e potencial de aumento da hemorragia intracraniana). Doses adicionais podem ser sempre administradas se a primeira dose for bem tolerada. A familiaridade com a medicação escolhida também é importante, possibilitando uma maior precisão na titulação. Veja-se o caso das mortes atribuídas ao uso de tiopental sódico em soldados feridos em Pearl Harbor, que foram resultado de não familiaridade com o fármaco, e não de sua função específica.[15]

CONTROVÉRSIAS

Existem algumas situações em que é adequado assegurar as vias aéreas antes da indução da anestesia: traumatismo significativo das vias aéreas superiores, instabilidade conhecida da coluna cervical e uma forte suspeita (pelo histórico ou exame) de uma via aérea difícil. Nestas situações, a utilização de um broncoscópio de fibra óptica, após anestesia tópica adequada das vias aéreas superiores, pode fornecer informações diagnósticas importantes e o caminho mais seguro para uma via aérea segura. Entretanto, esta técnica exige tempo e experiência, e não é recomendada em pacientes hemodinamicamente instáveis ou não cooperativos. Embora a maioria dos pacientes com traumatismo seja levada a UE com um colar cervical e em uma prancha, a incidência de lesão medular instável é baixa e o potencial para agravamento de uma lesão durante a laringoscopia e intubação é ainda mais baixa.[16] Várias séries grandes examinaram o uso de estabilização manual da coluna cervical durante a intubação de emergência e demonstraram a segurança desta prática.[17] A sequência rápida de intubação, portanto, continua a ser a abordagem preferida em pacientes de traumatismo com coluna cervical "duvidosa", a menos que exista uma lesão conhecida ou fortemente suspeita.

A intubação com fibra óptica no paciente acordado seria um luxo diagnóstico em muitos pacientes com traumatismo facial ou das vias aéreas, mas esta abordagem raramente é factível. Sangramento ou corpos estranhos nas vias aéreas normalmente irão tornar o paciente agitado e exigirão uma abordagem mais rápida e direta. Uma tentativa de intubação em sequência rápida é adequada, com a imediata progressão para uma via aérea cirúrgica conforme necessário. Surpreendentemente, a maior parte dos pacientes com traumatismo facial são com frequência fáceis de intubar imediatamente após a lesão, porque a fratura dos ossos faciais remove uma barreira à laringoscopia direta. Qualquer atraso, no entanto, possibilitará o inchaço dos tecidos e distorções que irão obscurecer completamente as vias aéreas superiores.[1]

Uma última área de controvérsia envolve a presença de estômago cheio e o risco de refluxo passivo e aspiração durante a indução da anestesia. Íleo paralítico é comum após traumatismo e em associação às principais doenças clínicas, de modo que atrasar a anestesia para permitir que o estômago fique vazio provavelmente não será funcional.[18] Em vez disto, devem ser tomadas medidas para reduzir o risco de aspiração, enquanto se prossegue com a indução de emergência. Em pacientes cooperativos que não estão em risco sob outros aspectos, o uso de um antiácido não particulado, como o bicitrato, é apropriado antes da indução.[19] O uso de pressão cricoide – a manobra de Sellick – tem sido desde há muito importante durante a indução de sequência rápida.[20] O valor desta abordagem em ocluir o esôfago e impedir regurgitação passiva tem sido discutido recentemente,[21] mas a manobra em si é livre e fácil de executar e a técnica pode conferir outros benefícios além da oclusão esofágica. O deslocamento posterior da laringe pode melhorar a visão das pregas vocais e facilitar a intubação, sobretudo em pacientes com traumatismo que estão sendo intubados na presença de estabilização manual da coluna cervical, enquanto a palpação da laringe durante a intubação pode ajudar a confirmar o sucesso da colocação do tubo. Se a aplicação "superzelosa" (exagerada) de pressão cricoide estiver obscurecendo a visão da laringe, ela pode ser sempre removida.

ÁREAS DE INCERTEZA

O que apresenta mais probabilidade de mudar a abordagem de emergência para indução de anestesia, em um futuro próximo, é a adaptação disseminada da videolaringoscopia indireta.[22] Ferramentas como o Glidescope potencialmente irá melhorar a segurança da intubação de emergência, reduzindo a manipulação da coluna cervical e tornando a abordagem de sequência rápida de indução em paciente adormecido ainda mais favorecida em casos de emergência.

Melhores marcadores e monitores da condição hemodinâmica do paciente irão permitir mais precisão na dosagem dos fármacos de indução no futuro. Um desenvolvimento maior dos agentes bloqueadores neuromusculares pode em seguida levar a um substituto melhor para succinilcolina do que os agentes já disponíveis, ao passo que o desenvolvimento de sugammadex como um agente de reversão instantânea pode possibilitar uma utilização mais generalizada de rocurônio e vecurônio.[23] É pouco provável, no entanto, que o conceito básico de sequência rápida de indução mude.

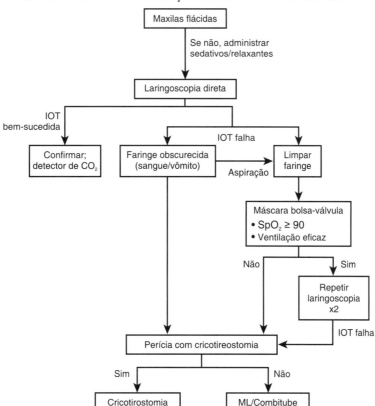

Figura 19-1. Opções de Procedimentos para Pacientes com Traumatismo que Necessitam de Intubação Traqueal de Emergência.
IOT: intubação orotraqueal; ML: máscara laríngea.

DIRETRIZES

A mais completa análise e orientações para o manejo de emergência da via aérea foram publicadas em 2002 pela *Eastern Association for the Surgery of Trauma (EAST)*, como resultado de um grupo de trabalho de organização de diretrizes.[24] Este documento inclui uma discussão de todos os aspectos do manejo de emergência das vias aéreas e conclui com a abordagem recomendada, vista na Figura 19-1.

REFERÊNCIAS

1. Dutton RP, McCunn M: Anesthesia for trauma. In Miller RD, editor: *Miller's anesthesia*, ed 6. Philadelphia, Elsevier Churchill Livingstone, 2005.
2. Bozeman WP, Kleiner DM, Huggett V: A comparison of rapidsequence intubation and etomidate-only intubation in the prehospital air medical setting. *Prehosp Emerg Care* 2006;10:8-13.
3. Rotondo MF, McGonigal MD, Schwab CW, et al: Urgent paralysis and intubation of trauma patients: *Is it safe? J Trauma* 1993;34:242-246.

RECOMENDAÇÕES DO AUTOR

Uma "melhor prática" recomendada para a indução da anestesia, em situações de emergência, consiste nos seguintes passos principais:

1. Preparação pré-crise, como treinamento de pessoal e disponibilidade de equipamentos.
2. Avaliação rápida e otimização do paciente e do meio ambiente, compatível com o tempo disponível.
3. Pré-oxigenação, pressão cricoide e estabilização cervical manual (se indicado).
4. Indução da anestesia (dosagem cuidadosamente titulada) e rápida paralisia profunda (succinilcolina).
5. Laringoscopia direta e intubação, facilitada por um estilete de intubação ("gum elastic bougie") se necessário.
6. Confirmação de intubação bem-sucedida com capnometria.
7. Se intubação não puder ser realizada, salvamento com uma máscara laríngea de via aérea.
8. Rápida progressão para uma cirurgia das vias aéreas, quando necessário.
9. Suporte circulatório após intubação. Aplicação suave de ventilação com pressão positiva e aumento da titulação de medicamentos sedativos como tolerado pelo paciente.

124 Seção III MANEJO PERIOPERATÓRIO

4. Stene JK, Grande CM, Barton CR: Airway management for the trauma patient. In Stene JK, Grande CM: *Trauma anesthesia*. Baltimore, Williams & Wilkins, 1991.

5. Talucci RC, Shaikh KA, Schwab CW: Rapid sequence induction with oral endotracheal intubation in the multiply injured patient. *Am Surg* 1988;54:185-187.

6. Stephens CT, Kahntroff S, Dutton RP: Success of emergency endotracheal intubation at a major trauma referral center. Abstract presented at the American Society of Anesthesiologists Annual Meeting (poster #A1298), San Francisco, CA, 2007.

7. Gronert GA, Theye RA: Pathophysiology of hyperkalemia induced by succinylcholine. *Anesthesiology* 1975;43:89-99.

8. Hopkins PM: Malignant hyperthermia: Advances in clinical management and diagnosis. *Br J Anaesth* 2000;85:118-28.

9. Kelly RE, Dinner M, Turner LS, et al: Succinylcholine increases intraocular pressure in the human eye with the extraocular muscles detached. *Anesthesiology* 1993;79:948-952.

10. Sluga M, Ummenhofer W, Studer W, Siegemund M, Marsch SC: Rocuronium versus succinylcholine for rapid sequence induction of anesthesia and endotracheal intubation: A prospective, randomized trial in emergent cases. *Anesth Analg* 2005;101: 1356-1361.

11. Di Filippo A, Grechi S, Rizzo L, Benvenuti S, Novelli GP: High dose vecuronium in "open-eye" emergency surgery. *Minerva Anestesiol* 1995;61:457-462.

12. Johnson KB, Egan TD, Kern SE, et al: Influence of hemorrhagic shock followed by crystalloid resuscitation on propofol: A pharmacokinetic and pharmacodynamic analysis. *Anesthesiology* 2004;101:647-659.

13. Oglesby AJ: Should etomidate be the induction agent of choice for rapid sequence intubation in the emergency department? *Emerg Med J* 2004;21:655-659.

14. Zed PJ, Mabasa VH, Slavik RS, Abu-Laban RB: Etomidate for rapid sequence intubation in the emergency department: Is adrenal suppression a concern? *CJEM* 2006;8:347-350.

15. Bennetts FE: Thiopentone anaesthesia at Pearl Harbor. *Br J Anaesth* 1995;75:366-368.

16. Turkstra TP, Craen RA, Pelz DM, et al: Cervical spine motion: A fluoroscopic comparison during intubation with lighted stylet, GlideScope, and Macintosh laryngoscope. *Anesth Analg* 2005;101:910-915, table.

17. Manoach S, Paladino L: Manual in-line stabilization for acute airway management of suspected cervical spine injury: Historical review and current questions. *Ann Emerg Med* 2007;50:236-245.

18. Nguyen NQ, Ng MP, Chapman M, Fraser RJ, Holloway RH: The impact of admission diagnosis on gastric emptying in critically ill patients. *Crit Care* 2007;11:R16.

19. Sreide E, Holst-Larsen H, Steen PA: Acid aspiration syndrome prophylaxis in gynaecological and obstetric patients. A Norwegian survey. *Acta Anaesthesiol Scand* 1994;38:863-868.

20. Sellick BA: Cricoid pressure to control regurgitation of stomach contents during induction of anaesthesia. *Lancet* 1961;2:404-406.

21. Butler J, Sen A: Best evidence topic report. Cricoid pressure in emergency rapid sequence induction. *Emerg Med J* 2005;22:815-816.

22. Cooper RM, Pacey JA, Bishop MJ, et al: Early clinical experience with a new videolaryngoscope (GlideScope) in 728 patients. *Can J Anaesth* 2005;52:191-198.

23. de Boer HD, Driessen JJ, Marcus MA, Kerkkamp H, Heeringa M, Klimek M: Reversal of rocuronium-induced (1.2 mg/kg) profound neuromuscular block by sugammadex: A multicenter, dose-finding and safety study. *Anesthesiology* 2007;107:239-244.

24. EAST practice management guidelines for emergency tracheal intubation immediately following trauma. 2002. Available at http://www.east.org/tpg/intubation.pdf (accessed April 4,2008).

20 Os Agentes Inalatórios Têm Efeitos Benéficos ou Danosos?

Stefan G. De Hert, MD, PhD

INTRODUÇÃO

A resposta da questão se inalatórios são benéficos ou danosos tem evoluído por anos. Os compostos inalatórios inicialmente introduzidos tinham uma janela terapêutica pequena e estavam associados com grande número de eventos adversos. Passado o tempo, medicações mais seguras foram desenvolvidas, resultando em taxas de morbidade e mortalidade menores associadas com sua administração. Entretanto, estes compostos compartilham um efeito depressor comum sobre o sistema cardiovascular, razão pela qual a maioria dos anestesiologistas era relutante em utilizá-los nos pacientes com doença cardíaca ou função cardíaca comprometida. Realmente, por muitos anos, o uso de anestésicos inalatórios foi abandonado em favor das medicações venosas neste subconjunto de pacientes. Na década de 1980, vários estudos indicaram que, em pacientes submetidos à cirurgia coronariana eletiva, a escolha do agente anestésico primário não resultou em desfecho diferente.[1,2] Todavia, no início dos anos 1990, o aparecimento das técnicas anestésicas *fast-track* (*i. e.*, de rápida recuperação) ajudou a diminuir o tempo de permanência na unidade de terapia intensiva e de internação hospitalar, com menor utilização de recursos e custos e sem afetar as taxas de morbidade e mortalidade.[3-5] Os protocolos anestésicos eram principalmente baseados no uso de medicações venosas de curta duração. Comparados com as técnicas anteriores de uso de altas doses de opioides, os protocolos *fast-track tiveram* um tempo de recuperação mais curto, o que levou à redução significativa do tempo de intubação traqueal e, por consequência, à diminuição do tempo de permanência na unidade de terapia intensiva.[3-7] Ainda que as técnicas de anestesia inalatória permitam protocolos de extubação precoce,[8] foi sugerido que especialmente os pacientes com disfunção ventricular esquerda não poderiam tolerar a redução induzida pelos anestésicos inalatórios na função miocárdica.[5]

Recentemente, no entanto, evidências clínicas e experimentais têm indicado que novos agentes inalatórios poderiam, ao invés disto, ter efeitos benéficos no sistema cardiovascular. Como as complicações cardiovasculares ainda representam um risco à saúde da população de cirurgia cardíaca e não cardíaca,[6] qualquer medida que possa ajudar a reduzir estes efeitos adversos poderia fazer parte do tratamento perioperatório dos pacientes, sobretudo daqueles com risco aumentado para o desenvolvimento de isquemia miocárdica perioperatória.

OS AGENTES INALATÓRIOS PODEM DIMINUIR A EXTENSÃO DO DANO NA PRESENÇA DA ISQUEMIA DO MIOCÁRDIO?

A prevenção da isquemia é tradicionalmente focada na manutenção do balanço entre o suprimento de oxigenação miocárdica e a demanda.[7] É bem sabido que todos os agentes anestésicos inalatórios diminuem a pré e pós-carga e a contratilidade miocárdica. Mesmo novos agentes, como o desflurano e o sevoflurano, demonstraram depressão dose-dependente da função miocárdica.[8] Este efeito depressor diminui a demanda de oxigenação miocárdica e pode, assim, ter um papel benéfico sobre o balanço de oxigenação miocárdica durante a isquemia miocárdica. Somado a estes efeitos protetores indiretos, os anestésicos inalatórios também podem apresentar propriedades protetoras diretas contra danos miocárdicos isquêmicos reversíveis e irreversíveis. Tais propriedades têm sido relacionadas a um efeito similar ao pré-condicionamento, conhecido como pré-condicionamento farmacológico induzido por anestésicos (pré-condicionamento anestésico). Além disto, os anestésicos voláteis utilizados durante a isquemia miocárdica parecem suprimir a resposta inflamatória que causa a disfunção miocárdica. Os anestésicos voláteis, também, diminuem a extensão da injúria de reperfusão quando administrados precocemente no período de reperfusão. Estas propriedades foram resumidas em artigos de revisão recentes diferentes.[9,10] A implementação dos efeitos cardioprotetores dos agentes anestésicos inalatórios durante uma cirurgia pode, portanto, fornecer uma ferramenta adicional no tratamento e prevenção da disfunção cardíaca isquêmica no período perioperatório.

Evidência

Estudos experimentais vêm indicando que os agentes anestésicos inalatórios são protetores das consequências reversíveis e irreversíveis da isquemia do miocárdio, fato evidenciado por uma melhor recuperação da função miocárdica e menor tamanho do infarto do miocárdio depois de uma isquemia na presença de vários protocolos de administração de inalatórios.[11-14] Em contraste com a grande quantidade de dados obtidos no cenário experimental, apenas um número limitado de estudos teve como tema o potencial cardioprotetor na prática clínica. Isto acontece basicamente porque o protocolo experimental necessita que a isquemia miocárdica seja instituída de uma

126 Seção III MANEJO PERIOPERATÓRIO

maneira padronizada e reprodutível. Esta situação normalmente não está presente na prática clínica, onde todos os esforços estão dirigidos para a prevenção da ocorrência da isquemia miocárdica. A situação clínica que mais se aproxima da sequência de isquemia e reperfusão miocárdica padronizadas é a cirurgia arterial coronariana. Este tipo de cirurgia permite, portanto, a transposição do cenário experimental de protocolos de pré e pós-condicionamento para uma sequência de protocolos clínicos.

Os estudos clínicos envolvem principalmente ou os protocolos de pré-condicionamento (i. e., administração de agentes inalatórios antes da instituição da isquemia [clampe aórtico]) ou um protocolo em que o agente inalatório foi administrado pelo período operatório inteiro. É interessante notar que, enquanto os protocolos de experimentos anestésicos com pré-condicionamento mostraram consistentemente efeito benéfico na extensão do dano miocárdico e disfunção depois da isquemia, este efeito cardioprotetor não foi óbvio na situação clínica. Vários estudos de fato relataram efeito benéfico nos marcadores de dano miocárdico ou na função hemodinâmica,[15-21] mas isto não foi confirmado em outros estudos.[22,23] Considerados juntos, parece que os dados disponíveis não indicam que a administração de agentes inalatórios anestésicos no protocolo de pré-condicionamento isquêmico irá resultar em efeito benéfico real na extensão do dano miocárdico depois da isquemia. De forma inversa, nos estudos em que os agentes anestésicos inalatórios foram administrados por todo o procedimento, um efeito cardioprotetor consistente foi observado, como menor evidência de danos miocárdicos e melhor preservação da função miocárdica depois da isquemia.[24-30]

Cardioproteção Anestésica na Prática Clínica

Na literatura, aparentemente nem todos os protocolos de pré-condicionamento anestésicos estão associados com uma ação protetora contra as consequências da isquemia miocárdica. Várias razões podem ser invocadas para este fenômeno. Em protocolos experimentais, tanto a duração do estímulo de pré-condicionamento quanto a do período de isquemia são padronizadas. Isto não é exatamente verdade nos protocolos clínicos, em que a duração da isquemia, a possibilidade de ocorrência de eventos isquêmicos antes do período observacional e, também, as modalidades do período de pré-condicionamento anestésico variam muito entre os estudos. Parece que a extensão dos efeitos cardioprotetores clínicos depende criticamente da modalidade de administração dos agentes anestésicos inalatórios, como a frequência e duração do pré-condicionamento anestésico, a duração do período de eliminação e a concentração inspirada de agente anestésico volátil. Além disto, os anestésicos inalatórios também mostraram ser cardioprotetores quando administrados durante o período de isquemia miocárdica[31,32] e o de reperfusão.[33] Tomados em conjunto, parece que o efeito cardioprotetor clinicamente significativo é mais óbvio em protocolos em que o agente é administrado por todo o procedimento: antes (pré-condicionamento), durante e depois da isquemia miocárdica (pós-condicionamento).[33]

Relevância Clínica

Os efeitos cardioprotetores dos agentes anestésicos inalatórios foram aparentemente de preservação das variáveis da função miocárdica e de menor liberação de marcadores de dano ou disfunção miocárdica. No entanto, neste momento ainda não é claro se tais efeitos também resultam na diminuição da incidência de resultados variáveis, como as taxas de morbidade e mortalidade perioperatórias. Ainda assim, alguns estudos observaram uma tendência, como tempo de permanência hospitalar e na unidade de terapia intensiva menor,[34] menos incidência de fibrilação atrial pós-operatória[35] e até resultados cardiovasculares melhores um ano depois da cirurgia coronariana[36] com o uso de anestésicos voláteis, embora estes estudos tivessem baixo poder afirmativo para esta questão.

Um estudo retrospectivo recente avaliou dados de 10.535 procedimentos cardíacos recuperados na *National Danish*, registrado entre 1999 a 2005, e comparou-os a resultados cardíacos dos pacientes anestesiados com propofol e sevoflurano. Nenhuma diferença na taxa de mortalidade em 30 dias foi observada nos pacientes com angina instável no pré-operatório e/ou infarto do miocárdio recente. No entanto, no grupo de pacientes sem estas características, a taxa de mortalidade era inferior no grupo anestesiado com agente inalatório (2,28 *versus* 3,14; $p = 0,015$).[37] Existem outras poucas metanálises que estudaram o mesmo assunto (Tab. 20-1).[38-40] A metanálise de Yu e Beattie[38] incluiu 32 ensaios com um total de 2.841 pacientes. A metanálise de Symons e Miles[39] incluiu 27 ensaios somando 2.979 pacientes. Em ambas as metanálises, não se observou qualquer diferença nas taxas de infarto do miocárdio e mortalidade perioperatória nos pacientes anestesiados com agentes inalatórios ou venosos. No entanto, deve-se notar que estes dois relatos também incluem estudos em que o halotano, o enflurano e o isoflurano foram usados como anestésicos inalatórios. De forma inversa, uma metanálise mais recente incluiu apenas os estudos com os agentes mais novos, desflurano e sevoflurano, contando com 22 ensaios e um total de 1.922 pacientes. Ela apontou menor incidência de mortalidade pós-operatória (Odds ratio = 0,35; com 95% do intervalo de confiança; 0,14 a 0,90) e infarto do miocárdico pós-operatório (Odds ratio = 0,53; com 95% do intervalo de confiança; 0,32 a 0,86) mediante o uso de agentes anestésicos inalatórios.[40]

A maioria dos dados de propriedades cardioprotetoras perioperatórias dos agentes anestésicos inalatórios foram obtidos em cirurgias arteriais coronarianas. Ainda não é claro se o efeito também está presente em outros tipos de cirurgia. Um estudo relatou efeito cardioprotetor similar com o uso de agentes anestésicos inalatórios em pacientes que se submeteram à cirurgia valvar aórtica.[41] Em pacientes que se submeteram à operação da válvula mitral, a situação parece ser mais complexa. Informações de um estudo recente indicaram que a aplicação de desflurano no protocolo de pré-condicionamento isquêmico em pacientes que se submeteram à cirurgia valvar mitral isolada demonstrou que a liberação de troponina pós-operatória não diminuiu. Entretanto, em pacientes que se submeteram à cirurgia arterial coronariana combinada com a valvar mitral, a aplicação de desflurano no pré-condicionamento isquêmico estava associada com menor dano miocárdico.[42] Estas observações parecem indicar que a ocorrência e a extensão da cardioproteção induzida pelos inalatórios podem depender de condições clínicas específicas.

Nenhum dado do efeito cardioprotetor em outros tipos de cirurgia está atualmente disponível. No entanto, pode-se esperar, sob o posto de vista fisiopatológico, que as proprie-

Capítulo 20 Os Agentes Inalatórios Têm Efeitos Benéficos ou Danosos?

Tabela 20-1	**Resumo das Metanálises sobre os Efeitos dos Agentes Anestésicos Inalatórios nas Taxas de Mortalidade e de Infarto do Miocárdio (IM) Perioperatórios**			

Estudo (Ano)	Número de Ensaios	Número de Pacientes	Anestésicos Inalatórios Incluídos	Incidência de Resultados	
				Mortalidade por IM (Inalatórios)	*Mortalidade por IM (Venosos)*
Yu e Beattie (2006)[38]	32 ensaios	2.841 pacientes	Halotano Enflurano Isoflurano/ Sevoflurano Esflurano	18/1.156 54/1.402	30/1.222 62/1.459
Symons e Myles (2006)[39]	27 ensaios	2.979 pacientes	Halotano Enflurano Isoflurano Sevoflurano Desflurano	Nenhuma diferença (dados não relatados) 51/1569	Nenhuma diferença (dados não relatados) 28/840
Landoni e colaboradores (2007)[40]	22 ensaios	1.922 pacientes	Sevoflurano Desflurano	4/977 24/979	14/872 45/874

dades cardioprotetoras dos agentes anestésicos inalatórios também terão efeito benéfico nos pacientes em risco de isquemia miocárdica que se submetem a cirurgias não cardíacas, e a evidência inequívoca e clara para os efeitos clínicos pode ser difícil de obter. Na verdade, parece que a extensão da cardioproteção depende de variáveis clínicas específicas, como a ocorrência de isquemia miocárdica perioperatória. Devido à ocorrência de isquemia miocárdica perioperatória e sua extensão (e duração) poderem ser muito variáveis nos pacientes que se submetem à cirurgia não cardíaca, os benefícios potenciais de um regime anestésico inalatório podem ser atenuados.

Outra questão é se os efeitos protetores contra as consequências da isquemia observadas no miocárdio também se estendem a outros sistemas de órgão. Embora alguns dados experimentais tenham relatado efeitos protetores no nível da medula espinhal e cérebro,[43,44] do endotélio,[45] dos pulmões,[46,47] dos rins e do fígado,[48,49] outros relatos falharam ao demonstrar este efeito.[50,51] Diferenças nos protocolos experimentais têm sido evocadas para explicar as discrepâncias aparentes nos resultados.[52] Ainda mais que, no caso do miocárdo, a habilidade dos marcadores bioquímicos ou medidas na função orgânica para genuinamente refletir mudanças vem sendo alvo de debate. Estas preocupações também se aplicam quando se procuram nos escassos dados clínicos disponíveis informações sobre as propriedades protetoras dos anestésicos inalatórios na função de outros órgãos. O uso do sevoflurano está associado com baixa liberação de fator de necrose tumoral α nos pacientes de cirurgia cardíaca. Foi criada a hipótese de que uma parte dos efeitos citoprotetores dos anestésicos voláteis pode ser devida à redução na concentração circulante deste elemento e seus efeitos deletérios subsequentes nos diferentes órgãos.[53] Todavia, desde que pareceu ser devido à falta de resposta consistente a respeito da liberação de fator de necrose tumoral α depois de vários estímulos, foi sugerido que este fator isolado pode ser um marcador pobre dos resultados.[54] Dados de um estudo recente em voluntários sadios indicaram que a admi-

nistração peri-isquêmica de sevoflurano melhorou a reação de hiperemia pós-oclusão, sugerindo um efeito protetor contra as consequências da isquemia endotelial.[55] Finalmente, outro estudo recente em pacientes de cirurgia coronariana observou níveis séricos pós-operatórios menores de transaminase glutâmica oxalacética, transaminase glutâmica pirúvica e desidrogenase lática em paciente anestesiados com um regime anestésico inalatório.[56] No entanto, não se pode concluir deste estudo se os efeitos benéficos nos marcadores bioquímicos de disfunção hepática estavam relacionados com efeito protetor direto na função hepática ou se eram meramente consequência de uma perfusão orgânica melhor devido à preservação da função cardíaca.

ÁREAS DE INCERTEZA

Embora vários estudos indiquem que os agentes anestésicos inalatórios possam ter uma ação benéfica na diminuição dos efeitos danosos da isquemia miocárdica, ainda restam controvérsias. Elas focam principalmente duas questões: (1) a confiança no fenômeno do pré-condicionamento anestésico no cenário clínico e (2) a preocupação sobre a relevância clínica das propriedades cardioprotetoras relatadas, como discutido previamente.

DIRETRIZES

As estratégias atuais na prevenção de eventos adversos cardiovasculares no perioperatório abordam principalmente a preservação do benéfico balanço de oxigênio miocárdico e a aplicação de hipotéticas terapias para modular a estabilização da placa e a resposta inflamatória. Embora estas questões tenham sido amplamente exploradas, nenhuma conclusão definitiva a respeito da efetividade da prevenção da morbida-

128 Seção III MANEJO PERIOPERATÓRIO

de perioperatória foi estabelecida de forma inequívoca até o momento.[57,58] Com respeito aos benefícios potenciais do uso de regime anestésico inalatório para diminuir a incidência perioperatória de eventos cardiovasculares, as conclusões são ainda menos concretas. Certamente, não existem diretrizes formais sobre o uso de um tipo específico de agente anestésico no manejo de pacientes em risco de desenvolvimento da isquemia miocárdica. Embora alguns ensaios randomizados e controlados sugiram uma ação protetora, todos os estudos publicados até o momento têm baixo poder para enfrentar esta questão. Os resultados de uma metanálise recente também não nos permitiram desenhar conclusões claras. Apenas a metanálise mais recente incluiu os estudos comparativos dos anestésicos voláteis mais novos, o desflurano e o sevoflurano, com um regime de anestesia venosa total (22 ensaios com um total de 1.922 pacientes), e foram relatadas menor incidência de mortalidade e de infarto do miocárdio perioperatórios.[40] Rcentemente, a American Heart Association (*American College of Cardiology/American Heart Association 2007 Guidelines on Perioperative Cardiovascular Evaluation and Care for Noncardiac Surgery*) defendeu o uso de agentes anestésicos voláteis durante cirurgia não cardíaca para a manutenção de anestesia geral em pacientes hemodinamicamente estáveis e em risco de isquemia miocárdica.[59]

RECOMENDAÇÕES DO AUTOR

Baseado nos dados disponíveis, mas tendo em mente que as sugestões derivadas destes dados não representam diretrizes clínicas ou consensos estabelecidos e não devem substituir o julgamento clínico individual, várias recomendações podem servir como guia para ajudar os anestesiologistas a tomar uma decisão racional a respeito de cuidados com pacientes em risco de desenvolvimento de isquemia miocárdica perioperatória.

- Os dados experimentais vêm indicando claramente que o uso de um regime anestésico inalatório protege contra consequências morfológicas e funcionais da isquemia miocárdica.
- Este efeito protetor também tem sido demonstrado em estudos clínicos envolvendo pacientes que se submeteram à cirurgia cardíaca, com uma melhor preservação da função miocárdica e menor dano miocárdico por meio da utilização de anestesia inalatória.
- No cenário clínico, o efeito cardioprotetor de um regime anestésico inalatório é mais consistentemente presente quando o agente é dado por todo o período operatório: antes da isquemia, durante a isquemia e durante a reperfusão.
- Embora nenhum dado de dose-resposta esteja disponível, os protocolos clínicos diferentes utilizados sugerem que os efeitos protetores já estão presentes em doses de 0,5 CAM de sevoflurano ou desflurano.
- Embora nenhum dos estudos realizados tenha tido poder suficiente visando o resultado desta questão, a primeira metanálise que incluiu dados de 1.922 pacientes pareceu indicar que o uso de regimes anestésicos voláteis com os novos agentes sevoflurano e desflurano está associado a menores taxas de mortalidade e menor incidência de infarto do miocárdio perioperatório.
- Até agora, nenhum dado está disponível sobre o potencial das propriedades cardioprotetoras dos agentes inalatórios em cirurgia não cardíaca. Entretanto, os mecanismos fisiopatológicos fundamentais envolvidos na ação cardioprotetora na presença de isquemia miocárdica e a evidência clínica no cenário da cirurgia cardíaca fornecem provas circunstanciais de que estes agentes podem prover um caminho adicional para proteger o miocárdio em qualquer paciente com risco de desenvolver isquemia miocárdica perioperatória.

REFERÊNCIAS

1. Slogoff S, Keats AS: Randomized trial of primary anesthetic agents on outcome of coronary bypass operations. *Anesthesiology* 1989;70:179-188.
2. Tuman KJ, McCarthy RJ, Spiess BD, Davalle M, Dabir R, Ivankovich AD: Does choice of anesthetic agent significantly affect outcome after coronary surgery? *Anesthesiology* 1989;70:189-198.
3. Cheng DCH, Karski J, Peniston C, Raveendran G, Asokumar B, Carroll J, et al: Early tracheal extubation after coronary artery bypass graft surgery reduces costs and improves resource use: A prospective randomized controlled trial. *Anesthesiology* 1996;85:1300-1310.
4. Cheng DCH, Karski J, Peniston C, Asokumar B, Raveendran G, Carroll J, et al: Morbidity outcome in early versus conventional tracheal extubation after coronary artery bypass grafting: A prospective randomized controlled trial. *J Thorac Cardiovasc Surg* 1996;112:755-764.
5. Myles PS, Buckland MR, Weeks AM, Bujor MA, McRae R, Langley M, et al: Hemodynamic effects, myocardial ischemia, and timing of tracheal extubation with propofol-based anesthesia for cardiac surgery. *Anesth Analg* 1997;84:12-19.
6. Mangano DT: Perioperative cardiac morbidity. *Anesthesiology* 1990;72:153-184.
7. Warltier DC, Pagel PS, Kersten JR: Approaches to the prevention of perioperative myocardial ischemia. *Anesthesiology* 2000;92:253-259.
8. De Hert SG, Van der Linden PJ, ten Broecke PW, Vermeylen KT, Rodrigus IE, Stockman BA: Effects of desflurane and sevoflurane on length-dependent regulation of myocardial function in coronary surgery patients. *Anesthesiology* 2001;95:357-363.
9. Tanaka K, Ludwig LM, Kersten JR, Pagel PS, Warltier DC: Mechanisms of cardioprotection by volatile anesthetics. *Anesthesiology* 2004;100:707-721.
10. De Hert SG, Turani F, Mathur S, Stowe DF: Cardioprotection with volatile anaesthetics: Mechanisms and clinical implications. *Anesth Analg* 2005;100:1584-1593.
11. Kersten JR, Orth KG, Pagel PS, Mei DA, Gross GJ, Warltier DC: Role of adenosine in isoflurane-induced cardioprotection. *Anesthesiology* 1997;86:1128-1139.
12. Toller WG, Kersten JR, Pagel PS, Hettrick DA, Warltier DC: Sevoflurane reduces myocardial infarction size and decreases the time threshold for ischemic preconditioning in dogs. *Anesthesiology* 1999;91:1437-1446.
13. Preckel B, Schlack W, Comfere T, Obal DH, Thamer V: Effects of enflurane, isoflurane, sevoflurane and desflurane on reperfusion injury after regional myocardial ischemia in the rabbit heart in vivo. *Br J Anaesth* 1998;81:905-912.
14. Ebel D, Preckel B, You A, Mullenheim J, Schlack W, Thamer V: Cardioprotection by sevoflurane against reperfusion injury after cardioplegic arrest in the rat is independent of three types of cardioplegia. *Br J Anaesth* 2002;88:828-835.
15. Belhomme D, Peynet J, Louzy M, Launay JM, Kitakaze M, Menasche P: Evidence for preconditioning by isoflurane in coronary artery bypass graft surgery. *Circulation* 1999;100:340-344.
16. Penta de Peppo A, Polisca P, Tomai F, De Paulis R, Turani F, Zupancich E, et al: Recovery of LV contractility in man is enhanced by preischemic administration of enflurane. *Ann Thorac Surg* 1999;68:112-118.
17. Tomai F, De Paulis R, Penta de Peppo A, Colagrande L, Caprara E, Polisca P, et al: Beneficial impact of isoflurane during coronary bypass surgery on troponin I release. *G Ital Cardiol* 1999;29:1007-1014.
18. Haroun-Bizri S, Khoury SS, Chehab IR, Kassas CM, Baraka A: Does isoflurane optimize myocardial protection during cardiopulmonary bypass? *J Cardiothorac Vasc Anesth* 2001;15:418-421.
19. JulierK, da Silva R,GarciaC, Bestmann L, Frascarolo P, Zollinger A, et al: Preconditioning by sevoflurane decreases biochemicalmarkers for myocardial and renal dysfunction in coronary artery bypass graft surgery: A double-blinded, placebo-controlled, multicenter study. *Anesthesiology* 2003;98:1315-1327.
20. Forlani S, Tomai F, De Paulis R, Turani F, Colella DF, Nardi P, et al: Preoperative shift from glibenclamide to insulin is cardioprotective in diabetic patients undergoing coronary artery bypass surgery. *J Cardiovasc Surg (Torino)* 2004;45:117-122.
21. Lee MC, Chen CH, Kuo MC, Kang PL, Lo A, et al: Isofluranepreconditioning-induced cardioprotection in patients undergoing coronary artery bypass grafting. *Eur J Anaesthesiol* 2006;23:841-847.

Capítulo 20   Os Agentes Inalatórios Têm Efeitos Benéficos ou Danosos?   129

22. Pouzet B, Lecharny JB, Dehoux M, Paquin S, Kitakaze M, Mantz J, et al: Is there a place for preconditioning during cardiac operations in humans? *Ann Thorac Surg* 2002;73:843-848.

23. Fellahi JL, Gue X, Philippe E, Riou B, Gerard JL: Isoflurane may not influence postoperative cardiac troponin I release and clinical outcome in adult cardiac surgery. *Eur J Anaesthesiol* 2004;21:688-693.

24. De Hert SG, ten Broecke PW, Mertens E, Van Sommeren EW, De Blier IG, Stockman BA, et al: Sevoflurane but not propofol preserves myocardial function in coronary surgery patients. *Anesthesiology* 2002;97:42-49.

25. DeHert SG, Cromheecke S, ten BroeckePW,Mertens E, De Blier IG, Stockman BA, et al: Effects of propofol, desflurane, and sevoflurane on recovery of myocardial function after coronary surgery in elderly high-risk patients. *Anesthesiology* 2003;99:314-323.

26. Conzen PF, Fisher S, Detter C, Peter K: Sevoflurane provides greater protection of the myocardium than propofol in patients undergoing off-pump coronary artery bypass surgery. *Anesthesiology* 2003;99:826-833.

27. Bein B, Renner J, Caliebe D, Scholz J, Paris A, Fraund S, et al: Sevoflurane but not propofol preserves myocardial function during minimally invasive direct coronary artery bypass surgery. *Anesth Analg* 2005;100:610-616.

28. Guarracino F, Landoni G, Tritapepe L, Pompei F, Leoni A, Aletti G, et al: Myocardial damage prevented by volatile anesthetics: A multicenter randomised controlled study. *J Cardiothorac Vasc Anesth* 2006;20:477-483.

29. Kawamura T, Kadosaki M, Nara N, Kaise A, Suzuki H, Endo S, et al: Effects of sevoflurane on cytokine balance in patients undergoing coronary artery bypass graft surgery. *J Cardiothorac Vasc Anesth* 2006;20:503-508.

30. Tritapepe L, Landoni G, Guarracino F, Pompei F, Crivellari M, Maselli D, et al: Cardiac protection by volatile anaesthetics: A multicentre randomized controlled study in patients undergoing coronary artery bypass grafting with cardiopulmonary bypass. *Eur J Anaesthesiol* 2007;24:323-331.

31. Nader ND, Li CM, Khadra WZ, Reedy R, Panos AL: Anesthetic myocardial protection with sevoflurane. *J Cardiothorac Vasc Anesth* 2004;18:269-274.

32. Nader ND, Karamanoukian HL, Reedy RC, Salehpour F, Knight PR: Inclusion of sevoflurane in cardioplegia reduces neutrophil activity during cardiopulmonary bypass. *J Cardiothorac Vasc Anesth* 2006;20:57-62.

33. De Hert SG, Van der Linden PJ, Cromheecke S, Meeus R, Nelis A, Van Reeth V, et al: Cardioprotective properties of sevoflurane in patients undergoing coronary surgery with cardiopulmonary bypass are related to the modalities of its administration. *Anesthesiology* 2004;101:299-310.

34. De Hert SG, Van der Linden PJ, Cromheecke S, Meeus R, ten Broecke PW, De Blier IG, et al: Choice of primary anesthetic regimen can influence intensive care unit length of stay after coronary surgery with cardiopulmonary bypass. *Anesthesiology* 2004;101:9-20.

35. Cromheecke S, ten Broecke PW, Hendrickx E, Meeus R, De Hert SG: Atrial fibrillation after coronary surgery: Can choice of the anesthetic regimen influence the incidence? *Acta Anaesthesiol Belg* 2005;56:147-154.

36. Garcia C, Julier K, Bestmann L, Zollinger A, von Segesser LK, Pasch T, et al: Preconditioning with sevoflurane decreases PECAM-1 expression and improves one-year cardiovascular outcome in coronary graft bypass surgery. *Br J Anaesth* 2005;94:159-165.

37. Jakobsen CJ, Berg H, Hindsholm KB, Faddy N, Sloth E: The influence of propofol versus sevoflurane anesthesia on outcome in 10,535 cardiac surgical procedures. *J Cardiothorac Vasc Anesth* 2007;21:664-671.

38. Yu CH, Beattie WS: The effects of volatile anesthetics on cardiac ischemic complications and mortality in CABG: A meta-analysis. *Can J Anesth* 2006;53:906-918.

39. Symons JA, Myles PS: Myocardial protection with volatile anaesthetic agents during cardiopulmonary bypass surgery: A metaanalysis. *Br J Anaesth* 2006;97:127-136.

40. Landoni G, Biondi-Zoccai GCL, Zangrillo A, Elena B, D'Aviola S, Marchetti C, et al: Desflurane and sevoflurane in cardiac surgery: A meta-analysis of randomized clinical trials. *J Cardiothorac Vasc Anesth* 2007;21:502-511.

41. Cromheecke S, Pepermans V, Hendrickx E, Lorsomradee S, ten Broecke PW, Stockman BA, et al: Cardioprotective properties of sevoflurane in patients undergoing aortic valve replacement with cardiopulmonary bypass. *Anesth Analg* 2006;103:289-296.

42. Landoni G, Calabro MG, Marchetti C, Bignami E, Scandroglio AM, Dedola E, et al: Desflurane vs propofol in patients undergoing mitral valve surgery. *J Cardiothorac Vasc Anesth* 2007;21:672-677.

43. Sang H, Cao L, Qiu P, Xiong L, Wang R, Yan G: Isoflurane produces delayed preconditioning against spinal cord ischemic injury via release of free radicals in rabbits. *Anesthesiology* 2006;105:953-960.

44. Sakai H, Sheng H, Yates RB, Ishida K, Pearlstein RD, Warner DS: Isoflurane provides long-term protection against focal cerebral ischemia in the rat. *Anesthesiology* 2007;106:92-99.

45. de Klaver MJM, Manning L, Palmer LA, Rich GF: Isoflurane pretreatment inhibits cytokine-induced death in cultured rat smooth muscle cells and human endothelial cells. *Anesethesiology* 2002;97:24-32.

46. Reutershan J, Chang D, Hayes JK, Ley K: Protective effects of isoflurane pre-treatment in endotoxin-induced lung injury. *Anesthesiology* 2006;104:511-517.

47. Suter D, Spahn DR, Blumenthal S, Reyes L, Booy C, et al: The immunomodulatory effect of sevoflurane in endotoxin-injured alveolar epithelial cells. *Anesth Analg* 2007;104:638-645.

48. Hashiguchi H, Morroka H, Miyoshi H, Matsumoto M, Koji T, Sumikawa K: Isoflurane protects renal function against ischemia and reperfusion through inhibition of protein kinases, JNK and ERK. *Anesth Analg* 2005;101:1584-1589.

49. Lee HT, Emala CW, Joo JD, Kim M: Isoflurane improves survival and protects against renal and hepatic injury in murine septic peritonitis. *Shock* 2007;27:373-379.

50. Kawaguchi M, Kimbro JR, Drummond JC, Cole DJ, Kelly PJ, Patel PM: Isoflurane delays but does not prevent cerebral infarction in rats subjected to focal ischemia. *Anesthesiology* 2000;92:1335-1342.

51. Obal D, Dettwiler S, Favoccia C, Rasher K, Preckel B, Schlack W: Effect of sevoflurane preconditioning on ischaemia/reperfusion injury in the rat kidney in vivo. *Eur J Anaesthesiol* 2006;23:319-326.

52. Pickler PE, Patel PM: Anesthetic neuroprotection: Some things do last. *Anesthesiology* 2007;106:8-10.

53. El Azab SR, Rosseel PM, De Lange JJ, Groeneveld ABJ, Van Strik R, et al: Effect of sevoflurane on the ex vivo secretion of TNF-a during and after coronary artery bypass surgery. *Eur J Anaesthesiol* 2003;20:380-384.

54. Royston D, Kovesi T, Marczin N: The unwanted response to cardiac surgery: Time for a reappraisal? *J Thor Cardiovasc Surg* 2003;125:32-35.

55. Lucchinetti E, Ambrosio S, Aguirre J, Herrmann P, Ha¨rter L, et al: Sevoflurane inhalation at sedative concentrations provides endothelial protection against ischemia-reperfusion injury in humans. *Anesthesiology* 2007;106:262-268.

56. Lorsomradee S, Cromheecke S, Lorsomradee SR, De Hert SG: Effects of sevoflurane on biomechanical markers of hepatic and renal dysfunction after coronary artery surgery. *J Cardiothorac Vasc Anesth* 2006;20:684-690.

57. Devereaux PJ, Beattie WS, Choi PTL, Guyatt GH, Villar JC, et al: How strong is the evidence for the use of perioperative b blockers in non-cardiac surgery? Systematic review and metaanalysis of randomized controlled trials. BMJ, doi:10.1136/bmj.38503.623646.8F (published July 4, 2005).

58. Kapoor AS, Kanji H, Buckingham J, Devereaux PJ, McAlister FA: Strength of evidence for perioperative use of statins to reduce cardiovascular risk: Systematic review of controlled studies. BMJ, doi:10.1136/bmj.39006.531146.BE (published Nov 6, 2006).

59. Fleisher LA, Beckman JA, Brown KA, Calkins H, Chaikof E, et al: ACC/AHA 2007 guidelines on perioperative cardiovascular evaluation and care for noncardiac surgery: A report of the American College of Cardiology/American Heart Association Task Force on Practice Guidelines (Writing Committee to Revise the 2002 Guidelines on Perioperative Cardiovascular Evaluation for Noncardiac Surgery). *J Am Coll Cardiol* 2007;50:e159-241.

21 Alguma Técnica de Anestesia Geral Está Associada à Recuperação Mais Rápida?

Ralph Gertler, MD e Girish P. Joshi, MBBS, MD, FFARCSI

INTRODUÇÃO

O ambiente de cuidados da saúde atual, com utilização de recursos de forma eficiente e redução de custos, enfatiza a necessidade de recuperação pós-operatória rápida e alta precoce. Com a disponibilidade de fármacos anestésicos de curta duração, que permitem um despertar rápido, a necessidade de permanência na sala de recuperação pós-anestésica (RPA) tem sido questionada.[1-3] Embora técnicas de anestesia local e regional permitam recuperação mais rápida, a anestesia geral ainda é a mais comumente usada.[4] Existe evidência de que a escolha pela anestesia geral está associada com recuperação mais rápida, particularmente o despertar imediato da anestesia e a recuperação precoce.[1,2] A técnica moderna de anestesia geral consiste do uso de uma combinação de fármacos com finalidade de amnésia, analgesia (ou estabilidade hemodinâmica) e imobilidade do paciente (ou relaxamento muscular). O uso habilidoso dos múltiplos fármacos anestésicos é vantajoso ao promover anestesia e condições cirúrgicas adequadas e permitir rápida recuperação. O aspecto mais importante de uma técnica anestésica é sua habilidade para alcançar consistentemente rápida recuperação após o término da cirurgia.

OPÇÕES/EVIDÊNCIA

Pré-medicação

Os benzodiazepínicos são muitas vezes usados para promover ansiólise pré-operatória e reduzir a incidência de despertar intraoperatório.[5] Embora vários estudos antigos não observem atraso na recuperação com o uso de benzodiazepínicos pré-operatórios,[6,7] evidência recente sugere que a recuperação, particularmente nos idosos, pode ser prolongada.[8] Portanto, pode ser prudente evitar o uso de benzodiazepínicos pré-operatórios, se possível. Devido à redução nos níveis de hormônios do estresse ter sido observada depois da pré-medicação com diazepam,[9] a pré-medicação com benzodiazepínicos pode ser benéfica na população de alto-risco (p. ex., pacientes cardíacos) que se submetem à cirurgia ambulatorial.

Indução da Anestesia

Tanto o propofol quanto o sevoflurano podem ser usados para a indução da anestesia. Um estudo que comparou a indução com propofol e sevoflurano, seguido da manutenção da anestesia com sevoflurano, relatou que o tempo de despertar (i. e., abertura ocular ao comando) foi menor nos pacientes que tiveram indução com sevoflurano (5,2 minutos versus 7 minutos).[10] No entanto, a incidência de náusea e vomito pós-operatório (NVPO) foi maior depois da indução com sevoflurano. Como a indução com propofol está associada com maior satisfação perioperatória dos pacientes,[11] o sevoflurano deveria estar reservado para pacientes selecionados (Tab. 21-1).

Manutenção: Anestesia Inalatória *versus* Anestesia Intravenosa Total com Propofol

A favor da técnica com anestésicos inalatórios estão a facilidade de titulação e o rápido despertar. Além disto, os anestésicos inalatórios potencializam o bloqueio neuromuscular,[12] reduzindo a necessidade de relaxantes musculares e a paralisia muscular subsequente (p. ex., distúrbios visuais, incapacidade de sentar sem assistência, fraqueza facial e generalizada).[13] Comparado com o isoflurano, os novos anestésicos inalatórios de curta ação (como o desflurano e o sevoflurano) permitem despertar mais rápido da anestesia.[14]

Song e colaboradores[15] mediram os tempos de recuperação e a habilidade *fast-track* (rápida recuperação) com desflurano, sevoflurano ou propofol. A anestesia com anestésicos inalatórios resultou em menor tempo para o despertar, para a extubação traqueal e orientação, comparada com anestesia intravenosa total (TIVA) com o propofol. Uma porcentagem consideravelmente maior dos pacientes que receberam desflurano para manutenção foram considerados *fast-track* aptos comparados com sevoflurano e propofol (90% *versus* 75% e 26%, respectivamente). Entretanto, não houve diferença entre os grupos com respeito aos tempo de alimentação e de alta para o domicílio. O despertar mais rápido com o desflurano, comparado com o sevoflurano e o propofol, foi também relatado quando o monitor de índice biespectral (em inglês, BIS) foi usado para titular os agentes hipnóticos.[16,17] O uso do monitor do BIS reduziu o tempo de despertar entre 30% a 55%.[17,18]

No entanto, o efeito do BIS não foi reproduzido em um estudo com idosos (maiores de 65 anos) ambulatoriais em que o uso do BIS durante procedimentos curtos (menos do que 30 minutos) reduziu o uso de opioides, mas não fez progressos com o tempo de despertar precoce.[19] A estabilidade postural foi obtida mais rapidamente depois da anestesia com desflurano do que com propofol.[20] De forma similar, a emergência da anestesia foi mais rápida com sevoflurano, comparado com propofol e isoflurano.[21-23] No entanto, isto não se traduz em alta mais rápida da RPA ou menor tempo para alcançar alta domiciliar.[21,22,24,25]

Juvin e colaboradores[25] avaliaram a recuperação de obesos mórbidos que receberam desflurano, isoflurano e propofol e mantiveram valores de BIS similares. A recuperação imediata ocorreu de forma mais rápida, sendo mais consistente, e teve saturação de oxigênio maior depois do desflurano do que depois do propofol ou isoflurano. No entanto, estas diferenças persistiram apenas na fase de recuperação precoce (até duas horas depois da cirurgia). Resultados similares foram vistos em pacientes idosos.[26,27] Novamente, a necessidade de intervenções na RPA foi significativamente menor depois do desflurano.

Um estudo recente avaliou a capacidade de engolir água sem tossir ou babar, depois de anestesia com sevoflurano e desflurano, e encontrou que os pacientes que receberam desflurano eram mais aptos a tomar água sem tossir ou babar de forma significativa.[28] Baseado nestes achados, os autores concluíram que o desflurano permitiu retorno mais precoce dos reflexos protetores da via aérea.

Embora a TIVA com propofol esteja consistentemente associada com menor incidência de NVPO quando comparada com técnicas de anestesia inalatória,[22,29-33] a incidência de NVPO é equivalente quando antieméticos profiláticos são administrados com anestesia inalatória e N_2O.[29] Os estudos usando o monitor de BIS para titular os hipnóticos e sedativos com antieméticos não observaram nenhum diferença na incidência de NVPO entre as diferentes técnicas de anestesia geral.[17,25,34] A titulação de anestésicos inalatórios usando o monitor de BIS tem mostrado reduzir a incidência de vômitos pós-operatórios na fase de recuperação.[35] Além disto, a TIVA com propofol é preferível em pacientes com risco muito alto de NVPO.

Em resumo, os anestésicos inalatórios de curta ação mais novos (p. ex., o desflurano e sevoflurano) permitem a emergência mais rápida da anestesia quando comparados com os anestésicos inalatórios mais antigos (p. ex., halotano e isoflurano) (Tabs. 21-1 e 21-2). Embora o xenônio ainda não seja disponível comercialmente, a emergência da anestesia parece ser mais rápida com desflurano e xenônio.[36] A recuperação rápida reduz o risco de complicações pós-operatórias, incluindo a obstrução da via aérea e hipoxemia.[27,37] Ainda, emergência mais rápida favorece a técnica fast-track (i. e., sem passar pela unidade de cuidados pós-anestésicos). De forma interessante, estudos recentes sugeriram que os gêneros se comportam de forma diferente na recuperação, com as mulheres se recuperando mais rapidamente da anestesia geral do que os homens.[38] Isto provavelmente é devido à influência dos hormônios do sexo feminino e seu papel na modulação da ação anestésica.

Os monitores de função cerebral podem melhorar a titulação dos fármacos inalatórios e sedativo-hipnóticos intravenosos, permitindo emergência mais rápida e melhorando a qualidade da recuperação (reduzindo a sonolência, tontura, fadiga, náusea e vômito). Contudo, estes monitores não influenciam a recuperação fase II e alta para residência. Entretanto, estes monitores podem ter benefícios limitados nos pacientes respirando espontaneamente ou que se submeteram a procedimentos cirúrgicos mais curtos.[39]

Óxido Nitroso

Devido às suas propriedades analgésicas e amnésticas, assim como a sua capacidade de diminuir a necessidade de fármacos anestésicos caros, o óxido nitroso (N_2O) é comumente usado como parte de uma técnica de anestesia balanceada. Como ele reduz o tempo de indução ou a dose de agente indutor, o uso de N_2O resulta em indução mais suave. Ele permite retorno à respiração espontânea mais rápido após regimes de CAM iguais de sevoflurano (CAM 1,3 com ou sem adição de N_2O).[40] O N_2O é rapidamente eliminado, resultando em recuperação mais rápida mesmo com o uso de anestésicos inalatórios com alta solubilidade lipídica (p. ex., isoflurano) em procedimentos curtos (menos do que 60 minutos) em pacientes idosos.[24]

Apesar de alguns estudos terem reportado uma maior incidência de NVPO com o uso de N_2O, uma metanálise com ensaios controlados randomizados encontrou que o efeito emético do N_2O não foi significativo.[41] Um grande estudo com 740 mulheres que se submeteram à cirurgia ginecológica ambulatorial comparou a incidência de NVPO e o tempo de alta para o domicílio com o uso da técnica com propofol-N_2O e propofol isoladamente.[42] Nesta população de alto risco, o uso de N_2O reduziu a necessidade de propofol em 20% a 25% sem aumento da incidência de eventos adversos ou do tempo de alta para o domicílio. De forma interessante, a maioria dos estudos avaliando a viabilidade de fast-tracking após cirurgia ambulatorial usaram N_2O como parte de sua técnica anestésica.[42-44] De todo modo, não há evidência convincente para evitar o N_2O.[45]

Dispositivos de Via Aérea Supralaríngea

Os dispositivos de via aérea supralaríngea (p. ex., máscara laríngea [ML]) tem ganhado ampla popularidade com a proposta geral de ser um dispositivo de via aérea e estão em uso crescente para procedimentos cirúrgicos eletivos de rotina. Eles não requerem o uso de bloqueadores neuromusculares e são geralmente toleradas com níveis anestésicos menores do que o tubo traqueal. Com o paciente respirando espontaneamente, a necessidade de opioides pode ser baseada na frequência respiratória, e a dose requerida de anestésicos hipnóticos (intravenosos ou inalatórios) pode se basear nos monitores de função cerebral ou concentrações expiradas de anestésicos inalatórios. Isto permite emergência mais precoce da anestesia e melhora da eficiência perioperatória.[46] Novas tendências podem também favorecer o uso de dispositivos supralaríngeos em áreas previamente excluídas, como as laparoscopias em pacientes ambulatoriais, e ventilação mecânica controlada.[47,48]

Devido às propriedades irritativas do desflurano, o sevoflurano, que não é pungente, geralmente é considerado o fármaco de escolha para pacientes em respiração espontânea. No entanto, estudos recentes sugeriram que o desflurano pode ser usado de forma segura em pacientes respirando espontaneamente através de uma ML.[49-52] A manutenção da

132 Seção III MANEJO PERIOPERATÓRIO

anestesia com desflurano, isoflurano e propofol em pacientes respirando espontaneamente através de um dispositivo supralaríngeo é considerado igualmente efetivo e seguro. A incidência de complicações respiratórias foi similar entre os três grupos; entratanto, movimento intencional foi significativamente mais comum com TIVA com propofol do que comparado com isoflurano e desflurano (63% *versus* 23% e 7%, respectivamente).[49] Além disto, o desflurano reduziu o tempo de emergência, o tempo de alta para o domicílio e o retorno às atividades diárias sem aumento dos problemas com a via aérea.[50]

Opioides

Os opioides continuam desempenhando um papel importante na prática anestésica; no entanto, os efeitos colaterais a eles relacionados, incluindo náusea, vômitos e sedação, podem contribuir para uma demorada recuperação e alta domiciliar. Portanto, os opioides deveriam ser usados com critério em pacientes que se submetem a cirurgias ambulatoriais, e a analgesia deveria ser fornecida com analgésicos não opioides. Entretanto, se técnicas analgésicas não opioides não forem administradas ou a dose de opioide intraoperatória não for adequada, isto pode resultar em mais incidência de dor grave na RPA.[53] O remifentanil é rapidamente metabolizado e, portanto, tem duração de ação muito curta, independen-temente da duração da infusão. Estudos têm relatado uma emergência rápida e confiável com o uso de remifentanil.[54-56] Além disto, as atividades funcionais são realizadas de modo mais rápido significativamente depois de anestesia com remifentanil do que depois do fentanil.[55] Os critérios de recuperação imediatos e intermediários são constatados mais precocemente nos pacientes tratados com remifentanil.[55-58] É sugerido que o uso de remifentanil permite a administração de menores concentrações de anestésicos inalatórios, o que pode levar à recuperação mais rápida.[57] Entretanto, devido à sua curta duração de ação, é necessário planejar o tratamento da dor pós-operatória com analgésicos de longa duração de ação antes da descontinuação da infusão de remifentanil. O uso de opioides de longa duração no final da cirurgia pode aumentar a incidência de efeitos colaterais relacionados ao uso de opioides no período pós-operatório. Assim, o benefício do remifentanil pode ser obtido apenas se uma técnica analgésica não opioide puder ser utilizada.

Acredita-se, geralmente, que a morfina não deveria ser utilizada em pacientes de cirurgia ambulatorial devido à preocupação com NVPO aumentado. No entanto, o uso do fentanil na RPA pode levar à recorrência da dor na fase II atrasar a alta domiciliar e aumentar a necessidade de hospitalização, particularmente se analgésicos orais não forem administrados ou tolerados.[59]

Tabela 21-1	**Resumo das Metanálises das Técnicas de Anestesia Geral**			
Autor	**Número de Ensaios**	**Intervenção**	**Controle**	**Incidência de Resultados**
Joo[11]	12	Sevoflurano	Propofol	O sevoflurano e o propofol tiveram eficácia similar para a indução anestésica. O propofol pode continuar a ser o preferido na indução porque apresenta características favoráveis de indução, grande satisfação dos pacientes e menor incidência de náusea e vômito pós-operatórios.
Gupta[14]	58	Propofol, isoflurano, sevoflurano e desflurano		A recuperação pós-operatória depois de anestesia baseada no propofol, isoflurano, desflurano e sevoflurano em adultos demonstrou ser mais rápida nos grupos sevoflurano e desflurano. O índice de náusea e vômito foi menos frequente com propofol.
Robinson[23]	18	Isoflurano, sevoflurano	Propofol	Sevoflurano está associado com recuperação mais rápida da anestesia do que isoflurano ou propofol.
Sneyd[30]	80	Propofol	Agentes inalatórios	A manutenção da anestesia com propofol teve incidência significativamente menor de náusea e vômito em comparação com agentes inalatórios, independentemente do agente de indução, escolha do agente inalatório, presença ou ausência de N_2O, idade do paciente ou uso de opioide.
Tramer[31]	84 (*n* = 6.069)	Propofol	Outros agentes anestésicos	O NNT para prevenir a náusea precoce com propofol era de 4,7, vômito 4,9 e qualquer evento emético 4,9. De cada cinco pacientes tratados com propofol para manutenção da anestesia, um não vomitará ou não se sentirá nauseado, o que de outra maneira não aconteceria. Em todas as outras situações a diferença era de relevância clínica duvidosa.
Tramer[41]	24 (*n* = 2.478)	AG com N_2O	AG sem N_2O	Omitir o N_2O não teve efeito no controle completo das náuseas e vômitos. O NNT para despertar intraoperatório com anestesia sem N_2O era de 46, comparado com anestesias em que o N_2O foi usado. Este risco clinicamente importante de dano reduz a utilidade de omitir N_2O para prevenir a emese pós-operatória.

AG, Anestesia geral; *NNT*, Número necessário para tratar.

Capítulo **21** *Alguma Técnica de Anestesia Geral Está Associada à Recuperação Mais Rápida?* **133**

Tabela 21-2	**Resumo dos Ensaios Clínicos Controlados Randomizados**				
Autor	**N**	**Intervenção**	**Controle**		**Resultado**
Apfel[29]	5.199	Seis intervenções profiláticas para NVPO: ondansetrona, dexametasona, droperidol, propofol ou anestésicos voláteis; nitrogênio ou N_2O; e remifentanil ou fentanil			A mais segura ou a menos onerosa deveria ser usada primeiro. A profilaxia é raramente garantida nos pacientes de baixo risco, os pacientes de risco moderado podem ter benefício de uma intervenção isolada e múltiplas intervenções deveriam ser reservadas para os pacientes de alto risco.
Arellano[42]	1490	N_2O 65% + oxigênio	Ar + oxigênio		Nenhuma diferença significativa entre os grupos no tempo de alta para o domicílio e em eventos adversos em 24 horas.
Ashworth[49]	90	Desflurano	Isoflurano ou propofol		Movimento proposital com propofol em 63%, sem despertar intraoperatório. O desflurano e o propofol não apresentaram vantagem significativa sobre o isoflurano em pacientes com ML e ventilação espontânea.
Bekker[57]	60	Isoflurano-remifentanil-N_2O	Isoflurano-fentanil-N_2O		A manutenção da anestesia com remifentanil-N_2O pode encurtar recuperação pós-operatória da função cognitiva na população geriátrica, mas não diminuiu o tempo de permanência na RPA.
Camci[16]	50	Desflurano-remifentanil- N_2O, guiado pelo BIS	Propofol-remifentanil- N_2O, guiado pelo BIS		O tempo de recuperação para alta domiciliar não diferiu nos grupos. O desflurano é uma alternativa ao propofol para anestesia ambulatorial guiada pelo BIS. Uma frequência mais alta de sintomas eméticos com o desflurano diminuiu o sucesso da sua eleição de rápida recuperação (*fast-track*).
Claxton[59]	58	Fentanil	Morfina		A morfina produziu uma melhor qualidade de analgesia, mas estava associada com aumento das náuseas e vômitos, a maioria ocorrendo depois da alta.
Duggan[9]	61	Diazepan 0,1 mg/kg, 60 a 90 minutos no pré-operatório	Placebo		A redução dos hormônios do estresse depois da pré-medicação em pacientes que se submetem à cirurgia ambulatorial apoiam o uso da medicação benzodiazepínica.
Einarsson[40]	24	Sevoflurano	Sevoflurano + N_2O		O retorno à ventilação espontânea e extubação é mais rápido com sevoflurano/ N_2O versus sevoflurano.
Fredman[21]	146	Indução com propofol + sevoflurano + N_2O	Indução com propofol + sevoflurano + N_2O; sevoflurano + N_2O para indução e manutenção.		Indução mais rápida com propofol. Recuperação similar. Mais NVPO com sevoflurano.
Fredman[26]	90	TIVA versus desflurano + N_2O versus isoflurano + N_2O titulado para um BIS de 60-65			Elegibilidade *fast-track* mais precoce com o desflurano comparado ao isoflurano e propofol (73% *versus* 43% e 44%).
Gan[18]	302	TIVA com propofol + monitorização com BIS ajustado para 45-50, aumentando para 60-75 nos 15 minutos finais	TIVA		A monitorização do BIS diminuiu a necessidade de propofol, permitiu extubação mais precoce, aumentou a porcentagem de pacientes orientados na chegada à RPA, teve melhor avaliação pela enfermagem na RPA e resultou em pacientes eleitos para alta mais precoce.

Continua

Tabela 21-2 — Resumo dos Ensaios Clínicos Controlados Randomizados – Cont.

Autor	N	Intervenção	Controle	Resultado
Georgiou[37]	50	TIVA com propofol	Isoflurano + N_2O	Ao menos um evento hipoxêmico em 16,7% no grupo TIVA *versus* 42,3% no grupo anestesia inalatória.
Juvin[27]	45	Desflurano	Isoflurano ou propofol para manutenção	Tempos de recuperação imediata eram menores com desflurano versus isoflurano ou propofol. Recuperação intermediária e de alta da RPA eram similares nos três grupos.
Juvin[25]	36	Desflurano	Isoflurano ou propofol para manutenção	Recuperação intermediária ocorreu mais rapidamente depois do desflurano, valores de SpO_2 eram maiores, os pacientes se movimentavam mais depois do desflurano. Efeitos benéficos por, pelo menos, duas horas.
Larsen[58]	60	Remifentanil-propofol	Desflurano-N_2O ou sevoflurano-N_2O, fentanil	Despertar e retorno da função cognitiva eram mais rápidos depois do remifentanil-propofol comparado com desflurano e sevoflurano.
Loop[56]	120	Remifentanil com sevoflurano, desflurano ou propofol	Tiopental-alfentanil-isoflurano-N_2O	Remifentanil permite recuperação precoce rápida e suave. A recuperação tardia foi comparável entre os grupos de combinação do remifentanil e controles.
Mahmaoud[50]	60	Desflurano + N_2O	Sevoflurano + N_2O	O tempo de abertura ocular e orientação foram significativamente menores com desflurano do que com o grupo sevoflurano. O tempo de alta domiciliar foi menor com desflurano. O grupo desflurano retornou mais precocemente às atividades normais.
McKay[28]	64	Sevoflurano	Desflurano	O desflurano permitiu retorno mais rápido dos reflexos protetores das vias aéreas.
Nelskyla[35]	62	Sevoflurano com 65% de N_2O, titulados para manter o BIS entre 50 e 60	Sevoflurano ajustado para manter variáveis hemodinâmicas dentro dos controles em 25%	Orientação e capacidade de beber foram obtidas mais precocemente no grupo BIS, que também teve melhor recuperação psicomotora. Menos vômito no grupo BIS. Não houve diferença no tempo de alta domiciliar.
Raeder[22]	161	Indução com propofol e N_2O 60% com ML e sevoflurano	Anestesia mantida com 60% de N_2O sob ML e TIVA	Emergência mais rápida com sevoflurano. Bradicardia perioperatória, náusea, vômitos e tontura tardia foram mais comuns no grupo sevoflurano. Não houve diferença entre os grupos sevoflurano e propofol quanto à dor, recuperação na enfermaria e alta domiciliar.
Saros[52]	70	Sevoflurano	Desflurano	O desflurano está associado com despertar mais rápido, mas sem qualquer diferença no pós-operatório, exceto pela maior incidência de irritação da via aérea.
Smith[33]	61	Alvo de propofol em 8 mcg/mL, reduzido a 4 mcg/mL depois da inserção da LMA e titulação subsequente pelos sinais clínicos	Sevoflurano a 8%, reduzido a 3% depois da inserção da ML e titulado, posteriormente, pelos sinais vitais	O despertar foi mais rápido depois do sevoflurano, mas estava associado com mais NVPO.

Continua

Capítulo **21** *Alguma Técnica de Anestesia Geral Está Associada à Recuperação Mais Rápida?* **135**

Tabela 21-2 Resumo dos Ensaios Clínicos Controlados Randomizados – Cont.

Autor	N	Intervenção	Controle	Resultado
Song[20]	120	Desflurano	Propofol	A anestesia baseada no desflurano foi associada com melhor controle postural do que a baseada no propofol no período de recuperação precoce em pacientes que sofreram cirurgia ginecológica laparoscópica.
Song[17]	60	Desflurano ou sevoflurano com 65% de N_2O e fentanil. Anestésicos voláteis foram titulados para manter o BIS em 60	Anestésicos voláteis foram administrados de acordo com a prática clínica padrão	Os valores de BIS foram inferiores nos grupos de controle comparados com os grupos titulados pelo BIS. O uso de anestésico volátil no grupo titulado pelo BIS foi 30%-38% menor comparado com os grupos de controle. O tempo para resposta verbal foi 30% a 55% menor no grupo titulado pelo BIS.
Song[15]	120	Desflurano ou sevoflurano com 60% de N_2O	TIVA com N_2O 60%	O escore de tempo de despertar e recuperação de 10 foi significativamente mais curto e a porcentagem de pacientes elegíveis para *fast-track* na chegada à RPA foi significativamente maior no grupo desflurano e sevoflurano.
Tang[51]	140	Propofol para indução seguido de TIVA ou sevoflurano com 67% N_2O	Anestesia foi induzida e mantida com sevoflurano em N_2O 67%	Comparado com sevoflurano-N_2O, o uso de propofol-N_2O para anestesia no consultório estava associado com um perfil melhor de recuperação, mais satisfação do paciente e menores custos.
Tang[44]	75	TIVA, BIS entre 55 e 65	Desflurano com N_2O 67%, BIS entre 55 e 65	O tempo de recuperação precoce foi menor no grupo desflurano. Os critérios de *fast-track* foram encontrados mais cedo no grupo desflurano (*versus* propofol). O uso do desflurano reduziu o tempo de levantar e andar. Durante a evolução em 24 horas, NVPO não foi significativamente diferente nos dois grupos com tríplice terapia antiemética.
Tang[34]	69	TIVA	TIVA com N_2O 65% em oxigênio	As variáveis de recuperação precoce e tardia foram similares. A anestesia com propofol e N_2O diminuiu a necessidade de anestésico sem aumento de NVPO.
Thwaites[10]	108	Indução com propofol e então sevoflurano a 2%	Indução com sevoflurano a 8%	A emergência da anestesia induzida com sevoflurano ocorreu significativamente mais cedo, comparada ao propofol, porém mais pacientes ranquearam a indução com sevoflurano como desagradável.
Visser[32]	2.010	Isoflurano-N_2O	TIVA	A TIVA com propofol resultou em redução clinicamente relevante da náusea e vômito comparado à anestesia com isoflurano-N_2O (NNT = 6). Ambas as técnicas foram similares.
Zohar[19]	30	Propofol-fentanil-sevoflurano, guiado pelo BIS	Propofol-fentanil-sevoflurano	O uso do monitor de BIS para titulação do sevoflurano não conseguiu melhorar o processo de recuperação precoce para procedimentos curtos em pacientes idosos.

BIS, índice biespectral; *ML*, máscara laríngea; *NVPO*: náusea e vômito pós-operatório; *TIVA*, anestesia intravenosa total.

136 Seção III MANEJO PERIOPERATÓRIO

ÁREAS DE INCERTEZA

Nas seguintes áreas ainda existem incertezas:

1. O uso de pequenas doses (2 mg) de midazolan fornece proteção contra o despertar ou atrasa a recuperação da anestesia?
2. O uso de óxido nitroso reduz a necessidade de opioides no intraoperatório e/ou pós-operatório?
3. Existe um lugar para o uso de xenônio na prática clínica?
4. Os opioides de longa duração (p. ex., morfina e hidromorfona) se aplicam na anestesia ambulatorial atual, particularmente nos procedimentos cirúrgicos mais extensos em pacientes ambulatoriais?

DIRETRIZES

Não existem atualmente diretrizes na escolha da anestesia de mais rápida recuperação.

RECOMENDAÇÕES DOS AUTORES

A indução intravenosa com propofol e indução inalatória com sevoflurano são, ambas, técnicas possíveis para os pacientes ambulatoriais, entretanto, a indução intravenosa é preferível. A manutenção da anestesia com os anestésicos inalatórios mais novos e de curta duração (i. e., desflurano e sevoflurano) fornecem uma rápida emergência, assim como a TIVA com propofol, enquanto também permitem titulação fácil da profundidade anestésica. Porém, nenhuma diferença tem sido demonstrada com respeito à demora da recuperação (p. ex., tempo de RPA e de alta domiciliar). Além disto, a titulação dos sedativos-hipnóticos usando monitores de função cerebral baseado no eletroencefalograma pode reduzir o tempo de despertar e, assim, facilitar a trajetória rápida (i. e., sem passar pela RPA). Apesar de diferenças clínicas entre o desflurano e o sevoflurano parecerem pequenas, o desflurano pode estar associado com emergência mais rápida, particularmente nos pacientes mais idosos e obesos mórbidos. A anestesia balanceada com a indução com propofol e manutenção inalatória com N₂O e dispositivo supralaríngeo podem ser uma ótima técnica para cirurgia ambulatorial.

Baseado nas evidências de ensaios clínicos randomizados e na vasta literatura, a indução da anestesia com propofol e manutenção com os anestésicos inalatórios mais novos permitem uma emergência rápida, mas não existem evidencias na recuperação tardia. Portanto, a TIVA com propofol pode ser benéfica em pacientes com risco muito aumentado de NVPO.

REFERÊNCIAS

1. Joshi GP, Twersky RS: Fast tracking in ambulatory surgery. *Ambul Surg* 2000;8(4):185-190.
2. Joshi GP: Fast-tracking in outpatient surgery. Curr Opin *Anaesthesiol* 2001;14(6):635-639.
3. Apfelbaum JL, Walawander CA, Grasela TH, et al: Eliminating intensive postoperative care in same-day surgery patients using short-acting anesthetics. *Anesthesiology* 2002;97(1):66-74.
4. Joshi GP: Recent developments in regional anesthesia for ambulatory surgery. *Curr Opin Anaesthesiol* 1999;12(6):643-647.
5. Miller DR, Blew PG, Martineau RJ, Hull KA: Midazolam and awareness with recall during total intravenous anaesthesia. *Can J Anaesth* 1996;43(9):946-953.

6. White PF: Comparative evaluation of intravenous agents for rapid sequence induction—thiopental, ketamine, and midazolam. *Anesthesiology* 1982;57(4):279-284.
7. Beechey AP, Eltringham RJ, Studd C: Temazepam as premedication in day surgery. *Anaesthesia* 1981;36(1):10-15.
8. Smith AF, Pittaway AJ: Premedication for anxiety in adult day surgery. *Cochrane Database of Systematic Reviews (Online)* 2003(1): CD002192.
9. Duggan M, Dowd N, O'Mara D, Harmon D, Tormey W, Cunningham AJ: Benzodiazepine premedication may attenuate the stress response in daycase anesthesia: A pilot study. *Can J Anaesth* 2002;49(9):932-935.
10. Thwaites A, Edmends S, Smith I: Inhalation induction with sevoflurane: A double-blind comparison with propofol. *Br J Anaesth* 1997;78(4):356-361.
11. Joo HS, Perks WJ: Sevoflurane versus propofol for anesthetic induction: A meta-analysis. *Anesth Analg* 2000;91(1):213-219.
12. Eriksson LI: The effects of residual neuromuscular blockade and volatile anesthetics on the control of ventilation. *Anesth Analg* 1999;89(1):243-251.
13. Kopman AF, Yee PS, Neuman GG: Relationship of the train-offour fade ratio to clinical signs and symptoms of residual paralysis in awake volunteers. *Anesthesiology* 1997;86(4):765-771.
14. Gupta A, Stierer T, Zuckerman R, Sakima N, Parker SD, Fleisher LA: Comparison of recovery profile after ambulatory anesthesia with propofol, isoflurane, sevoflurane and desflurane: A systematic review. *Anesth Analg* 2004;98(3):632-641, table of contents.
15. Song D, Joshi GP, White PF: Fast-track eligibility after ambulatory anesthesia: A comparison of desflurane, sevoflurane, and propofol. *Anesth Analg* 1998;86(2):267-273.
16. Camci E, Koltka K, Celenk Y, Tugrul M, Pembeci K: Bispectral index-guided desflurane and propofol anesthesia in ambulatory arthroscopy: Comparison of recovery and discharge profiles. *J Anesth* 2006;20(2):149-152.
17. Song D, Joshi GP, White PF: Titration of volatile anesthetics using bispectral index facilitates recovery after ambulatory anesthesia. *Anesthesiology* 1997;87(4):842-848.
18. Gan TJ, Glass PS, Windsor A, et al: Bispectral index monitoring allows faster emergence and improved recovery from propofol, alfentanil, and nitrous oxide anesthesia. BIS Utility Study Group. *Anesthesiology* 1997;87(4):808-815.
19. Zohar E, Luban I, White PF, Ramati E, Shabat S, Fredman B: Bispectral index monitoring does not improve early recovery of geriatric outpatients undergoing brief surgical procedures. *Can J Anaesth* 2006;53(1):20-25.
20. Song D, Chung F, Wong J, Yogendran S: The assessment of postural stability after ambulatory anesthesia: A comparison of desflurane with propofol. *Anesth Analg* 2002;94(1):60-64, table of contents.
21. Fredman B, Nathanson MH, Smith I, Wang J, Klein K, White PF: Sevoflurane for outpatient anesthesia: A comparison with propofol. *Anesth Analg* 1995;81(4):823-828.
22. Raeder J, Gupta A, Pedersen FM: Recovery characteristics of sevoflurane- or propofol-based anaesthesia for day-care surgery. *Acta Anaesthesiol Scand* 1997;41(8):988-994.
23. Robinson BJ, Uhrich TD, Ebert TJ: A review of recovery from sevoflurane anaesthesia: Comparisons with isoflurane and propofol including meta-analysis. *Acta Anaesthesiol Scand* 1999;43(2):185-190.
24. Mahajan VA, Ni Chonghaile M, Bokhari SA, Harte BH, Flynn NM, Laffey JG: Recovery of older patients undergoing ambulatory anaesthesia with isoflurane or sevoflurane. *Eur J Anaesthesiol* 2007;24(6):505-510.
25. Juvin P, Vadam C, Malek L, Dupont H, Marmuse JP, Desmonts JM: Postoperative recovery after desflurane, propofol, or isoflurane anesthesia among morbidly obese patients: A prospective, randomized study. *Anesth Analg* 2000;91(3):714-719.
26. Fredman B, Sheffer O, Zohar E, et al: Fast-track eligibility of geriatric patients undergoing short urologic surgery procedures. *Anesth Analg* 2002;94(3):560-564.
27. Juvin P, Servin F, Giraud O, Desmonts JM: Emergence of elderly patients from prolonged desflurane, isoflurane, or propofol anesthesia. *Anesth Analg* 1997;85(3):647-651.
28. McKay RE, Large MJ, Balea MC, McKay WR: Airway reflexes return more rapidly after desflurane anesthesia than after sevoflurane anesthesia. *Anesth Analg* 2005;100(3):697-700, table of contents.
29. Apfel CC, Korttila K, Abdalla M, et al: A factorial trial of six interventions for the prevention of postoperative nausea and vomiting. *N Engl J Med* 2004;350(24):2441-2451.

30. Sneyd JR, Carr A, Byrom WD, Bilski AJ: A meta-analysis of nausea and vomiting following maintenance of anaesthesia with propofol or inhalational agents. *Eur J Anaesthesiol* 1998;15(4):433-445.

31. Tramer M, Moore A, McQuay H: Propofol anaesthesia and postoperative nausea and vomiting: Quantitative systematic review of randomized controlled studies. *Br J Anaesth* 1997;78(3):247-255.

32. Visser K, Hassink EA, Bonsel GJ, Moen J, Kalkman CJ: Randomized controlled trial of total intravenous anesthesia with propofol versus inhalation anesthesia with isoflurane-nitrous oxide: Postoperative nausea with vomiting and economic analysis. *Anesthesiology* 2001;95(3):616-626.

33. Smith I, Thwaites AJ: Target-controlled propofol vs. sevoflurane: A double-blind, randomised comparison in day-case anaesthesia. *Anaesthesia* 1999;54(8):745-752.

34. Tang J, White PF, Wender RH, et al: Fast-track office-based anesthesia: A comparison of propofol versus desflurane with Chapter 21 Is One General Anesthetic Technique Associated with Faster Recovery? 137 antiemetic prophylaxis in spontaneously breathing patients. *Anesth Analg* 2001;92(1):95-99.

35. Nelskyla KA, Yli-Hankala AM, Puro PH, Korttila KT: Sevoflurane titration using bispectral index decreases postoperative vomiting in phase II recovery after ambulatory surgery. *Anesth Analg* 2001;93(5):1165-1169.

36. Coburn M, Baumert JH, Roertgen D, et al: Emergence and early cognitive function in the elderly after xenon or desflurane anaesthesia: A double-blinded randomized controlled trial. *Br J Anaesth* 2007;98(6):756-762.

37. Georgiou LG, Vourlioti AN, Kremastinou FI, Stefanou PS, Tsiotou AG, Kokkinou MD: Influence of anesthetic technique on early postoperative hypoxemia. *Acta Anaesthesiol Scand* 1996;40(1):75-80.

38. Buchanan FF, Myles PS, Leslie K, Forbes A, Cicuttini F: Gender and recovery after general anesthesia combined with neuromuscular blocking drugs. *Anesth Analg* 2006;102(1):291-297.

39. White PF: Use of cerebral monitoring during anaesthesia: Effect on recovery profile. *Best Practice and Research* 2006;20(1):181-189.

40. Einarsson S, Bengtsson A, Stenqvist O, Bengtson JP: Decreased respiratory depression during emergence from anesthesia with sevoflurane/N2O than with sevoflurane alone. *Can J Anaesth* 1999;46(4):335-341.

41. Tramer M, Moore A, McQuay H: Omitting nitrous oxide in general anaesthesia: Meta-analysis of intraoperative awareness and postoperative emesis in randomized controlled trials. *Br J Anaesth* 1996;76(2):186-193.

42. Arellano RJ, Pole ML, Rafuse SE, et al: Omission of nitrous oxide from a propofol-based anesthetic does not affect the recovery of women undergoing outpatient gynecologic surgery. *Anesthesiology* 2000;93(2):332-339.

43. Johnson GW, St John Gray H: Nitrous oxide inhalation as an adjunct to intravenous induction of general anaesthesia with propofol for day surgery. *Eur J Anaesthesiol* 1997;14(3):295-299.

44. Tang J, Chen L, White PF, et al: Use of propofol for office-based anesthesia: Effect of nitrous oxide on recovery profile. *J Clin Anesth* 1999;11(3):226-230.

45. Smith I: Nitrous oxide in ambulatory anaesthesia: Does it have a place in day surgical anaesthesia or is it just a threat for personnel and the global environment? *Curr Opin Anaesthesiol* 2006;19(6):592-596.

46. Joshi G: The use of laryngeal mask airway devices in ambulatory anesthesia. Seminars in Anesthesia, Perioperative Medicine, and Pain 2001(20):257-263.

47. Goulson DT: Anesthesia for outpatient gynecologic surgery. *Curr Opin Anaesthesiol* 2007;20(3):195-200.

48. Miller DM, Camporota L: Advantages of ProSeal and SLIPA airways over tracheal tubes for gynecological laparoscopies. *Can J Anaesth* 2006;53(2):188-193.

49. Ashworth J, Smith I: Comparison of desflurane with isoflurane or propofol in spontaneously breathing ambulatory patients. *Anesth Analg* 1998;87(2):312-318.

50. Mahmoud NA, Rose DJ, Laurence AS: Desflurane or sevoflurane for gynaecological day-case anaesthesia with spontaneous respiration? *Anaesthesia* 2001;56(2):171-174.

51. Tang J, Chen L, White PF, et al: Recovery profile, costs, and patient satisfaction with propofol and sevoflurane for fast-track office-based anesthesia. *Anesthesiology* 1999;91(1):253-261.

52. Saros GB, Doolke A, Anderson RE, Jakobsson JG: Desflurane vs. sevoflurane as the main inhaled anaesthetic for spontaneous breathing via a laryngeal mask for varicose vein day surgery: A prospective randomized study. *Acta Anaesthesiol Scand* 2006;50(5):549-552.

53. Chung F, Ritchie E, Su J: Postoperative pain in ambulatory surgery. *Anesth Analg* 1997;85(4):808-816.

54. Twersky RS, Jamerson B, Warner DS, Fleisher LA, Hogue S: Hemodynamics and emergence profile of remifentanil versus fentanyl prospectively compared in a large population of surgical patients. *J Clin Anesth* 2001;13(6):407-416.

55. Fleisher LA, Hogue S, Colopy M, et al: Does functional ability in the postoperative period differ between remifentanil- and fentanyl-based anesthesia? *J Clin Anesth* 2001;13(6):401-406.

56. Loop T, Priebe HJ: Recovery after anesthesia with remifentanil combined with propofol, desflurane, or sevoflurane for otorhinolaryngeal surgery. *Anesth Analg* 2000;91(1):123-129.

57. Bekker AY, Berklayd P, Osborn I, Bloom M, Yarmush J, Turndorf H: The recovery of cognitive function after remifentanil-nitrous oxide anesthesia is faster than after an isoflurane-nitrous oxidefentanyl combination in elderly patients. *Anesth Analg* 2000;91(1):117-122.

58. Larsen B, Seitz A, Larsen R: Recovery of cognitive function after remifentanil-propofol anesthesia: A comparison with desflurane and sevoflurane anesthesia. *Anesth Analg* 2000;90(1):168-174.

59. Claxton AR, McGuire G, Chung F, Cruise C: Evaluation of morphine versus fentanyl for postoperative analgesia after ambulatory surgical procedures. *Anesth Analg* 1997;84(3):509-514.

22 A Escolha do Relaxante Muscular Afeta o Resultado?

Ashish C. Sinha, MD, PhD

Os agentes bloqueadores neuromusculares (BNM), comumente conhecidos como relaxantes musculares, têm um papel crítico no cenário cirúrgico. Funcionando como inibidores da acetilcolina, os BNMs criam um estado reversível de paralisia, auxiliando a intubação e a cirurgia abdominal, pelo relaxamento do tônus muscular durante a cirurgia.

Os BNM se desenvolveram de forma significativa nos últimos anos.[1] São originários da purificação da d-tubocurarina, pelo Dr. Harold King, de uma amostra de curare estocada em um tubo teste (portanto, o seu nome) no *British Museum*. A tubocurarina foi usada pela primeira vez em 1942, no *Homeopathic Hospital* em Montreal, por Harold Griffith e Enid Johnson em um paciente que fez apendicectomia. O crédito da introdução dos bloqueadores neuromusculares no cenário cirúrgico, portanto, pertence a eles.[2]

Os BNMs agem de maneira competitiva e não competitiva para inibir a tradução da liberação de neurotransmissor em impulso muscular. Estruturalmente similares em grupos funcionais e estereoquimicamente à acetilcolina, os BNMs frequentemente contêm ambos os grupos, de éster e amina quaternária, e, portanto, estão aptos a interagir e se ligar com as subunidades nicotínicas α, δ, e ϵ. Como inibidores competitivos da acetilcolina, os BNM dependem da sua concentração efetiva de agentes bloqueadores dentro do relativo volume sináptico do neurotransmissor natural. Esta dependência de concentração relativa, mais do que da concentração absoluta, tem impacto importante no início e reversão da paralisia.

A farmacocinética é o principal determinante na seleção de um BNM, incluindo a velocidade de instalação e duração do efeito, acoplada com a consideração cuidadosa da eliminação e dos efeitos colaterais. O BNM ótimo teria rápida instalação de bloqueio, com efeitos cardiovasculares mínimos, e seria facilmente eliminado do corpo mesmo em pacientes com função renal ou hepática comprometidas.

A resposta muscular aos BNMs não é homogênea devido à variação do fluxo sanguíneo e da densidade de receptores da placa motora. O músculo diafragma, por exemplo, exibe maior resistência aos agentes bloqueadores do que músculos periféricos, e, por isto, exige doses maiores, mas, ao mesmo tempo, responde com mais rápida instalação da paralisia.

Os BNMs podem ser divididos em duas categorias, baseado nos efeitos bioquímicos no músculo: despolarizantes e adespolarizantes. E seu impacto farmacológico pode ser distinguido clinicamente pelo uso de monitorização neuromuscular.

AGENTES DESPOLARIZANTES

A succinilcolina, o único BNM despolarizante clinicamente usado, é estruturalmente similar ao dímero da acetilcolina. As condições de intubação fornecidas pela succinilcolina são rápidas, mas não ótimas. Bucx e colaboradores[3] mostraram que, na população pediátrica, o tônus dos músculos da via aérea superior aumenta depois da administração da succinilcolina, independentemente da presença de agentes voláteis. A força aplicada na laringoscopia usando succinilcolina é maior do que a necessária com vecurônio.[3] Isto pode ser parcialmente atribuído a um aumento do tônus do músculo masseter que a succinilcolina pode causar.

AGENTES ADESPOLARIZANTES

Os BNMs adespolarizantes funcionam como inibidores antagonistas competitivos. Pela ocupação da subunidade α dos receptores nicotínicos, as moléculas do BNM opõem-se à ligação da acetilcolina e causam paralisia por prevenirem a despolarização da membrana muscular. A reversão do bloqueio neuromuscular é geralmente obtida usando-se um inibidor da acetilcolinesterase, junto com um anticolinérgico, para neutralizar os efeitos colaterais do inibidor da acetilcolinesterase, especialmente a bradicardia grave que esta classe de fármacos pode produzir. Estes fármacos são, em geral, usados juntos, devido ao tempo de latência e de ação: a neostigmina com glicopirrolato e edrofônio com atropina. No futuro, este tipo de reversão poderá ser completamente evitado pelo uso da ciclodextrina[4] (Tabs. 22-1 e 22-2).

EVIDÊNCIA

A monitorização do bloqueio neuromuscular e a reversão farmacológica do bloqueio com fármacos anticolinesterásicos permitiram, ambas, a diminuição da incidência de bloqueio residual em pacientes que receberam bloqueadores neuromusculares adespolarizantes.[5] Há evidência apoiando o uso de agentes de ação intermediária por causar menos bloqueio residual do que os agentes de longa duração, isto é, o vecurônio é melhor do que o pancurônio.[6] O sexo também pode afetar a recuperação do bloqueio neuromuscular, com mulheres se recuperando mais rápido do que homens.[7] Quanto à idade, as evidências sugerem que os mais idosos reagem mais rápido com vecurônio do que com cisatracúrio.[8,9]

Capítulo **22** *A Escolha do Relaxante Muscular Afeta o Resultado?* **139**

Tabela 22-1 Doses Recomendadas para os Bloqueadores Neuromusculares (BNMs)

Duração	BNM	Dose de Intubação (mg/kg)	Tempo de Latência (min)	Duração (min)	CIRURGIA PROLONGADA	
					Doses de Repetição (mg/kg)	Taxa de Infusão (faixa)
Ultracurta	Succinilcolina	0,6 (0,3-1,1)	1	4-6	0,04-0,07	2,5-4,0 mg/kg/min (0,5-10)
Intermediária	Atracúrio	0,4-0,5	3-5	20-35	0,08-0,1	5-9 mcg/kg/min (2-15)
	Cisatracúrio	0,15-0,2	1,5-2	55-61	0,03	1-2 mcg/kg/min (1-3)
	Rocurônio	0,6 (0,45-1,2)	1-3	22-67	0,1-0,2	10-12 mcg/kg/min (6-16)
	Vecurônio	0,1-0,28	2,5-3	25-30	0,01-0,015	1 mcg/kg/min (0,8-1,2)
Longa	Pancurônio	0,06-0,1	2-4	60-100	0,01-0,06	0,01-0,02 mg/kg/h

Tabela 22-2 Interação dos Fármacos Comumente Usados com Bloqueadores Neuromusculares (BNMs)

Classe de Fármacos	Efeito no Bloqueio Neuromuscular	Dose e Monitoramento
Antiarrítmicos	Atividade bloqueadora neuromuscular reforçada	Monitorizar a resposta e usar a menor dose possível para obter bloqueio adequado.
Antibióticos (aminoglicosídeos, macrolídeos e lincosamidas)	Bloqueio excessivo e depressão respiratória possíveis	Monitorizar bloqueio residual depois da administração de BNM.
Antiepiléticos	Bloqueio encurtado	Monitorizar resposta; dosagens maiores ou mais frequentes.
Aprotinina	Atividade bloqueadora neuromuscular prolongada	Monitorizar a resposta e usar a menor dose possível para obter bloqueio adequado.
Azatioprina	Reforço do bloqueio com despolarizantes e diminuição com adespolarizantes	Monitorizar a resposta e usar a menor dose possível para obter bloqueio adequado.
Bloqueadores do canal de cálcio	Atividade bloqueadora neuromuscular reforçada	Monitorizar a resposta e usar a menor dose possível para obter bloqueio adequado.
Corticosteroides	Bloqueio reforçado com despolarizantes e diminuído com adespolarizantes.	Monitorizar a resposta e usar a menor dose possível para obter bloqueio adequado.
Ciclofosfamida	Apneia prolongada com succinilcolina?	Monitorizar a resposta e usar a menor dose possível para obter bloqueio adequado.
Digoxina	Aumento da taxa de arritmias cardíacas	Com succinilcolina, a monitorização cardíaca é recomendada.
Anestésicos Inalatórios	Atividade bloqueadora neuromuscular reforçada	Monitorizar a resposta e usar a menor dose possível para obter bloqueio adequado.
Lítio	Atividade bloqueadora neuromuscular prolongada	Monitorizar a resposta e usar a menor dose possível para obter bloqueio adequado.
Magnésio	Atividade bloqueadora neuromuscular reforçada	Monitorizar a resposta e usar a menor dose possível para obter bloqueio adequado.
Metoclopramida	Atividade bloqueadora neuromuscular estendida	Monitorizar a resposta e usar a menor dose possível para obter bloqueio adequado.
Contraceptivos orais	Atividade bloqueadora neuromuscular estendida com os despolarizantes	Monitorizar a resposta e usar a menor dose possível para obter bloqueio adequado.
Ocitocina	Atividade bloqueadora neuromuscular reforçada	Monitorizar a resposta e usar a menor dose possível para obter bloqueio adequado.
Terbutalina	Atividade bloqueadora neuromuscular reforçada	Monitorizar a resposta e usar a menor dose possível para obter bloqueio adequado.
Antidepressivos tricíclicos	Risco de arritmias cardíacas	O monitoramento cardíaco é essencial.

INTERAÇÕES COM ESTADOS PATOLÓGICOS SIGNIFICATIVOS

As situações em que o efeito clínico dos BNMs são potencializados ou antagonizados estão descritas a seguir. Doenças neuromusculares comuns que acentuam o bloqueio são a miastenia gravis e a síndrome de Eaton-Lambert. A hipermagnesemia, hipocalcemia, hipocalemia e a hiponatremia podem causar efeito similar. Outras condições que causam bloqueio prolongado são a colinesterase atípica e, dependendo da via metabólica de eliminação, a doença hepática (rocurônio e vecurônio) ou renal (pancurônio). Em função do estado de acidose prolongar o metabolismo, ela também potencializa o bloqueio.

De forma similar, a doença desmielinizante, a neuropatia periférica e a hemiparesia (por muitos meses depois de uma queimadura grave), a hipercalcemia e a alcalose irão todas atenuar o bloqueio neuromuscular.

Os riscos de arritmias secundárias ao aumento do potássio plasmático pela succinilcolina podem ser graves o suficiente para causar parada cardíaca em algumas situações. Isto é secundário aos receptores extrajuncionais que aparecem depois de queimaduras graves, trauma grave (especialmente injúria por esmagamento), injúria medular ou desnervação musculoesquelética. A hipercalemia preexistente e toxicidade digitálica também predispõem arritmias fatais com o uso de succinilcolina. Mesmo em pequenas doses, a succinilcolina (aproximadamente 20 mg) pode provocar aumento da liberação de potássio tão cedo quanto dois a quatro dias depois da injúria de desnervação. A duração dos riscos não é clara, mas provavelmente diminui dentro de seis meses da injúria. É prudente evitar a administração de succinilcolina a qualquer paciente mais de 24 horas depois de uma queimadura, trauma extenso ou transecção medular. E a ação de evitar deverá continuar por seis meses pelo menos, embora um ano seja provavelmente mais seguro.

As mudanças fisiológicas da gravidez influenciam a farmacocinética e a farmacodinâmica dos BNMs. A ação clínica do vecurônio é aumentada de forma significativa, o rocurônio é também aumentado ou prolongado, e o atracúrio e mivacúrio são inalterados ou apenas ligeiramente prolongados.[10] Isto faz com que os últimos dois sejam uma ótima escolha de bloqueadores neuromusculares na gravidez. O magnésio, muitas vezes usado nos quadros de pré-eclâmpsia, aumenta de forma significativa o bloqueio do mivacúrio, rocurônio e vecurônio. Isso implica que o cuidado anestésico deveria ser cauteloso com a dose e a monitorização do estado de paralisia. O bloqueio induzido pela succinilcolina é inalterado na gravidez na dose de 1 mg/kg. Doses maiores do que 1,7 mg/kg demonstraram aumento do bloqueio.[10] Para prevenir os efeitos no recém-nascido é prudente usar doses mínimas com a monitorização e preferencialmente fármacos de curta ação.

ANAFILAXIA COM BNMs

A causa mais comum de anafilaxia perioperatória recai sobre os relaxantes musculares.[11] O *French Perioperative Anaphylactoid Reactions Study Group* relatou que mais de 60% das reações anafiláticas foram causadas pelos relaxantes musculares.[12] Ainda que poucos pacientes sejam alérgicos a todos os fármacos adespolarizantes,[13,14] o potencial de reação cruzada existe porque os grupos amônio terciário e quaternário são comuns. Houve algum consenso na última década sobre o aumento da taxa de anafilaxia com o uso do rocurônio,[15-18] baseado em relatos na Dinamarca e Noruega[19] e França.[20] De acordo com Bhananker e colaboradores,[21] não houve diferença estatisticamente significante entre a incidência de anafilaxia com rocurônio e vecurônio, com ambos apresentando a faixa de uma ocorrência em um milhão de frascos.

ÁREAS DE INCERTEZAS

Todos os BNMs usados atualmente têm algumas limitações e inconvenientes, e, portanto, o questionamento pelo BNM ótimo persiste. Este fármaco deveria ter as seguintes qualidades: instalação extremamente rápida, ser não cumulativa, ser metabolizada independentemente da função renal ou hepática, ser fácil e rapidamente revertida e ter pouca ou nenhuma contraindicação e efeitos colaterais. As pesquisas continuam e novos agentes despolarizantes se mostraram promissores e estão sendo desenvolvidos, como os derivados dos diésteres tropinil e clorofumaratos bis-tetrahidroquinolínio.

A ocorrência de maior nota no campo dos bloqueadores neuromusculares desde a retirada do rapacurônio, em março de 2001, é o desenvolvimento do agente de reversão sugammadex. O sugammadex é uma γ-ciclodextrina que forma um complexo solúvel em água com as medicações bloqueadoras neuromusculares esteroidais.[4] Ele pode reverter até mesmo um bloqueio profundo antes do início da recuperação. Quando usado com o rocurônio numa situação de indução de sequência rápida, é ainda mais rápido do que a succinilcolina com relação a tempos de latência e recuperação. Este tipo de reversão elimina a necessidade de fármacos anticolinesterásicos ou anticolinérgicos e seus efeitos colaterais, e desta forma tornando o uso de bloqueadores neuromusculares e sua reversão seguros.[4] O sugammadex permite não apenas o resgate dos pacientes no cenário "não pode intubar, não pode ventilar", mas também a reversão rápida nos casos que requerem bloqueio profundo até o final da cirurgia, sem espera por alguma recuperação espontânea da função neuromuscular.

DIRETRIZES

É possível que o sugammadex, se fizer jus à promessa e ao potencial, possa se tornar parte das diretrizes do uso de bloqueadores neuromusculares no futuro. Advertências da *Food and Drugs Administration (FDA)* existem acerca do uso da succinilcolina em pacientes pediátricos pelo medo de miopatias preexistentes. Em parte por isto, o rocurônio tem se tornado o fármaco de escolha na população pediátrica.

O rápido controle da via aérea, mesmo em pacientes adultos, pode ser obtido com doses maiores de rocurônio (0,9 mg/kg) no caso da succinilcolina ser contraindicada por alguma razão. O tempo de intubação é comparável na faixa de 60 segundos.

RECOMENDAÇÕES DO AUTOR

A escolha do bloqueador neuromuscular afetará os resultados na anestesia. A escolha dependerá de fatores do paciente, como o tempo desde a última alimentação, gravidez, estado mental, males como a miastenia gravis, histórico pessoal ou familiar de hipertermia maligna (HM), tipo de cirurgia, previsão de dificuldade de intubação, disponibilidade e familiaridade do médico com o fármaco e custos. Os fármacos potentes têm instalação mais lenta e os menos potentes têm instalação mais rápida, secundária à quantidade de fármaco usado; mais moléculas estão aptas a se ligar a mais junções neuromusculares (JNM) mais rapidamente, com a finalidade de criar paralisia.

- Se a instalação rápida da paralisia é necessária e não existem contraindicações à succinilcolina, esta será a escolha óbvia. Se a mialgia é uma preocupação, deveria ser considerado o uso de uma pequena dose defasciculante de BNM de ação intermediária.
- De forma alternativa, o rocurônio, numa dose alta como 0,9 mg/kg, pode permitir condições de intubação em 60 segundos na maioria dos pacientes, o que é comparável favoravelmente à succinilcolina. Em minha prática, uso alguns desses fármacos na indução.
- Contínuo seguimento da tendência do bloqueio neuromuscular e tentando manter o paciente com um ou dois estímulos da sequência de quatro, seja com uma dose pequena a cada vez ou infusão, é provavelmente o ideal.
- O risco de anafilaxia é equivalente na maioria dos BNMs de intermediária e longa ação e, portanto, é provavelmente desconsiderado na escolha do fármaco.
- O bloqueio residual é uma consideração definitiva e sublinha o impacto que o bloqueio residual pode ter nos resultados. A reversão completa, depois do início da reversão espontânea, deveria ser prática comum. A hesitação da reversão vem dos efeitos colaterais dos fármacos usados para reversão. É este meu entusiasmo a respeito do desenvolvimento do sugammadex, o agente quelante do rocurônio.
- O sugammadex reverte de forma efetiva o bloqueio neuromuscular profundo e prolongado induzido pelo rocurônio. A dose de reversão efetiva parece ser entre 2 e 4 mg/kg. Esta reversão pode ser efetuada em qualquer hora depois de o fármaco ter sido administrado, permitindo um salvamento da situação "não pode intubar, não pode ventilar".

REFERÊNCIAS

1. King H: Curare alkaloids: 1, tubocurarine. *J Chem Soc* 1935:1381-1389.
2. Griffith HR, Johnson GE: The use of curare in general anaesthesia. *Anesthesiology* 1942;3:418-420.
3. Bucx MJ, Van Geel RT, Meursing AE, Stujnen T, Sheck PA: Forces applied during laryngoscopy in children. Are volatile anaesthetics essential for suxamethonium-induced muscle rigidity? *Acta Anaestheisol Scand* 1994;38(5):448-452.

4. Naguib M. Sugammadex: Another milestone in clinical neuromuscular pharmacology. *Anesth Analg* 104:575-581.
5. Baillard C, Clec'h J, Salhi F, Gehan G, Cupa M, Samama CM: Postoperative residual neuromuscular block: A survey of management. *Br J Anaesth* 2005;95:622-626.
6. Ghosh-Karmarkar S, Divatia JV, Kulkarni AP, Patil VP, Mehta P: Residual neuromuscular blockade in the recovery room: Does the choice of muscle relaxant matter? *J Anaesth Clin Pharmacol* 2006;22(1):29-34.
7. Buchanan FF, Myles PS, Leslie K Forbes A, Cicuttini F: Gender and recovery after general anesthesia combined with neuromuscular blocking drugs. *Anesth Analg* 2006;102:291-297.
8. Pleym H, Spigset O, Kharasch ED, Dale O: Gender differences in drug effects: Implications for anesthesiologists. *Acta Anesthesiol Scand* 2003;47:241-259.
9. Keles GT, Yentur A, Cavus Z, Sakarya M: Assessment of neuromuscular and haemodynamic effects of cisatracurium and vecuronium under sevoflurane-remifentanil anaesthesia in elderly patients. *Eur J Anesth* 2004;21:877-881.
10. Guay J, Grenier Y, Varin F: Clinical pharmacokinetics of neuromuscular relaxants in pregnancy. *Clin Pharmacokinet* 1998;34(6):483-496.
11. Matthey P, Wang P, Finegan BA, Donnelly M: Rocuronium anaphylaxis and multiple neuromuscular blocking drug sensitivities. *Can J Anesth* 2000;47(9):890-893.
12. Laxenaire MC: Epidemiology of anesthetic anaphylactoid reactions. Fourth multicenter survey (July 1994-December 1996). *Ann Fr Anesth Reanim* 1999;18:796-809.
13. Moneret-Vautrin DA, Gue´ant JL, Kamel L, Laxenaire MC, El Kholty S, Nicolas JP: Anaphylaxis to muscle relaxants: Cross sensitivity studied by radioimmunoassay compared to intradermal tests in 34 cases. *J Allerg Clin Immunol* 1988;82:745-752.
14. Sabah A: Apropos of drug allergy. *Allerg Immunol* (Paris) 1996;28:230-233.
15. Mirakhur RK: Safety aspects of non-depolarising neuromuscular blocking agents with special reference to rocuronium bromide. *Eur J Anesthesiol* 1994;11(suppl 9):133-140.
16. Fisher MM: Anaphylaxis to muscle relaxants: Cross sensitivity between relaxants. *Anaesth Intensive Care* 1980;8:211-213.
17. Joint Task Force on Practice Parameters, American Academy of Allergy, Asthma and Immunology, American College of Allergy, Asthma and Immunology, and the Joint Council of Allergy, Asthma and Immunology: The diagnosis and management of anaphylaxis. *J Allergy Clin Immunol* 1998;101:S482-S484, S512-S515.
18. Moneret-Vautrin DA, Laxenaire MC: Anaphylaxis to muscle relaxants: Predictive tests (Letter). *Anaesthesia* 1990;45:246-247.
19. Guttorsen AB: Allergic reactions during anaesthesia: Increased attention to the problem in Denmark and Norway. *Acta Anaestheisol Scand* 2001;45:1189-1190.
20. Mertes PM, Laxenaire MC, Alla F: Anaphylactic and anaphylactoid reactions occurring during anesthesia in France in 1999-2000. *Anesthesiology* 2003;99:536-545.
21. Bhananker SM, O'Donnell JT, Salemi JR, Bishop MJ: The risk of anaphylactic reactions to rocuronium in the United States is comparable to that of vecuronium: An analysis of Food and Drug Administration reporting of adverse events. *Anesth Analg* 2005;101:819-822.

23 A Escolha do Anestésico Afeta os Tempos de Cirurgia e de Recuperação?

Anil Gupta, MD, FRCA, PhD

A anestesia geral é comum para procedimentos de cirurgia ambulatorial na maioria dos centros de saúde no mundo ocidental. O desfecho após a cirurgia e anestesia é um aspecto importante que deve ser considerado quando se tomam decisões sobre a escolha do anestésico geral para procedimentos cirúrgicos ambulatoriais. Embora as taxas de mortalidade sejam extremamente baixas após a anestesia geral em uma situação ambulatorial,[1] uma menor morbidade na forma de dor pós-operatória, náuseas e vômitos, fadiga, calafrios, cefaleia e sonolência continua a acometer um grande número de pacientes.[2] Com ênfase contínua na expansão da cirurgia ambulatorial e inclusão das pessoas idosas e doentes mais severos nas listas para cirurgia, é provável que ambas as taxas, de mortalidade e morbidade, aumentem no futuro. Embora algumas revisões sistemáticas tenham sido publicadas na literatura comparando a anestesia geral com a regional para cirurgias de grande porte, concentrando-se no desfecho, a escolha do agente anestésico para anestesia geral no ambulatório ainda é controversa. Especificamente, a escolha do anestésico em termos de resultados após a cirurgia ambulatorial permanece pouco explorada.

OPÇÕES

Dois métodos comumente utilizados de anestesia geral para cirurgia ambulatorial são anestesia intravenosa total (*TIVA: total intravenous anesthesia*) e anestesia inalatória. Embora o propofol seja praticamente o único anestésico utilizado para TIVA, muitos anestésicos inalatórios estão disponíveis atualmente e a escolha destes agentes tem sido assunto de muitos estudos publicados e uma grande fonte de polêmicas. Surpreendentemente, há apenas duas revisões sistemáticas publicadas sobre este assunto interessante,[3,4] que incluíram tanto pacientes internados como ambulatoriais. Uma revisão recente da literatura não revelou muitas publicações novas nos últimos cinco anos sobre tal temática. Neste capítulo, a evidência deriva-se de estudos prospectivos bem realizados, combinados com a experiência do próprio autor, bem como de dados de duas revisões sistemáticas atuais inéditas em adultos.

PARÂMETROS DE INTERESSE EM CIRURGIA AMBULATORIAL

Para analisar os benefícios de um anestésico em detrimento de outro, é importante sermos capazes de definir os pontos-chave de interesse para o paciente e o hospital. Um parâmetro facilmente definido, de interesse de ambos, é o risco de mortalidade após cirurgia ambulatorial. No entanto, a taxa de mortalidade é extremamente baixa neste grupo de pacientes[1] e, portanto, seria difícil confirmar se a escolha do anestésico tem qualquer efeito significativo sobre o risco de mortalidade perioperatória durante a cirurgia ambulatorial. Outro parâmetro importante, menos bem definido, é a morbidade maior. Entretanto, o efeito da escolha do agente anestésico sobre este importante desfecho permanece incerto.

Deve-se fazer uma diferenciação entre medir "desfechos verdadeiros" e "desfechos substitutos."[5] Exemplos de desfechos verdadeiros incluem tempos de alta, retorno ao trabalho, admissão e readmissão e satisfação do paciente. Já exemplos de desfechos substitutos incluem incidência de dor, tempo para o consumo do primeiro analgésico, recuperação precoce (resposta aos comandos) após anestesia, náuseas e vômitos. As medidas substitutas devem ser aceitas apenas se produzirem as mesmas conclusões que os seus pontos-chave não substitutos.[5] Desfechos verdadeiros, tal como satisfação do paciente, são provavelmente os fatores mais importantes, a partir de uma perspectiva do paciente, mas continuam sendo precariamente definidos e pouco estudados. Pelo fato de a maioria dos pacientes não ter sido submetida à mesma cirurgia duas vezes utilizando diferentes anestésicos, a coleta de evidências fica restrita a perguntar aos pacientes se eles estavam satisfeitos com o anestésico. A maioria costuma responder "sim", mas a resposta tem valor limitado para o pesquisador. Estudos para os quais os autores entrevistaram pacientes sobre a preferência de indução por inalação comparada com indução intravenosa (sevoflurano ou desflurano versus propofol) têm geralmente apontado o propofol como preferível ao sevoflurano.[6] Isto poderia ocorrer devido à elevação do humor após anestesia com propofol, hipótese sugerida por muitos autores, mas o efeito de elevação do humor nunca foi demonstrado como sendo decorrente da medicação.

Os seguintes parâmetros de qualidade foram avaliados neste capítulo para fornecer evidências visando seleção do melhor agente de manutenção durante cirurgia ambulatorial: recuperação "precoce" ("tempo para abrir os olhos" e "tempo para obedecer aos comandos"), recuperação "intermediária" ("tempo de transferência de fase I para a fase II", "prontidão para retorno à casa" e "alta para casa") e complicações intra-hospitalares menores, como "dor", "náuseas/vômitos", "antieméticos" utilizados, "tontura/vertigem," "entorpecimento/sonolência", "cefaleia", "tremor" e "tosse". A satisfação do paciente foi excluída por se

Capítulo 23 A Escolha do Anestésico Afeta os Tempos de Cirurgia e de Recuperação?

tratar de um indicador rudimentar das evidências para a escolha do anestésico para cirurgia ambulatorial, como discutido anteriormente. A "dor" como uma complicação pós-operatória não foi abordada devido às diferentes maneiras pelas quais tem sido medida e a complexidade das interpretações. Não somente as escalas analógicas visuais (EAV) para dor variam entre os autores, como também difere o tempo para a avaliação da dor, os analgésicos utilizados variam consideravelmente entre os estudos e nem todos os autores apresentam dados como EAV, preferindo apresentar "tempo para necessidade do primeiro analgésico" ou "número de pacientes que necessitam de analgésicos." Além disto, devido à natureza variável das cirurgias e, consequentemente, da dor pós-operatória, creio que os dados poderiam ser interpretados de maneira incorreta, levando a falsas conclusões. Por esta razão, os dados sobre intensidade dolorosa ou necessidade de analgésico não foram extraídos nesta revisão.

EVIDÊNCIAS PARA ANESTESIA INTRAVENOSA TOTAL OU INALATÓRIA

Duas revisões sistemáticas publicadas na literatura comparando inalação com anestesia intravenosa incluíram tanto pacientes internados como ambulatoriais,[3,4] o que limita um pouco o alcance dos achados. Por isto, fizemos uma revisão sistemática da literatura, usando Medline via PubMed, e selecionamos 42 artigos abordando aspectos de recuperação após cirurgia ambulatorial.[7] O halotano e o enflurano não foram levados em conta aqui, porque tais agentes raramente são utilizados durante cirurgia ambulatorial hoje em dia. Segue um resumo das conclusões.

Propofol *versus* Isoflurano

Um total de 18 estudos foi encontrado contendo dados que poderiam ser extraídos no período pós-operatório. Não foram observadas diferenças entre propofol e isoflurano na recuperação rápida ou na transferência de fase I para a fase II, mas houve heterogeneidade significativa entre os grupos em todos estes parâmetros (Tab. 23-1). No entanto, a alta para casa foi significativamente mais cedo no grupo do propofol (15 minutos, intervalo de confiança [IC] de 8 a 23 minutos). Houve maior risco relativo para complicações pós-operatórias, incluindo náuseas (número necessário para tratar [NNT] 8), vômitos (NNT 10) e cefaleia (NNT 22) no grupo do isoflurano (Tab. 23-1). O uso de antieméticos (risco relativo [RR] 2,7, IC 1,7 a 4,2) também foi mais comum no grupo do isoflurano. O

Tabela 23-1	Perfis de Recuperação Pós-operatória e Complicações Menores Associadas ao Propofol Comparadas com Anestésicos Inalatórios		
Parâmetro	**Propofol *versus* Isoflurano**	**Propofol *versus* Desflurano**	**Propofol *versus* Sevoflurano**
Tempo para abrir os olhos (min)	0,2 (-1,6 a 1,3)§	1,3 (0,4 a 2,2)§† (D)	0,9 (-2,2 a 0,5)§
Tempo para obedecer a comandos (min)	0,5 (-1,0 a 1,9)§	1,3 (0,4 a 2,3)§† (D)	1,6 (0,3 a 3,0)§* (S)
Tempo para transferência de fase 1 para fase 2 (min)	4,3 (-5,4 a 14,1)§	NR	3,6 (-13,5 a 6,4)§
Tempo para prontidão para retorno à casa (min)	9,3 (-17 a 36)§	3,1 (-7,7 a 1,5)	5,6 (-3,4 a 14,5)§
Tempo para alta para casa (min)	15 (8 a 23)† (P)	3,9 (-9,3 a 1,5)	10,3 (3,9 a 16,6)† (P)
Náuseas pós-operatórias (NPO)	2,0 (1,6-2,5)† (P), NNH = 8	2,0 (1,4 a 2,8)† (P), NNH = 7	1,6 (1,2 - 2,0)† (P), NNH = 11
Vômitos pós-operatórios (VPO)	3,2 (1,3-7,5)† (P), NNH = 10	2,6 (1,4 a 4,8)† (P), NNH = 10	2,0 (1,3-3,0)† (P), NNH = 15
Sonolência pós-operatória	NR	NR	0,9 (0,1-5,9)§
Tontura pós-operatória	NR	NR	1,4 (0,8 -2,3)
Calafrios pós-operatórios	0,8 (0,6-1,3)	1,5 (0,4-5,4)§	0,8 (0,5-1,3)
Cefaleia pós-operatória	3,3 (1,1-9,6)* (P), NNH = 22	3,5 (0,6-19,8)	1,0 (0,2 - 7,1)
Antieméticos administrados	2,7 (1,7-4,2) † (P), NNH = 8,5	3,3 (1,8-6,0)† (P), NNH=8	4,5 (1,5 -14,0)† (P), NNH = 11
Náuseas após alta (NPA)	1,8 (1,3-2,5)† (P), NNH = 8	1,2 (0,7-2,1)	1,3 (0,7 -2,3)
Vômitos após alta (VPA)	2,5‡ (1,6-4,1) (P), NNH = 9	2,6 (0,1-62,7)	NR

Todos os resultados são mostrados como diferença média ponderada (DMP) ou risco relativo (média e intervalos de confiança de 95%).
*$p < 0,05$.
†$p < 0,01$.
‡$p < 0,001$.
Resultados significativos são mostrados em favor do seguinte: S = sevoflurano, I = isoflurano, D = desflurano e P = propofol quando significativo.
§Heterogeneidade significativa; *NR*, não relatado (ou relatado em apenas um estudo); *NNH*, números necessários para dano para diferenças significativas. De: Gupta A, Zuckerman R, Stierer T, *et al: Anesthesia and Analgesia* 2004;98:632-641.

144 Seção III MANEJO PERIOPERATÓRIO

risco relativo para náuseas e vômitos pós-operatórios após 24 horas foi significativamente mais alto no grupo do isoflurano se comparado com o do propofol (Tab. 23-1).

Propofol *versus* Sevoflurano

Encontramos um total de 11 estudos com dados aproveitáveis que compararam sevoflurano com propofol, em uma situação de cirurgia ambulatorial. Não foi encontrada diferença no tempo de abrir os olhos entre os grupos do sevoflurano e propofol, mas o tempo para obedecer a comandos foi mais rápido no grupo do sevoflurano (1,6 minuto, IC 0,3 a 3,0), com significativa heterogeneidade entre os grupos (Tab. 23-1). Não houve também diferença no tempo de prontidão para volta para casa entre os grupos, com significativa heterogeneidade entre os grupos. O tempo para alta para casa foi mais precoce no grupo do propofol do que no grupo do sevoflurano (10,3 minutos, IC 3,9 a 16,6). O risco relativo de complicações pós-operatórias, como náuseas (NNT 11) e vômitos (NNT 15), foi significativamente maior no grupo do sevoflurano versus o grupo do propofol, mas com expressiva heterogeneidade entre os grupos (Tab. 23-1). A necessidade de antieméticos no período pós-operatório foi relativamente maior no grupo do sevoflurano (RR 4,5, IC 1,5 a 14,0). Não foram constatadas outras diferenças significativas entre os grupos.

Propofol *versus* Desflurano

Treze estudos tinham dados aproveitáveis que foram incluídos na metanálise. O tempo para abrir os olhos foi significativamente maior no grupo do desflurano versus propofol (1,3 minutos, IC 0,4 a 2,2) ($p = 0,004$), assim como o tempo para obedecer a comandos (1,3 minutos, IC 0,4 a 2,3) ($p = 0,007$), com significativa heterogeneidade entre os grupos (Tab. 23-1). Não foram assinaladas diferenças na prontidão para voltar para casa e alta para casa entre os grupos. O risco relativo para complicações pós-operatórias, incluindo náuseas (NNT 7) e vômitos (NNT 10), foi significativamente maior no grupo do desflurano em comparação com o grupo do propofol (Tab. 23-1), enquanto a necessidade de antieméticos também foi maior no grupo do desflurano (RR 3,3, IC 1,8 a 6,0) ($p = 0,0001$). Não ocorreram outras diferenças entre os grupos com relação a complicações pós-operatórias.

Resumo

Embora a recuperação precoce (tempo de abrir os olhos e obedecer a comandos) tenha sido mais rápida com os grupos do sevoflurano e desflurano versus o grupo do propofol, as diferenças médias foram pequenas (um a dois minutos). Por outro lado, o propofol (AIVT) teve alguma vantagem importante em termos da alta para casa e efeitos colaterais pós-operatórios, especificamente náuseas e vômitos até 24 horas.

A recuperação precoce, caracterizada pelo tempo para abrir os olhos e obedecer a comandos, é mais rápida após anestesia com desflurano e sevoflurano comparada com anestesia com propofol. A recuperação intermediária, caracterizada pela alta para casa (mas não a prontidão para volta para casa), é mais rápida em pacientes anestesiados com propofol comparado com o sevoflurano e isoflurano, mas não desflurano. As complicações pós-operatórias, especificamente náuseas e vômitos, são menores no grupo do propofol em comparação com o grupo do desflurano, sevoflurano ou isoflurano. A escolha do anestésico para a manutenção da anestesia deve ser norteada pela formação e experiência de cada médico, bem como das rotinas e equipamentos disponíveis no hospital, porque a escolha dos agentes anestésicos parece desempenhar um papel menor no desfecho após cirurgia ambulatorial.

EVIDÊNCIAS PARA ANESTESIA COM ISOFLURANO, DESFLURANO OU SEVOFLURANO

Até o início dos anos 1990, os agentes inalatórios utilizados eram isoflurano, halotano e enflurano. Com a introdução do desflurano e, posteriormente, do sevoflurano, a popularidade do enflurano e mesmo a do halotano diminuíram, e estes agentes, são raramente utilizados hoje em dia. Apesar do grande número de artigos publicados na literatura comparando isoflurano, desflurano, sevoflurano, a recuperação após a cirurgia ambulatorial é, na melhor das hipóteses, pouco estudada. Fomos capazes de extrair dados de apenas 16 estudos e 1.219 pacientes, em que os autores compararam estes três agentes em estudos prospectivos randomizados durante cirurgia ambulatorial. Os resultados são apresentados adiante.

Isoflurano *versus* Desflurano

Um total de quatro estudos comparou o isoflurano com o desflurano em situação ambulatorial. Ao todo, 277 pacientes submetidos a diferentes procedimentos cirúrgicos ambulatoriais foram incluídos nestes estudos. Relaxantes musculares foram utilizados durante cirurgia em dois estudos e o óxido nitroso em todos. Uma diferença estatisticamente significativa foi encontrada no tempo para abrir os olhos ($p < 0,004$) e no tempo para obedecer a comandos ($p < 0,01$), mas em nenhum outro parâmetro de recuperação (Tab. 23-2). As diferenças médias ponderadas nos índices de recuperação entre o desflurano e o isoflurano foram modestas (quatro a cinco minutos), todas a favor do desflurano. Uma maior incidência global de calafrios no pós-operatório foi observada em pacientes tratados com o desflurano em comparação com o isoflurano (Tab. 23-2). Não foram observadas outras diferenças na incidência de complicações pós-operatórias entre estes grupos.

Isoflurano *versus* Sevoflurano

Seis estudos poderiam ser incluídos, com dados relevantes que examinam um total de 634 pacientes submetidos a uma variedade de procedimentos cirúrgicos ambulatoriais. O óxido nitroso foi utilizado em todos os estudos, embora quatro estudos tenham utilizado relaxantes musculares durante a cirurgia e os outros não. Diferenças estatisticamente significativas foram encontradas no tempo para abrir os olhos, no tempo para obedecer a comandos, no tempo de transferência da fase I para a fase II, na prontidão para volta para casa ($p < 0,00001$) e na alta para casa ($p = 0,05$) (Tab. 23-2). Os resultados deste último são, no entanto, baseados em dois estudos que poderiam ser identificados com dados relevantes. As diferenças médias ponderadas nos

Capítulo 23 — A Escolha do Anestésico Afeta os Tempos de Cirurgia e de Recuperação?

Tabela 23-2 — Perfis de Recuperação Pós-operatória e Complicações Menores Associadas a Diferentes Esquemas de Anestésicos Inalatórios

Parâmetro	Isoflurano *versus* Desflurano	Isoflurano *versus* Sevoflurano	Sevoflurano *versus* Desflurano
Tempo para abrir os olhos (min)	NR	2,4 (1,8 a 2,9)[†] (S)	1,4 (-0,1 a 2,9)[‡]
Tempo para obedecer a comandos (min)	4,6 (1,1 a 8,2)[†] (D)	2,4 (1,8 a 2,9)[†] (S)	2,7 (1,2 a 4,1)[†] (D)
Tempo para transferência de fase I para fase 2 (min)	1,3 (-10 a 8)	8,2 (5,7 a 10,6)[†] (S)	6,4 (3,7 a 9,0)[†] (S)
Tempo para prontidão para retorno à casa (min)	6,4 (-8,7 a 21,5)	5,1 (2,8 a 7,4)[†] (S)	2,0 (-16 a 12)
Tempo para alta para casa (min)	NR	25 (0,4 a 50)* (S)	2,1 (-18 a 13)
Náuseas pós-operatórias (NPO)	1,7 (1,0-3,1)	1,2 (0,8-1,9)[‡]	0,7 (0,4-1,2)
Vômitos pós-operatórios (VPO)	0,8 (0,3-1,6)	0,9 (0,6-1,4)	0,7 (0,2-1,8)
Sonolência pós-operatória	NR	0,6 (0,4-1,0)* (S), NNH = 9,5	1,0 (0,6-1,6)
Tontura pós-operatória	NR	0,8 (0,4-1,5)	NR
Calafrios pós-operatórios	NR	NR	NR
Cefaleia pós-operatória	NR	NR	NR
Antieméticos administrados	NR	1,0 (0,7-1,4)	NR
Náuseas após alta (NPA)	NR	0,4 (0,3-0,7)[†] (S), NNH = 7,2	0,8 (0,4 -1,7)
Vômitos após alta (VPA)	NR	0,8 (0,4-1,6)	NR

Todos os resultados são mostrados como diferença média ponderada (DMP) ou risco relativo (média e intervalos de confiança de 95%).
*$p < 0,05$.
[†]$p < 0,01$.
Diferenças significativas são mostradas em favor do seguinte: S = sevoflurano, I = isoflurano e D = desflurano quando significativo.
[‡]Heterogeneidade significativa.
NR, não relatado (ou relatado em apenas um estudo); *NNH*, números necessários para dano para diferenças significativas. De: Gupta A, Zuckerman R, Stierer T, *et al: Anesthesia and Analgesia* 2004;98:632-641.

índices de recuperação entre o sevoflurano e isoflurano foram pequenas, mas todos em favor do sevoflurano. A sonolência foi mais frequente no grupo do isoflurano versus o do sevoflurano no período pós-operatório ($p = 0,03$) (Tab. 23-2).

Sevoflurano *versus* Desflurano

Ao todo, seis estudos compararam sevoflurano com desflurano, com um total de 246 pacientes. A maioria dos estudos analisou pacientes submetidos à laparoscopia ginecológica e o óxido nitroso foi utilizado em todos, exceto em um estudo. Relaxantes musculares foram usados durante a anestesia em quatro estudos. Descobriu-se que os parâmetros de recuperação, incluindo o tempo para abrir os olhos, eram estatisticamente significativos ($p < 0,005$), assim como o tempo para obedecer a comandos ($p < 0,00001$), ambos a favor do desflurano (Tab.

23-2). As diferenças médias ponderadas nestes índices de recuperação entre os grupos foram menores e em prol do desflurano. No entanto, observou-se que o tempo para transferência de fase I para a fase II era mais precoce no grupo do sevoflurano do que no grupo do desflurano ($p < 0,00001$) (diferença média ponderada de seis minutos). Nenhuma outra diferença significativa foi encontrada entre os dois agentes anestésicos nos índices de recuperação. Não foram também constatadas diferenças na incidência de complicações pós-operatórias entre os grupos do sevoflurano e do desflurano (Tab. 23-2).

Resumo

Foram encontradas diferenças menores no tempo para a recuperação precoce (em favor do desflurano e sevoflurano, em comparação com isoflurano), mas não diferenças entre os

146　Seção III　MANEJO PERIOPERATÓRIO

agentes inalatórios nos índices de recuperação intermediária (prontidão para volta para casa ou para alta para casa). Além disto, complicações menores ocorreram com todos os agentes, sendo que algumas delas favoreceram um agente, enquanto outras favoreceram um outro agente, com apenas diferenças menores entre os agentes inalatórios.

CONCLUSÕES

Nesta metanálise da literatura em pacientes submetidos à cirurgia ambulatorial, descobrimos que a recuperação precoce foi mais rápida com desflurano se comparado com sevoflurano, o qual, por sua vez, conseguiu melhor resultado do que o isoflurano. A recuperação intermediária foi mais rápida no grupo do sevoflurano se comparada com o isoflurano, mas tirando as diferenças menores nas complicações pós-operatórias (p. ex., sonolência), não foram encontradas outras diferenças entre estes anestésicos inalatórios. Em geral, as diferenças eram de pequena magnitude e a relevância clínica disto é, muito provavelmente, mínima. A escolha do agente de inalação para manutenção da anestesia parece desempenhar um papel menor para o desfecho após cirurgia ambulatorial.

ÁREAS DE INCERTEZA

Embora todos os esforços tenham sido feitos para encontrar artigos na literatura que atendessem aos nossos critérios de inclusão, alguns estudos com dados relevantes podem ter sido negligenciados, o que continua a ser um problema em qualquer análise sistemática. Apenas a literatura em inglês foi pesquisada, fato que poderia ser considerado um viés porque muitos estudos excelentes têm sido publicados em revistas de vários idiomas que não o inglês. Alguns autores não indicaram claramente se os dados apresentados aplicavam-se a pacientes internados ou ambulatoriais. Esta tem sido uma fonte de frustração e limita as nossas conclusões a partir de estudos que forneceram dados para pacientes ambulatoriais isoladamente. Um outro problema foi que os autores usaram diferentes terminologias para definir um evento semelhante. Assim, alguns autores utilizaram "tempo de abertura de olhos", enquanto outros usaram "tempo para acordar"; da mesma maneira, alguns autores utilizaram "tempo para responder aos comandos", enquanto outros usaram "tempo para orientação". "Tontura" e "vertigem", por exemplo, foram utilizados para significar (é o que acreditamos) a mesma coisa, tal como "entorpecimento" e "sonolência". Concordamos em fazer uma distinção entre "prontidão para volta a casa" e "alta para casa" porque estes são dois parâmetros diferentes. O acordo universal sobre muitos destes parâmetros mal definidos poderia ser uma vantagem para fins da investigação em estudos futuros. Finalmente, os dados aqui apresentados são baseados em dois a quinze estudos em cada grupo, o que é uma grave limitação para as conclusões. Portanto, mais estudos, com objetivos bem definidos e comparando um grupo semelhante de pacientes submetidos à cirurgia ambulatorial, são necessários na literatura.

DIRETRIZES

Devido às diferenças pequenas entre os agentes, e também à falta de dados de desfecho para concluir a superioridade de um agente em detrimento de outro, não existem diretrizes formais quanto à escolha dos agentes anestésicos para cirurgia ambulatorial. Os maiores ensaios com frequência concluíram que a escolha do agente anestésico desempenha um papel menor (se houver) no risco de morbidade e mortalidade após cirurgia ambulatorial. Mesmo os indicadores rudimentares de recuperação anestésica, como recuperação precoce e intermediária, bem como a prontidão para volta à casa e alta para casa, têm significado clínico mínimo na eficiência das unidades cirúrgicas. Práticas locais, incluindo as preferências do médico ou do paciente, a disponibilidade de equipamentos (vaporizadores e bombas de infusão) e padrões de equipe ditariam os agentes anestésicos que devem ser usados para cirurgia ambulatorial. Embora um maior número de pacientes possa provavelmente ser de *"fast-track"* ("tramitação ou trajetória rápida") usando a versão mais recente de agentes inalatórios, como o desflurano e sevoflurano versus propofol, o benefício geral para o paciente, ou mesmo para o sistema de saúde, provavelmente é mínimo em termos de redução de custos. Em um excelente artigo publicado em 2002,[8] ficou claramente demonstrado que é a organização eficiente de uma unidade cirúrgica ambulatorial, e não os fármacos anestésicos, que desempenha um papel fundamental na satisfação do paciente.

RECOMENDAÇÕES DO AUTOR

Levando em consideração as observações feitas anteriormente, e tendo em conta a escassez de informações disponíveis sobre muitos aspectos dos agentes anestésicos, a partir das evidências disponíveis na literatura sobre os aspectos de recuperação, nós oferecemos as seguintes sugestões sobre o uso de agentes anestésicos em uma unidade cirúrgica:

- *Indução da anestesia:* Sempre que o acesso intravenoso estiver disponível em pacientes adultos, o propofol oferece uma nítida e clara vantagem sobre o tiopental durante cirurgia ambulatorial. Mesmo quando comparado com os agentes inalatórios, como o sevoflurano, o propofol oferece vantagens, como indução anestésica melhor e mais suave e maior satisfação do paciente com recuperação precoce. Portanto, deve ser a escolha natural em todas as circunstâncias, exceto nas excepcionais.

- *Manutenção da anestesia:* Recuperação precoce pode ser retardada por um a dois minutos após infusão com propofol se comparada com o sevoflurano e desflurano. No entanto, as vantagens globais do propofol, em termos de redução da incidência de náuseas e vômitos pós-operatórios, bem como de alta para casa mais cedo, favoreceriam este último.

- *Escolha do agente inalatório:* Recuperação precoce é mais rápida utilizando desflurano versus sevoflurano ou isoflurano. Porém, o tempo de transferência para a fase II é mais precoce com o sevoflurano, e complicações menores parecem ser igualmente distribuídas entre os três agentes. Assim, fatores que não a recuperação e complicações menores pós-operatórias devem ser considerados quando da determinação do agente inalatório de escolha na unidade cirúrgica dia.

REFERÊNCIAS

1. Warner MA, Shields SE, Chute CG: Major morbidity and mortality within one month of ambulatory surgery and anesthesia. *JAMA* 1993;270(12):1437-1441.
2. Wu CL, Berenholtz SM, Pronovost PJ, Fleisher LA: Systematic review and analysis of postdischarge symptoms after outpatient surgery. *Anesthesiology* 2002;96:994-1003.
3. Dexter F, Tinker JH: Comparisons between desflurane and isoflurane or propofol on time to following commands and time to discharge: A meta-analysis. *Anesthesiology* 1995;83:77-82.
4. Robinson BJ, Uhrich TD, Ebert TJ: A review of recovery from sevoflurane anaesthesia: Comparisons with isoflurane and propofol including meta-analysis. *Acta Anaesthesiol Scand* 1999;43:185-190.
5. Fisher D: Surrogate outcomes: Meaningful not! *Anesthesiology* 1999; 90:355-356.
6. Thwaites A, Edmends S, Smith I: Inhalation induction with sevoflurane: A double-blind comparison with propofol. *Br J Anaesth* 1997;78:356-361.
7. Gupta A, Zuckerman R, Stierer T, Sakima N, Parker S, Fleisher LA: Comparison of recovery profile after ambulatory anesthesia with propofol, isoflurane, sevoflurane and desflurane: A systematic review. *Anesth Analg* 2004;98:632-641.
8. Apfelbaum JL, Walawander CA, Grasela TH, et al: Eliminating intensive postoperative care in same-day surgery patients using short-acting anesthetics. *Anesthesiology* 2002;97:66-74.

24 Quais são os Benefícios das Diferentes Técnicas de Ventilação?

Maurizio Cereda, MD

VISÃO GLOBAL

Introdução

Uma ampla variedade de técnicas e modos de ventilação mecânica estão agora à disposição dos médicos, graças a melhorias na tecnologia. Para a maior parte dos casos, a concepção destas técnicas é baseada em princípios fisiológicos confiáveis. No entanto, há poucos indícios de que as técnicas e modos de ventilação afetem duramente os desfechos. Além disto, os ensaios controlados randomizados (ECR) existentes não indicam a superioridade de qualquer modo específico, mas apenas sustentam determinadas estratégias gerais para ventilação mecânica, tais como limitação do volume corrente (VC) e o uso de protocolos de liberação do respirador. Pode-se argumentar que os médicos deveriam escolher apenas os modos e técnicas que sejam respeitados por sua antiguidade e tenham sido utilizados nos poucos ECRs existentes. Embora esta abordagem beneficie uma vasta população, é experiência comum que muitos pacientes necessitem de uma estratégia mais articulada. Nestes casos, o conhecimento dos benefícios das diferentes técnicas ventilatórias ajuda o médico a individualizar o cuidado respiratório, utilizando os meios disponíveis no âmbito de uma estratégia geral sustentada por evidências sólidas.

Opções – Descrição de Modos Ventilatórios

Ventilação Assistida Controlada

Durante a ventilação assistida controlada (*assist control ventilation - ACV*), o respirador fornece uma respiração obrigatória sempre que o paciente inicia uma inspiração. Uma frequência respiratória pré-determinada (*backup*) é programada para garantir que o paciente sempre receba um número mínimo de incursões, mesmo na ausência de atividade inspiratória espontânea. As incursões obrigatórias podem ser distribuídas com controle de volume ou de pressão. Durante ACV, o tempo inspiratório é preestabelecido e invariável.

Ventilação com Suporte Pressórico

A ventilação com suporte pressórico (*pressure support ventilation - PSV*) auxilia em cada tentativa inspiratória por parte do paciente com uma respiração limitada pela pressão, dividindo, assim, o trabalho respiratório (TR) entre paciente e respirador.[1,2] O paciente mantém controle parcial do VC e da frequência respiratória; o operador permite que o paciente realize mais ou menos TR alterando o nível de pressão inspiratória.[3] PSV difere da ACV devido à falta de uma frequência de *backup* e pelo fato de, durante a PSV, as inspirações terem duração variável e serem terminadas quando o fluxo inspiratório diminui abaixo de um valor limiar predeterminado.

Ventilação Mandatória Intermitente Sincronizada

A ventilação mandatória intermitente sincronizada (*synchronized intermittent mandatory ventilation - SIMV*) auxilia, com uma incursão mandatória, apenas uma fração ajustável das tentativas inspiratórias do paciente. Diferentemente da ACV, as inspirações adicionais são não assistidas ou parcialmente assistidas com PSV. Durante SIMV, frequências mandatórias mais altas são usadas para pacientes que necessitam de níveis mais elevados de assistência ventilatória e elas são progressivamente reduzidas durante o processo de desmame, possibilitando ao paciente realizar mais incursões não assistidas.

Ventilação Assistida Proporcional

A ventilação assistida proporcional (*proportional assist ventilation - PAV*) é caracterizada pela liberação de uma pressão variável das vias aéreas continuamente ajustada durante cada incursão completa para se ajustar ao esforço inspiratório do paciente.[4] O esforço do paciente é estimado usando-se a mensuração contínua do fluxo inspirado e do volume em relação à complacência e resistência do sistema respiratório.[5] A utilização de PAV tem sido limitada, até o momento, pela falta de um método confiável para medir frequentemente as variáveis da mecânica respiratória à beira do leito, mas estas medidas estão agora disponíveis graças a uma recente adição ao software de PAV.[6-8]

Ventilação com Liberação de Pressão de Vias Aéreas e Pressão Positiva Bifásica nas Vias Aéreas

A ventilação com liberação de pressão de vias aéreas (*airway pressure-release ventilation - APRV*) é uma modalidade de suporte ventilatório em que o paciente respira espontaneamente em um nível elevado de pressão contínua nas vias aéreas, com liberações periódicas para uma baixa pressão expiratória final positiva (*positive end-expiratory pressure - PEEP*). A troca de CO_2 é parcialmente realizada pela atividade do paciente e, por outro lado, pelas exalações durante as liberações de pressão.[9] O volume exalado durante as liberações depende da mecânica do paciente e da diferença entre a pressão alta e a PEEP. O tempo de liberação é tipicamente mantido inferior a 1,5 segundo e PEEP é geralmente muito baixa ou zero. A pressão positiva bifásica nas vias aéreas (*biphasic positive airway pressure - BiPAP*) é uma variante da APRV, em que uma PEEP não insignificante é aplicada durante liberações de longa duração.[10] Durante BiPAP, a atividade inspiratória do paciente ocorre também junto com a PEEP.

Ventilação Oscilatória de Alta Frequência

Ventilação oscilatória de alta frequência (*high-frequency oscillatory ventilation - HFOV*) é uma modalidade de suporte ventilatório em que pequenos volumes correntes são liberados a uma frequência muito elevada, na faixa de 3 a 15 Hz. Durante HFOV, o gás corre continuamente através da tubulação do respirador e é oscilado por um pistão colocado dentro do circuito. As oscilações são, portanto, transmitidas para os pulmões do paciente, produzindo insuflações e deflações cíclicas, rápidas. O médico ajusta a amplitude das oscilações, sua frequência, bem como a frequência de fluxo gasoso contínuo para modular a troca de CO_2. A oxigenação arterial é proporcional à pressão média das vias aéreas, regulada por uma válvula colocada na porta de exaustão do circuito. A principal vantagem da ventilação oscilatória de alta frequência é que ela possibilita a distribuição de volumes correntes que, embora não insignificantes,[11] são ainda mais baixos do que quaisquer outros modos de ventilação, minimizando, assim, um excesso de distensão alveolar. O fato de que se pode atingir valores de gasometria normais também com volumes correntes muito baixos foi explicado com o uso de modelos alternativos, não volumétricos, de troca gasosa.[12]

Evidências
Estratégia Protetora do Pulmão

A escolha entre os modos de ventilação mecânica é provavelmente menos importante do que a adoção de determinadas estratégias ventilatórias gerais. Entre estas, a utilização de proteção para o pulmão é a que é sustentada pelas mais fortes evidências. Na verdade, três ECRs sugeriram que a utilização de VCs pequenos em relação ao peso corporal ideal (6 a 8 mL/kg) melhora os desfechos de lesão pulmonar aguda (LPA) e da síndrome da angústia respiratória aguda (SARA) comparados com VCs maiores.[13-15] Esta pesquisa foi motivada por estudos em animais que mostram que excesso de distensão alveolar causa uma lesão mecânica e inflamatória chamada lesão pulmonar induzida por respirador (LPIR).[16,17] Em muitos pacientes, o uso de VC baixo resultará em depuração prejudicada de CO_2 e pode ser necessária hipercapnia permissiva. Os benefícios da hipercapnia na LPA/SARA só foram sugeridos por estudos descritivos[18] e por uma análise secundária de dados de um ECR.[19] No entanto, a redução do VC deve ocorrer antes do objetivo de normalizar PCO_2 arterial em pacientes com LPA/SARA. Na verdade, atualmente não existe qualquer evidência de que hipercapnia moderada e acidose são prejudiciais para os doentes que não têm distúrbios específicos, como hipertensão intracraniana e hipertensão pulmonar grave.[20] Muitos médicos tratam pacientes com LPA/SARA com ventilação assistida controlada com controle de volume, porque a limitação do volume garante a distribuição dos valores de VC dentro da faixa de estratégia protetora do pulmão. No entanto, um ECR não detectou diferenças de desfecho entre ACV controlada por volume e por pressão[21] (Tab. 24-1).

Uso do Suporte Ventilatório Parcial

O principal objetivo da ventilação mecânica é o de sustentar a excreção de CO_2 e ele pode ser atingido substituindo os músculos inspiratórios do paciente pelo respirador (suporte ventilatório total) ou deixando o paciente e o respirador dividirem o esforço de respiração (suporte parcial). Embora não haja qualquer ECR que sugira certa superioridade de uma ou outra estratégia, é atualmente aceito que o suporte parcial é mais desejável. Na realidade, o suporte ventilatório total invariavelmente exige sedação profunda e, com frequência, relaxantes musculares. Hoje se reconhece que a minimização dos sedativos é benéfica. Isto se baseia em resultados de ECR em que os protocolos para reduzir a sedação melhoraram os desfechos clínicos em comparação com o tratamento padrão.[22,23]

Tabela 24-1	Nível Mais Alto de Evidências para Estratégias Ventilatórias em Diferentes Grupos de Pacientes			
Grupo do Paciente	**Estratégia**		**Nível de Evidência**	**Comentários**
LPA/SARA	Limitação de VC		A[13-15]	
	Uso de modos de suporte parcial		D[24-27]	Evitar atrofia de diagrama
	Abordagem com pulmão aberto		A[13,14,82]	Discrepâncias entre diferentes estudos
	Hipercapnia permissiva		B[18,19]	Nenhum ECR sobre efeito de hipercapnia permissiva
	Protocolos de liberação de respirador		A[39,40]	
Sem LPA/SARA	Limitação de VC		B[76,77]	Possível benefício em pacientes em risco para LPA
	Protocolos de liberação de respirador		A[39,40]	
DPOC/Asma	Protocolos de liberação de respirador		A[39,40]	
	VNI		A[73,74]	Padrão de cuidado para exacerbações de DPOC
	Hipercapnia permissiva		B[69]	Apenas um estudo disponível em estado de mal asmático
	PEEP		C[70,71]	Ajusta-se a limiar de carga inspiratória de PEEP intrínseca

150 Seção III MANEJO PERIOPERATÓRIO

Adicionalmente, sabe-se que o relaxamento muscular prolongado é prejudicial e a supressão completa da atividade inspiratória mostrou estar associada à disfunção do diafragma em modelos animais.[24-26] Um estudo recente mostrou um padrão de atrofia de miofibras do diafragma nos doadores de órgãos ventilados por mais de 18 horas.[27]

Ventilação com suporte de pressão (PSV) está em circulação há mais de 20 anos e é provavelmente uma das maneiras mais simples de fornecer suporte ventilatório parcial. No entanto, seu uso ainda é relativamente limitado, conforme demonstrado por um grande estudo de coorte prospectivo,[28] e é principalmente relegada para o processo de desmame em pacientes sem comprometimento grave da oxigenação. Entretanto, a PSV pode ser utilizada de maneira mais ampla: em um estudo prospectivo observacional, a PSV foi tolerada pela maioria dos pacientes com lesão pulmonar aguda.[29] Neste estudo, a falência da PSV foi relacionada com a insuficiência da mecânica respiratória e do elevado espaço morto, mais do que com oxigenação pobre.

A ventilação mandatória intermitente sincronizada (SIMV) foi uma forma inicial de suporte ventilatório parcial e ainda é amplamente utilizada, tanto para o desmame como um modo primário de ventilação para pacientes que necessitam de suporte de alto nível.[28] No entanto, as vantagens da SIMV em relação a outras modalidades não são claras nem demonstradas. O fundamento para o uso de SIMV é alternar inspirações espontâneas com incursões mecânicas durante as quais os músculos respiratórios do paciente podem descansar. Entretanto, tem sido demonstrado que este argumento é, em grande medida, imperfeito. Na verdade, o TR realizado pelo paciente não difere entre incursões sem suporte e com suporte[30] porque os centros respiratórios não têm tempo para se adaptarem às novas condições de carga quando a respiração mandatória é liberada.[31] Embora a quantidade total de TR do paciente não diminua à medida que o número de respirações obrigatórias é aumentado, a descarga do paciente é menos eficiente durante a SIMV do que durante PSV.[32]

Ventilação com liberação de pressão de vias aéreas, pressão positiva de vias aéreas bifásica (BiPAP) e ventilação assistida proporcional (PAV) são modalidades mais recentes de suporte ventilatório parcial. Devido às suas características, a PAV fornece um nível de apoio ajustável e sempre proporcional ao impulso inspiratório e carga mecânica do paciente, adaptando-se a alterações agudas nos distúrbios clínicos.[33,34]

Desmame do Respirador

É amplamente reconhecido que o desmame precoce da ventilação mecânica é um alvo muito desejável para diminuir a taxa de complicações e os custos da assistência médica.[35] Um grande esforço de pesquisa vem sendo feito na avaliação de estratégias de desmame ventilatório,[36] mas estudos não conseguiram identificar claramente um modo ventilatório ideal para este propósito. Quando a PSV é utilizada para desmame, a pressão inspiratória é progressivamente reduzida, possibilitando ao paciente retomar aos poucos o trabalho respiratório. Ainda não está claro se esta estratégia acelera ou não o desmame do respirador, em comparação com a outra estratégia comumente utilizada, que consiste em repetições diárias de tentativas de respiração espontânea. Dois ECRs realizados em pacientes com dificuldade para desmamar forneceram respostas discordantes a esta pergunta, o que provavelmente ocorreu devido a diferenças metodológicas.[37,38] Entretanto, os resultados dos dois estudos sugeriram que a SIMV não é a melhor escolha para a liberação do respirador, embora este modo seja frequentemente utilizado para este fim. Na verdade, a SIMV foi associada a atraso de liberação do respirador, comparado com PSV e com tentativas de respiração espontânea.[37,38]

Dois ECRs têm mostrado que o processo de desmame do respirador é encurtado pela utilização de protocolos que identificam e liberam pacientes capazes de tolerar uma tentativa de respiração espontânea.[39,40] A adesão a estas vias de desmame do respirador é provavelmente mais importante do que a escolha do modo de ventilação utilizado no processo.

Interação Paciente-Respirador

Uma quantidade considerável de esforço de investigação tem sido dedicada a melhorar a interação entre o paciente e o respirador, com o objetivo de otimizar o conforto do paciente e diminuir a necessidade de sedação. ACV é frequentemente subótima neste aspecto. Na verdade, durante a ventilação assistida controlada por volume, o paciente pode realizar TR não desejável quando o respirador não coincide com as demandas de fluxo e volume do paciente.[41, 42] Isto se deve ao fato de que o esforço inspiratório do paciente não cessa após o desencadeamento do respirador, mas continua ao longo da respiração mandatória.[43] Este problema é particularmente relevante durante uma estratégia de proteção do pulmão, tal como sugerido pela detecção de TR elevado em pacientes com LPA ventilados com VC de 5-6 mL/kg.[44] É opinião comum que estas configurações podem levar a desconforto, embora análises retrospectivas de ECR existentes não tenham provado que a limitação do VC resulte em aumento da necessidade de sedação.[45,46] Adicionalmente, durante ACV, o tempo inspiratório é preestabelecido e invariável, o que muitas vezes resulta em assincronia paciente-respirador.[47] Este fenômeno ocorre quando o tempo inspiratório neural do paciente difere do tempo inspiratório estabelecido no respirador, causando desconforto ao paciente ou hiperinsuflação alveolar.[47]

PSV é caracterizada por um nível elevado de adaptabilidade às demandas do paciente. No entanto, em determinados distúrbios, a respiração mecânica pode não terminar exatamente no final do tempo inspiratório neural do paciente, causando assincronia, hiperinsuflação e desconforto.[47] Nos respiradores mais recentes, o limiar de fluxo que termina a inspiração é ajustável, possibilitando que se prolongue ou encurte a duração inspiratória para que se ajuste melhor à cronologia do paciente.[48] Outro problema frequentemente encontrado com a PSV é o excesso de assistência, que ocorre quando a pressão inspiratória é demasiado alta.[49] Isto pode resultar em VC e hipocapnia excessivos, provocando, assim, episódios de apneia central.[50] Na verdade, o PSV está associado a mais apneias e distúrbios do sono que a ACV, provavelmente porque este último modo tem VC fixo e uma taxa de *backup*.[51] Os parâmetros do respirador podem ser importantes contribuintes na gênese da privação e distúrbio do sono em pacientes criticamente doentes[52] e tem sido sugerido que a PSV deve ser evitada por completo durante o sono.[53]

Devido ao seu algoritmo, a PAV melhora a compatibilidade entre os tempos inspiratórios neurais e da máquina,[49] o que se traduz em melhora de conforto do paciente e mais tolerância do respirador. Em um grupo de pacientes mecanicamente ventilados que se recuperam de insuficiência respiratória aguda, uma diminuição da frequência das assincronias paciente-respirador com PAV traduziu-se em diminuição da fragmentação do sono, em comparação com PSV.[54] Até o momento, não há qualquer estudo de desfecho mostrando a superioridade da PAV em relação a outros modos de ventilação.

Utilização de Modos Alternativos

APRV e BiPAP são utilizados em muitos centros médicos para pacientes com hipoxemia grave, porque possibilitam manter o recrutamento e oxigenação alveolares enquanto se evita a distensão alveolar excessiva, possivelmente diminuindo a lesão pulmonar induzida pelo respirador. Na verdade, demonstrou-se que a APRV atinge troca gasosa semelhante ou melhor com pressões inspiratórias de pico mais baixas, em comparação com outros modos de ventilação. Outra vantagem da APRV e BiPAP é que a presença da respiração espontânea mostrou melhorar a troca gasosa.[58] Este efeito parece estar relacionado à melhora do movimento diafragmático, causando recrutamento alveolar nas regiões dorso-basais do pulmão.[59,60] Benefícios adicionais da APRV relacionados com respiração espontânea são melhoras da hemodinâmica,[57,58] função renal[61] e perfusão visceral.[62]

A capacidade de possibilitar a respiração sem suporte torna a APRV e BiPAP úteis para limitar as doses de sedativo em pacientes que requerem alto nível de suporte ventilatório. A ventilação com liberação de pressão das vias aéreas foi associada à redução das necessidades de sedação e precoce liberação da ventilação em dois ECRs: um realizado em pacientes em recuperação após cirurgia cardíaca[63] e um em pacientes com LPA e traumatismo.[64] No entanto, a possibilidade de extrapolar a partir dos resultados do último estudo é prejudicada pelo fato de que o grupo controle estava recebendo relaxantes musculares, uma prática rara nos dias atuais. Embora a APRV e BiPAP tenham ganho popularidade, uma pesquisa mais aprofundada deve esclarecer se eles têm vantagens de desfecho em relação aos modos rotineiramente utilizados. Entretanto, a APRV e BiPAP deve ser considerada apenas em pacientes que necessitam de pressões altas das vias aéreas para manter a troca gasosa. Cuidados devem ser tomados para assegurar que os VCs e a distensão alveolar de pico sejam compatíveis com uma estratégia protetora do pulmão. Devido ao curto tempo de liberação, a APRV deve ser evitada em pacientes com DPOC ou asma, em função do risco de aprisionamento de ar.

A HFOV também é utilizada em pacientes com hipoxemia refratária grave, com o argumento de fornecer pressões de vias aéreas médias altas enquanto minimizam a distensão alveolar e possivelmente a LPIR. HFOV tem sido extensivamente estudada na população pediátrica e dois ECRs de grande porte foram realizados em recém-nascidos.[65,66] Destes dois estudos, apenas um teve resultados positivos com ventilação oscilatória de alta frequência, com tempo mais curto de extubação e taxas mais baixas de doença pulmonar crônica comparadas com SIMV.[66] Os resultados deste estudo podem ser explicados pela seleção dos pacientes com maios risco causado pelo seu peso muito baixo ao nascer. Na população adulta, dois ECRs de pequeno porte não encontraram efeitos significativos de HFOV sobre os desfechos de pacientes com SARA, em comparação com a ventilação mecânica convencional.[67,68] Em um destes estudos, uma tendência em direção à melhora da sobrevida foi detectada com HFOV, embora este estudo não tivesse

número suficiente de pacientes para detectar as diferenças de sobrevida.[68] A principal desvantagem da HFOV é a exigência de sedação profunda e, muitas vezes, paralisia muscular. Até que mais ECRs tornem-se disponíveis em adultos, a ventilação oscilatória de alta frequência deve ser utilizada em pacientes selecionados que não conseguem atingir oxigenação aceitável sob modos convencionais de ventilação.

Tratamento de Doença Pulmonar Obstrutiva

O tratamento ventilatório de pacientes com asma e doença pulmonar obstrutiva crônica (DPOC) tem como suporte um grande número de estudos fisiológicos, mas poucos estudos de desfechos estão disponíveis. Nestes pacientes, o objetivo geral da ventilação é evitar a hiperinsuflação e PEEP intrínseca. Com este propósito, a hipercapnia permissiva é rotineiramente praticada, mas sua utilização é sustentada apenas por um estudo observacional em pacientes com estado de mal asmático.[69] No entanto, existe um consenso de que a adoção desta estratégia tem contribuído para a melhora da sobrevida destes pacientes. Embora uma vez contraindicada, a PEEP é comumente usada para diminuir o limiar de carga inspiratória de PEEP intrínseca.[70,71]

A ventilação não invasiva (*noninvasive ventilation - NIV*) é atualmente considerada um tratamento padrão na exacerbação da DPOC.[72] Isto se baseia em fortes evidências clínicas de ECR que demonstraram melhores desfechos e taxas reduzidas de intubação devido a seu uso precoce.[73,74] Uma revisão sistemática de ECRs existentes sugeriu que a NIV também pode ser benéfica em outras formas de insuficiência respiratória hipoxêmica, embora os estudos tenham resultados conflitantes devido à heterogeneidade da população.[75] Portanto, a NIV não pode ser recomendada para uso rotineiro em pacientes sem DPOC com insuficiência respiratória aguda, mas só considerada em casos selecionados.

ÁREAS DE INCERTEZA

Embora com certo atraso, o uso de ventilação com baixo VC tornou-se comum no tratamento da LPA/SARA. Evidências recentes sugerem que esta abordagem também pode beneficiar determinados pacientes que não apresentam estas condições. Dois estudos observacionais recentes documentaram uma associação entre o uso precoce de VC alto e desenvolvimento tardio de LPA em pacientes que não têm esta síndrome inicialmente.[76,77] Até que ECRs estejam disponíveis, é provavelmente prudente evitar VC alto, pelo menos naqueles pacientes com risco de desenvolvimento de LPA e que não possuem contraindicações para limitação de VC.

Ainda não está claro como PEEP deve ser estabelecida na LPA/SARA. PEEP geralmente é titulada para neutralizar a hipoxemia, mas sua seleção é complicada pelo fato de que ainda não se sabe claramente qual seria o alvo de oxigenação arterial em LPA/SARA: dados sugerem que a melhora da oxigenação não está necessariamente associada a melhores desfechos.[15] Levantou-se a hipótese de que a utilização de PEEP alta pode afetar positivamente os desfechos devido a um efeito de recrutamento e estabilização dos alvéolos colapsados (estratégia de pulmão aberto).[78,79] Esta estratégia é fisiologicamente completa e baseia-se em estudos de boa qualidade em animais que sugerem que LPIR também pode ser causada por colapso alveolar

152 Seção III MANEJO PERIOPERATÓRIO

intermitente e evitada através de PEEP.[80,81] Entretanto, os ECRs sobre LPA/SARA disponíveis apresentaram achados discordantes com relação aos efeitos da PEEP sobre os desfechos. Em três ECRs, a sobrevida não foi diferente entre os grupos tratados com níveis altos ou baixos de PEEP.[82-84] No entanto, nos dois estudos mais recentes, os desfechos secundários, tais como dias sem respirador e taxa de hipoxemia refratária, foram aperfeiçoados pela utilização de PEEP mais alta. Finalmente, dois outros estudos mostraram melhora da sobrevida com uso combinado de baixo VC e PEEP alta que foi escolhida com base em evidências mecânicas de recrutamento alveolar, em comparação com a estratégia de VC alto e PEEP baixa.[13,14] Estes achados sugeriram que a seleção de PEEP alta só pode ser benéfica se titulada com base nas características mecânicas de cada paciente. Na ausência de evidências mais claras, os médicos devem continuar a definir a ventilação tendo como meta a melhora da oxigenação e a minimização dos efeitos nocivos da PEEP. Nos pacientes que parecem responder de maneira favorável à PEEP e às tentativas de recrutamento alveolar, a manutenção de maior PEEP provavelmente não é nociva baseada nas evidências existentes, desde que se evite excesso de distensão alveolar.

Durante as tentativas de respiração espontânea, é comum a utilização de nível baixo de PSV, em oposição a simplesmente conectar o paciente a um peça em T.[28] A lógica deste recurso é a de fornecer suporte suficiente para compensar o trabalho respiratório imposto pela resistência do tubo endotraqueal,[85] simulando, assim, distúrbios de carga após a extubação. Na verdade, um estudo observacional sugeriu que a resistência do tubo endotraqueal pode causar falta de sucesso na tentativa de respiração espontânea em pacientes que, de outra forma, toleram a extubação.[86] No entanto, outro estudo mostrou que o TR não se alterou antes e após extubação,[87] sugerindo que a tentativa de um tubo em T reflete adequadamente o TR após extubação. Os desfechos das tentativas de respiração espontânea não são diferentes, usando ou não uma peça em T ou baixo nível de PSV.[88]

Tabela 24-2 Características, Vantagens e Desvantagens dos Diferentes Modos Ventilatórios

Modo	Tipo de Suporte	Características	Vantagens	Desvantagens	Incertezas
ACV	Total/parcial	Auxilia cada inspiração com volume ou respiração limitada por pressão	Fornece *backup* de frequência Garante VC seguro (volume limitado) Melhora o sono	Pode provocar assincronia paciente/respirador Causa TR excessivo com VC baixo	Pode aumentar necessidade de sedação com VC mais baixo
SIMV	Parcial	Auxilia apenas uma fração das inspirações com respirações mandatórias	Possibilita respiração sem suporte Fornece *backup* de frequência quando usada com PSV	Não descarrega o TR do paciente eficientemente Atrasa liberação do respirador	Papel obscuro no cuidado respiratório atual
PSV	Parcial	Auxilia cada inspiração com uma respiração limitada pela pressão Termina inspiração quando limiar de fluxo é atingido	Nível de suporte é facilmente ajustável Melhora interação paciente-respirador Encurta desmame se comparada com SIMV	Não possui taxa de *backup* Pode causar assincronia paciente/respirador e excesso de assistência Pode causar apneias centrais e fragmentação do sono	Pode prolongar desmame se comparado com tentativas espontâneas de respiração
APRV BiPAP	Parcial	Incursões espontâneas, não assistidas, em dois níveis de pressão contínua da via aérea Níveis altos de pressão da via aérea são mantidos por tempo prolongado	Melhora oxigenação com pressões inspiratórias de pico mais baixo Respiração espontânea melhora troca gasosa Pode reduzir necessidades de sedação	Risco de hiperinsuflação em pacientes com DPOC	Não garante distribuição segura de VC
PAV	Parcial	Auxílio de pressão combina com esforço inspiratório	Melhora interação paciente/respirador TR do paciente ajustável Responde a mudanças nas condições do paciente Melhora qualidade do sono	Não garante VC Requer mensurações frequentes da mecânica respiratória	Não há estudos de desfecho disponíveis
HFOV	Total	VCs pequenos com taxas muito altas	Melhora oxigenação e recrutamento alveolar Reduz excesso de distensão alveolar	Requer sedação profunda, paralisia muscular ou ambas	Melhora desfechos em recém-nascidos com peso muito baixo ao nascer Efeitos incertos no desfecho na população adulta

DIRETRIZES

Atualmente, não existem diretrizes para a seleção de modos ventilatórios. Em 1999, uma conferência internacional para consenso sobre lesão pulmonar associada ao respirador afirmou que a limitação de VC pode ser benéfica em pacientes com LPA/SARA.[89] Esta afirmação ainda não foi atualizada, mas recomendações semelhantes foram incluídas nas diretrizes da *Surviving Sepsis Campaign* de 2008, incluindo também uma sugestão para uso adequado de PEEP para evitar colapso alveolar extenso.[90] Em 2007, uma força-tarefa internacional enfatizou o uso de tentativas de respiração espontânea e de protocolos organizados para facilitar o processo de libertação do respirador.[91] As diretrizes da *American Thoracic Society* de 2004 para o tratamento de DPOC recomendou o uso da NIV como tratamento inicial nas exacerbações da DPOC com insuficiência respiratória.[72]

RECOMENDAÇÕES DO AUTOR

- Considerar uma tentativa de ventilação não invasiva (NIV) antes da intubação, sobretudo em pacientes com DPOC.
- Iniciar ventilação utilizando ventilação assistida controlada (ACV) e, em seguida, reavaliar resposta dos pacientes com base nas gasometrias e mecânica respiratória.
- Utilizar volume corrente (VC) baixo e limitar as pressões alveolares de pico nos pacientes com lesão pulmonar aguda/síndrome da angústia respiratória aguda (LPA/SARA).
- Utilizar VC menor em pacientes sem LPA se clinicamente razoável.
- Tolerar hipercapnia em pacientes com LPA/SARA e em pacientes com DPOC/asma, a não ser que contraindicado.
- Escolher um modo de suporte ventilatório parcial, logo que clinicamente possível, e evitar relaxantes musculares.
- Avaliar a interação paciente-respirador com frequência e ajustar as configurações/modo como necessário para otimizar o conforto.
- Avaliar nível de sedação com frequência e seguir protocolos para minimizar doses sedativas.
- Considerar modos alternativos de ventilação (ventilação com liberação de pressão nas vias aéreas/ventilação oscilatória de alta frequência – APRV/HFOV) se o paciente precisar de PEEP alta para manter oxigenação aceitável.
- Tentar, continuamente, reduzir as definições do respirador à medida que o paciente melhora suas condições.
- Realizar tentativas diárias de respiração espontânea em pacientes elegíveis e extubar prontamente os pacientes que conseguem.
- Evitar a ventilação mandatória intermitente de suporte (SIMV) em pacientes difíceis de desmamar.

REFERÊNCIAS

1. MacIntyre NR: Respiratory function during pressure support ventilation. *Chest* 1986;89:677-683.
2. Brochard L, Pluskwa F, Lemaire F: Improved efficacy of spontaneous breathing with inspiratory pressure support. *Am Rev Respir Dis* 1987;136:411-415.
3. Brochard L, Harf A, Lorino H, Lemaire F: Inspiratory pressure support prevents diaphragmatic fatigue during weaning from mechanical ventilation. *Am Rev Respir Dis* 1989;139:513-521.
4. Younes M: Proportional assist ventilation, a new approach to ventilatory support theory. *Am Rev Respir Dis* 1992;145:114-120.
5. Grasso S, Ranieri VM: Proportional assist ventilation. *Respir Care Clin North Am* 2001;7:465-473, ix-x.
6. Younes M, Kun J, Masiowski B, Webster K, Roberts D: A method for noninvasive determination of inspiratory resistance during proportional assist ventilation. *Am J Respir Crit Care Med* 2001;163:829-839.
7. Younes M, Webster K, Kun J, Roberts D, Masiowski B: A method for measuring passive elastance during proportional assist ventilation. *Am J Respir Crit Care Med* 2001;164:50-60.
8. Kondili E, Prinianakis G, Alexopoulou C, Vakouti E, Klimathianaki M, Georgopoulos D: Respiratory load compensation during mechanical ventilation-proportional assist ventilation with loadadjustable gain factors versus pressure support. *Intensive Care Med* 2006;32:692-699.
9. Stock MC, Downs JB, Frolicher DA: Airway pressure release ventilation. *Crit Care Med* 1987;15:462-466.
10. Hormann C, Baum M, Putensen C, Mutz NJ, Benzer H: Biphasic positive airway pressure (BiPAP)—a new mode of ventilatory support. *Eur J Anaesthesiol* 1994;11:37-42.
11. Sedeek KA, Takeuchi M, Suchodolski K, Kacmarek RM: Determinants of tidal volume during high-frequency oscillation. *Crit Care Med* 2003;31:227-231.
12. Chang HK: Mechanisms of gas transport during ventilation by high-frequency oscillation. *J Appl Physiol* 1984;56:553-563.
13. Amato MB, Barbas CS, Medeiros DM, et al: Effect of a protectiveventilation strategy on mortality in the acute respiratory distress syndrome. *N Engl J Med* 1998;338:347-354.
14. Villar J, Kacmarek RM, Perez-Mendez L, Aguirre-Jaime A: A high positive end-expiratory pressure, low tidal volume ventilatory strategy improves outcome in persistent acute respiratory distress syndrome: A randomized, controlled trial. *Crit Care Med* 2006;34:1311-1318.
15. Ventilation with lower tidal volumes as compared with traditional tidal volumes for acute lung injury and the acute respiratory distress syndrome. The Acute Respiratory Distress Syndrome Network. *N Engl J Med* 2000;342:1301-1308.
16. Dreyfuss D, Soler P, Basset G, Saumon G: High inflation pressure pulmonary edema. Respective effects of high airway pressure, high tidal volume, and positive end-expiratory pressure. *Am Rev Respir Dis* 1988;137:1159-1164.
17. Tsuno K, Prato P, Kolobow T: Acute lung injury from mechanical ventilation at moderately high airway pressures. *J Appl Physiol* 1990;69:956-961.
18. Hickling KG, Walsh J, Henderson S, Jackson R: Low mortality rate in adult respiratory distress syndrome using low-volume, pressure-limited ventilation with permissive hypercapnia: A prospective study. *Crit Care Med* 1994;22:1568-1578.
19. Kregenow DA, Rubenfeld GD, Hudson LD, Swenson ER: Hypercapnic acidosis and mortality in acute lung injury. *Crit Care Med* 2006;34:1-7.
20. Laffey JG, O'Croinin D, McLoughlin P, Kavanagh BP: Permissive hypercapnia—role in protective lung ventilatory strategies. *Intensive Care Med* 2004;30:347-356.
21. Esteban A, Alia I, Gordo F, et al: Prospective randomized trial comparing pressure-controlled ventilation and volumecontrolled ventilation in ARDS. For the Spanish lung failure collaborative group. *Chest* 2000;117:1690-1696.
22. Brook AD, Ahrens TS, Schaiff R, et al: Effect of a nursingimplemented sedation protocol on the duration of mechanical ventilation. *Crit Care Med* 1999;27:2609-2615.
23. Kress JP, Pohlman AS, O'Connor MF, Hall JB: Daily interruption of sedative infusions in critically ill patients undergoing mechanical ventilation. *N Engl J Med* 2000;342:1471-1477.
24. Anzueto A, Peters JI, Tobin MJ, et al: Effects of prolonged controlled mechanical ventilation on diaphragmatic function in healthy adult baboons. *Crit Care Med* 1997;25:1187-1190.
25. Sassoon CS, Caiozzo VJ, Manka A, Sieck GC: Altered diaphragm contractile properties with controlled mechanical ventilation. *J Appl Physiol* 2002;92:2585-2595.
26. Le Bourdelles G, Viires N, Boczkowski J, Seta N, Pavlovic D, Aubier M: Effects of mechanical ventilation on diaphragmatic contractile properties in rats. *Am J Respir Crit Care Med* 1994;149:1539-1544.
27. Levine S, Nguyen T, Taylor N, et al: Rapid disuse atrophy of diaphragm fibers in mechanically ventilated humans. *N Engl J Med* 2008;358:1327-1335.
28. Esteban A, Anzueto A, Frutos F, et al: Characteristics and outcomes in adult patients receiving mechanical ventilation: A 28-day international study. *JAMA* 2002;287:345-355.

29. Cereda M, Foti G, Marcora B, et al: Pressure support ventilation in patients with acute lung injury. *Crit Care Med* 2000;28:1269-1275.
30. Marini JJ, Smith TC, Lamb VJ: External work output and force generation during synchronized intermittent mechanical ventilation. Effect of machine assistance on breathing effort. *Am Rev Respir Dis* 1988;138:1169-1179.
31. Imsand C, Feihl F, Perret C, Fitting JW: Regulation of inspiratory neuromuscular output during synchronized intermittent mechanical ventilation. *Anesthesiology* 1994;80:13-22.
32. Leung P, Jubran A, Tobin MJ: Comparison of assisted ventilator modes on triggering, patient effort, and dyspnea. *Am J Respir Crit Care Med* 1997;155:1940-1948.
33. Ranieri VM, Giuliani R, Mascia L, et al: Patient-ventilator interaction during acute hypercapnia: Pressure-support vs. proportional-assist ventilation. *J Appl Physiol* 1996;81:426-436.
34. Grasso S, Puntillo F, Mascia L, et al: Compensation for increase in respiratory workload during mechanical ventilation. Pressuresupport versus proportional-assist ventilation. *Am J Respir Crit Care Med* 2000;161:819-826.
35. MacIntyre NR: Evidence-based ventilator weaning and discontinuation. *Respir Care* 2004;49:830-836.
36. Tobin MJ: Remembrance of weaning past: The seminal papers. *Intensive Care Med* 2006;32:1485-1493.
37. Brochard L, Rauss A, Benito S, et al: Comparison of three methods of gradual withdrawal from ventilatory support during weaning from mechanical ventilation. *Am J Respir Crit Care Med* 1994;150:896-903.
38. Esteban A, Frutos F, Tobin MJ, et al: A comparison of four methods of weaning patients from mechanical ventilation. Spanish lung failure collaborative group. *N Engl J Med* 1995;332:345-350.
39. Kollef MH, Shapiro SD, Silver P, et al: A randomized, controlled trial of protocol-directed versus physician-directed weaning from mechanical ventilation. *Crit Care Med* 1997;25:567-574.
40. Ely EW, Baker AM, Dunagan DP, et al: Effect on the duration of mechanical ventilation of identifying patients capable of breathing spontaneously. *N Engl J Med* 1996;335:1864-1869.
41. MacIntyre NR, McConnell R, Cheng KC, Sane A: Patientventilator flow dyssynchrony: Flow-limited versus pressurelimited breaths. *Crit Care Med* 1997;25:1671-1677.
42. Marini JJ, Capps JS, Culver BH: The inspiratory work of breathing during assisted mechanical ventilation. *Chest* 1985;87:612-618.
43. Flick GR, Bellamy PE, Simmons DH: Diaphragmatic contraction during assisted mechanical ventilation. *Chest* 1989;96:130-135.
44. Kallet RH, Campbell AR, Dicker RA, Katz JA, Mackersie RC: Effects of tidal volume on work of breathing during lungprotective ventilation in patients with acute lung injury and acute respiratory distress syndrome. *Crit Care Med* 2006;34:8-14.
45. Cheng IW, Eisner MD, Thompson BT, Ware LB, Matthay MA, Acute Respiratory Distress Syndrome Network: Acute effects of tidal volume strategy on hemodynamics, fluid balance, and sedation in acute lung injury. *Crit Care Med* 2005;33:63-70 discussion 239-240.
46. Kahn JM, Andersson L, Karir V, Polissar NL, Neff MJ, Rubenfeld GD: Low tidal volume ventilation does not increase sedation use in patients with acute lung injury. *Crit Care Med* 2005;33:766-771.
47. Kondili E, Prinianakis G, Georgopoulos D: Patient-ventilator interaction. *Br J Anaesth* 2003;91:106-119.
48. Chiumello D, Pelosi P, Taccone P, Slutsky A, Gattinoni L: Effect of different inspiratory rise time and cycling off criteria during pressure support ventilation in patients recovering from acute lung injury. *Crit Care Med* 2003;31:2604-2610.
49. Giannouli E, Webster K, Roberts D, Younes M: Response of ventilator-dependent patients to different levels of pressure support and proportional assist. *Am J Respir Crit Care Med* 1999;159:1716-1725.
50. Meza S, Mendez M, Ostrowski M, Younes M: Susceptibility to periodic breathing with assisted ventilation during sleep in normal subjects. *J Appl Physiol* 1998;85:1929-1940.
51. Parthasarathy S, Tobin MJ: Effect of ventilator mode on sleep quality in critically ill patients. *Am J Respir Crit Care Med* 2002;166:1423-1429.
52. Weinhouse GL, Schwab RJ: Sleep in the critically ill patient. *Sleep* 2006;29:707-716.
53. Toublanc B, Rose D, Glerant JC, et al: Assist-control ventilation vs. low levels of pressure support ventilation on sleep quality in intubated ICU patients. *Intensive Care Med* 2007;33:1148-1154.

54. Bosma K, Ferreyra G, Ambrogio C, et al: Patient-ventilator interaction and sleep in mechanically ventilated patients: Pressure support versus proportional assist ventilation. *Crit Care Med* 2007;35:1048-1054.
55. Cane RD, Peruzzi WT, Shapiro BA: Airway pressure release ventilation in severe acute respiratory failure. *Chest* 1991;100:460-463.
56. Varpula T, Valta P, Niemi R, Takkunen O, Hynynen M, Pettila VV: Airway pressure release ventilation as a primary ventilatory mode in acute respiratory distress syndrome. *Acta Anaesthesiol Scand* 2004;48:722-731.
57. Sydow M, Burchardi H, Ephraim E, Zielmann S, Crozier TA: Long-term effects of two different ventilatory modes on oxygenation in acute lung injury. Comparison of airway pressure release ventilation and volume-controlled inverse ratio ventilation. *Am J Respir Crit Care* Med 1994;149:1550-1556.
58. Putensen C, Mutz NJ, Putensen-Himmer G, Zinserling J: Spontaneous breathing during ventilatory support improves ventilationperfusion distributions in patients with acute respiratory distress syndrome. *Am J Respir Crit Care Med* 1999;159:1241-1248.
59. Neumann P, Wrigge H, Zinserling J, et al: Spontaneous breathing affects the spatial ventilation and perfusion distribution during mechanical ventilatory support. *Crit Care Med* 2005;33:1090-1095.
60. Wrigge H, Zinserling J, Neumann P, et al: Spontaneous breathing with airway pressure release ventilation favors ventilation in dependent lung regions and counters cyclic alveolar collapse in oleic-acid-induced lung injury: A randomized controlled computed tomography trial. *Crit Care* 2005;9:R780-R789.
61. Hering R, Peters D, Zinserling J, Wrigge H, von Spiegel T, Putensen C: Effects of spontaneous breathing during airway pressure release ventilation on renal perfusion and function in patients with acute lung injury. *Intensive Care Med* 2002;28:1426-1433.
62. Hering R, Viehofer A, Zinserling J, et al: Effects of spontaneous breathing during airway pressure release ventilation on intestinal blood flow in experimental lung injury. *Anesthesiology* 2003;99:1137-1144.
63. Rathgeber J, Schorn B, Falk V, Kazmaier S, Spiegel T, Burchardi H: The influence of controlled mandatory ventilation (CMV), intermittent mandatory ventilation (IMV) and biphasic intermittent positive airway pressure (BIPAP) on duration of intubation and consumption of analgesics and sedatives. A prospective analysis in 596 patients following adult cardiac surgery. *Eur J Anaesthesiol* 1997;14:576-582.
64. Putensen C, Zech S, Wrigge H, et al: Long-term effects of spontaneous breathing during ventilatory support in patients with acute lung injury. *Am J Respir Crit Care Med* 2001;164:43-49.
65. Johnson AH, Peacock JL, Greenough A, et al: High-frequency oscillatory ventilation for the prevention of chronic lung disease of prematurity. *N Engl J Med* 2002;347:633-642.
66. Courtney SE, Durand DJ, Asselin JM, et al: High-frequency oscillatory ventilation versus conventional mechanical ventilation for very-low-birth-weight infants. *N Engl J Med* 2002;347:643-652.
67. Bollen CW, van Well GT, Sherry T, et al: High frequency oscillatory ventilation compared with conventional mechanical ventilation in adult respiratory distress syndrome: A randomized controlled trial [ISRCTN24242669]. *Crit Care* 2005;9:R430-R439.
68. Derdak S, Mehta S, Stewart TE, et al: High-frequency oscillatory ventilation for acute respiratory distress syndrome in adults: A randomized, controlled trial. *Am J Respir Crit Care Med* 2002;166:801-808.
69. Darioli R, Perret C: Mechanical controlled hypoventilation in status asthmaticus. *Am Rev Respir Dis* 1984;129:385-387.
70. Guerin C, Milic-Emili J, Fournier G: Effect of PEEP on work of breathing in mechanically ventilated COPD patients. *Intensive Care Med* 2000;26:1207-1214.
71. MacIntyre NR, Cheng KC, McConnell R: Applied PEEP during pressure support reduces the inspiratory threshold load of intrinsic PEEP. *Chest* 1997;111:188-193.
72. Celli BR, MacNee W, ATS/ERS Task Force: Standards for the diagnosis and treatment of patients with COPD: A summary of the ATS/ERS position paper. *Eur Respir J* 2004;23:932-946.
73. Brochard L, Mancebo J, Wysocki M, et al: Noninvasive ventilation for acute exacerbations of chronic obstructive pulmonary disease. *N Engl J Med* 1995;333:817-822.
74. Plant PK, Owen JL, Elliott MW: Early use of non-invasive ventilation for acute exacerbations of chronic obstructive pulmonary disease on general respiratory wards: A multicentre randomised controlled trial. *Lancet* 2000;355:1931-1935.

Capítulo 24 · *Quais são os Benefícios das Diferentes Técnicas de Ventilação?* · **155**

75. Keenan SP, Sinuff T, Cook DJ, Hill NS: Does noninvasive positive pressure ventilation improve outcome in acute hypoxemic respiratory failure? A systematic review. *Crit Care Med* 2004;32:2516-2523.

76. Gajic O, Dara SI, Mendez JL, et al: Ventilator-associated lung injury in patients without acute lung injury at the onset of mechanical ventilation. *Crit Care Med* 2004;32:1817-1824.

77. Mascia L, Zavala E, Bosna K, et al: High tidal volume is associated with the development of acute lung injury after severe brain injury: An international observational study. *Crit Care Med* 2007.

78. Lachmann B: Open up the lung and keep the lung open. *Intensive Care Med* 1992;18:319-321.

79. Papadakos PJ, Lachmann B: The open lung concept of mechanical ventilation: The role of recruitment and stabilization. *Crit Care Clin* 2007;23:241-250, ix-x.

80. Muscedere JG, Mullen JB, Gan K, Slutsky AS: Tidal ventilation at low airway pressures can augment lung injury. *Am J Respir Crit Care Med* 1994;149:1327-1334.

81. Webb HH, Tierney DF: Experimental pulmonary edema due to intermittent positive pressure ventilation with high inflation pressures. Protection by positive end-expiratory pressure. *Am Rev Respir Dis* 1974;110:556-565.

82. Brower RG, Lanken PN, MacIntyre N, et al: Higher versus lower positive end-expiratory pressures in patients with the acute respiratory distress syndrome. *N Engl J Med* 2004;351:327-336.

83. Mercat A, Richard JC, Vielle B, et al: Positive end-expiratory pressure setting in adults with acute lung injury and acute respiratory distress syndrome: A randomized controlled trial. *JAMA* 2008;299:646-655.

84. Meade MO, Cook DJ, Guyatt GH, et al: Ventilation strategy using low tidal volumes, recruitment maneuvers, and high positive end-expiratory pressure for acute lung injury and acute respiratory distress syndrome: A randomized controlled trial. *JAMA* 2008;299:637-645.

85. Brochard L, Rua F, Lorino H, Lemaire F, Harf A: Inspiratory pressure support compensates for the additional work of breathing caused by the endotracheal tube. *Anesthesiology* 1991;75:739–745.

86. Kirton OC, DeHaven CB, Morgan JP, Windsor J, Civetta JM: Elevated imposed work of breathing masquerading as ventilator weaning intolerance. *Chest* 1995;108:1021-1025.

87. Straus C, Louis B, Isabey D, Lemaire F, Harf A, Brochard L: Contribution of the endotracheal tube and the upper airway to breathing workload. *Am J Respir Crit Care Med* 1998;157:23-30.

88. Esteban A, Alia I, Gordo F, et al: Extubation outcome after spontaneous breathing trials with T-tube or pressure support ventilation. The Spanish lung failure collaborative group. *Am J Respir Crit Care Med* 1997;156:459-465.

89. International Consensus Conferences in Intensive Care Medicine: Ventilator-associated lung injury in ARDS. This official conference report was cosponsored by the American Thoracic Society, the European Society of Intensive Care Medicine, and the Societe de Reanimation de Langue Francaise, and was approved by the ATS board of directors, July 1999. *Am J Respir Crit Care Med* 1999;160:2118-2124.

90. Dellinger RP, Levy MM, Carlet JM, et al: Surviving sepsis campaign: International guidelines for management of severe sepsis and septic shock: 2008. *Crit Care Med* 2008;36:296-327.

91. Boles JM, Bion J, Connors A, et al: Weaning from mechanical ventilation. *Eur Respir J* 2007;29:1033-1056.

25 Há um Valor Ideal de Hemoglobina no Perioperatório?

Jeffrey L. Carson, MD e Barbara Armas, MD

As transfusões de sangue são comuns. Em 2001, aproximadamente 13,9 milhões de unidades de concentrados de glóbulos vermelhos foram transfundidas nos Estados Unidos.[1] Entre 60% e 70% de todos os concentrados de hemácias (CH) foram transfundidos no cenário perioperatório.[2-5] Os pacientes cirúrgicos são frequentemente anêmicos devido à doença subjacente, devido à lesão que motivou a cirurgia e à perda sanguínea associada ao procedimento cirúrgico.

Nos últimos 20 anos, houve uma tendência com respeito ao uso de concentrações de hemoglobina mais baixas como um gatilho de transfusões. A motivação básica tem sido quanto à segurança do sangue, implicado na epidemia do vírus da imunodeficiência humana (HIV) nos anos 1980. Felizmente, o risco de transmissão de infecções virais tornou-se extremamente baixo. As mais recentes estimativas de risco de unidades residuais de sangue infectado por doadores repetidos são de 1 por 1.935.000 para vírus da hepatite C e 1 para 2.135.000 para HIV.[6] Novos riscos de infecção podem emergir, como vírus do Oeste do Nilo.[7,8] A preocupação com a transmissão rara da variante da doença de Creutzfeldt-Jackob[9] levou ao aumento do uso do sangue reduzido em leucócitos e, nos Estados Unidos, a exclusão dos doadores que viviam na Grã-Bretanha e Europa.[10,11] O resultado de novos testes e políticas de doação é um suprimento de sangue tão seguro que é difícil avaliar a evolução nos marcadores de doença depois das mudanças de diretrizes.[12] No entanto, recentemente foram identificados riscos não infecciosos tais como a lesão transfusional pulmonar aguda e relatos infrequentes de sobrecarga circulatória associada a transfusão. Esses podem ser muito mais comuns do que previamente pareciam ser.[13]

Com a melhora na segurança do sangue e sua potencial escassez, é oportuno avaliar as evidências que documentam quando a transfusão de sangue deve ser administrada no período perioperatório.

OPÇÕES/TERAPIAS

As indicações para transfusão de CH são controversas. A maioria das recomendações sugere que a decisão de transfundir deveria se basear na avaliação individual de sinais e sintomas de anemia. No entanto, na prática, a maioria dos clínicos transfunde em uma concentração específica como 8 g/dL.[14] Opiniões nas indicações para transfusão de sangue autólogo pré-armazenado também variam. Alguns clínicos argumentam que as indicações para transfusão deveriam ser as mesmas para células sanguíneas alogênicas, enquanto outros sugerem que devido o risco de infecção ser menor, o sangue autólogo deveria ser dado em limiares de transfusão maiores.

EVIDÊNCIA

São necessárias diversas evidências críticas para orientar a decisão de transfundir. Primeiro, é imprescindível entender os riscos associados a diferentes níveis de anemia no período perioperatório. Segundo, ensaios clínicos randomizados e estudos observacionais são necessários para documentar o fato de a transfusão gerar melhores resultados. Terceiro, como foi descrito, os riscos da transfusão alogênica e autóloga devem também ser levados em conta. Os dados atuais sugerem que a transfusão de sangue alogênico é extremamente segura.[6] Para determinar a eficácia da transfusão, necessitamos saber até que ponto os riscos da anemia aumentam e se transfusões eliminarão ou reduzirão esses riscos.

Riscos Associados a Anemia

Os estudos em pacientes que se recusaram a receber transfusão de sangue por questões religiosas forneceram conhecimento dos riscos da anemia durante o período perioperatório. O maior estudo incluiu 1.958 pacientes que se submeteram a cirurgia em sala cirúrgica.[15] A taxa de mortalidade aumenta proporcionalmente com a queda dos níveis de hemoglobina. Os pacientes com doença cardiovascular subjacente, que tem nível de hemoglobina de 10 g/dL ou inferior, tiveram risco maior de morte que os pacientes sem doença cardiovascular (Fig. 25-1). Uma análise dos pacientes da mesma coorte com níveis de hemoglobina abaixo de 8 g/dL indicou uma taxa de mortalidade ascendente quando a hemoglobina no pós-operatório foi menor que 7 g/dL e tornou-se extremamente alta com níveis de hemoglobina abaixo de 5 g/dL.[16] Esses resultados são compatíveis com a análise das taxas de morbidade e mortalidade de casos relatados em pacientes da religião Testemunhas de Jeová.[17]

Os estudos em voluntários que se submeteram a diluição isovolêmica da hemoglobina a níveis de 5 g/dL promoveram o conhecimento dos riscos da anemia. Dois estudos constataram que a maioria das alterações transitórias e assintomáticas ocorreu em 5 dos 87 voluntários quando a frequência cardíaca deles era maior e o nível de hemoglobina estava entre 5 e 7 g/dL.[18,19] Outros estudos em voluntários jovens e sadios, com idade inferior a 35 anos, identificaram alterações sutis e reversíveis quando os níveis de hemoglobina

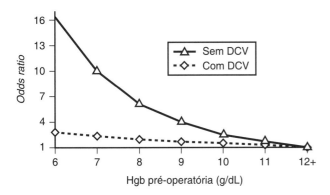

Figura 25-1. Risco de morte em pacientes com e sem doença cardiovascular (DCV). De Carson JL et al: *Effect of anaemia and cardiovascular disease on surgical mortality and morbidity*. Lancet 1996; 348(9034):1055-1066.

estavam entre 5 e 7 g/dL e aumento da fadiga quando os níveis de hemoglobina estavam abaixo de 7 g/dL.[20] É incerto como se aplicam esses resultados em pacientes mais idosos, entretanto podemos pressupor que tais alterações podem ocorrer em níveis mais elevados de hemoglobina.

Ensaios Clínicos Avaliando Transfusão em Adultos

Um total de 1.780 pacientes foi informado em ensaios clínicos sobre transfusão, no entanto, apenas um foi adequadamente conduzido para detectar diferenças importantes nos resultados. O ensaio clínico mais importante é o Transfusion Requirement in Critical Care (TRICC).[21,22] Nesse estudo, 838 pacientes ressuscitados com volume na unidade de terapia intensiva (UTI) foram randomizados entre estratégias transfusionais "liberal" e "restritiva". O grupo "restritivo" recebeu transfusão sanguínea de células vermelhas alogênicas em um nível de hemoglobina de 7 g/dL (e foram mantidos entre 7 e 9 g/dL), e o grupo "liberal" recebeu transfusão sanguínea de células vermelhas em um nível de 10 g/dL (e foram mantidos entre 10 e 12 g/dL).[21] O grupo restritivo tinha níveis médios mais baixos de hemoglobina (8,5 *versus* 10,7 g/dL) e menos transfusões (2,6 *versus* 5,6) comparado ao grupo liberal. A taxa de mortalidade em 30 dias era ligeiramente inferior no grupo de transfusão restritiva (18,7% *versus* 23,3%), no entanto os achados não foram estatisticamente significativos ($p = 0,11$). O risco de infarto do miocárdio clinicamente reconhecido (0,07% *versus* 2,9%; $p = 0,02$) e de falência cardíaca congestiva (5,2% *versus* 10,7%; $p < 0,001$) também aconteceu de forma menos frequente no grupo de estratégia restritiva.[21] Em duas subanálises, os pacientes randomizados para o grupo de transfusão restritiva com idade inferior a 50 anos e menos doente pela definição do escore APACHE, tiveram mortalidade significativamente inferior aos pacientes do grupo liberal.[21] Em outra subanálise de pacientes com doença cardiovascular, não houve diferença estatisticamente significativa na taxa de mortalidade, ainda que o intervalo de confiança fosse grande (*odds ratio* ajustado de 1,26; 95% de intervalo de confiança 0,70 a 2,24).[23] Esse julgamento contribuiu com 47% dos pacientes e 82% das mortes registradas, do total de pacientes que participaram de todos os ensaios.

Outros oito ensaios clínicos randomizados avaliaram os efeitos de diferentes transfusões (Tab. 25-1).[21,22,24-31] Os cenários clínicos e os resultados foram diferentes entre os estudos. Os limiares de transfusão variaram e oscilaram entre as estratégias "conservadora" e "liberal".

Apenas dois outros ensaios em adultos avaliando diferentes tipos de transfusão inicial incluíram mais de 100 pacientes. Nenhum deles encontrou diferença nos resultados. No ensaio de Bracey e colaboradores,[31] 428 pacientes submetidos à cirurgia eletiva de enxerto arterial coronariano foram selecionados ao acaso para iniciar a transfusão entre 8 g/dL ou 9 g/dL. As diferenças entre as concentrações de hemoglobina perioperatória foram pequenas, e os índices de eventos foram muito baixos. Não houve diferença em qualquer resultado. O segundo ensaio incluiu 127 pacientes submetidos a artroplastia de joelho. Os pacientes foram randomizados para receber sangue autólogo apenas se o nível da hemoglobina caísse abaixo de 9 g/dL, ou para ser transfundido imediatamente após a cirurgia não importando o nível de hemoglobina.[31] A diferença de concentração de hemoglobina pós-operatória foi de aproximadamente 0,7 g/dL, e não houve diferença nos resultados.

Apenas um ensaio envolveu a estratégia de transfusão que incluiu a avaliação dos pacientes pelos sintomas.[29] Nesse ensaio (um estudo-piloto), 84 pacientes com fratura de quadril submetidos a reparo cirúrgico foram randomizados para transfusão inicial em 10 g/dL ou transfusão pelos sintomas. A transfusão era autorizada no último grupo caso o nível de hemoglobina fosse menor que 8 g/dL mesmo não havendo sintomas. Não houve diferenças estatisticamente significativas em qualquer resultado, incluindo recuperação funcional, taxa de mortalidade e morbidade. Entretanto, 60 dias após a cirurgia, houve cinco mortes no grupo sintomático e duas mortes no grupo de 10 g/dL. Em todos esses ensaios (e em outros cinco ensaios relacionados na Tab. 25-1), o número de pacientes foi muito pequeno para avaliar o efeito de gatilhos transfusionais menores em resultados clinicamente importantes como taxa de mortalidade, morbidade e estado funcional.

Uma meta-análise foi realizada combinando dados dos ensaios que comparavam estratégias de transfusão liberais e restritivas.[32,33] A análise dos dados constatou que a transfusão restritiva por gatilho reduziu a proporção de pacientes que receberam transfusão de hemácias em 42% e em 0,93 unidade por paciente transfundido. O grupo restritivo teve nível médio de hematócritos 5,6% menor que os pacientes randomizados para o grupo de transfusão mais liberal. Não houve diferenças no tempo de permanência no hospital ou frequência de eventos cardíacos nos dois grupos. O ensaio TRICC contribuiu com mais de 80% das mortes na análise de mortalidade. A taxa de mortalidade não aumentou nos pacientes randomizados para o grupo de transfusão restritiva (Fig. 25-2).

A anemia também pode prejudicar a recuperação funcional. Apenas um pequeno estudo avaliou os efeitos da transfusão de hemácias na capacidade funcional em pacientes anêmicos, mas foi incapaz de detectar diferenças nos resultados.[29] A maior parte das outras evidências que avaliam a relação entre anemia e estado funcional veio de ensaios em que a eritropoetina humana recombinante foi administrada em pacientes com câncer ou doença renal em estágio terminal.[34] Os dados são limitados, mas sugerem que um aumento na concentração de hemoglobina melhora a tolerância a exercícios. Para se saber o quão alto é este nível de hemoglobina serão ainda necessários mais estudos.

| Tabela 25-1 | **Resultados dos Ensaios Controlados Randomizados em Adultos** |

Estudo (Ano)	Local	Assuntos: Elegibilidade e Comparabilidade	Estratégia de Transfusão	Unidades de Sangue Usado/Média (DP)	Proporção Transfundida (%) (n)	Níveis Médios Hb/Ht (DP)
Topley[24] (1956)	Trauma (n = 22)	>1L de perda sanguínea, considerado sem risco clínico se o volume de sangue alcançar ≥100% do normal, ou permitindo alcançar 30% abaixo do normal	Liberal: alcançar volume de hemácias ≥100% do normal Restritiva: manter o volume de hemácias 70%-80% do normal	11,3 (6,9) 4,8 (6,7)	100 (10) 67 (8)	Hb mais baixa: (15,6 ± 2,0) g/dL Hb mais baixa: (11,3 ± 0,7) g/dL
Blair[25] (1986)	Sangramento GI (n = 50)	Hemorragia aguda grave no trato gastrointestinal superior	Liberal: pacientes que receberam ao menos duas unidades de CGV imediatamente na admissão ao hospital Restritiva: pacientes que não receberam transfusão de CGV durante as primeiras 24 horas, a não ser que HB <8,0g/dL ou em choque persistente após ressuscitação inicial com coloide	4,6 (1,5) 2,6 (3,1)	100 (24) 19,2 (5)	Ht admissão: 28 (5,9%) Ht na alta: 37,0 (7,8%) Ht na admissão: 29 (8,2%) Ht na alta: 37,0 (7,1%)
Fortune[26] (1987)	Trauma/ hemorragia aguda (n = 25)	Pacientes com hemorragia sustentada Classes III ou IV e com sinais clínicos de choque	Liberal: Ht recuperado até 40% lentamente, em um período de várias horas pela infusão de CGV Restritiva: Ht mantido próximo a 30% pela administração de CGV	—	—	Ht médio no período de três dias: 38,4 (2,1%) Ht médio no período de três dias: 29,7 (1,9%)
Johnson[27] (1992)	Cirurgia cardíaca (n = 38)	Pacientes submetidos a revascularização coronariana eletiva e com condição de doar ao menos três unidades de CGV no pré-operatório	Liberal: pacientes receberam transfusão de sangue até um Ht de 32% assim que o sangue autólogo estava disponível Restritiva: pacientes receberam transfusão apenas se o valor do Ht caísse abaixo de 25%	2,05 (0,93) 1,0 (0,86)	100 (18) 75 (15)	Ht 4 horas depois da cirurgia: 31,3% Ht 4 horas depois da cirurgia: 28,7%
Herbert[22] (1995)	Cuidados intensivos (n = 69)	Pacientes criticamente doentes admitidos em uma das cinco UTI de nível terciário com normovolemia após tratamento inicial que tinham Hb <9,0 dentro de 72 horas.	Liberal: pacientes foram transfundidos com CGV para manter Hb entre 10,0-12,0 g/dL Restritiva: pacientes foram transfundidos com CGV apenas se o Hb estivesse entre 7,0-7,5 g/dL; a concentração de Hb foi mantida entre 7,0-9,0 g/dL	Média de unidades por paciente: 4,8 Total de unidades: 174 Média de unidades por paciente: 2,5 Total de unidades: 82	—	Hb na admissão: 9,3 (1,3) g/dL Média diária de Hb: 10,9 g/dL Hb na admissão: 9,7 (1,4) g/dL Média diária de Hb: 9,0 g/dL
Bush[28] (1997)	Cirurgia vascular (n = 99)	Pacientes submetidos a reconstrução aórtica ou arterial infrainguinal eletivas	Liberal: transfundidos com CGV para manter Hb >10,0 g/dL Restritiva: transfundidos apenas se o Hb caísse abaixo de 9,0 g/dL	Total de unidades 3,7 (3,5) Intraoperatório: 2,4 (2,5) unidades de sangue/ paciente Unidades totais transfundidas 80 (40) Intraoperatório: 1,5 (1,7)	88 (43) 28 (3,1)	Hb durante 42 horas no período pós-operatório: 11,0 (1,2) g/dL Proporção dos níveis de Hb/Ht no período pós-operatório (48 horas): 9,8 (1,3) g/dL

Carson[29] (1998)	Cirurgia ortopédica (n = 84)	Pacientes com fratura de quadril submetidos a tratamento cirúrgico e que tiveram níveis pós-operatórios de Hb inferiores a 10,0 g/dL	Liberal: pacientes receberam 1 U de CGV no momento da designação aleatória e depois necessitaram de manutenção do Hb >10,0 g/dL Restritiva: a transfusão foi adiada até que os pacientes desenvolvessem sinais ou sintomas de anemia, ou valor da Hb <8,0 g/dL na ausência de sintomas	Mediana total 1 (1-2) Mediana total 0 (0-2)	98,8 (83) 45,2 (38)	Hb mais baixo: 9,4 (1,0) g/dL Hb mais baixo: 8,8 (1,2) g/dL
Herbert[21] (1999)	Cuidados intensivos (n = 838)	Pacientes críticos admitidos em uma das 22 UTI de nível terciário e das três UTI comunitárias com normovolemia após o tratamento inicial e com Hb <9,0 g/dL dentro de 72 horas	Liberal: pacientes foram transfundidos com CGV para manter Hb entre 10,0-12,0 g/dL Restritiva: pacientes foram transfundidos para manter uma concentração de Hb entre 7,0 e 9,0 g/dL	Total 5,6 (5,3) Total 2,6 (4,1)	100 (420) Hb (média diária): 10,7 (0,7) g/dL Hb (média diária): 8,5 (0,7) g/dL	
Bracey[30] (1999)	Cirurgia cardíaca (n = 428)	Pacientes submetidos a primeira revascularização coronariana eletiva	Liberal: receberam transfusão de CGV de cada médico, que consideraram avaliação clínica do paciente e diretrizes da instituição, as quais propunham Hb <9,0 g/dL para inicio da transfusão de CGV Restritiva: receberam transfusão de CGV no pós-operatório com níveis de Hb <8,0 g/dL, a não ser que o paciente tivesse perda sanguínea >750 mL desde a última transfusão; hipovolemia com instabilidade hemodinâmica e perda sanguínea excessiva, falência pulmonar aguda ou débito cardíaco e oxigenação inadequados; ou instabilidade hemodinâmica requerendo vasopressores	Pós-operatório 1,4 (1,8) Total: 2,5 (2,6) Pós-operatório: 0,9 (1,5) Total: 2,0 (2,2)	Pós-operatório 48 (104) Total: 2,5 (2,6) Pós-operatório: 35 (74) Total: 60 (127)	Hb(g/dL) média de redução do Hb (admissão até alta): 4,2 (1,9) g/dL Hb (g/dL): média de redução de Hb (admissão até alta) 4,2 (1,7)
Lotke[31] (1999)	Cirurgia ortopédica (n = 127)	Pacientes submetidos a artroplastia total de joelho primária e com condições de doar 2 U de sangue autólogo no pré-operatório	Liberal: receberam seu sangue autólogo imediatamente após a cirurgia, a primeira unidade na sala de recuperação e a segunda unidade ao retornarem para a enfermaria Restritiva: receberam todo o sangue autólogo se a Hb caísse abaixo de 9,0 g/dL	—	Pós-operatório 100 (65) Pós-operatório 26 (16)	Média de Hb pós-operatório (g/dL): Dia 1: 11,4 Dia 3: 10,7 Média de Hb pós-operatório (g/dL): Dia 1: 10,6 Dia 3: 10,0

GI: gastrointestinal; *Hb*: hemoglobina; *Ht*: hematócrito; *UTI*: unidade de terapia intensiva; *CGV*: concentrado de glóbulos vermelhos; *pt*: paciente; *DP*: desvio-padrão.

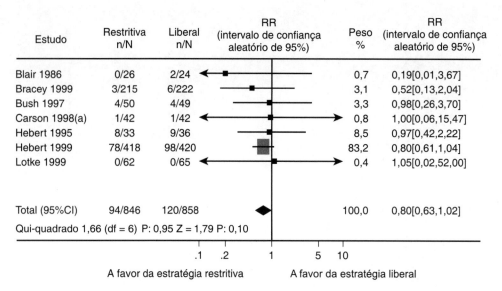

Figura 25-2. Meta-análise dos Ensaios de Transfusão e Todas as Taxas de Causas de Mortalidade. *De Carson JL et al:* Transfus Med Rev 2002;16:187-199; *Hill SR et al:* Cochrane Database Syst Rev 2002(2); CD002042.

Estudos Observacionais Avaliando a Transfusão em Adultos

Muitos estudos observacionais avaliaram o impacto da transfusão nos índices de morbidade e mortalidade. Entretanto, em geral, não é possível obter avaliações imparciais sobre a transfusão de sangue em estudos observacionais. A decisão de transfundir um paciente muitas vezes se relaciona com a gravidade da doença das pessoas, e esse parâmetro pode não ser ajustado adequadamente para estudos. Essa completa falta de ajuste para doenças concomitantes e a gravidade podem explicar a variação dos resultados de estudos avaliando o impacto da transfusão em pacientes com doença cardiovascular.[35-38]

Ensaios Clínicos Avaliando a Transfusão em Crianças

Há três ensaios clínicos que avaliaram gatilhos de transfusão em crianças. O primeiro ensaio avaliou 100 crianças prematuras pesando entre 500 a 1.300 gramas.[39] Os pacientes foram alocados randomicamente em um algoritmo de transfusão restritivo ou liberal que considerava o estado respiratório e o hematócrito. O grupo restritivo recebeu menos duas unidades de concentrado de hemácias em relação ao grupo liberal. Nenhum dos quinze objetivos foi designado como o resultado primário. De maneira geral, não houve diferença nos objetivos, com a exceção de que o grupo restritivo teve mais episódios de apneia e eventos neurológicos comparados ao grupo liberal.

O segundo ensaio envolveu 451 crianças de idade gestacional inferior a 31 semanas, menos de 2 dias de idade e peso abaixo de 1.000 gramas.[40] De modo similar ao primeiro estudo, os valores de transfusão variaram pela quantidade de suporte respiratório. O desfecho composto primário era morte, retinopatia severa, displasia broncopulmonar ou lesão cerebral. O resultado primário ocorreu com frequência similar nos dois grupos: 74% no grupo restritivo e 69,7% no grupo liberal.

O ensaio mais recente recrutou 637 crianças admitidas em uma unidade de terapia intensiva pediátrica e randomicamente (aleatoriamente) alocadas em transfusões partindo de valores de 7 g/dL ou 9,5 g/dL.[41] A transfusão de hemácias foi administrada em 46% dos pacientes do grupo restritivo e 98% do grupo liberal. O resultado primário (disfunção de múltiplos órgãos progressiva ou nova) foi praticamente idêntico em ambos os grupos. De maneira geral, os resultados dos três ensaios em crianças sugerem que um gatilho de transfusão restritivo é seguro[42] (Tab. 25-2).

ÁREAS DE INCERTEZA

Ainda restam muitas incertezas nas indicações corretas para transfusão de hemácias, especialmente no período perioperatório. O único ensaio randomizado adequadamente elaborado foi conduzido em pacientes da UTI, e não está claro se os resultados desse estudo devem ser aplicados em pacientes durante o período perioperatório. Os ensaios em pacientes cirúrgicos não foram eficazes ou tiveram limitações importantes na concepção do estudo. Há algumas evidências de que pacientes com doença cardiovascular concomitante devem ser transfundidos com um nível de hemoglobina maior que pacientes sem doenças cardiovasculares. Entretanto, não há ensaios clínicos randomizados em pacientes cirúrgicos com doença cardiovascular concomitante submetidos a cirurgias não-cardíacas. Os resultados do ensaio FOCUS em andamento devem informar sobre esse assunto e estar disponível a partir de 2009.[29]

DIRETRIZES

Antes do final dos anos 1980, o padrão adequado de cuidado era administrar uma transfusão perioperatória sempre que o nível de hemoglobina caísse abaixo de 10 g/dL e o nível de hematócrito caísse abaixo de 30% (a "regra 10/30"). Em 1988, um consenso da conferência dos National Institutes of Health em transfusões perioperatórias de células vermelhas concluiu que não havia evidências para se apoiar em um único critério.[43] Devido à carência de ensaios clínicos, as diretrizes antigas se baseavam fortemente na opinião de especialistas, que,

Tabela 25-2 Resultados dos Ensaios Controlados Randomizados em Crianças

Estudo (Ano)	Local N	Assuntos: Elegibilidade e Comparabilidade	Estratégia de Transfusão	Unidades de Sangue Usadas/ Média (DP)	Proporção Transfundida (%) (N)	Níveis Médios Hb/Ht (DP)	Resultados
Bell[39] (2005)	100	Crianças pré-termo hospitalizadas 500-1.300 gramas	Estratégia liberal ou restritiva com base nos quadros respiratório e hematócrito	Liberal 5,2 (±4,5) Restritiva 3,3 (±2,9)	Liberal 12% (6) Restritiva 10% (5)	Não relatado	Nenhuma diferença nos 15 resultados incluindo sobrevivência, exceto que o grupo restritivo teve mais episódios apneicos (0,84 *versus* 0,42 por dia) e hemorragia cerebral intraparenquimatosa ou leucomalácia periventricular (6 *versus* 0) *versus* o grupo liberal
Kirpalani[40] (2006)	451	Peso ao nascimento <1.000 gramas, idade gestacional <31 semanas e idade <48 horas de vida	Estratégia restritiva *versus* liberal com base na hemoglobina e necessidade de suporte ventilatório	Liberal 5,7 (5,0) Restritiva 4,9 (4,2)	Liberal 95% Restritiva 89%	Cerca de 1 g/dL diferente	Desfecho primário foi morte ou qualquer retinopatia grave, displasia broncopulmonar ou lesão cerebral/ craniana ao ultrassom Liberal 69,7%; restritiva: 74,0% (NS) Nenhum desfecho secundário foi significativo
Lacroix[41] (2007)	637	Crianças criticamente doentes estáveis com hemoglobina <9,5g/dL com 7 dias de admissão na UTI	Liberal 9,5 g/dL Restritiva 7 g/dL	Liberal 1,7 (2,2) Restritiva 0,9 (2,6)	Liberal 98% Restritiva 46%	2,1 g/dL diferente	Desfecho primário: síndrome da disfunção multiorgânica nova ou progressiva Liberal 12% Restritiva 12%

pt: paciente

em geral, tinham ênfase nos riscos de transmissão de doenças virais graves como HIV e hepatite C.[44] As diretrizes da American Society of Anesthesiologists (ASA) são o conjunto de recomendações mais rigorosas publicadas, e foram atualizadas em 1996.[45] Uma força-tarefa da ASA advertiu contra "o gatilho de transfusão", no entanto concluiu que a transfusão é raramente indicada quando o nível de hemoglobina é maior que 10 g/dL e é quase sempre necessária quando o nível de hemoglobina é menor que 6g/dL. Em pacientes com concentração de hemoglobina entre 6 e 10 g/L, a decisão de transfusão deve ser orientada pelo risco ou ocorrência de sangramento, volemia do paciente, reserva cardiopulmonar e pelo risco de complicações por oxigenação inadequada. Uma outra diretriz para transfusão perioperatória e conservação de sangue em cirurgia cardíaca enfatiza o uso de múltiplas intervenções para reduzir a perda de sangue e algoritmos de transfusão de sangue específicos a cada instituição.[45] Essas diretrizes sugerem que a administração de concentrado de hemácias deve se basear no risco de complicações por oxigenação inadequada e importantes fatores fisiológicos e cirúrgicos. Eles também concluíram que a indicação para transfusão autóloga pode ser mais liberal do que para transfusão alogênica.

RECOMENDAÇÕES DOS AUTORES

Não há ensaios clínicos suficientemente adequados que examinem diferentes limiares de transfusão no cenário perioperatório. Os ensaios clínicos publicados se concentraram em taxa de mortalidade, mas não avaliaram outros desfechos importantes como infarto do miocárdio e recuperação funcional. Os pacientes com doença cardíaca subjacente podem ser mais vulneráveis às consequências da anemia. Na falta de boas evidências, é necessário confiar no julgamento clínico. O único ensaio clínico randomizado adequadamente eficaz descobriu que é seguro evitar a transfusão até que o nível de hemoglobina caia abaixo de 7 g/dL em pacientes da UTI. Ainda que seja incerto se tais resultados devam se aplicar a pacientes cirúrgicos, nossa opinião é a de que, em pacientes assintomáticos sem doenças cardiovasculares, um gatilho de transfusão de 7 g/dL deva ser usado. Em pacientes pré-operatórios, sangue suficiente deve ser transfundido para antecipar a perda de sangue na cirurgia. Em pacientes com doença cardiovascular, o limiar ótimo é desconhecido. Somos a favor de um limiar mais alto como 9 a 10 g/dL. Os pacientes com sintomas de anemia devem ser transfundidos conforme necessário. Finalmente, uma avaliação clínica cuidadosa com consideração minuciosa dos riscos e benefícios deve orientar a decisão de transfusão, e não uma concentração de hemoglobina específica. Nenhum conjunto de diretrizes poderá ser aplicado em todos os pacientes.

162 Seção III MANEJO PERIOPERATÓRIO

REFERÊNCIAS

1. Sullivan MT, Cotten R, Read EJ, Wallace EL: Blood collection and transfusion in the United States in 2001. *Transfusion* 2007;47:385-394.
2. Friedman EA, Burns TL, Shork MA: *A study of national trends in transfusion practice.* Springfield, VA, National Technical Information Service, 1980.
3. Cook SS, Epps J: Transfusion practice in central Virginia. *Transfusion* 1991;31:355-360.
4. Lenfant C: Transfusion practice should be audited for both undertransfusion and overtransfusion [letter]. *Transfusion* 1992;32:873-874.
5. Eisenstaedt RS: Modifying physicians' transfusion practice. *Transfusion Medicine Reviews* 1997;11:27-37.
6. Dodd RY, Notari EP, Stramer SL: Current prevalence and incidence of infectious disease markers and estimated windowperiod risk in the American Red Cross blood donor population. *Transfusion* 2002;42:975-979.
7. Investigations of West Nile virus infections in recipients of blood transfusions. *MMWR Morb Mortal Wkly Rep* 2002;51:973-974.
8. West Nile virus activity—United States, October 10-16, 2002, and update on West Nile virus infections in recipients of blood transfusions. *MMWR Morb Mortal Wkly Rep* 2002;51:929-931.
9. Llewelyn CA, Hewitt PE, Knight RS, et al: Possible transmission of variant Creutzfeldt-Jakob disease by blood transfusion. *Lancet* 2004;363:417-421.
10. Drohan WN, Cervenakova L: Safety of blood products: Are transmissible spongiform encephalopathies (prion diseases) a risk? *Thromb Haemost* 1999;82:486-493.
11. Food and Drug Administration: *Revised preventive measures to reduce the possible risk of transmission of Creutzfeldt-Jakob (CJD) disease and variant Creutzfeldt-Jakob disease (vCJD) by blood and bloodproducts.* 2002. Available at http://www.fda.gov/cber/gdlns/cjducjdg&a.htm.
12. Klein HG: Will blood transfusion ever be safe enough? *JAMA* 2000; 284:238-240.
13. Popovsky MA: Pulmonary consequences of transfusion: TRALI and TACO. *Transfus Apher Sci* 2006;34:243-244.
14. Vincent JL, Baron JF, Reinhart K, et al: Anemia and blood transfusion in critically ill patients. *JAMA* 2002;288:1499-1507.
15. Carson JL, Duff A, Poses RM, et al: Effect of anaemia and cardiovascular disease on surgical mortality and morbidity. *Lancet* 1996;348:1055-1060.
16. Carson JL, Noveck H, Berlin JA, Gould SA: Mortality and morbidity in patients with very low postoperative Hb levels who decline blood transfusion. *Transfusion* 2002;42:812-818.
17. Viele MK, Weiskopf RB: What can we learn about the need for transfusion from patients who refuse blood? The experience with Jehovah's Witnesses. *Transfusion* 1994;34:396-401.
18. Leung JM, Weiskopf RB, Feiner J, et al: Electrocardiographic STsegment changes during acute, severe isovolemic hemodilution in humans. *Anesthesiology* 2000;93:1004-1010.
19. Weiskopf RB, Viele MK, Feiner J, et al: Human cardiovascular and metabolic response to acute, severe isovolemic anemia. *JAMA* 1998;279:217-221.
20. Toy P, Feiner J, Viele MK, et al: Fatigue during acute isovolemic anemia in healthy, resting humans. *Transfusion* 2000;40: 457-460.
21. Hebert PC, Wells G, Blajchman MA, et al: A multicenter, randomized, controlled clinical trial of transfusion requirements in critical care. Transfusion Requirements in Critical Care Investigators, Canadian Critical Care Trials Group [see comments]. *N Engl J Med* 1999;340:409-417.
22. Hebert PC, Wells G, Marshall J, et al: Transfusion requirements in critical care. A pilot study. Canadian Critical Care Trials Group. *JAMA* 1995;273:1439-1444 [erratum: JAMA 1995;274(12):944].

23. Hebert PC, Yetisir E, Martin C, et al: Is a low transfusion threshold safe in critically ill patients with cardiovascular diseases? *Crit Care Med* 2001;29:227-234.
24. Topley E, Fischer MR: The illness of trauma. *Br J Clin Pract* 1956;1:770-776.
25. Blair SD, Janvrin SB, McCollum CN, Greenhalgh RM: Effect of early blood transfusion on gastrointestinal haemorrhage. *Br J Surg* 1986;73:783-785.
26. Fortune JB, Feustel PJ, Saifi J, et al: Influence of hematocrit on cardiopulmonary function after acute hemorrhage. *J Trauma* 1987;27:243-249.
27. Johnson RG, Thurer RL, Kruskall MS, et al: Comparison of two transfusion strategies after elective operations for myocardial revascularization. *J Thorac Cardiovasc Surg* 1992;104:307-314.
28. Bush RL, Pevec WC, Holcroft JW: A prospective, randomized trial limiting perioperative red blood cell transfusions in vascular patients. *Am J Surg* 1997;174:143-148.
29. Carson JL, Terrin ML, Barton FB, et al: A pilot randomized trial comparing symptomatic vs. hemoglobin-level-driven red blood cell transfusions following hip fracture. *Transfusion* 1998;38:522-529.
30. Bracey AW, Radovancevic R, Riggs SA, et al: Lowering the hemoglobin threshold for transfusion in coronary artery bypass procedures: Effect on patient outcome. *Transfusion* 1999;39:1070-1077.
31. Lotke PA, Barth P, Garino JP, Cook EF: Predonated autologous blood transfusions after total knee arthroplasty: Immediate versus delayed administration. *J Arthroplasty* 1999;14:647-650.
32. Carson JL, Hill S, Carless P, et al. Transfusion triggers: A systematic review of the literature. *Transfus Med Rev* 2002;16: 187-199.
33. Hill SR, Carless PA, Henry DA, et al: Transfusion thresholds and other strategies for guiding allogeneic red blood cell transfusion. *Cochrane Database Syst Rev* 2002;CD002042.
34. Carson JL, Terrin ML, Jay M: Anemia and postoperative rehabilitation. *Can J Anesth* 2003;50:S60-S64.
35. Carson JL, Duff A, Berlin JA, et al: Perioperative blood transfusion and postoperative mortality. *JAMA* 1998;279:199-205.
36. Wu WC, Rathore SS, Wang Y, et al: Blood transfusion in elderly patients with acute myocardial infarction. *N Engl J Med* 2001;345:1230-1236.
37. Rao SV, Jollis JG, Harrington RA, et al: Relationship of blood transfusion and clinical outcomes in patients with acute coronary syndromes. *JAMA* 2004;292:1555-1562.
38. Sabatine MS, Morrow DA, Giugliano RP, et al: Association of hemoglobin levels with clinical outcomes in acute coronary syndromes. *Circulation* 2005;111:2042-2049.
39. Bell EF, Strauss RG, Widness JA, et al: Randomized trial of liberal versus restrictive guidelines for red blood cell transfusion in preterm infants. *Pediatrics* 2005;115:1685-1691.
40. Kirpalani H, Whyte RK, Andersen C, et al: The Premature Infants in Need of Transfusion (PINT) study: A randomized, controlled trial of a restrictive (low) versus liberal (high) transfusion threshold for extremely low birth weight infants. *J Pediatr* 2006;149:301-307.
41. Lacroix J, Hebert PC, Hutchison JS, et al: Transfusion strategies for patients in pediatric intensive care units. *N Engl J Med* 2007;356:1609-1619.
42. Corwin HL, Carson JL: Blood transfusion—when is more really less? *N Engl J Med* 2007;356:1667-1669.
43. Consensus Conference: Perioperative red blood cell transfusion. *JAMA* 1988;260:2700-2703.
44. Hebert PC, Schweitzer I, Calder L, et al: Review of the clinical practice literature on allogeneic red blood cell transfusion. *Can Med Assoc J* 1997;156:S9-S26.
45. American Society of Anesthesiologists Task Force on Blood Component Therapy: Practice guidelines for blood component therapy. *Anesthesiology* 1996;84:732-747.

26 Quando estão Indicadas Transfusões de Plaquetas e Plasma?

Gregory A. Nuttall, MD

INTRODUÇÃO/HISTÓRICO

Uma grande porcentagem de transfusão de concentrado de plaquetas e plasma é administrada a pacientes cirúrgicos na sala de cirurgia e na unidade de terapia intensiva para tratar ou prevenir sangramento, especialmente em casos de cirurgia cardíaca e transplante hepático.[1,2] Como resultado do envelhecimento da população nos Estados Unidos, a demanda por sangue e seus componentes crescerá e o suprimento diminuirá.[3,4] Consequentemente, a escassez de sangue e seus componentes será mais comum. O aumento do uso de agentes antiplaquetários e potencialmente agentes antitrombínicos orais[5] irá agravar ainda mais a procura por plaquetas e plasma para reverter rapidamente estes agentes para cirurgias. Como resultado, o uso apropriado de transfusões de plaquetas e plasma se tornará mais importante no futuro para preservar cada vez estes escassos recursos. Além disto, transfusões de plasma e plaquetas podem resultar em alguns efeitos adversos bem conhecidos, como contaminação bacteriana, tromboembolismo venoso, reações alérgicas, injúria pulmonar aguda e sobrecarga circulatória relacionadas com a transfusão.

Para entender melhor quando concentrados de plaquetas e plasma estão indicados, necessitamos entender o que são e como afetam o sistema de coagulação. Nos anos 50, demonstrou-se pela primeira vez que a transfusão de plaquetas reduzia a taxa de mortalidade no sangramento agudo de pacientes com leucemia.[6,7] O uso de concentrado de plaquetas cresceu constantemente desde aqueles tempos. Os concentrados de plaquetas são produzidos, geralmente, de duas formas: pela centrifugação diferencial de sangue total (concentrado de plaquetas derivado de sangue total) ou por plasmaférese (concentrado de plaquetas derivado de aférese). Cada unidade de concentrado de plaquetas derivado de sangue total contém aproximadamente 5×10^8 plaquetas em 50 a 70 mL de plasma. Em geral, entre 5 a 10 unidades de concentrado de plaquetas revestidas derivadas do *bufff-coat* (camada leucoplaquetária) podem ser colocadas juntas em uma bolsa única. Para cada unidade de concentrado de plaquetas derivado de aférese, um único doador doa o equivalente de 3 a 5×10^9 ou quatro a seis unidades de plaquetas suspensas em um volume de 200 a 400 mL de plasma. Uma unidade de concentrado de plaquetas derivado de aférese ou um conjunto de quatro a seis concentrados de plaquetas revestidas derivadas do *buffy-coat* aumentam a contagem de plaquetas em cerca de 30 a 50×10^{10}/L em um adulto padrão. Nos anos 70 e 80, o uso de plaquetas derivadas de sangue total excedia bastante o de concentrado de plaquetas derivado de aférese. Desde o início da década de 90, a utilização de concentrado de plaquetas derivado de aféreses soma mais da metade de todas as transfusões de plaquetas.[8]

O uso de plasma nos Estados Unidos tem aumentado firmemente a cada ano.[9] O porquê do uso de plasma ter continuado a subir não é sabido. Uma auditoria em transfusão no *Massachusetts General Hospital* em Boston encontrou que a razão mais frequente para a solicitação de plasma fora da sala cirúrgica era "antes de procedimento com INR elevado".[10] Houve grande aumento no número de procedimentos invasivos à beira do leito de pacientes e a prática de transfudir plasma antes de procedimentos em pacientes com resultados de testes de coagulação anormais.[9,11] O plasma é derivado da remoção de células sanguíneas vermelhas do sangue total por centrifugação diferencial; o plasma remanescente rico em plaquetas é então centrifugado para separar as plaquetas do plasma. O plasma remanescente contém todos os fatores de coagulação, fibrinogênio, antitrombina e outras proteínas do plasma, num volume de 170 a 250 mL.[12] O plasma é congelado dentro de oito horas a partir da doação para prevenir a inativação completa dos fatores de coagulação sensíveis à temperatura V e VIII ("lábeis"), o que é chamado de plasma fresco congelado (PFC). O PFC é armazenado em temperaturas inferiores a 18°C e pode ser armazenado por mais de um ano, com perdas mínimas da atividade de coagulação. O plasma também pode ser obtido por plasmaférese. Antes da administração, o PFC tem que ser descongelado em banhos de água a 37°C, o que leva quase 30 minutos. Considerando que sangramento e prolongamento dos testes de coagulação ocorrem quando a concentração dos fatores de coagulação estão menores do que 30% do normal,[13,14] o PFC deve ser administrado na dose calculada para elevar este nível ao mínimo. O volume de PFC que irá aumentar as proteínas de coagulação em 25% a 30% na maioria dos pacientes é 10 a 15 mL/kg. Uma dose menor do que 5 a 8 mL/kg pode ser adequada para reverter, de forma urgente, a anticoagulação pelo warfarin, ainda que isto possa variar baseado nos níveis iniciais de fatores de coagulação dependentes da vitamina K.[15]

FISIOPATOLOGIA/MECANISMO DE AÇÃO

As plaquetas são administradas para corrigir uma deficiência seja no número de plaquetas (trombocitopenia) ou na função das plaquetas (trombocitopatia ou desordem qualitativa das plaquetas). A trombocitopenia pode ser resultado de uma transfusão maciça. Quando cristaloide, coloide ou células sanguíneas vermelhas são utilizadas para repor o volume perdido em pacientes que sangraram gravemente, desenvolvem-se falhas na coagulação não apenas pela diluição das plaquetas, mas também dos fatores de coagulação.[16] A coagulopatia associada com a transfusão maciça e outras situações clínicas é caracterizada pela presença de sangramento microvascular ou exsudação de ferida e locais de punção. Esta é a razão pela qual a avaliação visual do campo cirúrgico é prática padrão para determinar a necessidade de transfusão de plaquetas ou plasma. A disfunção plaquetária pode ser resultado de múltiplas doenças e técnicas cirúrgicas como a circulação extracorpórea (CEC). No mais, vários fármacos foram desenvolvidos que prejudicam diferentes aspectos da função plaquetária. A aspirina e as tienopiridinas são agentes antiplaquetários orais que interferem com a ativação plaquetária em vias complementares, mas diferentes. As tienopiridinas (ticlopidina, clopidogrel) foram desenvolvidas para induzir alteração irreversível nos receptores das plaquetas P2Y12 que medeiam a inibição da atividade da adenilciclase estimulada pela adenosina difosfato (ADP), resultando em inibição da função plaquetária.[17] A combinação da terapia com aspirina com outro agente antiplaquetário demonstrou ser benéfica para o manejo da síndrome coronariana aguda (SCA). Outra classe de fármacos que provou ser benéfica para o tratamento da SCA são os inibidores de plaqueta GP IIb/IIIa (abciximab, eptifibatide e tirofiban), usados rotineiramente para prevenir eventos isquêmicos recorrentes depois de revascularização coronariana percutânea com ou sem colocação de *stent*.[18] A GP IIb/IIIa é um receptor plaquetário para fibrinogênio que medeia a agregação plaquetária. O bloqueio do receptor GP IIb/IIIa previne a ligação do fibrinogênio e, deste modo, a formação de coágulo, visto que as plaquetas não podem se agregar.

Como já citado previamente, uma unidade de concentrado de plaquetas derivado de aférese ou um conjunto de quatro a seis concentrados de plaquetas revestidas derivadas do *buffy-coat* (camada leucoplaquetária) aumenta a contagem de plaquetas em cerca de 30 a 50 x 10^9/L em um adulto médio. Quão ativas são as plaquetas administradas? Em pacientes com trombocitopenia induzida por quimioterapia, as plaquetas transfundidas levam a um aumento imediato na contagem de plaquetas e função plaquetária, medida pela agregometria por impedância do sangue total agonista-induzida e liberação granular densa de adenosina trifosfato, que é independente do tempo de armazenamento.[19] A administração de clopidogrel antes de cirurgia cardíaca com CEC está associada com aumento do sangramento e necessidade de transfusão.[20] Em um modelo ex vivo, a administração de transfusão de plaquetas normalizou a função plaquetária, como foi mensurada pela agregometria por plasma rico em plaquetas, nos voluntários que tinham ingerido clopidogrel ou aspirina.[21]

A maioria das unidades de plasma foi administrada profilaticamente para prevenir sangramento ou para tratar sangramento microvascular ativo. O plasma foi transfundido para corrigir deficiências congênitas ou adquiridas de fatores de coagulação em pacientes cirúrgicos ou não cirúrgicos. As deficiências nos fatores de coagulação são frequentemente diagnosticadas por um prolongamento no tempo de tromboplastina parcial ativado (TTPa) ou tempo de protrombina (TP)

ou uma amostra de fator de coagulação menor do que 25%.[12] A warfarina é um anticoagulante comum que inibe a gamacarboxilação dos fatores de coagulação dependentes da vitamina K II, VII, IX e X, de tal forma que há síntese de formas inativas biologicamente, mas imunologicamente detectáveis, destas proteínas de coagulação. Visto que isto resulta em inibição da via extrínseca, há prolongamento do TP e do índice de normalização internacional (INR). O nível dos fatores II, VII, IX e X influenciará o TP e TTPa quando suficientemente baixos. O TP é prolongado primeiro devido à meia-vida curta do fator VII. E ele é corrigido primeiro devido também à meia-vida curta do fator VII. O TTPa é de importância vital para avaliação adequada da hemostasia e frequentemente negligenciado. Em situações emergenciais, a transfusão de plasma tem sido usada para reverter o efeito da warfarina antes de cirurgias ou durante episódios de sangramento ativo.

EVIDÊNCIAS

Historicamente, a transfusão de plaquetas é dada a pacientes que se submetem à quimioterapia para doenças malignas hematológicas ou pacientes com anemia aplástica, em que as plaquetas são administradas profilaticamente quando a contagem plaquetária cai abaixo de 20 x 10^9/L.[22] Em 1991, Gmur e colaboradores [23] encontraram evidência de que apenas três hemorragias fatais ocorreram no estudo de 10 anos de transfusão em 103 pacientes leucêmicos, sugerindo que o gatilho tradicional de transfusão na contagem de plaquetas de 20 x 10^9/L poderia seguramente ser diminuído para 10 x 10^9/L em pacientes estáveis com câncer ou desordens sanguíneas. Vários outros estudos prospectivos e retrospectivos confirmaram subsequentemente tais achados, e o novo valor é agora adotado amplamente na prática clínica.[24-29]

As plaquetas são também utilizadas no tratamento de pacientes com destruição plaquetária acelerada ou produção diminuída, disfunção plaquetária e indicações cirúrgicas, como citadas anteriormente. A literatura que dá suporte às indicações está listada na Tabela 26-1. Não existem ensaios randomizados prospectivos para estas indicações.

Deve-se observar que a transfusão de plaquetas teria que ser absolutamente evitada, se de todo possível, na púrpura trombocitopênica trombótica – síndrome urêmica hemolítica. Neste cenário, a transfusão de plaquetas pode levar a sintomas neurológicos ou piorá-los, e à falência renal, presumivelmente devido a trombos novos ou em expansão quando as plaquetas infundidas forem consumidas.[30,31] Existem considerações similares na situação da trombocitopenia induzida pela heparina.

As indicações de transfusão de plasma são para a correção de sangramento causado pelo excesso de warfarina, deficiência de vitamina K, deficiência de fatores da coagulação múltiplos ou tratamento da púrpura trombocitopênica trombótica hemolítica. A deficiência de múltiplos fatores de coagulação pode ser resultado da coagulação intravascular disseminada, doença ou falência hepática ou coagulopatia dilucional provocada por sangramento maciço sem reposição de fatores hemostáticos. A literatura que dá apoio a tais indicações está listada na Tabela 26-2. Não existem ensaios randomizados prospectivos para elas.

Capítulo 26 — *Quando estão Indicadas Transfusões de Plaquetas e Plasma?*

Tabela 26-1 — Evidências para a Transfusão de Plaquetas, Indicações e Contraindicações

Indicação	Uso Clínico	Evidência
Transfusão de plaquetas indicada	Para prevenir sangramento espontâneo em trombocitopenia grave ($\leq 10 \times 10^9/L$)	Evidência baseada em pacientes oncológicos apenas.[23-29]
	Sangramento ativo com trombocitopenia ($<50 \times 10^9/L$)	Nenhum estudo formal; opinião de especialistas e experiência.
	Para prevenir sangramento antes de procedimento invasivo com trombocitopenia ($<50 \times 10^9/L$)	Nenhum estudo formal; opinião de especialistas e experiência.
	Sangramento com disfunção plaquetária sabida ou suspeitada	Nenhum estudo formal; opinião de especialistas e experiência.
Transfusão de plaquetas contrain-dicada	Púrpura trombocitopênica trombótica e trombocitopenia induzida pela heparina	Evidência baseada.[30,31]
	Punção lombar em criança com contagem de plaquetas $>10 \times 10^9/L$	Evidência baseada em pacientes oncológicos apenas.[49]

Tabela 26-2 — Evidências para a Transfusão de Plasma, Indicações e Contraindicações

Indicação	Uso Clínico	Evidência
Transfusão de plasma indicada	Sangramento ativo com deficiência de múltiplos fatores de coagulação	Nenhum estudo formal; opinião de especialistas e experiência
	Para prevenir sangramento antes de procedimento invasivo com deficiência de múltiplos fatores de coagulação	Sem evidências
	Reversão rápida da warfarina	Um estudo formal,[50] opinião de especialistas e experiência
Transfusão de plasma contrain-dicada	Para prevenir sangramento espontâneo com deficiência de múltiplos fatores de coagulação	Nenhum benefício na doença hepática grave[51-55] e em cirurgia cardíaca[56-60]
	Transfusão múltipla de glóbulos vermelhos sem evidência de coagulopatia	Nenhuma evidência
	Reposição de volume	Nenhuma evidência

Desde que uma grande porcentagem de sangue alogênico é transfundido na sala cirúrgica, especialmente para pacientes de cirurgia cardíaca e transplante hepático,[1,2,32] estudos algoritmos transfusionais baseados nos testes de coagulação têm sido feitos nesta população. Seis ensaios prospectivos randomizados compararam o uso de algoritmos transfusionais versus o julgamento clínico para a administração de componentes sanguíneos não vermelhos em cirurgias cardíacas.[33-38] Embora cada estudo tenha usado diferentes algoritmos com diferentes testes de coagulação, cinco dos seis estudos demonstraram redução da exposição ao sangue alogênico com a utilização do algoritmo transfusional. Dois dos estudos mostraram uma redução da perda sanguínea na unidade de terapia intensiva, além de exposição sanguínea alogênica reduzida.[33,35]

À parte da contagem plaquetária (maior do que $10 \times 10^9/L$), necessária para prevenir sangramento espontâneo na trombocitopenia grave em pacientes oncológicos, não existem perspectivas de ensaios randomizados para indicações de transfusão de plaquetas e plasmas. A maioria das diretrizes é baseada na opinião de especialistas e experiência clínica.

CONTROVÉRSIAS

Em paciente maciçamente transfundido, o sangramento clínico pela deficiência de fatores de coagulação é pouco provável até que os níveis destes fatores caiam abaixo de 30% do normal. Baseado em estudos realizados em cenários de trauma e cirurgia cardíaca, isto geralmente não ocorre até que uma volemia seja trocada e o TP e TTPa sejam maiores do que 1,5 a 1,8 vezes os valores controle.[14,39-41] Recentemente, vários estudos sugeriram que um aumento do TP pode ser um marcador "tardio" no paciente de trauma com sangramento maciço, pois pode desenvolver coagulopatia dilucional grave resultante de reposição inadequada dos fatores de coagulação.[42-44] Estes estudos sugeriram que o plasma deveria ser dado muito mais precocemente aos pacientes de trauma com sangramento maciço para evitar coagulopatia dilucional, apesar de valores normais de TP.

O plasma é frequentemente administrado a pacientes com INR e TTPa anormais antes de um procedimento invasivo para prevenir sangramento.[9] Este comportamento de

166   Seção III   MANEJO PERIOPERATÓRIO

transfundir se baseia em duas suposições. A primeira é de que os resultados dos testes de coagulação anormal identificam pacientes com risco aumentado de sangramento relacionado ao procedimento. A segunda suposição é de que a transfusão de plasma reduzirá o risco de sangramento relacionado ao procedimento. Literatura recente documentou que anormalidades do INR leves a moderadas e do TTPa não predizem quais pacientes terão sangramento relacionado ao procedimento. E, por tal motivo, estes testes não deveriam ser usados para tomar decisões acerca de transfusões de plasma pré-operatórias profiláticas.[45] Os procedimentos que têm sido estudados incluíram punção de acesso venoso central, toracocentese, paracentese, biópsias, angiografia e punção lombar. A segunda suposição de transfusão de plasma pré-procedimento é de que o plasma infundido corrigirá a coagulopatia documentada pelo teste de coagulação anormal. Para prolongamento do INR de leve a moderado, há uma evidência pouco significativa para apoiar esta hipótese. Em um estudo, 179 pacientes com resultados do INR prolongados receberam PFC para uma variedade de indicações. O efeito das transfusões de PFC sobre o INR foi determinado.[46] A queda do INR com transfusões de plasma alcançou zero ou não teve efeito quando o INR pré-transfusões era 1,7 ou menor. Para pacientes com valores de INR superiores a 2, a correção do INR foi modesta ou incompleta. Estes resultados foram sustentados por outro estudo em que 121 pacientes adultos com INR pré-transfusionais de 1,6 ou menor receberam de uma a quatro unidades de PFC; em apenas dois pacientes o INR pós-transfusional foi corrigido.[47] Deve ser notado que em ambos os estudos a dose ou volume de PFC transfundido pode ter sido inadequado para repor os níveis de fatores de coagulação acima de 30% do normal.

DIRETRIZES

Aconteceram múltiplas conferências de consenso e forças-tarefas de sociedades especializadas para publicar recomendações de transfusão de diferentes componentes sanguíneos. Elas incluem aquelas do *National Institutes of Health*, do *American College of Obstetricians and Gynecologists*, do *American Association of Blood Banks*, do *American College of Phisicians*, do *College of American Patologists* e da *American Society of Anesthesiologists*. As recomendações mais recentes para a transfusão de diferentes componentes do sangue são as diretrizes práticas para terapia dos componentes sanguíneos relatadas pelo *"American Society of Anesthesiologists practice guidelines for perioperative blood transfusion and adjuvant therapies"* (Diretriz prática de transfusão de sangue e terapia adjuvante perioperatória da Sociedade Americana de Anestesiologistas) e *Society of Thoracic Surgeons Blood Conservation Guideline Task Force* (Diretriz da Força-Tarefa para Conservação do Sangue da Sociedade de Cirurgiões Torácicos), publicados em 2006 e 2007.[15,48] No primeiro, recomenda-se que "uma avaliação visual do campo cirúrgico deveria ser juntamente conduzida pelo anestesiologista e cirurgião para determinar se está ocorrendo excessivo sangramento microvascular (*i. e.*, coagulopatia). Já o segundo trabalho assinala que a transfusão de produtos sanguíneos alogênicos hemostáticos depois de cirurgia cardíaca deveria ser baseada na existência de san-

gramento microvascular e parâmetros laboratoriais mensurados como parte de um algoritmo transfusional.[48] Parâmetros clínicos e fisiológicos deveriam também ser utilizados nas decisões clínicas.

RECOMENDAÇÕES DO AUTOR

- A transfusão de plaquetas pode aumentar a contagem plaquetária e melhorar os resultados dos testes de função plaquetária quando existe disfunção plaquetária causada por medicações, doença ou CEC. A transfusão de plasma pode resultar em melhora dos níveis dos fatores de coagulação e melhora dos testes de coagulação se plasma suficiente é dado.
- Em pacientes cirúrgicos, uma avaliação visual do campo cirúrgico deveria ser conduzida para determinar se sangramento microvascular excessivo, indicando uma coagulopatia, está ocorrendo.
- A transfusão de plaquetas e plasma deveria ser idealmente guiada por resultados de testes de coagulação.
- A consequência de sangramento, como o que ocorre em uma cavidade fechada (p. ex., cérebro, medula ou olho), necessita ser incluída na decisão de transfundir plaquetas e plasma.
- As transfusões profiláticas de plaquetas estão indicadas em pacientes que se submetem à quimioterapia para malignidades hematológicas ou a pacientes com anemia aplástica quando a contagem de plaquetas cai abaixo de $10 \times 10^9/L$.
- Em pacientes cirúrgicos ou obstétricos com função plaquetária normal, a transfusão de plaquetas está raramente indicada se a contagem de plaquetas é maior do que $100 \times 10^9/L$. A presença de sangramento excessivo é indicada quando a contagem está abaixo de $50 \times 10^9/L$.
- A transfusão de plaquetas está indicada se há sangramento microvascular e disfunção plaquetária sabida ou suspeitada.
- As transfusões de plasma não estão indicadas se TP, INR e TTPa são normais ou apenas para aumento do volume plasmático ou concentração de albumina.
- As transfusões de plasma estão indicadas para corrigir o sangramento microvascular na presença de um TP maior do que 1,5 vez o tempo normal, um INR maior do que 1,8 ou um TTPa maior do que 1,8 o tempo normal; corrigir o sangramento microvascular secundário à deficiência de fatores de coagulação, em pacientes maciçamente transfundidos, como mais do que uma volemia (aproximadamente 70 mL/kg) e reverter urgentemente terapia com warfarina.

REFERÊNCIAS

1. Goodnough LT, Johnston MF, Toy PT: The variability of transfusion practice in coronary artery bypass surgery. *JAMA* 1991;265:86-90.
2. Stover EP, Siegel LC, Parks R, Levin J, Body SC, Maddi R, et al: Variability in transfusion practice for coronary artery bypass surgery persists despite national consensus guidelines: A 24-institution study. Institutions of the Multicenter Study of Perioperative Ischemia Research Group. *Anesthesiology* 1998;88: 327-333.
3. Simon T: Where have all the donors gone? A personal reflection on the crisis in American volunteer blood program. *Transfusion* 2003;43:273-278.
4. Vamvakas EC, Taswell HF: Epidemiology of blood transfusion. *Transfusion* 1994;34:464-470.
5. Desai SS, Massad MG, DiDomenico RJ, Abdelhady K, Hanhan Z, Lele H, et al: Recent developments in antithrombotic therapy: Will sodium warfarin be a drug of the past? *Recent Patents Cardiovasc Drug Discov* 2006;1:307-316.
6. Hersh EM, Bodey GP, Nies BA, Freireich EJ: Causes of death in acute leukemia: A ten-year study of 414 patients from 1954–1963. *JAMA* 1965;193:105-109.
7. Freireich EJ: Supportive care for patients with blood disorders. *Br J Haematol* 2000;111:68-77.

Capítulo 26 Quando estão Indicadas Transfusões de Plaquetas e Plasma? 167

8. Bock M, Rahrig S, Kunz D, Lutze G, Heim MU: Platelet concentrates derived from buffy coat and apheresis: Biochemical and functional differences. *Transfus Med* 2002;12:317-324.
9. Dzik WH: The James Blundell Award Lecture 2006: Transfusion and the treatment of haemorrhage: Past, present and future. *Transfus Med* 2007;17:367-374.
10. Dzik W, Rao A: Why do physicians request fresh frozen plasma? *Transfusion* 2004;44:1393-1394.
11. Dzik WH: Predicting hemorrhage using preoperative coagulation screening assays. *Curr Hematol Rep* 2004;3:324-330.
12. Miller R: *Transfusion therapy*, ed 5. Philadelphia, Churchill Livingstone, 2000.
13. Reiss R: Hemostatic defects in massive transfusion: Rapid diagnosis and management. *Am J Crit Care* 2000;9:158-165.
14. Despotis GJ, Santoro SA, Spintznagel E, Kater KM, Barnes P, Cox JL, Lappas DG: On-site prothombin time, activated partial thromboplastin time, and platelet count. A comparison between whole blood and laboratory assays with coagulation factor analysis in patients presenting for cardiac surgery. *Anesthesiology* 1994;80:338-351.
15. Practice guidelines for perioperative blood transfusion and adjuvant therapies: An updated report by the American Society of Anesthesiologists Task Force on Perioperative Blood Transfusion and Adjuvant Therapies. *Anesthesiology* 2006;105:198-208.
16. Hardy JF, de Moerloose P, Samama CM: Massive transfusion and coagulopathy: Pathophysiology and implications for clinical management. *Can J Anaesth* 2006;53:S40-S58.
17. Antithrombotic Trialists' Collaboration: Collaborative metaanalysis of randomised trials of antiplatelet therapy for prevention of death, myocardial infarction, and stroke in high risk patients. *BMJ* 2002;324:71-86.
18. Singh S, Gopal A, Bahl V: Glycoprotein IIb/IIIa receptor antagonists: Are we ignoring the evidence? *Indian Heart J* 2005;57:201-209.
19. Rosenfeld BA, Herfel B, Faraday N, Fuller A, Braine H: Effects of storage time on quantitative and qualitative platelet function after transfusion. *Anesthesiology* 1995;83:1167-1172.
20. Tanaka K, Szlam F, Kelly A, Vega J, Levy J: Clopidogrel (Plavix) and cardiac surgical patients: Implications for platelet function monitoring and postoperative bleeding. *Platelets* 2004;15:325-332.
21. Vilahur G, Choi BG, Zafar MU, Viles-Gonzalez JF, Vorchheimer DA, Fuster V, Badimon JJ: Normalization of platelet reactivity in clopidogrel-treated subjects. *J Thromb Haemost* 2007;5:82-90.
22. Stroncek DF, Rebulla P: Platelet transfusions. *Lancet* 2007;370:427-438.
23. Gmur J, Burger J, Schanz U, Fehr J, Schaffner A: Safety of stringent prophylactic platelet transfusion policy for patients with acute leukaemia. *Lancet* 1991;338:1223-1226.
24. Gil-Fernandez JJ, Alegre A, Fernandez-Villalta MJ, Pinilla I, Gomez Garcia V, Martinez C, et al: Clinical results of a stringent policy on prophylactic platelet transfusion: Nonrandomized comparative analysis in 190 bone marrow transplant patients from a single institution. *Bone Marrow Transplant* 1996;18:931-935.
25. Heckman KD, Weiner GJ, Davis CS, Strauss RG, Jones MP, Burns CP: Randomized study of prophylactic platelet transfusion threshold during induction therapy for adult acute leukemia: 10,000/microL versus 20,000/microL. *J Clin Oncol* 1997;15:1143-1149.
26. Rebulla P, Finazzi G, Marangoni F, Avvisati G, Gugliotta L, Tognoni G, et al: The threshold for prophylactic platelet transfusions in adults with acute myeloid leukemia. Gruppo Italiano Malattie Ematologiche Maligne dell'Adulto. *N Engl J Med* 1997;337:1870-1875.
27. Lawrence JB, Yomtovian RA, Hammons T, Masarik SR, Chongkolwatana V, Creger RJ, et al: Lowering the prophylactic platelet transfusion threshold: A prospective analysis. *Leuk Lymphoma* 2001;41:67-76.
28. Strauss RG: Pretransfusion trigger platelet counts and dose for prophylactic platelet transfusions. *Curr Opin Hematol* 2005;12:499-502.
29. Wandt H, Frank M, Ehninger G, Schneider C, Brack N, Daoud A, et al: Safety and cost effectiveness of a 10 10(9)/L trigger for prophylactic platelet transfusions compared with the traditional 20 10(9)/L trigger: A prospective comparative trial in 105 patients with acute myeloid leukemia. *Blood* 1998;91:3601-3606.
30. Harkness DR, Byrnes JJ, Lian EC, Williams WD, Hensley GT: Hazard of platelet transfusion in thrombotic thrombocytopenic purpura. *JAMA* 1981;246:1931-1933.

31. Lind SE: Thrombocytopenic purpura and platelet transfusion. *Ann Intern Med* 1987;106:478.
32. Goodnough LT, Soegiarso RW, Birkmeyer JD, Welch HG: Economic impact of inappropriate blood transfusion in coronary artery bypass graft surgery. *Am J Med* 1993;94:509-514.
33. Despotis GJ, Grishaber JE, Goodnough LT: The effect of an intraoperative treatment algorithm on physicians' transfusion practice in cardiac surgery. *Transfusion* 1994;34:290-296.
34. Shore-Lesserson L, Manspeizer H, DePerio M, Francis S, Vela-Cantos F, Ergin M: Thromboelastography-guided transfusion algorithm reduces transfusions in complex cardiac surgery. *Anesth Analg* 1999;88:312-319.
35. Nuttall GA, Oliver WC, Santrach PJ, Bryant S, Dearani JA, Schaff HV, Ereth MH: Efficacy of a simple intraoperative transfusion algorithm for nonerythrocyte component utilization after cardiopulmonary bypass. *Anesthesiology* 2001;94:773-781.
36. Capraro L, Kuitunen A, Salmenpera M, Kekomaki R: On-site coagulation monitoring does not affect hemostatic outcome after cardiac surgery. *Acta Anaesthesiol Scand* 2001;45:200-206.
37. Royston D, von Kier S: Reduced haemostatic factor transfusion using heparinase-modified thrombelastography during cardiopulmonary bypass. *Br J Anaesth* 2001;86:575-578.
38. Avidan M, Alcock E, Da Fonseca J, Ponte J, Desai J, Despotis G, Hunt B: Comparison of structured use of routine laboratory tests or near-patient assessment with clinical judgement in the management of bleeding after cardiac surgery. *Br J Anaesth* 2004;92:178-186.
39. Murray D, Pennel B, Weinstein S, Olson J: Packed red cells in acute blood loss: Dilutional coagulopathy as a cause of surgical bleeding. *Anesth Analg* 1995;80:336-342.
40. Murray D, Olson J, Strauss R, Tinker J: Coagulation changes during packed red cell replacement of major blood loss. *Anesthesiology* 1988;69:839-845.
41. Ciavarella D, Reed R, Counts R, Baron L, Pavlin E, Heimbach D, Carrico C: Clotting factor levels and the risk of diffuse microvascular bleeding in the massively transfused patient. *Br J Haematol* 1987;67:365-368.
42. Hirshberg A, Dugas M, Banez EI, Scott BG, Wall MJ Jr, Mattox KL: Minimizing dilutional coagulopathy in exsanguinating hemorrhage: A computer simulation. *J Trauma* 2003;54:454-463.
43. Gonzalez EA, Moore FA, Holcomb JB, Miller CC, Kozar RA, Todd SR, et al: Fresh frozen plasma should be given earlier to patients requiring massive transfusion. *J Trauma* 2007;62:112-119.
44. Ho AM, Dion PW, Cheng CA, Karmakar MK, Cheng G, Peng Z, Ng YW: A mathematical model for fresh frozen plasma transfusion strategies during major trauma resuscitation with ongoing hemorrhage. *Can J Surg* 2005;48:470-478.
45. Segal JB, Dzik WH: Paucity of studies to support that abnormal coagulation test results predict bleeding in the setting of invasive procedures: An evidence-based review. *Transfusion* 2005;45:1413-1425.
46. Holland LL, Brooks JP: Toward rational fresh frozen plasma transfusion: The effect of plasma transfusion on coagulation test results. *Am J Clin Pathol* 2006;126:133-139.
47. Abdel-Wahab OI, Healy B, Dzik WH: Effect of fresh-frozen plasma transfusion on prothrombin time and bleeding in patients with mild coagulation abnormalities. *Transfusion* 2006;46:1279-1285.
48. Ferraris V, Ferraris S, Saha S, Hessel E, Haan C, Royston B, et al: Society of Thoracic Surgeons Blood Conservation Guideline Task Force and Society of Cardiovascular Anesthesiologists Special Task Force on Blood Transfusion. Perioperative blood transfusion and blood conservation in cardiac surgery: The Society of Thoracic Surgeons and the Society of Cardiovascular Anesthesiologists clinical practice guideline. *Ann Thorac Surg* 2007;83(5 suppl):S27-S86.
49. Howard SC, Gajjar A, Ribeiro RC, Rivera GK, Rubnitz JE, Sandlund JT, et al: Safety of lumbar puncture for children with Chapter 26 When Are Platelet/Plasma Transfusions Indicated? 167 acute lymphoblastic leukemia and thrombocytopenia. *JAMA* 2000;284:2222-2224.
50. Boulis NM, Bobek MP, Schmaier A, Hoff JT: Use of factor IX complex in warfarin-related intracranial hemorrhage. *Neurosurgery* 1999;45:1113-1118, discussion 1118-1119.
51. Beck KH, Mortelsmans Y, Kretschmer VV, Holtermann W, Lukasewitz P: Comparison of solvent/detergent-inactivated plasma and fresh frozen plasma under routine clinical conditions. Infusionsther Transfusionsmed 2000;27:144-148.

168 Seção III MANEJO PERIOPERATÓRIO

52. Lerner RG, Nelson J, Sorcia E, Grima K, Kancherla RR, Zarou-Naimo CM, Pehta JC: Evaluation of solvent/detergent-treated plasma in patients with a prolonged prothrombin time. *Vox Sang* 2000;79:161-167.

53. Williamson LM, Llewelyn CA, Fisher NC, Allain JP, Bellamy MC, Baglin TP, et al: A randomized trial of solvent/detergent-treated and standard fresh-frozen plasma in the coagulopathy of liver disease and liver transplantation. *Transfusion* 1999;39:1227-1234.

54. Mannucci PM, Franchi F, Dioguardi N: Correction of abnormal coagulation in chronic liver disease by combined use of freshfrozen plasma and prothrombin complex concentrates. *Lancet* 1976;2:542-545.

55. Gazzard BG, Henderson JM, Williams R: Early changes in coagulation following a paracetamol overdose and a controlled trial of fresh frozen plasma therapy. *Gut* 1975;16:617-620.

56. Kasper SM, Giesecke T, Limpers P, Sabatowski R, Mehlhorn U, Diefenbach C: Failure of autologous fresh frozen plasma to reduce blood loss and transfusion requirements in coronary artery bypass surgery. *Anesthesiology* 2001;95:81-86, discussion 6A.

57. Wilhelmi M, Franke U, Cohnert T, Weber P, Kaukemuller J, Fischer S, et al: Coronary artery bypass grafting surgery without the routine application of blood products: Is it feasible? *Eur J Cardiothorac Surg* 2001;19:657-661.

58. Oliver WC Jr, Beynen FM, Nuttall GA, Schroeder DR, Ereth MH, Dearani JA, Puga FJ: Blood loss in infants and children for open heart operations: Albumin 5% versus fresh-frozen plasma in the prime. *Ann Thorac Surg* 2003;75:1506-1512.

59. Trimble AS, Osborn JJ, Kerth WJ, Gerbode F: The prophylactic use of fresh frozen plasma after extracorporeal circulation. *J Thorac Cardiovasc Surg* 1964;48:314-316.

60. Menges T, Rupp D, van Lessen A, Hempelmann G: Measures for reducing the use of homologous blood. Effects on blood coagulation during total endoprosthesis. *Anaesthesist* 1992;41:27-33.

27 Quais são os Fármacos que Reduzem o Sangramento Pós-operatório?

Veena Guru, MD e Stephen E. Fremes, MD

INTRODUÇÃO

Os riscos associados com a transfusão de produtos sanguíneos, especialmente no cenário de sangramento cirúrgico intratável, são mensuráveis, o que levou à procura de terapias para reduzir a perda sanguínea pós-operatória. Vários ensaios clínicos foram realizados no cenário da cirurgia cardíaca para reduzir o sangramento pós-operatório, analisando resultados como a quantidade de sangue perdido, número de transfusões e taxa de reoperação por sangramento. No caso da cirurgia cardíaca, a reoperação por sangramento está relacionada com aumento da taxa de mortalidade em até três vezes, assim como outras complicações significativas.[1] Felizmente, com o advento dos processos de rastreamento abrangentes, os riscos da transfusão de sangue têm sido reduzidos. Os riscos associados com a transfusão de sangue incluem a transmissão do vírus da imunodeficiência humana (HIV) (dois casos/milhão de unidades transfundidas) e vírus da hepatite C (10 casos/milhão de unidades transfundidas) e vírus da hepatite B (16 casos/milhão de unidades transfundidas).[2] Outras complicações associadas com o uso de derivados do sangue incluem identificação incorreta, contaminação e transfusão excessiva. Complicações não infecciosas, como as reações transfusionais, são mais comuns e proporcionais ao número de unidades a que o paciente foi exposto.[3] As complicações relacionadas à transfusão maciça podem ser letais e incluem injúria pulmonar, que pode evoluir para síndrome da angústia respiratória do adulto.[4,5] O custo dos produtos derivados do sangue é também significativo, com média de 250 dólares por unidade de sangue.[6] Pacientes com crenças religiosas específicas (p. ex., Testemunhas de Jeová) ou que tenham determinada preferência podem impossibilitar o uso de produtos do sangue. Muitas estratégias são empregadas para tentar reduzir o uso de derivados do sangue para pacientes submetidos a procedimentos cirúrgicos com perda sanguínea esperada. Vários outros ensaios têm focado mais na redução das taxas de transfusão do que na mensuração acurada da quantidade total de sangue perdido. Há mudanças na estimativa correta da perda sanguínea intraoperatória e pós-operatória. Os ensaios randomizados aqui discutidos envolvem estratégias farmacológicas para reduzir a perda sanguínea e evitar a transfusão.

VISÃO GLOBAL DAS OPÇÕES NÃO FARMACOLÓGICAS PARA EVITAR TRANSFUSÃO SANGUÍNEA E DE DERIVADOS NO PÓS-OPERATÓRIO

O manuseio pré-operatório de medicações antitrombóticas pode ajudar a reduzir a taxa de transfusão pós-operatória de derivados do sangue. Agentes antiplaquetários, como a aspirina e clopidogrel, podem aumentar a perda sanguínea intraoperatória e, se os riscos clínicos com a descontinuação forem baixos, deveriam ser suspensos cerca de uma semana antes da cirurgia (i. e., seus efeitos permanecem enquanto duram as plaquetas: de 7 a 10 dias). Os fármacos anti-inflamatórios não esteroidais podem causar disfunção plaquetária; no entanto, devido à sua ação reversível, podem ser continuadas até um dia antes da cirurgia. A warfarina deveria ser descontinuada entre três a cinco dias antes da cirurgia se os riscos clínicos com INR (international normalization ratio) normal são altos, e substituída pela anticoagulação terapêutica com heparina não fracionada ou fracionada.

As técnicas intraoperatórias, incluindo o modo cirúrgico (i. e., cirurgia de revascularização miocárdica sem circulação extracorpórea versus com circulação extracorpórea) e a atenção sistemática à hemostasia podem significativamente influenciar a taxa de uso de produtos derivados do sangue. Por exemplo, o uso de selante de fibrina como adjunto hemostático tem se mostrado efetivo em auxiliar a redução da perda sanguínea pós-operatória e transfusão, com uma metanálise mostrando razão de risco relativo de 0,4 (Intervalo de confiança [IC] de 95%, 0,26 a 0,61).[7] A manutenção da normotermia intraoperatória pode prevenir a perda sanguínea, assim como estudos mostraram que mesmo uma hipotermia leve (menos do que 1°C) aumenta o risco relativo de transfusão em 22% (3% a 37%).[8]

Uma metanálise demonstrou que o uso do cell savage (coleta e transfusão de sangue perdido no campo cirúrgico) reduziu a taxa de exposição à transfusão de hemácias alogênicas em um risco relativo (RR) de 0,61 (IC 95%, 0,52 a 0,71) com redução de risco absoluto amplo de 23% (IC 95%, 16% a 30%).[9] Este benefício variou de acordo com o tipo de procedimento cirúrgico, com procedimentos ortopédicos apresentando mais

170 Seção III MANEJO PERIOPERATÓRIO

benefícios (*i. e.*, o RR de exposição à transfusão de hemácias era de 0,42%, com IC 95% entre 0,32 e 0,54) e procedimentos cardíacos menos benefícios (RR de 0,77, IC 95% entre 0,68 e 0,87).[9] Não houve desfecho adverso com o uso do *cell savage*.[9] Os ensaios incluídos nesta revisão, no entanto, tiveram qualidade metodológica pobre, pois não eram cegos e apresentavam encobrimento inadequado na alocação do tratamento, o que pode ter influenciado as decisões dos médicos em transfundir pacientes com base no emprego do *cell salvage*.[9]

A doação de sangue autólogo tem sido usada como estratégia para diminuir a necessidade de transfusão sanguínea alogênica perioperatória. Uma revisão sistemática da doação de sangue autólogo em pacientes adultos com cirurgias eletivas agendadas mostrou risco relativo de transfusão de sangue alogênico de 0,37 (com IC 95% entre 0,26 e 0,54), com redução do risco absoluto de 43,8% (com IC 95% entre 26,8 e 60,7%).[10] Infelizmente, a transfusão de sangue autológo parece aumentar o risco de se requerer transfusão de sangue alogênico ou autólogo, ou ambos (RR = 1,29; com IC 95% entre 1,12 e 1,48).[10] Há controvérsias com relação à transfusão de sangue autólogo ser mais segura considerando o aumento da taxa de transfusão. O sangue autólogo transfundido tem complicações não infecciosas similares às do sangue alogênico. Infelizmente, os desenhos dos estudos desta revisão não foram ideais e até a presente data a melhor evidência não é conclusiva em relação à transfusão de sangue autólogo ser benéfica ou danosa.[10]

A hemodiluição normovolêmica aguda (HNA), definida por retirada de sangue total no dia da cirurgia e reposto com solução coloide ou cristaloide) tem sido empregada para reduzir a perda sanguínea perioperatória.[11] Uma revisão sistemática sugeriu que HNA reduziu a probabilidade da exposição ao sangue alogênico com odds ratio (OR) de 0,31 (IC 95% entre 0,15 e 0,62), mas falhou em reduzir a probabilidade de transfusão (OR 0,64%, IC 95% entre 0,31 e 1,31).[11] O desenho precário do estudo pode ter permitido viés nos resultados desta revisão.[11,12] A HNA parece ter diminuído a taxa de transfusão de sangue alogênico nos pacientes ASA I ou II, que se submeteram a ressecções hepáticas maiores.[13] A eritropoetina (Epo) também tem sido usada e mostrou diminuir a necessidade de transfusão sanguínea perioperatória em procedimentos cardíacos e ortopédicos. Uma revisão sistemática foi feita para uso de Epo em pacientes que realizariam cirurgias ortopédicas ou cardíacas, com ou sem disponibilidade de sangue autólogo.[14] O odds ratio da necessidade de transfusão de sangue, somado à transfusão de sangue autólogo, foi de 0,42 (com IC 95% entre 0,28 e 0,62) para cirurgia ortopédica e 0,25 (IC 95% entre 0,08 e 0,82) para cirurgia cardíaca.[14] Já o odds ratio para uso de Epo isolada para transfusão de sangue alogênico foi de 0,36 (com IC 95% entre 0,24 e 0,56) na cirurgia ortopédica e 0,25 (com 95% do IC entre 0,06 a 1,04) na cirurgia cardíaca.[14] Isto indica que o uso de Epo diminui significativamente a exposição à transfusão de sangue alogênico no período perioperatório em cirurgias cardíacas e ortopédicas.[14-17] Um ensaio demonstrou que infusão de ferro com eritropoetina no período perioperatório em pacientes com câncer gastrointestinal e anemia branda reduziu a taxa de transfusão pós-operatória.[18] Outra estratégia para reduzir a perda sanguínea perioperatória é o uso de fator VII ativado recombinante. Evidências limitadas têm mostrado que o uso do fator VIIa pode ser efetivo em pacientes que se submeteram a cirurgias maiores (*i. e.*, neste estudo eram prostatectomias retropúbicas), mesmo na ausência de coagulopatia ou sangramento intratável.[19]

Tabela 27-1	**Doses Médias Prévias em Adultos Utilizadas em Ensaios de Terapia Antifibrinolítica Perioperatória**		
Agente	**Estratégia das Doses**	**Dose Inicial**	**Infusão Contínua**
Aprotinina	Dose alta ou regime completo de Hammersmith	1. Dois milhões de unidades inativadoras da calicreína (KIU) (280 mg), IV, em 20-30 minutos na indução 2. Dois milhões de KIU (280 mg) no *prime* da bomba de circulação extracorpórea (CEC)	500.000 KIU/hora IV (70 mg/hora), durante a cirurgia
Aprotinina	Dose baixa ou meio regime de Hammersmith	1. Um milhão de KIU (140 mg), IV, em 20-30 minutos 2. Um milhão de KIU (140 mg) adicionado ao *prime* da bomba de CEC	250.000 KIU/hora, (35 mg/hora), IV, durante a cirurgia
Aprotinina	Dose no *prime* da bomba de CEC	1. 500.000 a dois milhões de KIU (70 a 280 mg) adicionados ao *prime* da bomba de CEC	
Ácido tranexâmico (AT)		2,5 a 100 mg/kg, IV, em 20-30 minutos	0,25 a 4 mg/kg/hora, IV, em uma a 12 horas
Ácido épsilon aminocaproico (AEAC)		80 mg a 15g, IV	1-2 g/hora, IV, em períodos variados de tempo
Desmopressina (DDAVP)		0,3 mcg/kg, IV	
Dipiridamol (DIP)		100 mg, VO, quatro vezes ao dia, por 1,5 dia no pré-operatório	0,24 mg/kg/hora, IV, desde a indução anestésica até uma hora depois da cirurgia[28]

Também vem sendo mostrado que os baixos níveis de hemoglobina por si mesmos não são imediatamente ameaçadores à vida e de fato podem ser a opção correta em pacientes criticamente adoecidos (limiar de transfusão em aproximadamente 7g/dL).[20] O limiar para pacientes no perioperatório, no entanto, não tem sido exaustivamente investigado. Os gatilhos para transfusão nos ensaios que envolveram terapia antifibrinolítica variaram amplamente, incluindo transfusões iniciadas em níveis de 5 a 10g/dL ou níveis de hematócrito de 18 a 30%.[2]

TERAPIAS FARMACOLÓGICAS DISPONÍVEIS PARA REDUZIR PERDA SANGUÍNEA PÓS-OPERATÓRIA

As medicações disponíveis para reduzir a necessidade de transfusão de sangue alogênico incluem fármacos antifibrinolíticos como a aprotinina (AP), ácido tranexâmico (AT) e ácido épsilon aminocaproico (AEAC). Os ensaios randomizados com antifibrinolíticos visando efetividade têm sido amplamente explorados na cirurgia cardíaca de adultos e crianças. Os ensaios em cirurgias não cardíacas associadas com a perda sanguínea excessiva incluíram cirurgia de quadril, joelho, transplante ortotópico de fígado, cirurgia vascular e ressecção hepática. A gama de doses de antifibrinolíticos empregada variou muito entre os estudos (Tab. 27-1). A desmopressina (DDAVP) vem sendo investigada na redução da perda sanguínea perioperatória. O dipiridamol (DIP) tem sido estudado especificamente para redução da perda sanguínea que se segue à cirurgia cardíaca.

Mecanismo dos Fármacos Hemostáticos (Fig. 27-1) e Efeitos Colaterais

A AP é um inibidor de proteinase serina derivado do pulmão bovino que previne a fibrinólise pela formação de complexos enzimáticos que desativam a tripsina, plasmina, calicreína plasmática e calicreína tecidual humanas.[21] Ela também age minimizando a ativação da fase de contato da coagulação e, em caso de *by-pass* cardiopulmonar, a ativação de superfície estranha. A AP pode preservar a ação das plaquetas através destes mecanismos durante a circulação extracorpórea.[21] A AP também pode causar reação de hipersensibilidade, especialmente depois de exposições repetidas. Na maioria das revisões, não houve aumento dos efeitos adversos com o uso de AP, incluindo o risco de infarto do miocárdio (IM) (RR 0,92, com IC 95% entre 0,72 e 1,18), derrame (RR 0,76, IC 95% entre 0,35 e 1,64) disfunção renal (RR 1,16, IC 95% entre 0,79 e 1,70) e taxa de mortalidade global (RR 0,90, IC 95% entre 0,67 e 1,20).[2] As análises de IM e morte parecem não ter tido viés de subnotificação; no entanto, eventos renais podem não ter sido consistentemente monitorizados, o que poderia explicar como eles diferem dos resultados publicados recentemente em estudos não randomizados.[2,22,23] Estudos retrospectivos publicados recentemente sugerem que os pacientes submetidos à cirurgia de *by-pass* arterial coronariana tiveram aumento do risco de falência renal, necessitando de diálise (odds ratio 2,34, com IC de 95% entre 1,27 e 4,31); aumento do risco de infarto do miocárdio ou falência cardíaca; aumento de 181% de risco de derrame ou encefalopatia; e risco aumentado de mortali-

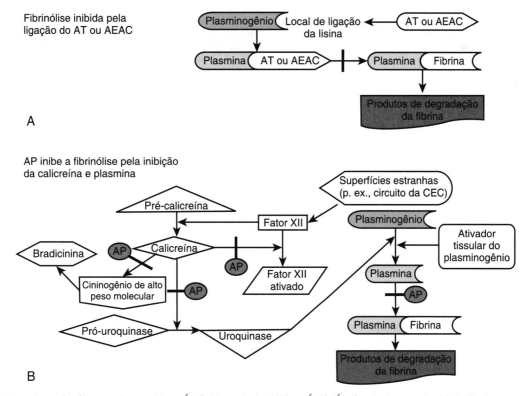

Figura 27-1. Mecanismo dos fármacos hemostáticos. Ácido Tranexâmico (AT) ou Ácido Épsilon Aminocaproico (AEAC) e Aprotinina (AP).

172 Seção III MANEJO PERIOPERATÓRIO

dade em cinco anos, com uma razão de risco de 1,48 (IC de 95% entre 1,19 e 1,85).[22,23]

O ensaio IMAGE foi especialmente desenhado para examinar os efeitos adversos da AP, incluindo a patência do enxerto, taxa de IM e perda sanguínea pós-operatória em cirurgia coronariana primária. Embora a perda sanguínea e necessidade de transfusão tenham sido reduzidas, houve maior taxa de oclusão de enxerto de veia safena no tempo médio de 11 dias a seguir da cirurgia no grupo AP, em comparação com o controle (15,4% *versus* 10,9%).[24] Este efeito foi negado quando houve ajuste dos fatores de risco para oclusão de veia safena (p. ex., gênero feminino, falta de uso de aspirina, vasos distais pobres e pequenos e possibilidade do uso de sangue com AP para dilatação do enxerto venoso).[24] Em análises de subgrupo, a diferença na patência do enxerto existiu nos pacientes operados em centros fora dos Estados Unidos.[24]

Ácidos épsilon aminocaproico (AEAC) e ácido tranexâmico (AT) são derivados sintéticos do aminoácido lisina que age como inibidor efetivo da fibrinólise. O AEAC e TA ligam-se de forma reversível ao plasminogênio e bloqueiam a ligação deste com a fibrina, consequentemente impedindo a ativação e transformação para plasmina. O AT é cerca de 10 vezes mais potente do que o AEAC porque tem mais força de ligação aos locais forte e fraco da molécula do plasminogênio, numa relação correspondente à diferença na potência entre os compostos. Ambos os compostos têm efeitos adversos que são dose-dependente e geralmente envolvem o trato gastrointestinal (náusea, vômito, diarréia e dor abdominal). Não houve evidências de aumento do risco de eventos tromboembólicos na última metanálise.[25] No entanto, há casos relatados que atribuem os trombos a estes fármacos.

O DDAVP é um análogo da vasopressina que aumenta os níveis circulantes do fator de coagulação VIII e o fator Von Willebrand em duas a quatro vezes os níveis basais. Doses repetidas podem levar à taquifilaxia. Os efeitos adversos relacionados com a infusão do DDAVP incluem vasodilatação e hipotensão leves, hiponatremia e diminuição do débito urinário.[26]

O DIP é um agente pirido-pirimidínico que previne a ativação plaquetária pela inibição da ativação da fosfodiesterase plaquetária, agregação e liberação de grânulos.[27] Estas propriedades podem permitir que a contagem de plaquetas seja preservada durante a circulação extracorpórea. As reações adversas associadas ao DIP são a náusea, flebite com infusão intravenosa e reações dermatólogicas urticariformes.[29]

Evidência da Efetividade dos Tratamentos Farmacológicos para Reduzir a Perda Sanguínea Perioperatória

Existem fortes evidências sumarizadas em uma metanálise abrangente para o uso de terapia antifibrinolítica no cenário de procedimento cirúrgico envolvendo significativa perda sanguínea. Os antifibrinolíticos mostrados como efetivos na revisão sistemática incluem AP (n = 116 dos 211ensaios incluídos na revisão), AT (n = 45) e AEAC (n = 11) na redução de transfusão de sangue alogênico, como sumarizados na Tabela 27-2.[2,25] A metanálise, sobretudo, revisou ensaios envolvendo cirurgia cardíaca (147 dos 211 ensaios incluídos),

---

Tabela 27-2 Metanálises que Delineiam a Evidência para a Utilização de Terapia Farmacológica para Minimizar a Transfusão Sanguínea Perioperatória em Pacientes Adultos Submetidos à Cirurgia Eletiva

Agente	Número de Ensaios (Pacientes)	NECESSIDADE DE TRANSFUSÃO DE SANGUE (95% DE INTERVALO DE CONFIANÇA)		REOPERAÇÃO POR SANGRAMENTO	
		Risco Relativo	Risco Absoluto	Preservação	Risco Relativo
Base de Dados Cochrane de Revisões Sistemáticas [2,30] **2006**					
Desmopressina (DDAVP)	18 ensaios (1.295 pacientes), nenhuma redução no risco	0,95 (0,86-1,06)			0,69 (0,26-1,83) nenhuma redução no risco
Aprotinina (AP)	98 ensaios (10.144 pacientes)	0,66 (0,61-0,71)	21% (17%-25%)	Preservação média de 1,1 unidade de sangue	0,48 (0,35-0,68)
Ácido tranexâmico (AT)	53 ensaios (3.836 pacientes)	0,61 (0,54-0,69)	17,2% (8,7%-25,7%)	Preservação média de 1,1 unidade de sangue	0,67 (0,41-1,09)
Ácido épsilon aminocaproico (AEAC)	14 ensaios (801 pacientes)	0,75 (0,58-0,96)		Preservação média de 1,8 unidade de sangue	0,35 (0,11-1,17)
AT ou AEAC *versus* AP	17 ensaios (2.170 pacientes)	0,83 (0,69-0,99) superior à AP			

mas também incluiu uma minoria de ensaios em cirurgias ortopédicas eletivas em adultos ($n = 42$), cirurgia hepática ($n = 14$), cirurgia vascular ($n = 4$), cirurgia torácica ($n = 2$), neurocirurgia ($n = 1$) e cirurgia ortognática ($n = 1$).[2] Esta metanálise separou o efeito de cada agente analisado por subtipo cirúrgico.[2] AP reduziu a exposição à transfusão de sangue alogênico em cirurgia cardíaca (RR 0,66, com IC de 95% entre 0,61 e 0,71), cirurgia ortopédica (RR 0,69, IC de 95% entre 0,56 e 0,85), cirurgia torácica (RR 0,28, IC de 95% entre 0,11 e 0,74) e cirurgia hepática (RR 0,58, IC de 95% entre 0,37 e 0,90).[2] O AT foi efetivo em diminuir a transfusão de sangue alogênico para pacientes submetidos à cirurgia cardíaca (RR 0,69, com IC de 95% entre 0,60 e 0,79) e cirurgia ortopédica (RR 0,44, IC de 95% entre 0,33 e 0,60).[2] O AEAC baixou de forma significativa a transfusão de derivados do sangue alogênico apenas na cirurgia cardíaca (RR 0,65, com IC de 95% entre 0,47 a 0,91).[2] Não houve diferença estatisticamente significativa na taxa de transfusão dos pacientes da cirurgia cardíaca que receberam AT ou AEAC versus AP (Tab. 27-2).[2]

O DDAVP não mostrou uma tendência na redução da perda sanguínea comparado com placebo e qualquer diferença na necessidade de transfusão de sangue.[30] O DIP, através de pequenos ensaios randomizados, mostrou reduzir a perda sanguínea em 46% quando comparado com placebo e a transfusão de hemácias em 44% (1,5 unidade de concentrado de hemácias).[29] Em outro ensaio randomizado, o DIP demonstrou ser mais efetivo na combinação com altas doses de AP para reduzir a perda sanguínea pós-operatória.[28]

Revisões sistemáticas realizadas antes da abrangente revisão Cochrane mostraram resultados similares como sumarizados neste capítulo. Uma delas, sobre DDAVP em pacientes adultos submetidos à cirurgia cardíaca, não apresentou diferença na necessidade de transfusão, mas mostrou redução de 34% na perda sanguínea no subgrupo de pacientes com maior perda sanguínea (definido como maior do que um litro).[31] Outras quatro revisões sistemáticas prévias a respeito de profilaxia com fármacos hemostáticos foram realizadas em cirurgia cardíaca. Duas destas indicaram redução significativa na necessidade de transfusão, assim como perda sanguínea quando estava sendo utilizado AP, AT ou AEAC, mas não DDAVP.[32,33] Um outro estudo mostrou benefício na mortalidade para AP (OR 0,55) e AT ou AEAC (0,78), mas aumento do risco de IM com DDAVP (OR 2,4).[33] O recente ensaio BART comparou AP com AT ou AEAC em pacientes de cirurgia cardíaca de alto risco, mas foi prematuramente interrompido após recrutamento de 2331 pacientes devido ao aumento da mortalidade por todas as causas, em 30 dias, no braço AP do estudo.[34] Nos 30 dias, a mortalidade por todas as causas foi de 6,0% nos pacientes AP, comparado com 3,9% com AT (RR 1,5, com IC 95% entre 0,99 e 2,42), e 4,0% com AEAC (RR 1,52, IC 95% entre 0,98 e 2,36). As mortes atribuídas a causas cardíacas aumentaram no estudo dos pacientes AP, enquanto os óbitos relacionados a outras causas foram similares nos três braços. Houve somente evidência modesta de eficácia superior com respeito a desfechos de sangramento maciço múltiplo (RR 0,79, com IC de 95% entre 0,59 e 1,05). A AP é atualmente liberada numa base de uso compassivo.

EVIDÊNCIAS PARA PROCEDIMENTOS CIRÚRGICOS ESPECÍFICOS

Transplante Ortotópico de Fígado

Este procedimento está associado com grandes perdas de sangue e necessidades de transfusão maciça devido à magnitude do procedimento cirúrgico e preexistente coagulopatia secundária à insuficiência hepática. Um estudo mostrou que doses altas de AP reduziram a necessidade de transfusão em 37%.[35] Um segundo ensaio encontrou que AT é mais efetivo do que AEAC na redução de transfusão intraoperatória.[36] Um ensaio comparando a eficácia relativa de AP contra AT não mostrou diferença entre os dois agentes.[37]

Ressecção Hepática

O AT foi mais efetivo na redução do volume perdido no intraoperatório e na redução da necessidade de transfusão nas ressecções de tumores hepáticos eletivos.[38]

Prótese Total de Quadril

O AT demostrou reduzir o sangramento pós-operatório quando administrada uma infusão no período pré-operatório, em oposição a uma administração no pós-operatório.[39-42] Um pequeno ensaio randomizado trouxe resultados conflitantes, em que o braço que usou AT teve mais pacientes que necessitaram de transfusão.[43] O AEAC, comparado com pacientes controle submetidos à cirurgia primária de prótese total de quadril, resultou em perdas sanguíneas médias 27% menores e redução em 11% de transfusão de sangue alogênico.[44,45] A AP tem mostrado, também, ser efetiva na redução de perdas sanguíneas deste grupo de pacientes cirúrgicos.[46]

Prótese Total de Joelho

O AT tem mostrado reduzir a perda sanguínea pós-operatória em 32% e a necessidade de transfusão de sangue com doses repetidas pré e pós-operatórias, quando comparado com pacientes controle, hemodiluição normovolêmica ou desmopressina.[47-51] A perda sanguínea total média nestes estudos variou de aproximadamente 40 a 3000 mL.[47] Um estudo encontrou que nem AP nem AT foram efetivos na redução de perda sanguínea ou necessidade de transfusão; de forma interessante, a perda sanguínea total foi muito menor do que nos ensaios prévios, com uma média de 150 mL no intraoperatório e 810 mL no pós-operatório.[52] Foi preconizado que o uso de cimento ósseo e hemostasia cirúrgica excelente podem evitar perdas sanguíneas significativas.[52]

Fusão Espinhal

Em um ensaio com AP e AEAC versus controle em pacientes que tinham fusões espinhais complexas, uma redução significativa na perda sanguínea e necessidade de transfusão ocorreu usando meia dose de AP, em contraste com AEAC ou grupos controle.[53] Além disto, um pequeno ensaio mostrou que o ácido épsilon aminocaproico, quando comparado com grupos controle, foi efetivo na redução das perdas sanguíneas e transfusão em cirurgia de escoliose idiopática.[54]

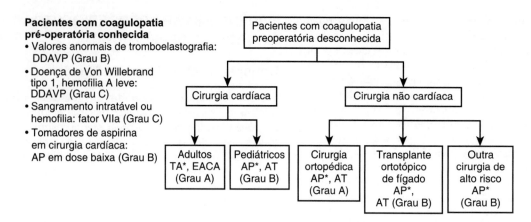

Figura 27-2. Algoritmo do Grau de Evidência para o Uso de Fármacos Hemostáticos.

CIRURGIAS ESPECÍFICAS CANDIDATAS NÃO COBERTAS NA METANÁLISE

Cirurgia Cardíaca em Pacientes Pediátricos

A AP tem sido investigada em pacientes pediátricos que se submetem à cirurgia cardíaca e apresenta resultados conflitantes. Um ensaio preconizava seu uso restrito a reoperações, à transposição arterial e àquelas operações com alta probabilidade de hemorragia.[55] O AEAC e baixas doses de AP parecem ser de igual eficácia na redução de perda sanguínea pós-operatória e transfusão de derivados do sangue em crianças com doença cardíaca congênita cianótica que necessitaram cirurgia.[56] Foi avaliado em crianças o uso de AT em pacientes pediátricos que se submeteram à reoperação cardíaca, usando dois bolus de 100 mg/kg seguidos por infusão de 10 mg/kg/hora, e isto mostrou uma redução de 24% de perda sanguínea e reduzidas necessidades de transfusão.[57] Evitar a transfusão de sangue em cirurgia cardíaca pediátrica é especialmente importante porque este grupo tende a necessitar de múltiplas etapas cirúrgicas em vários anos e podem ser expostos a múltiplas unidades de derivados do sangue neste processo. Parece que o benefício com o uso do AT pode ocorrer naqueles pacientes pediátricos com doença cardíaca congênita cianótica.[58]

Cirurgia Ortopédica em Pacientes Pediátricos

A aprotinina e o ácido tranexâmico têm sido usados em pacientes pediátricos que se submeteram à cirurgia de escoliose, os quais muitas vezes necessitam de múltiplas transfusões de sangue, com perda de uma ou mais volemias.[44] Um pequeno ensaio neste cenário mostrou que a quantidade total de sangue transfundida reduziu em 28% com o uso do AT.[44] Este estudo tentou padronizar o cuidado perioperatório, exceto para o uso irrestrito do *cell savage*, que foi similar nos dois grupos.[44] Outro pequeno ensaio demonstrou que a perda sanguínea e a necessidade de transfusão foram significativamente diminuídas com o uso de AP.[59]

SANGRAMENTO PÓS-OPERATÓRIO INTRATÁVEL COM OU SEM COAGULOPATIA HERDADA

O fator recombinante VIIa tem sido usado em pacientes com desordens do sangramento adquiridas, como a hemofilia, para permitir a realização de cirurgias.[60] Vem obtendo sucesso em pacientes pediátricos com desordens do sangramento que se submetem a procedimentos cirúrgicos, pacientes que sofrem trauma ou em cirurgia cardíaca com sangramento intratável.[61-63] O Fator VIIa (NovoSeven®) é administrado em bolus, em doses de 90 a 100 mcg/kg a cada duas horas, e outras duas ou três doses repetidas podem ser necessárias para pacientes hemofílicos com sangramento moderado – apesar de que mais doses ainda possam ser requeridas para sangramento grave.[60] AP, AEAC e AT administrados apenas no pós-operatório parecem ser ineficazes na prevenção de perda sanguínea significativa.[41,64]

ÁREAS DE INCERTEZA

Os ensaios estão no caminho da avaliação dos fármacos hemostáticos numa variedade de especialidades cirúrgicas não cardíacas. A heterogeneidade dos ensaios realizados, incluindo as variáveis do tipo de cirurgia, limiares de transfusão e resultados encontrados, torna difícil tirar conclusões mesmo com revisões sistemáticas.[25] A melhor evidência para o uso de terapia antifibrinolítica aplica-se a adultos, em cirurgias cardíacas eletivas nas quais a quantidade de sangue perdido pode ser grande. Mais pesquisas são necessárias para cirurgias não cardíacas que envolvam significativa perda sanguínea. O DDAVP tem demonstrado resultados conflitantes na redução do risco de transfusão de sangue alogênico e tem sido associado a nenhum benefício em múltiplas metanálises.[65]

DIRETRIZES (FIG. 27-2)

Os fármacos antifibrinolíticos demonstraram efetividade na redução da perda sanguínea e da necessidade de transfusão e reoperações por sangramento. Isto é especialmente válido para AP e AT no contexto de cirurgia cardíaca eletiva em paciente adulto. Tais resultados podem ser traduzidos em benefícios para outros procedimentos cirúrgicos com risco similar de perda sanguínea, embora mais pesquisas sejam necessárias nesta área. Um estudo retrospectivo recente sugeriu que a AP pode ter efeitos adversos na cirurgia cardíaca, incluindo disfunção renal, eventos tromboembólicos e morte.[22,23] O ensaio BART demonstrou que o uso da AP está associado com maior risco de mortalidade do que AT ou AEAC para cirurgias cardíacas de alto risco. Até a presente data, os ensaios são heterogêneos na seleção da coorte e na avaliação dos resultados, com menos dados para AEAC, um agente significativamente menos dispendioso. Em países desenvolvidos, os riscos adversos associados à hemotransfusão sanguínea são baixos; o custo-efetividade das estratégias de conservação do sangue podem divergir nos países em desenvolvimento, em que o risco de adquirir HIV através da transfusão é alto.

RECOMENDAÇÕES DO AUTOR

As evidências dos ensaios sugerem que a terapia antifibrinolítica com a administração de AP, AT ou AECA reduz a transfusão perioperatória de produtos do sangue. AP parece ser a droga hemostática mais efetiva considerando as melhores evidências atuais; no entanto, novo conceito a respeito da segurança desta droga tem emergido, particularmente desde a publicação do ensaio BART. Ela é atualmente disponível apenas para uso em bases de compaixão e é muito provável que sua utilização seja significativamente abreviada. O AT e o AEAC são mais custo-efetivos e mostram eficácia estatística similar na redução das taxas transfusionais quando comparados à AP. Nossas recomendações incluem o AT e o AEAC por conta dos resultados similares aos da AP e dos custos muito inferioress (p. ex., no caso de cirurgia cardíaca, a faixa de dose mais alta custa aproximadamente 235 dólares), além de que os dois agentes parecem ser muito mais seguros. Os investigadores do BART não puderam identificar qualquer grupo de pacientes que teriam resultados melhores com AP, embora alguns grupos de pacientes relevantes não tenham sido estudados (enxerto arterial coronariano isolado primário com uso recente de clopidogrel e pacientes "Testemunhas de Jeová" foram inelegíveis). O maior benefício da terapia antifibrinolítica foi experimentado nos pacientes com alto risco de hemorragia significativa devido a procedimento cirúrgico. Tais pacientes incluem aqueles em uso de terapia antiplaquetária pré-operatória ou trombolítica ou submetidos a vários procedimentos, tais como reoperações cardíacas, transplante ortotópico de fígado e cirurgia aórtica. Inversamente, cirurgias de baixo risco incluem procedimentos como cirurgia de *bypass* coronariano com enxerto isolado.

REFERÊNCIAS

1. Moulton MJ, Creswell LL, Mackey ME, Cox JL, Rosenbloom M: Reexploration for bleeding is a risk factor for adverse outcomes after cardiac operations. *J Thorac Cardiovasc Surg* 1996;111(5):1037-1046.
2. Henry DA, Carless PA, Moxey AJ, et al: Anti-fibrinolytic use for minimising perioperative allogeneic blood transfusion. *Cochrane Database Syst Rev* 2007;(4):CD001886.
3. Sazama K: Reports of 355 transfusion-associated deaths: 1976 through 1985. *Transfusion* 1990;30(7):583-590.
4. Phillips GR 3rd, Kauder DR, Schwab CW: Massive blood loss in trauma patients. The benefits and dangers of transfusion therapy. *Postgrad Med* 1994;95(4):61-62, 67-72.
5. Dry SM, Bechard KM, Milford EL, Churchill WH, Benjamin RJ: The pathology of transfusion-related acute lung injury. *Am J Clin Pathol* 1999;112(2):216-221.
6. Despotis GJ, Filos KS, Zoys TN, Hogue CWJr, Spitznagel E, Lappas DG: Factors associated with excessive postoperative blood loss and hemostatic transfusion requirements: A multivariate analysis in cardiac surgical patients. *Anesth Analg* 1996;82(1):13-21.
7. Carless PA, Anthony DM, Henry DA: Systematic review of the use of fibrin sealant to minimize perioperative allogeneic blood transfusion. *Br J Surg* 2002;89(6):695-703.
8. Rajagopalan S, Mascha E, Na J, Sessler DI: The effects of mild perioperative hypothermia on blood loss and transfusion requirement. *Anesthesiology* 2008;108(1):71-77.
9. Carless PA, Henry DA, Moxey AJ, O'Connell DL, Brown T, Fergusson DA: Cell salvage for minimising perioperative allogeneic blood transfusion. *Cochrane Database Syst Rev* 2006;(4):CD001888.
10. Henry DA, Carless PA, Moxey AJ, et al: Pre-operative autologous donation for minimising perioperative allogeneic blood transfusion. *Cochrane Database Syst Rev* 2002;(2):CD003602.
11. Bryson GL, Laupacis A, Wells GA: Does acute normovolemic hemodilution reduce perioperative allogeneic transfusion? A meta-analysis. The International Study of Perioperative Transfusion. *Anesth Analg* 1998;86(1):9-15.
12. Kumar R, Chakraborty I, Sehgal R: A prospective randomized study comparing two techniques of perioperative blood conservation: Isovolemic hemodilution and hypervolemic hemodilution. *Anesth Analg* 2002;95(5):1154-1161, table of contents.
13. Matot I, Scheinin O, Jurim O, Eid A: Effectiveness of acute normovolemic hemodilution to minimize allogeneic blood transfusion in major liver resections. *Anesthesiology* 2002;97(4):794-800.
14. Laupacis A, Fergusson D: Erythropoietin to minimize perioperative blood transfusion: A systematic review of randomized trials. The International Study of Peri-operative Transfusion (ISPOT) Investigators. *Transfus Med* 1998;8(4):309-317.
15. Alghamdi AA, Albanna MJ, Guru V, Brister SJ: Does the use of erythropoietin reduce the risk of exposure to allogeneic blood transfusion in cardiac surgery? A systematic review and metaanalysis. *J Card Surg* 2006;21(3):320-326.
16. Sonzogni V, Crupi G, Poma R, et al: Erythropoietin therapy and preoperative autologous blood donation in children undergoing open heart surgery. *Br J Anaesth* 2001;87(3):429-434.
17. Deutsch A, Spaulding J, Marcus RE: Preoperative epoetin alfa vs autologous blood donation in primary total knee arthroplasty. *J Arthroplasty* 2006;21(5):628-635.
18. Kosmadakis N, Messaris E, Maris A, et al: Perioperative erythropoietin administration in patients with gastrointestinal tract cancer: Prospective randomized double-blind study. *Ann Surg* 2003;237(3):417-421.
19. Friederich PW, Henny CP, Messelink EJ, et al: Effect of recombinant activated factor VII on perioperative blood loss in patients undergoing retropubic prostatectomy: A double-blind placebocontrolled randomised trial. *Lancet* 2003;361(9353):201-205.
20. Hebert PC, Wells G, Blajchman MA, et al: A multicenter, randomized, controlled clinical trial of transfusion requirements in critical care. Transfusion Requirements in Critical Care Investigators, Canadian Critical Care Trials Group. *N Engl J Med* 1999;340(6):409-417.
21. Tabuchi N, De Haan J, Boonstra PW, Huet RC, van Oeveren W: Aprotinin effect on platelet function and clotting during cardiopulmonary bypass. *Eur J Cardiothorac Surg* 1994;8(2):87-90.
22. Mangano DT, Tudor IC, Dietzel C: The risk associated with aprotinin in cardiac surgery. *N Engl J Med* 2006;354(4):353-365.
23. Mangano DT, Miao Y, Vuylsteke A, et al: Mortality associated with aprotinin during 5 years following coronary artery bypass graft surgery. *JAMA* 2007;297(5):471-479.

176 Seção III   MANEJO PERIOPERATÓRIO

24. Alderman EL, Levy JH, Rich JB, et al: Analyses of coronary graft patency after aprotinin use: Results from the International Multicenter Aprotinin Graft Patency Experience (IMAGE) trial. *J Thorac Cardiovasc Surg* 1998;116(5):716-730.

25. Henry DA, Moxey AJ, Carless PA, et al: Anti-fibrinolytic use for minimising perioperative allogeneic blood transfusion. *Cochrane Database Syst Rev* 2001(1):CD001886.

26. Reich DL, Hammerschlag BC, Rand JH, et al: Desmopressin acetate is a mild vasodilator that does not reduce blood loss in uncomplicated cardiac surgical procedures. *J Cardiothorac Vasc Anesth* 1991;5(2):142-145.

27. Best LC, McGuire MB, Jones PB, et al: Mode of action of dipyridamole on human platelets. *Thromb Res* 1979;16(3-4):367-379.

28. Cohen G, Ivanov J, Weisel RD, Rao V, Mohabeer MK, Mickle DA: Aprotinin and dipyridamole for the safe reduction of postoperative blood loss. *Ann Thorac Surg* 1998;65(3):674-683.

29. Teoh KH, Christakis GT, Weisel RD, et al: Dipyridamole preserved platelets and reduced blood loss after cardiopulmonary bypass. *J Thorac Cardiovasc Surg* 1988;96(2):332-341.

30. Carless PA, Henry DA, Moxey AJ, et al: Desmopressin for minimising perioperative allogeneic blood transfusion. *Cochrane Database Syst Rev* 2004(1):CD001884.

31. Cattaneo M, Harris AS, Stromberg U, Mannucci PM: The effect of desmopressin on reducing blood loss in cardiac surgery—a metaanalysis of double-blind, placebo-controlled trials. *Thromb Haemost* 1995;74(4):1064-1070.

32. Fremes SE, Wong BI, Lee E, et al: Metaanalysis of prophylactic drug treatment in the prevention of postoperative bleeding. *Ann Thorac Surg* 1994;58(6):1580-1588.

33. Levi M, Cromheecke ME, de Jonge E, et al: Pharmacological strategies to decrease excessive blood loss in cardiac surgery: A meta-analysis of clinically relevant endpoints. *Lancet* 1999;354(9194):1940-1947.

34. Fergusson DA, He'bert PC, Mazer CD, et al: A comparison of aprotinin and lysine analogues in high-risk cardiac surgery. *N Engl J Med* 2008;358(22):2319-2331.

35. Porte RJ, Molenaar IQ, Begliomini B, et al: Aprotinin and transfusion requirements in orthotopic liver transplantation: A multicentre randomised double-blind study. EMSALT Study Group. *Lancet* 2000;355(9212):1303-1309.

36. Dalmau A, Sabate A, Acosta F, et al: Tranexamic acid reduces red cell transfusion better than epsilon-aminocaproic acid or placebo in liver transplantation. *Anesth Analg* 2000;91(1):29-34.

37. Ickx BE, van der Linden PJ, Melot C, et al: Comparison of the effects of aprotinin and tranexamic acid on blood loss and red blood cell transfusion requirements during the late stages of liver transplantation. *Transfusion* 2006;46(4):595-605.

38. Wu CC, Ho WM, Cheng SB, et al: Perioperative parenteral tranexamic acid in liver tumor resection: A prospective randomized trial toward a "blood transfusion"-free hepatectomy. *Ann Surg* 2006;243(2):173-180.

39. Claeys MA, Vermeersch N, Haentjens P: Reduction of blood loss with tranexamic acid in primary total hip replacement surgery. *Acta Chir Belg* 2007;107(4):397-401.

40. Ekback G, Axelsson K, Ryttberg L, et al: Tranexamic acid reduces blood loss in total hip replacement surgery. *Anesth Analg* 2000;91(5):1124-1130.

41. Benoni G, Lethagen S, Nilsson P, Fredin H: Tranexamic acid, given at the end of the operation, does not reduce postoperative blood loss in hip arthroplasty. *Acta Orthop Scand* 2000;71(3):250-254.

42. Yamasaki S, Masuhara K, Fuji T: Tranexamic acid reduces blood loss after cementless total hip arthroplasty—prospective randomized study in 40 cases. *Int Orthop* 2004;28(2):69-73.

43. Garneti N, Field J: Bone bleeding during total hip arthroplasty after administration of tranexamic acid. *J Arthroplasty* 2004;19(4):488-492.

44. Neilipovitz DT, Murto K, Hall L, Barrowman NJ, Splinter WM: A randomized trial of tranexamic acid to reduce blood transfusion for scoliosis surgery. *Anesth Analg* 2001;93(1):82-87.

45. Harley BJ, Beaupre LA, Jones CA, Cinats JG, Guenther CR: The effect of epsilon aminocaproic acid on blood loss in patients who undergo primary total hip replacement: A pilot study. *Can J Surg* 2002;45(3):185-190.

46. Ray M, Hatcher S, Whitehouse SL, Crawford S, Crawford R: Aprotinin and epsilon aminocaproic acid are effective in reducing blood loss after primary total hip arthroplasty—a prospective randomized double-blind placebo-controlled study. *J Thromb Haemost* 2005;3(7):1421-1427.

47. Jansen AJ, Andreica S, Claeys M, D'Haese J, Camu F, Jochmans K: Use of tranexamic acid for an effective blood conservation strategy after total knee arthroplasty. *Br J Anaesth* 1999;83(4):596-601.

48. Zohar E, Fredman B, Ellis M, Luban I, Stern A, Jedeikin R: A comparative study of the postoperative allogeneic blood-sparing effect of tranexamic acid versus acute normovolemic hemodilution after total knee replacement. *Anesth Analg* 1999;89(6):1382-1387.

49. Zohar E, Fredman B, Ellis MH, Ifrach N, Stern A, Jedeikin R: A comparative study of the postoperative allogeneic blood-sparing effects of tranexamic acid and of desmopressin after total knee replacement. *Transfusion* 2001;41(10):1285-1289.

50. Veien M, Sorensen JV, Madsen F, Juelsgaard P: Tranexamic acid given intraoperatively reduces blood loss after total knee replacement: A randomized, controlled study. *Acta Anaesthesiol Scand* 2002;46(10):1206-1211.

51. Camarasa MA, Olle G, Serra-Prat M, et al: Efficacy of aminocaproic, tranexamic acids in the control of bleeding during total knee replacement: A randomized clinical trial. *Br J Anaesth* 2006;96(5):576-582.

52. Engel JM, Hohaus T, Ruwoldt R, Menges T, Jurgensen I, Hempelmann G: Regional hemostatic status and blood requirements after total knee arthroplasty with and without tranexamic acid or aprotinin. *Anesth Analg* 2001;92(3):775-780.

53. Urban MK, Beckman J, Gordon M, Urquhart B, Boachie-Adjei O: The efficacy of antifibrinolytics in the reduction of blood loss during complex adult reconstructive spine surgery. *Spine* 2001;26(10):1152-1156.

54. Thompson GH, Florentino-Pineda I, Poe-Kochert C: The role of amicar in decreasing perioperative blood loss in idiopathic scoliosis. *Spine* 2005;30(17 suppl):S94-S99.

55. Davies MJ, Allen A, Kort H, et al: Prospective, randomized, double-blind study of high-dose aprotinin in pediatric cardiac operations. *Ann Thorac Surg* 1997;63(2):497-503.

56. Chauhan S, Kumar BA, Rao BH, et al: Efficacy of aprotinin, epsilon aminocaproic acid, or combination in cyanotic heart disease. *Ann Thorac Surg* 2000;70(4):1308-1312.

57. Reid RW, Zimmerman AA, Laussen PC, Mayer JE, Gorlin JB, Burrows FA: The efficacy of tranexamic acid versus placebo in decreasing blood loss in pediatric patients undergoing repeat cardiac surgery. *Anesth Analg* 1997;84(5):990-996.

58. Zonis Z, Seear M, Reichert C, Sett S, Allen C: The effect of preoperative tranexamic acid on blood loss after cardiac operations in children. *J Thorac Cardiovasc Surg* 1996;111(5):982-987.

59. Cole JW, Murray DJ, Snider RJ, Bassett GS, Bridwell KH, Lenke LG: Aprotinin reduces blood loss during spinal surgery in children. *Spine* 2003;28(21):2482-2485.

60. Hedner U: Recombinant factor VIIa (NovoSeven) as a hemostatic agent. *Semin Hematol* 2001;38(4 suppl 12):43-47.

61. Lynn M, Jeroukhimov I, Klein Y, Martinowitz U: Updates in the management of severe coagulopathy in trauma patients. *Intensive Care Med* 2002;28(suppl 2):S241-S247.

62. O'Connell N, Mc Mahon C, Smith J, et al: Recombinant factor VIIa in the management of surgery and acute bleeding episodes in children with haemophilia and high responding inhibitors. *Br J Haematol* 2002;116(3):632-635.

63. Hendriks HG, van der Maaten JM, de Wolf J, Waterbolk TW, Slooff MJ, van der Meer J: An effective treatment of severe intractable bleeding after valve repair by one single dose of activated recombinant factor VII. *Anesth Analg* 2001;93(2):287-289, 2nd contents page.

64. Ray MJ, Hales MM, Brown L, O'Brien MF, Stafford EG: Postoperatively administered aprotinin or epsilon aminocaproic acid after cardiopulmonary bypass has limited benefit. *Ann Thorac Surg* 2001;72(2):521-526.

65. Henry DA, Moxey AJ, Carless PA, et al: Desmopressin for minimising perioperative allogeneic blood transfusion. *Cochrane Database Syst Rev* 2001(2):CD001884.

28 A Hiperglicemia Perioperatória Aumenta o Risco? Devemos ter Controle Agressivo da Glicemia no Período Perioperatório?

Stanley Rosenbaum, MA, MD e Sherif Afifi, MD, FCCM, FCCP

INTRODUÇÃO

Há evidências de que cirurgias suscitam a resposta ao estresse, que se manifesta com hiperglicemia no período pós-operatório precoce, corroborada por estudos em imunomodulação e inflamação. A literatura recente redefiniu a prevalência de hiperglicemia de acordo com faixas mais estreitas de glicose sérica e em relação ao risco de surgimento epidêmico de *diabetes mellitus* (DM) no mundo. A DM afeta mais de 70 milhões de pessoas no mundo todo e aproximadamente 18 milhões nos Estados Unidos (cerca de 6,3% da população).[1] Além do mais, a taxa de mortalidade ajustada para idade entre adultos com diabetes é duas vezes maior do que naqueles sem a doença.[2]

Há poucos anos, mudanças significativas na vigilância e no controle perioperatório dos níveis glicêmicos foram influenciados por muitas investigações intervencionistas. A resposta à cirurgia varia entre pacientes diabéticos e não diabéticos. Baseados em resultados clínicos em favor da manutenção rígida da euglicemia perioperatória com terapia insulínica, a incidência de complicações variou entre pacientes cirúrgicos e pacientes clínicos criticamente adoecidos. Finalmente, o impacto dos vários tipos de regimes anestésicos na resposta ao estresse cirúrgico é apenas o vértice das investigações. Este capítulo mostrará o estresse em resposta à cirurgia, demonstrará as desvantagens da hiperglicemia perioperatória, revisará os efeitos favoráveis da euglicemia e pesquisará o impacto do manejo anestésico tanto no controle glicêmico perioperatório quanto no desfecho do paciente.

OPÇÕES

A meta para todos os pacientes no período perioperatório é manter o metabolismo mais próximo do normal. Isto não pode ser muito realçado em pacientes diabéticos que se submetem à cirurgia cardiovascular ou abdominal maiores. O método para alcançar a normoglicemia em pacientes diabéticos é uma questão de preferência do médico, com apenas diferenças sutis entre as abordagens para manejar os pacientes com diabetes mellitus insulino-dependente (DMID) e aqueles com diabetes mellitus não insulino-dependente (DMNID).

Em todo caso, o fracasso em manter o controle fisiológico dos pacientes com uma vasta gama de distúrbios metabólicos os torna vulneráveis a complicações. É essencial a qualquer método a monitorização acurada e frequente do nível sanguíneo da glicose porque o ajuste das doses de insulina é crucial para o restabelecimento e manutenção da normoglicemia.

Os resultados de grandes estudos recentes têm definido os regimes de controle da glicose intraoperatória e perioperatória em termos de resultados favoráveis em períodos pós-operatórios de curto e longo prazos. Os denominadores comuns de qualquer regime são:

1. Manter bom controle glicêmico para evitar níveis excessivamente altos ou baixos.
2. Prevenir outros distúrbios metabólicos.
3. Ser aplicável a uma variedade de situações (sala de cirurgia, sala de recuperação e enfermarias clínicas e cirúrgicas).
4. Ser relativamente fácil de entender com clareza os objetivos finais da terapia.

Regimes de Controle da Glicose

Uma pesquisa entre os anestesiologistas comparou suas estratégias para tratamento perioperatório dos pacientes diabéticos em 1993 com aquelas em 1985[3] e encontrou uma proporção maior de anestesiologistas que tendem a manter a concentração de glicose perioperatória nos seus pacientes diabéticos menor do que 180 mg/dL. Os anestesiologistas são possivelmente mais intervencionistas no manejo com pacientes diabéticos do que no passado e os métodos utilizados têm mudado com relativa popularidade. Em 1993, os pacientes diabéticos submetidos a cirurgias maiores foram mais comumente tratados com infusões separadas de insulina e glicose, ao passo que, em 1985, a infusão combinada de glicose, insulina e potássio era a técnica mais popular. O uso de protocolos em hospitais pode aumentar o grau de uniformidade, na prática, entre os anestesiologistas.

Embora vários regimes de controle da glicose sejam delineados neste capítulo, não há substituto para a diretriz segura de enfatizar monitorização frequente dos níveis de glicose e intervir com quantidades individualizadas adequadas de insulina, em vez de se basear em doses já programadas.

Infusão Intravenosa de Insulina

A administração de insulina intravenosa é amplamente preferida porque é mais fácil de ser administrada, permite rápido ajuste de dose e controle metabólico ininterrupto durante mudanças não antecipadas em procedimentos cirúrgicos agendados.[4]

O papel do controle glicêmico intraoperatório com protocolos insulínicos padronizados para modular os resultados foi investigado em estudo observacional prospectivo em pacientes DM que se submeteram à cirurgia para enxerto arterial coronariano. Embora os níveis de glicose sérica pós-operatórios fossem similares, nos pacientes com controle rígido da concentração intraoperatória da glicose sérica, houve diminuição das taxas de morbidade e mortalidade em comparação àqueles em que a concentração de glicose foi debilmente controlada (definida por quatro medidas consecutivas da glicose sérica, excedendo 200 mg/dL, apesar da terapia insulínica).[5]

Infusão de Glicose-Insulina-Potássio (GIK)

Uma solução de glicose 30%, contendo 80 mEq/L de potássio e 50 unidades de insulina, é administrada por via intravenosa, 1 mL/kg por hora depois da indução da anestesia.

Os estudos com infusão de soluções de glicose-insulina-potássio (GIK) têm mostrado que o tratamento da hiperglicemia possui efeitos metabólicos diretos e pode melhorar o desempenho do miocárdio quando a concentração de glicose sérica for melhor controlada,[6,7] mas não quando os níveis de glicose estiverem controlados de forma inadequada.[8] Um estudo subsequente ao DIGAMI 2[9] comparou três estratégias de tratamento em pacientes com infarto agudo do miocárdio (IAM): o grupo 1 recebeu infusão de insulina-glicose aguda seguida por controle de longa duração com insulina; o grupo 2 recebeu infusão de insulina-glicose seguida por controle padronizado de glicose; e o grupo 3 recebeu tratamento metabólico rotineiro de acordo com a prática local. Infelizmente, este estudo não alcançou as metas estabelecidas e nem mostrou diferenças no tratamento. Além disto, o alvo de tratamento primário dos níveis glicêmicos de jejum entre 90 a 126 mg/dL para aqueles do grupo 1 nunca foram alcançados. Os níveis médios da glicemia de jejum (149 mg/dL) e hemoglobina A_{1C} (6,8%) foram similares entre os três grupos estudados. Deste modo, se a glicemia é preditiva de resultados, nenhuma diferença deveria ser esperada e nenhuma diferença foi observada. Outro grande estudo multicêntrico, o Ensaio Clínico da Modulação Metabólica na Avaliação do Tratamento do Infarto Agudo do Miocárdio (*Clinical Trial of Metabolic Modulation in Acute Myocardial Infarction Treatment Evaluation: CREATE-ECLA*), falhou em mostrar os benefícios da infusão de glicose-insulina-potássio na taxa de mortalidade.[10]

O benefício da glicose-insulina-potássio em produzir cardioproteção é controverso e pode não ser similar ao uso da insulina para controlar especificamente a concentração da glicose sérica. As conclusões dos estudos DIGAMI 2 e CREATE-ECLA sugerem fortemente que a infusão de insulina na ausência de glicose sérica baixa não tem efeito nos resultados.

EVIDÊNCIAS

Efeito das Mudanças Hormonais Relacionadas ao Estresse no Metabolismo Alterado de Pacientes Diabéticos e Não Diabéticos

O estresse cirúrgico foi relacionado à hiperglicemia e hiperinsulinemia em pacientes não diabéticos,[11] ao passo que causou hiperglicemia e até mesmo hipoinsulinemia em alguns pacientes diabéticos.[12] Acredita-se que a hiperglicemia perioperatória seja resultado de mudanças hormonais relacionadas ao estresse induzidas por um número de alterações metabólicas em pacientes diabéticos e não diabéticos.

Os sinais nociceptivos produzidos durante a manipulação cirúrgica evocam respostas do núcleo hipotalâmico, o qual rapidamente libera vários hormônios endógenos.[13-16] Os hormônios exercem efeitos em diferentes órgãos, que resultam em hiperglicemia global. O aumento dos níveis de glicose resultam ou da estimulação direta das vias de produção da glicose ou indiretamente através da estimulação bioquímica de vias que aumentam a formação de produtos que serão incorporados na formação da glicose. As vias que aumentam diretamente a produção de glicose e armazenamento são a gliconeogênese e glicogenólise. A glicogenólise acontece no fígado e músculos esqueléticos, enquanto a gliconeogênese ocorre exclusivamente no fígado. A proteólise, a glicólise e lipólise produzem glicerol, piruvato e aminoácidos, todos substratos para a gliconeogênese no fígado.

A resposta endócrina ao estímulo estressor consiste na ativação dos eixos hipotálamo-adrenal e simpático-adrenal, os quais, por seu turno, aumentam as catecolaminas endógenas e glicocorticoides. O resultado é a hiperglicemia.[17] Ao mesmo tempo, a liberação de hormônios catabólicos (cortisol, glucagon e hormônio do crescimento) acelera a gluconeogênese, enquanto a glicogenólise e lipólise são inibidas. No fígado, as catecolaminas aumentam a gluconeogênese, ao passo que a corticotrofina, o glucagon e o hormônio do crescimento (GH) inibem a glicogenese, mas promovem a glicogenólise.[9] O efeito nítido no fígado é o aumento dos estoques de glicose.

O grau de hiperglicemia ocorrendo no período pós-operatório precoce foi considerado proporcional ao grau de estresse durante a cirurgia. O trabalho de Chernow e colaboradores[18] confirmou a relação entre a intensidade do estresse cirúrgico e a resposta hormonal que contribui para a elevação da glicose sérica. Clarke[19] relatou a produção de hiperglicemia leve depois de cirurgias menores ou não complicadas. Quando comparada com procedimentos cirúrgicos menores, como

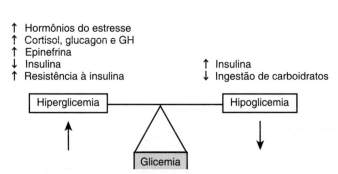

Figura 28-1. Fatores que afetam os níveis de glicose sanguínea.

herniorrafia inguinal, o grande estresse cirúrgico de uma colecistectomia ou uma colectomia subtotal resultou em elevação significativa dos níveis dos hormônios catabólicos, iniciando uma hora depois da cirurgia e persistindo até o quinto dia de pós-operatório (Fig. 28-1).

Efeito da Hiperglicemia Perioperatória na Cicatrização de Feridas e Infecções Pós-Operatórias

A hiperglicemia perioperatória conduz ao atraso na cicatrização de feridas. Evidências que amparam o controle racional dos níveis de glicose sérica perioperatória são duplas. Uma linha de investigações tem demonstrado os efeitos benéficos da insulina e outro grupo de estudos tem mostrado que bloquear a ação da insulina comprometeu a cicatrização da ferida. Uma deficiência de insulina no período pós-operatório precoce conduziu ao prejuízo do acúmulo de hidroxiprolina dentro da estrutura das feridas em cicatrização.[20] Os efeitos benéficos do controle glicêmico com insulina na cicatrização de feridas foi demonstrado em várias investigações. Em um estudo, Yue e colaboradores[21] mostraram que, em animais diabéticos tratados com insulina, o tecido recuperado pode resistir três vezes a uma força mecânica que separava a incisão, comparado aos animais não tratados com insulina. Inversamente, Weringer e colaboradores[22] demonstraram que, ao bloquear a atividade da insulina, inibiram o DNA e a síntese proteica em feridas, resultando em redução da proliferação capilar, ativação de fibroblastos e síntese de colágeno.

Hiperglicemia Perioperatória e Resultados Infecciosos

É bem estabelecido que indivíduos com diabetes estão em maior risco que os não diabéticos frente a uma variedade de infecções bacterianas, tais como cistite, pneumonia, celulite e infecção pós-operatória de feridas.[23] Em um estudo, pacientes diabéticos submetidos a cirurgia vascular eletiva ou procedimentos abdominais tiveram taxa maior de infecções nosocomiais (pneumonia, bacteremia e infecção de ferida cirúrgica) quando a glicose sérica era maior do que 220 mg/dL.[24] Outro estudo encontrou uma associação forte entre o risco de infecção de ferida e a média de concentração de glicose sérica no primeiro dia após a cirurgia (a incidência de infecção de ferida foi de 1,3% entre os pacientes com níveis de glicose de 100 a 150 mg/dL *versus* 6,7% entre aqueles com níveis de glicose de 250 a 300 mg/dL).[25] Em um estudo prospectivo de uma coorte de pacientes diabéticos submetidos à cirurgia arterial coronariana, aqueles com concentração média de glicose maior do que 200 mg/dL nas primeiras 36 horas de pós-operatório foram mais suscetíveis a desenvolver complicações infecciosas (pneumonia, infecção do trato urinário, infecções na perna e ferida torácica) do que os que estiveram sob controle glicêmico. Em um estudo prospectivo de 2.467 pacientes diabéticos submetidos à cirurgia cardíaca, a infusão contínua de insulina levou à diminuição significativa dos níveis de glicose sérica no período perioperatório (menor do que 200 mg/dL), o que conduziu à redução significativa da incidência de infecção de ferida esternal – de 0,8% *versus* 2,0% em pacientes com hiperglicemia.[26] Todos estes estudos concluíram que a hiperglicemia perioperatória é um fator de risco independente para o desenvolvimento de complicações depois da cirurgia.

Hiperglicemia Perioperatória e Resultado após Cirurgia Cardiovascular

A cirurgia cardíaca promove mudanças únicas na manutenção da euglicemia perioperatória. Sem o manejo cuidadoso durante o *bypass* cardiopulmonar (BCP), a concentração sérica de glicose pós-operatória muitas vezes se torna muito elevada em relação ao normal, mesmo em pacientes não diabéticos. A resposta multifatorial ao estresse cirúrgico previamente descrito tende a ser profunda durante cirurgia cardiovascular, em que são encontradas intolerância aguda à glicose na forma de supressão da insulina, gluconeogênese induzida pelo estresse hormonal e excreção prejudicada da glicose resultante da elevada reabsorção tubular renal.[28,29] Isto é adicionalmente agravado pela resistência insulínica persistente depois do BCP e resultando em metabolismo de carboidratos restrito ao miocárdio e à musculatura periférica.

Os investigadores têm consistentemente reafirmado evidências de que a hiperglicemia resultante é um fator de risco independente que prediz um aumento das taxas de morbidade e mortalidade, em curto e longo prazos, depois de cirurgia cardiovascular. Muitas análises retrospectivas conduzidas em pacientes submetidos à cirurgia arterial coronariana indicaram que aumentos na concentração de glicose sérica foram um preditor importante de morbidade e mortalidade. Tais resultados foram confirmados por um ensaio clínico randomizado prospectivo em pacientes criticamente adoecidos (63% pacientes de cirurgia cardíaca), admitidos em uma unidade de terapia intensiva (UTI), que receberam tratamento com insulina intravenosa para controlar os níveis sanguíneos de glicose entre 80 e 110 mg/dL. Eles foram comparados com pacientes tratados de forma convencional, ou seja, que receberam insulina apenas se a glicose sanguínea excedesse 215 mg/dL, e concluiu-se que os pacientes tratados de forma agressiva e com internação prolongada na UTI demonstraram diminuição significativa nas taxas de morbidade e mortalidade.

Num estudo observacional realizado num centro isolado com 1157 pacientes com mais de 75 anos de idade que realizaram cirurgia de revascularização miocárdica, um significante preditor de mortalidade pós-operatória foi glicose sérica maior do que 300 mg/dL.[31] A evidência sugere também que o dano hiperglicêmico durante a cirurgia cardiovascular pode ocorrer, algumas vezes, em concentrações não muito mais elevadas do que a faixa normal.

O detrimento da hiperglicemia no paciente cirúrgico cardiovascular está relacionado à isquemia cerebral encontrada durante estas cirurgias, em que a hiperglicemia provou exacerbar a injúria neurológica. Parece haver vários mecanismos diferentes pelos quais a hiperglicemia pode dar lugar à lesão neuronal na presença de isquemia cerebral,[32] incluindo acidose lática intracelular causada por glicólise anaeróbia[33] e perda da regulação microvascular.[34] Além disto, também podem ser fatores a queda do transporte de glutamina resultando em edema endotelial, a obliteração endotelial[35] e a transformação hemorrágica de infartos isquêmicos.[36] Finalmente, a redução significativa do transporte pela barreira hematoencefálica e do fluxo sanguíneo cerebral regional demonstrada com a hiperglicemia poderiam favorecer exacerbada lesão neuronal na presença de isquemia.[37]

Controle Glicêmico no Cenário do Infarto Agudo do Miocárdio

A isquemia aguda do miocárdio que geralmente antecede uma revascularização de emergência tem mostrado, também, estar associada independentemente com a resposta ao estresse. Em pacientes com IM agudo, os níveis de glicose elevados são um preditor de mortalidade em pacientes com e sem diabetes.[38,39] Além disto, a hiperglicemia estava relacionada com infartos de maior tamanho em pacientes sem histórico de diabetes tratados com terapia de perfusão para IM com elevação do segmento-ST.[40] Uma metanálise de regressão de dados publicados em 20 estudos com mais de 95.000 pacientes mostrou relação similar entre concentração da glicose em jejum e risco relativo elevado de evento cardiovascular sustentado.[41]

Mais uma vez, não apenas a hiperglicemia associou-se com resultados desfavoráveis no cenário do IM agudo, mas tratamentos para manter a euglicemia nas síndromes coronarianas agudas provaram ser benéficos para os resultados dos pacientes. Intervenções de controle glicêmico foram relacionadas aos resultados depois de um infarto agudo do miocárdio em pacientes diabéticos. O estudo *Diabetes and Insulin-Glicose Infusion in Acute Myocardical Infarction (DIGAMI)* avaliou fatores prognósticos e efeitos de tratamentos convencionais e agressivos para tratamento da hiperglicemia, iniciados dentro de 24 horas do IM, na taxa de mortalidade em pacientes com diabetes.[42] O estudo encontrou que o tratamento intensivo com insulina durante o IM reduziu os efeitos deletérios do pobre controle metabólico na incidência subsequente de morte.

Hiperglicemia Perioperatória e Resultados em Pacientes Gravemente Doentes

É comum a hiperglicemia associada com a resistência insulínica em pacientes gravemente doentes, mesmo quando eles não apresentam quadro prévio de diabetes.[43-45] Tem sido relatado que a hiperglicemia importante pode levar a complicações nestes pacientes.[46-48] Por exemplo: a hiperglicemia pré-operatória mostrou aumentar o risco de falência renal (risco relativo elevado de 3,7) nos pacientes criticamente enfermos em um estudo prospectivo observacional multicêntrico de 2.222 pacientes submetidos à cirurgia de revascularização miocárdica eletiva.[49]

A terapia insulínica intensiva para manter a glicose sanguínea igual ou menor que 110 mg/dL provou reduzir a taxa de morbidade e mortalidade entre pacientes criticamente adoecidos depois de cirurgia, independentemente do histórico positivo ou negativo de diabetes. Um grande estudo prospectivo, randomizado e controlado foi conduzido em adultos criticamente doentes admitidos numa UTI cirúrgica para avaliar o efeito do controle glicêmico nos resultados de tais pessoas.[50] Na admissão, os pacientes foram randomicamente alocados para receber terapia insulínica "intensiva" (manutenção dos níveis de glicose entre 80 e 110 mg/dL) ou tratamento "convencional" (infusão de insulina apenas se o nível de glicose excedesse 215 mg/dL e mantendo-se o nível de glicose entre 180 e 200 mg/dL). A terapia insulínica intensiva reduziu a taxa de mortalidade durante o cuidado intensivo de 8%, com o tratamento convencional, para 4,6%. O benefício da terapia insulínica intensiva foi atribuído ao seu efeito na taxa de mortalidade entre pacientes que permaneceram na UTI por mais de cinco dias (20,3% *versus* 10,6%, respectivamente terapia convencional *versus* insulínica intensiva). A maior redução na taxa de mortalidade envolveu mortes devido à falência de múltiplos órgãos, de origem séptica comprovada. A terapia insulínica também reduziu a taxa de mortalidade intra-hospitalar global em 34%, infecção sanguínea em 46%, falência renal aguda que necessitou de diálise ou hemofiltração em 41% e polineuropatia crítica em 44%. Pacientes que receberam terapia intensiva foram menos suscetíveis à ventilação mecânica prolongada e cuidados intensivos.

O controle rígido da glicemia na UTI, de forma similar, mostrou melhorar os resultados em pacientes que tiveram permanência prolongada (maior do que três dias). Os resultados incluíram redução da morbidade (como a disfunção renal e ventilação mecânica prolongada); no entanto, a taxa de mortalidade não foi significativamente reduzida com a análise dos dados de intenção de tratar (40% *versus* 37,3% em terapia convencional comparada com terapia glicêmica rígida). De forma surpreendente, entre os pacientes que tiveram permanência curta na UTI (menor do que três dias), a taxa de mortalidade foi maior no grupo de terapia glicêmica rígida (26,8% *versus* 18,8%, respectivamente grupos tratados de forma intensiva e convencional). Depois de ajuste para características de base, incluindo os resultados do *Acute Physiological Assessment and Chronic Health Evaluation (APACHE 2)*, esta diferença não foi estatisticamente significativa. O aumento da taxa de mortalidade, embora numericamente não significativo, necessitará de investigações adicionais.

Hiperglicemia Perioperatória e Resultados após Lesão Cerebral

O valor prognóstico da hiperglicemia como um reflexo da extensão do dano cerebral tem sido elucidado em pacientes com infarto cerebral, hemorragia intracerebral, hemorragia subaracnóidea e injúria traumática na cabeça. Uma análise de regressão multivariada mostrou forte correlação entre a glicose sanguínea (dentro de 24 horas do acidente) e os resultados em 1259 pacientes com acidente vascular cerebral (AVC) isquêmico agudo e confirmou que a hiperglicemia pode piorar o desfecho clínico no acidente vascular cerebral não lacunar (ateroembólico e cardioembólico).[51] A extensão hemorrágica do AVC isquêmico tem sido também bastante correlacionada, tanto em frequência como em extensão, com a hiperglicemia em várias séries clínicas, assim como em estudos experimentais.[52]

A hiperglicemia depois de uma hemorragia subaracnóidea demonstrou estar associada com sequelas hospitalares graves, incluindo aumento da permanência na UTI, aumento da taxa de mortalidade e incapacidade grave.[53] A hiperglicemia também mostrou piorar os resultados neurológicos depois de uma injúria traumática cerebral,[54,55] em que a lesão cerebral está associada com uma resposta simpático-adrenomedular aguda caracterizada pelo aumento dos níveis sanguíneos de catecolaminas. O aumento das catecolaminas circulantes causa hipertensão intracraniana,[56] resposta cardiovascular hiperdinâmica,[57] aumento da necessidade de oxigênio cerebral[58] e aumento dos níveis de glicose sérica.[59]

ÁREAS DE INCERTEZA

Poucas áreas em hiperglicemia clínica e suas intervenções necessitam de pesquisas adicionais, incluindo a elucidação do mecanismo de exacerbação da hiperglicemia, o desenvolvimento de complicações advindas da hiperglicemia e as variáveis que melhoram o controle da glicemia perioperatória.

1. Mecanismos centrais subjacentes à exacerbação da hiperglicemia e suas complicações:
   a. Hormônios contrarregulatórios
   b. Utilização de glicose reduzida (resistência insulínica)
   c. O papel da resposta inflamatória (citocinas)
   d. Variabilidade glicêmica e aumento da produção de radicais livres

2. Melhora do controle glicêmico:
   a. Refinamento e padronização de protocolos de insulina e monitorização da glicose sérica
   b. Alvos glicêmicos otimizados para unidades de tratamento intensivo
   c. O papel das diferentes técnicas e agentes anestésicos sobre o controle glicêmico
   d. Impacto da terapia insulínica intensiva intraoperatória e resultados perioperatórios

No entanto, o controle glicêmico tem sido fortemente defendido por vários autores e alguns argumentam que o controle glicêmico rigoroso pode colocar alguns pacientes em risco de hipoglicemia significativa.[1] O estudo de Chaney e colaboradores[59a] documentou que a tentativa de manter a normoglicemia com insulina durante o BCP pode desencadear hipoglicemia pós-operatória em pacientes não diabéticos. Além disto, os níveis seguros de glicose depois de uma cirurgia variaram amplamente de um estudo para outro, com limiar proposto algumas vezes tão baixo como 100 mg/dL ou tão alto quanto 200 mg/dL.

Até agora, não há consenso geral no mecanismo fisiopatológico pelo qual a hiperglicemia aumenta o risco de complicações infecciosas. A maioria dos autores acredita que, se o risco aumentado em indivíduos diabéticos está relacionado ao efeito de curta duração da hiperglicemia, o controle rígido poderia reduzir tal risco. De outra forma, alguns autores argumentam que, se o risco está relacionado indiretamente ao controle glicêmico pela sua longa conexão com a doença microvascular, a desvantagem do controle glicêmico rígido (i. e., aumento do risco de hipoglicemia significativa, somado aos custos da monitorização) poderia prevalecer sobre quaisquer benefícios potenciais.

DIRETRIZES

Embora os ensaios clínicos tenham demonstrado os efeitos deletérios da hiperglicemia perioperatória, o alvo ideal para o benefício cardiovascular intraoperatório e controle glicêmico pós-operatório não estão totalmente claros. Os resultados de análises de regressão sugerem que a concentração de glicose sanguínea controlada menor do que 150 mg/dL no período perioperatório pode melhorar os resultados e minimizar o risco de hipoglicemia grave nos pacientes anestesiados.

O *American College of Endocrinology* recentemente publicou suas recomendações de que a concentração de glicose deveria ser menor do que 110 mg/dL e não exceder 180 mg/dL em pacientes hospitalizados. No caso de pacientes na UTI, a concentração deveria permanecer menor do que 110 mg/dL. O uso de terapia insulínica intravenosa para manter o controle glicêmico no período perioperatório também foi recomendado.

As diretrizes para cuidado perioperatório dos pacientes com diabetes tiveram níveis glicêmicos recomendados altos o bastante para evitar a hipoglicemia, mas baixos o suficiente para prevenir o catabolismo excessivo, cetoacidose e hiperosmolaridade.[60,61]

RECOMENDAÇÕES DOS AUTORES

Para casos eletivos, a preparação pré-operatória é a prática introdutória geral. Os pacientes diabéticos deveriam ter controle glicêmico adequado pré-operatoriamente, período em que os desfechos mais favoráveis estão associados com nível de hemoglobina glicosilada igual ou menor do que 7,4%.

Uma abordagem balanceada para a manutenção da normoglicemia e terapia insulínica intensiva estão provavelmente justificadas. Inicialmente, é importante atentar para o estabelecimento de níveis normais de glicose sanguínea por medidas profiláticas:

- Evitar soluções contendo glicose
- Minimizar a carga de glicose durante cirurgia cardíaca nas soluções prime do BCP e cardioplégica
- Antecipar a hiperglicemia associada com o início de infusão de soluções de catecolaminas exógenas

Os níveis de glicose sanguínea devem ter alvos controlados durante o período perioperatório, particularmente na população de pacientes de alto risco, o que inclui:

- Pacientes com diabetes mellitus
- Pacientes que estão em alto risco de isquemia do miocárdio
- Pacientes que se submetem a procedimentos cirúrgicos vasculares
- Pacientes que se submetem a procedimentos cirúrgicos maiores ou prolongados
- Pacientes que serão admitidos na UTI no período pós-operatório
- Pacientes que apresentam hiperglicemia aguda no período pós-operatório
- Pacientes que se submetem a procedimentos neurocirúrgicos para injúria cerebral traumática

Uma vez que a terapia insulínica foi implementada, o mais importante, a chave para minimizar a relação risco/benefício da terapia intervencionista é a monitorização frequente da glicose sanguínea.

REFERÊNCIAS

1. Centers for Disease Control and Prevention: *National diabetes fact sheet: General information and national estimates on diabetes in the United States.* Atlanta, US Dept of Health and Human Services, Centers for Disease Control and Prevention, 2003.
2. Engelgau MM, Geiss LS, Saaddine JB, et al: The evolving diabetes burden in the United States. *Ann Intern Med* 2004;140: 945-950.
3. Perioperative management of diabetic patients. Any changes for the better since 1985? *Anaesthesia* 1996;51:45-51.
4. Schade DS: Surgery and diabetes. *Med Clin North Am* 1988;72: 1531-1543.
5. Gandhi GY, Nuttall GA, Abel MD, Mullany CJ, Schaff HV, O'Brien PC, et al: Intensive intraoperative insulin therapy versus conventional glucose management during cardiac surgery—a randomized trial. *Ann Intern Med* 2007;146:233-243.
6. Lazar HL: Enhanced preservation of acutely ischemic myocardium and improved clinical outcomes using glucose-insulinpotassium (GIK) solutions. *Am J Cardiol* 1997;80:90A-93A.

7. Lazar HL, Chipkin SR, Fitzgerald CA, Bao Y, Cabral H, Apstein CS: Tight glycemic control in diabetic coronary artery bypass graft patients improves perioperative outcomes and decreases recurrent ischemic events. *Circulation* 2004;109:1497-1502.

8. Lell WA, Nielsen VG, McGiffin DC, Schmidt FEJ, Kirklin JK, Stanley AWJ: Glucose-insulin-potassium infusion for myocardial protection during off-pump coronary artery surgery. *Ann Thorac Surg* 2002;73:1246-1251.

9. Malmberg K, Ryden L, Wedel H, et al (DIGAMI 2 Investigators): Intense metabolic control by means of insulin in patients with diabetes mellitus and acute myocardial infarction (DIGAMI 2): Effects on mortality and morbidity. *Eur Heart J* 2005;26:650-661.

10. Mehta SR, Yusuf S, Diaz R, et al (CREATE-ECLA Trial Group Investigators): Effect of glucose-insulin-potassium infusion on mortality in patients with acute ST-segment elevation myocardial infarction: The CREATE-ECLEA randomized controlled trial. *JAMA* 2005;293:437-446.

11. Giddings AEB, Mangnall D, Rowlands BJ, Clark RG: Early changes due to operation in the insulin response to glucose. *Ann Surg* 1977;681-686.

12. Yki-Jarvinen H, Helve E, Koivisto VA: Hyperglycemia decreases glucose uptake in type I diabetes. *Diabetes* 1987;36:892-896.

13. Yaksh TL, Hammond DL: Peripheral and central substrates involved in the rostrad transmission of nociceptive information. *Pain* 1982;13:1-85.

14. Allison SP, Tomlin PI, Chamgerlain MJ: Some effects of anaesthesia and surgery on carbohydrate and fat metabolism. *Br J Anaesth* 1969;41:588-593.

15. Ichikawa Y, Kawagoe M, Nishikai M, Hoshida K, Homma M: Plasma corticotropin (ACTH), growth hormone (GH) and 11-OHCS (hydroxycorticosteroid) response during surgery. *J Lab Clin Med* 1971;33:481-487.

16. Newsome HH, Rose JC: The response of human adrenocorticotrophic hormone and growth hormone to surgical stress. *J Clin Endocrinol Metab* 1971;78:881-887.

17. McCowen KC, Malhotra A, Bistrian BR: Stress-induced hyperglycemia. *Crit Care Clin* 2001;17:107-124.

18. Chernow B, Alexander R, Smallridge RC, et al: Hormonal responses to graded surgical stress. *Arch Intern Med* 1987;147:1273-1278.

19. Clarke RS: The hyperglycaemic response to different types of surgery and anaesthesia. *Br J Anaesth* 1970;42:45-53.

20. Goodson W, Hunt T: Studies of wound healing in experimental diabetes mellitus. *J Surg Res* 1977;22:221-227.

21. Yue DK, Swanson B, McLennan S, Marsh M, Spaliviero J, Delbridge L, et al: Abnormalities of granulation tissue and collagen formation in experimental diabetes, uraemia and malnutrition. *Diabetic Medicine* 1986;3(3):221-225.

22. Weringer EJ, Kelso JM, Tamai IY, Arquilla ER: Effects of insulin on wound healing in diabetic mice. *Acta Endocrinologica* 1982;99(1):101-108.

23. Bokyo EJ, Lipsky BA: Infection and diabetes. In Harris MI, Cowie CC, Stern MP, Bokyo EJ, Reiber GE, Bennet PH, editors: *Diabetes in America*, ed 2. NIH pub no 95-1468. Washington, DC, US Government Printing Office, 1995, pp 485-499.

24. Pomposelli JJ, Baxter JK, Babineau TJ, Pomfret EA, Driscoll DF, Forse A, Bistrian BR: Early postoperative glucose control predicts nosocomial infection rate in diabetic patients. *J Parent Enteral Nutrition* 1998;22:77-81.

25. Zerr K, Furnary A, Grunkemeier G, Bookin S, Kanhere V, Starr A: Glucose control lowers the risk of wound infection in diabetes after open heart operations. *Ann Thorac Surg* 1997;63:356-361.

26. Furnary AP, Zerr KJ, Grunkemcier GL, Starr A: Continuous intravenous insulin infusion reduces the incidence of deep sternal wound infection in diabetic patients after cardiac surgical procedures. *Ann Thorac Surg* 67:352-360, 1999.

27. Golden SH, Peart-Vigilance C, Kao L, Brancati FL: Perioperative glycemic control and the risk of infectious complications in a cohort of adults with diabetes. *Diabetes Care* 1999;22(9):1408-1413.

28. Werb MR, Zinman B, Teasdale SJ, et al: Hormonal and metabolic responses during coronary artery bypass surgery: Role of infused glucose. *J Clin Endocrinol Metab* 1989;69:1010-1018.

29. Braden H, Cheema-Dhadli S, Mazer CD, et al: Hyperglycemia during normothermic cardiopulmonary bypass: The role of the kidney. *Ann Thorac Surg* 1998;65:1588-1593.

30. Svensson S, Ekroth R, Milocco I, et al: Glucose and lactate balances in heart and leg after coronary surgery: Influence of insulin infusion. *Scand J Thorac Cardiovasc Surg* 1989;23:145-150.

31. Rady MY, Ryan T, Starr NJ: Perioperative determinants of morbidity and mortality in elderly patients undergoing cardiac surgery. *Crit Care Med* 1998;26:225-235.

32. Wass CT, Lanier WL: Glucose modulation of ischemic brain injury: Review and clinical recommendations. *Mayo Clinic Proc* 1996;71:801-812.

33. Davies MG, Hagen PO: Alterations in venous endothelial cell and smooth muscle cell relaxation induced by high glucose concentrations can be prevented by aminoguanidine. *J Surg Res* 1996;63:474-479.,

34. Li PA, Siesjo BK: Role of hyperglycaemia-related acidosis in ischaemic brain damage. *Acta Physiol Scand* 1997;161:567-580.

35. Kawai N, Stummer W, Ennis SR, et al: Blood-brain barrier glutamine transport during normoglycemic and hyperglycemic focal cerebral ischemia. *J Cereb Blood Flow Metab* 1999;19:79-86.

36. Broderiick JP, Hagen T, Brott T, Tomsick T: Hyperglycemia and hemorrhagic transformations of cerebral infarcts. *Stroke* 1995;26:484-487.

37. Kawai N, Keep RF, Betz Al, Nagao S: Hyperglycemia induces progressive changes in the cerebral micro-vasculature and blood-brain barrier transport during focal cerebral ischemia. *Acta Neurochir* 1998;71:219-221.

38. Sala J, Masia R, Gonzalez de Molina FJ, et al (REGICOR Investigators): Short-term mortality of myocardial infarction patients with diabetes or hyperglycaemia during admission. *J Epidemiol Community Health* 2002;56:707-712.

39. Kosiborod M, Rathore SS, Inzucchi SE, et al Admission glucose and mortality in elderly patients hospitalized with acute myocardial infarction: Implications for patients with and without recognized diabetes. *Circulation* 2005;111:3078-3086.

40. Timmer JR, van der Horst IC, Ottervanger JP, et al (Zwolle Myocardial Infarction Study Group): Prognostic value of admission glucose in non-diabetic patients with myocardial infarction. *Am Heart J* 2004;148:399-404.

41. Coutinho M, Gerstein HC, Wang Y, Yusaf S: The relationship between glucose and incident cardiovascular events: A metaregression analysis of published data from 20 studies of 95,738 individuals followed for 12.4 years. *Diabetes Care* 1999;22:233-240.

42. Malmberg K, Norhammar A, Wedel H, Ryden L: Glycometabolic state at admission: Important risk marker in mortality in conventionally treated patients with diabetes mellitus and acute myocardial infarction: Long-term results from the DIGAMI Study. *Circulation* 1999;99:2626-2632.

43. Wolfe RR, Allsop JR, Burke JE: Glucose metabolism in man: Responses to intravenous glucose infusion. *Metabolism* 1979;28:210-220.

44. Wolfe RR, Herndon DN, Jahoor P, NEyoshi H, Wolfe M: Effect of severe burn injury on substrate cycling by glucose and fatty acids. *N Engl J Med* 1987;317:403-408.

45. Krinsley S: Effect of intensive glucose management protocol on the mortality of critically ill adult patients. *Mayo Clin Proc* 2004;79:992-1000.

46. Mizock RA: Alterations in carbohydrate metabolism during stress: A review of the literature. *Am J Med* 1995;98:75-84.

47. McCowen KC, Malhotra A, Bistrian BR: Stress-induced hyperglycemia. *Crit Care Clin* 2001;17:107-124.

48. Scott JF, Robinson GM, French JM, O'Connell JE, Alberti KG, Gray CS: Glucose potassium insulin infusions in the treatment of acute stroke patients with mild to moderate hyperglycemia: The Glucose Insulin in Stroke Trial (GIST). *Stroke* 1999;30:793-799.

49. Mangano CM, Diamondstone LS, Ramsay JG, et al: Renal dysfunction after myocardial revascularization: Risk factors, adverse outcomes, and hospital resource utilization. The Multi-center Study of Perioperative lschemia Research Group. *Ann Intern Med* 1998;128:194-203.

50. Van den Berghe G, Wouters P, Weekers F, et al: Intensive insulin therapy in critically ill patients. *N Engl J Med* 2001;345:1359-1367.

51. Bruno A, Biller J, Adams HP Jr, et al: Acute blood glucose level and outcome from ischemic stroke: Trial of ORG 10172 in Acute Stroke Treatment (TOAST) investigators. *Neurology* 1999;52:280-284.

52. de Courten-Meyers G, Meyers Re, Schoofield L: Hyperglycemia enlarges infarct size in cerebrovascular occlusion in cats. *Stroke* 1988;19:623-630.

53. Rontera J, Fernandez A, Claassen J, Schmidt M, Schumacher C, Wartenberg K, et al: Hyperglycemia after SAH. Predictors, associated complications, and impact on outcome. *Stroke* 2006;37:1-6.
54. Jeremitsky E, Omert LA, Dunham CM, Wilberger J, Rodriguez A: The impact of hyperglycemia on patients with severe brain injury. *J Trauma* 2005;58:47-50.
55. Carlson AP, Schermer CR, Lu SW: Retrospective evaluation of anemia and transfusion in traumatic brain injury. *J Trauma* 2006;61(3):567-571.
56. Langfitt TW, Weinstein JD, Kassell NF: Cerebral vasomotor paralysis produced by intracranial hypertension. *Neurology* 1965;15:622-641.
57. Clifton GL, Ziegler MG, Grossman RG: Circulating catecholamines and sympathetic activity after head injury. *Neurosurgery* 1981;8:10-13.
58. Rosner MJ, Newsome HH, Becker DP: Mechanical brain injury: The sympathoadrenal response. *J Neurosurg* 1984;61:76-86.
59. De Salles AAF, Muizelaar JP, Young HF: Hyperglycemia, cerebrospinal fluid lactic acidosis, and cerebral blood flow in severely head-injured patients. *Neurosurgery* 1987;21:45-50.
59a. Chaney MA, Nikolov MP, Blakeman BP, Bakhos M. Attempting to maintain normoglycemia during cardiopulmonary bypass with insulin may initiate postoperative hypoglycemia. *Anesth Analg* 1999;89:1091-1095.
60. Hirsch I, Paauw D: Inpatient management of adults with diabetes. *Diabetes Care* 1995;18:870-878.
61. Alberti KGMM: Diabetes and surgery. In Porte D Jr, Sherwin R, editors: *Ellenberg and Rifkin's diabetes mellitus*, ed 5. Stamford, CT, Appleton & Lange, 1997, pp 875-878.

29 Quando a Reposição Perioperatória de Glicocorticoides Deve ser Administrada?

Diane E. Head, MD; Aaron Joffe, DO e Douglas B. Coursin, MD

Os glicocorticoides foram introduzidos na prática clínica em 1949 com o lançamento de uma preparação purificada conhecida como cortisona. O tratamento foi revolucionário para os pacientes que sofrem de insuficiência suprarrenal (ISR) e para o tratamento de outras doenças agudas e crônicas, como artrite reumatoide e lúpus eritematoso sistêmico. Pouco tempo após a introdução da cortisona, dois relatos de casos foram publicados descrevendo pacientes cirúrgicos em tratamento crônico com glicocorticoides cujo tratamento foi realizado no período perioperatório. O primeiro envolveu um homem de 34 anos de idade que teve o tratamento com cortisona (25 mg duas vezes por dia) interrompido 48 horas antes da cirurgia. Sua morte subsequente foi atribuída à ISR aguda causada pela retirada abrupta dos glicocorticoides. No entanto, houve circunstâncias extenuantes que podem ter contribuído para sua morte.[1,2] O segundo caso envolveu uma mulher de 20 anos de idade que vinha tomando 62,5 a 100 mg de cortisona por dia havia aproximadamente quatro meses. Ela morreu menos de seis horas após a cirurgia, sendo que os achados da necrópsia confirmaram hemorragias suprarrenais bilaterais e atrofia cortical indicativas de ISR.[2,3] A partir destes relatos de casos chegou-se à sabedoria convencional de complementar os pacientes que recebem esteroides exógenos com grandes "doses de estresse" durante todo o período perioperatório. Esta prática tem sido objeto de estudo ao longo da última década devido a questões sobre eficácia e à preocupação com efeitos colaterais de doses excessivas.

Glicocorticoides endógenos são derivados do colesterol produzidos na zona fasciculada do córtex suprarrenal. Sua liberação é controlada por um mecanismo de *feedback* conhecido como eixo hipotalâmico-hipofisário-suprarrenal (HHSR). O hormônio liberador de corticotrofina (*corticotropin-releasing hormone* - CRH,), liberado pelo hipotálamo, age sobre a glândula hipófise iniciando a produção do hormônio adrenocorticotrófico (adrenocorticotropic hormone - ACTH,) ou corticotrofina. ACTH então estimula as glândulas suprarrenais a produzir cortisol, que age como *feedback* negativo para o CRH no hipotálamo. Os glicocorticoides são fatores integrantes na homeostase e no metabolismo celulares normais. O cortisol potencializa a produção de catecolaminas e regula a síntese, responsividade, acoplamento e regulação dos receptores beta-adrenérgicos. Os glicocorticoides também regulam o metabolismo normal dos carboidratos, proteínas e lipídeos. Os

hormônios glicocorticoides modulam a função cardiovascular e a cicatrização de feridas e têm inúmeras outras funções metabólicas importantes.[4-6]

A secreção diária de glicocorticoide endógeno é estimada entre 5 e 10 mg/m². Este valor corresponde a 5 a 7mg/dia de prednisona oral ou 20 a 30 mg/dia de hidrocortisona. A síntese de cortisol pode aumentar em condições de estresse para 100 mg/m²/dia.[7-16]

Deficiências da produção de glicocorticoides resultam em ISR, que pode ser classificada como processo primário, secundário ou terciário, com formas aguda e crônica (Tab. 29-1). ISR primária ocorre em pacientes que apresentam destruição de mais de 90% das glândulas suprarrenais por hemorragia, tumor, infecção ou processo inflamatório. Isto resulta na produção deficiente tanto de mineralocorticoides como de glicocorticoides. A ISR primária é relativamente rara, na maioria das vezes resultando de destruição autoimune das glândulas suprarrenais. Nas regiões em desenvolvimento, é mais comumente causada pela destruição tuberculosa das suprarrenais. A ISR secundária também é relativamente incomum e resulta de produção insuficiente de ACTH proveniente da destruição ou disfunção da glândula hipófise em si.[7,17]

A ISR terciária, ou iatrogênica, é o tipo mais comumente encontrado. A ISR terciária resulta da supressão do eixo HHSR ao longo do tempo, como resultado da administração de glicocorticoides exógenos. A supressão crônica de ACTH devido a tratamento com esteroides leva à atrofia da suprarrenal. Isto pode resultar numa situação potencialmente nociva caso os glicocorticoides exógenos sejam interrompidos, porque as suprarrenais já não conseguem produzir cortisol adequado.[18] Muitos ensaios têm avaliado a necessidade de glicocorticoides para proteger os pacientes de ISR aguda no período perioperatório. O uso de esteroides para modular doenças ameaçadoras da vida, como sepse e síndrome da angústia respiratória aguda (SARA) em pacientes criticamente doentes, é um enfoque comum de pesquisa.[6]

Neste capítulo, evidências que sustentam a necessidade de suplementação perioperatória de glicocorticoide são revisadas juntamente com a dosagem adequada de glicocorticoides para proteger pacientes de ISR aguda, induzida por estresse. Indicações atuais baseadas em evidência para tratamento com esteroides na sepse grave, SARA, meningite, lesão medular aguda e traumatismos crânio-encefálicos são também analisadas.

Capítulo 29 *Quando a Reposição Perioperatória de Glicocorticoides Deve ser Administrada?* 185

Tabela 29-1	Características da Insuficiência Suprarrenal (ISR)		
Tipo	**Características**	**Incidência**	**Etiologia**
Primária	Disfunção, destruição ou reposição de glândula suprarrenal independente de ACTH; requer mais de 90% de perda de tecido adrenal Perda de mineralocorticoide e produção de glicocorticoide Aumento da produção de ACTH Requer terapia ao longo da vida	Prevalência: 40-110 casos/milhão Incidência: seis casos/milhão por ano	Autoimune (70%-90% dos casos nos EUA), frequentemente associado à síndrome de deficiência poliglandular Infecção por HIV é a causa infecciosa mais comum nos Estados Unidos ISR desenvolve-se em 30% dos pacientes com AIDS avançada Tuberculose é a causa infecciosa mais comum em todo o mundo Inflamação Câncer (mama, pulmão, melanoma mais comum) Infecção aguda Crise addisoniana (meningococemia, púrpura fulminante, estresse, hemorragia, choque)
Secundária	Dependente de ACTH Sinais e sintomas em geral causados por perda da função glicocorticoide Em geral tem função mineralocorticoide íntegra Raramente hipovolêmica, mais comumente hipoglicêmica	Incomum	ACTH reduzido ou ausente (pode ser disfunção pan-hipopituitária ou hipopituitária anterior) Depressão, disfunção/lesão pituitária Tumor, insuficiência ou disfunção hipotalâmica pós-parto
Terciária	Causada por depressão ou ausência hipotalâmica/hipofisária	Forma mais comum	Em geral devido à terapia iatrogênica com corticosteroides e supressão do eixo HHSR

De Coursin DB, Wood KE: *JAMA 2002;287:236-240;* Orth DS, Kovas J: In Wilson JD, Foster DW, *et al: Williams textbook of endocrinology,* ed 9, Philadelphia, WB Saunders, 1998; Oelkers W: *N Engl J Med 1996;335:1206-1212.*
ACTH, hormônio adrenocorticotrófico (corticotrofina); *AIDS,* síndrome da imunodeficiência adquirida; *HIV,* vírus da imunodeficiência humana; eixo *HHSR,* eixo hipotalâmico-hipofisário-suprarrenal

EVIDÊNCIAS PARA REPOSIÇÃO PERIOPERATÓRIA DE ESTEROIDES

A maioria dos dados clínicos sobre terapia de reposição suprarrenal no período perioperatório baseia-se em casuística ou é retirada da experiência clínica. A reposição de glicocorticoides tem sido frequentemente realizada em uma base empírica com pouca relação com a duração da dosagem, dose diária total, estresse da cirurgia ou a capacidade de avaliar o eixo HHSR e a produção de cortisol. Em 1953, Lewis e colaboradores[3] propuseram as primeiras diretrizes de tratamento para pacientes que tomavam glicocorticoides exógenos. Estas diretrizes, que recomendaram grandes aumentos de glicocorticoides perioperatórios, tornaram-se o padrão de tratamento, apesar de serem baseadas em experiência limitada sem comprovação científica. Há alguns experimentos clínicos bem concebidos, prospectivos, randomizados, cegos, que pesquisam a suplementação perioperatória ideal de esteroides. Além disto, estudos futuros que investigam o uso perioperatório ideal de esteroides são improváveis devido a custo, problemas logísticos e limitações de recrutamento.

EVIDÊNCIAS DE QUE A INSUFICIÊNCIA SUPRARRENAL INDUZIDA POR CIRURGIA É NOCIVA

Os relatos de casos de Fraser e colaboradores[1] e Lewis e colaboradores[3] foram suficientes para convencer a comunidade médica de que a ISR aguda decorrente de retirada perioperatória de glicocorticoides tinha potencial para causar riscos graves de morbidade e mortalidade. Em 1976, Kehlet[19] produziu uma extensa revisão de 57 relatos de casos de 1952 a 1973 documentando choque perioperatório ou morte em pacientes que estavam tomando glicocorticides. Em todos os casos, suspeitava-se que os desfechos adversos eram secundários à ISR induzida por estresse. O intervalo entre a cirurgia e choque ou morte variava desde o pré-operatório até 48 horas de pós-operatório. Curiosamente, apenas três dos 57 casos apresentaram hipotensão e níveis baixos de cortisol plasmático para sugerir ISR aguda. O restante dos casos foi inconclusivo ou não havia evidências que ligassem os desfechos à ISR.[19]

Em contrapartida, dois grandes estudos de Mohler e colaboradores[20] e Alford e colaboradores[21] sustentam a raridade da ISR aguda secundária à cobertura inadequada perioperatória com glicocorticoides. Moheler e colaboradores[20] realizaram uma revisão retrospectiva de 6947 procedimentos urológicos em pacientes tratados com glicocorticoides. Apenas um caso de ISR perioperatória foi identificado (0,01% dos pacientes).[20,22] Alford e colaboradores[21] realizaram uma revisão semelhante de 4346 cirurgias cardiotorácicas e confirmaram apenas cinco casos de ISR (0,1% dos pacientes). Estas revisões sustentam o fato de que ISR cirurgicamente induzida pode ocorrer, porém é uma ocorrência relativamente rara.

Um grupo de pacientes que pode merecer especial consideração é o de pacientes cirúrgicos idosos. Para determinar a incidência e o desfecho de ISR em pacientes idosos com alto

186 Seção III MANEJO PERIOPERATÓRIO

risco cirúrgico, Rivers e colaboradores[23] realizaram um estudo de caso observacional prospectivo. Cento e quatro pacientes adultos que precisaram de terapia com vasopressor pós-operatoriamente, apesar de ressuscitação volêmica adequada, receberam um teste de estimulação com cosintropina (ACTH sintético) com medições de cortisol plasmático em 30 e 60 minutos. Hidrocortisona empírica (100 mg por via intravenosa [IV] para três doses) foi administrada a critério da equipe primária. Disfunção suprarrenal (definida como cortisol sérico inferior a 20 mg/dL, com mudança de cortisol inferior a 9 mg/dL após ACTH) ou hipoadrenalismo funcional (cortisol sérico inferior a 30 mg/dL, com mudança no cortisol de menos de 9 mg/dL após ACTH) acometeu 32,7% dos pacientes. A taxa de mortalidade foi significativamente menor nos pacientes tratados com hidrocortisona com ISR (21% versus 45%, p <0,01). Esta incidência de ISR relativa é maior do que seria esperada tanto para a população geral como para a cirúrgica e para aqueles em tratamento crônico com esteroides.

QUE PACIENTES DEVEM SER TRATADOS?

Durante muitos anos, os pacientes cirúrgicos sob tratamento com glicocorticoides foram colocados em uma dose padronizada "estabelecida" de esteroide suplementar durante todo o período perioperatório. Este método em seguida entrou em discussão devido aos efeitos deletérios de grandes doses de esteroides, como má cicatrização de feridas, controle glicêmico inadequado, retenção de líquidos, hipertensão arterial, desequilíbrios eletrolíticos, imunossupressão, sangramento gastrointestinal e efeitos psicológicos desagradáveis.[2] Foi preconizado um esquema de reposição que aproximaria a duração e magnitude da resposta do estresse cirúrgico normal, minimizando o excesso de exposição ao esteroide e evitando os efeitos colaterais desagradáveis.

Em uma revisão de 1994, Salem e colaboradores[8] concluíram o seguinte:
1. Os médicos precisam repor os glicocorticoides apenas em uma quantidade equivalente à resposta fisiológica normal ao estresse cirúrgico.[24-26]
2. O risco de anestesiar e operar pacientes tratados sem suplementação de glicocorticoides (uso prolongado no pré-operatório, mas nenhum administrado intraoperatoriamente) é dependente da duração e gravidade da cirurgia.[8]

Além disto, recomenda-se também que a quantidade e a duração da terapia com esteroide leve em consideração a dose e duração pré-operatória do glicocorticoide.[8]

QUAL A RESPOSTA NORMAL AO ESTRESSE CIRÚRGICO?

No trabalho de Salem e colaboradores,[8] sete análises prospectivas de 1957 a 1975 que examinaram a secreção de cortisol após cirurgia de grande porte foram revisadas. O número combinado de indivíduos em todas as pesquisas foi de 40. Nenhum dos pacientes nos estudos apresentava insuficiência suprarrenal ou estava tomando glicocorticoides. O intervalo de 24

horas de secreção de cortisol foi amplo, variando de 60 mg/24 horas a 310 mg/24 horas. Em 1973, Kehlet e Binder[12] encontraram uma taxa de secreção de cortisol de 10 mg/h no pós-operatório imediato, que diminuiu para 5 mg/h em 24 horas após a cirurgia. O trabalho de Wise e colaboradores, em 1972, descobriu que a secreção de 24 horas de cortisol era de apenas 60 mg.[8-15] No entanto, é geralmente aceito que pacientes mais saudáveis, não dependentes de esteroides, irão secretar algo em torno de 75 e 150 mg de cortisol nas primeiras 24 horas após uma cirurgia de grande porte ou até 100 mg/dia.[2,7,27]

INTEGRIDADE DO EIXO HIPOTALÂMICO-HIPOFISÁRIO-SUPRARRENAL EM PACIENTES FAZENDO USO CRÔNICO DE ESTEROIDES

Vários estudos confirmaram que os pacientes tratados com pequenas doses de esterides têm respostas normais ao teste de HHSR. La Rochelle e colaboradores[28] observaram prospectivamente a integridade do eixo HHSR em pacientes que receberam uma dose baixa crônica de prednisona. Eles selecionaram 50 pacientes dependentes de esteroides que receberam não mais que 10 mg/dia de prednisona por uma duração média de 41 meses. Os pacientes então receberam teste de estimulação rápida com cosintropina com 250 mcg deste fármaco. Todos os pacientes que receberam menos de 5 mg/dia tiveram uma resposta normal do cortisol à cosintropina. Aqueles que receberam entre 5,5 e 6,8 mg/dia exibiram uma resposta intermediária e aqueles com médias acima de 6,8 mg/dia exibiram uma resposta suprimida ao estímulo de ACTH.

Em 1995, Friedman e colaboradores[29] avaliaram prospectivamente 28 pacientes sob tratamento crônico com glicocorticoides que se submeteram a um total de 35 cirurgias ortopédicas de grande porte, incluindo prótese total de quadril e joelho. A dose média de prednisona foi de 10 mg/dia, com uma duração média da terapia de sete anos. Nenhuma dose de estresse perioperatória de esteroides foi administrada, embora o tratamento de momento basal tenha sido mantido. Os pacientes foram observados para detecção de mudanças na pressão arterial, febre, eletrólitos séricos e outras variáveis clínicas. Além disto, o cortisol livre na urina de 24 horas foi medido para identificar os níveis normais e aumentos que refletissem a produção de glicocorticoides endógenos. Apesar da ausência de corticosteroides em doses de "estresse", não houve mudanças significativas nos parâmetros clínicos indicativos de deficiência perioperatória de glicocorticoide. Além disso, marcadores bioquímicos revelaram uma resposta endógena normal ao estresse, apesar da utilização crônica de esteroides.

Em 1973, Kehlet e Binder[16] realizaram um estudo prospectivo de caso controle para determinar se pacientes em terapia crônica com glicocorticoides poderiam montar uma resposta fisiológica à cirurgia de grande porte se os esteroides fossem descontinuados perioperatoriamente. Com 14 pacientes não dependentes de esteroides submetidos a cirurgias como controles, eles acompanharam 74 pacientes sob tratamento de longo prazo com glicocorticoides submetidos à cirurgia de grande porte (dose de prednisona de 5 a 80 mg/dia) e 30 pacientes dependentes de esteroides submetidos a cirurgias de pequeno porte (dose de prednisona de 5 a 30 mg/dia). Os glicocorticoides foram suspensos 36 horas antes da cirurgia e reiniciados 24 horas após a cirurgia. Os níveis plasmáticos de cortisol foram medidos para as primeiras 24 horas do pós-operatório. Aproximadamente 30% dos pacientes tratados com glicocorticoides exibiram uma resposta adrenocortical embotada à cirurgia, mas apenas um paciente apresentou sinais ou sintomas clínicos de ISR. Curiosamente, a maioria dos controles na categoria de cirurgia de pequeno porte mostrou pouca ou nenhuma resposta do cortisol à cirurgia. Os pesquisadores concluíram que as respostas suprarrenais prejudicadas eram mais prevalentes em pacientes tomando doses mais elevadas e para aqueles tomando esteroides por duração de tempo mais longa. Os pacientes que receberam mais de 12,5 mg de prednisona por mais de seis meses, mais de 10 mg de prednisona por mais de dois anos ou mais de 7,5 mg de prednisona por mais de cinco anos apresentaram todos uma resposta adrenocortical reduzida. O paciente sintomático não apresentou cortisol plasmático detectável, mas foi tratado sem morbidade resultante. A partir desse estudo, pode-se levantar a hipótese de que mesmo uma resposta de ACTH prejudicada pode ser um pouco protetora e que a dose e duração da terapia com esteroide influenciam na resposta do cortisol ao estresse.

Kenyon e Albertson[30] realizaram um estudo prospectivo em 40 pacientes que estavam recebendo prednisona (doses de 5 a 10 mg/dia) e foram admitidos ao hospital devido a doenças, anormalidades metabólicas ou cirurgia. Não foram administradas doses de estresse de esteroides em qualquer momento durante a internação. Ao longo das primeiras 36 horas, os autores mediram o cortisol sérico, o cortisol urinário de 24 horas e ACTH. Depois que as condições clínicas dos pacientes melhoraram, um teste de estimulação com cosintropina (250 mcg) foi repetido. Embora a resposta ao teste de estímulo de cosintropina tenha sido anulada em 63% dos indivíduos, 97% apresentaram concentrações de cortisol urinário normais ou aumentadas. Isto implica que, apesar do tratamento crônico com esteroides, a função suprarrenal e a produção endógena de glicocorticoides foram suficientes para satisfazer ao estresse da doença ou cirurgia.[8,30]

DURAÇÃO E GRAVIDADE – ADAPTAÇÃO DOS ESQUEMAS

O uso rotineiro de reposição de esteroides com a dose que se ajusta a todos" em pacientes cirúrgicos entrou em questão em 1975, quando Kehlet sugeriu que os procedimentos fossem divididos em categorias "maior" e "menor". Na categoria "maior" – cirurgias de grande porte (intratorácica, vascular maior ou cirurgias abdominais maiores), a recomendação foi de 25 mg IV de hidrocortisona na indução, seguidos por 10 mg IV de hidrocortisona a cada 24 horas até que o paciente seja capaz de retomar a terapia esteroide oral. O objetivo desta abordagem foi o de substituir de forma adequada a necessidade de aumento do cortisol de 75 para 150 mg nas primeiras 24 horas.[7,16] Para cirurgias de pequeno porte – categoria "menor" (cirurgias que levam menos de uma hora e aquelas realizadas sob anestesia local), Kehlet sugeriu 25 mg IV de hidrocortisona no início da cirurgia, com o tratamento oral sendo retomado após a cirurgia.[27] Esta recomendação foi baseada em um estudo que mostrou que indivíduos normais frequentemente não elevam uma resposta de estresse a cirurgias de pequeno porte e, no máximo, secretam 50 mg/dia de cortisol.[16]

Em 1978 Gran e Pahle[31] recomendaram acetato/fosfato de betametasona *depot* (depósito) como uma única injeção intramuscular (IM) em pacientes perioperatórios recebendo glicocorticoides. Em um estudo de coorte prospectivo em 1461 pacientes cirúrgicos em tratamento crônico com esteroides, os pacientes receberam betametasona depot antes da cirurgia, 2 mg para procedimentos de grande porte e 1 mg para procedimentos menores. Não houve relatos de ISR, cicatrização retardada ou sangramento gastrointestinal. Os autores concluem que a facilidade de administração é uma grande vantagem deste esquema.

Salem e colaboradores[8] alertaram que a suplementação perioperatória deve ser individualizada e baseada na dose anterior de esteroide, na duração e no grau de estresse cirúrgico previsto. Para pequenas cirurgias, 25 mg de hidrocortisona ou dose equivalente (prednisona oral ou um equivalente parenteral) foram sugeridos, com o reinício da dose crônica no dia seguinte à cirurgia. Para procedimentos de estresse moderado percebido, tais como uma colecistectomia aberta ou uma ressecção segmentar de cólon, recomendaram-se 50 a 75 mg/dia de equivalente oral ou parenteral de hidrocortisona, com uma rápida redução durante um a dois dias. Para cirurgias de grande porte, como a cirurgia cardíaca que envolve revascularização, recomendou-se uma meta de 100 a 150 mg de equivalente à hidrocortisona por dia, com uma rápida redução ao longo de dois a três dias (Tab. 29-3).

ÁREAS DE INTERESSE EM DESENVOLVIMENTO E PERMANENTE CONTROVÉRSIA

Existem várias áreas de interesse específico na administração terapêutica de glicocorticoides em pacientes criticamente doentes. Estes incluem o tratamento dos pacientes com sepse grave e choque séptico, SARA, meningite, traumatismo cranioencefálico (TCE) e lesão medular (LM) aguda. A utilização de etomidato em pacientes gravemente enfermos, um tema de interesse renovado, também é analisada.

Sepse Grave e Choque Séptico

Diversos estudos prospectivos de grande porte realizados nas décadas de 1970 e 1980 utilizando doses suprafisiológicas de corticosteroides (p. ex., 30 mg/kg de metilprednisolona) até várias vezes por dia não mostraram um benefício de sobrevida em pacientes com choque séptico. Em alguns casos, a morbidade foi aumentada devido a complicações infecciosas secundárias.[32-37] Nos últimos anos, porém, tem havido um interesse renovado em glicocorticoides com doses baixas a moderadas ("fisiológicas") no tratamento da sepse. Annane e colaboradores[38] relataram um experimento prospectivo, randomizado, placebo-controlado (ERC) de dose baixa de corticosteroides no choque séptico. Neste estudo, 300 pacientes com choque séptico refratário à ressuscitação volêmica e a vasopressores foram randomizados para receber 50 mg IV de hidrocortisona a cada seis horas, mais 50 mcg diários de fludrocortisona oral por sete dias, versus placebo. Todos foram submetidos a

Seção III MANEJO PERIOPERATÓRIO

teste de estimulação com cosintropina. Nos 229 pacientes não responsivos ao teste de ACTH (76%), houve uma redução significativa do risco de morte no grupo esteroide versus placebo (53% *versus* 63%, $p = 0,02$). Além disto, a duração da terapia vasopressora foi significativamente menor em pacientes tratados com corticosteroides. Não foram encontradas diferenças significativas em termos de eventos adversos entre os grupos. Este influente estudo conduziu a um interesse renovado e ao uso clínico generalizado de suplementação fisiológica (suplementação de 300 mg/dia ou menos de hidrocortisona ou seu equivalente) de glicocorticoides no tratamento de choque séptico e hipotensão induzida por sepse.

Em contrapartida, o recente estudo com 499 pacientes, *Corticosteroid Therapy of Septic Shock (CORTICUS)* não relatou qualquer benefício de suplementação de corticosteroide sobre a sobrevida global ou reversão do choque.[39] No maior ECR multicêntrico até hoje, os pacientes com choque séptico não responsivos a líquidos e vasopressores foram randomizados para receber esteroides (50 mcg de hidrocortisona a cada seis horas durante cinco dias, seguidos por uma redução de seis dias) ou placebo. Todos foram submetidos a teste de estimulação com cosintropina antes do tratamento. No início do estudo realizado por Annane, não houve diferença na taxa de mortalidade entre os grupos da hidrocortisona e do placebo naqueles que não responderam à estimulação com cosintropina. Nos pacientes cujo choque foi reversível, a reversão ocorreu mais rapidamente no grupo da hidrocortisona, embora houvesse mais superinfecções no grupo do tratamento. Outros efeitos colaterais foram hiperglicemia e hipernatremia.

Evidências sobre os esteroides no tratamento da sepse estão em desenvolvimento contínuo. As diretrizes internacionais mais recentes do *Surviving Sepsis Campaign* de 2008 para o tratamento de sepse grave e choque séptico recomendam que a terapia com esteroide com dose de estresse só seja administrada após o tratamento convencional com líquidos e vasopressores falhar em restabelecer a perfusão adequada. As diretrizes também sugerem que o teste de estimulação com cosintropina não seja utilizado para identificar aqueles com choque séptico que irão receber tratamento com hidrocortisona.[40]

Síndrome da Angústia Respiratória Aguda

Tem sido relatado que os corticosteroides, em doses de 1 mg/kg/dia de metilprednisolona ou equivalente, vem levando à melhora da inflamação pulmonar e dos parâmetros fisiológicos pulmonares.[41] Um estudo randomizado em único centro envolvendo 24 pacientes na fase fibroproliferativa ($\geq$ sete dias a partir do início) de SARA relataram melhora da função pulmonar e sobrevida com administração prolongada e dose moderada de corticosteroides.[42]

No entanto, o estudo *ARDSnet Clinical Trial Group*, um ECR multicêntrico com 180 pacientes, de esteroides na SARA persistente, não relatou um benefício de mortalidade com tratamento com esteroides.[43] Neste estudo, a metilprednisolona (2 mg/kg para uma dose e, em seguida, 0,5 mg/kg a cada seis horas durante 14 dias, com uma redução estendida) foi associada a reduções dos sintomas de choque e dias no respirador, à melhora da complacência do sistema respiratório e redução da necessidade de terapia vasopressora, mas não à melhora da sobrevida. Além disto, foram identificadas taxas de mortalidade significativamente aumentadas de 60 e 180 dias em

pacientes tratados com esteroides, inscritos mais de 14 dias após o início da doença. As complicações infecciosas não aumentaram, mas a incidência de fraqueza neuromuscular foi maior nos pacientes tratados com metilprednisolona.

Um ECR prospectivo recentemente publicado que administrou metilprednisolona por infusão contínua em 91 pacientes com SARA precoce (início $\leq$ 72 horas) relatou melhoras na função pulmonar e função de órgãos extrapulmonares e reduções tanto da duração da ventilação mecânica como do tempo de permanência na unidade de terapia intensiva (UTI).[44] Deve-se notar que uma vigilância rigorosa da infecção, estreito controle da glicose e o máximo desuso de fármacos de bloqueio neuromuscular eram parte integrante do protocolo.

Dadas as inconsistências nas evidências clínicas, o papel exato dos corticosteroides na SARA continua evasivo e requer um estudo mais aprofundado com ECRs multicêntricos.

Meningite, Traumatismo Crânio-encefálico e Lesão Medular Aguda

Um ECR recente e uma revisão sistemática indicam que a dexametasona, administrada em conjunto com a primeira dose de antibiótico, reduz significativamente a taxa de mortalidade, perda auditiva grave e sequelas neurológicas em adultos com meningite bacteriana adquirida na comunidade.[45,46]

Apesar de uma incidência significativa de hipoadrenalismo logo após o TCE (25%), há fortes indícios contra o tratamento rotineiro com corticosteroides em pacientes com lesões na cabeça.[47] Em um grande estudo multicêntrico, o risco de morte devido a todas as causas em um período de 14 dias foi maior naqueles pacientes com TCE, que receberam uma infusão de 48 horas de corticosteroides, quando comparados com aqueles que receberam placebo. Além disto, aos seis meses, o risco relativo de morte ou incapacidade grave favoreceram o grupo do placebo.[48,49]

O tratamento da LM aguda com esteroides é controverso. Evidências dos estudos *National Acute Spinal Cord Injury Studies* (NASCIS) no início da década de 1990 deram suporte ao tratamento com alta dose de metilprednisolona (30 mg/kg com infusão de 5,4 mg/kg/h durante 24 horas) após LM aguda, idealmente administrada em um período de oito horas de lesão.[50] Com base nestes estudos iniciais, o tratamento foi amplamente adotado e tornou-se um padrão de cuidados médicos. Contudo, tem havido muitas críticas ao formato e análises estatísticas do estudo, e surgiram outras evidências clínicas conflitantes, fazendo com que alguns clínicos abandonassem o uso devido a uma proporção risco/benefício inaceitável.[51-53] Uma revisão Cochrane apoia o uso de metilprednisolona para LM, assim como o faz uma revisão retrospectiva recente sobre o uso de esteroides na LM cervical aguda incompleta.[54,55] Em pesquisa realizada por Leypold e colaboradores,[56] que comparou lesões medulares agudas por meio de características de ressonância magnética, os pacientes que receberam metilprednisolona apresentaram significativamente menos hemorragia intramedular do que aqueles que não foram tratados.

Um indicativo da situação é um estudo recente de 305 cirurgiões de coluna que verificaram que 90% iriam iniciar metilprednisolona, especialmente se dentro do período de janela de oito horas. Mais importante ainda, é que muitos citaram protocolos institucionais e razões médico-legais como

Capítulo **29** *Quando a Reposição Perioperatória de Glicocorticoides Deve ser Administrada?* **189**

justificativa para sua utilização, enquanto apenas 24% usaram tratamento com corticosteroides devido a uma crença em melhorar os desfechos.[57] Uma área de debate contínuo, altas doses de metilprednisolona podem ser eficazes na promoção de algum grau de melhora neurológica se administrada logo após a lesão, embora sejam necessários ECRs mais bem concebidos.

Etomidato

Recentemente, houve um aumento do interesse no uso do agente de indução etomidato em pacientes criticamente doentes, em particular para facilitar a intubação. Um derivado imidazólico, o etomidato é frequentemente um agente de primeira linha para intubação endotraqueal ou sedação para procedimento no paciente severamente enfermo devido aos seus efeitos colaterais hemodinâmicos mínimos. Entretanto, sabe-se que inibe a enzima 11β-hidroxilase responsável pela conversão de 11β-deoxicortisol em cortisol no interior da glândula suprarrenal. A potente supressão da esteroidogênese da suprarrenal pelo etomidato foi primeiramente descrita em 1984 por Wagner e White.[58] Um relato mais recente confirma que ISR definida como uma resposta inadequada à administração de 250 mcg de cosintropina pode durar 24 horas em crianças que sofrem sepse meningocócica[59] e por até 48 horas em adultos criticamente doentes.[60] No entanto, uma publicação recente relatou que nem um desfecho clínico nem terapia foram afetados quando o etomidato foi utilizado em pacientes com alto grau de enfermidade.[61] A relevância clínica do efeito do etomidato sobre a função suprarrenal permanece aberta ao debate. Até que novas evidências estejam disponíveis, alguns autores recomendam que o etomidato seja utilizado com critério no paciente criticamente doente, enquanto outros recomendam sua descontinuação por completo, em particular em pacientes com sepse grave ou choque séptico.

DIRETRIZES

Existem, atualmente, diretrizes limitadas sobre o uso perioperatório de uma reposição de glicocorticoides. Uma análise Cochrane em curso sobre tratamento perioperatório com esteroides para o paciente com insuficiência suprarrenal está em andamento.[62]

Tabela 29-3	Diretrizes para Terapia de Suplementação Suprarrenal
Estresse Clínico ou Cirúrgico	**Dosagem de Corticosteroide**
MENOR	
Reparo de hérnia inguinal Colonoscopia Doença febril branda Náuseas/vômitos brandos-moderados Gastroenterite	25 mg de hidrocortisona ou 5 mg de metilprednisolona IV apenas no dia no procedimento
MODERADO	
Colecistectomia aberta Hemicolectomia Doença febril significativa Pneumonia Gastroenterite grave	50-75 mg de hidrocortisona ou 10-15 mg de metilprednisolona IV no dia do procedimento Reduzir para dose habitual entre um a dois dias
GRAVE	
Cirurgia cardiotorácica maior Procedimento de Whipple Ressecção de fígado Pancreatite	100-150 mg de hidrocortisona ou 25-30 mg de metilprednisolona IV no dia do procedimento Reduzir para dose habitual entre um a dois dias

De Coursin DB, Wood KE: *JAMA* 2002;287:236-240.

Tabela 29-2	**Potência Comparativa dos Esteroides (Base mg)***			
Preparação do Esteroide	**Efeito Glicocorticoide**	**Efeito Mineralocorticoide**	**Meia-vida Biológica (h)**	**Formulação**
Hidrocortisona	1	1	6-8	VO, IV, IM
Prednisona	4	0,1-0,2	18-36	VO
Metilprednisolona	5	0,1-0,2	18-36	IV
Dexametasona	30	<0,1	36-54	VO, IV
Fludrocortisona	0	20	18-36	VO

IM, intramuscular; *IV*, intravenoso; *NPO*, nada por via oral; *VO*, via oral.
*Suplementação intravenosa é a via preferida para pacientes que são NPO, têm absorção imprevisível ou precária de medicamentos, ou estresses maiores ou doença crítica. A prednisona não é recomendada a pacientes que não são capazes de metilá-la em forma ativa.

190 Seção III MANEJO PERIOPERATÓRIO

RECOMENDAÇÕES DOS AUTORES

- Pacientes sob tratamento crônico com glicocorticoides de mais de 5 mg/dia de prednisona ou equivalente (Tab. 29-2) deve receber sua dose terapêutica diária, quer por via oral ou parenteral (especialmente se houver uma questão de absorção enteral), antes de um procedimento ou durante uma doença. Um programa de suplementação graduada da dose básica de glicocorticoides do paciente (conforme descrito na Tab. 29-3) é preconizado para pacientes com doenças ou procedimentos cada vez mais estressantes. Doses suplementares devem ser reduzidas para o valor basal de maneira relativamente rápida (dentro de um ou dois dias), dependendo do estresse da cirurgia e da doença, bem como da resposta do paciente. Medicamentos orais devem ser administrados quando o paciente é capaz de ingeri-los e absorvê-los. Os pacientes com ISR primária geralmente requerem reposição de mineralocorticoides e glicocorticoides, a menos que a dose total de hidrocortisona seja superior a 50 mg em um período de 24 horas. A maioria dos pacientes com ISR secundária ou terciária apresenta síntese íntegra de aldosterona e em geral exige apenas reposição de glicocorticoides. Raramente, ou nunca, os pacientes requerem mais que 200 mg/dia de hidrocortisona ou equivalente para a terapia de reposição de glicocorticoide ou suplementação de mineralocorticoide. Embora a crise suprarrenal perioperatória seja rara, um programa de reposição de glicocorticoide com base fisiológica parece ser eficaz em limitar efeitos colaterais desagradáveis e comprometimento secundário à ISR aguda. A taxa relativamente elevada de hipoadrenalismo funcional em pacientes sépticos e idosos deve ser analisada. Estes pacientes devem receber reposição fisiológica perioperatória de esteroide conforme necessário, com base na situação clínica e mensurações aleatórias do cortisol.
- O uso rotineiro de corticosteroides em pacientes com choque séptico ou SARA não é recomendado, mas deve ser utilizado de acordo com cada caso, pesando o nível absoluto de cortisol em pacientes com choque séptico e a relação risco/benefício na sepse ou SARA. A estimulação com cosintropina não é recomendada rotineiramente na avaliação de pacientes com choque séptico.
- Um curso breve de esteroides é rotineiramente recomendado para o tratamento agudo de causas comuns de meningite bacteriana, especialmente por *Streptococcus pneumoniae*.
- O tratamento com corticosteroides para LM aguda é controverso, embora geralmente seja utilizado se iniciado em um período de oito horas da lesão. O bolus de metilprednisolona em um período de oito horas da lesão, seguido de uma infusão de 24 a 48 horas, é aconselhado.
- Esteroides não são, contudo, recomendados no tratamento de TCE.
- O etomidato está associado à inibição transitória da esteroidogênese suprarrenal e deve ser utilizado criteriosamente no paciente criticamente doente.

REFERÊNCIAS

1. Fraser CG, Preuss FS, Bigford WD: Adrenal atrophy and irreversible shock associated with cortisone therapy. *JAMA* 1952;149:1542-1543.
2. Nicholson G, Burrin JM, Hall GM: Peri-operative steroid supplementation. *Anaesthesia* 1998;53:1091-1104.
3. Lewis L, Robinson RF, Yee J, Hacker LA, Eisen G: Fatal adrenal cortical insufficiency precipitated by surgery during prolonged continuous cortisone treatment. *Ann Intern Med* 1953;39:116-126.
4. Zaloga GP, Marik P: Hypothalamic-pituitary-adrenal insufficiency. *Crit Care Clin* 2001;17:25-41.
5. Saito T, Takanashi M, Gallagher E, et al: Corticosteroid effect on early beta-adrenergic down-regulation during circulatory shock. *Intensive Care Med* 1995;21:204-210.
6. Coursin DB, Wood KE: Corticosteroid supplementation for adrenal insufficiency. *JAMA* 2002;287:236-240.
7. Orth DS, Kovas WJ: The adrenal cortex. In Wilson JD, Foster DW, Kronenberg HM, Larsen PR, editors: *Williams textbook of endocrinology*, ed 9. Philadelphia, WB Saunders, 1998.

8. Salem M, Tanish RE, Bromberg J, et al: Perioperative glucocorticoid coverage: A reassessment 42 years after emergence of a problem. *Ann Surg* 1994;219:416-425.
9. Hardy JD, Turner MD: Hydrocortisone secretion in man: Studies of adrenal vein blood. *Surgery* 1957;42:194-201.
10. Hume DM, Bell CC, Bartter F: Direct measurement of adrenal secretion during operative trauma and convalescence. *Surgery* 1962;52:174-187.
11. Wise L, Margraf HW, Ballinger WF: A new concept on the pre and postoperative regulation of cortisol secretion. *Surgery* 1972;72:290-299.
12. Kehlet K, Binder C: Value of an ACTH test in assessing hypothalamic-pituitary-adrenocortical function in glucocorticoid-treated patients. *Br Med J* 1973;2:147-149.
13. Peterson RE: The miscible pool and turnover rate of adrenocortical steroids in man. *Recent Prog Hormone Res* 1959;15:231-274.
14. Ichikawa Y: Metabolism of cortisol-4C-14 in patients with infections and collagen diseases. *Metabolism* 1966;15:613-625.
15. Thomas JP, El-Shaboury AH: Aldosterone secretion in steroidtreated patients with adrenal suppression. *Lancet* 1971;I:623-625.
16. Kehlet K, Binder C: Adrenocortical function and clinical course during and after surgery in unsupplemented glucocorticoidtreated patients. *Br J Anesth* 1973;45:1043-1049.
17. Oelkers W: Adrenal insufficiency. *N Engl J Med* 1996;335:1206-1212.
18. Streck WF, Lockwood DW: Pituitary adrenal recovery following short term suppression with corticosteroids. *Am J Med* 1979;66:910-914.
19. Kehlet H: *Clinical course and hypothalamic-pituitary-adrenocortical function in glucocorticoid-treated surgical patients*. Copenhagen, FADL's Forlag, 1976.
20. Mohler JL, Flueck JA, McRoberts JW: Adrenal insufficiency following unilateral adrenal pseudocyst resection. *J Urol* 1986;135:554-556.
21. Alford WC Jr, Meador CK, Mihalevich J, et al: Acute adrenal insufficiency following cardiac surgical procedures. *J Thorac Cardiovasc Surg* 1979;78:489-493.
22. Mohler JL, Michel KA, Freedman AM, et al: The evaluation of postoperative function of the adrenal gland. *Surg Gynecol Obstet* 1985;161:551-556.
23. Rivers EP, Gaspari M, Saad GA, et al: Adrenal insufficiency in high-risk surgical patients. *Chest* 2001;119:889-896.
24. Chernow B, Alexander HR, Thompson WR, et al: The hormonal responses to surgical stress. *Arch Intern Med* 1987;147:1273-1278.
25. Udelsman R, Ramp J, Gallucci WT, et al: Adaptation during surgical stress—a re-evaluation of the role of glucocorticoids. *J Clin Invest* 1986;44:1377-1381.
26. Udelsman R, Goldstein DS, Loriaux DL, Chrousos GP: Catecholamine-glucocorticoid interactions during surgical stress. *J Surg Res* 1987;43:539-545.
27. Kehlet H: A rational approach to dosage and preparation of parenteral glucocorticoid substitution therapy during surgical procedures. *Acta Anesthesiol Scand* 1975;19:260-264.
28. La Rochelle G, La Rochelle AG, Ratner RE, Borenstein DG: Recovery of the hypothalamic-pituitary-adrenal (HPA) axis in patients receiving low-dose prednisone. *Am J Med* 1993;95:258-264.
29. Friedman RJ, Schiff CF, Bromberg JS: Use of supplemental steroids in patients having orthopedic operations. *J Bone Joint Surg* 1995;77A:1801-1806.
30. Kenyon NJ, Albertson TE: Steroids and sepsis: Time for another re-evaluation. *J Intensive Care Med* 2002;17:68-74.
31. Gran L, Pahle JA: Rational substitution for steroid-treated patients. *Anaesthesia* 1978;33:59-61.
32. Cronin L, Cook DJ, Cartlet J, et al: Corticosteroid for sepsis: A critical appraisal and meta-analysis of the literature. *Crit Care Med* 1995;23:1430-1439.
33. Veterans Administration Systemic Sepsis Cooperative Study Group: Effect of high-dose glucocorticoid therapy on mortality in patients with clinical signs of systemic sepsis. *N Engl J Med* 1987;317:659-665.
34. Bone RC, Fisher CJ Jr, Clemmer TP, et al: A controlled clinical trial of high-dose methylprednisolone in the treatment of severe sepsis and septic shock. *N Engl J Med* 1987;317:653-658.
35. Bernard GR, Luce J, Sprung CL, et al: High-dose corticosteroids in patients with the adult respiratory distress syndrome. *N Engl J Med* 1987;317:1565-1570.

Capítulo 29 Quando a Reposição Perioperatória de Glicocorticoides Deve ser Administrada? 191

36. Lefering R, Neugebauer EA: Steroid controversy in sepsis and septic shock: A meta-analysis. *Crit Care Med* 1995;23:1294-1303.

37. Bollaert PE: Stress doses of glucocorticoids in catecholamine dependency: A new therapy for a new syndrome. *Intensive Care Med* 2000;26:3-5.

38. Annane D, Se´bille V, Charpentier C, et al: Effect of treatment with low doses of hydrocortisone and fludrocortisone on mortality in patients with septic shock. *JAMA* 2002;288:862-871.

39. Sprung CL, Annane D, Keh D, et al, CORTICUS Study Group: Hydrocortisone therapy for patients with septic shock. *N Engl J Med* 2008;358:111-124.

40. Dellinger RP, Levy MM, Carlet JM, et al: Surviving Sepsis Campaign: International guidelines for management of severe sepsis and septic shock: 2008. *Crit Care Med* 2008;36:296-327.

41. Annane D: Glucocorticoids for ARDS: *Just do it! Chest* 2007;131:945-946.

42. Meduri GU, Headley AS, Golden E, et al: Effect of prolonged methylprednisolone therapy in unresolving acute respiratory distress syndrome: A randomized controlled trial. *JAMA* 1998;280:159-165.

43. Steinberg KP, Hudson LD, Goodman RB, et al; National Heart, Lung, and Blood Institute Acute Respiratory Distress Syndrome (ARDS) Clinical Trials Network: Efficacy and safety of corticosteroids for persistent acute respiratory distress syndrome. *N Engl J Med* 2006;354:1671-1684.

44. Meduri GU, Golden E, Freire AX, et al: Methylprednisolone infusion in early severe ARDS: Results of a randomized controlled trial. *Chest* 2007;131:954-963.

45. van de Beek D, de Gans J, McIntyre P, et al: Corticosteroids for acute bacterial meningitis. *Cochrane Database Syst Rev* 2007;1:CD004405.

46. de Gans J, van de Beek D; European Dexamethasone in Adulthood Bacterial Meningitis Study Investigators: Dexamethasone in adults with bacterial meningitis. *N Engl J Med* 2002;347:1549-1556.

47. Powner DJ, Boccalandro C: Adrenal insufficiency following traumatic brain inury in adults. *Curr Opin Crit Care* 2008;14:163-166.

48. Roberts I, Yates D, Sandercock P, et al; CRASH trial collaborators: Effect of intravenous corticosteroids on death within 14 days in 10,008 adults with clinically significant head injury (MRC CRASH trial): Randomised placebo-controlled trial. *Lancet* 2004;364:1321-1328.

49. Edwards P, Arango M, Balica L, et al; CRASH trial collaborators: Final results of MRC CRASH, a randomised placebo-controlled trial of intra-

venous corticosteroid in adults with head injuryoutcomes at 6 months. *Lancet* 2005;365:1957-1959.

50. Bracken MB, Shepard MJ, Collins WF, et al: A randomized, controlled trial of methylprednisolone or naloxone in the treatment of acute spinal-cord injury. Results of the Second National Acute Spinal Cord Injury Study. *N Engl J Med* 1990;322:1405-1411.

51. Miller SM: Methylprednisolone in acute spinal cord injury: A tarnished standard. *J Neurosurg Anesthesiol* 2008;20:140-142.

52. George ER, Scholten PJ, Buechler CM: Failure of methylprednisolone to improve the outcome of spinal cord injury. *Am Surg* 1995;61:659-663.

53. Pointillart V, Petitjean ME, Wiart L: Pharmacotherapy of spinal cord injury during the acute phase. *Spinal Cord* 2000;38:71-76.

54. Bracken MB: Steroids for acute spinal cord injury. *Cochrane Database Syst Rev* 2002;(3):CD001046.

55. Tsutsumi S, Ueta T, Shiba K, et al: Effects of the Second National Acute Spinal Cord Injury Study of high-dose methylprednisolone therapy on acute cervical spinal cord injury—results in spinal injuries center. *Spine* 2006;31:2992-2996.

56. Leypold BG, Flanders AE, Schwartz ED, et al: The impact of methylprednisolone on lesion severity following spinal cord injury. *Spine* 2007;32:373-378.

57. Eck JC, Nachtigall D, Humphreys SC, et al: Questionnaire survey of spine surgeons on the use of methylprednisolone for acute spinal cord injury. *Spine* 2006;31:E250-253.

58. Wagner RL, White PF: Etomidate inhibits adrenocortical function in surgical patients. *Anesthesiology* 1984;61(6):647-651.

59. den Brinker M, Hokken-Koelega AC, Hazelzet JA, et al: One single dose of etomidate negatively influences adrenocortical performance for at least 24 h in children with meningococcal sepsis. *Intensive Care Med* 2008;34(1):163-168.

60. Vinclair M, Broux C, Faure P, et al: Duration of adrenal inhibition following a single dose of etomidate in critically ill patients. *Intensive Care Med* 2008;34:714-719.

61. Ray DC, McKeown DW: Effect of induction agent on vasopressor and steroid use, and outcome in patients with septic shock. *Crit Care* 2007;11:R56.

62. Yong SL: Supplemental perioperative steroids for surgical patients with adrenal insufficiency. Available at: http://www.cochrane.org/reviews/en/info_547503112316012746.html

30 A Escolha do Líquido Importa em Cirurgia de Grande Porte?

Anthony M. Roche, MBChB, FRCA, MMed; Catherine M.N. O'Malley, MBBS, FCARCSI e Elliott Bennett-Guerrero, MD

INTRODUÇÃO

Inúmeras preparações de líquidos intravenosos (IV) estão disponíveis para a reposição das perdas hídricas perioperatórias nos pacientes que se submetem à cirurgia de grande porte. A seleção de um líquido específico pode ser influenciada por múltiplos fatores. No passado, esta escolha pode ter sido governada por variáveis como disponibilidade, custo e tradição. Depois, a atenção foi focalizada sobre os possíveis efeitos sistêmicos das diversas preparações de líquidos. Além disto, há consciência de que determinados líquidos podem não apenas influenciar os parâmetros clínicos durante o período intraoperatório, como também afetar o resultado pós-operatório. De modo crescente, são os efeitos benéficos ou deletérios dos líquidos IV, independentemente de sua eficácia como expansores do volume sanguíneo, que influenciam os médicos na escolha da terapia de reposição hídrica para pacientes submetidos a procedimentos cirúrgicos maiores.

Muitos estudos clínicos e experimentais foram empreendidos para determinar os efeitos clínicos potenciais dos líquidos IV. Infelizmente, existe uma carência de estudos clínicos cegos, randomizados, prospectivos e grandes a respeito dos efeitos da administração intraoperatória de líquidos intravenosos sobre os resultados clínicos, apesar do fato de que aproximadamente três milhões de procedimentos cirúrgicos maiores são realizados por ano apenas nos Estados Unidos. Entretanto, múltiplos resultados foram examinados em pequenas investigações em populações de pacientes numerosas e diversificadas e nos estudos em voluntários saudáveis. Para abordar a questão "A escolha do líquido importa na cirurgia de grande porte?", consideraremos os dados disponíveis a partir de estudos clínicos prospectivos da reposição de líquido intravascular nos pacientes submetidos à cirurgia maior. No contexto desta cirurgia, é razoável supor que a administração de um pequeno volume de um determinado tipo de líquido é pouco provável de apresentar um impacto acentuado sobre o desfecho clínico. Presumivelmente, quando são observadas diferenças com pequenos volumes de líquido, estes efeitos também serão percebidos ao se administrar um volume maior. Portanto, consideraremos os estudos clínicos em que pelo menos 1 litro de líquido foi administrado no período intraoperatório. A interpretação dos estudos dos líquidos IV é um pouco confundida por seu tamanho e formato. Em muitos casos, somente pequeno número de pacientes é estudado. Estes ensaios podem não ter poder suficiente para detectar diferenças em desfechos clinicamente relevantes, sendo que, por conseguinte, seus resultados são interpretados tendo em mente tal advertência.

OPÇÕES

Tradicionalmente, os líquidos intravenosos têm sido classificados como de natureza cristaloide ou coloide. Os líquidos cristaloides compreendem as soluções eletrolíticas com ou sem um precursor de bicarbonato, como acetato ou lactato. Os coloides contêm uma proteína ou açúcar complexo suspenso em uma solução de eletrólitos. Uma diferenciação adicional entre os tipos de líquidos intravenosos pode ser baseada na natureza da solução. As preparações à base de NaCl a 0,9% (soro fisiológico [SF], solução salina normal), cristaloide ou coloide, não contêm eletrólitos diferentes de sódio e cloro. Em contraste, os líquidos balanceados à base de sal, como a solução de Ringer lactato (RL), são aqueles que possuem outros eletrólitos, com ou sem um precursor do bicarbonato.

Vários tipos de coloide estão disponíveis, porém, mais amiúde, são utilizados três: hidroxietilamido, gelatina e albumina. As preparações de hidroxietilamido (HES) diferem entre si de acordo com sua concentração, peso molecular e extensão da hidroxietilação ou substituição, com propriedades fisioquímicas variadas resultantes. As soluções de HES podem ser descritas de acordo com a concentração (3%, 6%, 10%), peso molecular médio ponderado em quilodaltons (kDa): peso molecular alto (450 a 670 kDa), peso molecular médio (200 kDa, 270 kDa) e peso molecular baixo (130 kDa, 70 kDa), e a substituição molar (0,38 a 0,7). O HES 450/0,7 está disponível em uma solução salina normal (HES 450/NS) e em uma solução salina balanceada com lactato (HES 450/BS). Duas formas de gelatina estão disponíveis: modificadas (succiniladas) e as poligelinas. Embora todos estes coloides sejam empregados na Europa, as gelatinas não estão disponíveis nos Estados Unidos e as únicas preparações de hidroxietilamido aprovadas pela *Food and Drug Administration (FDA)* são as formulações de alto peso molecular a 6% (450 kDa).

EVIDÊNCIA

O Impacto dos Líquidos Intravenosos Sobre a Coagulação

A administração de um grande volume de qualquer tipo de líquido IV irá causar a diluição das plaquetas e dos fatores de coagulação, podendo levar à coagulopatia. Além disto, os líquidos podem ter um impacto direto sobre a coagulação sanguínea através dos efeitos sobre os componentes circulantes da cascata de coagulação ou ao modificar a função plaquetária. Por causa da etiologia multifatorial do sangramento durante a cirurgia, é impossível saber em um paciente qualquer se o tipo de líquido administrado é a causa do sangramento independentemente do impacto da hemodiluição. Apenas estudos clínicos randomizados e especialmente idealizados podem determinar os efeitos líquido-específicos sobre o sangramento e sobre outros resultados clínicos. Embora muitos estudos reportem alguns resultados clínicos relacionados com o sangramento, um grande número foca as medições dos marcadores da coagulação e não são destinados a explorar os resultados de maior relevância clínica, como o uso de hemoderivados e a reexploração cirúrgica para o sangramento (Tab. 30-1).

As gelatinas não foram associadas, exceto em uma base anedótica, a anormalidades na coagulação ou ao sangramento perioperatório clinicamente significativo. Seis estudos prospectivos compararam as gelatinas com inúmeras preparações de HES em pacientes de cirurgia cardíaca[1] e não cardíaca.[2-6] A administração da gelatina não foi associada à maior perda sanguínea ou a mais transfusões de sangue ou hemoderivados do que qualquer outro líquido nestes estudos.

Os efeitos dos hidroxietilamidos e da albumina a 5% sobre a perda sanguínea perioperatória e os marcadores da coagulação sanguínea foram investigados em inúmeros ensaios clínicos.[7-17] Em um estudo de 120 pacientes de cirurgia de grande porte, a perda sanguínea foi maior entre os pacientes que receberam HES 450/SF do que nos pacientes que receberam HES 450/BS.[8] Outros estudos pequenos demonstraram pouca diferença em resultados de sangramento clinicamente significativo entre a albumina a 5% e o HES 450/SF.[7,9,11,12] No entanto, várias análises retrospectivas sugeriram que o HES 450/SF pode estar associado a mais sangramento do que os outros líquidos.[17-20]

Com relação à coagulação, outra variável potencialmente relevante relaciona-se com as propriedades do componente amido dos líquidos, em particular o peso molecular médio, o grau de substituição molar e a proporção C_2/C_6. Um hidroxietilamido está disponível na Europa e Canadá (**Voluven®**, Fresenius Kabi, Alemanha), o qual foi idealizado com um melhor perfil de coagulação em mente. Ele possui um peso molecular médio de 130, substituição molar de 0,4 e proporção C_2/C_6 de aproximadamente 9:1.[14,21-23] Diversos estudos demonstram que o **Voluven** tem menos efeitos adversos sobre a coagulação em comparação com amidos com peso molecular mais elevado ou impacto similar à gelatina sobre a coagulação.[14,21-23] Recentemente, o **Voluven** tornou-se comercialmente disponível nos Estados Unidos. Vale ressaltar que recente artigo descreveu um estudo de pacientes de cirurgia geral randomizados para a administração de um amido 140/0,4 balanceado com um amido 140/0,4 à base de soro fisiológico.[25] Outro amido que pode ser disponibilizado nos Estados Unidos é o **Pentalyte®**, um hetamido a 6% (peso molecular de 250.000, grau de substituição de 0,45) formulado em solução eletrolítica balanceada, contendo lactato, K^+, Ca^{2+} e Mg^{2+}. Existem alguns dados em animais e in vitro de que os efeitos da coagulação são mais favoráveis com este amido com peso molecular médio.[26,27] O **Pentalyte** foi submetido aos testes de fase II recentemente nos EUA.

Alguns estudos sugerem que a natureza da solução por si mesma pode influenciar a coagulação e o sangramento. O HES 450/SF pode estar associado a mais sangramento do que outros líquidos, sendo que o HES 670 em uma solução salina balanceada parece ser equivalente à albumina a 5% com relação aos resultados de sangramento.[10] Waters e colaboradores[28] reportaram que os pacientes submetidos à reparação de aneurisma de aorta abdominal que tomaram solução de lactato de Ringer receberam menores volumes de plaquetas e tiveram menor exposição a hemoderivados do que aqueles tratados com soro fisiológico. No entanto, existem outros dados que não suportam um efeito benéfico dos líquidos do tipo salino balanceado sobre a coagulação.[16,29]

Quando as diferenças entre os tipos de líquido são percebidas, elas podem ser mediadas através da função plaquetária comprometida, possivelmente como uma consequência do antígeno do fator de von Willebrand (vWF) circulante e do cofator vWF: ristocetina diminuídos em pacientes tratados com líquidos à base de soro fisiológico em lugar de líquidos à base de solução salina balanceada.[30] Uma segunda explicação possível é a falta de cálcio no NaCl a 0,9% e líquidos correlatos. O cálcio é um cofator necessário em vários pontos no processo de coagulação. É importante para a ativação dos fatores de coagulação, bem como para a função plaquetária normal. Em particular, a ligação do cálcio é um pré-requisito para a estabilidade e função do receptor de GPIIb/IIIa plaquetário. Este receptor liga-se ao fibrinogênio e ao vWF, com resultante ativação da plaqueta e agregação. Por meio da perda sanguínea e da administração de líquido intravenoso, os níveis de cálcio ionizado podem flutuar, sendo que esta variação pode afetar a coagulação. Os níveis de cálcio ionizado podem ser menores após a administração de soro fisiológico e de líquidos correlatos em lugar de líquidos salinos balanceados.[2,8,29,31] A presença de cálcio nos líquidos intravenosos pode manter níveis plasmáticos de cálcio mais constantes, evitando o potencial efeito deletério dos níveis de cálcio ionizado baixos ou flutuantes sobre a coagulação.

Muitos dos estudos clínicos dos efeitos dos líquidos intravenosos relacionados com a coagulação foram centrados sobre os resultados de sangramento, sem examinar o possível efeito pró-coagulante de diversas preparações de líquidos. É possível que determinados líquidos possam induzir a hipercoagulabilidade, a qual pode ser refletida não apenas pelo menor sangramento, como também por uma incidência aumentada de complicações trombóticas pós-operatórias (p. ex., trombose venosa profunda, acidente cerebrovascular cerebral). Existem alguns dados laboratoriais[8,29] para sugerir que a administração de líquidos IV pode induzir um estado hipercoagulável, mas o significado clínico disto permanece ser especificamente explorado em estudos clínicos prospectivos.

O Impacto dos Líquidos Intravenosos Sobre o Débito Urinário/Função Renal

Existe uma massa crescente de evidências sugerindo que o tipo de líquido administrado a um paciente pode ter um impacto significativo sobre a função renal. A administração do HES para pacientes gravemente doentes na unidade de terapia intensiva (UTI) foi associada ao desenvolvimento de disfunção renal.[32-34] Em contraste com isto, nenhuma diferença na função renal foi observada em 50 pacientes cirúrgicos cardíacos perioperatórios com disfunção renal conhecida (creatinina sérica de 1,5 a 2,5 mmol/L) randomizados para HES 130/SF ou solução de albumina a 5%.[35] Os dados em pacien-

Tabela 30-1 — O Impacto dos Líquidos Intravenosos Comumente Utilizados sobre a Coagulação: Ensaios Clínicos Randomizados Prospectivos da Administração Intraoperatória de ≥ 1 L de Líquido Intravenoso

Autor	Líquidos Estudados	Tipo de Cirurgia	Achados
Beyer e colaboradores[2]	HES 200/NS (n= 19), gelatina/NS (n = 22)	Ortopédica	Nenhuma diferença na perda sanguínea ou administração de hemoderivado
Boldt e colaboradores[29]	LR (n = 21), NaCl a 0,9% (n = 21)	Abdominal	Nenhuma diferença na perda sanguínea ou administração de hemoderivado
Boldt e colaboradores[37]	HES 130 (n = 25), albumina a 5% (n = 25)	Abdominal	Nenhuma diferença na perda sanguínea ou administração de hemoderivado
Claes e colaboradores[7]	HES 450/NS (n = 20), albumina a 5% (n = 20)	Neurocirúrgica, abdominal	Nenhuma diferença na perda sanguínea ou administração de hemoderivado
Gallandat Huet e colaboradores[21]	HES 200/NS (n = 29), HES 130/NS (n = 30)	Cardíaca	Maior perda sanguínea no grupo do HES 200/NS Nenhuma diferença na administração de hemoderivado, taxa de reoperação
Gan e colaboradores[8]	HES 450/BS (n = 60), HES 450/NS (n = 60)	Abdominal, ginecológica, ortopédica, urológica	Nenhuma diferença na perda sanguínea ou administração de hemoderivado
Gandhi e colaboradores[22]	HES 670/BS (n = 51), HES 130/NS (n = 49)	Ortopédica	Volumes similares administrados com algumas diferenças em algumas medidas da coagulação
Gold e colaboradores[9]	HES 450/NS (n = 20), albumina a 5% (n = 20)	Aneurisma de aorta abdominal	Nenhuma diferença na perda sanguínea ou administração de hemoderivado
Haisch e colaboradores[1]	HES 130/NS (n = 21), gelatina/NS (n = 21)	Cardíaca	Nenhuma diferença na perda sanguínea ou administração de hemoderivado
Haisch e colaboradores[3]	HES 130/NS (n = 21), gelatina/NS (n = 21)	Abdominal	Nenhuma diferença na perda sanguínea ou administração de hemoderivado
Huttner e colaboradores[6]	HES 70/NS (n = 20), HES 200/NS (n = 20), gelatina/NS (n = 20)	Abdominal	Nenhuma diferença na perda sanguínea ou administração de hemoderivado
Kumle e colaboradores[4]	HES 70/NS (n = 20), HES 200/NS (n = 20), gelatina/NS (n = 20)	Abdominal	Nenhuma diferença na perda sanguínea ou administração de hemoderivado
Lang e colaboradores[39]	HES 130/NS (n = 21), LR (n = 21)	Abdominal	Nenhuma diferença na perda sanguínea ou administração de hemoderivado
Langeron e colaboradores[14]	HES 130/NS (n = 52), HES 200/NS (n = 48)	Ortopédica	Mais administração de sangue alogênico no grupo do HES 200/NS
Marik e colaboradores[15]	HES 450/NS (n = 15), LR (n = 15)	Aneurisma de aorta abdominal	Nenhuma diferença na perda sanguínea ou administração de hemoderivado
McFarlane e Lee[40]	Plasmalyte 14 (n = 15), NaCl a 0,9% (n = 15)	Hepatobiliar, pancreática	Nenhuma diferença na perda sanguínea ou administração de hemoderivado
Mortelmans e colaboradores[5]	HES 200/NS (n = 21), geltina/NS (n = 21)	Ortopédica	Maior perda sanguínea no grupo do HES 200/NS, mais administração de sangue alogênico no grupo da gelatina
Petroni e colaboradores[10]	HES 450/BS (n = 14), albumina a 5%/BS (n = 14)	Cardíaca	Nenhuma diferença na perda sanguínea ou administração de hemoderivado
Prien e colaboradores[16]	LR (n = 6), albumina/NS (n = 6), HES 10%/NS (n = 6)	Hemipancreatoduodenectomia	Maior administração de sangue no grupo do LR
Scheingraber e colaboradores[38]	LR (n = 12), NaCl a 0,9% (n = 12)	Ginecológica	Nenhuma diferença na perda sanguínea
Van der Linden e colaboradores[24]	HES 130/NS (n = 64), gelatina/NS (n = 68)	Cirurgia cardíaca	Nenhuma diferença na perda sanguínea ou administração de hemoderivado
Virgilio e colaboradores[13]	LR (n = 14), albumina a 5%/BS (n = 15)	Cirurgia de aorta abdominal	Nenhuma diferença na perda sanguínea ou administração de hemoderivado
Vogt e colaboradores[11]	HES 200/NS (n = 20), albumina a 5%/NS (n = 21)	Ortopédica	Nenhuma diferença na perda sanguínea ou administração de hemoderivado
Vogt e colaboradores[12]	HES 200/NS (n = 20), albumina a 5%/NS (n = 21)	Urológica	Nenhuma diferença na perda sanguínea ou administração de hemoderivado
Waters e colaboradores[28]	NaCl a 0,9% (n = 33), LR (n = 33)	Aneurisma de aorta abdominal	Mais administração de plaquetas e exposição a hemoderivado no grupo do NaCl a 0,9%
Wilkes e colaboradores[31]	HES 450/NS e NS (n = 23), HES 450/BS e LR (n = 24)	Cirurgia abdominal, ortopédica, genitourinária, plástica	Nenhuma diferença na administração de hemoderivado

BS, solução à base de solução salina balanceada; *HES*, hidroxietilamido; *LR*, solução de lactato de Ringer; *NS* NaCl a 0,9% ou solução semelhante ao soro fisiológico.

Capítulo 30 — A Escolha do Líquido Importa em Cirurgia de Grande Porte? — 195

Tabela 30-2	O Impacto de Líquidos Intravenosos Comumente Utilizados Sobre a Função Renal: Ensaios Clínicos Randomizados Prospectivos da Administração Intraoperatória de ≥ 1 L de Líquido Intravenoso		
Autor	**Líquidos Estudados**	**Tipo de Cirurgia**	**Achados**
Beyer e colaboradores[2]	HES 200/NS ($n = 19$), gelatina/NS ($n = 22$)	Ortopédica	Nenhuma diferença no débito urinário, creatinina sérica
Boldt e colaboradores[29]	LR ($n = 21$), NaCl a 0,9% ($n = 21$)	Abdominal	Nenhuma diferença no débito urinário
Boldt e colaboradores[37]	HES 130 ($n = 25$), albumina a 5% ($n = 25$)	Abdominal	Nenhuma diferença no débito urinário ou marcadores de lesão renal
Boldt e colaboradores[35]	HES 130/NS ($n = 25$), albumina a 5% ($n = 25$)	Cardíaca	Nenhuma diferença no débito urinário ou nos marcadores da lesão renal. Aumento no NGAL (marcador da isquemia tubular) no grupo da albumina
Gallandat Huet e colaboradores[21]	HES 130/NS ($n = 30$), HES 200/NS ($n = 29$)	Cardíaca	Nenhuma diferença no débito urinário, creatinina sérica
Gan e colaboradores[8]	HES 450/BS ($n = 60$), HES 450/NS ($n = 60$)	Geral, ginecológica, ortopédica, urológica	Nenhuma diferença no débito urinário
Haisch e colaboradores[1]	HES 130/NS ($n = 21$), gelatina/NS ($n = 21$)	Cardíaca	Nenhuma diferença no débito urinário
Haisch e colaboradores[3]	HES 130/NS ($n = 21$), gelatina/NS ($n = 21$)	Abdominal	Nenhuma diferença no débito urinário
Kumle e colaboradores[4]	HES 70/NS ($n = 20$), HES 200/NS ($n = 20$), gelatina/SF ($n = 20$)	Abdominal	Nenhuma diferença no débito urinário, creatinina sérica, *clearance* da creatinina, excreção fracionada de sódio
Lang e colaboradores[39]	HES 130/NS ($n = 21$), LR ($n = 21$)	Abdominal	Menor débito urinário no grupo do HES 130/NS
Langeron e colaboradores[14]	HES 130/NS ($n = 52$), HES 200/NS ($n = 48$)	Ortopédica	Nenhuma diferença no débito urinário
Mahmood e colaboradores[36]	HES 200/NS ($n = 21$), HES 130/NS ($n = 21$), gelatina/SF ($n = 20$)	Aneurisma de aorta abdominal	Nenhuma diferença no débito urinário. Menor distúrbio nos marcadores ou na função glomerular e tubular com o HES 200/NS e HES 130/NS
Mortelmans e colaboradores[5]	HES 200/NS ($n = 21$), gelatina/NS ($n = 21$)	Ortopédica	Nenhuma diferença no débito urinário
O'Malley e colaboradores[42]	LR ($n = 25$), NaCl a 0,9% ($n = 26$)	Receptores de transplante renal	Nenhuma diferença no débito urinário, *clearance* da creatinina ou alteração na creatinina sérica. Menos hipercalemia e acidose metabólica nos pacientes tratados com LR
Scheingraber e colaboradores[38]	LR ($n = 12$), NaCl a 0,9% ($n = 12$)	Ginecológica	Nenhuma diferença no débito urinário
Virgilio e colaboradores[13]	LR ($n = 14$), albumina a 5%/BS ($n = 15$)	Cirurgia de aorta abdominal	Débito urinário maior no grupo do LR no segundo dia de pós-operatório
Vogt e colaboradores[11]	HES 200/NS ($n = 20$), albumina a 5%/NS ($n = 21$)	Ortopédica	Nenhuma diferença no débito urinário, *clearance* da creatinina. Maior creatinina sérica no grupo da albumina a 5%/NS em seis horas de pós-operatório
Vogt e colaboradores[12]	HES 200/NS ($n = 25$), albumina a 5%/NS ($n = 25$)	Urológica	Nenhuma diferença no débito urinário, creatinina sérica
Waters e colaboradores[28]	NaCl a 0,9% ($n = 33$), LR ($n = 33$)	Aneurisma de aorta abdominal	Maior débito urinário no grupo do NaCl a 0,9%, nenhuma diferença na creatinina sérica
Wilkes e colaboradores[31]	HES 450/NS e NS ($n = 23$), HES 450/BS e LR ($n = 24$)	Abdominal, ortopédica, genitourinária, plástica	Nenhuma diferença no débito urinário

BS, solução à base de solução salina balanceada; *HES*, hidroxietilamido; *LR*, solução de lactato de Ringer; *NS*, NaCl a 0,9% ou solução semelhante ao soro fisiológico.

196 Seção III MANEJO PERIOPERATÓRIO

tes com função renal normal submetidos à cirurgia de grande porte não demonstram que o HES é deletério para a função renal (Tab. 30-2). Os estudos clínicos compararam diferentes preparações de HES/NS,[4,14,21] HES/NS com gelatina[1,2,5,36] e HES/NS com albumina a 5%.[11,12,37] Apenas um destes estudos observou diferenças entre os grupos de estudo em medidas relatadas da função renal.[11]

Diversos estudos prospectivos randomizados compararam os efeitos de líquidos à base de soro fisiológico e líquidos à base de solução salina balanceada e perceberam maior débito urinário em pacientes tratados com preparações de líquido do tipo salino balanceado.[8,31,38] Na comparação de lactato de Ringer com o HES 130/NS, o débito urinário foi menor no grupo tratado com HES 130/NS.[39] A acidose metabólica hiperclorêmica pode ocorrer com a administração de grandes volumes de NaCl a 0,9% e líquidos à base de soro fisiológico.[11,28,31,38-40] A hipercloremia pode provocar vasoconstrição renal e uma diminuição na taxa de filtração glomerular,[41] o que pode explicar, em parte, o mecanismo para as supostas alterações induzidas pelo soro fisiológico no desempenho renal. De modo alternativo, a própria acidose metabólica pode induzir a vasoconstrição e a redistribuição do fluxo sanguíneo intrarrenal com os subsequentes efeitos sobre a função.

Outros pesquisadores não observaram função renal superior após a administração de líquidos salinos balanceados. O débito urinário intraoperatório foi maior em pacientes que receberam soro fisiológico do que nos pacientes que receberam solução de lactato de Ringer durante a reparação de aneurisma de aorta abdominal.[28] No entanto, os pacientes tratados com soro fisiológico receberam maior volume de líquido do que os pacientes no grupo do lactato de Ringer. Nos pacientes submetidos à cirurgia abdominal de grande porte, o débito urinário cumulativo medido no segundo dia de pós-operatório foi maior no grupo dos pacientes tratados com NaCl a 0,9% do que naqueles tratados com Ringer lactato, embora esta diferença não alcançasse significado estatístico. Nestes dois estudos, os pacientes tratados com soro fisiológico receberam quantidades significativas de bicarbonato de sódio no período intraoperatório para tratamento da acidose metabólica hiperclorêmica, sugerindo que a prevenção ou tratamento da acidose metabólica hiperclorêmica pode ter abolido o impacto negativo do soro fisiológico sobre a função renal de alguma maneira.

O impacto da escolha do líquido foi estudado em 51 pacientes submetidos à transplante renal.[42] Os pacientes foram randomizados para receber NaCl a 0,9% ou Ringer lactato na reanimação com líquidos intraoperatória. Apesar de cada grupo receber aproximadamente seis litros de líquidos em média, nenhuma diferença estatisticamente significante foi notada em qualquer uma das medidas relatadas da função renal, incluindo o débito urinário, *clearance* (depuração plasmática) da creatinina em 24 horas e alteração pós-operatória na creatinina sérica. É interessante notar que oito (31%) dos pacientes no grupo do soro fisiológico, versus nenhum (0%) paciente no grupo do Ringer lactato, foram tratados de acidose metabólica. Além disto, cinco (19%) dos pacientes no grupo do soro fisiológico tinham concentrações de potássio maiores do que 6 mEq/L e foram tratados de hiperpotassemia, *versus* zero no grupo do Ringer lactato. Este pequeno estudo de um centro sozinho não justifica uma mudança na prática; contudo, ele contesta o dogma de que o soro fisiológico deve ser administrado para pacientes com insuficiência renal.

O Impacto dos Líquidos Intravenosos Sobre o Trato Gastrointestinal

Perfusão Esplâncnica

Considerável evidência sustenta o papel do intestino na patogenia da síndrome da resposta inflamatória sistêmica e da síndrome da disfunção múltipla de órgãos depois da cirurgia de grande porte. Dois estudos exploraram o impacto da reposição de líquidos intraoperatória sobre a perfusão esplâncnica, conforme manifestado pelas variáveis tonométricas gástricas. Marik e colaboradores[15] mediram o pH gastrointestinal usando a tonometria salina em pacientes submetidos à reparação de aneurisma de aorta abdominal. Pacientes que receberam HES 450/NS exibiram menos hipoperfusão esplâncnica, conforme refletido por uma menor diminuição no pH gastrointestinal (pHi), em comparação com aqueles que receberam solução de Ringer lactato.[15] Os autores sugeriram que o HES protegeu um pouco a mucosa intestinal contra a isquemia. Os mecanismos propostos incluíram a inibição da ativação celular endotelial e limitação do extravasamento de líquido através da manutenção da pressão oncótica plasmática ou aumento da membrana basal da célula endotelial.

Wilkes e colaboradores[31] utilizaram a técnica mais recente e mais fácil da tonometria gástrica aérea automatizada e mediram a diferença da PCO_2 gástrico-arterial ($CO_2 gap$), que é o reflexo mais exato da isquemia esplâncnica. Pacientes cirúrgicos idosos foram randomizados para receber quer uma combinação de HES 450/BS e de Ringer lactato quer uma combinação de HES 450/NS e NaCl a 0,9% para a reposição hídrica intraoperatória. No grupo tratado com líquidos à base de solução salina balanceada, houve aumento intraoperatório menor no intervalo de CO_2, indicando que os líquidos à base de solução salina balanceada estão associados a uma perfusão esplâncnica superior a dos líquidos à base de soro fisiológico normal. Postulou-se que a perfusão intestinal comprometida ou a hipercloremia associada a preparações à base de soro fisiológico podem ter causado um comprometimento da perfusão esplâncnica nos pacientes que receberam NaCl a 0,9% e HES 450/NS. Vale ressaltar que a perfusão esplâncnica deficiente nos pacientes tratados com o regime à base de soro fisiológico pode ter sido mediada por vasoconstrição generalizada (talvez secundário à acidose metabólica), diante do fato de que estes pacientes também exibiram outras evidências de vasoconstrição, isto é, menores taxas de fluxo urinário e menores gradientes de temperatura periférica/central (refletindo a vasoconstrição periférica).

Função do Trato Gastrointestinal

A administração de líquidos IV durante o período perioperatório resulta em uma menor incidência de náusea, vômito e uso de antiemético depois da cirurgia de pequeno porte ou ambulatorial.[43-46] Nos pacientes cirúrgicos não cardíacos, a administração de HES 450 (em solução salina balanceada ou em solução à base de soro fisiológico) foi associada a menos edema, náusea pós-operatória, vômito e uso de antiemético do que a administração da solução de Ringer lactato (Fig. 30-1).[47] A administração intraoperatória de um regime de líquidos à base de solução salina balanceada foi associada a uma menor incidência de náusea e vômito e ao uso de antieméticos nos

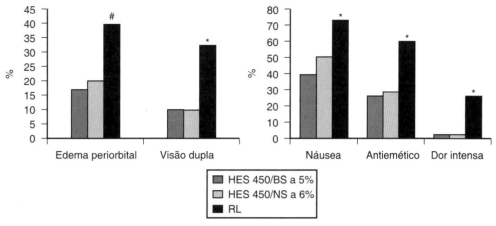

Figura 30-1. Efeitos dos Líquidos Intravenosos sobre a Incidência de Náusea, Uso de Antiemético e Edema em Pacientes Cirúrgicos Não Cardíacos. *LR*, solução de Ringer lactato; *HES 450/NS*, hetamido a 6% em NaCl a 0,9%; HES 450/BS, hetamido a 6% em solução salina balanceada. *$p < 0,05$, # $p = 0,08$.

pacientes cirúrgicos idosos do que a administração de um regime de líquidos à base de soro fisiológico.[31]

A função intestinal superior nos pacientes que recebem HES para a reanimação intraoperatória com líquidos poderia ser explicada pela presença de menos edema intestinal com o amido do que com cristaloides ou albumina. O edema periorbital grave foi mais observado depois da administração de Ringer lactato do que após a administração intraoperatória de HES nos pacientes submetidos à cirurgia abdominal de grande porte.[47] Parece provável que o edema também possa ocorrer no trato gastrointestinal e que isto pode influenciar a função intestinal nos pacientes submetidos à cirurgia gastrointestinal e não gastrointestinal. Na realidade, o edema intestinal maior foi notado em pacientes submetidos à cirurgia de Whipple que receberam solução de Ringer lactato em lugar de HES 450/NS ou albumina a 20%/NS para a reposição intraoperatória de líquidos.[16]

O Impacto dos Líquidos Intravenosos Sobre a Dor Pós-operatória

Foram idealizados poucos estudos que exploram o impacto do tipo de líquido IV sobre a gravidade da dor pós-operatória. No entanto, da mesma forma que o edema pode influenciar potencialmente a função intestinal, o edema periférico ou da ferida pode afetar a ocorrência de dor depois da cirurgia. A dor após cirurgia não cardíaca foi mais intensa quando a solução de Ringer lactato foi utilizada para a reanimação intraoperatória com líquidos do que com o HES 450/NS ou HES 450/BS.[47]

O Impacto dos Líquidos Intravenosos Sobre a Função do Sistema Nervoso Central

Estudos de pacientes submetidos à cirurgia ambulatorial demonstram que a administração de líquidos IV perioperatória diminui a incidência de tonteira, sonolência, sede e cefaleia.[44,46] Também é interessante notar que, em um estudo cruzado randomizado de voluntários saudáveis, a deterioração subjetiva no estado mental (apatia e dificuldade no raciocínio abstrato) foi relatada apenas por indivíduos que receberam NaCl a 0,9%, e não por aqueles que receberam solução de Ringer lactato.[48] O possível efeito de diferentes preparações de líquido intravenoso sobre a função do sistema nervoso central ainda não foi explorado em estudos clínicos prospectivos e randomizados de pacientes submetidos a procedimentos cirúrgicos de grande porte.

O Impacto dos Líquidos Intravenosos Sobre a Função Pulmonar

O impacto relativo de cristaloides e coloides sobre a função pulmonar tem sido tema de longo debate. Nenhuma diferença na função pulmonar pós-operatória foi notada em pacientes de cirurgia cardíaca,[21] pacientes ortopédicos[11] ou pacientes de cirurgia urológica[12] tratados no período intraoperatório com diferentes coloides. Em inúmeros estudos em pacientes de cirurgia de grande porte que compararam cristaloides (Ringer lactato) com coloide (HES 130/NS,[39] HES 450/NS,[15] albumina a 5%/BS[13]), nenhuma diferença foi observada na incidência ou duração da ventilação mecânica ou em outros índices da função respiratória. Estes estudos sugerem que a administração intraoperatória de cristaloides não tem um efeito deletério sobre a função pulmonar em comparação com a administração de coloides. Em contrapartida, Rittoo e colaboradores[49] randomizaram 40 pacientes submetidos à cirurgia eletiva de aneurisma de aorta abdominal infrarrenal para receber hidroetilamido (**eloHAES 6%**®, Fresenius Kabi, Alemanha) ou gelatina (**Gelofusine 4%**®, B. Braun, Reino Unido). Diversos índices de função pulmonar (razão PaO_2/FiO_2, complacência respiratória, escore de lesão pulmonar) foram melhores nos pacientes randomizados para o hidroxietilamido.

O Impacto dos Líquidos Intravenoso Sobre a Resposta Inflamatória

Dois estudos recentes investigaram o papel do líquido intravenoso na modulação da resposta inflamatória em pacientes.[37,50] Em um estudo randomizado de 40 pacientes recebendo HES 200/NS ou uma solução de gelatina durante a cirurgia eletiva de reparação de aneurisma de aorta abdominal infrarrenal, níveis menores de marcadores inflamatórios (proteína C-reativa, microalbuminúria, vWF plasmático) foram observados no grupo tratado com HES do que com o grupo tratado com gelatina após a remoção do clamp cruzado. Um quadro similar foi percebido com 50 pacientes idosos submetidos à cirurgia abdominal de grande porte eletiva. Estes pacientes foram randomizados seja para um regime de líquidos à base de albumina humana seja para um regime à base de HES130/NS. Os níveis plasmáticos de proteína C reativa, interleucina-6, molécula-1 de adesão leucocitária endotelial solúvel, e molécula de adesão intercelular 1 solúvel foram menores no grupo tratado com HES do que no grupo tratado com albumina humana. Estes dados sugerem que o HES pode mediar a resposta inflamatória nas cirurgias gerais de grande porte e nas vasculares maiores; todavia, estes estudos foram muito pequenos para detectar quaisquer diferenças em resultados, se alguma existiu.

Outros Efeitos dos Líquidos Intravenosos

A hiperamilasemia está associada à administração de HES, mas não de outros tipos de líquido.[2,51] A amilasemia é causada pelo HES através da formação de um complexo HES-amilase, com consequente redução na eliminação da amilase pelo rim. Este efeito é maior com HES 200/NS do que com HES 130/NS nos pacientes cirúrgicos cardíacos[21] e nos pacientes cirúrgicos não cardíacos,[14] consistente com a farmacocinética de diferentes preparações de HES. A deposição intraneural do HES tem sido suposta para causar prurido depois da administração de HES.[52] Pequenos estudos retrospectivos, em inúmeras populações de paciente, reportaram uma alta incidência de prurido ligado ao HES.[53-55] No entanto, nenhum estudo epidemiológico grande examinando este fenômeno foi realizado em pacientes submetidos à cirurgia de grande porte que receberam grandes volumes de líquido. É interessante notar que a incidência de prurido pós-operatório em um estudo prospectivo de 750 pacientes cirúrgicos foi similar (10%) em pacientes que receberam 500 mL de HES 200/NS e em pacientes que receberam 1.000 mL de Ringer lactato.[56] O efeito adverso potencial mais importante dos líquidos IV é a ocorrência de reações anafilactoides ou anafiláticas, com possível risco de vida. A incidência de reações anafiláticas graves é de 0,038% a 0,345% com gelatinas, 0,0004% a 0,058% com a administração de HES e de 0,099% nos pacientes que recebem albumina.[57]

O Impacto dos Líquidos Intravenosos Sobre a Utilização de Recursos

A redução significativa de custo (32% a 35%) foi evidenciada quando o HES foi empregado para a reposição de líquidos intraoperatória em lugar da albumina a 5%.[11,12] Os estudos clínicos dos líquidos intravenosos durante a cirurgia de grande porte não foram formatados para demonstrar diferenças nos resultados, tais como a duração da permanência em terapia intensiva, duração da hospitalização ou taxa de mortalidade, e nenhuma diferença demonstrável nestes resultados foi associada à administração de qualquer tipo de líquido intravenoso.[6,13,15,21,28]

ESTUDOS MARCANTES EM PACIENTES DE UNIDADE DE TERAPIA INTENSIVA

O foco desta revisão é a escolha do líquido nos pacientes cirúrgicos; portanto, existe discussão limitada do tratamento com líquidos em pacientes de UTI. Dois estudos marcantes são debatidos em virtude de seu impacto.

O estudo Avaliação de Líquido Salino versus Albumina (SAFE) envolveu 6.997 pacientes de UTI adultos em 16 hospitais na Austrália.[58] Os pacientes foram randomizados para albumina (n = 3.497) ou soro fisiológico (n = 3.500). Nenhuma diferença foi observada na taxa de mortalidade, falência orgânica isolada, falência de múltiplos órgãos, duração da internação na UTI ou hospitalar, dias de ventilação mecânica ou dias de terapia de substituição renal. Uma limitação do estudo relaciona-se com os "pequenos" volumes do líquido do estudo administrados para cada grupo (volume médio de aproximadamente dois a três litros durante quatro dias). Portanto, está claro que a escolha do líquido pode não ser crítica com menores volumes infundidos; no entanto, não está claro se as mesmas conclusões teriam sido alcançadas com volumes maiores. Além disto, nenhum dos líquidos era um líquido balanceado, de modo que as conclusões somente podem ser representativas da comparação de um cristaloide salino com um líquido coloidal semelhante ao soro fisiológico. Vale notar que a análise de subgrupo post hoc de pacientes com lesão cerebral traumática (n = 460) revelou uma taxa de mortalidade mais elevada do que nos pacientes tratados com albumina (33,2% *versus* 20,4%).[59]

O outro estudo marcante de UTI envolveu a comparação de duas estratégias de tratamento com líquidos na lesão pulmonar aguda.[60] Neste grande estudo multicêntrico realizado em 20 centros dos Estados Unidos, 1.001 pacientes com lesão pulmonar aguda foram randomizados para o tratamento "conservador" com líquidos versus o tratamento "liberal" com líquidos por sete dias. O balanço hídrico cumulativo médio foi de –136 mL no grupo conservador e de +6.992 mL no grupo liberal. Não houve diferença na taxa de mortalidade em 60 dias entre os grupos. Contudo, o índice de oxigenação, o escore de lesão pulmonar e a duração da permanência na UTI foram melhores nos pacientes randomizados para o grupo de líquido conservador. Estes resultados, embora importantes nos pacientes de UTI, devem ser interpretados com extrema cautela nos pacientes cirúrgicos. Os pacientes com lesão pulmonar aguda preexistente (como neste estudo) são possíveis de ter síndrome de extravasamento capilar e estar predispostos aos efeitos adversos do tratamento com líquidos liberal. Este não é necessariamente o caso em pacientes cirúrgicos, que podem estar em maior risco de disfunção orgânica a partir da reanimação com volume inadequado e em menos risco para edema pulmonar.[61]

DIRETRIZES

Para nosso conhecimento, não existem diretrizes publicadas a partir de qualquer sociedade profissional, grupo de consenso ou agência federal em relação à escolha da preparação de líquido IV para administração durante a cirurgia de grande porte. Cabe lembrar que vários autores referem-se a uma dose limite de 20 mL/kg para preparações de HES. Na realidade, as orientações do fabricante não dizem que existe um limite superior para o volume do HES que deva ser administrado. A bula diz "doses superiores a 1.500 mL por dia para o típico paciente de 70 kg (aproximadamente 20 mL por kg de peso corporal) não são usualmente necessárias, embora doses mais elevadas tenham sido reportadas em pacientes pós-operatórios e vítimas de trauma em que ocorreram perdas sanguíneas graves". Isto pode mudar logo diante dos achados de um painel de revisão da *Food and Drug Administration (FDA)* que recomendam acrescentar uma declaração de advertência no rótulo do HES 450/NS dizendo que o sangramento excessivo pode acontecer em pacientes cirúrgicos cardíacos que recebem HES 450/NS. O painel do FDA não recomendou a elaboração desta advertência para o HES 450/BS, aparentemente por causa da recente evidência que demonstra diferenças nos efeitos de preparações de HES 450 à base de soro fisiológico e à base de solução salina balanceada sobre a coagulação, função renal e outros resultados clínicos.

ÁREAS DE INCERTEZA

Está claro a partir desta revisão que há evidência limitada relativa ao impacto da administração de líquido IV intraoperatória sobre o resultado clínico pós-operatório em pacientes submetidos à cirurgia de grande porte. A principal restrição é o pequeno número de estudos publicados que sejam suficientemente amplos para detectar diferenças significativas nas medidas de resultado clinicamente significativas. Existe uma necessidade óbvia de realizar grandes estudos clínicos prospectivos e randomizados para delinear ainda mais o efeito da terapia com líquidos intraoperatória sobre os desfechos clínicos. Delineamos algumas áreas de interesse específicas que merecem investigação adicional, como o impacto dos líquidos IV sobre o sistema gastrointestinal e o sistema nervoso central.

Os dados disponíveis levantam vários pontos interessantes. Em primeiro lugar, é evidente que os líquidos não devem mais ser simplesmente classificados como cristaloides ou coloides. A natureza da solução (líquido à base de solução salina balanceada ou à base de soro fisiológico) tem relação com o impacto do líquido sobre os vários sistemas orgânicos. Em segundo lugar, os coloides não são idênticos. Diversos deles, mesmo quando preparados em soluções similares, podem apresentar diferentes efeitos clínicos. Em terceiro lugar, o impacto sobre o resultado clínico depende do tipo de cirurgia e da condição clínica do paciente. Por fim, são levantadas questões intrigantes sobre os mecanismos potenciais pelos quais os resultados clínicos podem ser influenciados pela administração intraoperatória de líquidos intravenosos. Será que a suposta disfunção renal induzida por soro fisiológico observada em alguns pacientes cirúrgicos mediada por um mecanismo similar, possivelmente vasoconstrição, é como a diminuição na perfusão esplâncnica vista nos pacientes idosos cirúrgicos tratados com líquidos à base de soro fisiológico?[31]

REFERÊNCIAS

1. Haisch G, Boldt J, Krebs C, Suttner S, Lehmann A, Isgro F: Influence of a new hydroxyethylstarch preparation (HES 130/0.4) on coagulation in cardiac surgical patients. *J Cardiothorac Vasc Anesth* 2001;15(3):316-321.
2. Beyer R, Harmening U, Rittmeyer O, et al: Use of modified fluid gelatin and hydroxyethyl starch for colloidal volume replacement in major orthopaedic surgery. *Br J Anaesth* 1997;78(1):44-50.
3. Haisch G, Boldt J, Krebs C, Kumle B, Suttner S, Schulz A: The influence of intravascular volume therapy with a new hydroxyethyl starch preparation (6% HES 130/0.4) on coagulation in patients undergoing major abdominal surgery. *Anesth Analg* 2001;92(3):565-571.
4. Kumle B, Boldt J, Piper S, Schmidt C, Suttner S, Salopek S: The influence of different intravascular volume replacement regimens on renal function in the elderly. *Anesth Analg* 1999;89(5):1124-1130.

> ### RECOMENDAÇÕES DOS AUTORES
>
> A escolha do líquido importa na cirurgia de grande porte? Com base na evidência apresentada aqui, acreditamos que a escolha do líquido importa na cirurgia maior, com as advertências anteriormente declaradas. Como nenhum líquido único ou tipo de líquido é superior de todas as maneiras a todos os outros, pode ser que a melhor prática envolva a administração de combinações destes líquidos para atingir o benefício máximo, enquanto minimiza os possíveis efeitos adversos. O HES 450 em soro fisiológico parece estar associado a mais sangramento e ao maior uso de hemoderivados do que outros líquidos IV. Nos pacientes em risco de sangramento, a administração intraoperatória de HES 450/NS deve ser evitada quando possível. Esta visão é sustentada pelos achados de um painel de revisão da FDA, o qual recomenda a adição de uma advertência ao rótulo do HES 450/NS mencionando o risco do sangramento associado à administração intraoperatória desta solução durante a cirurgia cardíaca. Há uma crescente massa de evidências que sugere que a função renal é afetada de maneira adversa por NaCl a 0,9%. Portanto, parece prudente evitar o uso de grandes volumes de NaCl a 0,9% e líquidos à base de soro fisiológico nos pacientes em risco de disfunção renal onde haja disponibilidade de preparações de líquido à base de solução salina balanceada. Estão sendo aguardados os resultados de um estudo clínico cego, randomizado, prospectivo e contínuo, comparando o impacto do NaCl a 0,9% e de Ringer lactato intraoperatórios sobre a função renal depois do transplante renal.

5. Mortelmans YJ, Vermaut G, Verbruggen AM, et al: Effects of 6% hydroxyethyl starch and 3% modified fluid gelatin on intravascular volume and coagulation during intraoperative hemodilution. *Anesth Analg* 1995;81(6):1235-1242.
6. Huttner I, Boldt J, Haisch G, Suttner S, Kumle B, Schulz H: Influence of different colloids on molecular markers of haemostasis and platelet function in patients undergoing major abdominal surgery. *Br J Anaesth* 2000;85(3):417-423.
7. Claes Y, Van Hemelrijck J, Van Gerven M, et al: Influence of hydroxyethyl starch on coagulation in patients during the perioperative period. *Anesth Analg* 1992;75(1):24-30.
8. Gan TJ, Bennett-Guerrero E, Phillips-Bute B, et al: Hextend, a physiologically balanced plasma expander for large volume use in major surgery: A randomized phase III clinical trial. Hextend Study Group. *Anesth Analg* 1999;88(5):992-998.
9. Gold MS, Russo J, Tissot M, Weinhouse G, Riles T: Comparison of hetastarch to albumin for perioperative bleeding in patients undergoing abdominal aortic aneurysm surgery. A prospective, randomized study. *Ann Surg* 1990;211(4):482-485.
10. Petroni K, Green R, Birmingham S: Hextend is a safe alternative to 5% human albumin for patients undergoing elective cardiac surgery. *Anesthesiology* 2001;95:A198.
11. Vogt NH, Bothner U, Lerch G, Lindner KH, Georgieff M: Largedose administration of 6% hydroxyethyl starch 200/0.5 total hip arthroplasty: Plasma homeostasis, hemostasis, and renal function compared to use of 5% human albumin. *Anesth Analg* 1996;83(2):262-268.
12. Vogt N, Bothner U, Brinkmann A, de Petriconi R, Georgieff M: Peri-operative tolerance to large-dose 6% HES 200/0.5 in major urological procedures compared with 5% human albumin. *Anaesthesia* 1999;54(2):121-127.
13. Virgilio RW, Rice CL, Smith DE, et al: Crystalloid vs. colloid resuscitation: Is one better? A randomized clinical study. *Surgery* 1979;85(2):129-139.
14. Langeron O, Doelberg M, Ang ET, Bonnet F, Capdevila X, Coriat P: Voluven, a lower substituted novel hydroxyethyl starch (HES 130/0.4), causes fewer effects on coagulation in major orthopedic surgery than HES 200/0.5. *Anesth Analg* 2001;92(4):855-862.
15. Marik PE, Iglesias J, Maini B: Gastric intramucosal pH changes after volume replacement with hydroxyethyl starch or crystalloid in patients undergoing elective abdominal aortic aneurysm repair. *J Crit Care* 1997;12(2):51-55.
16. Prien T, Backhaus N, Pelster F, Pircher W, Bunte H, Lawin P: Effect of intraoperative fluid administration and colloid osmotic pressure on the formation of intestinal edema during gastrointestinal surgery. *J Clin Anesth* 1990;2(5):317-323.

200 Seção III MANEJO PERIOPERATÓRIO

17. Wilkes MM, Navickis RJ, Sibbald WJ: Albumin versus hydroxyethyl starch in cardiopulmonary bypass surgery: A metaanalysis of postoperative bleeding. *Ann Thorac Surg* 2001;72(2):527-533, discussion 34.

18. Cope JT, Banks D, Mauney MC, et al: Intraoperative hetastarch infusion impairs hemostasis after cardiac operations. *Ann Thorac Surg* 1997;63(1):78-82, discussion 83.

19. Knutson JE, Deering JA, Hall FW, et al: Does intraoperative hetastarch administration increase blood loss and transfusion requirements after cardiac surgery? *Anesth Analg* 2000;90(4):801-807.

20. Villarino ME, Gordon SM, Valdon C, et al: A cluster of severe postoperative bleeding following open heart surgery. *Infect Control Hosp Epidemiol* 1992;13(5):282-287.

21. Gallandat Huet RC, Siemons AW, Baus D, et al: A novel hydroxyethyl starch (Voluven) for effective perioperative plasma volume substitution in cardiac surgery. *Can J Anaesth* 2000; 47(12):1207-1215.

22. Gandhi SD, Weiskopf RB, Jungheinrich C, et al: Volume replacement therapy during major orthopedic surgery using Voluven (hydroxyethyl starch 130/0.4) or hetastarch. *Anesthesiology* 2007;106(6):1120-1127.

23. Jungheinrich C, Sauermann W, Bepperling F, Vogt NH: Volume efficacy and reduced influence on measures of coagulation using hydroxyethyl starch 130/0.4 (6%) with an optimised in vivo molecular weight in orthopaedic surgery: A randomised, double-blind study. *Drugs R D* 2004;5(1):1-9.

24. Van der Linden PJ, De Hert SG, Deraedt D, et al: Hydroxyethyl starch 130/0.4 versus modified fluid gelatin for volume expansion in cardiac surgery patients: The effects on perioperative bleeding and transfusion needs. *Anesth Analg* 2005;101(3):629-634, table of contents. Chapter 30 Does the Choice of Fluid Matter in Major Surgery? 199

25. Boldt J, Schollhorn T, Munchbach J, Pabsdorf M: A total balanced volume replacement strategy using a new balanced hydroxyethyl starch preparation (6% HES 130/0.42) in patients undergoing major abdominal surgery. *Eur J Anaesthesiol* 2007;24(3):267-275.

26. Nielsen VG: Effects of PentaLyte and Voluven hemodilution on plasma coagulation kinetics in the rabbit: Role of thrombinfibrinogen and factor XIII-fibrin polymer interactions. *Acta Anaesthesiol Scand* 2005;49(9):1263-1271.

27. Nielsen VG: Antithrombin efficiency is maintained in vitro in human plasma following dilution with hydroxyethyl starches. *Blood Coagul Fibrinolysis* 2005;16(5):319-322.

28. Waters JH, Gottlieb A, Schoenwald P, Popovich MJ, Sprung J, Nelson DR: Normal saline versus lactated Ringer's solution for intraoperative fluid management in patients undergoing abdominal aortic aneurysm repair: An outcome study. *Anesth Analg* 2001;93(4):817-822.

29. Boldt J, Haisch G, Suttner S, Kumle B, Schellhase F: Are lactated Ringer's solution and normal saline solution equal with regard to coagulation? *Anesth Analg* 2002;94(2):378-384, table of contents.

30. Harrison P, Roche AM, Wilkes NJ, Stephens R, Mythen MG: Comparison of the influence of balanced electrolyte versus saline based intravenous fluids on platelet function within the PFA-100. *Anesthesiology* 2001;95:A184.

31. Wilkes NJ, Woolf R, Mutch M, et al: The effects of balanced versus saline-based hetastarch and crystalloid solutions on acid-base and electrolyte status and gastric mucosal perfusion in elderly surgical patients. *Anesth Analg* 2001;93(4):811-816.

32. Cittanova ML, Leblanc I, Legendre C, Mouquet C, Riou B, Coriat P: Effect of hydroxyethylstarch in brain-dead kidney donors on renal function in kidney-transplant recipients. *Lancet* 1996;348 (9042):1620-1622.

33. Legendre C, Thervet E, Page B, Percheron A, Noel LH, Kreis H: Hydroxyethylstarch and osmotic-nephrosis-like lesions in kidney transplantation. *Lancet* 1993;342(8865):248-249.

34. Schortgen F, Lacherade JC, Bruneel F, et al: Effects of hydroxyethylstarch and gelatin on renal function in severe sepsis: A multicentre randomised study. *Lancet* 2001;357(9260):911-916.

35. Boldt J, Brosch C, Ducke M, Papsdorf M, Lehmann A: Influence of volume therapy with a modern hydroxyethylstarch preparation on kidney function in cardiac surgery patients with compromised renal function: A comparison with human albumin. *Crit Care Med* 2007;35(12):2740-2746.

36. Mahmood A, Gosling P, Vohra RK: Randomized clinical trial comparing the effects on renal function of hydroxyethyl starch or gelatine during aortic aneurysm surgery. *Br J Surg* 2007;94(4):427-433.

37. Boldt J, Scholhorn T, Mayer J, Piper S, Suttner S: The value of an albumin-based intravascular volume replacement strategy in elderly patients undergoing major abdominal surgery. *Anesth Analg* 2006;103(1):191-199, table of contents.

38. Scheingraber S, Rehm M, Sehmisch C, Finsterer U: Rapid saline infusion produces hyperchloremic acidosis in patients undergoing gynecologic surgery. *Anesthesiology* 1999;90(5):1265-1270.

39. Lang K, Boldt J, Suttner S, Haisch G: Colloids versus crystalloids and tissue oxygen tension in patients undergoing major abdominal surgery. *Anesth Analg* 2001;93(2):405-409, 3rd contents page.

40. McFarlane C, Lee A: A comparison of Plasmalyte 148 and 0.9% saline for intra-operative fluid replacement. *Anaesthesia* 1994;49(9):779-781.

41. Wilcox CS: Regulation of renal blood flow by plasma chloride. *J Clin Invest* 1983;71(3):726-735.

42. O'Malley CM, Frumento RJ, Hardy MA, et al: A randomized, double-blind comparison of lactated Ringer's solution and 0.9% NaCl during renal transplantation. *Anesth Analg* 2005;100(5):1518-1524, table of contents.

43. Elhakim M, el-Sebiae S, Kaschef N, Essawi GH: Intravenous fluid and postoperative nausea and vomiting after day-case termination of pregnancy. *Acta Anaesthesiol Scand* 1998;42(2):216-219.

44. Keane PW, Murray PF: Intravenous fluids in minor surgery. Their effect on recovery from anaesthesia. *Anaesthesia* 1986;41(6):635-637.

45. Spencer EM: Intravenous fluids in minor gynaecological surgery. Their effect on postoperative morbidity. *Anaesthesia* 1988;43(12):1050-1051.

46. Yogendran S, Asokumar B, Cheng DC, Chung F: A prospective randomized double-blinded study of the effect of intravenous fluid therapy on adverse outcomes on outpatient surgery. *Anesth Analg* 1995;80(4):682-686.

47. Moretti EW, Robertson KM, El-Moalem H, Gan TJ: Intraoperative colloid administration reduces postoperative nausea and vomiting and improves postoperative outcomes compared with crystalloid administration. *Anesth Analg* 2003;96(2):611-617, table of contents.

48. Williams EL, Hildebrand KL, McCormick SA, Bedel MJ: The effect of intravenous lactated Ringer's solution versus 0.9% sodium chloride solution on serum osmolality in human volunteers. *Anesth Analg* 1999;88(5):999-1003.

49. Rittoo D, Gosling P, Burnley S, et al: Randomized study comparing the effects of hydroxyethyl starch solution with gelofusine on pulmonary function in patients undergoing abdominal aortic aneurysm surgery. *Br J Anaesth* 2004;92(1):61-66.

50. Rittoo D, Gosling P, Simms MH, Smith SR, Vohra RK: The effects of hydroxyethyl starch compared with gelofusine on activated endothelium and the systemic inflammatory response following aortic aneurysm repair. *Eur J Vasc Endovasc Surg* 2005;30(5):520-524.

51. Kohler H, Kirch W, Weihrauch TR, Prellwitz W, Horstmann HJ: Macroamylasaemia after treatment with hydroxyethyl starch. *Eur J Clin Invest* 1977;7(3):205-211.

52. Metze D, Reimann S, Szepfalusi Z, Bohle B, Kraft D, Luger TA: Persistent pruritus after hydroxyethyl starch infusion therapy: A result of long-term storage in cutaneous nerves. *Br J Dermatol* 1997;136(4):553-559.

53. Morgan PW, Berridge JC: Giving long-persistent starch as volume replacement can cause pruritus after cardiac surgery. *Br J Anaesth* 2000;85(5):696-699.

54. Murphy M, Carmichael AJ, Lawler PG, White M, Cox NH: The incidence of hydroxyethyl starch-associated pruritus. *Br J Dermatol* 2001;144(5):973-976.

55. Kimme P, Jannsen B, Ledin T, Gupta A, Vegfors M: High incidence of pruritus after large doses of hydroxyethyl starch (HES) infusions. *Acta Anaesthesiol Scand* 2001;45(6):686-689.

56. Bothner U, Georgieff M, Vogt NH: Assessment of the safety and tolerance of 6% hydroxyethyl starch (200/0.5) solution: A randomized, controlled epidemiology study. *Anesth Analg* 1998;86(4):850-855.

57. Ring J, Messmer K: Incidence and severity of anaphylactoid reactions to colloid volume substitutes. *Lancet* 1977;1(8009):466-469.

58. Finfer S, Bellomo R, Boyce N, French J, Myburgh J, Norton R: A comparison of albumin and saline for fluid resuscitation in the intensive care unit. *N Engl J Med* 2004;350(22):2247-2256.

59. Myburgh J, Cooper J, Finfer S, et al: Saline or albumin for fluid resuscitation in patients with traumatic brain injury. *N Engl J Med* 2007;357(9):874-884.

60. Wiedemann HP, Wheeler AP, Bernard GR, et al: Comparison of two fluid-management strategies in acute lung injury. *N Engl J Med* 2006;354(24):2564-2575.

61. Grocott MP, Mythen MG, Gan TJ: Perioperative fluid management and clinical outcomes in adults. *Anesth Analg* 2005;100 (4):1093-1106.

31 O que Funciona em um Paciente com Síndrome da Angústia Respiratória Aguda?

Michael G. Fitzsimons, MD, FCCP e William E. Hurford, MD

INTRODUÇÃO

Síndrome da angústia respiratória aguda (SARA [*ARDS* em inglês, *acute respiratory distress syndrome*]) é um fenômeno frequentemente encontrado por anestesiologistas nos ambientes da sala de operação e da unidade de terapia intensiva (UTI). Ela também é uma complicação temida da aspiração do conteúdo gástrico. SARA é uma síndrome de alterações patológicas causada por diversos agentes tóxicos e infecciosos, que evolui com o passar do tempo; desde a lesão endotelial e consolidação alveolar até a proliferação de fibroblasto e deposição de colágeno.[1] Em 1994, a *American-European Consensus Conference on ARDS (AECC)* definiu a SARA para incluir na radiografia de tórax os infiltrados bilaterais compatíveis com edema pulmonar, a proporção de PaO_2/FiO_2 inferior a 200 mm Hg (proporção de PaO_2/FiO_2 inferior a 300 mm Hg é definida como lesão pulmonar aguda) e uma pressão de oclusão da artéria pulmonar abaixo ou igual a 18 mm Hg, ou nenhuma evidência de hipertensão atrial esquerda.[2] Muitos mediadores foram implicados em sua fisiopatologia, incluindo complemento, citocinas, radicais de oxigênio, derivados do ácido aracdônico, óxido nítrico e proteases. Múltiplas agressões incitam a síndrome. As etiologias diretas são aquelas que lesionam diretamente o pulmão, como a aspiração, pneumonia, contusão pulmonar, inalação térmica, embolia por líquido amniótico e inalação de partículas. As causas indiretas lesionam o pulmão por meio da liberação de mediador e incluem a pancreatite, sepse e bacteremia. A presença de múltiplos insultos aumenta o risco de SARA.

As reais taxas de incidência e mortalidade da SARA permanecem um pouco obscuras, porque muitos estudos completados antes da AECC não utilizaram uma definição padronizada. Um estudo no *Harborview Medical Center*, em Seattle, Washington, relatou uma incidência de SARA de 12,6 por 100 mil por ano e uma incidência de 18,9 por 100 mil por ano para a lesão pulmonar aguda (LPA).[3] A taxa de mortalidade hospitalar foi reportada entre 40% e 60% na maioria dos estudos, porém diminuiu no transcurso das últimas três décadas.[4] Uma idade avançada, o escore APACHE mais elevado, a transfusão de células sanguíneas e o uso de esteroides antes do desenvolvimento da SARA predizem um risco de mortalidade maior.[5]

OPÇÕES

Intervenções terapêuticas também têm sido direcionadas para uma fase específica da síndrome ou são mais gerais e apoiadas na natureza. A maioria das mortes associadas à SARA são provocadas por sepse, raramente pela incapacidade de fornecer o suporte ventilatório adequado.[4] Aqui, discutiremos a evidência que sustenta ou releva certas estratégias ventilatórias, incluindo volumes pulmonares baixos, posicionamento e oxigenação; terapias anti-inflamatórias, como a administração de corticosteroides; tratamento hemodinâmico; e outras técnicas de suporte.

Evidência para a Ventilação com Menor Volume Corrente na SARA

A estratégia ventilatória tradicional na SARA incluía a utilização de volumes correntes na faixa de 10 a 15 mL/kg, num esforço para normalizar a $PaCO_2$ e o pH. Esta modalidade de ventilação foi implicada como contribuindo para a lesão pulmonar adicional e para a falência orgânica múltipla.[6] A abertura e o fechamento repetitivos de alvéolos recrutáveis com a ventilação tradicional pode alterar a permeabilidade endotelial, aumentar o edema e liberar mediadores inflamatórios, os quais podem contribuir para a falência orgânica extrapulmonar e o agravamento do resultado.

Amato e colaboradores[7] randomizaram 53 pacientes de dezembro de 1990 a julho de 1995 com SARA para uma estratégia de ventilação mecânica tradicional ou protetora. A taxa de mortalidade com 28 dias foi de 38% no grupo da estratégia protetora e 71% no grupo da ventilação mecânica convencional. Eles também encontraram uma menor incidência de barotrauma no grupo da ventilação protetora. A taxa de sobrevida até a alta hospitalar não foi diferente entre os dois grupos. O *National Heart, Lung, and Blood Institute Acute Respiratory Distress Clinical Trials Network* (*ARDS Net*) estudou paciente em 10 centros universitários entre 1996 e 1998.[8] Oitocentos e sessenta e um pacientes foram arrolados e igualmente randomizados para a ventilação tradicional (volume corrente inicial de 12 mL/kg de peso corporal ideal [*IBW, ideal body weight*]) ou ventilação com volume corrente baixo (volume corrente de 6 mL/kg). A taxa de mortalidade em 28 dias foi reduzida de 40% para 30%, a taxa de mortalidade antes da alta hospitalar também caiu, os dias sem ventilador foram maiores e o número de dias sem falência de órgãos ou sistemas não pulmonares cresceu. Os níveis de interleucina-6 diminuíram, indicando, possivelmente, menor inflamação pulmonar. Kallet e colaboradores[9] aplicaram o protocolo da ARDS Net a 292 pacientes com lesão pulmonar aguda da SARA e descobriram uma taxa de mortalidade global de 32% quando em comparação com os controles históricos (51%).

A hipercapnia permissiva é a elevação da $PaCO_2$ até níveis acima do normal no quadro da limitação do volume corrente.

É uma consequência de estratégias de controle de ventilação que permitem menores volumes-minuto na tentativa de reduzir a lesão pulmonar induzida por ventilador e, em geral, parece ser bem tolerada.[10] São necessários trabalhos adicionais para determinar se a hipercapnia permissiva é deletéria ou, talvez, até mesmo benéfica.

A ARDS Net comparou altos níveis de pressão positiva ao final da expiração (PEEP, positive end-expiratory pressure) com níveis menores nos pacientes com SARA inicial, enquanto mantinha um platô de pressão abaixo de 30 mm Hg em ambos os grupos. A hipótese do estudo era que os níveis mais elevados de PEEP melhorariam a oxigenação e diminuiriam a lesão pulmonar induzida por ventilador.[11] Nenhum benefício foi notado em relação à taxa de mortalidade global, dias sem ventilador, dias sem UTI ou dias sem falência de órgão. A conclusão apoiou ainda mais o achado de que a ventilação com menores volumes correntes e pressões inspiratórias melhorou o resultado e níveis crescentes de PEEP acrescentaram pouco benefício adicional.

No geral, a evidência atual suporta as estratégias de ventilação que incluem menores volumes correntes (aproximadamente 6 mL/kg IBWl), menores platôs de pressão na via aérea (menos de 30 cm de H_2O) e níveis mais elevados de PEEP para manter o recrutamento alveolar, mesmo às custas da $PaCO_2$ elevada e pH diminuído. A PEEP crescente além dos níveis recomendados não parece melhorar o resultado (Tab. 31-1).

Evidência para Estratégias Respiratórias Adicionais na SARA

Inúmeras outras estratégias foram sugeridas como adjuvantes para a ventilação tradicional, incluindo o posicionamento em decúbito ventral, óxido nítrico inalado (iNO, inhaled nitric oxide), oxigenação por membrana extracorpórea (ECMO, extracorporeal membranous oxygenation), manobras de recrutamento e ventilação com pressão positiva não invasiva (NIPPV, noninvasive positive pressure ventilation).

Os posicionamentos em decúbito ventral e vertical frequentemente melhoram a oxigenação.[12,13] Acredita-se que a melhoria com o posicionamento prono resulte de uma distribuição mais uniforme do volume corrente e uma melhor relação ventilação-perfusão. A questão é se uma melhoria temporária na oxigenação, a partir do posicionamento em decúbito ventral, melhora o resultado global. Gattinoni e colaboradores[14] randomizaram 304 pacientes com insuficiência respiratória aguda para a posição prona intermitente ou para o posicionamento em decúbito supino contínuo. A PaO_2 medida a cada manhã foi mais elevada nos pacientes em posição de decúbito ventral, mas nenhum benefício na sobrevida foi percebido com 10 dias, na alta da UTI ou depois do acompanhamento por seis meses. Embora o estudo deles indicasse que o posicionamento em decúbito ventral pode ser feito de maneira segura, os autores advertiram que o uso rotineiro da posição prona nos pacientes com insuficiência respiratória aguda não foi justificado.[14]

O posicionamento vertical envolve elevar a cabeça em 45 graus e abaixar as pernas em 45 graus. A PaO_2 aumenta significativamente em um alto número de pacientes e é provavelmente causada por um aumento no volume pulmonar tempo-dependente, sugestivo de recrutamento alveolar.[13]

O iNO foi sugerido como uma terapia auxiliar para a SARA por sua capacidade de melhorar o shunt intrapulmonar da direita para a esquerda, característico da SARA, e por diminuir a pressão da artéria pulmonar. Múltiplos experimentos do iNO foram realizados em pacientes com SARA; a maioria mostra uma melhoria transitória, porém de curta duração na PaO_2, sem qualquer benefício no resultado.[15-19]

A ECMO acompanhada por uma estratégia de ventilação limitada foi reportada como uma possível modalidade terapêutica na SARA grave.[20] Zapol e colaboradores[21] randomizaram 90 pacientes para a ventilação convencional ou para o bypass venoarterial parcial. Eles não relataram benefício na sobrevida, mas documentaram que a ECMO poderia suportar a troca dos gases respiratórios em pacientes com insuficiência respiratória aguda grave.[21] Um experimento não controlado por Gattinoni e colaboradores[22] relatou a sobrevida melhorada naqueles pacientes que recebem ECMO.[22] Um ensaio randomizado subsequente realizado por Morris e colaboradores,[23] no entanto, falhou em mostrar qualquer benefício. A ECMO é complicada, o trabalho é intensivo, não está amplamente disponível e tem benefício questionável. Seu emprego rotineiro não pode ser justificado na SARA, mas pacientes altamente selecionados poderiam ser candidatos. Os resultados de um grande ensaio clínico randomizado pode finalmente resolver esta questão.[24]

A NIPPV possui muitos benefícios na comparação com a intubação tradicional para o tratamento da insuficiência respiratória. Os benefícios incluem uma menor incidência de pneumonia hospitalar, menores taxas de intubação, menos sinusite e comunicação mais fácil com o paciente. Também é uma alternativa para pacientes que recusam a intubação. As desvantagens incluem o tempo de enfermagem aumentado, proteção deficiente da via aérea, incapacidade de liberar níveis elevados de PEEP e dificuldade com a implementação no paciente combativo ou em delírio. Declaux e colaboradores[25] randomizaram 123 pacientes (102 com lesão pulmonar aguda e 21 com doença cardíaca) com insuficiência respiratória hipoxêmica aguda para a pressão positiva contínua na via aérea (CPAP, continous positive airway pressure) ou para a terapia com oxigênio padronizada. Eles descobriram que as respostas subjetivas ao tratamento eram maiores com o CPAP, mas que não houve redução na taxa de intubação, duração da internação na UTI ou taxa de mortalidade hospitalar.[25] Antonelli e colaboradores[26] estudaram a NIPPV em pacientes com SARA e encontraram que a implementação precoce pode evitar a intubação em até 54% dos pacientes. Os pacientes com um escore de fisiologia aguda simplificado (SAPS, simplified acute physiology score) mais elevado e uma falha em melhorar a proporção PaO_2/FiO_2 dentro de uma hora eram mais prováveis de falhar no estudo e requerer intubação. Como a SARA raramente é um problema de curto prazo e uma anormalidade de órgão único, é difícil recomendar a NIPPV como uma primeira etapa em todos os pacientes com SARA. Porém, ela pode ser uma opção viável em pacientes selecionados ou quando a intubação não é desejável.

A ventilação oscilatória de alta frequência (HFOV, high-frequency oscillatory ventilation) foi sugerida como possível estratégia de tratamento na SARA. As vantagens da HFOV são os menores volumes correntes e a pressão da via aérea média mais elevada para uma determinada pressão máxima, minimizando o risco de distensão excessiva e mantendo o volume pulmonar ao final da expiração e o recrutamento alveolar. Relatou-se que a HFOV melhora o resultado clínico nos lactentes prematuros com síndrome de angústia respiratória, na comparação com a ventilação convencional.[27,28] Nos adultos, Carlon e colaboradores[29] randomizaram 309 pacientes para a ventilação ciclada por volume (VCV) ou ventilação por jato

Capítulo **31** *O que Funciona em um Paciente com Síndrome da Angústia Respiratória Aguda?* **203**

Tabela 31-1 Ensaios de Ventilador/Oxigenador de Membrana Extracorpóreo (ECMO)/ Óxido Nítrico Inalado (iNO)

Parâmetro	Estudo (Ano)	Tipo	Resultados	Desfechos
Oxigenação de membrana extracorpórea (ECMO)	Zapol (1979)[21]	Randomizado	A ECMO pode auxiliar a troca gasosa respiratória	Nenhuma diferença na sobrevida
Ventilação por jato de alta frequência (HFJV)	Carlton (1983)[29]	Randomizado	Oxigenação, ventilação mantida em pressão máxima e volume corrente menores sob HFJV	Nenhuma diferença na sobrevida ou permanência na UTI
ECMO	Morris (1994)[23]	Randomizado	Sobrevida similar em ambos os grupos	Suporte extracorpóreo não recomendado na SARA
Ventilação oscilatória de alta frequência (HFOV)	Fort (1997)[30]	Prospectivo, clínico	Melhoria na proporção PaO_2/FiO_2, nenhuma alteração no débito cardíaco, liberação de O_2	A HFOV é segura e efetiva, mas são necessários estudos adicionais
Ventilação protetora *versus* ventilação convencional	Amato (1998)[7]	Randomizado	Taxa de mortalidade com 28 dias de 38% (protetora) *versus* 71% (convencional), menor barotrauma	Nenhuma diferença na sobrevida para a alta hospitalar
Óxido nítrico inalado (iNO)	Dellinger (1998)[17]	Randomizado, controlado por placebo, duplo-cego,	Melhoria na oxigenação após quatro horas horas e em quatro dias	Nenhuma melhoria na taxa de mortalidade
iNO	Michael (1998)[16]	Randomizado	PaO_2/FiO_2 melhorada em uma hora, 12 horas, 24 horas	Benefícios não persistem, nenhum benefício de sobrevida
iNO	Trouncy (1998)[15]	Randomizado	Oxigenação melhorada nas primeiras 24 horas	Nenhum benefício após 24 horas, taxa de mortalidade similar
Menor volume corrente *versus* volume corrente tradicional	ARDS Network (2000)[8]	Randomizado	Taxa de mortalidade com 28 dias de 30%, mais dias sem ventilador, menor IL-6, morte antes da alta hospitalar reduzida	Taxa de mortalidade reduzida, mas os benefícios de longo prazo precisam ser estudados
Pressão positiva contínua na via aérea (CPAP)	Delclaux (2000)[25]	Randomizado, encoberto, não cego	Resposta subjetiva ao CPAP maior que com O_2 padrão	Nenhuma diferença na taxa de intubação, mortalidade, permanência na UTI
Posição de decúbito ventral	Gattinoni (2001)[14]	Randomizado	PaO_2/FiO_2 aumentada, taxa de complicação similar	Nenhuma melhoria na sobrevida
Manobras de recrutamento alveolar	Oczenski (2004)[34]	Randomizado	As manobras de recrutamento melhoraram a proporção de PaO_2/FiO_2	Os benefícios do recrutamento não persistem além de 30 minutos
PEEP alta *versus* baixa	ARDS Network (2004)[11]	Randomizado	PaO_2/FiO_2 foi mais alta no grupo da "PEEP alta"	Nenhuma diferença significativa na taxa de mortalidade, dias livres de ventilador ou dias sem falência de órgão
Ventilação com menor volume corrente	Kallet (2005)[2]	Retrospectivo, não controlado	Taxa de mortalidade menor em pacientes com SARA sujeitos ao protocolo da ARDS Network (32% *versus* 51%)	Adoção do protocolo da ARDS Network para insuficiência pulmonar aguda/SARA reduziu a taxa de mortalidade na comparação com os controles históricos
Recrutamento pulmonar	Gattinoni (2006)[33]	Estudo observacional	Percentual de pulmão recrutável variou entre pacientes. Na média, 24% do pulmão não poderia ser recrutado. Os pacientes com menor complacência do sistema respiratório, $PaCO_2$ maior e menor PaO_2:FiO_2 no início demonstraram mais recrutabilidade	Este estudo observacional não abordou o resultado
Óxido nítrico inalado (iNO)	Angus (2006)[19]	Randomizado	Custos hospitalares e duração da permanência foram similares no grupo do iNO	Nenhuma diferença na sobrevida com um ano
iNO	Adhikari (2007)[18]	Metanálise	O iNO pode aumentar a oxigenação por até quatro dias	Nenhum benefício na taxa de mortalidade global

204 Seção III MANEJO PERIOPERATÓRIO

de alta frequência (HFJV, *high-frequency jet ventilation*). Eles demonstraram que a VCV forneceu uma PaO_2 discretamente melhorada em PEEP equivalente, mas, sob HFJV, a oxigenação e a ventilação foram mantidas com pressões inspiratórias máximas mais baixas e menores volumes correntes. Não houve melhoria na sobrevida global ou duração da internação na UTI.[29] Fort e colaboradores[30] realizaram em 1997 um estudo clínico prospectivo em 17 pacientes com SARA. Eles reportaram que 13 dos 17 tiveram uma melhoria em sua proporção de PaO_2/FiO_2, sem diminuições na pressão arterial, débito cardíaco ou liberação de oxigênio.[30] Há necessidade de um grande ensaio controlado randomizado para avaliar os benefícios da HFOV.

O colapso pulmonar é um importante fator contribuinte para a hipoxemia da lesão pulmonar aguda e SARA. As repetidas aberturas e fechamentos cíclicos de alvéolos individuais contribuem para a lesão pulmonar associada ao ventilador. As manobras de recrutamento envolvem a aplicação de altos níveis de PEEP e se demonstrou, na lesão pulmonar inicial e no início da SARA, que revertem a hipoxemia.[31] A capacidade de recrutar alvéolos foi demonstrada na SARA tendo como causa etiologias pulmonares primárias e secundárias.[32] O percentual de tecido pulmonar que pode ser "recrutado" varia entre pacientes individuais, mas pode, por vezes, ser maior naqueles com lesão pulmonar mais

grave.[33] Infelizmente, estas manobras não resultam, em geral, em melhoria sustentada na oxigenação.[34] As complicações associadas ao recrutamento podem incluir o barotrauma e o comprometimento hemodinâmico. Nenhum estudo ainda demonstrou de maneira efetiva os benefícios de longo prazo atribuídos a uma determinada estratégia de recrutamento (Tab. 31-2).

Evidência para Estratégias Farmacológicas na SARA

As intervenções farmacológicas testadas na SARA geralmente são direcionadas para bloquear os mediadores inflamatórios liberados após a ocorrência do evento deflagrador. As intervenções incluíram bloqueadores de citocina, anticorpos monoclonais contra endotoxinas ou interleucinas, antioxidantes, proteína C ativada, agentes anti-inflamatórios não esteroidais e prostanoides.[35]

Embora muitas destas intervenções tenham mostrado benefício nos experimentos iniciais e em alguns estudos com animais, poucos benefícios foram conseguidos nos ensaios com seres humanos. Estudos da prostaglandina E_1, procisteína,[37] lisofiloína,[38] cetoconazol não mostraram um benefício na sobrevida.

Reduzida produção de surfactante e função levam a aumento da tensão superficial, colapso alveolar e diminuição da

Tabela 31-2	**Ensaios Farmacológicos/Esteroides**				
Parâmetro	**Estudo (Ano)**	**Tipo**	**Resultados**		**Desfechos**
Prostaglandina E_1 (PGE_1)	Bone (1989)[38]	Randomizado, duplo-cego	A PGE_1 aumentou a frequência cardíaca, volume sistólico e débito cardíaco		A PGE_1 não aumentou a sobrevida
Corticosteroides	Meduri (1991)[54]	Clínico prospectivo	Melhoria no escore de lesão pulmonar, melhoria na PaO_2/FiO_2		Necessário maior estudo randomizado controlado
Corticosteroides	Meduri (1994)[55]	Clínico prospectivo	Melhoria do escore de lesão pulmonar, diminuição da PEEP, melhoria na radiografia de tórax		Necessário maior estudo randomizado controlado
Surfactante aerosolizado	Anzueto (1996)[40]	Randomizado, controlado por placebo	Nenhuma melhoria na oxigenação, duração da ventilação mecânica ou sobrevida		Surfactante aerosolizado não benéfico na SARA
Corticosteroides	Meduri (1998)[56]	Randomizado, controlado por placebo, duplo-cego	Escore de lesão pulmonar melhorado, PaO_2/FiO_2 melhorada, escore de MODS melhorado, taxa de mortalidade de 12% *versus* 62% (controle)		Sobrevida melhorada com metilprednisolona. ARDS Network realizando estudo maior
Cetoconazol	ARDS Network (2000)[39]	Randomizado, controlado por placebo	Nenhuma diferença nos dias sem falência de órgão, eventos adversos ou função pulmonar		O cetoconazol não reduziu a taxa de mortalidade ou melhorou o desfecho
Lisofilina	ARDS Network (2002)[38]	Randomizado, controlado por placebo, duplo-cego	Nenhuma diferença na falência de órgãos, dias sem ventilador ou infecções		A lisofilina não melhorou a taxa de mortalidade
Corticosteroides	ARDS Network (2006)[57]	Randomizado	Taxa de mortalidade de 28,6% no grupo do placebo e 29,2% no grupo tratado. Número maior de dias sem ventilador e sem choque no grupo tratado		Nenhuma melhoria na taxa de mortalidade global, possivelmente taxa de mortalidade maior nos pacientes que iniciaram os esteroides mais tardiamente
Corticosteroides	Meduri (2007)[53]	Randomizado, controlado	A taxa de mortalidade reduziu nos pacientes tratados (20,6% *versus* 42,9%). Duração da ventilação mecânica e das infecções reduzida		Taxa de mortalidade reduzida

complacência do parênquima pulmonar. As pressões nas vias aéreas necessárias para abrir estes alvéolos são excessivamente altas. Anzueto e colaboradores[40] estudaram a eficácia do surfactante aerosolizado artificial nos pacientes com SARA. Eles não demonstraram melhoria na oxigenação, ventilação ou taxa de mortalidade.[40] No entanto, o trabalho sobre técnicas melhoradas de administração de surfactante continua; mas não está claro se seus efeitos pulmonares seriam suficientes para alterar o desfecho clínico[41] (Tab. 31-2).

Evidência para Manipulação Hemodinâmica

Os objetivos do tratamento hemodinâmico na SARA ainda constituem uma área de controvérsia. A ARDS Net abordou os benefícios de cateteres arteriais pulmonares *versus* venosos centrais e as estratégias de tratamento com líquidos "conservadora" *versus* "liberal" em seu *Fluid and Catheter Treatment Trial (FACTT)*.

A *Pulmonary Artery Catheter Consensus Conference*, em 1997, observou que havia evidência inadequada a partir dos ensaios clínicos existentes e séries de casos para determinar de maneira definitiva o benefício ou dano do uso de cateter de artéria pulmonar (PAC, *pulmonary artery catheter*) nos pacientes com falência respiratória.[42] Os benefícios dos PACs foram avaliados em 100 pacientes com lesão pulmonar aguda através do ARDS Net.[43] Na comparação com pacientes tratados com cateter venoso central, não foi notada qualquer diferença na função pulmonar ou renal, na incidência de hipotensão, nos parâmetros de ventilador, na frequência de diálise ou no uso de vasopressores. A sobrevida não melhorou em 60 dias. A incidência de complicações relacionadas com o cateterismo foi mais elevada no grupo do PAC, relacionando-se principalmente com as arritmias ventriculares e atriais. O uso rotineiro de um PAC para o tratamento de pacientes com SARA, visando melhorar a função orgânica e a sobrevida, não pode ser recomendado.

Está evidente que a permeabilidade aumentada é responsável pelo acúmulo de líquido alveolar na SARA. Este acúmulo acontece em pressões de encunhamento capilar pulmonar menores do que o normal. Foi argumentado que a diurese e a restrição de líquido podem beneficiar o paciente com SARA por limitar ou impedir o edema. Mitchell e colaboradores[44] estudaram pacientes com SARA que receberam a aplicação de PACs. Aqueles com menos água pulmonar extravascular tiveram menores períodos de ventilação mecânica e permanências mais curtas na UTI, porém a taxa de mortalidade não foi diferente.[44] Contudo, não está claro se a restrição excessiva-

Tabela 31-3	Ensaios de Nutrição, Posição, Sedação, Monitorização e Feixe de Líquido				
Parâmetro	**Estudo (Ano)**	**Tipo**	**Resultados**		**Desfechos**
Alimentação enteral com nutrientes específicos e antioxidantes	Gadek (1999)[49]	Estudo randomizado controlado, duplo-cego, multicêntrico e prospectivo	Número diminuído de neutrófilos no tecido alveolar, melhoria na oxigenação, menos dias de suporte de ventilador, diminuição da internação em UTI, menor taxa de desenvolvimento de falência de novos órgãos		Nenhuma diferença significativa na taxa de mortalidade
"Férias da sedação" (*"sedation vacation"*) nos pacientes ventilados (não SARA)	Kress (2000)[46]	Randomizado, controlado	Duração média da ventilação mecânica (4,9 dias *versus* 7,3 dias) e duração da permanência na UTI (6,4 *versus* 9,9 dias) diminuídas		Nenhuma diferença na taxa de mortalidade intra-hospitalar
Posição de decúbito ventral	Gattinoni (2001)[50]	Randomizado	PaO_2/FiO_2 aumentada, taxa de complicação similar		Nenhuma melhoria na sobrevida
"Feixes do ventilador" (*"ventilator bundles"*) nos pacientes ventilados	Resar (2005)[14]	Controle histórico	Redução de 44,5% na pneumonia associada ao ventilador em pacientes intubados		Adesão aumentada aos "feixes do ventilador"
Posicionamento vertical	Richard (2006)[13]	Estudo fisiológico observacional prospectivo	O posicionamento vertical melhorou significativamente a PaO_2 e o recrutamento pulmonar		O estudo não foi idealizado para comparar desfechos
Estudos de tratamento com líquidos "conservador" *versus* "liberal"	ARDS Network (2006)[45]	Randomizado	Pacientes tratados com um protocolo de tratamento com líquidos conservador demonstraram melhoria na oxigenação, aumento nos dias sem ventilador e maior número de dias fora da unidade de terapia intensiva		Nenhuma diferença no efeito global em 60 dias
Cateter de artéria pulmonar *versus* venoso central para orientar o tratamento da lesão pulmonar aguda (FACTT)	ARDS Network (2006)[43]	Randomizado	Nenhuma diferença significativa na função pulmonar ou renal, taxa de hipotensão, diálise ou uso de vasopressores		O cateter pulmonar não melhorou o resultado clínico e os pacientes tiveram maiores complicações

206 Seção III MANEJO PERIOPERATÓRIO

mente agressiva de líquidos pode agravar a falência de órgão extrapulmonar. O estudo FACTT comparou as estratégias de tratamento com líquido "liberal" *versus* "conservadora".[45] Os pacientes randomizados para o ramo "conservador" do estudo clínico receberam quase sete litros a menos de líquido nos primeiros sete dias do estudo. Os benefícios foram notados na oxigenação, escore de lesão pulmonar e dias sem ventilador, sem um aumento na falência de órgão ou necessidade de diálise. Nenhuma diferença foi observada na taxa de mortalidade com 60 dias. Desta maneira, a evidência atual sugere que os médicos observem uma estratégia de tratamento mais conservadora para pacientes com SARA (Tab. 31-3).

Evidência para os Cuidados Preventivo e de Suporte

As manifestações sistêmicas da SARA não devem ser negligenciadas. A sedação deve balancear o conforto do paciente e a capacidade de avaliar o estado neurológico. Devem ser satisfeitas as necessidades nutricionais. Deve ser evitada a lesão secundária da pele e de outros tecidos.

As complicações da sedação incluem a hipotensão, desmame lento do ventilador e incapacidade de avaliar o estado neurológico. As complicações da adição de agentes bloqueadores neuromusculares incluem o agravamento dos cuidados críticos da miopatia. Embora nenhuma técnica de sedação específica seja nitidamente superior a outra, relatou-se que a interrupção diária de infusões de sedativo (interromper uma infusão até que o paciente acorde e, então, reiniciar o medicamento, comumente chamado de "férias da sedação") diminui a duração da ventilação mecânica e a da internação na UTI.[46] Recomenda-se que sejam desenvolvidos protocolos para a sedação de pacientes em UTI que precisam de ventilação mecânica, que abordem o controle da dor, conforto e segurança do paciente.

Os pacientes comumente não recebem a nutrição adequada em ambas as UTIs – clínica e cirúrgica.[47] Felizmente, os protocolos de suporte nutricional aumentam a proporção de pacientes alimentados de forma adequada.[48] Gadek e colaboradores[49] demonstraram que a alimentação enteral com determinados nutrientes e antioxidantes melhorou a troca gasosa, reduziu o requisito para a ventilação mecânica, diminuiu a duração da permanência na UTI e reduziu a incidência de falência de um novo órgão. Recomenda-se que as unidades executem protocolos para a implementação precoce da alimentação enteral nos pacientes com SARA.

A implementação de um pequeno conjunto de intervenções baseadas em evidência referidas como "feixes de ventilador" pode acabar com a incidência de complicações comuns nos pacientes que recebem a ventilação mecânica. Estas incluem a profilaxia da doença da úlcera péptica, profilaxia da trombose venosa profunda (TVP), elevação da cabeceira do leito e uma interrupção diária de infusões de sedativos. Relatou-se que a implementação destes feixes diminui a incidência da pneumonia associada ao ventilador[50] (Tab. 31-3).

ÁREAS DE CONTROVÉRSIA

Os corticosteroides permanecem como importante área de controvérsia no tratamento da SARA precoce e tardia. Estu-

dos iniciais falharam em mostrar qualquer benefício a partir do uso de corticosteroides na SARA precoce.[51,52] Um estudo mais recente controlado por placebo, randomizado e duplo-cego mostrou redução na ventilação mecânica, permanência na UTI e taxa de mortalidade na UTI em pacientes que recebem metilprednisolona.[53] Postulou-se que os corticosteroides podem inibir a liberação de citocinas pró-inflamatórias ou pró-fibróticas e reduzem a deposição de colágeno e fibrose no pulmão lesionado. Meduri e colaboradores[54] estudaram inicialmente oito pacientes com SARA sem um sítio óbvio de infecção. A metilprednisolona foi administrada em *bolus* de 2 mg/kg, seguido por 2 a 3 mg/kg/dia divididos em doses a cada seis horas. Seis dos oito pacientes sobreviveram até a alta e tiveram menores escalas de lesão pulmonar.[54] Um pequeno estudo de acompanhamento também sugeriu benefício de sobrevida naqueles pacientes tratados com esteroides.[55,56] O ARDS Net realizou um grande estudo avaliando a eficácia da metilprednisolona na SARA persistente.[57] Os esteroides foram iniciados em sete a 28 dias depois do início da SARA. Apesar das melhorias na complacência do sistema respiratório, pressão arterial e dias livres de ventilação, não houve melhora na taxa de mortalidade global. Na realidade, a taxa de mortalidade em 60 e 180 dias foi muito mais elevada no grupo que recebeu esteroides em comparação com o grupo que recebeu placebo. Algum benefício potencial foi demonstrado quando os esteroides são administrados a pacientes com choque séptico e insuficiência suprarrenal[58] ou com síndrome de sepse e insuficiência suprarrenal associados à SARA.[59] Entretanto, no geral, o tratamento da SARA com corticosteroide permanece no máximo controverso e pode ser lesivo (Tab. 31-2).

RECOMENDAÇÕES DOS AUTORES

Deve ser estabelecido o diagnóstico da SARA. Um início agudo da insuficiência respiratória, $PaO_2/FiO_2 \leq 200$ mm Hg (300 mm Hg para a lesão pulmonar aguda), infiltrados bilaterais em placa na radiografia de tórax e nenhuma evidência de etiologia cardiogênica de edema pulmonar definem a síndrome.

O insulto original responsável por incitar a SARA deve ser identificado e tratado. Pneumonia, sepse e bacteremia devem ser tratados com antibióticos e drenagem cirúrgica, quando indicado. Deve ser evitada a lesão adicional.

É primordial a monitorização rigorosa do balanço hídrico. A administração de quantidades excessivas de líquido na tentativa de manter a estabilidade hemodinâmica não gera benefícios evidentes. Uma estratégia "conservadora" para o tratamento com líquidos pode encurtar a duração da intubação, sem contribuir para a falência de órgão não pulmonar.[45]

A adoção de protocolos de sedação que inclua as "férias de sedação" diárias reduz a duração da ventilação mecânica e permite a avaliação do estado neurológico.

Os protocolos estabelecidos para o início precoce da nutrição enteral diminuem a taxa de alimentação deficiente.

A integração dos "feixes de ventilador" que rotineiramente proporciona a profilaxia para a doença da úlcera péptica e para a TVP, além de requerer a elevação da cabeceira do leito, diminui a incidência de pneumonia associada ao ventilador.

Recomenda-se a ventilação mecânica de acordo com os protocolos publicados pelo *National Institutes of Health ARDS Clinical Network*.[60] Este protocolo tornou-se o "padrão ouro", contra o qual podem ser testados os métodos de tratamento da SARA (Tab. 31-4).

Capítulo 31 *O que Funciona em um Paciente com Síndrome da Angústia Respiratória Aguda?*

Tabela 31-4 Resumo do Protocolo de Ventilação Mecânica da *ARDS Clinical Network*

CRITÉRIOS DE INCLUSÃO: Início agudo de:

1. $PaO_2/FiO_2 \leq 300$ (corrigido para a altitude)
2. Infiltrados bilaterais (em placa, difusos ou homogêneos) compatíveis com o edema pulmonar
3. Nenhuma evidência clínica de hipertensão atrial esquerda

PARTE I: MONTAGEM E AJUSTE DO VENTILADOR

1. Calcular o peso corporal predito (PBW)
Homens = 50 + 2,3 (altura [polegadas] – 60)
Mulheres = 45,5 + 2,3 (altura [polegadas] – 60)
2. Selecionar a modalidade "controle assistido"
3. Estabelecer o volume corrente inicial em 8 mL/kg do peso corporal predito
4. Reduzir o volume corrente em 1 mL/kg em intervalos de $\leq$ duas horas até que o volume corrente = 6 mL/kg do peso corporal predito
5. Estabelecer a taxa inicial para aproximar-se do VE basal (não > 35 batimentos/min)
6. Ajustar o volume corrente e a frequência respiratória para atingir os objetivos do pH e da pressão de platô, conforme abaixo
7. Estabelecer a velocidade do fluxo inspiratório acima da demanda do paciente (usualmente > 80 L/min)

Objetivo da Oxigenação: PaO_2 55 - 80 mm Hg ou SpO_2 88%-95%

Abaixo, uso de combinações crescentes de FiO_2/PEEP para atingir a meta. As opções de PEEP mais elevadas (fileira inferior) diminuirão a FiO_2 e podem ser preferidas nos pacientes com FiO_2 alta e tolerância mais elevada à PEEP (pressão arterial estável, nenhum barotrauma). A sobrevida é similar em ambas as condutas de PEEP.

FiO_2	0,3	0,4	0,4	0,5	0,5	0,6	0,7	0,7
PEEP	5	5	8	8	10	10	10	12
	12-14	14	16	16	18-20	20	20	20
FiO_2	0,7	0,8	0,9	0,9	0,9	1,0	1,0	1,0
PEEP	14	14	14	16	18	20	22	24
	20	20-22	22	22	22	22	22	24

Objetivo da Pressão de Platô: $\leq$ 30cm H_2O

Verificar a P_{plat} (pausa inspiratória de 0,5 segundo), SpO_2, FR total, VC e pH (quando disponível) pelo menos a cada quatro horas e depois de cada alteração na PEEP ou no VC.
Se P_{plat} > 30 cm H_2O: diminuir o VC em etapas de 1 mL/kg (mínimo = 4 mL/kg)
Se P_{plat} < 25 cm H_2O: VC < 6 mL/kg, aumentar o VC em 1 mL/kg até P_{plat} > 25 cm H_2O ou VC = 6 mL/kg
Se P_{plat} < 30 e ocorre pausa respiratória: pode aumentar o VC em 1 mL/kg (máximo = 8 mL/kg)
OBJETIVO do pH: 7,30 – 7,45
Tratamento da acidose: (pH < 7,30)
Se pH de 7,15 – 7,30, aumentar frequência respiratória até pH > 7,30 ou $PaCO_2$ < 25 (frequência respiratória máxima = 35)
Se FR = 35 e $PaCO_2$ < 25, pode administrar $NaHCO_3$
Se pH < 7,15, aumentar FR até 35
Se pH permanece < 7,15 e $NaHCO_3$ considerado ou infundido, o VC pode ser aumentado em etapas de 1 mL/kg até pH > 7,15 (P_{plat} alvo pode ser excedida)
Tratamento da Alcalose (pH > 7,45): diminuir a frequência ventilatória, quando possível.
OBJETIVO DA RELAÇÃO I:E: 1:1,0 – 1:3: ajustar velocidade do fluxo para atingir a meta. Se FiO_2 = 1.0 e PEEP = 24 cm H_2O, pode ajustar I:E para 1:1

PARTE II: DESMAME

A. Realizar uma tentativa de CPAP diariamente quando:
1. $FiO_2 \leq 0,40$ e PEEP ≤ 8 ou quando usar a escala de PEEP mais elevada e $FiO_2 \leq 0,3$ e PEEP 12 – 14
2. PEEP e $FiO_2 \leq$ valores do dia anterior
3. O paciente apresenta esforços respiratórios espontâneos aceitáveis (Pode diminuir a frequência ventilatória em 50% por cinco minutos para detectar o esforço)
4. PA sistólica $\geq$ 90 mm Hg sem suporte vasopressor

CONDUZINDO O ESTUDO:

Estabelecer CPAP = 5 cm H_2O, FiO_2 = 0,50.
Se FR $\leq$ 35 por 5 min: avançar para desmame de suporte de pressão adiante
Se FR >35 em < 5 min: pode repetir o estudo depois da intervenção apropriada (p. ex., aspiração, analgesia, ansiólise)
Se a tentativa de CPAP não for tolerada, retornar para as situações A/C prévias

208 Seção III MANEJO PERIOPERATÓRIO

Tabela 31-4	Resumo do Protocolo de Ventilação Mecânica da *ARDS Clinical Network* — Cont.

B. PROCEDIMENTO DE DESMAME DE SUPORTE DE PRESSÃO

1. Estabelecer PEEP = 5 e FiO_2 = 0,50
2. Estabelecer SP inicial baseado na FR durante o estudo do CPAP:
   a. **Se FR com CPAP < 25:** estabelecer SP = 5 cm H_2O e em seguida ir para a etapa 3d
   b. **Se FR com CPAP = 25 – 35:** estabelecer SP = 20 cm H_2O, depois reduzir em 5 cm H_2O em intervalos de ≤ 5 minutos até FR = 26 – 35 e então ir para a etapa 3a
   c. **Se SP inicial não é tolerado:** retornar para os parâmetros A/C prévios.
3. **REDUZINDO O SP:** (Nenhuma redução feita depois das 17 horas)
   a. Reduzir SP em 5 cm H_2O a cada uma a três horas
   b. Se SP ≥ 10 cm H_2O não é tolerada, retornar para os parâmetros A/C prévios (Reiniciar o último nível de SP tolerado na próxima manhã e ir para a etapa 3a).
   c. Se SP = 5 cm H_2O não é tolerado, retornar ao SP = 10 cm H_2O. Quando tolerado, podem ser usados 5 ou 10 cm H_2O durante a noite, com tentativas adicionais no desmame na manhã seguinte.
   d. Se SP = 5 cm H_2O é tolerado por ≥ duas horas, avaliar para a capacidade de sustentar a respiração não assistida abaixo.

C. TENTATIVA DE RESPIRAÇÃO NÃO ASSISTIDA:

1. Colocar sob peça T, colar traqueal ou CPAP ≤ 5 cm H_2O
2. Avaliar para tolerância conforme abaixo por duas horas
   a. SpO_2 ≥ 90 e/ou PaO_2 ≥ 60 mm Hg
   b. VC espontâneo ≥ 4 mL/kg PBW
   c. FR ≤ 35/min
   d. pH ≥ 7,3
   e. Nenhuma angústia respiratória (angústia = duas ou mais)
      • FC >120% do basal
      • Uso acentuado da musculatura acessória
      • Paradoxo abdominal
      • Diaforese
      • Dispneia acentuada
3. Quando tolerado, considerar extubação.
4. Quando não tolerado, retomar SP de 5 cm H_2O.

Reproduzido com permissão do *ARDS Network*, http://www.ardsnet.org

REFERÊNCIAS

1. Bigatello LM, Zapol WM: New approaches to acute lung injury. *Br J Anaesth* 1996;77:99-109.
2. Bernard GR, Artigas A, Brigham KL Carlet J, et al: The American-European Consensus Conference on ARDS: Definitions, mechanisms, relevant outcomes, and clinical trial coordination. *Am J Respir Crit Care* Med 1994;149:818-824; *J Crit Care* 1994;9:72-81; *Intensive Care Med* 1994;20:225-232.
3. Hudson LD, Steinberg KP: Epidemiology of acute lung injury and ARDS. *Chest* 1999;116:74S-82S.
4. Stapleton RD, Wang BM, Hudson LD, Rubenfeld GD, Caldwell ES, Steinberg KP: Causes and timing of deaths in patients with ARDS. *Chest* 2005;128:525-532.
5. Gong MN, Thompson BT, Williams P, Pothier L, Boyce PD, Christiani DC: Clinical predictors of and mortality in acute respiratory distress syndrome: Potential role of red cell transfusion. *Crit Care Med* 2005;33:1191-1198.
6. Slutsky AS, Tremblay LN: Multiple system organ failure, is mechanical ventilation a contributing factor? *Am J Respir Crit Care Med* 1998;157:1721-1725.
7. Amato MB, Barbas CSV, Medieros DM, Magaldi RB: Effect of protective-ventilation strategy on the mortality in the acute respiratory distress syndrome. *N Engl J Med* 1998;338:347-354.
8. Acute Respiratory Distress Syndrome Network: Ventilation with lower tidal volumes as compared with traditional tidal volumes for acute lung injury and the acute respiratory distress syndrome. *N Engl J Med* 2000;342:1301-1308.
9. Kallet RH, Jasmer RM, Pittet JF, Tang JF, et al: Clinical implementation of the ARDS network protocol is associated with reduced hospital mortality compared with historical controls. *Crit Care Med* 2005;33:925-929.

10. Kacmarek RM, Hickling KG: Permissive hypercapnia. *Resp Care* 1993;38:373-387.
11. Brower RG, Lanken PN, MacIntyre N, Matthay MA, Morris, Ancukiewicz M, et al, National Heart, Lung, and Blood Institute ARDS Clinical Trials Network: Higher versus lower positive end-expiratory pressures in patients with the acute respiratory distress syndrome. *N Engl J Med* 2004;351:327-336.
12. Douglas WW, Rheder K, Beynen FM, Sessler AD, Marsh HM: Improved oxygenation in patients with acute respiratory failure: The prone position. *Am Rev Respir Dis* 1974;115:559-566.
13. Richard JC, Maggiore SM, Mancebo J, Lemaire F, et al: Effects of vertical positioning on gas exchange and lung volumes in acute respiratory distress syndrome. *Intensive Care Med* 2006;32:1623-1626.
14. Gattinoni L, Tognoni G, Presenti A, Taccone P, et al: Effect of prone positioning on the survival of patients with acute respiratory failure. *N Engl J Med* 2001;345:568-573.
15. Troncy E, Collet J, Shapiro S, Guimond J, et al: Inhaled nitric oxide in acute respiratory distress syndrome, a pilot randomized controlled study. *Am J Respir Crit Care Med* 1998;157: 1483-1488.
16. Michael JR, Barton RG, Saffle JR, Mone M, et al: Inhaled nitric oxide versus conventional therapy, effect on oxygenation in ARDS. *Am J Respir Crit Care Med* 1998;157:1372-1380.
17. Dellinger RP, Zimmermann JL, Taylor RW, Straube RC, et al: Effects of inhaled nitric oxide in patients with acute respiratory distress syndrome: Results of a randomized phase II trial. *Crit Care Med* 1998;26:15-23.
18. Adhikari NK, Burns KE, Friedrich J, Granton JT, et al: Effect of nitric oxide on oxygenation and mortality in acute lung injury: Systemic review and meta-analysis. *BMJ* 2007;334:779.
19. Angus DC, Clermont G, Linde-Zwirble WT, Musthafa AA, et al: Health-care costs and long-term outcomes after acute respiratory distress syndrome: A phase III trial of nitric oxide. *Crit Care Med* 2006;34:2883-2890.

Capítulo **31** *O que Funciona em um Paciente com Síndrome da Angústia Respiratória Aguda?*

20. Zapol WM, Snider MT, Schneider RC: Extracorporeal membrane oxygenation for acute respiratory failure. *Anesthesiology* 1977;46:272-285.
21. Zapol WM, Snider MT, Hill JD, Fallat RJ, et al: Extracorporeal membrane oxygenation in severe acute respiratory failure. *JAMA* 1979;242:2193-2196.
22. Gattinoni L, Presenti A, Mascheroni D, Fumagalli R, et al: Low-frequency positive pressure ventilation with extracorporeal CO_2 removal in severe acute respiratory failure. *JAMA* 1986;256: 881-886.
23. Morris AH, Wallace CJ, Menlove RL, Clemmer TP, et al: Randomized clinical trial of pressure-controlled inverse ratio ventilation and extracorporeal CO2 removal for adult respiratory distress syndrome. *Am J Respir Crit Care* Med 1994;149:295-305.
24. Peek GJ, Clemens F, Elbourne D, Firmin R, et al: CEDAR: Conventional ventilatory support vs extracorporeal membrane oxygenation for severe adult respiratory failure. *BMC Health Sciences Research* 2006;6:163.
25. Declaux CD, Alberti C, Mancebo J, Abroug F, et al: Treatment of acute hypoxemic nonhypercapnic respiratory insufficiency with continuous positive airway pressure delivered by a face mask. A randomized controlled trial. *JAMA* 2000;284:2352-2360.
26. Antonelli M, Conti G, Esquinas A, Montini L, et al: A multicenter survey on the use in clinical practice of noninvasive ventilation as a first-line intervention for acute respiratory distress syndrome. *Crit Care Med* 2007;35:18-25.
27. Clark RH, Gerstmann DR, Null DM, deLemos RA: Prospective randomized comparison of high-frequency oscillatory and conventional ventilation in respiratory distress syndrome. *Pediatrics* 1992;89:5-12.
28. Gerstmann DR, Monton SD, Stoddard RA, Meredith KS, et al: The Provo Multicenter Early High-frequency Oscillatory Ventilation Trial improved pulmonary and clinical outcome in respiratory distress syndrome. *Pediatrics* 1996;98:1044-1057.
29. Carlon GC, Howland WS, Ray C, Miodownik, et al: Highfrequency jet ventilation: A prospective randomized evaluation. *Chest* 1983;84:551-559.
30. Fort P, Farmer C, Westerman J, Johannigman, J, et al: Highfrequency oscillatory ventilation for adult respiratory distress syndrome—a pilot study. *Crit Care Med* 1997;25:937-947.
31. Borges JB, Okamoto VN,Matos GF, CaramezMP, et al: Reversibility of lung collapse and hypoxemia in early acute respiratory distress syndrome. *Am J Respir Crit Care Med* 2006;174: 268-278.
32. Thile AW, Richard JC, Maggiore SM, Ranieri VM, Brochard L: Alveolar recruitment in pulmonary and extrapulmonary acute respiratory distress syndrome. *Anesthesiology* 2007;106: 212-217.
33. Gattinoni L, Caironi P, Cressoni M, Chiumello D, et al: Lung recruitment in patients with the acute respiratory distress syndrome. *N Engl J Med* 2007;354:1775-1786.
34. Oczenski W, Hormann C, Keller C, Lorenzl N, et al: Recruitment maneuvers after a positive end-expiratory pressure trial do not induced sustained effects in early adult respiratory distress syndrome. *Anesthesiology* 2004;101:620-625.
35. Pittet JF, Mackersie RC, Martin TR, Matthay MA: Biological markers of acute lung injury: Prognostic and pathogenetic significance (state of art). Am J Respir Crit Care Med 1997;155: 1187-1205.
36. Bone RC, Slotman G, Maunder R, Silverman H, et al: Randomized double-blind, multicenter study of prostaglandin E_1 in patients with adult respiratory distress syndrome: Prostaglandin E_1 Study Group. *Chest* 1989;96:114-119.
37. Ware LB, Matthay MA: The acute respiratory distress syndrome. *N Engl J Med* 2000;342:1334-1349.
38. ARDS Network: A randomized placebo controlled trial of lisophylline for early treatment of acute lung injury and acute respiratory distress syndrome. *Crit Care Med* 2002;30:1-6.
39. ARDS Network: Ketoconazole for early treatment of acute lung injury and acute respiratory distress syndrome: A randomized controlled trial. *JAMA* 2000;283:1995-2002.
40. Anzueto A, Baughman RP, Guntupalli KK, Weg JG, et al: Aerosolized surfactant in adults with sepsis-induced acute respiratory distress syndrome. *N Engl J Med* 1996;334:1417-1421.
41. Brower RG, Ware LB, Berthiaume Y, Matthay MA: Treatment of ARDS. *Chest* 2001;120:1347-1367.

42. Pulmonary Artery Catheter Consensus Conference: Pulmonary Artery Catheter Consensus Conference: Consensus statement. *Crit Care Med* 1997;25:910-925.
43. The National Heart, Lung, and Blood Institute Acute Respiratory Distress Syndrome (ARDS) Clinical Trials Network: Pulmonary-artery versus central venous catheter to guide treatment of acute lung injury. *N Engl J Med* 2006;354:2213-2224.
44. Mitchell JP, Schuller D, Calandrino FS, Schuster DP: Improved outcome based on fluid management in critically ill patients requiring pulmonary artery catheterization. *Am Rev Respir Dis* 1992;145:990-998.
45. Wiedemann HP, Wheeler AP, Bernard GR, Thompson BT, Hayden D, deBoisblanc B, et al, National Heart, Lung, and Blood Institute Acute Respiratory Distress Syndrome (ARDS) Clinical Trials Network: Comparison of two fluid-management strategies in acute lung injury. *N Engl J Med* 2006;354:2564-2575.
46. Kress JP, Pohlman AS, O'Connor MF, Hall JB: Daily interruption of sedative infustions in critically ill patients undergoing mechanical ventilation. *N Engl J Med* 2000;342:1417.
47. Hise ME, Halterman KH, Gajewski BJ, Parkhurst M, Moncure M, Brown JC: Feeding practices of severely ill intensive care unit patients: An evaluation of energy sources and clinical outcomes. *J Am Diet Assoc* 2007;107:458-465.
48. Mackenzie SL, Zygun DA, Whitmore BL, Doig CJ, Hameed SM: Implementation of a nurtritional support protocol increases the proportion of mechanically ventilated patients reaching enteral nutrition targets in the adult intensive care unit. *Journal of Parenteral and Enteral Nutrition* 2005;29:74-80.
49. Gadek JE, DeMichele SJ, Karlstad MD, Pacht ER, et al: Effect of enteral feeding with eicosapentaenoic acid, gamma-linolenic acid, and antioxidants in patients with acute respiratory distress syndrome. *Crit Care Med* 1999;27:1409-1420.
50. Resar R, Pronovost P, Haraden C, Simmonds T, Rainey T, Nolan T: Using a bundle approach to improve ventilator care processes and reduce ventilator associated pneumonia. *Jt Comm J Qual Patient Saf* 2005;31:243-248.
51. Bernard GR, Luce JM, Sprung CL, Rinaldo JE, et al: High-dose corticosteroids in patients with adult respiratory distress syndrome. *N Engl J Med* 1978;317:1565-1570.
52. Luce JM, Montgomery AB, Marks JD, Turner J, Metz CA, Murray JF: Ineffectiveness of high-dose methylprednisolone in preventing parenchymal lung injury and improving mortality in patients with septic shock. *Am Rev Respir Dis* 1988;138:62-68.
53. Meduri GU, Golden E, Freire AX, Taylor E, et al: Methylprednisolone infusion in early severe ARDS, results of a randomized controlled trial. *Chest* 2007;131:954-963.
54. Meduri GU, Belenchia JM, Estes RJ, Wunderink RG, el Torkey M, Leeper KV: Fibroproliferative phase of ARDS, clinical findings and effects of corticosteroids. *Chest* 1991;100:943-952.
55. Meduri GU, Chinn AJ, Leeper KV, Wunderink RG, et al: Corticosteroid rescue treatment of progressive fibroproliferation in late ARDS. Patterns of response and predictors of outcome. *Chest* 1994;105:1516-1527.
56. Meduri GU, Headley AS, Golden E, Carson SJ, et al: Effect of prolonged methylprednisolone therapy in unresolving acute respiratory distress syndrome. A randomized controlled trial. *JAMA* 1998;280:159-165.
57. Steinberg KP, Hudson LP, Goodman RB, Hough CL, Lanken PN, Hyzy R, et al, National Heart, Lung, and Blood Institute Acute Respiratory Distress Syndrome (ARDS) Clinical Trials Network: Efficacy and safety of corticosteroids for persistent acute respiratory distress syndrome. *N Engl J Med* 2006;354:1671-1684.
58. Annane D, Sebille V, Charpentier C, Bollaert PE, et al: Effect of treatment with low doses of hydrocortisone and fludrocortisone on mortality in patients with septic shock. *JAMA* 2002;288: 862-871.
59. Annane D, Sebille V, Bellissant E, Ger-Inf-05 Study Group: Effect of low doses of corticosteroids in septic shock patients with or without early acute respiratory distress syndrome. *Crit Care Med* 2006;34:22-30.
60. NHLBI ARDS Clinical Network: Available at: http://www.ardsnet.org (accessed June 10, 2007).

32 Que Ações Podem ser Utilizadas para Evitar Lesão do Nervo Periférico?

Sanjay M. Bhananker, MBBS, MD, DA, FRCA e Karen B. Domino, MD, MPH

A lesão de nervo periférico perioperatória é uma fonte significativa de morbidade para pacientes e a segunda causa mais frequente para a responsabilidade profissional de anestesiologistas, contribuindo com 16% das queixas na base de dados do projeto de queixas fechadas da *American Society of Anesthesiologists (ASA).*[1] Estima-se que a incidência de disfunção de nervo periférico pós-operatória é de 0,1% a 0,15% ou 1 em 1.000 até 1.500 anestesias.[2-4]

A etiologia da lesão nervosa perioperatória é em grande parte desconhecida. As lesões dos nervos do plexo braquial ou do nervo isquiático podem ser secundárias ao estiramento e/ou compressão com mau posicionamento do paciente. Em contraste, a lesão do nervo ulnar pode acontecer apesar do acolchoamento protetor e posicionamento cuidadoso. O trauma direto a partir das agulhas ou instrumentos e a intoxicação química dos vasoconstritores ou anestésicos locais injetados podem ser implicados na lesão nervosa após as técnicas anestésicas regionais.[5] No entanto, existem muito poucos estudos prospectivos sobre a gênese ou prevenção da neuropatia perioperatória. Nenhum destes é randomizado e cego. A relação entre o cuidado perioperatório convencional e o desenvolvimento da neuropatia pós-operatória é mal compreendida.

Por causa da ausência de estudos randomizados controlados e da pobreza dos estudos epidemiológicos, a evidência sobre a qual os padrões de prática para a prevenção da neuropatia periférica perioperatória se baseiam é, na maior parte das vezes, opinião consensual. Usando o consenso de especialistas, a *ASA Task Force on Prevention of Perioperative Peripheral Neuropathies*[6] elaborou diretrizes relativas ao posicionamento perioperatório do paciente, uso de acolchoamento protetor e prevenção do contato com superfícies rígidas ou suportes para reduzir as neuropatias perioperatórias (Tab. 32-1). No entanto, mesmo com a adesão rigorosa a tais recomendações, muitas neuropatias periféricas, especialmente aquelas que envolvem o nervo ulnar, não podem ser previstas.

TERAPIAS/OPÇÕES DISPONÍVEIS PARA REDUZIR A NEUROPATIA PERIFÉRICA

A compreensão da etiologia e patogenia da neuropatia é essencial para formular os meios de prevenir ou minimizar sua ocorrência. A falta de compreensão com relação ao desenvolvimento da disfunção de nervo periférico pós-opera-

tória é o principal impedimento para desenvolver medidas preventivas.

Com base no atual conhecimento da patogenia da neuropatia perioperatória, diversas recomendações foram feitas para evitá-la. Elas incluem uma triagem pré-operatória para detectar qualquer neuropatia subclínica, histórico do paciente e exame físico pré-operatórios dirigidos para definir a faixa confortável de alongamento e movimento em diferentes articulações, atenção meticulosa para evitar a compressão intraoperatória dos nervos superficiais, acolchoamento dos membros e pontos em que os nervos podem ficar comprimidos, medidas para reduzir o estiramento dos nervos, verificação intraoperatória periódica para o posicionamento ótimo dos membros e realização dos bloqueios regionais enquanto o paciente estiver acordado e com um estimulador de nervos. No entanto, não há evidência científica definitiva de que estas manobras são efetivas na prevenção da neuropatia perioperatória.

EVIDÊNCIA

Ao tentar estudar a evidência com relação à etiologia e prevenção da neuropatia periférica, devemos considerar os diferentes critérios empregados para diagnosticar a neuropatia em cada um dos estudos. Embora a disfunção neurológica sensorial transitória, durando menos de duas semanas, não seja incomum depois da anestesia e cirurgia, são raras as lesões nervosas incapacitantes permanentes.

Neuropatia Ulnar

O nervo ulnar é o sítio mais comum de lesão de nervo periférico pós-operatória, contribuindo com 28% das queixas de lesões nervosas relacionadas com a anestesia na base de dados de queixas fechadas da ASA.[1] Estima-se que a incidência de disfunção do nervo ulnar fica entre 0,26% e 0,5% nos estudos prospectivos de pacientes pós-cirúrgicos (Tab. 32-2).[7,8] A neuropatia ulnar foi documentada não somente em pacientes cirúrgicos, mas também em pacientes clínicos internados e ambulatoriais,[9] independentemente de ter sido administrada anestesia geral, anestesia regional ou anestesia monitorizada por sedação.[1]

O sexo masculino, os extremos de constituição corporal e a hospitalização prolongada são importantes fatores de risco para a neuropatia ulnar perioperatória.[7,8,10] A predis-

Capítulo **32** *Que Ações Podem ser Utilizadas para Evitar Lesão do Nervo Periférico?* **211**

Tabela 32-1 Resumo do Consenso da Força-Tarefa

AVALIAÇÃO PRÉ-OPERATÓRIA

Quando considerada apropriada, é valiosa para determinar se os pacientes podem tolerar de maneira confortável a posição operatória prevista.

POSICIONAMENTO DE MEMBRO SUPERIOR

A abdução do braço deve ser limitada a 90 graus nos pacientes em decúbito dorsal; os pacientes colocados em decúbito ventral podem tolerar confortavelmente a abdução do braço acima de 90 graus.
Os braços devem ser posicionados para diminuir a pressão sobre o sulco pós-condilar do úmero (sulco ulnar).
Quando os braços ficam posicionados ao longo do corpo, recomenda-se uma posição neutra do antebraço.
Quando os braços são abduzidos sobre talas de braço, é aceitável a supinação ou uma posição neutra do antebraço.
Deve ser evitada a pressão prolongada sobre o nervo radial no sulco espiral do úmero.
A extensão do cotovelo além de uma faixa confortável pode estirar o nervo mediano.

POSICIONAMENTO DO MEMBRO INFERIOR

As posições de litotomia que estiram o grupamento dos músculos do jarrete além de uma faixa confortável pode estirar o nervo isquiático.
Deve ser evitada a pressão prolongada sobre o nervo fibular na cabeça da fíbula.
Nem a extensão nem a flexão do quadril aumentam o risco de neuropatia femoral.

ACOLCHOAMENTO PROTETOR

Talas de braço acolchoadas podem diminuir o risco de neuropatia do membro superior.
O uso de rolos de tórax nos pacientes colocados em decúbito lateral pode diminuir o risco de neuropatias do membro superior.
O acolchoamento no cotovelo e na cabeça da fíbula podem diminuir o risco de neuropatias em membro superior e inferior, respectivamente.

EQUIPAMENTO

Manguitos de pressão arterial com funcionamento adequado não afetam o risco de neuropatias em membro superior.
Os suportes de ombro nas posições cefalodeclive íngremes podem aumentar o risco de neuropatias do plexo braquial.

AVALIAÇÃO PÓS-OPERATÓRIA

Um exame pós-operatório simples da função nervosa do membro pode levar ao reconhecimento precoce das neuropatias periféricas.

DOCUMENTAÇÃO

O registro das ações de posicionamento específicas durante o cuidado dos pacientes pode resultar em melhorias do cuidado por (1) ajudar os profissionais a focalizar a atenção sobre aspectos relevantes do posicionamento do paciente e (2) fornecer informações de que os processos de melhoria continuados podem levar a refinamentos no cuidado do paciente.

De *Anesthesiology* 2000;92:1168-1182. Reimpresso com permissão do editor.

Tabela 32-2 Neuropatia Ulnar

Autor, Ano	Técnica Anestésica	Metodologia do Estudo	Incidência de Neuropatia	Comentário
Dhuner, 1950[2]	AG/raquianestesia	Revisão retrospectiva de 30.000 casos	Neuropatia ulnar em oito pacientes	Paresia transitória durando poucas semanas em sete casos
Alvine, 1987[7]	AG para procedimentos ortopédicos, cardíacos, urológicos e de cirurgia geral	Estudo prospectivo em 6.538 pacientes	Neuropatia ulnar em 0,26% dos pacientes	A neuropatia ulnar subclínica pode tornar-se sintomática, secundária às manipulações e manobras perioperatórias
Warner, 1994[10]	AG, sedação, regional	Revisão retrospectiva de 1.129.692 casos	Neuropatia ulnar em 1 para 2.729 pacientes (0,04%)	Nenhuma correlação com técnica anestésica ou posição do paciente; sexo masculino, extremos de constituição corporal e permanência hospitalar prolongada tiveram incidência mais elevada
Warner, 1999[8]	AG, sedação, regional	Estudo prospectivo em 1.502 pacientes	Neuropatia ulnar em 7 por 1.502 pacientes (1 em 215 pacientes) (0,5%)	Mais frequente em homens de 50 – 75 anos de idade; os sinais e sintomas desenvolvem-se em dois a sete dias depois da cirurgia
Warner, 2000[9]	Pacientes clínicos internados	Estudo prospectivo em 986 pacientes	Neuropatia ulnar em 2 dentre 986 (incidência de 0,2%)	Repouso prolongado no leito na posição supina e flexão do cotovelo podem ser causas
Lee, 2002[14]	AG	Estudo prospectivo em 213 pacientes ortopédicos	6 casos (incidência de 3%) de neuropatia ulnar	Incidência mais elevada nos pacientes inclinados no braço inferior mais aduzido

AG, anestesia geral.

212 Seção III MANEJO PERIOPERATÓRIO

posição masculina pode ser explicada por variações anatômicas relacionadas com o sexo no túnel antecubital no cotovelo, as quais tornam o nervo ulnar mais sensível à lesão. Os homens têm um tubérculo da ulna 50% maior, retináculo mais espesso e um túnel cubital raso, enquanto as mulheres possuem duas a nove vezes mais conteúdo adiposo no túnel cubital.[11] Especulou-se que estas diferenças anatômicas podem predispor o nervo ulnar à isquemia, quer por compressão direta quer por redução no fluxo sanguíneo em razão da compressão da artéria e veia colaterais ulnares. Os pacientes com neuropatia perioperatória apresentam alta incidência de disfunção da condução nervosa contralateral, sugerindo que uma neuropatia subclínica pode tornar-se sintomática em consequência das manipulações durante o período perioperatório.[7]

O risco de lesão do nervo ulnar pode ser aumentado por flexão do cotovelo[12] e pronação do antebraço[12] (Tab. 32-2). A *ASA Task Force* concluiu que a flexão do cotovelo pode aumentar o risco de neuropatia ulnar.[6] Esta opinião é suportada por evidência anatômica de uma redução no contorno transversal do túnel cubital e aumento de sete vezes na pressão dentro do túnel, até uma faixa que pode comprometer a circulação intraneural.[13] A pronação do antebraço aumenta a pressão sobre o sulco ulnar.[12] A supinação do antebraço produz a quantidade mínima de pressão, enquanto uma posição neutra resulta em valor intermediário. A supinação também "levanta" o túnel cubital e o nervo ulnar para longe de uma superfície de contato. Quase metade dos homens que experimentam pressão sobre seu nervo suficiente para comprometer a função eletrofisiológica não percebe os sintomas.[12] Uma incidência mais elevada de neuropatia ulnar ainda é encontrada em pacientes inclinados no braço aduzido mais inferior. Especula-se de que isto ocorra em função de a rotação interna do ombro rodar o nervo ulnar no sentido das forças compressivas no cotovelo.[14]

A *ASA Task Force on Prevention of Perioperative Peripheral Neuropathies* (Tab. 32-1) fez as seguintes recomendações para evitar a lesão do nervo ulnar: (1) posicionar os braços para diminuir a pressão sobre o sulco ulnar, (2) usar uma posição de antebraço neutra quando os braços são enfiados por baixo da lateral do corpo, (3) usar a supinação ou uma posição de antebraço neutra quando os braços são abduzidos sobre talas de braço e (4) utilizar talas acolchoadas e acolchoamento no cotovelo.[6] A verificação e a documentação periódicas também foram recomendadas. Os manguitos de pressão arterial com funcionamento adequado sobre os braços não afetam o risco de neuropatia de membro superior.[6]

Apesar do valor teórico destas precauções no posicionamento dos braços, não há evidência de que estas práticas diminuem o risco de neuropatia ulnar pós-operatória. Em contrapartida, a evidência sugere que a lesão do nervo ulnar pode acontecer apesar do acolchoamento e posicionamento dos braços do paciente em supinação.[15]

Lesão de Plexo Braquial

A lesão do plexo braquial é a segunda lesão nervosa mais comum, responsável por 20% das queixas por lesões nervosas relacionadas com anestesia na análise de queixas fechadas da ASA.[1] Estima-se que a incidência perioperatória de neuropatia

do plexo braquial é de 0,2% a 0,6%.[2,16] A lesão do plexo braquial é mais comumente relatada depois de procedimentos envolvendo a esternotomia mediana, sobretudo com dissecção da artéria mamária interna;[17,18] posição de Trendelenburg, em especial com aparelhos de ombro para suporte;[2] e após cirurgia em posição de decúbito ventral.[19]

A maioria das lesões nervosas de plexo braquial é causada por estiramento e tração sobre o plexo.[2,4,16,19,20] Os aspectos anatômicos que tornam o plexo braquial mais suscetível à lesão incluem os seguintes: (1) as raízes nervosas do plexo braquial fazem um trajeto longo, superficial e móvel entre dois pontos firmes de fixação – os forames intervertebrais acima e a fáscia axilar abaixo; (2) suas relações anatômicas próximas com inúmeras proeminências ósseas móveis livres; e (3) o plexo faz trajeto através do espaço limitado entre a primeira costela e a clavícula.[19,21] Os dois primeiros aspectos tornam o plexo braquial mais suscetível à lesão induzida por estiramento, enquanto o terceiro (juntamente com a fratura ou luxação da primeira costela) geralmente é implicado na lesão direta ou por compressão depois de cirurgia cardíaca.

Posição do Braço

A neuropatia do plexo braquial foi relatada depois da abdução do braço igual ou maior do que 90 graus.[2,21] As posições que induzem o estiramento do plexo braquial incluem a extensão e flexão lateral da cabeça para um lado, permitindo que o braço penda para fora da mesa de operação,[2] ou o uso de um rolo de ombro ou descanso de vesícula biliar para "elevar" o paciente para um lado.[20] A flexão lateral cervical contralateral, a rotação lateral do ombro, a fixação do cinturão do ombro na posição neutra e a extensão de punho também estiram o plexo braquial.[22] A aplicação simultânea destas posições tem um efeito cumulativo. Noventa e seis por cento dos membros da ASA acreditavam que a limitação da abdução do braço a 90 graus nos pacientes em decúbito dorsal pode reduzir o risco da lesão do plexo braquial.[6] A *ASA Task Force on Prevention of Perioperative Peripheral Neuropathies* concluiu que a abdução do braço deve ser limitada a 90 graus nos pacientes em decúbito dorsal (Tab. 32-1).[6]

Aparelhos de Ombro Para Suporte

O uso de aparelhos de ombro para suporte para impedir que os pacientes deslizem seu corpo para baixo quando colocados em uma posição de Trendelenburg inclinada foi associado ao desenvolvimento de lesão do plexo braquial pós-operatória.[2,6,16] Os aparelhos de ombro para suporte podem comprimir o plexo braquial contra inúmeras estruturas ósseas e rígidas dentro do complexo do ombro. O perigo é ainda maior quando o braço é abduzido, fazendo com que o suporte atue como um fulcro e estirando o plexo. A fixação do ombro (causada pelo uso de suportes de ombro. mesmo na posição recomendada, sobre as articulações acromioclaviculares) faz carga sobre os nervos do membro superior e reduz a faixa de extensão do cotovelo no teste de tensão do plexo braquial.[22] A *ASA Task Force on Prevention of Perioperative Peripheral Neuropathies* declarou que os suportes de ombro em uma posição de cabeça para baixo inclinada podem aumentar o risco de neuropatias do plexo braquial (Tab. 32-1).[6]

Posição de Decúbito Ventral

A colocação de um paciente na posição de decúbito ventral também pode ser acompanhada de lesão por estiramento no plexo braquial. Uma vez estabelecida a posição de decúbito ventral, os braços podem ser posicionados ao longo das laterais do tronco ou estendidos acima da cabeça. Na presença de sintomas sugestivos de síndrome da saída torácica (parestesia, dormência ou dor ao elevar as mãos sobre a cabeça), os braços devem ser contidos na lateral do corpo para evitar o estiramento do plexo braquial.[23] O fechamento do espaço retroclavicular na posição de decúbito ventral pode acontecer em consequência do deslocamento dorsal e caudal da clavícula pelo rolo de tórax, causando compressão do plexo braquial entre o tórax e a clavícula. A *ASA Task Force on Prevention of Perioperative Peripheral Neuropathies* concluiu que os pacientes posicionados em decúbito ventral podem tolerar confortavelmente a abdução do braço maior do que 90 graus (Tab. 32-1).[6]

Posição de Decúbito Lateral

A compressão do plexo braquial entre o tórax e a cabeça do úmero do membro mais inferior também pode acontecer na posição de decúbito lateral.[16] Isto pode ser possivelmente reduzido ao se aplicar um rolo sob a parede torácica exatamente caudal à axila, com o objetivo de elevar o gradil costal para longe da mesa e liberando o ombro dependente.[6,29] A *ASA Task Force on Prevention of Perioperative Peripheral Neuropathies* recomendou o uso de rolos de tórax em pacientes posicionados lateralmente para reduzir o risco de neuropatias do membro superior (Tab. 32-1).[6]

Outras Neuropatias do Membro Superior

Lesão do Nervo Radial

O nervo radial é suscetível à lesão por compressão quando passa em situação dorsolateral ao redor dos terços médio e inferior do úmero no sulco musculoespiral. O nervo pode ser comprimido aproximadamente 5 cm acima do epicôndilo lateral do úmero entre um objeto externo, um torniquete posicionado de forma inadequada ou a borda distal de um manguito de pressão arterial e o osso subjacente.[6,24] A *ASA Task Force on Prevention of Perioperative Peripheral Neuropathies* recomendou evitar a pressão prolongada sobre o nervo radial no sulco espiral do úmero (Tab. 32-1).[6]

Disfunção do Nervo Mediano

A lesão isolada do nervo mediano no ambiente perioperatório é relativamente incomum, sendo que o mecanismo é mal compreendido.[1,25] É possível o trauma por agulha durante a punção venosa ou canulação intravenosa na fossa antecubital. A disfunção do nervo mediano é observada predominantemente em homens musculosos, no grupo etário de 20 a 40 anos, que não são capazes de estender totalmente seus cotovelos por causa de seu bíceps grande e de tendões relativamente inflexíveis. A *ASA Task Force on Prevention of Perioperative Peripheral Neuropathies* concluiu que a extensão do cotovelo além de uma faixa confortável pode estirar o nervo mediano (Tab. 32-1).[6]

Lesão do Nervo Torácico Longo

A disfunção do nervo torácico longo é uma neuropatia rara.[1,26] A ausência de qualquer mecanismo de lesão aparente na maio-

Tabela 32-3	**Neuropatia do Membro Inferior**		
Autor, Ano	**Metodologia do Estudo**	**Incidência de Neuropatia**	**Comentário**
Burkhart, 1966[34]	Análise retrospectiva de 2.526 procedimentos cirúrgicos vaginais	Incidência de 0,2% de neuropatia isquiática	Lesão por estiramento e não lesão por compressão
McQuarrie, 1972[33]	Histerectomia vaginal em 1.000 pacientes	Incidência de 0,3% de neuropatia isquiática	Os nervos isquiático e fibular comum são anatomicamente fixados na incisura isquiática e no colo da fíbula, tornando-os suscetíveis ao estiramento
Keykhah, 1979[28]	488 casos de neurocirurgia na posição sentada	Incidência de 1% de neuropatia fibular	—
Warner, 1994[29]	Revisão retrospectiva de 198.461 pacientes na posição de litotomia	Déficit motor persistente no membro inferior por mais de três meses em 55 pacientes (1 por 3.608 casos)	Associação com a duração prolongada na litotomia, constituição corporal muito magra e fumo no período pré-operatório
Nercessian, 1994[30]	7.133 artroplastias totais do joelho consecutivas	45 casos (0,63%) de neuropatia: 34 (0,48%) no membro inferior e 11 (0,15%) no membro superior	Nervos fibular comum e ulnar comumente afetados; as mulheres têm mais probabilidade de desenvolver neuropatia
Warner, 2000[31]	Estudo prospectivo de 991 pacientes na posição de litotomia	Neuropatia de membro inferior em 15 pacientes (incidência de 1,5%)	Neuropatia sensorial desenvolvida dentro de quatro horas, recuperação completa dentro de seis meses, correlação direta com o tempo na posição de litotomia
Anema, 2000[32]	Estudo prospectivo em 185 pacientes do sexo masculino submetidos à reconstrução uretral na posição de litotomia alta	12 casos de neuropatia (incidência de 6,5%)	Duração da posição de litotomia foi um fator de risco significativo; altura, peso, tipo de estribos não foram associados ao risco aumentado

Neuropatia de Membro Inferior

As lesões pós-operatórias dos nervos do membro inferior ocorrem de maneira rara e são mal estudadas (Tab. 32-3).[28-32] Na análise de queixas fechadas para lesão nervosa, Cheney e colaboradores[1] reportaram 23 casos de lesões do nervo isquiático, das quais 10 estavam associadas ao uso da posição de litotomia e dois com a posição de perna de rã para a cirurgia. Warner e colaboradores[31] estudaram de maneira prospectiva 991 pacientes submetidos à cirurgia na posição de litotomia e observaram uma incidência de 1,5% de neuropatias em membro inferior. Dos 15 pacientes que desenvolveram neuropatias, o nervo obturador foi envolvido, indicando que múltiplos nervos são afetados com frequência similar. Todas as neuropatias foram apenas sensoriais.

O risco de desenvolver neuropatia em membro inferior aumenta com a duração da posição de litotomia,[29,31,32] enquanto a limitação da duração da litotomia pode diminuir a incidência de disfunção nervosa da extremidade inferior pós-operatória.

Neuropatia Isquiática

A lesão perioperatória do nervo isquiático é relativamente rara, mas pode acontecer a partir do estiramento, compressão, isquemia ou uma combinação destes mecanismos. A lesão por estiramento do nervo isquiático pode ocorrer se o paciente é colocado em alguma variante da posição de litotomia, em especial aquelas com hiperflexão simultânea do quadril e extensão do joelho ou rotação externa da coxa.[19,33,34] Relatos de caso de neuropatia isquiática à esquerda depois de cesariana, em pacientes com inclinação lateral esquerda,[35,36] sugerem que a pressão sobre o nervo isquiático nesta posição pode provocar lesão do nervo isquiático. Como as mesmas forças estiram o nervo isquiático e o grupo de músculos do jarrete, a eliminação do estiramento (retesamento) dos músculos flexores do joelho em uma posição cirúrgica ajuda a reduzir a incidência de lesão do nervo isquiático relacionada com o estiramento.[6,19] A *ASA Task Force on Prevention of Perioperative Peripheral Neuropathies* recomendou que a flexão do quadril e extensão do joelho devem ser considerados em conjunto para reduzir a quantidade de estiramento sobre o tendão do jarrete quando se posiciona um paciente em litotomia (Tab. 32-1).[6]

Disfunção do Nervo Fibular

O nervo fibular comum enrola-se superficialmente ao redor do colo da fíbula antes de se dividir no nervo fibular superficial sensorial e no nervo fibular profundo predominantemente motor. O nervo fibular comum é vulnerável à compressão entre a cabeça da fíbula e objetos rígidos externos, principalmente nas posições de litotomia e sentada[28,29,31] e depois da cirurgia de quadril.[30] Warner e colaboradores[31] observaram apenas déficits sensoriais em seus pacientes que desenvolveram neuropatia fibular depois da duração prolongada nas posições de litotomia, sugerindo que apenas o nervo fibular superficial foi afetado por causa da compressão distal à cabeça da fíbula ou do estiramento secundário à flexão plantar do pé. A *ASA Task Force on Prevention of Perioperative Peripheral Neuropathies* reco-

mendou a utilização de acolchoamento protetor na cabeça da fíbula para diminuir o risco de neuropatia fibular (Tab. 32-1).[6]

Neuropatia Femoral

A neuropatia femoral pós-operatória é relativamente incomum e está quase sempre associada a fatores cirúrgicos, como o uso de retratores de autocontenção para operações abdominopélvicas,[37] isquemia depois do clampeamento cruzado da aorta e compressão provocada por hematoma.[38] A isquemia do nervo femoral também pode resultar da abdução extrema e da rotação externa das coxas na posição de litotomia.[39]

Neuropatia do Obturador

O nervo obturador localiza-se profundamente dentro da pelve e da região medial da coxa, estando relativamente bem protegido. O nervo está particularmente em risco durante a artroplastia total de quadril e a cirurgia pélvica.[40]

Lesão Nervosa após Bloqueio de Nervo Periférico

A incidência de neuropatia persistente após o bloqueio de nervo periférico é estimada como sendo da ordem de 0,2%, embora déficits sensoriais transitórios e parestesia sejam relativamente comuns, ocorrendo em até 7% a 14% dos pacientes (Tab. 32-4).[41-51] Em uma revisão de todos os estudos que investigaram as complicações neurológicas após anestesia regional, Brull e colaboradores[52] demonstraram que a frequência de neuropatia transitória após o bloqueio de nervo periférico foi inferior a 3% e que a lesão nervosa permanente foi rara. Acredita-se que a etiologia da lesão nervosa seja secundária ao trauma por agulha, neurotoxicidade do anestésico local, isquemia ou uma combinação destes fatores.[53] Hematoma, edema intraneural e micro-hematoma ao redor do nervo podem contribuir para o retardo de duas a três semanas por vezes observado desde a realização de um bloqueio regional até o estabelecimento dos sintomas neurológicos. Uma reação tecidual ou formação de cicatriz em resposta ao trauma mecânico ou químico também pode ser responsável pela disfunção neurológica tardia.[53]

Especulou-se que os fatores de risco para a disfunção neurológica após bloqueio nervoso periférico incluem a provocação de parestesia, o uso de uma técnica de injeção múltipla, o uso de agulha com bisel longo, o uso de técnicas de bloqueio contínuo, a realização de bloqueios sob anestesia geral e a realização de bloqueios regionais em pacientes anticoagulados. A qualidade científica da evidência no suporte destes fatores de risco é relativamente ruim, fundamentando-se, em sua maioria, em pequenas séries clínicas, relatos de caso e editoriais. Em contrapartida, as pressões de insuflação de torniquete superiores a 400 mm Hg demonstraram estar associadas ao desenvolvimento de disfunção neurológica pós-operatória.[46]

Uma análise dos fatores de risco para o desenvolvimento de complicações neurológicas após bloqueios axilares não demonstrou associação da disfunção neuronal com geração da parestesia, resposta ao estimulador nervoso, uso de epinefrina ou uso de agulhas com bisel longo.[47] A técnica de injeção múltipla também não está associada a uma incidência aumentada de disfunção neurológica pós-operatória.[46] As técnicas de bloqueio nervoso contínuo podem aumentar teoricamente o risco

Tabela 32-4 Neuropatia Após Bloqueio Nervoso Regional

Autor, Ano	Técnica Anestésica	Metodologia do Estudo	Incidência de Neuropatia	Comentário
Selander, 1979[41]	BAx	Estudo prospectivo em 533 pacientes	Lesões nervosas em 10 dos 533 pacientes, atribuídas ao bloqueio	A pesquisa para a parestesia aumentou a incidência de lesões nervosas de 0,8% para 2,8% (diferença estatística não significativa)
Urban, 1994[42]	BAx e BI BAx	Estudo prospectivo em 508 pacientes, 242 BAx e 266 BI	A incidência de parestesia em duas semanas pós-bloqueio foi de 3% com o BI e de 7% com BAx	Todos, exceto um paciente em cada grupo, apresentaram recuperação completa em quatro semanas com BAx e seis semanas com BI
Stan, 1995[43]	BAx por abordagem transarterial	Estudo prospectivo em 996 pacientes	Neuropatia sensorial transitória em 2 dos 996 pacientes (incidência de 0,2%)	Acredita-se que a causa foi trauma direto pela agulha; recuperação completa dentro de um mês
Giaufre, 1996[44]	Anestesia regional	Estudo prospectivo em pacientes pediátricos	Sem complicações em 4.090 bloqueios de nervos periféricos	Demonstrada a segurança dos bloqueios nervosos periféricos em relação aos bloqueios centrais na anestesia pediátrica
Auroy, 1997[45]	Anestesia regional	Estudo prospectivo, 103.730 anestesias regionais incluindo 21.278 bloqueios de nervos periféricos	Lesão nervosa em 34 pacientes	Parestesia durante a aplicação da agulha ou dor durante a injeção em todos os pacientes com lesão nervosa; recuperação completa em 19 pacientes dentro de três meses
Fanelli, 1999[46]	Isquiático-femoral, BAx e BI usando estimulador de nervo	Estudo prospectivo em 3.996 pacientes, usando a técnica de múltiplas injeções	69 pacientes (incidência de 1,7%) desenvolveram disfunção neurológica no primeiro mês	Insuflação do torniquete até > 400 mm Hg está associada à lesão do nervo; recuperação completa em todos, exceto um, em quatro a doze semanas
Horlocker, 1999[47]	BAx repetidos	Estudo retrospectivo de 1.614 BAx em 607 pacientes	Incidência de 1,1% de disfunção neurológica associada à anestesia	BAx repetidos não aumentaram o risco de complicações neurológicas
Borgeat, 2001[53]	BI para cirurgia de ombro	Estudo prospectivo em 520 pacientes, acompanhados por até nove meses	Taxa de complicação grave por longo prazo (disestesias persistentes com nove meses) de 0,2%; nenhuma incidência de fraqueza motora	Precisa excluir a síndrome do sulco ulnar, síndrome do túnel do carpo ou síndrome da dor regional complexa nos casos de disestesias persistentes depois de bloqueio regional
Grant, 2001[49]	Bloqueio nervoso periférico contínuo	Estudo prospectivo em 228 pacientes	Nenhuma incidência de disfunção neurológica pós-operatória	Segurança para usar sistema de cateter de Tuohy isolado para bloqueios contínuos
Klein, 2002[50]	Bloqueios de nervo periférico	Estudo prospectivo de 2.382 bloqueios com ropivacaína	6 casos (incidência de 0,25%) de parestesia com sete dias de pós-operatório	Recuperação neurológica em todos os pacientes dentro de seis meses
Auroy, 2002[54]	BAx	Estudo prospectivo de 11.024 pacientes	2 casos de déficits neurológicos	Acompanhamento além de 6 meses indisponível
Auroy, 2002[54]	Bloqueio de nervo femoral	Estudo prospectivo de 10.309 pacientes	3 casos	Acompanhamento além de seis meses indisponível
Auroy, 2002[54]	Bloqueio de nervo isquiático	8.507 pacientes	2 casos	Acompanhamento além de seis meses indisponível
Auroy, 2002[54]	BI	3.459 pacientes	1 caso	Acompanhamento além de seis meses indisponível
Bergman, 2003[51]	BAx contínuos	Estudo retrospectivo em 405 pacientes com cateteres axilares	2 casos (incidência de 0,5%) de déficits neurológicos associados à anestesia	Uso de bloqueio axilar contínuo não aumenta o risco de lesão de nervo

BAx, bloqueio axilar; *BI*, bloqueio interescaleno.

de lesão nervosa; no entanto, o risco de complicações neurológicas com os bloqueios axilares contínuos é similar àquele das técnicas com dose única.[51]

Os pontos terminais comumente utilizados para a localização bem-sucedida do(s) nervo(s) a ser(em) bloqueado(s) incluem a geração da parestesia, a estimulação motora dos músculos inervados e a orientação por ultrassom. Embora os estudos iniciais tenham sugerido que a procura para a parestesia aumentou a incidência da lesão nervosa,[41] estudos mais recentes não demonstraram esta relação.[43,47] Alguns especialistas

216   Seção III   MANEJO PERIOPERATÓRIO

acreditam que o uso de um estimulador de nervo periférico reduz o risco de lesão nervosa, mas esta alegação permanece sem comprovação e requer estudo adicional. Em um questionário de anestesiologistas franceses, Auroy e colaboradores[54] mostraram que um estimulador de nervo foi empregado em nove de 12 bloqueios de nervo periférico que resultaram em complicação neurológica. A orientação ultrassonográfica para realizar bloqueios de nervos periféricos está se tornando mundialmente popular. Estudos em animais mostraram que o ultrassom pode vir a ser útil para detectar a injeção intraneural, enquanto uma resposta motora acima de 0,5 mA pode não excluir a posição intraneural da agulha.[55] Contudo, Bogeleisen[56] encontrou que a punção de nervos periféricos e a aparente injeção intraneural durante o bloqueio do plexo axilar não levaram necessariamente a uma lesão neurológica. Perlas e colaboradores[57] notaram que a parestesia era sensível em 38,2% e a resposta motora era sensível em 74,5% para detecção do contato agulha-nervo, quando detectado pelo ultrassom. O desempenho de bloqueios de nervo periférico sob anestesia geral também é controverso. Nenhuma sequela neurológica foi notada em um estudo prospectivo de mais de 4.000 bloqueios nervosos periféricos e pacientes pediátricos.[44] Vários relatos de caso e editoriais apontam complicações potencialmente graves da aplicação de bloqueios nervosos em pacientes anestesiados,[58,59] embora bloqueios de plexo braquial e outros sejam frequentemente realizados em pacientes anestesiados.

Os dados sobre lesão neurológica após bloqueios de nervo periférico em pacientes que recebem terapia de anticoagulação são escassos e acontecem na forma de relatos de caso isolados. As declarações de consenso sobre anestesia neuraxial e anticoagulação sistêmica, incluindo anticoagulantes orais, heparina e terapia trombolítica-fibrinolítica publicadas pela *American Society of Regional Anesthesia*,[60] podem ser aplicadas a qualquer técnica de anestesia regional. A aplicação de bloqueios e a remoção de cateteres nos pacientes que recebem terapias anticoagulantes podem aumentar o risco de hematoma e disfunção neurológica. A rigorosa monitorização dos pacientes anticoagulados submetidos a bloqueios de nervos periféricos para os sinais precoces de compressão neural, como dor, fraqueza e dormência, pode ajudar na detecção precoce e intervenção adequada para evitar sequelas neurológicas a partir da compressão causada por hematoma.

ÁREAS DE INCERTEZA

Muitas neuropatias periféricas acontecem na ausência de um mecanismo definido de lesão nervosa. Algumas das áreas de incerteza com relação à causalidade e prevenção da neuropatia periférica perioperatória são as seguintes:

1. *Acolchoamento dos nervos superficiais:* A sabedoria convencional diz que os nervos periféricos superficiais podem ser protegidos contra a lesão através do uso de acolchoamento protetor (p. ex., esponjas de espuma, toalhas, cobertores, almofadas de gel macias); no entanto, não existem dados sugestivos de que qualquer um destes materiais seja mais protetor do que os outros ou que qualquer um deles seja melhor do que qualquer outro.
2. *Mudança de posição frequente:* A permanência prolongada em uma posição está associada ao risco aumentado de lesão

neurológica,[29,31] mas a limitação do tempo dispendido em uma posição diminui este risco.[32] A Força Tarefa sobre Prevenção de Neuropatias Periféricas Perioperatórias da ASA recomenda exames perioperatórios periódicos da posição dos membros para garantir a manutenção da posição desejada e reduzir a incidência de neuropatias (Tab. 32-1).[6]

3. *Monitorização eletrofisiológica:* Os exames eletrofisiológicos, como os potenciais evocados somatossensoriais (SSEP) e a eletromiografia, podem detectar alterações na função do nervo no período perioperatório.[61] A falta de especificidade e a sensibilidade ruim do SSEP na predição de déficits neurológicos pós-operatórios, combinados ao tempo, custo e questões de pessoal envolvido na monitorização do SSEP, tornam questionável a função do SSEP como um monitor rotineiro.

4. *Provocação de parestesia para bloqueios regionais:* Embora os estudos iniciais sugerissem um risco aumentado de disfunção neurológica pós-bloqueio com a provocação da parestesia,[41] esta relação não foi subsequentemente comprovada,[43,47] requerendo estudo adicional.

5. *Orientação ultrassonográfica para bloqueios regionais:* A orientação ultrassonográfica pode ser mais sensível do que a provocação da parestesia ou a obtenção de uma contratura motora para a estimulação elétrica quando se localizam os nervos periféricos.[57] Embora o ultrassom possa ajudar na redução da incidência da injeção intraneural, o significado clínico da injeção intraneural na etiologia da disfunção nervosa precisa ser debatido.[56]

DIRETRIZES E RECOMENDAÇÕES DOS AUTORES

Um sumário de consenso da Força Tarefa sobre Prevenção das Neuropatias Periféricas Perioperatórias da ASA é mostrado na Tabela 32-1.[6] No entanto, o efeito protetor destas recomendações sobre o desenvolvimento das neuropatias pós-operatórias reflete a opinião de consenso dos anestesiologistas, não os estudos controlados randomizados, e permanece sem comprovação. Neste momento, os autores concordam com as atuais diretrizes da ASA.

RECOMENDAÇÕES DOS AUTORES

Muitas neuropatias periféricas, principalmente a neuropatia ulnar, não são atualmente passíveis de prevenção. A pesquisa científica adicional pode semear mais luz sobre a gênese da disfunção nervosa pós-operatória e medidas voltadas para a prevenção desta complicação. Com base nas evidências disponíveis, devem ser empreendidas medidas específicas para minimizar a compressão, estiramento, isquemia e trauma dos nervos periféricos (Tab. 32-1).[6] Quando se posiciona e acolchoa os membros, deve ser evitada a compressão direta dos nervos periféricos superficiais, sendo que os membros devem ser posicionados de modo que qualquer força compressiva exercida sobre os nervos seja distribuída sobre a maior área possível. É aconselhável definir a condição pré-operatória do paciente e os limites de estiramento normalmente tolerados nos membros. Em seguida, evite qualquer estiramento adicional além destes limites enquanto o paciente estiver anestesiado. Uma descrição do posicionamento intraoperatório e das medidas voltadas para evitar a disfunção de nervos periféricos deverão ser documentadas na ficha anestésica.

REFERÊNCIAS

1. Cheney FW, Domino KB, Caplan RA, Posner KL: Nerve injury associated with anesthesia: A closed claims analysis. *Anesthesiology* 1999;90:1062-1069.
2. Dhuner K: Nerve injuries during operations: A survey of cases occurring during a six-year period. *Anesthesiology* 1950;11:289-293.
3. Eggstein S, Franke M, Hofmeister A, Ruckauer KD: Postoperative peripheral neuropathies in general surgery. *Zentralbl Chir* 2000; 125:459-463.
4. Parks BJ: Postoperative peripheral neuropathies. *Surgery* 1973;74:348-357.
5. Sawyer RJ, Richmond MN, Hickey JD, Jarrratt JA: Peripheral nerve injuries associated with anaesthesia. *Anaesthesia* 2000;55:980-991.
6. Practice advisory for the prevention of perioperative peripheral neuropathies: A report by the American Society of Anesthesiologists Task Force on Prevention of Perioperative Peripheral Neuropathies. *Anesthesiology* 2000;92:1168-1182.
7. Alvine FG, Schurrer ME: Postoperative ulnar-nerve palsy. Are there predisposing factors? *J Bone Joint Surg Am* 1987;69:255-259.
8. Warner MA, Warner DO, Matsumoto JY, Harper CM, Schroeder DR, Maxson PM: Ulnar neuropathy in surgical patients. *Anesthesiology* 1999;90:54-59.
9. Warner MA, Warner DO, Harper CM, Schroeder DR, Maxson PM: Ulnar neuropathy in medical patients. *Anesthesiology* 2000;92:613-615.
10. Warner MA, Warner ME, Martin JT: Ulnar neuropathy. Incidence, outcome, and risk factors in sedated or anesthetized patients. *Anesthesiology* 1994;81:1332-1340.
11. Contreras MG, Warner MA, Charboneau WJ, Cahill DR: Anatomy of the ulnar nerve at the elbow: Potential relationship of acute ulnar neuropathy to gender differences. *Clin Anat* 1998;11:372-378.
12. Prielipp RC, Morell RC, Walker FO, Santos CC, Bennett J, Butterworth J: Ulnar nerve pressure: Influence of arm position and relationship to somatosensory evoked potentials. *Anesthesiology* 1999;91:345-354.
13. Gelberman RH, Yamaguchi K, Hollstien SB, Winn SS, Heidenreich FP Jr, et al: Changes in interstitial pressure and cross-sectional area of the cubital tunnel and of the ulnar nerve with flexion of the elbow. An experimental study in human cadavera. *J Bone Joint Surg Am* 1998;80:492-501.
14. Lee CT, Espley AJ: Perioperative ulnar neuropathy in orthopaedics: Association with tilting the patient. *Clin Orthop Relat Res* 2002:106-111.
15. Stoelting RK: Postoperative ulnar nerve palsy—is it a preventable complication? *Anesth Analg* 1993;76:7-9.
16. Cooper DE, Jenkins RS, Bready L, Rockwood CA Jr: The prevention of injuries of the brachial plexus secondary to malposition of the patient during surgery. *Clin Orthop Relat Res* 1988;33-41.
17. Sharma AD, Parmley CL, Sreeram G, Grocott HP: Peripheral nerve injuries during cardiac surgery: Risk factors, diagnosis, prognosis, and prevention. *Anesth Analg* 2000;91:1358-1369.
18. Vahl CF, Carl I, Muller-Vahl H, Struck E: Brachial plexus injury after cardiac surgery. The role of internal mammary artery preparation: A prospective study on 1000 consecutive patients. *J Thorac Cardiovasc Surg* 1991;102:724-729.
19. Warner MA: Perioperative neuropathies. *Mayo Clin Proc* 1998;73:567-574.
20. Kiloh LG: Brachial plexus lesions after cholecystectomy. *Lancet* 1950;1:103-105.
21. Jackson L, Keats AS: Mechanism of brachial plexus palsy following anesthesia. *Anesthesiology* 1965;26:190-194.
22. Coppieters MW, Van de Velde M, Stappaerts KH: Positioning in anesthesiology: Toward a better understanding of stretchinduced perioperative neuropathies. *Anesthesiology* 2002;97:75-81.
23. Nakata DA, Stoelting RK: Positioning the extremities. In Matin JT, Warner MA, editors: *Positioning in anesthesia and surgery*, ed 3. Philadelphia, WB Saunders, 1997.
24. Bickler PE, Schapera A, Bainton CR: Acute radial nerve injury from use of an automatic blood pressure monitor. *Anesthesiology* 1990;73:186-188.
25. Melli G, Chaudhry V, Dorman T, Cornblath DR: Perioperative bilateral median neuropathy. *Anesthesiology* 2002;97:1632-1634.
26. Bizzarri F, Davoli G, Bouklas D, Oncchio L, Frati G, Neri E: Iatrogenic injury to the long thoracic nerve: An underestimated cause of morbidity after cardiac surgery. *Tex Heart Inst J* 2001;28:315-317.
27. Martin JT: Postoperative isolated dysfunction of the long thoracic nerve: A rare entity of uncertain etiology. *Anesth Analg* 1989;69:614-619.
28. Keykhah MM, Rosenberg H: Bilateral footdrop after craniotomy in the sitting position. *Anesthesiology* 1979;51:163-164.
29. Warner MA, Martin JT, Schroeder DR, Offord KP, Chute CG: Lower-extremity motor neuropathy associated with surgery performed on patients in a lithotomy position. *Anesthesiology* 1994;81:6-12.
30. Nercessian OA, Macaulay W, Stinchfield FE: Peripheral neuropathies following total hip arthroplasty. *J Arthroplasty* 1994;9:645-651.
31. Warner MA, Warner DO, Harper CM, Schroeder DR, Maxson PM: Lower extremity neuropathies associated with lithotomy positions. *Anesthesiology* 2000;93:938-942.
32. Anema JG, Morey AF, McAninch JW, Mario LA, Wessells H: Complications related to the high lithotomy position during urethral reconstruction. *J Urol* 2000;164:360-363.
33. McQuarrie HG, Harris JW, Ellsworth HS, Stone RA, Anderson AE 3rd: Sciatic neuropathy complicating vaginal hysterectomy. *Am J Obstet Gynecol* 1972;113:223-232.
34. Burkhart FL, Daly JW: Sciatic and peroneal nerve injury: A complication of vaginal operations. *Obstet Gynecol* 1966;28:99-102.
35. Umo-Etuk J, Yentis SM: Sciatic nerve injury and caesarean section. *Anaesthesia* 1997;52:605-606.
36. Roy S, Levine AB, Herbison GJ, Jacobs SR: Intraoperative positioning during cesarean as a cause of sciatic neuropathy. *Obstet Gynecol* 2002;99:652-653.
37. Goldman JA, Feldberg D, Dicker D, Samuel N, Dekel A: Femoral neuropathy subsequent to abdominal hysterectomy. A comparative study. *Eur J Obstet Gynecol Reprod Biol* 1985;20:385-392.
38. Dillavou ED, Anderson LR, Bernert RA, Mularski RA, Hunter GC, Fiser SM, Rappaport WD: Lower extremity iatrogenic nerve injury due to compression during intraabdominal surgery. *Am J Surg* 1997;173:504-508.
39. Tondare AS, Nadkarni AV, Sathe CH, Dave VB: Femoral neuropathy: A complication of lithotomy position under spinal anaesthesia. Report of three cases. *Can Anaesth Soc J* 1983;30:84-86.
40. Sorenson EJ, Chen JJ, Daube JR: Obturator neuropathy: Causes and outcome. *Muscle Nerve* 2002;25:605-607.
41. Selander D, Edshage S, Wolff T: Paresthesia or no paresthesia? Nerve lesions after axillary blocks. *Acta Anaesthesiol Scand* 1979;23:27-33.
42. Urban MK, Urquhart B: Evaluation of brachial plexus anesthesia for upper extremity surgery. *Reg Anesth* 1994;19:175-182.
43. Stan TC, Krantz MA, Solomon DL, Poulos JG, Chaouki K: The incidence of neurovascular complications following axillary brachial plexus block using a transarterial-approach. A prospective study of 1,000 consecutive patients. *Reg Anesth* 1995;20:486-492.
44. Giaufre E, Dalens B, Gombert A: Epidemiology and morbidity of regional anesthesia in children: A one-year prospective survey of the French-Language Society of Pediatric Anesthesiologists. *Anesth Analg* 1996;83:904-912.
45. Auroy Y, Narchi P, Messiah A, Litt L, Rouvier B, Samii K: Serious complications related to regional anesthesia: Results of a prospective survey in France. *Anesthesiology* 1997;87:479-486.
46. Fanelli G, Casati A, Garancini P, Torri G: Nerve stimulator and multiple injection technique for upper and lower limb blockade: Failure rate, patient acceptance, and neurologic complications. Study Group on Regional Anesthesia. *Anesth Analg* 1999;88:847-852.
47. Horlocker TT, Kufner RP, Bishop AT, Maxson PM, Schroeder DR: The risk of persistent paresthesia is not increased with repeated axillary block. *Anesth Analg* 1999;88:382-387.
48. Borgeat A, Ekatodramis G, Kalberer F, Benz C: Acute and nonacute complications associated with interscalene block and shoulder surgery: A prospective study. *Anesthesiology* 2001;95:875-880.
49. Grant SA, Nielsen KC, Greengrass RA, Steele SM, Klein SM: Continuous peripheral nerve block for ambulatory surgery. *Reg Anesth Pain Med* 2001;26:209-214.
50. Klein SM, Nielsen KC, Greengrass RA, Warner DS, Martin A, Steele SM: Ambulatory discharge after long-acting peripheral nerve blockade: 2382 blocks with ropivacaine. *Anesth Analg* 2002;94:65-70, table of contents.

218 Seção III MANEJO PERIOPERATÓRIO

51. Bergman BD, Hebl JR, Kent J, Horlocker TT: Neurologic complications of 405 consecutive continuous axillary catheters. *Anesth Analg* 2003;96:247-252, table of contents.

52. Brull R, McCartney CJ, Chan VW, El-Beheiry H: Neurological complications after regional anesthesia: Contemporary estimates of risk. *Anesth Analg* 2007;104:965-974.

53. Borgeat A, Ekatodramis G: Nerve injury associated with regional anesthesia. *Curr Top Med Chem* 2001;1:199-203.

54. Auroy Y, Benhamou D, Bargues L, Ecoffey C, Falissard B, Mercier FJ, Bouaziz H, Samii K: Major complications of regional anesthesia in France: The SOS Regional Anesthesia Hotline Service. *Anesthesiology* 2002;97:1274-1280.

55. Chan VW, Brull R, McCartney CJ, Xu D, Abbas S, Shannon P: An ultrasonographic and histological study of intraneural injection and electrical stimulation in pigs. *Anesth Analg* 2007;104:1281-1284, tables of contents.

56. Bigeleisen PE: Nerve puncture and apparent intraneural injection during ultrasound-guided axillary block does not invariably result in neurologic injury. *Anesthesiology* 2006;105:779-783.

57. Perlas A, Niazi A, McCartney C, Chan V, Xu D, Abbas S: The sensitivity of motor response to nerve stimulation and paresthesia for nerve localization as evaluated by ultrasound. *Reg Anesth Pain Med* 2006;31:445-450.

58. Benumof JL: Permanent loss of cervical spinal cord function associated with interscalene block performed under general anesthesia. *Anesthesiology* 2000;93:1541-1544.

59. Neal JM: How close is close enough? Defining the "paresthesia chad." *Reg Anesth Pain Med* 2001;26:97-99.

60. Wu CL: Regional anesthesia and anticoagulation. *J Clin Anesth* 2001;13:49-58.

61. Hickey C, Gugino LD, Aglio LS, Mark JB, Son SL, Maddi R: Intraoperative somatosensory evoked potentialmonitoring predicts peripheral nerve injury during cardiac surgery. *Anesthesiology* 1993;78:29-35.

33 Quando é Efetivo o Custo do Aquecimento por Ar Forçado?

Andrea Kurz, MD

INTRODUÇÃO/HISTÓRICO

A temperatura corporal central é um dos parâmetros fisiológicos humanos mais fortemente bem regulados. O sistema termorregulador normalmente mantém a temperatura corporal central entre 0,2°C a 0,4°C – do "normal" (em torno de 37,8°C nos humanos).[1] Contudo, os pacientes comumente desenvolvem hipotermia durante a anestesia e a cirurgia porque os anestésicos inibem a termorregulação e os pacientes são expostos a um ambiente frio na sala de cirurgia.[1,2] A hipotermia está associada a complicações graves que podem ser evitadas aquecendo-se ativamente os pacientes no período perioperatório. Complicações relacionadas à hipotermia estão associadas a custos médicos significantes. Este artigo revisa aspectos da hipotermia relacionados à anestesia e avalia a eficácia do aquecimento ativo no período perioperatório.

A inibição termorreguladora induzida pelos anestésicos é dose-dependente e prejudica a vasoconstrição e os calafrios. Opioides[3] e o anestésico intravenoso propofol,[4] bem como agonistas alfa-2 como a dexmedetomidina, reduzem linearmente o limiar de vasoconstrição e tremores de frio. Por outro lado, anestésicos voláteis como o isoflurano[5] e o desflurano[6] diminuem não linearmente as respostas ao frio. Doses anestésicas típicas aumentam a faixa interlimiar (temperaturas centrais não desencadeando defesas termorreguladoras) aproximadamente 20 vezes o seu valor normal, em torno de 0,2°C. Consequentemente, pacientes anestesiados tornam-se poiquilotérmicos acima de uma faixa de 4°C das temperaturas centrais e, assim, desenvolvem hipotermia.

A anestesia regional compromete tanto o controle termorregulador central como o periférico. Esta inibição periférica das defesas termorreguladoras é uma das principais causas de hipotermia durante a anestesia regional ou regional/geral combinada.[7,8]

OPÇÕES

O controle térmico pode ser feito por meio de métodos passivos, que basicamente diminuem a perda de calor cutâneo, e métodos ativos, que transferem ativamente calor para o corpo (Fig. 33-1).

Aquecimento Passivo

A perda de calor por radiação responde por cerca de 60% da perda total de calor perioperatório. As temperaturas na sala de cirurgia determinam a proporção em que o calor metabólico é perdido através de radiação e convecção da pele e por evaporação das incisões cirúrgicas. Todavia, temperaturas da sala excedendo 23°C são geralmente exigidas para se manter a normotermia em pacientes submetidos a todos os procedimentos cirúrgicos, mesmo os menores.[9] Aumentar a temperatura ambiente raramente é, portanto, uma maneira prática de manter pacientes cirúrgicos aquecidos.

Isoladores térmicos prontamente disponíveis na maioria das salas de operações incluem cobertas de algodão, campos cirúrgicos, forros plásticos e materiais reflexivos ("mantas térmicas"). Uma única camada de cada um reduz a perda de calor em aproximadamente 30% e não há diferenças clinicamente importantes entre os tipos de aquecimento.[10] O aquecimento passivo reduz a perda de calor perioperatória, mas não transfere calor ativamente.

Aquecimento Ativo

Aquecimento Convectivo

O **aquecimento por ar forçado** é o sistema de aquecimento perioperatório mais comum. Os melhores sistemas de ar forçado eliminam a perda de calor metabólico e até mesmo transferem calor pela superfície da pele (aproximadamente 50 watts).[11] O aquecimento por ar forçado geralmente mantém a normotermia até mesmo durante grandes cirurgias[12] e é superior aos colchões de água aquecida circulante colocados sob o paciente.[13] Trata-se, provavelmente, do sistema de aquecimento de melhor custo/benefício disponível hoje.

O aquecimento por ar forçado poderia ser insuficiente para manter a normotermia em procedimentos cirúrgicos muito extensos, particularmente transplante de fígado, cirurgia de revascularização coronariana sem circulação extracorpórea (OPCAB), politrauma e cirurgia abdominal de grande porte em posição de litotomia.[14,15]

Aquecimento Condutivo

Colchões de água circulante aquecida **colocados *sobre* ou em volta** dos pacientes podem eliminar quase completamente a perda de calor metabólico.[11] As recentemente desenvolvidas **vestimentas de circulação de água**, tais como o sistema de termorregulação Allon e o sistema de almofadas adesivas de controle de temperatura Arctic Sun, transferem grandes quantidades de calor ao aumentar a área superficial aquecida ou usando materiais que facilitam a condução de calor.[16,17] **Cobertores elétricos de aquecimento resistivo** são cobertas reutilizáveis movidas a aquecimento de fibras de carbono e quase tão eficazes quanto o aquecimento por ar forçado.[14,15]

Aquecimento condutivo transfere ligeiramente mais calor do que aquecimento convectivo. No entanto, está associado com maiores custos.

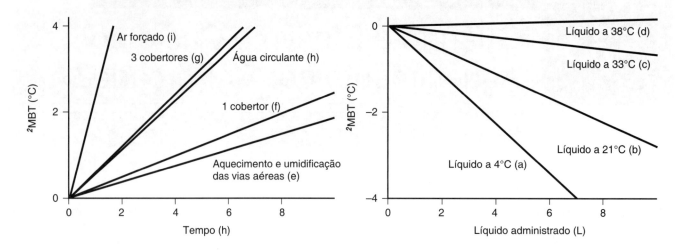

Figura 33-1. Efeitos Relativos dos Métodos de Aquecimento na Temperatura Corporal Média (MBT) em Função do Tempo (à esquerda) ou de Líquidos Administrados (à direita). Temperatura corporal média (MBT) é a temperatura proporcional dos tecidos corporais e normalmente é um pouco menor do que a temperatura central. O cálculo assume um paciente de 70 kg sem roupas, com uma taxa metabólica de 80 kcal/h, em estado térmico estável a uma temperatura ambiente típica na sala de cirurgia de 21°C. (a-d) Mudanças na MBT por litro de sangue ou cristaloide administrado em diversas temperaturas de líquidos. (e) Gás umidificado aquecido inspirado. (f, g) Cobertas aquecidas ou não aquecidas, com toda a pele abaixo do pescoço coberta. As economias são semelhantes, com uma única camada de outros isolamentos passivos. (h) Colchão de água aquecida circulante de comprimento total. (i) Aquecedor de ar forçado de extensão total. (De *Sessler DI: Consequences and treatment of perioperative hypothermia. Anesth Clin North Am* 1994;12:425-456).

Aquecimento Endovascular

O aquecimento interno é provavelmente o método de transferência de calor mais eficiente porque aplica calor diretamente ao centro do corpo. O aquecimento endovascular consiste em um cateter de troca de calor, geralmente inserido na veia cava inferior através da veia femoral, e um servocontrolador. Eles transferem calor para dentro e fora do corpo na faixa de 400 a 700 watts e, assim, são muito eficientes em aquecer e resfriar os pacientes. Entretanto, este método de aquecimento é invasivo e muito dispendioso, e, portanto, deve ser usado apenas em pacientes nos quais o aquecimento condutivo ou convectivo seja insuficiente, como ocorre em grandes traumas.

Monitorização da Temperatura Central

Sempre que o resfriamento ou o aquecimento é feito em pacientes no perioperatório ou em pacientes gravemente enfermos, é essencial monitorizar a temperatura central. Várias recomendações afirmam que a temperatura central deve ser monitorizada sempre que o tempo de anestesia ultrapassar 30 minutos (*American Society of PeriAnesthesia Nurses* [AS-PAN], Diretrizes Italianas). A maneira mais precisa de monitorar a temperatura central é a temperatura por cateterização da artéria pulmonar. Por se tratar de um dispositivo de monitorização altamente invasivo e não ser comumente usado, a temperatura esofagiana em pacientes anestesiados e a temperatura timpânica em pacientes despertos são alternativas excelentes. Entretanto, até mesmo a temperatura por cateterização vesical ou a temperatura retal, bem como a temperatura oral, podem ser usadas, desde que o usuário esteja ciente das limitações de tais dispositivos. Novos dispositivos, como termômetros timpânicos por infravermelho ou termômetros colocados sobre a artéria temporal, devem ser vistos com cautela em virtude da sua precisão limitada e da alta variação dependente do usuário.

Independentemente de todos os métodos de aquecimento e monitorização, ainda não se sabe até que ponto o controle térmico melhorou na última década ou qual o grau de manutenção da normotermia perioperatória tornou-se, de fato, parte da prática clínica. Ratnaraj e colaboradores[16] avaliaram a temperatura central dos pacientes na unidade de cuidados pós-anestésicos (UCPA) e notaram que ainda era comum observar hipotermia neles na sala de cirurgia e na UCPA. Além disso, um recente levantamento de 800 hospitais europeus mostrou que aproximadamente 40% dos pacientes recebem aquecimento ativo e em apenas 25% dos pacientes a temperatura era monitorizada.[17]

EVIDÊNCIAS

Complicações da Hipotermia e Aspectos Econômicos

Até mesmo a hipotermia leve está associada a diversas complicações no período perioperatório. Entretanto, a despeito da capacidade bem documentada do aquecimento por ar forçado em manter a normotermia, ainda se discute se tal técnica resulta em aumento ou redução nítida nos custos. O controle perioperatório da temperatura merece os mesmos cálculos de custo/benefício de outros tratamentos médicos. A discussão dos custos associados ao controle térmico tem dois componentes principais: (1) o custo do aquecimento ativo e da monitorização da temperatura e (2) as economias de custos associadas a menos complicações pós-operatórias em virtude da manutenção da normotermia perioperatória.

Custo do Aquecimento Ativo e da Monitorização da Temperatura

O uso de aquecimento por ar forçado está associado aos custos de cobertores descartáveis. Em termos gerais, tais custos vêm diminuindo com o tempo e atualmente chegam a alguns dólares por cobertor. Além disso, modalidades de aquecimento reutilizáveis tornam o aquecimento ativo de pacientes ainda mais econômico.

Vestimentas de água circulante aquecida são mais caras comparadas ao aquecimento por ar forçado. Contudo, a transferência de calor é mais eficaz com estes dispositivos e, portanto, os custos adicionais provavelmente se justificam, especificamente no caso de cirurgias extensas (p. ex., cirurgias cardíacas, transplantes ou cirurgia de trauma).

O aquecimento endovascular provavelmente é a maneira mais dispendiosa de aquecer os pacientes, com custos unitários de até 20.000 dólares e custos de cateter entre 800 e 1.500 dólares. Este tipo de aquecimento transfere até 600 watts, proporcionando, assim, a técnica de reaquecimento mais rápida. Fora isto, o aquecimento interno não depende da área superficial disponível e, portanto, é indicado para pacientes nos quais haja apenas uma pequena área superficial disponível para aquecimento ativo.

Custos Associados a Complicações Relacionadas à Hipotermia

Muitos estudos investigaram as consequências adversas da hipotermia perioperatória, tais como ação medicamentosa prolongada, recuperação pós-operatória prolongada, maior duração da internação, maior incidência de infecções cirúrgicas pós-operatórias, mais perda de sangue perioperatório e desfechos miocárdicos adversos (Tab. 33-1).

Todas estas consequências da hipotermia estão relacionadas a custos médicos maiores. Por exemplo: a ação medicamentosa prolongada leva à extubação tardia e também à duração prolongada da recuperação pós-operatória; 2°C de hipotermia aumentam a duração da ação do vecurônio em 60%; e 3°C de hipotermia aumentam os níveis plasmáticos de propofol em 30%. Além do mais, a concentração alveolar mínima (CAM) de agentes inalados diminui em 15% com cada grau de hipotermia.

Em um estudo prospectivo de pesquisa de custos, o aquecimento por ar forçado foi comparado aos cuidados térmicos

Tabela 33-1	Consequências da Hipotermia Perianestésica e Perioperatória Leves*						
Consequência	**Autor**	**N**	**$\Delta T_{central}$ (°C)**	**Normotérmico**	**Hipotérmico**	**P**
Infecção da ferida cirúrgica	Kurz e colaboradores[18]	200	1,9	6%	19%	<0,01
Duração da hospitalização	Kurz e colaboradores[18]	200	1,9	12,1 ± 4,4 dias	14,7 ± 6,5 dias	<0,01
Proliferação linfocítica 24h pós-anestesia	Beilin e colaboradores[19]	60	1,0	4.800 CPM	2.750 CPM	<0,05
Necessidade de transfusão alogênica	Schmied e colaboradores[20]	60	1,6	1 unidade	8 unidades	<0,05
Perda sanguínea intraoperatória	Schmied e colaboradores[20]	60	1,6	1,7 ± 0,3 L	2,2 ± 0,5 L	<0,001
Perda sanguínea intraoperatória	Winkler e colaboradores[21]	150	0,4	488 mL	618 mL	<0,005
Perda sanguínea intraoperatória	Widman e colaboradores[22]	46	0,5	516 ± 272 mL	702 ± 344 mL	<0,05
Perda sanguínea intraoperatória	Johansson e colaboradores[23]	50	0,8	665 ± 292 mL	698 ± 314 mL	NS
Excreção urinária de nitrogênio	Carli e colaboradores	12	1,5	982 mmol/dia	1.798 mmol/dia	<0,05
Taxa de mortalidade do trauma em 24h	Gentilello e colaboradores[25]	57	1,0 – 2,0	7%	43%	<0,05
Duração do vecurônio	Heier e colaboradores	20	2,0	28 ± 4 min	62 ± 8 min	<0,001
Keo para vecurônio	Caldwell e colaboradores[27]	12	2,0	0,20 min⁻¹	0,15 min⁻¹	<0,05
Duração do atracurônio	Leslie e colaboradores[28]	6	3,0	44 ± 4 min	68 ± 7 min	<0,05
Calafrios pós-operatórios	Just e colaboradores	14	2,3	141 ± 9 mL min⁻¹ m⁻²	269 ± 60 mL min⁻¹ min⁻²	<0,001
Duração da recuperação pós-anestésica	Lenhardt e colaboradores[30]	150	1,9	53 ± 36 min	94 ± 65 min	<0,001
Desconforto térmico	Kurz e colaboradores	74	2,6	50 ± 10 mm VAS	18 ± 9 mm VAS	<0,001

*Somente ensaios humanos randomizados prospectivos estão incluídos. Os observadores desconheciam os grupos de tratamento e as respostas subjetivas avaliadas da temperatura central. N é o número total de pacientes. $\Delta T_{central}$ é a diferença entre a temperatura central entre os grupos de tratamento. Os resultados dos estudos estão demonstrados em linhas separadas. Sensibilidade barorreflexa é definida como a mudança no intervalo R-R do ECG (ms, milésimos de segundo) por 1 mm Hg de mudança na pressão arterial sistólica. CPM são contagens por minuto e medem a radioatividade (depois da adição de timidina titulada e ativação celular, a quantidade de radioatividade é proporcional ao número de células em divisão[19]). VAS é uma escala visual análoga de 100 mm de comprimento (0 mm, frio intenso; 100 mm, calor intenso).

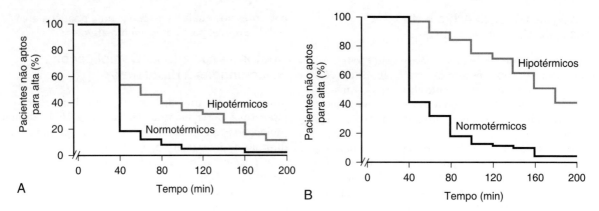

Figura 33-2. Análise de "Sobrevida" de Kaplan-Meier (a) Análise de "sobrevida" de Kaplan-Meier mostrando a porcentagem de pacientes que *não* mantêm um escore de recuperação ≥ 13. O valor de *p*, usando uma análise de Wilcoxon, foi inferior a 0,0001. (b) Análise de "Sobrevida" de Kaplan-Meier mostrando a porcentagem de pacientes que *não* mantêm um escore de recuperação ≥ 13 e uma temperatura central > 36ºC. O valor de *p*, usando uma análise de Wilcoxon, foi inferior a 0,0001.

de rotina em 100 pacientes submetidos à anestesia geral. O tempo desde a finalização dos curativos cirúrgicos até a extubação traqueal era significativamente menor no grupo de aquecimento por ar forçado (10 ± 1 minuto, comparados a 14 ± 1 minuto, média ± do erro padrão da média (SEM); *p* < 0,01).[32] Outro estudo em 50 pacientes ortopédicos comparou os efeitos do isolamento térmico passivo ao aquecimento ativo por ar forçado na eficácia da manutenção da normotermia e o tempo de alta da sala de recuperação depois de uma anestesia combinada raqui/peridural. As temperaturas centrais em pacientes ativamente aquecidos eram aproximadamente 1°C maiores no final da cirurgia. A realização de ambos os critérios de alta e normotermia exigiu 32 ± 18 minutos no grupo ativo e 74 ± 52 minutos no grupo passivo (*p* < 0,0005).[33] Este estudo é consistente com o estudo de Lenhardt e colaboradores[30], que também mostrou uma recuperação tardia em pacientes hipotérmicos submetidos à cirurgia do cólon. Usando um escore de Aldrete modificado (que incluiu a temperatura central), os autores demonstraram que a duração média na UCPA era de aproximadamente 30 minutos em pacientes normotérmicos, ao passo que era de 120 minutos em pacientes hipotérmicos (Fig. 33-2).

Entretanto, a manutenção da normotermia não só afeta fatores anestésicos intraoperatórios, mas ainda mais as complicações cirúrgicas pós-operatórias, afetando significativamente os custos médicos. A manutenção da normotermia reduz as infecções da ferida pós-operatória em 60%. Infecções na ferida são complicações graves e onerosas da anestesia e da cirurgia, já que poderiam demandar tratamento extra e ainda prolongar o tempo de internação.[18,34] Com base em estudos recentes, o número necessário de pacientes a tratar com relação à prevenção de infecção de feridas é oito. Especificamente na população de pacientes críticos, como os obesos mórbidos, as infecções da ferida são uma das principais causas de morbidade e mortalidade pós-operatórias.

Além disso, a hipotermia aumenta a perda de sangue perioperatório e das necessidades de transfusão. Cada grau de hipotermia aumenta a perda de sangue em aproximadamente 280 mL.[20] Uma recente meta-análise mostra que a hipotermia aumenta a perda sanguínea em cerca de 16% e as necessidades

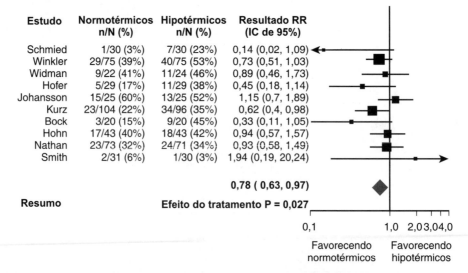

Figura 33-3. Meta-análise da Transfusão e Efeito do Tratamento de Plotagem em Gráfico Forest expresso como o risco relativo de transfusão em pacientes normotérmicos *versus* hipotérmicos. A normotermia está associada a 22% menos risco de transfusão do que a hipotermia (IC de 95%, 3%, 37%, *p* = 0,027).

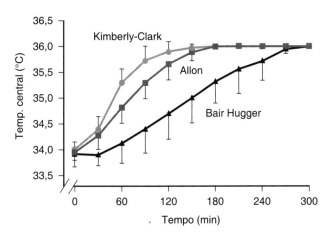

Figura 33-4. Temperatura Central (Intervalos de Confiança ±95%) em Função do Tempo de Reaquecimento em Sete Voluntários Sadios em Três Dias de Estudos Distintos, Cada Um com um Dispositivo de Aquecimento Diferente. Os três dispositivos de aquecimento foram (1) almofadas de transferência de energia Kimberly Clark, (2) vestimenta de água aquecida circulante Allon e (3) aquecimento por ar forçado Bair Hugger. Mesmo depois que os voluntários atingiram 36°C no dispositivo Kimberly Clark e o estudo foi interrompido, eles são mostrados como mantendo tal temperatura na figura.

de transfusão de sangue perioperatória em 20% (Fig. 33-3).[35] Em outro estudo, a perda sanguínea e as demandas de transfusão de sangue eram menores em pacientes ativamente aquecidos, que também tiveram uma duração menor de estada na UCPA (94 [DP 42] minutos contra 217 [169] minutos; $p \leq 0,01$) e uma redução de 24% nos custos anestésicos totais.[33] Transfusões perioperatórias estão associadas a morbidade pós-operatória considerável. É importante reconhecer que a hipotermia acrescenta-se ao custo de hemoderivados, porém, o mais importante, é que causa complicações onerosas e relacionadas aos hemoderivados, tais como infecções pós-operatórias, falências de órgãos, recidiva de câncer e mais risco de mortalidade.[36-48]

Até mesmo terapias de aquecimento razoavelmente dispendiosas – como o uso de uma matriz de hidrogel adesiva flexível combinada com um sistema condutivo de aporte de água aquecida, que promove o contato direto com a pele – provam ser custo-efetivas em populações específicas de pacientes. Vários estudos mostraram não só a eficácia destes dispositivos em prevenir ou tratar a hipotermia perioperatória[15,49-54] (Fig. 33-4), como também o efeito da normotermia em um desfecho melhor. Tais dispositivos transferem uma quantidade enorme de calor sobre áreas superficiais pequenas e, assim, são úteis em grandes cirurgias, onde há pouca superfície cutânea disponível para aquecimento (caso das cirurgias cardiovasculares).

Uma meta-análise por Fleisher e colaboradores[55] tratou as seguintes questões: (1) A diferença em termos de desfechos adversos, entre grupos de pacientes normotérmicos e levemente hipotérmicos, é significante entre os estudos e dentro do limite dos estudos? (2) Qual a magnitude da diferença em desfechos adversos nos pacientes através dos estudos? (3) Quais são os custos decorrentes da diferença em desfechos adversos para o paciente? (4) Existe uma diferença significativa na eficácia da modalidade para manter-se a normoterapia intraoperatória? Os resultados deste estudo meta-analítico proporcionam evidências de que a diferença em termos de desfechos adversos para o paciente entre normotérmicos e levemente hipotérmicos é significativa através dos estudos em todos os desfechos adversos examinados (Tab. 33-1). Além disso, observou-se uma diferença significativa na eficácia entre modalidades de aquecimento. Um aumento significante no risco de complicações caras ocorria quando as temperaturas dos pacientes caíam em média 1,5°C. Por exemplo: pacientes que ficam levemente hipotérmicos são muito mais passíveis de receber transfusões de sangue e desenvolver infecções, desfechos que resultam em custos maiores. O custo de prevenir a hipotermia intraoperatória é bem menor do que o custo de tratar desfechos adversos que afetam pacientes com hipotermia intraoperatória. Os resultados da meta-análise mostram que uma hipotermia em média 1,5°C abaixo da temperatura normal resultava em desfechos adversos cumulativos que representam entre 2.500 e 7.000 dólares a mais nos custos de hospitalização por paciente cirúrgico, considerando-se uma variedade de procedimentos cirúrgicos. A normotermia intraoperatória nesta meta-análise era mantida de maneira mais eficiente com o uso do aquecimento por ar forçado.[55]

Tomados em conjunto, há muitos dispositivos de aquecimento disponíveis para garantir a manutenção da normotermia perioperatória. O aquecimento por ar forçado é o dispositivo mais usado por ser eficiente, fácil de utilizar e já ter provado prevenir complicações importantes relacionadas à hipotermia perioperatória. Os custos do aquecimento por ar forçado são mínimos se comparados às complicações relacionadas.

DIRETRIZES

Otimizar custos médicos e qualidade é algo possível. O estudo *Premier's Performance Pays* prova que, quando se aplicam processos baseados em evidência, a qualidade é maior e os custos são menores. Medidas do desempenho clínico, tais como "manutenção da normotermia perioperatória", desenvolvidas pela *American Society of Anesthesiologists* e pelo *Physician Consortium for Performance Improvement*, foram elaboradas para melhorar a qualidade individual.

Justificativa para Manutenção da Normotermia

O comprometimento do controle termorregulador induzido pela anestesia é a causa primária da hipotermia perioperatória. Até mesmo a hipotermia leve (1°C a 2°C abaixo da temperatura normal) estava associada em ensaios randomizados a uma série de consequências adversas. Vários métodos para manter a normotermia estão disponíveis para os anestesiologistas no período perioperatório, mas muitos estudos demonstraram a eficácia superior do aquecimento por ar forçado e vestimentas com água aquecida circulante.

Medindo a Manutenção da Normotermia

Independentemente da idade, a porcentagem de pacientes submetidos a procedimentos cirúrgicos ou terapêuticos sob anestesia geral ou neuraxial por 60 minutos ou mais, nos quais o aquecimento ativo foi usado intraoperatoriamente para manter a normotermia *ou* pelo menos uma temperatura corporal em ou acima de 36°C (96,8°F), foi registrada 30 minutos imediatamente antes ou 30 minutos imediatamente depois do tempo final da anestesia. "Aquecimento ativo" limita-se ao aquecimento por ar forçado e vestimentas de água aquecida circulante.

Sugestão de Tratamento Pré-operatório do Paciente

Avaliação

Identifique os fatores de risco do paciente quanto à hipotermia perioperatória não planejada. Meça a temperatura do paciente na admissão. Determine o nível de conforto térmico do paciente. Verifique outros sinais e sintomas de hipotermia (calafrios, piloereção e/ou extremidades frias).

Intervenções

Institua medidas de aquecimento preventivas para pacientes que estejam normotérmicos (normotermia definida como uma temperatura central entre 36°C e 38°C [96,8°F a 100,4°F]). Diversas medidas podem ser usadas, a menos que contraindicadas. O isolamento passivo pode incluir cobertas de algodão aquecidas, meias, gorros, exposição limitada da pele, colchões de água aquecida circulante e aumento da temperatura ambiente (mínimo de 20°C a 24°C [68°F a 75°F]). Institua medidas de aquecimento ativo para pacientes que estejam hipotérmicos (definido como uma temperatura central inferior a 36°C). O aquecimento ativo é a aplicação de um sistema de aquecimento por convecção de ar forçado. Considere fluidos intravenosos (IV) aquecidos.

Tratamento Intraoperatório do Paciente

Avaliação

Identifique os fatores de risco do paciente quanto à hipotermia intraoperatória não planejada. Determine o nível de conforto térmico do paciente, se aplicável (pergunte ao paciente se está sentindo frio ou calor). Verifique outros sinais e sintomas de hipotermia (calafrios, piloereção e/ou extremidades frias). Monitore intraoperatoriamente a temperatura do paciente.

Intervenção

Implemente métodos de aquecimento ativo. Recomenda-se a manutenção da temperatura corporal em uma faixa normotérmica para a maioria dos procedimentos que não demandem períodos de hipotermia leve para promover a proteção de órgãos (p. ex., durante clampeamento aórtico).

RECOMENDAÇÕES DO AUTOR

- A hipotermia é comum durante a anestesia e a cirurgia.
- A hipotermia desenvolve-se em virtude do comprometimento do controle termorregulador induzido pela anestesia, conjugado ao ambiente frio da sala de cirurgia e à perda de calor através do campo cirúrgico.
- Complicações relacionadas à hipotermia são graves: ação medicamentosa prolongada, mais perda de sangue, mais necessidade de transfusão de sangue, infecções da ferida cirúrgica, duração prolongada da hospitalização e eventos miocárdicos adversos.
- Todos os pacientes submetidos a uma cirurgia com mais de 30 minutos de duração devem ser aquecidos ativamente e a temperatura central deve ser medida.
- O aquecimento ativo com aquecimento convectivo e condutivo mantém a normotermia perioperatória.

REFERÊNCIAS

1. Andrews DT, Leslie K, Sessler DI, et al: The arterial blood propofol concentration preventing movement in 50% of healthy women after skin incision. *Anesth Analg* 1997;85(2):414-419.
2. Vaughan MS, Vaughan RW, Cork RC: Postoperative hypothermia in adults: Relationship of age, anesthesia, and shivering to rewarming. *Anesth Analg* 1981;60:746-751.
3. Kurz A, Go JC, Sessler DI, et al: Alfentanil slightly increases the sweating threshold and markedly reduces the vasoconstriction and shivering thresholds. *Anesthesiology* 1995;83:293-299.
4. Matsukawa T, Kurz A, Sessler DI, et al: Propofol linearly reduces the vasoconstriction and shivering thresholds. *Anesthesiology* 1995;82:1169-1180.
5. Xiong J, Kurz A, Sessler DI, et al: Isoflurane produces marked and nonlinear decreases in the vasoconstriction and shivering thresholds. *Anesthesiology* 1996;85:240-245.
6. Annadata RS, Sessler DI, Tayefeh F, et al: Desflurane slightly increases the sweating threshold, but produces marked, nonlinear decreases in the vasoconstriction and shivering thresholds. *Anesthesiology* 1995;83:1205-1211.
7. Leslie K, Sessler DI: Reduction in the shivering threshold is proportional to spinal block height. *Anesthesiology* 1996;84:1327-1331.
8. Emerick TH, Ozaki M, Sessler DI, et al: Epidural anesthesia increases apparent leg temperature and decreases the shivering threshold. *Anesthesiology* 1994;81:289-298.
9. Morris RH: Operating room temperature and the anesthetized, paralyzed patient. *Surgery* 1971;102:95-97.
10. Sessler DI, McGuire J, Sessler AM: Perioperative thermal insulation. *Anesthesiology* 1991;74:875-879.
11. Sessler DI, Moayeri A: Skin-surface warming: Heat flux and central temperature. *Anesthesiology* 1990;73:218-224.
12. Hynson J, Sessler DI: Intraoperative warming therapies: A comparison of three devices. *J Clin Anesth* 1992;4:194-199.
13. Kurz A, Kurz M, Poeschl G, et al: Forced-air warming maintains intraoperative normothermia better than circulating-water mattresses. *Anesth Analg* 1993;77:89-95.
14. Negishi C, Hasegawa K, Mukai S, et al: Carbon-fiber and forcedair warming are comparably effective. *Anesth Analg* 2003;96:1683-1687.
15. Hofer CK, Worn M, Tavakoli R, et al: Influence of body core temperature on blood loss and transfusion requirements during off-pump coronary artery bypass grafting: A comparison of 3 warming systems. *J Thorac Cardiovasc Surg* 2005;129(4):838-843.
16. Ratnaraj J, Kabon B, Talcott MR, et al: Supplemental oxygen and carbon dioxide each increase subcutaneous and intestinal intramural oxygenation. *Anesth Analg* 2004;99(1):207-211.
17. Torossian A: Survey on intraoperative temperature management in Europe. *Eur J Anaesthesiol* 2007;24(8):668-675.
18. Kurz A, Sessler DI, Lenhardt RA, et al: Perioperative normothermia to reduce the incidence of surgical-wound infection and shorten hospitalization. *N Engl J Med* 1996;334:1209-1215.
19. Beilin B, Shavit Y, Razumovsky, J, et al: Effects of mild perioperative hypothermia on cellular immune responses. *Anesthesiology* 1998;89(5):1133-1140.
20. Schmied H, Kurz A, Sessler DI, et al: Mild intraoperative hypothermia increases blood loss and allogeneic transfusion requirements during total hip arthroplasty. *Lancet* 1996;347:289-292.
21. Winkler M, Akc‚a O, Birkenberg B, et al: Aggressive warming reduces blood loss during hip arthroplasty. *Anesth Analg* 2000;91(4):978-984.
22. Widman J, Hammarqvist F, Sellden E: Amino acid infusion induces thermogenesis and reduces blood loss during hip arthroplasty under spinal anesthesia. *Anesth Analg* 2002;95(6):1757-1762.
23. Johansson T, Lisander B, Ivarsson I: Mild hypothermia does not increase blood loss during total hip arthroplasty. *Acta Anaesthesiol Scand* 1999;43(10):1005-1010.
24. Carli F, Emery PW, Freemantle CAJ: Effect of perioperative normothermia on postoperative protein metabolism in elderly patients undergoing hip arthroplasty. *Br J Anaesth* 1989;63:276-282.
25. Gentilello LM, Jurkovich GJ, Stark MS, et al: Is hypothermia in the victim of major trauma protective or harmful? A randomized, prospective study. *Ann Surg* 1997;226(4):439-447, discussion 447-439.

26. Heier T, Caldwell JE, Sessler DI, et al: Mild intraoperative hypothermia increases duration of action and spontaneous recovery of vecuronium blockade during nitrous oxide-isoflurane anesthesia in humans. *Anesthesiology* 1991;74:815-819.

27. Caldwell JE, Heier T, Wright PMC, et al: Temperature-dependent pharmacokinetics and pharmacodynamics of vecuronium. *Anesthesiology* 2000;92:84-93.

28. Leslie K, Sessler DI, Bjorksten AR, et al: Mild hypothermia alters propofol pharmacokinetics and increases the duration of action of atracurium. *Anesth Analg* 1995;80:1007-1014.

29. Just B, Delva E, Camus Y, et al: Oxygen uptake during recovery following naloxone. *Anesthesiology* 1992;76:60-64.

30. Lenhardt R, Marker E, Goll V, et al: Mild intraoperative hypothermia prolongs postanesthetic recovery. *Anesthesiology* 1997;87:1318-1323.

31. Kurz A, Sessler DI, Narzt E, et al: Postoperative hemodynamic and thermoregulatory consequences of intraoperative core hypothermia. *J Clin Anesth* 1995;7:359-366.

32. Mahoney CB, Odom J: Maintaining intraoperative normothermia: A meta-analysis of outcomes with costs. *AANA J* 1999;67(2):155-163.

33. Casati A, Fanelli G, Ricci A, et al: Shortening the discharging time after total hip replacement under combined spinal/epidural anesthesia by actively warming the patient during surgery. *Minerva Anestesiol* 1999;65(7-8):507-514.

34. Melling AC, Ali B, Scott EM, et al: Effects of preoperative warming on the incidence of wound infection after clean surgery: A randomised controlled trial. *Lancet* 2001;358(9285):876-880.

35. Rajagopalan S, Mascha E, Na J, et al: The effects of mild perioperative hypothermia on blood loss and transfusion requirement: A meta-analysis. *Anesthesiology* 2008;108:71-77.

36. Leal-Noval SR, Rincon-Ferrari MD, Garcia-Curiel A, et al: Transfusion of blood components and postoperative infection in patients undergoing cardiac surgery. *Chest* 2001;119(5):1461-1468.

37. Chelemer SB, Prato BS, Cox PM Jr, et al: Association of bacterial infection and red blood cell transfusion after coronary artery bypass surgery. *Ann Thorac Surg* 2002;73(1):138-142.

38. Taylor RW, Manganaro L, O'Brien J, et al: Impact of allogenic packed red blood cell transfusion on nosocomial infection rates in the critically ill patient. *Crit Care Med* 2002;30(10):2249-2254.

39. Schreiber GB, Busch MP, Kleinman SH, et al: The risk of transfusion-transmitted viral infections. The Retrovirus Epidemiology Donor Study. *N Engl J Med* 1996;334(26):1685-1690.

40. Leal-Noval SR, Marquez-Vacaro JA, Garcia-Curiel A, et al: Nosocomial pneumonia in patients undergoing heart surgery. *Crit Care Med* 2000;28(4):935-940.

41. Vamvakas EC: Meta-analysis of randomized controlled trials investigating the risk of postoperative infection in association with white blood cell-containing allogeneic blood transfusion: The effects of the type of transfused red blood cell product and surgical setting. *Transfus Med Rev* 2002;16(4):304-314.

42. Vincent JL, Baron JF, Reinhart K, et al: Anemia and blood transfusion in critically ill patients. *JAMA* 2002;288(12):1499-1507.

43. Michalopoulos A, Tzelepis G, Dafni U, et al: Determinants of hospital mortality after coronary artery bypass grafting. *Chest* 1999;115(6):1598-1603.

44. Engoren MC, Habib RH, Zacharias A, et al: Effect of blood transfusion on long-term survival after cardiac operation. *Ann Thorac Surg* 2002;74(4):1180-1186.

45. Ranucci M, Pavesi M, Mazza E, et al: Risk factors for renal dysfunction after coronary surgery: The role of cardiopulmonary bypass technique. *Perfusion* 1994;9(5):319-326.

46. Zacharias A, Habib RH: Factors predisposing to median sternotomy complications. Deep vs superficial infection. *Chest* 1996;110(5):1173-1178.

47. Moore FA, Moore EE, Sauaia A: Blood transfusion. An independent risk factor for postinjury multiple organ failure. *Arch Surg* 1997;132(6):620-624, discussion 624-625.

48. Malone DL, Dunne J, Tracy JK, et al: Blood transfusion, independent of shock severity, is associated with worse outcome in trauma. *J Trauma* 2003;54(5):898-905, discussion 905-907.

49. Stanley TO, Grocott HP, Phillips-Bute B, et al: Preliminary evaluation of the Arctic Sun temperature controlling system during off pump coronary artery bypass surgery. *Ann Thorac Surg* 2003;75:1140-1144.

50. Grocott HP, Mathew JP, Carver EH, et al: A randomized controlled trial of the Arctic Sun temperature management system versus conventional methods for preventing hypothermia during off-pump cardiac surgery. *Anesth Analg* 2004;98(2):298-302.

51. Bar-Yosef S, Anders M, Mackensen GB, et al: Aortic atheroma burden and cognitive dysfunction after coronary artery bypass graft surgery. *Ann Thorac Surg* 2004;78(5):1556-1562.

52. Woo YJ, Atluri P, Grand TJ, et al: Active thermoregulation improves outcome of off-pump coronary artery bypass. *Asian Cardiovasc Thorac Ann* 2005;13(2):157-160.

53. Janicki PK, Higgins MS, Janssen J, et al: Comparison of two different temperature maintenance strategies during open abdominal surgery: Upper body forced-air warming versus whole body water garment. *Anesthesiology* 2001;95(4):868-874.

54. Nesher N, Wolf T, Kushnir I, et al: Novel thermoregulation system for enhancing cardiac function and hemodynamics during coronary artery bypass graft surgery. *Ann Thorac Surg* 2001;72(3):S1069-1076.

55. Fleisher LA, Metzger SE, Lam J, et al: Perioperative cost-finding analysis of the routine use of intraoperative forced-air warming during general anesthesia. *Anesthesiology* 1998;88(5):1357-1364.

34 Qual é o Melhor Meio de Prevenir a Lesão Renal Perioperatória?

Vivek Moitra, MD; Alan Gaffney, MBBCh; Hugh Playford, MBBS, FANZCA, FFICANZCA e Robert N. Sladen, MBChB, MRCP(UK), FRCP(C), FCCM

LESÃO RENAL AGUDA

A lesão renal aguda (LRA) é uma síndrome clínica que reflete a manifestação clínica de insultos, múltiplos ou isolados, ao rim. O grau de dano renal varia do trivial, isto é, um aumento temporário de creatinina sérica (S_{Cr}) ou redução do débito urinário, até o mais grave, ou seja, a insuficiência renal aguda (IRA) estabelecida, que exige terapia renal substitutiva (TRS). Uma definição de consenso do que seja LRA feita por um painel multinacional de especialistas, o Grupo de Iniciativa de Qualidade da Diálise Aguda (ADQI, na sigla em inglês),[1] tenta padronizar a classificação e o laudo da LRA (Tab. 34-1). A classificação se baseia no grau de elevação da S_{Cr} ou da taxa de filtração glomerular (TFG), severidade e duração da oligúria e necessidade de TRS. O acrônimo RIFLE, em inglês, serve para organizar a hierarquia da gravidade de LRA em risco de lesão (R), lesão aguda (I, do inglês *injury*), insuficiência estabelecida (F, do inglês *failure*), perda sustentada da função (L, do inglês *loss*) e fase final da doença renal (E, de *end-stage*).

De há muito se faz necessária uma definição de consenso do que é IRA em pacientes críticos, como a RIFLE, já que mais de 30 definições diferentes podem ser encontradas na literatura. Entretanto, algumas advertências são necessárias. A classificação RIFLE não leva em consideração que cerca de três quartos das IRA são não oligúricas,[2] que alterações agudas da TFG podem não ser rapidamente refletidas em alterações da S_{Cr},[3] ou que a S_{Cr} pode aumentar lenta e sutilmente em pacientes com massa muscular depletada.[4] Ela também não foi elaborada para examinar a LRA especificamente relacionada à cirurgia e pode não ser tão útil para os anestesiologistas como um critério de alteração percentual de pico na S_{Cr} pós-operatória.[5] Não obstante, houve vários estudos sobre a capacidade preditiva, validade interna, robustez, facilidade de aplicação e relevância clínica da classificação RIFLE em várias situações.[6-12] Estes estudos retrospectivos e prospectivos demonstraram uma ampla correlação entre o grau de severidade da RIFLE e taxa de mortalidade por LRA em geral. Parece que a classificação RIFLE é fácil de usar; ela identifica pacientes com sinais precoces de disfunção renal que pode evoluir para uma doença renal mais grave e pode identificar pacientes com diferentes riscos de morte. Entretanto, os critérios da RIFLE ainda não foram utilizados em grandes ensaios clínicos multicêntricos randomizados controlados em uma ampla gama de populações de pacientes.

A LRA perioperatória, caracterizada pela elevação da SCr no pós-operatório, é pouco comum. Entretanto, ela tem predileção por determinados procedimentos cirúrgicos, especialmente cirurgia vascular envolvendo manipulação aórtica, apresentando uma incidência entre 10% e 25%.[13-15] Um estudo demonstrou incidência relativamente estática ao longo de um período de 12 anos.[15] O risco de LRA é aumentado por fatores nefrotóxicos tais como icterícia obstrutiva ou exposição a contrastes radiológicos (Tab. 34-2).[16] Independentemente de sua etiologia, patogênese ou necessidade de TRS, a LRA pós-operatória está associada a um maior tempo de internação hospitalar, aumento da taxa de mortalidade e prejuízo da qualidade de vida.[13,14, 17-19]

Um considerável esforço de pesquisa foi dirigido para se avaliar intervenções perioperatórias para proteger os rins quando estes se encontrarem em risco por déficits preexistentes, nefrotoxinas, isquemia renal e processo inflamatório. Estratégias preventivas enfocaram a otimização pré-operatória da função renal, o criterioso equilíbrio hídrico perioperatório e agentes farmacológicos "renoprotetores". Entretanto, em vista da ampla gama de insultos renais que contribuem para a LRA perioperatória, estudos sobre resultados de intervenções terapêuticas abordaram apenas um território limitado da proteção renal perioperatória.

Estas estratégias parecem ter tido algum benefício porque, apesar de a incidência de LRA pós-operatória ter aumentado ao longo das duas últimas décadas, a taxa de mortalidade por IRA que exige TRS está diminuindo. Por exemplo: um estudo sobre cirurgia de revascularização do miocárdio (CRM) em uma amostra de 20% dos hospitais norte-americanos revelou aumento na incidência de IRA pós-operatória de 1% a 4% entre 1988 e 2003.[20] Entretanto, a proporção de casos que exigem TRS caiu de cerca de 16% para menos de 9% e a taxa de mortalidade baixou de quase 40% para menos de 18%. Tais números podem estar influenciados por critérios menos rígidos para o diagnóstico da IRA, mas a proporção de sobreviventes que precisam de cuidados especiais após alta quase que dobrou de 35% para 65%, realçando o maior fardo de LRA perioperatória em nosso sistema de saúde.

Fatores de Risco Perioperatório para Lesão Renal Aguda

Um fator de risco ou insulto isolado raramente provoca LRA. A LRA é, inevitavelmente, consequência de uma interação complexa, frequentemente sequencial, de múltiplos fatores. Com efeito, a LRA pode ser a via comum final para onde convergem uma

Capítulo 34 *Qual é o Melhor Meio de Prevenir a Lesão Renal Perioperatória?*

Tabela 34-1 Classificação de Risco, Lesão, Insuficiência, Perda e Fase Final da Doença Renal (RIFLE, na sigla em inglês)

Classe	Aumento de S_{Cr}	Redução da TFG	Oligúria (DU < 0,5 mL/kg/h)
Risco	×1,5	> 25%	> 6 horas
Lesão	×2	> 50%	> 12 horas
Insuficiência	x3 (ou > 4 mg/dL, com um aumento agudo > 0,5 mg/dL)	> 75%	> 24 horas (ou anúria > 12 horas)
Perda	IRA > 4 semanas		
FASE FINAL DA DOENÇA RENAL	IRA > 3 meses		

DU, débito urinário; *IRA*, insuficiência renal aguda; S_{Cr}, creatinina sérica; *TFG*, taxa de filtração glomerular (calculada).
A classe RIFLE é determinada com base no pior critério da S_{Cr}, TFG ou DU. A alteração da S_{Cr} é calculada como um aumento da S_{Cr} acima da S_{Cr} basal. A lesão renal aguda deve ser tanto abrupta (de um a sete dias) quanto sustentada (> 24 horas). Quando a S_{Cr} basal não for conhecida e os pacientes não tiverem histórico de insuficiência renal crônica, recomenda-se que a S_{Cr} de base seja calculada usando-se a equação da modificação de dieta na doença renal (MDDR) para avaliação da função renal, considerando-se uma TFG de 75 mL/min/1,73M². Quando a S_{Cr} basal está elevada, um aumento abrupto de pelo menos 0,5 mg/dL para > 4 mg/dL é tudo que é necessário para se chegar à classe de insuficiência.

Tabela 34-2 Fatores de Risco para o Desenvolvimento de Insuficiência Renal Perioperatória[16]

Cirurgia cardíaca
- Insuficiência renal preexistente
- Procedimentos de emergência
- Sepse
- *Bypass* cardiopulmonar prolongado
- Disfunção cardíaca pós-operatória

Cirurgia vascular
- Insuficiência renal preexistente
- Estudos com corantes no pós-operatório
- Sepse
- Clampeamento aórtico
  - Isquemia renal direta
  - Isquemia miocárdica, baixo débito cardíaco
  - Hipotensão pós desclampeamento
- Embolização ateromatosa da artéria renal
- Ruptura de aneurisma aórtico
- Cirurgia do trato biliar e hepática, incluindo transplante de fígado

Transplante de fígado

Cirurgia urogenital

Complicações obstétricas

Grande trauma
- Trauma renal direto
- Choque hemorrágico
- Transfusão maciça de sangue
- Pressão intra-abdominal elevada
- Rabdomiólise
- Sepse e síndrome de falência de múltiplos órgãos

gama de fatores como insuficiência renal preexistente ou predisposição genética, cirurgia de alto risco, função hemodinâmica comprometida, insultos nefrotóxicos e processo inflamatório agudo. Não é de surpreender que nenhuma intervenção específica tenha mostrado ser uma "bala mágica" que previna a LRA.

Fatores Relacionados ao Paciente

Os fatores relacionados ao paciente que se demonstrou estarem associados a um maior risco de desenvolvimento de LRA pós-operatória são idade avançada, hipertensão arterial, *diabetes mellitus*, disfunção ventricular, sepse, insuficiência hepática e doença renal crônica (DRC). Como a DRC também tem várias definições, a associação entre DRC pré-operatória e LRA pós-operatória é difícil de ser quantificada com precisão, mas é forte.[21-23] A hipertensão diastólica mal controlada é um fator de risco estabelecido para LRA, mas a hipertensão com pressão de pulso de grande amplitude (hipertensão sistólica isolada) está independentemente associada com piora da função renal após cirurgia cardíaca.[24]

Polimorfismos genéticos também têm uma função na predisposição para LRA. O grupo de Duke demonstrou uma associação negativa entre presença do alelo E4 da apolipoproteína E e aumento da S_{Cr} pós-operatória em um estudo prospectivo com 564 pacientes submetidos à CRM.[25] Este efeito renoprotetor é interessante porque o mesmo polimorfismo está associado com doença aterosclerótica e risco aumentado de déficit neurológico perioperatório.[25-26]

Fatores Intraoperatórios

Isquemia e Inflamação. *Lesão de Isquemia e Reperfusão.* Apesar de a medula renal receber menos de 10% do fluxo sanguíneo renal (FSR), o processo medular de concentração urinária apresenta uma grande necessidade metabólica. Qualquer comprometimento do FSR aumenta o desequilíbrio da perfusão regional e torna a medula isquêmica. O comprometimento pode resultar de oclusão aórtica, embolismo ateromatoso, hipotensão, estados de baixo fluxo sanguíneo e hipovolemia.

O pinçamento aórtico suprarrenal cria uma lesão de isquemia e reperfusão e necrose tubular aguda (NTA) autolimitada, cuja recuperação leva até 48 horas.[3] A lesão é exacerbada pela liberação da citocina pró-inflamatória que se segue à reperfusão. O pinçamento aórtico infrarrenal também compromete significativamente o FSR, mais provavelmente por meio de vasoconstrição renal reflexa.[27]

O embolismo da artéria renal ateromatosa é uma complicação devastadora que pode ser provocada por um trauma tão trivial como o decorrente de tosse, angiografia aórtica e renal e manipulação das artérias renais pela proximidade da aplicação do clampeamento cruzado ou pela colocação de um enxerto endovascular. Infarto renal em placas circunscritas ou confluente pode ocorrer e é geralmente irreversível.

A Resposta Inflamatória. A lesão de isquemia e reperfusão provoca uma resposta inflamatória que pode ser mais prejudicial do que o próprio insulto isquêmico original. A própria cirurgia de maior porte provoca inflamação. Respostas de estresse em cascata são provocadas, mediadas pela liberação de várias citocinas e hormônios de estresse, culminando com a síndrome da resposta inflamatória sistêmica (SRIS). Os rins sequestram citocinas pró-inflamatórias e podem ser lesionados por elas. A SRIS é ativada em graus variáveis em todos os pacientes submetidos à circulação extracorpórea e em muitos dos que são submetidos a cirurgias de grande porte.[28-29]

A isquemia intestinal e a endotoxemia portal são complicações frequentes de grandes cirurgias aórticas. O insulto parece ser mais frequente em pacientes submetidos à cirurgia via aorta abdominal intraperitoneal do que na abordagem endovascular.[30] A endotoxina e outras citocinas ativadas provocam constrição arteriolar aferente, contração mesangial e lesão tubular direta que diminuem FSR, TFG, excreção de sódio e fluxo urinário.[31] Comparativamente ao reparo aórtico aberto, as técnicas endovasculares exigem menor tempo de oclusão aórtica e estão associadas à diminuição da resposta de fase aguda e pico pró-inflamatório.[32]

Homeostase Glicêmica. A homeostase glicêmica anormal (hiperglicemia) é característica da resposta inflamatória aguda e exacerbada pela administração perioperatória de altas doses de esteroides, como, por exemplo, em pacientes submetidos a transplante. O rígido controle glicêmico perioperatório na unidade de terapia intensiva tem sido defendido com base em dados mostrando maior sobrevida e concomitante redução na incidência de IRA.[33-35] Em um estudo que avaliou hiperglicemia intraoperatória persistente apesar de protocolo com insulina, a hiperglicemia foi associada com piores resultados renais.[36] Entretanto, em outro estudo randomizado controlado em pacientes submetidos à cirurgia cardíaca, o rígido controle glicêmico não reduziu a incidência de IRA perioperatório.[37] No momento, não está claro se a hiperglicemia intraoperatória é simplesmente um marcador de doença aguda ou um efetor de desfecho renal reversível, tratável e independente.

Nefrotoxinas. *Fármacos que Bloqueiam o Sistema Renina — Angiotensina.* Dentre os fármacos que bloqueiam o sistema renina-angiotensina estão os inibidores da enzima conversora da angiotensina (ECA) e os antagonistas seletivos dos receptores da angiotensina II. Estes grupos de fármacos ficaram bem estabelecidos para o tratamento da hipertensão arterial e na promoção da remodelagem cardíaca benéfica na insuficiência cardíaca congestiva (ICC). Assim, eles podem prevenir a evolução da doença renal crônica.

Entretanto, a liberação da angiotensina é um importante mecanismo de proteção que induz a constrição arteriolar renal eferente em estados reduzidos de FSR ou pressão de perfusão. A presença de inibidores da ECA ou de antagonistas dos receptores da angiotensina II podem prejudicar a manutenção do FSR e da TFG quando a perfusão renal estiver comprometida. Em um estudo prospectivo com 249 pacientes submetidos à cirurgia aórtica, a administração crônica de inibidor da ECA no pré-operatório foi o único fator independente associado ao declínio de 20% da TFG após a cirurgia.[38]

Aprotinina. A aprotinina é um inibidor das proteases séricas endógenas, como calicreína e plasmina. Sua eficácia na redução de hemorragia após circulação extracorpórea – por meio de ação antifibrinolítica e estabilização plaquetária – foi estabelecida há mais de 20 anos.[39] Várias observações sugeriram que a administração de aprotinina foi associada a elevações de S_{Cr} no pós-operatório,[40-42] provavelmente mediadas por seus efeitos sobre as vias de ativação das cininas e a subsequente alteração da hemodinâmica intrarrenal.[43-44] A aprotinina pode causar vasoconstrição da arteríola aferente, que reduz a pressão de perfusão glomerular e a função renal excretória. Com efeito, pode haver uma interação danosa entre inibidores da ECA e aprotinina sobre a função renal quando nenhum destes fármacos, isoladamente, apresentar qualquer efeito.[45]

Dois estudos observacionais retrospectivos publicados em 2006 suscitaram muitos debates. Eles indicaram aumentos significativos de eventos adversos no pós-operatório, incluindo insuficiência renal, com o uso de aprotinina, ao passo que a redução de hemorragia não foi melhor do que a verificada com a utilização de agentes antifibrinolíticos mais simples e seguros, como o ácido épsilon-aminocaproico ou ácido tranexâmico.[46-47] Em contraste, meta-análises de 13 estudos randomizados controlados com dados sobre LRA, publicadas antes destes estudos observacionais, não apontaram quaisquer efeitos adversos da aprotinina sobre a função renal ou de outros órgãos.[48, 49] Esta dicotomia pode ser resolvida com os resultados de um estudo canadense que é o maior ensaio cego, randomizado e controlado de fármacos antifibrinolíticos em cirurgia cardíaca de alto risco.[50] Quando da realização deste capítulo, o estudo estava suspenso por conta da maior taxa de mortalidade em pacientes selecionados para receber aprotinina, apesar de dados específicos não terem sido publicados, e a *Food and Drug Administration (FDA)* dos Estados Unidos retirou o fármaco para uso rotineiro.

Anti-inflamatórios Não Esteroidais. Os anti-inflamatórios não esteroidais (AINEs) causam múltiplos efeitos sobre os rins. Sua inibição da ciclo-oxigenase suprime a formação de prostaglandinas endógenas que induzem a vasodilatação arteriolar aferente em situações de estresse renal. Assim, a administração de AINEs é pouco prejudicial quando a circulação renal é normal,[51] mas pode exacerbar a lesão renal em estados de baixo fluxo ou se associada a outros agentes nefrotóxicos. A administração de AINEs foi também implicada na nefrite intersticial e membranosa e na perda de proteínas com alterações mínimas. Os AINEs podem ser prejudiciais diante de certas doenças como cirrose, DRC e ICC, em que a manutenção do FSR é dependente da vasodilatação pré-capilar.

Inibidores da Calcineurina. No início da década de 1980, a introdução da imunossupressão suplementar pela ciclosporina A, inibidor da fosfatase calcineurina, revolucionou o transplante de órgãos sólidos. Logo tornou-se aparente que seu efeito benéfico foi limitado pela nefrotoxicidade aguda dose-dependente induzida por vasoconstrição arteriolar aferente.[52] Subsequentemente, a importância da nefrotoxicidade crônica foi também considerada, mas os mecanismos são mais complexos e envolvem o sistema renina-angiotensina, endotelina, óxido nítrico e ativação inflamatória.[53] Outro inibidor da calcineurina amplamente utilizado sobre o fator de crescimento, o tacrolimo, pode causar fibrogênese como componente da lesão renal crônica.[54]

Meios de Radiocontraste. O mecanismo de nefrotoxicidade dos meios de radiocontraste é multifatorial. Eles provocam lesão citotóxica direta e sua hiperosmolaridade enruga as hemácias e provoca obstrução microcirculatória. Eles induzem um desequilíbrio do suprimento e demanda de oxigênio pelos rins ao promover uma vasoconstrição aguda que prejudica a perfusão medular renal, enquanto a carga osmótica que induzem aumenta o consumo medular de oxigênio.[55] O material de contraste filtrado pelos glomérulos precipita-se nos túbulos renais e libera radicais livres de oxigênio danosos. O risco de nefropatia por contraste radiológico (NCR) é grandemente exacerbado pela desidratação e hipovolemia e pela administração concomitante de outros agentes nefrotóxicos.

Opções e Terapias

1. Otimizar a função renal no pré-operatório e minimizar os insultos nefrotóxicos.
2. Minimizar os insultos hemodinâmicos ao rim:
   a. Evitar pinçamento aórtico prolongado.
   b. Manter fluxo renal e pressão de perfusão.
   c. Evitar agentes farmacológicos que possam comprometer o fluxo sanguíneo renal ou aumentar a demanda metabólica dos rins.
3. Considerar estratégias farmacológicas renoprotetoras.

Evidência

De maneira geral, há estudos limitados sobre intervenções profiláticas e terapêuticas em pacientes com alto risco de desenvolver LRA perioperatória. A maioria dos estudos enfoca a nefropatia induzida por contraste radiológico e seus achados

Tabela 34-3 Níveis de Evidência[56]

Nível	Tipo de Evidência
1a	Revisão sistemática (com homogeneidade*) de ECRs
1b	ECR individual (com intervalo de confiança estreito)
1c	Todos ou nenhum†
2a	Revisão sistemática (com homogeneidade*) de estudos de coortes
2b	Estudo de coorte individual (incluindo ECR de baixa qualidade)
2c	Pesquisa de "resultados"
3a	Revisão sistemática (com homogeneidade*) de estudos de casos-controle
3b	Estudos de casos-controle individuais
4	Séries de casos (e coorte de baixa qualidade e estudos casos-controle)
5	Opinião de especialistas sem avaliação crítica explícita ou com base na fisiologia, pesquisa básica ou "princípios básicos"

*Homogeneidade de direção e de grau dos resultados entre os estudos individuais.

†Quando todos os pacientes desenvolveram insuficiência renal antes de haver tratamento disponível, mas atualmente alguns não desenvolvem; ou quando alguns pacientes desenvolveram insuficiência renal antes de haver tratamento disponível, mas atualmente nenhum desenvolve.

ECR, ensaio controlado, randomizado.

Tabela 34-4 Graus de Recomendações[56]

Grau	Critérios
A	Estudos consistentes de Nível 1
B	Estudos consistentes de Nível 2 ou 3 *ou* extrapolações* de estudos de Nível[1]
C	Estudos de Nível 4 *ou* extrapolações de estudos de Nível 2 ou 3
D	Evidência de Nível 5 *ou* inconsistências perturbadoras ou estudos inconclusivos de qualquer nível

*Extrapolações são de dados relativos à insuficiência renal obtidos em estudos com um enfoque clínico diferente.

podem não ser aplicáveis à LRA perioperatória. As Tabelas 34-3, 34-4 e 34-5 resumem e graduam as evidências usando critérios estabelecidos.[56]

Uma revisão do banco de dados Cochrane, relativa a 37 estudos sobre os efeitos renoprotetores da administração perioperatória de dopamina, diuréticos, bloqueadores dos canais de cálcio, inibidores da ECA ou hidratação simples, concluiu que certas intervenções mostram algum benefício, mas que todos os resultados sofrem de heterogeneidade significativa.[57] Os autores consideraram as evidências da literatura existente muito pouco confiáveis para que se extraísse quaisquer conclusões sobre a eficácia destas intervenções na proteção dos rins durante uma cirurgia.

Hidratação

Hipóteses relativas ao impacto da hidratação na prevenção de LRA perioperatória – ou uma estratégia liberal *versus* uma conservadora, ou a superioridade de um tipo de cristaloide ou coloide sobre outro – não foram objeto de ensaios randomizados controlados.

Entretanto, há considerável evidência de que a medida individual mais importante para melhorar a NCR é a carga de líquidos e hidratação antes da administração de meios de radiocontraste intravascular.[58-63] Não há concordância sobre a duração mínima, taxa ótima e composição do líquido intravenoso administrado. Defende-se, geralmente, a administração intravenosa de soro fisiológico isotônico por várias horas antes, durante e após injeção do contraste radiológico. Um ensaio randomizado controlado demonstrou um impacto mais favorável sobre a incidência de NCR pela infusão de bicarbonato sódico isotônico do que cloreto de sódio.[64]

A melhor prevenção da LRA como consequência de rabdomiólise e mioglobinemia é a administração precoce e agressiva de grandes quantidades de líquidos. Defende-se que o acesso intravenoso seja obtido no campo, em casos de lesão traumática por esmagamento, infundindo-se soro fisiológico a 1,5 L/h.[65] Há evidências em animais de que a alcalinização da urina a um pH maior do que 6,0 preveniu a conversão de mioglobina à hematina férrica tóxica nos túbulos renais e ainda melhorou o risco de LRA. Existe evidência de relatos de experiência em guerra de que esta abordagem pode produzir benefícios impressionantes,[66] mas, talvez, como se pode imaginar, nunca foi objeto de estudos randomizados controlados em humanos.

Tabela 34-5 Resumo das Estratégias de Proteção do Rim em Humanos para Cirurgias de Alto Risco

Estudo	Nível de Evidência (Tab. 34-3)	Tipo de Estudo	Conclusões
Dopamina, Diuréticos, Bloqueadores dos Canais de Cálcio, Inibidores da Enzima Conversora da Angiotensina, Líquidos para Hidratação			
Zacharias e colaboradores[57]	1a	Revisão sistemática	Banco de dados Cochrane: 37 estudos. Os resultados indicaram que certas intervenções mostraram alguns benefícios, mas todos os resultados estavam eivados de heterogeneidades significativas. Não há evidências nesta meta-análise de que as intervenções realizadas durante as cirurgias estudadas protegiam os rins de danos.
Dopamina			
Kellum[75]	1a	Revisão sistemática	O uso de diuréticos ou dopamina de rotina para a prevenção de insuficiência renal aguda não pode ser justificado à luz das evidências existentes.
Kellum e Decker[76]	1a	Revisão sistemática	Nenhuma justifica para o uso de baixa dose de dopamina para o tratamento ou prevenção de insuficiência renal aguda.
Marik[77]	1a	Revisão sistemática	A dopamina não apresenta efeito renoprotetor em pacientes com alto risco de desenvolver insuficiência renal.
Bellomo e colaboradores[73]	1b	Doentes críticos	Grande ECR controlado com placebo ($n = 328$) de dopamina em pacientes criticamente doentes com sinais de sepse. Não há diferença de pico de creatinina necessário para terapia renal substitutiva ou mortalidade.
Fenoldopam			
Landoni e colaboradores[85]	1a	Metanálise	Metanálise de 1.290 pacientes de 16 ECRs demonstrou que a infusão de fenoldopam está associada a risco reduzido de LRA, necessidade de terapia renal substitutiva, tempo de permanência em UTI e taxa de mortalidade hospitalar.
Stone e colaboradores[84]	1b	NCR	ECR prospectivo, multicêntrico, duplo-cego ($n = 315$) em pacientes com CrCl < 60 mL/min submetidos à angiografia, comparando fenoldopam a placebo para prevenção de NCR (aumento de S_{Cr} > 25%) em 96 horas. Não houve diferenças significativas no NCR, taxa de mortalidade em 30 dias, diálise ou Re-hospitalização.
Halpenny e colaboradores[79]	2b	Cirurgia cardíaca	Pequeno ECR controlado com placebo ($n = 31$) de fenoldopam durante cirurgia cardíaca com circulação extracorpórea. O grupo do fenoldopam foi poupado do declínio do CrCl no pós-operatório.
Halpenny e colaboradores[80]	2b	Cirurgia vascular	Pequeno ECR ($n = 28$) controlado com placebo de fenoldopam em pacientes submetidos a pinçamento aórtico infrarrenal. O fenoldopam foi associado à manutenção do CrCl e prevenção da deterioração do S_{Cr} no pós-operatório.
Dopamina versus Fenoldopam			
Bove e colaboradores[81]	2b	Cirurgia cardíaca	ECR prospectivo, unicêntrico, duplo-cego ($n = 80$). Fenoldopam ou dopamina após indução anestésica por um período de 24 horas. Não há diferenças no resultado clínico.
Oliver e colaboradores[82]	2b	Cirurgia vascular	ECR unicêntrico, duplo-cego ($n = 60$). Fenoldopam ou dopamina com nitroprussiato de sódio após indução anestésica em pacientes submetidos a pinçamento aórtico. Não há diferenças no resultado clínico.
Furosemida			
Kellum[75]	1a	Revisão sistemática	Existem evidências de nível 1 contra o uso de diuréticos para prevenir falência renal perioperatória após cirurgia vascular.
Lassnigg e colaboradores[86]	1b	Cirurgia cardíaca	ECR prospectivo ($n = 126$) de pacientes de cirurgia cardíaca que receberam ou uma "dose renal" de dopamina ou furosemida ou placebo, até 48 horas de pós-operatório. A infusão de furosemida foi associada a uma maior deterioração de S_{Cr}, menor CrCl e maior necessidade de terapia renal substitutiva (efeito negativo do tratamento).

Manitol

Tiggeler e colaboradores[89]	2b	Transplante renal	Estudo prospectivo ($n = 61$) de cadáveres de transplantados renais que receberam ou um volume restrito de líquido (1,1 L) ou um volume restrito de líquido (1,5 L) mais manitol ou um volume moderado de líquido (2,5 L) mais manitol. A incidência de necrose tubular aguda foi de 43%, 53% e 4,8%, respectivamente.
Nicholson e colaboradores[92]	2b	Cirurgia vascular	Estudo prospectivo ($n = 28$) de manitol ou placebo para cirurgia aórtica com pinçamento aórtico infrarrenal. Não há diferenças no nitrogênio ureico e creatinina séricos, ou CrCl. O grupo do manitol apresentou menor albuminúria e *N*-acetil glucosaminidase.
Ip-Yam e colaboradores[93]	2b	Cirurgia cardíaca	Estudo prospectivo ($n = 23$) de circulação extracorpórea hipotérmica *versus*. normotérmica *versus* circulação extracorpórea normotérmica mais manitol, no prime do *bypass*. Ausência de diferenças significativas entre os grupos nos marcadores da função renal.
Gubern e colaboradores[95]	2b	Icterícia obstrutiva	ECR prospectivo ($n = 31$) de manitol em pacientes no pós-operatório com icterícia obstrutiva. O manitol não apresentou efeitos benéficos sobre a função renal.
Homsi e colaboradores[94]	4	Rabdo-miólise	Séries de casos retrospectivos ($n = 24$) de soro fisiológico *versus* soro fisiológico mais bicarbonato mais manitol para rabdomiólise (CPK > 500 U/L). Ausência de benefício adicional com a adição de bicarbonato ou manitol.

Antioxidantes (N-Acetilcisteína)

Marenzi e colaboradores[101]	1b	NCR após ICP	ECR ($n = 354$) de *N*-acetilcisteína *versus* placebo em pacientes com infarto agudo do miocárdio submetidos à intervenção percutânea (ICP) com angioplastia primária. Três grupos: dose padrão ($n = 116$), 600 mg IV antes da ICP, depois 600 mg VO duas vezes ao dia por 48 horas; alta dose ($n = 119$), 1.200 mg IV antes da ICP, depois 1.200 mg VO duas vezes ao dia por 48 horas; placebo ($n = 119$ pacientes). Redução dose-dependente da NCR: alta dose (8%) *versus* dose padrão (15%) *versus* placebo (33%) e na taxa de mortalidade hospitalar.
Burns e colaboradores[102]	1b	Cirurgia cardíaca	ECR quádruplo-cego ($n = 295$) comparando *N*-acetilcisteína IV com placebo em pacientes submetidos à CRM em 24 horas. Não há diferença na proporção de pacientes com disfunção renal pós-operatória. A análise estatística dos subgrupos (S_{Cr} basal > 1,4 mg/dL) mostrou uma tendência não significativa para redução do risco de disfunção renal pós-operatória no grupo do *N*-acetilcisteína.
Haase e colaboradores[103]	1b	Cirurgia cardíaca	ECR controlado por placebo ($n = 60$) de infusão de *N*-acetilcisteína por 24 horas. Ausência de diferenças no delta ou S_{Cr} de pico, débito urinário ou cistatina C plasmática.
Wijnen e colaboradores[104]	2b	Cirurgia vascular	Pequeno ECR ($n = 44$) de tratamento padrão mais antioxidantes (alopurinol, vitaminas E e C, *N*-acetilcisteína, manitol) *versus* tratamento padrão apenas. Ausência de diferenças na relação albumina/creatinina urinária, mas o grupo dos antioxidantes apresentou maior CrCl no segundo dia do pós-operatório.

Bloqueadores dos Canais de Cálcio

Shilliday e colaboradores[110]	1a	Transplante renal/ revisão sistemática	Revisão sistemática do banco de dados Cochrane. Dez estudos foram incluídos. Tratamento com bloqueadores do canal de cálcio no período peritransplante foi associado a uma redução significativa na incidência de enxertos pós-transplante e retardados. Não houve diferenças entre os grupos controle e de tratamento relativamente à perda de enxerto, taxa de mortalidade ou necessidade de hemodiálise.
van Riemsdijk e colaboradores[109]	2b	Transplante renal	ECR controlado por placebo ($n = 210$) de isradipina após transplante renal. A isradipina foi associada a uma melhor função renal em três e 12 meses, sem alterações na rejeição aguda ou retardo da função do enxerto.
Antonucci e colaboradores[111]	2b	Cirurgia vascular	Pequeno ECR ($n = 16$) de nifedipina ou dopamina para cirurgia aórtica com pinçamento infrarrenal. A TFG no pós-operatório imediato foi mantida no grupo da nifedipina (mas não no da dopamina).
Young e colaboradores[112]	4	Cirurgia cardíaca	Séries de casos de infusão de diltiazem perioperatória ($n = 227$) e controle ($n = 143$). Diltiazem foi associado a um maior aumento da creatinina e maior necessidade de diálise (4,4% *versus* 0,7%).

Continua

Tabela 34-5	**Resumo das Estratégias de Proteção do Rim em Seres Humanos para Cirurgias de Alto Risco – Cont.**		

Estudo	Nível de Evidência (Tab. 34-3)	Tipo de Estudo	Conclusões
Peptídeos Natriuréticos			
Mentzer e colaboradores[129]	1b	Cirurgia cardíaca	ECR multicêntrico, duplo-cego ($n = 303$), de infusão de nesiritida (0,01 mcg/kg/min) *versus* placebo por 24 a 96 horas, após indução anestésica em pacientes com disfunção VE (FE <40%) submetidos à CRM e/ou substituição de válvula mitral com circulação extracorpórea. Comparativamente ao placebo, a nesiritida foi associada a maior débito urinário em 24 horas, aumento de pico significativamente atenuado da S_{Cr} e declínio da TFG, e redução da taxa de permanência hospitalar e taxa de mortalidade em 180 dias.
Sezai e colaboradores[126]	1b	Cirurgia cardíaca	ECR prospectivo ($n = 150$) em pacientes submetidos à CRM com circulação extracorpórea, comparando infusão de peptídeo natriurético atrial alfa-humano (h-ANP, 200 ng/kg/min) com placebo. A infusão de h-ANP foi associada com valores significativamente menores da atividade da renina, da angiotensina II e da aldosterona durante a circulação extracorpórea, arritmias ventriculares pós-operatórias, nível de pico pós-operatório de CPK-MB e BNP em um mês.
Sward e colaboradores[141]	2b	Após cirurgia cardíaca	ECR duplo-cego ($n = 61$). Pacientes com função renal pré-operatória normal, apresentando complicações cardíacas no pós-operatório, foram separados aleatoriamente para receber h-ANP (anaritida) ou placebo quando a creatinina sérica aumentasse > 50% da base. Redução significativa na proporção de pacientes com necessidade de diálise antes ou no 21° dia e redução significativa na proporção de pacientes com desfecho composto com diálise ou morte antes ou no 21° dia comparativamente ao placebo.
Langrehr e colaboradores[119]	2b	Transplante de fígado	ECR controlado por placebo ($n = 70$) de ularitida imediatamente após transplante de fígado. Ausência de diferenças no curso da ureia ou creatinina. Não houve diferenças no fluxo urinário ou necessidade de diálise. Menor uso de diuréticos no grupo da ularitida.
Wiebe e colaboradores[120]	2b	Cirurgia cardíaca	Pequeno ECR controlado por placebo ($n = 14$) de sete dias de ularitida em pacientes pós-cirurgia cardíaca com insuficiência renal aguda anúrica. Nenhum dos pacientes em uso de ularitida precisou de hemodiálise (comparativamente a seis dos sete pacientes do grupo-controle).
Brenner e colaboradores[121]	2b	Cirurgia cardíaca	Pequeno ECR controlado por placebo ($n = 24$) de seis dias de ularitida imediatamente após transplante cardíaco. Um número igual de pacientes de cada grupo (50%) precisou de hemodiálise, embora a duração e a frequência tenham sido menores no grupo da ularitida.
Prostaglandinas			
Manasia e colaboradores[132]	2b	Transplante de fígado	Pequeno ECR ($n = 21$) controlado por placebo de PGE_1 por cinco dias imediatamente após transplante hepático em pacientes com TFG no pós-operatório imediato <50 mL/min. Não houve diferença na TFG ou no fluxo plasmático renal efetivo.
Klein e colaboradores[133]	2b	Transplante de fígado	Grande ($n = 118$) ECR multicêntrico, controlado por placebo de PGE_1 imediatamente após transplante hepático. A PGE_1 foi associada com menor pico de creatinina, "disfunção renal severa", necessidade de diálise e tempo de permanência na unidade de terapia intensiva.
Abe e colaboradores[135]	2b	Cirurgia cardíaca	Pequeno ($n = 20$) ECR controlado por placebo de PGE_1 durante circulação extracorpórea. O grupo da PGE_1 apresentou melhores resultados para N-acetil-glucosaminidase, clearance de água livre e microglobulina beta-2.
Abe e colaboradores[134]	4	Cirurgia cardíaca	Pequeno ($n = 10$) estudo de casos-controle de PGE_1 durante *bypass* cardiopulmonar. Menor aumento da N-acetilglucosaminidase e ausência de alterações no clearance de água livre no grupo da PGE_1.
Feddersen e colaboradores[136]	4	Cirurgia cardíaca	Pequeno ($n = 36$) estudo de casos-controle de prostaciclina durante *bypass* cardiopulmonar. A prostaciclina foi associada com aumento da TFG no pós-operatório, porém mais hipotensão do que nos controles.
Fator de Crescimento Semelhante à Insulina-1 (FCI-1)			
Franklin e colaboradores[140]	2b	Cirurgia vascular	Pequeno ($n = 54$) ECR controlado por placebo de FCI-1 por 72 horas, com desfecho primário de alteração no clearance de creatinina em 72 horas após cirurgia envolvendo a aorta suprarrenal ou artérias renais. Menos pacientes com FCI-1 apresentaram queda do clearance de creatinina no pós-operatório (22% *versus* 33%).

ANP, peptídeo natriurético atrial (tipo A); *BCP*, *bypass* cardiopulmonar; *BNP*, peptídeo natriurético cerebral (tipo B); *BRM*, cirurgia de revascularização miocárdica; *CrCl*, clearance de creatinina; *ECR*, estudo controlado randomizado; S_{Cr}, creatinina sérica; *FE*, fração de ejeção; *ICP*, intervenção coronária percutânea; *LRA*, lesão renal aguda; *NCR*, nefropatia induzida por contraste radiológico; *PGE-1* prostaglandina; *TFG*, taxa de filtração glomerular; *VE*, ventrículo esquerdo;.

Alguns estudos iniciais sugeriram que o tratamento com líquidos guiados por monitoramento hemodinâmico invasivo via cateter na artéria pulmonar pudesse proporcionar proteção renal durante ressecção aberta de aneurisma da aorta;[67, 68] entretanto, estudos controlados posteriores não confirmaram tal benefício.[67-70] Por outro lado, o manitol e a dopamina não parecem ser melhores do que a hidratação com soro fisiológico para melhorar o declínio transitório da TFG após clampeamento cruzado aórtico infrarrenal.[71]

Agentes Dopaminérgicos

Dopamina. A dopamina é uma catecolamina endógena com ampla gama de atividade sobre os receptores dopaminérgicos, beta-adrenérgicos e alfa-adrenérgicos. A dopamina de "baixa dose", isto é, menos que 3 mcg/kg/min, foi, por muito tempo, considerada um agente útil para proteção renal por conta de sua ação dopaminérgica sobre os rins, tanto na indução da vasodilatação renal como no bloqueio da reabsorção tubular de sódio (natriurese). Entretanto, a farmacocinética da dopamina é tão variada na população em geral que pode haver uma enorme variabilidade na concentração plasmática.[72] Isto talvez explique, em parte, porque vários estudos não conseguiram demonstrar um efeito benéfico sobre o uso profilático de "baixa dose" de dopamina sobre os desfechos renais, e hoje o consenso é que este efeito não existe.[73-78] O impacto da intervenção terapêutica com dopamina como agente inotrópico para melhorar a função cardíaca e o FSR não foi objeto de estudos randomizados controlados.

Fenoldopam. O fenoldopam é um derivado fenolado da dopamina que apresenta várias vantagens farmacológicas sobre o fármaco "mãe". Trata-se de um agonista dopaminérgico seletivo para os receptores dopaminérgicos do tipo 1, que induz vasodilatação renal dependente de dose, aumenta o FSR e a natriurese. A sua farmacocinética é muito previsível e há uma estreita relação entre dose e concentração plasmática. Não apresenta efeitos beta- ou alfa-adrenérgicos que poderiam induzir taquicardia ou vasoconstrição não desejadas. Portanto, é seguro administrá-lo por cateter periférico.

Observações preliminares sugeriram que a infusão de fenoldopam apresenta efeito renoprotetor durante a circulação extracorpórea[79] e clampeamento cruzado aórtico infrarrenal.[80] A infusão de fenoldopam em baixa dose (0,01 a 0,03 mcg/kg/min) em pacientes de cirurgia cardíaca com S_{Cr} pré-operatória maior do que 1,5 mg/dL foi associada à SCr pós-operatória significativamente mais baixa. Entretanto, dois outros estudos randomizados, prospectivos, foram incapazes de detectar diferenças na função renal comparando a profilaxia com fenoldopam ou dopamina para cirurgia cardíaca ou vascular com pinçamento aórtico.[81, 82] Após um estudo preliminar haver sugerido que o fenoldopam pudesse proporcionar mais proteção renal para NCR do que o soro fisiológico,[83] um estudo clínico grande, prospectivo e controlado não conseguiu comprovar este benefício comparativamente à hidratação simples.[84]

Apesar destes dados algo contraditórios, uma meta-análise recente de 1.290 pacientes de 16 estudos randomizados demonstrou que a infusão de fenoldopam foi associada à diminuição do risco de LRA, da necessidade de TRS, do tempo de permanência em unidade de terapia intensiva (UTI) e da taxa de mortalidade hospitalar.[85] Os autores concluíram, corretamente, que grandes estudos de resultados randomizados

controlados são necessários para confirmar tais achados e definir por completo a importância do fenoldopam na proteção contra lesão renal aguda.

Diuréticos de Alça

Os assim chamados diuréticos de alça incluem a furosemida, bumetanida, torsemida (todos estruturalmente relacionados às sulfonilureias) e ácido etacrínico. Eles agem como potentes bloqueadores do transporte ativo de sódio, potássio e cloro no ramo ascendente grosso medular (RAGm) da alça de Henle, causando diurese e natriurese. Teoricamente, o bloqueio do RAGm aumenta o equilíbrio do oxigênio tubular ao reduzir a necessidade de energia tubular e o consumo de oxigênio. Entretanto, os diuréticos de alça também induzem vasodilatação cortical renal que poderia "roubar" fluxo sanguíneo da medula já oligêmica, minando este benefício.

Há pouca ou nenhuma evidência que justifique o uso de diuréticos de alça como agentes renoprotetores, seja em *bolus* ou por infusão contínua. Uma revisão sistemática de pacientes não diferenciados em risco de LRA concluiu que o acréscimo de diuréticos não apresenta maiores benefícios do que a utilização só de líquidos.[75] Em pacientes com déficit renal crônico, a prevenção da NCR foi mais bem-feita só com soro fisiológico do que com hidratação mais furosemida, o que, na realidade, pareceu aumentar o risco de LRA.[63] A administração de diuréticos que resulta em hipovolemia intravascular pode, na realidade, piorar a função renal. Em um esforço para avaliar a proteção renal durante cirurgia cardíaca, um estudo duplo-cego randomizado foi conduzido com 126 pacientes que receberam infusões contínuas de dopamina (2 mcg/kg/min), furosemida (0,5 mcg/kg/min ou cerca de 2 mg/h) ou soro fisiológico como placebo a partir da indução anestésica e até 48 horas após a cirurgia. O efeito da dopamina não foi diferente do placebo, mas os pacientes que receberam furosemida sofreram LRA, refletida por aumentos da S_{Cr} e reduções do clearance de creatinina, sendo que dois precisaram de terapia renal substitutiva.[86]

Manitol. O manitol é um açúcar inerte amplamente utilizado como diurético osmótico. Há evidências experimentais consideráveis em animais de que o manitol atenua a lesão de isquemia e reperfusão por meio de vários mecanismos, dentre os quais a manutenção da pressão de filtração glomerular, prevenção da obstrução tubular por material celular, remoção de radicais livres de hidroxila e prevenção de edema celular.[87,88]

Embora exista escassez de evidências confirmatórias de estudos clínicos, o manitol tem sido amplamente utilizado para proteção renal durante transplante renal, circulação extracorpórea, cirurgia aórtica e rabdomiólise. O seu uso de rotina (com hidratação) no transplante renal foi estabelecido por estudos conduzidos há mais de duas décadas que mostraram um efeito de proteção renal.[89,90] Modelos animais de pinçamento aórtico suprarrenal revelaram que nem manitol nem dopamina, nem uma associação dos dois, preveniram uma redução persistente da TFG e do FSR após liberação do clampeamento.[91] Estudos em pacientes submetidos a pinçamento infrarrenal revelaram que infusões de manitol e/ou dopamina induzem mais diurese, mas não são mais efetivos do que a hidratação com soro fisiológico para atenuar redução transitória da TFG,[71] apesar de haver evidências de atenuação de lesões bioquímicas glomerulares e tubulares em pacientes que receberam manitol.[92]

234 Seção III MANEJO PERIOPERATÓRIO

Não há evidências de estudos randomizados controlados de que o manitol reduza LRA em pacientes com rabdomiólise traumática, que receberam meios de radiocontraste ou foram submetidos à circulação extracorpórea, cirurgia vascular ou do trato biliar.[93-96]

Antioxidantes. *N*-acetilcisteína (NAC) é um antioxidante que remove diretamente espécies reativas de oxigênio e tem sido intensamente estudado como um agente em potencial de proteção renal. Um estudo marcante com 83 pacientes portadores de DRC severa (S_{Cr} média de 2,4 mg/dL) mostrou redução na incidência de NCR, definida como um aumento de S_{Cr} maior do que 0,5 mg/dL, de 21% para 2% pela administração, pré-procedimento, de 600 mg de NAC oral, duas vezes ao dia.[97] Estudos subsequentes maiores questionaram estes resultados, sugerindo que a dose do meio de contraste é um determinante mais forte de NCR do que a administração de NAC,[98] ou que o NAC não proporciona proteção maior do que uma carga de fenoldopam ou soro fisiológico.[99] Além disso, existem evidências de que a administração de NAC reduz a produção de creatinina, o que torna incertos quaisquer estudos que se valem da S_{Cr} ou do clearance de creatinina derivado como ponto final.[100] Em oposição, um grande estudo prospectivo controlado por placebo avaliou NAC em 354 pacientes com infarto agudo do miocárdio e submetidos à angioplastia primária.[101] Os pacientes foram separados aleatoriamente para receber a dose padrão de NAC (600 mg IV em *bolus* antes da angioplastia e 600 mg VO duas vezes ao dia, por 48 horas), alta dose de NAC (1.200 mg num regime idêntico) ou soro fisiológico como placebo. A LRA definida como um aumento maior do que 25% na S_{Cr} ocorreu em 33% dos pacientes-controle, 15% dos pacientes que receberam NAC na dose-padrão e 8% dos que receberam alta dose de NAC ($p < 0,001$). Houve também uma redução significativa na taxa de mortalidade hospitalar (11%, 4% e 3% respectivamente, $p = 0,02$).

Em outro ambiente, especialmente na cirurgia cardíaca com circulação extracorpórea e em cirurgia vascular de grande porte, estudos randomizados controlados demonstraram não haver benefício na infusão perioperatória de NAC para prevenção de LRA pós-operatória.[102-104] Em conclusão, apesar de evidências embasarem a administração profilática de NAC para melhorar a NCR, não há material suficiente para recomendar NAC fora destas circunstâncias.

Bloqueadores dos Canais de Cálcio. Os bloqueadores dos canais de cálcio (BCC) promovem a vasodilatação renal e aumentam o FSR e aumentam a TFG. Parece que eles conferem proteção contra lesão intracelular por cálcio na lesão de isquemia e reperfusão,[105] inibem a ação da angiotensina nos glomérulos e reduzem os receptores da interleucina-2 circulante.[106] Sua função no tratamento de pacientes com hipertensão crônica com ou sem DRC parece ser benéfica para o rim.[107]

Os BCCs protegem o rim especificamente contra os efeitos nefrotóxicos dos inibidores da calcineurina, ciclosporina e tacrolimo, que induzem lesão renal em parte ao provocar um maior tônus simpático e vasoconstrição arteriolar renal. Em um estudo prospectivo randomizado em pacientes submetidos a transplante renal cadavérico, diltiazem foi acrescentado à solução de preservação e infundido nos receptores por dois dias. Pacientes que receberam diltiazem apresentaram incidência significativamente menor de necrose tubular aguda (10% *versus* 41%) e de necessidade de terapia renal substitutiva pós-

operatória. Além disso, eles toleraram níveis séricos maiores de ciclosporina, com melhor função de enxerto e menos episódios de rejeição. O diltiazem também pareceu retardar a eliminação da ciclosporina, permitindo uma redução de 30% da dose com níveis de imunossupressão sérica comparáveis.

Tal benefício parece continuar no seguimento de longo prazo (cinco anos),[108] mas um estudo com outro BCC, di-hidropiridina isradipina, mostrou melhor S_{Cr} sem aumentar a disfunção precoce do enxerto.[109] Uma revisão sistemática posterior dos BCCs no transplante renal cadavérico concluiu que o enxerto na NTA é significativamente reduzido, mas não há diferenças significativas entre tratamentos para perda de enxerto, taxa de mortalidade ou necessidade de TRS pós-operatória.[110]

Estudos sobre os BCCs em outras situações têm apresentado mais equívocos. Um pequeno estudo controlado por placebo de pacientes submetidos à cirurgia aórtica com clampeamento cruzado infra-aórtico mostrou que a nifedipina preveniu o declínio pós-operatório da TFG.[111] Um estudo retrospectivo em pacientes de cirurgia cardíaca sugeriu que a infusão profilática de diltiazem aumentou a incidência de LRA,[112] mas estudos prospectivos indicaram que este procedimento não é danoso e pode conferir alguns benefícios, como evidenciado na redução dos marcadores urinários bioquímicos da lesão tubular.[113-115]

Peptídeos Natriuréticos. Os peptídeos natriuréticos são uma família de compostos endógenos de tamanhos variados (de 28 a 32 aminoácidos). com núcleo ativo e ação semelhantes.[116] Eles atuam sobre receptores específicos para induzir a ativação da guanosina ciclase, que converte a guanosina trifosfato (GTP) em guanosina monofosfato cíclica (GMPc). Por esta via, os peptídeos natriuréticos se opõem às ações de vasoconstrição e retenção de sal das catecolaminas e do eixo renina-angiotensina-aldosterona. Promovem dilatação arteriolar renal aferente e, assim, aumentam a TFG e a natriurese.

O peptídeo natriurético atrial (peptídeo natriurético do tipo A, ANP) é secretado em resposta a um estiramento das células cardíacas atriais.[117] O peptídeo natriurético cerebral (peptídeo natriurético do tipo B, BNP) é liberado pelo estiramento ventricular; o peptídeo natriurético do tipo C (CNP) é liberado pelo endotélio dos grandes vasos; e a urodilatina é elaborada no próprio rim. ANP (anaritida), BNP (nesiritida) e urodilatina (ularitida) foram produzidas na forma recombinante humana para administração IV.

Em uma pequena série de pacientes submetidos a transplante cardíaco ou hepático ou cirurgia cardíaca, foi sugerido que a ularitida apresentou efeitos benéficos sobre o fluxo urinário e FSR[118] e menor necessidade de TRS.[118-121] Entretanto, em pacientes com IRA estabelecida, a ularitida não reduziu nem a necessidade de TRS nem a taxa de mortalidade.[122]

Com base em estudos animais e estudos preliminares em humanos, a infusão de anaritida provocou interesse considerável como um agente de "resgate" para NTA estabelecida.[123] Um estudo randomizado controlado de infusão de anaritida a 200 ng/kg/min em 504 pacientes com NTA mostrou não haver diferença em dias livres de TRS.[2] Entretanto, uma subanálise dos 76% dos pacientes com NTA não oligúrica (mais do que 400 mL/dia de urina) e dos 24% dos pacientes com NTA oligúrica demonstrou uma redução significativa do número de dias livres de TRS neste último grupo. Posteriormente, um estudo prospectivo com 222 pacientes com NTA oligúrica não mostrou benefícios sobre o número de dias livres de TRS, tempo de permanência na UTI e taxa de mortalidade.[124] É de se observar que pacientes que receberam anaritida apresentaram uma incidência significativamente maior de hipotensão sistêmica, sugerindo que os efeitos vasodilatadores hipotensores do pepitídeo natriurético negou seus benefícios sobre a recuperação renal. Esta hipótese é reforçada por um estudo perioperatório em pacientes submetidos à cirurgia cardíaca, para os quais uma dose mais baixa de anaritida (50 ng/kg/min) resultou numa queda pela metade do número de dias livres de TRS e de sobrevida livre de TRS.[118] Anteriormente, mostrou-se que a infusão de anaritida evitava elevações da renina, angiotensina II e aldosterona induzidas por circulação extracorpórea, além de manter a TFG.[125] Estudos posteriores também indicaram que a infusão contínua durante cirurgia da aorta torácica com circulação extracorpórea aumentava o débito urinário e reduzia a necessidade de diuréticos.[126]

A nesiritida é o único peptídeo natriurético aprovado para uso clínico e indicada para o tratamento parenteral de pacientes com insuficiência cardíaca congestiva agudamente descompensada (ICCAD) que apresentam dispneia em repouso ou com atividade mínima. Apesar de estudos prospectivos iniciais não revelarem efeitos adversos em pacientes com ICCAD e insuficiência renal,[127] uma meta-análise sugeriu que a infusão de nesiritida está associada a um maior risco de elevação da S_{Cr} em pacientes com ICCAD.[128] Entretanto, um estudo randomizado prospectivo, envolvendo 279 pacientes com fração de ejeção menor do que 40% submetidos à cirurgia cardíaca, demonstrou que a infusão de 0,01 mcg/kg/min de nesitirida a partir da indução anestésica até 24 a 96 horas depois da cirurgia foi associada a uma redução significativa da elevação da S_{Cr} no pós-operatório, bem como uma redução significativa da taxa de mortalidade em seis meses.[129]

Prostaglandinas. As prostaglandinas PGE_2, PGD_2 e prostaciclina (PGI_2) são eicosanoides endógenos que agem como vasodilatadores intrarrenais. São liberadas durante estresse renal e podem proteger os rins ao preservar a hemodinâmica intrarrenal e perfusão medular e aumentar a natriurese.[16,130] Alprostadil (PGE_1 sintética), que tem sido usado por muitos anos para dilatação do ducto arterioso no tratamento de doença cardíaca congênita, foi avaliado na proteção renal. Em pacientes com DRC submetidos à angiografia com radiocontraste, a PGE_1 limitou o aumento da S_{Cr}, mas sem alterar o clearance de creatinina medido.[131] Em estudos sobre a infusão de PGE_1 após transplante ortotópico de fígado, os efeitos benéficos sobre a função renal foram inconsistentes.[132, 133] Na cirurgia cardíaca, PGE_1 e prostaciclina foram infundidas apenas durante circulação extracorpórea, sem qualquer benefício renal demonstrado.[134-136] O fator limitante parece ser a hipotensão induzida por prostaglandina, especialmente com a perda da autorregulação renal durante anestesia e circulação extracorpórea hipotérmica.

Fatores de Crescimento. Os fatores de crescimento melhoram a regeneração e o reparo dos néfrons danificados pela NTA isquêmica e podem acelerar a recuperação renal após LRA. O fator de crescimento fibroblástico acídico-1 (FCI-1) tem sido protetor em modelos animais, talvez mediado pelos efeitos anti-inflamatórios e vasodilatadores do óxido nítrico.[137] Resultados com o fator de crescimento semelhante à insulina-1 (FCI-1) foram igualmente encorajadores.[138] Em humanos com DRC em fase final, a admistração de FCI-1 melhorou a função renal;[139] e em um pequeno ensaio clínico, pacientes de cirurgia vascular de alto risco que receberam FCI-1 apresentaram menos disfunção renal.[140] Entretanto, até o momento, as evidências são insuficientes para recomendar a FCI-1 para uso clínico.

Tabela 34-6 Recomendações dos Autores para Intervenções Perioperatórias

Intervenção	Evidência	Efeito	Grau[56]
Minimizar exposição do meio de radiocontraste	Zero		D
Manter o fluxo sanguíneo renal	Zero		D
Manter pressão de perfusão renal	Zero		D
Diminuir a duração do clampeamento aórtico	Zero		D
Manter o volume intravascular	Extrapolada	Benéfico	C
Evitar nefrotoxinas no perioperatório	Zero		D
Estratégias Farmacológicas			
Dopamina	Sim	Nenhum benefício	A
Fenoldopam	Alguns subgrupos	Pode ser benéfico	C
Furosemida	Alguns subgrupos	Pode ser benéfico	B
Manitol	Alguns subgrupos	Pode ser nocivo	C
Antioxidantes (*N*-acetilcisteína)	Alguns subgrupos	Pode ser benéfico	B
Bloqueadores do canal de cálcio	Alguns subgrupos	Pode ser benéfico	C
Peptídeos natriuréticos	Alguns subgrupos	Pode ser benéfico	B
Prostaglandinas	Alguns subgrupos	Nenhum benefício	C

236 Seção III MANEJO PERIOPERATÓRIO

ÁREAS DE INCERTEZA

Embora haja inúmeras definições de LRA, e a falta de consenso tenha prejudicado pesquisas na área até o momento, ela é uma terrível ocorrência para o paciente individual. Ansiamos para que os critérios RIFLE sejam empregados nos estudos clínicos perioperatórios. Atualmente, não existe "mágica" para prevenir o desenvolvimento da IRA e, apesar das pesquisas vigorosas, há muito poucas evidências para estratégias terapêuticas.

DIRETRIZES

Até o momento, não há diretrizes publicadas sobre medidas para prevenir a LRA perioperatória.

RECOMENDAÇÕES DOS AUTORES

A Tabela 34-6 apresenta nossas recomendações.

AGRADECIMENTOS

Os autores reconhecem e agradecem a Sally Kozlik por seu inestimável auxílio editorial.

REFERÊNCIAS

1. Bellomo R, Ronco C, Kellum JA, et al: Acute renal failure—definition, outcome measures, animal models, fluid therapy and information technology needs: The Second International Consensus Conference of the Acute Dialysis Quality Initiative (ADQI) Group. *Crit Care* 2004;8: R204-R212.
2. Allgren RL, Marbury TC, Rahman SN, et al: Anaritide in acute tubular necrosis. Auriculin Anaritide Acute Renal Failure Study Group. *N Engl J Med* 1997;336:828-834.
3. Myers BD, Miller DC, Mehigan JT, et al: Nature of the renal injury following total renal ischemia in man. *J Clin Invest* 1984;73:329-341.
4. Doolan PD, Alpen EL, Theil GB: A clinical appraisal of the plasma concentration and endogenous clearance of creatinine. *Am J Med* 1962;32: 65-81.
5. SwaminathanM, McCreath BJ, Phillips-Bute BG, et al: Serumcreatinine patterns in coronary bypass surgery patients with and without postoperative cognitive dysfunction. *Anesth Analg* 2002;95:1-8.
6. O'Riordan A, Wong V, McQuillan R, et al: Acute renal disease, as defined by the RIFLE criteria, post-liver transplantation. *Am J Transplant* 2007;7:168-176.
7. Abosaif NY, Tolba YA, Heap M, et al: The outcome of acute renal failure in the intensive care unit according to RIFLE: Model application, sensitivity, and predictability. *Am J Kidney Dis* 2005;46:1038-1048.
8. Bell M, Liljestam E, Granath F, et al: Optimal follow-up time after continuous renal replacement therapy in actual renal failure patients stratified with the RIFLE criteria. *Nephrol Dial Transplant* 2005;20:354-360.
9. Hoste EA, Clermont G, Kersten A, et al: RIFLE criteria for acute kidney injury are associated with hospital mortality in critically ill patients: A cohort analysis. *Crit Care* 2006;10:R73.
10. Kuitunen A, Vento A, Suojaranta-Ylinen R, et al: Acute renal failure after cardiac surgery: Evaluation of the RIFLE classification. *Ann Thorac Surg* 2006;81:542-546.
11. Uchino S, Bellomo R, Goldsmith D, et al: An assessment of the RIFLE criteria for acute renal failure in hospitalized patients. *Crit Care Med* 2006;34:1913-1917.

12. Ahlstrom A, Kuitunen A, Peltonen S, et al: Comparison of 2 acute renal failure severity scores to general scoring systems in the critically ill. *Am J Kidney Dis* 2006;48:262-268.
13. Rectenwald JE, Huber TS, Martin TD, et al: Functional outcome after thoracoabdominal aortic aneurysm repair. *J Vasc Surg* 2002;35:640-647.
14. Huynh TT, Miller CC 3rd, Estrera AL, et al: Determinants of hospital length of stay after thoracoabdominal aortic aneurysm repair. *J Vasc Surg* 2002;35:648-653.
15. Godet G, Fleron MH, Vicaut E, et al: Risk factors for acute postoperative renal failure in thoracic or thoracoabdominal aortic surgery: A prospective study. *Anesth Analg* 1997;85:1227-1232.
16. Sladen RN, Prough DS: Perioperative renal protection. *Problems in Anesthesia* 1997;9:314-331.
17. Hertzer NR, Mascha EJ, Karafa MT, et al: Open infrarenal abdominal aortic aneurysm repair: The Cleveland Clinic experience from 1989 to 1998. *J Vasc Surg* 2002;35:1145-1154.
18. Coselli JS, LeMaire SA, Conklin LD, et al: Morbidity and mortality after extent II thoracoabdominal aortic aneurysm repair. *Ann Thorac Surg* 2002;73:1107-1115, discussion 1115-1116.
19. Crawford ES, Crawford JL, Safi HJ, et al: Thoracoabdominal aortic aneurysms: Preoperative and intraoperative factors determining immediate and long-term results of operations in 605 patients. *J Vasc Surg* 1986;3:389-404.
20. Swaminathan M, Shaw AD, Phillips-Bute BG, et al: Trends in acute renal failure associated with coronary artery bypass graft surgery in the United States. *Crit Care Med* 2007;35: 2286-2291.
21. Vossler MR, Ni H, Toy W, et al: Pre-operative renal function predicts development of chronic renal insufficiency after orthotopic heart transplantation. *J Heart Lung Transplant* 2002;21:874-881.
22. Conlon PJ, Stafford-Smith M, White WD, et al: Acute renal failure following cardiac surgery. *Nephrol Dial Transplant* 1999;14:1158-1162.
23. Chertow GM, Lazarus JM, Christiansen CL, et al: Preoperative renal risk stratification. *Circulation* 1997;95:878-884.
24. Aronson S, Fontes ML, Miao Y, et al: Risk index for perioperative renal dysfunction/failure: Critical dependence on pulse pressure hypertension. *Circulation* 2007;115:733-742.
25. Chew ST, Newman MF, White WD, et al: Preliminary report on the association of apolipoprotein E polymorphisms, with postoperative peak serum creatinine concentrations in cardiac surgical patients. *Anesthesiology* 2000;93:325-331.
26. Strittmatter WJ, Bova Hill C: Molecular biology of apolipoprotein E. *Curr Opin Lipidol* 2002;13:119-123.
27. Gamulin Z, Forster A, Morel D, et al: Effects of infrarenal aortic cross-clamping on renal hemodynamics in humans. *Anesthesiology* 1984;61:394-399.
28. Wan S, LeClerc JL, Vincent JL: Inflammatory response to cardiopulmonary bypass: Mechanisms involved and possible therapeutic strategies. *Chest* 1997;112:676-692.
29. Gu YJ, Mariani MA, Boonstra PW, et al: Complement activation in coronary artery bypass grafting patients without cardiopulmonary bypass: The role of tissue injury by surgical incision. *Chest* 1999;116:892-898.
30. Lau LL, Halliday MI, Lee B, et al: Intestinal manipulation during elective aortic aneurysm surgery leads to portal endotoxaemia and mucosal barrier dysfunction. *Eur J Vasc Endovasc Surg* 2000;19:619-624.
31. Badr KF: Sepsis-associated renal vasoconstriction: Potential targets for future therapy. *Am J Kidney Dis* 1992;20:207-213.
32. Bolke E, Jehle PM, Storck M, et al: Endovascular stent-graft placement versus conventional open surgery in infrarenal aortic aneurysm: A prospective study on acute phase response and clinical outcome. *Clin Chim Acta* 2001;314:203-207.
33. Furnary AP, Gao G, Grunkemeier GL, et al: Continuous insulin infusion reduces mortality in patients with diabetes undergoing coronary artery bypass grafting. *J Thorac Cardiovasc Surg* 2003;125:1007-1021.
34. Krinsley JS: Effect of an intensive glucose management protocol on the mortality of critically ill adult patients. *Mayo Clin Proc* 2004;79:992-1000.
35. van den Berghe G, Wouters P, Weekers F, et al: Intensive insulin therapy in the critically ill patients. *N Engl J Med* 2001;345:1359-1367.
36. Ouattara A, Lecomte P, Le Manach Y, et al: Poor intraoperative blood glucose control is associated with a worsened hospital outcome after cardiac surgery in diabetic patients. *Anesthesiology* 2005;103:687-694.

Capítulo 34 Qual é o Melhor Meio de Prevenir a Lesão Renal Perioperatória?

37. Gandhi GY, Nuttall GA, Abel MD, et al: Intensive intraoperative insulin therapy versus conventional glucose management during cardiac surgery: A randomized trial. *Ann Intern Med* 2007;146:233-243.

38. Cittanova ML, Zubicki A, Savu C, et al: The chronic inhibition of angiotensin-converting enzyme impairs postoperative renal function. *Anesth Analg* 2001;93:1111-1115.

39. Royston D, Bidstrup BP, Taylor KM, et al: Effect of aprotinin on need for blood transfusion after repeat open-heart surgery. *Lancet* 1987;2:1289-1291.

40. Blauhut B, Gross C, Necek S, et al: Effects of high-dose aprotinin on blood loss, platelet function, fibrinolysis, complement, and renal function after cardiopulmonary bypass. *J Thorac Cardiovasc Surg* 1991;101:958-967.

41. Cosgrove DM 3rd, Heric B, Lytle BW, et al: Aprotinin therapy for reoperative myocardial revascularization: A placebo-controlled study. *Ann Thorac Surg* 1992;54:1031-1036, discussion 1036-1038.

42. Lemmer JH Jr, Stanford W, Bonney SL, et al: Aprotinin for coronary artery bypass grafting: Effect on postoperative renal function. *Ann Thorac Surg* 1995;59:132-136.

43. Kramer HJ, Moch T, von Sicherer L, et al: Effects of aprotinin on renal function and urinary prostaglandin excretion in conscious rats after acute salt loading. *Clin Sci (Lond)* 1979;56:547-553.

44. Seto S, Kher V, Scicli AG, et al: The effect of aprotinin (a serine protease inhibitor) on renal function and renin release. *Hypertension* 1983;5:893-899.

45. Kincaid EH, Ashburn DA, Hoyle JR, et al: Does the combination of aprotinin and angiotensin-converting enzyme inhibitor cause renal failure after cardiac surgery? *Ann Thorac Surg* 2005;80:1388-1393, discussion 1393.

46. Karkouti K, Beattie WS, Dattilo KM, et al: A propensity score case-control comparison of aprotinin and tranexamic acid in 236 Section III PERIOPERATIVE MANAGEMENT high-transfusion-risk cardiac surgery. *Transfusion* 2006;46:327-338.

47. Mangano DT, Tudor IC, Dietzel C: The risk associated with aprotinin in cardiac surgery. *N Engl J Med* 2006;354:353-365.

48. Henry DA, Moxey AJ, Carless PA, et al: Anti-fibrinolytic use for minimising perioperative allogeneic blood transfusion. *Cochrane Database Syst Rev* 2001;CD001886.

49. Sedrakyan A, Treasure T, Elefteriades JA: Effect of aprotinin on clinical outcomes in coronary artery bypass graft surgery: A systematic review and meta-analysis of randomized clinical trials. *J Thorac Cardiovasc Surg* 2004;128:442-448.

50. Mazer D, Fergusson D, Hebert P, et al: Incidence of massive bleeding in a blinded randomized controlled trial of antifibrinolytic drugs in high risk cardiac surgery [abstract]. *Anesth Analg* 2006;102:SCA95.

51. Lee A, Cooper MC, Craig JC, et al: Effects of nonsteroidal antiinflammatory drugs on post-operative renal function in normal adults. *Cochrane Database Syst Rev* 2001;CD002765.

52. Myers BD: Cyclosporine nephrotoxicity. *Kidney Int* 1986;30:964-974.

53. Li C, Lim SW, Sun BK, et al: Chronic cyclosporine nephrotoxicity: New insights and preventive strategies. *Yonsei Med J* 2004;45:1004-1016.

54. Shihab FS, Bennett WM, Tanner AM, et al: Mechanism of fibrosis in experimental tacrolimus nephrotoxicity. *Transplantation* 1997;64:1829-1837.

55. Heyman SN, Reichman J, Brezis M: Pathophysiology of radiocontrast nephropathy: A role for medullary hypoxia. *Invest Radiol* 1999;34:685-691.

56. Phillips B, Ball C, Sackett D, et al: Levels of evidence and grades of recommendations. Oxford Centre for Evidence Based Medicine, 2001. Available at www.indigojazz.co.uk/cebm/levels_of_evidence.asp.

57. Zacharias M, Gilmore IC, Herbison GP, et al: Interventions for protecting renal function in the perioperative period. *Cochrane Database Syst Rev* 2005;CD003590.

58. Mueller C, Buerkle G, Buettner HJ, et al: Prevention of contrast media-associated nephropathy: Randomized comparison of 2 hydration regimens in 1620 patients undergoing coronary angioplasty. *Arch Intern Med* 2002;162:329-336.

59. Benko A, Fraser-Hill M, Magner P, et al: Canadian Association of Radiologists: Consensus guidelines for the prevention of contrast-induced nephropathy. *Can Assoc Radiol J* 2007;58:79-87.

60. Briguori C, Tavano D, Colombo A: Contrast agent-associated nephrotoxicity. *Prog Cardiovasc Dis* 2003;45:493-503.

61. McCullough PA, Wolyn R, Rocher LL, et al: Acute renal failure after coronary intervention: Incidence, risk factors, and relationship to mortality. *Am J Med* 1997;103:368-375.

62. Baker CS, Baker LR: Prevention of contrast nephropathy after cardiac catheterization. *Heart* 2001;85:361-362.

63. Solomon R, Werner C, Mann D, et al: Effects of saline, mannitol, and furosemide to prevent acute decreases in renal function induced by radiocontrast agents. *N Engl J Med* 1994;331:1416-1420.

64. Merten GJ, Burgess WP, Gray LV, et al: Prevention of contrastinduced nephropathy with sodium bicarbonate: A randomized controlled trial. *JAMA* 2004;291:2328-2334.

65. Nespoli A, Corso V, Mattarel D, et al: The management of shock and local injury in traumatic rhabdomyolysis. *Minerva Anestesiol* 1999;65:256-262.

66. Better OS, Stein JH: Early management of shock and prophylaxis of acute renal failure in traumatic rhabdomyolysis. *N Engl J Med* 1990;322:825-829.

67. Bush HL Jr, Huse JB, Johnson WC, et al: Prevention of renal insufficiency after abdominal aortic aneurysm resection by optimal volume loading. *Arch Surg* 1981;116:1517-1524.

68. Hesdorffer CS, Milne JF, Meyers AM, et al: The value of Swan-Ganz catheterization and volume loading in preventing renal failure in patients undergoing abdominal aneurysmectomy. *Clin Nephrol* 1987;28:272-276.

69. Isaacson IJ, Lowdon JD, Berry AJ, et al: The value of pulmonary artery and central venous monitoring in patients undergoing abdominal aortic reconstructive surgery: A comparative study of two selected, randomized groups. *J Vasc Surg* 1990;12: 754-760.

70. Joyce WP, Provan JL, Ameli FM, et al: The role of central haemodynamic monitoring in abdominal aortic surgery. A prospective randomised study. *Eur J Vasc Surg* 1990;4:633-636.

71. Paul MD, Mazer CD, Byrick RJ, et al: Influence of mannitol and dopamine on renal function during elective infrarenal aortic clamping in man. *Am J Nephrol* 1986;6:427-434.

72. MacGregor DA, Smith TE, Prielipp RC, et al: Pharmacokinetics of dopamine in healthymale subjects. *Anesthesiology* 2000;92: 338-346.

73. Bellomo R, Chapman M, Finfer S, et al: Low-dose dopamine in patients with early renal dysfunction: A placebo-controlled randomised trial. Australian and New Zealand Intensive Care Society (ANZICS) Clinical Trials Group. *Lancet* 2000;356:2139-2143.

74. Chertow GM, Sayegh MH, Allgren RL, et al: Is the administration of dopamine associated with adverse or favorable outcomes in acute renal failure? Auriculin Anaritide Acute Renal Failure Study Group. *Am J Med* 1996;101:49-53.

75. KellumJA: The use of diuretics and dopamine in acute renal failure: A systematic review of the evidence. *Crit Care (Lond)* 1997;1:53-59.

76. Kellum JA, Decker JM: Use of dopamine in acute renal failure: A meta-analysis. *Crit Care Med* 2001;29:1526-1531.

77. Marik PE: Low-dose dopamine: A systematic review. *Intensive Care Med* 2002;28:877-883.

78. Marik PE, Iglesias J: Low-dose dopamine does not prevent acute renal failure in patients with septic shock and oliguria. NORASEPT II Study Investigators. *Am J Med* 1999;107:387-390.

79. Halpenny M, Lakshmi S, O'Donnell A, et al: Fenoldopam: Renal and splanchnic effects in patients undergoing coronary artery bypass grafting. *Anaesthesia* 2001;56:953-960.

80. Halpenny M, Rushe C, Breen P, et al: The effects of fenoldopam on renal function in patients undergoing elective aortic surgery. *Eur J Anaesthesiol* 2002;19:32-39.

81. Bove T, Landoni G, Calabro MG, et al: Renoprotective action of fenoldopam in high-risk patients undergoing cardiac surgery: A prospective, double-blind, randomized clinical trial. *Circulation* 2005;111:3230-3235.

82. Oliver WC Jr, Nuttall GA, Cherry KJ, et al: A comparison of fenoldopam with dopamine and sodium nitroprusside in patients undergoing cross-clamping of the abdominal aorta. *Anesth Analg* 2006;103:833-840.

83. Tumlin JA, Wang A, Murray PT, et al: Fenoldopam mesylate blocks reductions in renal plasma flow after radiocontrast dye infusion: A pilot trial in the prevention of contrast nephropathy. *Am Heart J* 2002;143:894-903.

84. Stone GW, McCullough PA, Tumlin JA, et al: Fenoldopam mesylate for the prevention of contrast-induced nephropathy: A randomized controlled trial. *JAMA* 2003;290:2284-2291.

85. Landoni G, Biondi-Zoccai GG, Tumlin JA, et al: Beneficial impact of fenoldopam in critically ill patients with or at risk for acute renal failure: A meta-analysis of randomized clinical trials. *Am J Kidney Dis* 2007;49:56-68.

86. Lassnigg A, Donner E, Grubhofer G, et al: Lack of renoprotective effects of dopamine and furosemide during cardiac surgery. *J Am Soc Nephrol* 2000;11:97-104.

87. Burke TJ, Cronin RE, Duchin KL, et al: Ischemia and tubule obstruction during acute renal failure in dogs: Mannitol in protection. *Am J Physiol* 1980;238:F305-F314.

88. Schrier RW, Arnold PE, Gordon JA, et al: Protection of mitochondrial function by mannitol in ischemic acute renal failure. *Am J Physiol* 1984;247:F365-F369.

89. Tiggeler RG, Berden JH, Hoitsma AJ, et al: Prevention of acute tubular necrosis in cadaveric kidney transplantation by the combined use of mannitol and moderate hydration. *Ann Surg* 1985;201:246-251.

90. Weimar W, Geerlings W, Bijnen AB, et al: A controlled study on the effect of mannitol on immediate renal function after cadaver donor kidney transplantation. *Transplantation* 1983;35:99-101.

91. Pass LJ, Eberhart RC, Brown JC, et al: The effect of mannitol and dopamine on the renal response to thoracic aortic cross-clamping. *J Thorac Cardiovasc Surg* 1988;95:608-612.

92. Nicholson ML, Baker DM, Hopkinson BR, et al: Randomized controlled trial of the effect of mannitol on renal reperfusion injury during aortic aneurysm surgery. *Br J Surg* 1996;83:1230-1233.

93. Ip-Yam PC, Murphy S, Baines M, et al: Renal function and proteinuria after cardiopulmonary bypass: The effects of temperature and mannitol. *Anesth Analg* 1994;78:842-847.

94. Homsi E, Barreiro MF, Orlando JM, et al: Prophylaxis of acute renal failure in patients with rhabdomyolysis. *Ren Fail* 1997;19:283-288.

95. Gubern JM, Sancho JJ, Simo J, et al: A randomized trial on the effect of mannitol on postoperative renal function in patients with obstructive jaundice. *Surgery* 1988;103:39-44.

96. Beall AC, Holman MR, Morris GC: Mannitol-induced osmotic diuresis during vascular surgery. *Arch Surg* 1963;86.

97. Tepel M, van der Giet M, Schwarzfeld C, et al: Prevention of radiographic-contrast-agent-induced reductions in renal function by acetylcysteine. *N Engl J Med* 2000;343:180-184.

98. Briguori C, Manganelli F, Scarpato P, et al: Acetylcysteine and contrast agent-associated nephrotoxicity. *J Am Coll Cardiol* 2002;40:298-303.

99. Allaqaband S, Tumuluri R, Malik AM, et al: Prospective randomized study of N-acetylcysteine, fenoldopam, and saline for prevention of radiocontrast-induced nephropathy. *Catheter Cardiovasc Interv* 2002;57:279-283.

100. Hoffmann U, Fischereder M, Kruger B, et al: The value of N-acetylcysteine in the prevention of radiocontrast agentinduced nephropathy seems questionable. *J Am Soc Nephrol* 2004;15: 407-410.

101. Marenzi G, Assanelli E, Marana I, et al: N-acetylcysteine and contrast-induced nephropathy in primary angioplasty. *N Engl J Med* 2006;354:2773-2782.

102. Burns KE, Chu MW, Novick RJ, et al: Perioperative N-acetylcysteine to prevent renal dysfunction in high-risk patients undergoing CABG surgery: A randomized controlled trial. *JAMA* 2005;294:342-350.

103. Haase M, Haase-Fielitz A, Bagshaw SM, et al: Phase II, randomized, controlled trial of high-dose N-acetylcysteine in high-risk cardiac surgery patients. *Crit Care Med* 2007;35:1324-1331.

104. Wijnen MH, Vader HL, Van Den Wall Bake AW, et al: Can renal dysfunction after infra-renal aortic aneurysm repair be modified by multi-antioxidant supplementation? *J Cardiovasc Surg (Torino)* 2002;43:483-488.

105. Schrier RW, Burke TJ: Role of calcium-channel blockers in preventing acute and chronic renal injury. *J Cardiovasc Pharmacol* 1991;18(suppl 6):S38-S43.

106. Neumayer HH, Gellert J, Luft FC: Calcium antagonists and renal protection. *Ren Fail* 1993;15:353-358.

107. Locatelli F, Del Vecchio L, Andrulli S, et al: Role of combination therapy with ACE inhibitors and calcium channel blockers in renal protection. *Kidney Int Suppl* 2002;53–60.

108. Morales JM, Rodriguez-Paternina E, Araque A, et al: Long-term protective effect of a calcium antagonist on renal function in hypertensive renal transplant patients on cyclosporine therapy: A 5-year prospective randomized study. *Transplant Proc* 1994;26:2598-2599.

109. van Riemsdijk IC, Mulder PG, de Fijter JW, et al: Addition of isradipine (Lomir) results in a better renal function after kidney transplantation: A double-blind, randomized, placebo-controlled, multi-center study. *Transplantation* 2000;70:122-126.

110. Shilliday IR, Sherif M: Calcium channel blockers for preventing acute tubular necrosis in kidney transplant recipients. *Cochrane Database Syst Rev* 2005;CD003421.

111. Antonucci F, Calo L, Rizzolo M, et al: Nifedipine can preserve renal function in patients undergoing aortic surgery with infrarenal cross-clamping. *Nephron* 1996;74:668-673.

112. Young EW, Diab A, Kirsh MM: Intravenous diltiazem and acute renal failure after cardiac operations. *Ann Thorac Surg* 1998;65:1316-1319.

113. Bergman AS, Odar-Cederlof I, Westman L, et al: Diltiazem infusion for renal protection in cardiac surgical patients with preexisting renal dysfunction. *J Cardiothorac Vasc Anesth* 2002;16:294-299.

114. Manabe S, Tanaka H, Yoshizaki T, et al: Effects of the postoperative administration of diltiazem on renal function after coronary artery bypass grafting. *Ann Thorac Surg* 2005;79:831-835,discussion 835-836.

115. Piper SN, Kumle B, Maleck WH, et al: Diltiazem may preserve renal tubular integrity after cardiac surgery. *Can J Anaesth* 2003;50:285-292.

116. Baughman KL: B-type natriuretic peptide—a window to the heart. *N Engl J Med* 2002;347:158-159.

117. Espiner EA: Physiology of natriuretic peptides. *J Intern Med* 1994;235: 527-541.

118. Sward K, Valson F, Ricksten SE: Long-term infusion of atrial natriuretic peptide (ANP) improves renal blood flow and glomerular filtration rate in clinical acute renal failure. *Acta Anaesthesiol Scand* 2001;45:536-542.

119. Langrehr JM, Kahl A, Meyer M, et al: Prophylactic use of lowdose urodilatin for prevention of renal impairment following liver transplantation: A randomized placebo-controlled study. *Clin Transplant* 1997;11:593-598.

120. Wiebe K, Meyer M, Wahlers T, et al: Acute renal failure following cardiac surgery is reverted by administration of urodilatin (INN: ularitide). *Eur J Med Res* 1996;1:259-265.

121. Brenner P, Meyer M, Reichenspurner H, et al: Significance of prophylactic urodilatin (INN: ularitide) infusion for the prevention of acute renal failure in patients after heart transplantation. *Eur J Med Res* 1995;1:137-143.

122. Meyer M, Pfarr E, Schirmer G, et al: Therapeutic use of the natriuretic peptide ularitide in acute renal failure. *Ren Fail* 1999;21:85-100.

123. Rahman SN, Kim GE, Mathew AS, et al: Effects of atrial natriuretic peptide in clinical acute renal failure. *Kidney Int* 1994;45:1731-1738.

124. Lewis J, Salem MM, Chertow GM, et al: Atrial natriuretic factor in oliguric acute renal failure. Anaritide Acute Renal Failure Study Group. *Am J Kidney Dis* 2000;36:767-774.

125. Sezai A, Shiono M, Orime Y, et al: Low-dose continuous infusion of human atrial natriuretic peptide during and after cardiac surgery. *Ann Thorac Surg* 2000;69:732-738.

126. Sezai A, Shiono M, Hata M, et al: Efficacy of continuous lowdose human atrial natriuretic peptide given from the beginning of cardiopulmonary bypass for thoracic aortic surgery. *Surg Today* 2006;36:508-514.

127. Butler J, Emerman C, Peacock WF, et al: The efficacy and safety of B-type natriuretic peptide (nesiritide) in patients with renal insufficiency and acutely decompensated congestive heart failure. *Nephrol Dial Transplant* 2004;19:391-399.

128. Sackner-Bernstein JD, Skopicki HA, Aaronson KD: Risk of worsening renal function with nesiritide in patients with acutely decompensated heart failure. *Circulation* 2005;111:1487-1491.

129. Mentzer RM Jr, Oz MC, Sladen RN, et al: Effects of perioperative nesiritide in patients with left ventricular dysfunction undergoing cardiac surgery: The NAPA trial. *J Am Coll Cardiol* 2007;49:716-726.

130. Garella S, Matarese RA: Renal effects of prostaglandins and clinical adverse effects of nonsteroidal anti-inflammatory agents. *Medicine (Baltimore)* 1984;63:165-181.

Capítulo **34** *Qual é o Melhor Meio de Prevenir a Lesão Renal Perioperatória?* **239**

131. Koch JA, Plum J, Grabensee B, et al: Prostaglandin E$_1$: A new agent for the prevention of renal dysfunction in high risk patients caused by radiocontrast media? PGE$_1$ Study Group. *Nephrol Dial Transplant* 2000;15:43-49.

132. Manasia AR, Leibowitz AB, Miller CM, et al: Postoperative intravenous infusion of alprostadil (PGE$_1$) does not improve renal function in hepatic transplant recipients. *J Am Coll Surg* 1996;182:347-352.

133. Klein AS, Cofer JB, Pruett TL, et al: Prostaglandin E$_1$ administration following orthotopic liver transplantation: A randomized prospective multicenter trial. *Gastroenterology* 1996;111:710-715.

134. Abe K, Fujino Y, Sakakibara T: The effect of prostaglandin E$_1$ during cardiopulmonary bypass on renal function after cardiac surgery. *Eur J Clin Pharmacol* 1993;45:217-220.

135. Abe K, Sakakibara T, Yoshiya I: The effect of prostaglandin E$_1$ on renal function after cardiac surgery involving cardiopulmonary bypass. *Prostaglandins Leukot Essent Fatty Acids* 1993;49:627-631.

136. Feddersen K, Aren C, Granerus G, et al: Effects of prostacyclin infusion on renal function during cardiopulmonary bypass. *Ann Thorac Surg* 1985;40:16-19.

137. Cuevas P, Martinez-Coso V, Fu X, et al: Fibroblast growth factor protects the kidney against ischemia-reperfusion injury. *Eur J Med Res* 1999;4:403-410.

138. Ding H, Kopple JD, Cohen A, et al: Recombinant human insulinlike growth factor-I accelerates recovery and reduces catabolism in rats with ischemic acute renal failure. *J Clin Invest* 1993;91:2281-2287.

139. Vijayan A, Franklin SC, Behrend T, et al: Insulin-like growth factor I improves renal function in patients with end-stage chronic renal failure. *Am J Physiol* 1999;276:R929-R934.

140. Franklin SC, Moulton M, Sicard GA, et al: Insulin-like growth factor I preserves renal function postoperatively. *Am J Physiol* 1997;272:F257-F259.

141. Sward K, Valsson F, Odencrants P, et al: Recombinant human atrial natriuretic peptide in ischemic acute renal failure: a randomized placebo-controlled trial. *Crit Care Med* 2004;32:1310-1315.

35 Os Agonistas Alfa-2 são Eficazes em Reduzir as Complicações Cardíacas Perioperatórias na Cirurgia Não Cardíaca?

Douglas C. Shook, MD e John E. Ellis, MD

INTRODUÇÃO

Os agonistas dos receptores alfa-2 têm vários efeitos desejáveis tais como redução da CAM, analgesia, ansiólise, sedação e ação simpaticolítica.[1,2] Em adição a esta lista, a possibilidade de proteção miocárdica perioperatória faz com que o uso perioperatório dos agonistas alfa-2 seja muito atraente nos pacientes com suspeita ou sabidamente portadores de doença arterial coronária. É bem conhecido que fármacos que interferem positivamente no suprimento e na demanda miocárdica de oxigênio são benéficos para proteção miocárdica no período perioperatório.[3] O bloqueio beta-adrenérgico perioperatório é um excelente exemplo desta proteção.[4,5] A habilidade dos agonistas alfa-2 em modular o tônus simpático pode, similarmente, oferecer proteção miocárdica perioperatória.

OPÇÕES/TERAPIAS

Os agonistas alfa-2 mais estudados são a clonidina, mivazerol e dexmedetomidina. A clonidina está disponibilizada nas formas oral, transdérmica e parenteral. A clonidina é um agonista parcial com uma relação da seletividade alfa-2 para alfa-1 de 39:1. O mivazerol é um agonista alfa-2 intravenoso, com a relação de seletividade de 119:1. Finalmente, o dexmedetomidina é um agonista alfa-2 intravenoso de ação curta, com uma relação de seletividade de 1300:1 (Tab. 35-1).[1] Todos os três agonistas alfa-2 têm demonstrado ação simpatolítica dose-dependente, porém a clonidina e o mivazerol são os mais extensivamente estudados levando em consideração a proteção cardíaca perioperatória. Infelizmente, o mivazerol não está disponível nos Estados Unidos.

EVIDÊNCIA

Vários estudos têm sido publicados investigando a participação na proteção miocárdica perioperatória dos agonistas alfa-2. Muitos deles avaliam os efeitos hemodinâmicos estabilizadores e a ação simpatolítica produzidos pelos agonistas alfa-2. É importante entender os desfechos nestas investigações porque muitos usam a isquemia miocárdica como um marcador substituto para infarto miocárdico e óbito cardíaco. Embora vários estudos tenham relacionado a isquemia miocárdica perioperatória a um aumento subsequente nas taxas de morbidade e mortalidade,[6,7] até o momento, a maioria dos estudos não relaciona o uso do agonista alfa-2 na diminuição das taxas de óbito e infarto miocárdico.

Estudos Randomizados Controlados – Clonidina

O uso perioperatório da clonidina para proteção miocárdica na cirurgia não cardíaca tem sido avaliado em três pequenos ensaios randomizados, bem planejados. Ellis e colaboradores[8] avaliaram o uso da clonidina transdérmica, combinada com a clonidina oral, em um ensaio clínico randomizado, duplo-cego, placebo-controlado, de 61 pacientes submetidos a cirurgias de grande porte, eletivas e não cardíacas. O grupo tratamento recebeu medicação no pré-operatório com o sistema de clonidina transdérmica (0,2 mg/dia), na noite que antecedeu a cirurgia, o qual foi mantido por 72 horas, além de, 0,3 mg de clonidina oral, 60 a 90 minutos antes da cirurgia. A incidência de isquemia intraoperatória, ao eletrocardiograma (ECG), foi menor no grupo da clonidina (4% *versus* 21%, $p = 0,05$). Não houve diferença, contudo, entre os dois grupos, na incidência de isquemia pós-operatória. Posteriormente, Stuhmeier e colaboradores[9] elaboraram um estudo randomizado, duplo-cego, com 297 pacientes agendados para cirurgia vascular. Os autores avaliaram o efeito de 2 mcg/kg de clonidina, administrados oralmente, 90 minutos antes da indução anestésica. Os pacientes que receberam clonidina oral demonstraram diminuição da incidência de isquemia miocárdica intraoperatória (24% *versus* 39%, $p < 0,01$). Contudo não foi observada diferença estatística no número de pacientes que sofreram infarto miocárdico não fatal ou naqueles que evoluíram para óbito devido a eventos cardíacos maiores. Em 2004, Wallace e colaboradores[10] conduziram um ensaio clínico prospectivo, duplo-cego, randomizado, de 190 pacientes de alto risco para doença arterial coronária, que estavam agendados para cirurgia não cardíaca. Todos os pacientes no grupo da clonidina ($n = 125$) receberam 0,2 mg oralmente, na noite de véspera e uma hora antes da cirurgia. Foi colocado um adesivo transdérmico (0,2 mg/dia) na noite que antecedeu a cirurgia, o qual foi removido no quarto

Capítulo 35 *Os Agonistas Alfa-2 são Eficazes em Reduzir as Complicações Cardíacas Perioperatórias* **241**

Tabela 35-1	Especificidade dos Agonistas Alfa-2 para o Receptor Alfa-2
Agonistas Alfa-2	**Critérios**
Dexmedetomidina	1300:1
Mivazerol	119:1
Clonidina	39:1

dia do pós-operatório. A incidência de isquemia miocárdica no grupo da clonidina foi reduzida entre os dias zero e três, *versus* o grupo placebo (14% *versus* 31%, $p < 0,01$). O acompanhamento, em longo prazo, revelou que o grupo da clonidina teve o índice de mortalidade em 30 dias reduzido (0,8% *versus* 6,5%, $p = 0,048$) e em dois anos (15% *versus* 29%, $p = 0,035$); porém, este benefício perdeu significância estatística após remover todos os pacientes que receberam betabloqueadores no pré ou intraoperatório.

Estudos Randomizados Controlados – Mivazerol

O mivazerol é um agonista alfa-2 intravenoso, administrado por infusão contínua, que tem sido avaliado em grandes ensaios. Um grupo multicêntrico europeu avaliou o mivazerol em um estudo de fase II, controlado por placebo, duplo-cego e randomizado.[11] Trezentos pacientes, conhecidamente portadores de doença arterial coronária (DAC), foram divididos em três grupos: dose elevada de mivazerol (1,5 mcg/kg/h), dose baixa de mivazerol (0,75 mcg/kg/h) ou placebo. O grupo que recebeu elevada dose de mivazerol teve, significativamente, menos isquemia miocárdica intraoperatória *versus* o placebo (20% *versus* 34%, $p = 0,026$), porém não foi observada diferença na ocorrência de óbito ou infarto miocárdico perioperatório. Além disso, não houve diferença na ocorrência de isquemia miocárdica pós-operatória. Em 1999, Oliver e colaboradores[12] conduziram um grande estudo duplo-cego, randomizado, controlado por placebo, de 2.854 pacientes (1.897 com DAC conhecidamente e 957 com fatores de risco para DAC). Os pacientes receberam mivazerol no perioperatório, na dose de 1,5 mcg/kg/h por 72 horas, ou placebo. Em análises de subgrupos, no grupo dos 1.897 pacientes sabidamente portadores de DAC, houve menos óbito cardíaco naqueles que usaram mivazerol *versus* placebo (13 de 956 *versus* 25 de 941, $p = 0,037$). As taxas de infarto miocárdico e de óbito por todas as causas não diferiram, estatisticamente, entre os dois grupos. No subgrupo dos pacientes submetidos a procedimentos vasculares ($n = 904$), o mivazerol produziu proteção miocárdica significativa. A taxa de óbito cardíaco foi de 6% *versus* 18% ($p = 0,009$) e a de desfecho combinado de óbito cardíaco e infarto miocárdico foi de 10% *versus* 14% ($p = 0,02$). Não houve diferença significativa quanto à ocorrência de infarto do miocárdio, isoladamente.

Estudos Randomizados Controlados – Dexmedetomidina

Não há grandes ensaios randomizados, controlados, investigando a redução perioperatória das taxas de morbidade e mortalidade cardíaca, nos pacientes candidatos a cirurgias não cardíacas, com o uso da infusão de dexmedetomidina. A dexmedetomidina tem sido investigada em pequenos estudos pelos seus efeitos hemodinâmicos. Talke e colaboradores[13] avaliaram os efeitos hemodinâmicos de quatro doses diferentes de dexmedetomidina em 22 pacientes candidatos à cirurgia vascular, com elevado risco para DAC. Embora os pacientes com elevadas doses de dexmedetomidina demonstrassem mais estabilidade hemodinâmica (menos taquicardia e hipertensão arterial sistólica), necessitaram de mais vasopressores e de suporte de líquidos no período intraoperatório. Devido ao tamanho do estudo, nenhum significado estatístico pôde ser concluído a respeito da isquemia miocárdica e do infarto miocárdico perioperatório. Um segundo estudo de Jolonen e colaboradores[14] avaliou 80 pacientes agendados para cirurgia de revascularização miocárdica, eletivamente. Mais uma vez, a dexmedetomidina produziu menos taquicardia e menor pressão arterial sanguínea, mas os pacientes estudados necessitaram de maior quantidade de fluidos e tratamento farmacológico para hipotensão. Não houve significância estatística a respeito de isquemia e infarto miocárdicos. A Tabela 35-2 resume todos os ensaios randomizados controlados.

Meta-análises de Agonistas Alfa-2

A metanálise publicada por Nishina e colaboradores,[15] em 2002, foi sobre a eficácia da clonidina na prevenção de isquemia miocárdica perioperatória. O estudo sistematicamente revisou ensaios controlados randomizados que analisaram este desfecho. Sete estudos foram incluídos na meta-análise. Dois deles já foram mencionados previamente[8,9] e os outros cinco abordaram o uso da clonidina na prevenção de isquemia na cirurgia cardíaca. A meta-análise concluiu que a clonidina reduziu a isquemia miocárdica perioperatória em pacientes submetidos tanto à cirurgia cardíaca como não cardíaca. Houve uma atenção maior, na tentativa de formar conclusões, sobre desfechos como infarto do miocárdio e óbito, porém pouco poder estatístico, dificultando os resultados. Uma metanálise mais abrangente realizada por Wijeysundera e colaboradores[16] investigou os efeitos cardíacos perioperatórios de todos os agonistas adrenérgicos alfa-2 estudados ao longo de 2002. Vinte e três estudos foram incluídos (pacientes cirúrgicos cardíacos e não cardíacos), envolvendo 3.395 pacientes. O estudo concluiu que os agonistas alfa-2 reduzem, de forma significativa, a taxa de mortalidade global e a isquemia, mas falhou em demonstrar a redução, estatisticamente significativa, de infarto do miocárdio. Nos pacientes candidatos à cirurgia vascular, os agonistas alfa-2 reduziram de forma estatisticamente significativa a taxa de mortalidade e de infarto do miocárdio e foi observada uma tendência à redução de isquemia. Uma meta-análise recente, de Biccard e colaboradores,[17] analisou a proteção cardíaca da dexmedetomidina em pacientes de cirurgia não cardíaca. Vinte estudos foram incluídos, totalizando 840 pacientes. O regime de infusão da dexmedetomidina variou entre os estudos, sendo que a maioria deles não continuou a infusão no pós-operatório. Os resultados perioperatórios cardíacos não foram os resultados primários avaliados em vários estudos incluídos nesta análise. O estudo concluiu que a infusão perioperatória de dexmedetomidina foi associada a uma tendência, não significativa, para redução dos índices de mortalidade cardíaca, infarto do miocárdio e isquemia miocárdica.

Tabela 35-2 Resumo dos Estudos Controlados e Randomizados

Autor	Procedimento	Número de Pacientes	Design do Estudo	Intervenção	Isquemia	IM	Óbito Cardíaco
Ellis, 1994	Não cardíaco	Controle 31 Tratamento 30	Duplo-cego, placebo	Clonidina 0,2 mg TD noite anterior (72h) Clonidina 0,3 mg VO pré-operatório	F: 1/28 (4%) C: 5/24 (21%) $p = 0,05$		
Stuhmeier, 1996	Vascular	Controle 152 Tratamento 145	Duplo-cego placebo	Clonidina 2 mcg/kg VO pré-operatório	F: 35/145 (24%) C: 59/152 (39%) $p < 0,01$	F: 0/145 (0%) C: 4/152 (3%) NS	F: 2/145 (1%) C: 1/152 (1%) NS
McSPI, 1997	Não cardíaco	Controle 103 Tratamento 98	Duplo-cego placebo	Mivazerol 1,5 mcg/kg/h (alta dose) iniciada	F: 17/87 (20%) C: 34/99 (34%)	F: 2/98 (2%) C: 6/103 (6%)	F: 1/98 (1%) C: 1/98 (1%) NS (somente alta dose)
Oliver, 1999	Não cardíaco com DAC conhecida	Controle 941 Tratamento 946	Duplo-cego, placebo	Mivazerol 1,5 mcg/kg/h iniciada 20 min antes da indução Continuada por 72 h		F: 78/946 (8%) C: 79/941 (8%) NS	F: 13/946 (3%) C: 25/941 (1%) $p = 0,037$
Oliver, 1999	Vascular	Controle 450 Tratamento 454	Duplo-cego, placebo	Mivazerol 1,5 mcg/kg/h iniciada 20 min antes da indução Continuada por 72 h		F: 42/454 (9%) C: 53/450 (12%) NS	F: 6/454 (1%) C: 18/450 (4%) $p = 0,009$
Wallace, 2004	Não cardíaco	Controle 65 Tratamento 125		Clonidina 0,2 mg TD noite prévia (quatro dias) Clonidina 0,2 g VO pré-operatório e noite anterior	F: 18/125 (14%) C: 20/65 (31%) $p = 0,01$	F: 5/125 (4%) C: 3/65 (5%) NS	F: 19/125 (15%) C: 19/65 (29%) $p = 0,035$

C, controle; DAC, doença arterial coronária; F, fármaco; IM, infarto do miocárdio; VO, via oral; TD, transdérmico; NS, não significativo estatisticamente.

Tabela 35-3 Resumo dos Estudos de Meta-análises

Autor	Procedimentos (Ensaios)	Número de Ensaios	Número de Pacientes	Intervenções Perioperatórias (Ensaios)	Desfecho
Nishina, 2002	Cardíaco (5) Não cardíaco (2)	7	664	Clonidina	Redução geral de isquemia, OR = 0,49, 95% IC 0,34-0,71
Wijeysundera, 2003	Cardíaco (10) Não cardíaco (11)	23	3.395	Clonidina (15) Dexmedetomidina (6) Mivazerol (2)	Redução na taxa de mortalidade (global), RR = 0,64, 95% IC 0,42-0,99 Redução de isquemia (global), RR = 0,76, 95% IC 0,63-0,91 Redução na taxa de mortalidade (vascular), RR = 0,47, 95% IC 0,25-0,90 Redução de IM (vascular), RR = 0,66, 95% IC 0,46-0,94
Biccard, 2008	Não cardíaco	20	840	Dexmedetomidina	Taxa de mortalidade, OR = 0,27, 95% IC 0,01-7,13 (NS) IM, OR = 0,26, 95% IC 0,04-1,60 (NS) Isquemia, OR = 0,65, 95% IC 0,26-1,63 (NS)

IC, intervalo de confiança; IM, infarto do miocárdio; NS, não significativo estatisticamente; OR, odds ratio; RR, risco relativo.

Capítulo 35 Os Agonistas Alfa-2 são Eficazes em Reduzir as Complicações Cardíacas Perioperatórias 243

A dexmedetomidina também foi associada com mais hipotensão e bradicardia. A Tabela 35-3 resume todos os estudos de meta-análises.

ÁREAS DE INCERTEZA

Os objetivos finais estudados, na maioria dos ensaios controlados randomizados, primariamente são desfechos substitutos, tais como a isquemia miocárdica, mais do que desfechos definitivos, como infarto do miocárdio ou óbito. Dois estudos enfocaram, especificamente, os índices de mortalidade e infarto do miocárdio. Oliver e colaboradores[12] avaliaram desfechos como infarto do miocárdio e óbito, observando que os grupos mais afetados eram os de pacientes sabidamente portadores de DAC e daqueles submetidos à cirurgia vascular. A validade desta conclusão é limitada, uma vez que o efeito não foi observado no grupo como um todo, como originalmente esperado, mas somente em subgrupos subsequentemente analisados. Wallace e colaboradores[10] concluíram que a clonidina reduziu episódios de isquemia e, mais ainda, a incidência em longo prazo de infarto do miocárdio e óbito. Infelizmente, os benefícios em longo prazo podem ter sido atribuídos à administração perioperatória de betabloqueadores em ambos os estudos e nos grupos placebos.

Estudos revisados por nós demonstraram menos isquemia intraoperatória com o uso de agonistas alfa-2, porém, não demonstraram, de forma consistente, que esta habilidade de proteção continue no período pós-operatório. É possível que as doses necessárias para a ação simpatolítica no pós-operatório possam ser maiores do que aquelas efetivas durante a cirurgia e a anestesia. Nós também acreditamos que vários estudos não tinham poder para demonstrar diferenças nos resultados, se algum realmente existiu. É amplamente reconhecido que o risco de infarto do miocárdio é maior nos três primeiros dias do pós-operatório.[18] Além do mais, associado às questões das dosagens, o momento exato de enquadramento do uso dos agonistas alfa-2 na proteção miocárdica permanece sem esclarecimento. Nenhum estudo revisto continuou com agonistas alfa-2 dentro das 72 horas do pós-operatório. Aumentando a dose de clonidina no pré-operatório, invariavelmente, haverá aumento da ação simpatolítica e diminuição de ambas, frequência cardíaca e da pressão arterial. Infelizmente, a clonidina tem efeito prolongado e que não pode ser interrompido ou revertido rapidamente caso haja hipotensão ou bradicardia graves. Além disso, vários estudos sugerem a necessidade de líquidos e/ou suporte de vasopressores.[9,12-14] A dexmedetomidina, que tem uma meia-vida mais curta, pode ser vantajosa neste sentido. Embora as evidências apoiem o uso rotineiro dos agonistas alfa-2, eles não estão tão próximo de ser aceitos e estabelecidos, como os betabloqueadores o são, no período perioperatório. Mas este fato pode mudar no futuro, após conclusões de estudos prospectivos de grande escala.

DIRETRIZES

O *American College of Cardiology* e a *American Heart Association* atualizaram suas diretrizes práticas em 2007 para a avaliação cardiovascular perioperatória da cirurgia não cardíaca.[19] Os agonistas alfa-2 podem ser considerados como recomendação Classe IIb, no período perioperatório, para controle de hipertensão nos pacientes que farão cirurgia, quer sejam portadores de DAC conhecida ou apresentem pelo menos um fator de risco. A recomendação dos betabloqueadores para as mesmas condições de indicações no perioperatório são Classe I, IIa e IIb, uma vez que os estudos com os betabloqueadores têm demonstrado sabida melhora dos resultados clínicos. Igualmente, estudos prospectivos em grande escala com os agonistas alfa-2 que avaliem resultados, e não apenas o marcador substituto da isquemia miocárdica, são necessários. Eles ajudarão a definir melhor o papel dos agonistas alfa-2 na prevenção da mortalidade e morbidade cardíaca perioperatória.

RECOMENDAÇÕES DOS AUTORES

- Baseado nas evidências dos ensaios controlados e randomizados e nos estudos de metanálises, os agonistas alfa-2 *podem* ter um papel como adjuvante na prevenção da mortalidade e morbidade cardíaca perioperatória nos pacientes com DAC conhecida ou suspeita, especialmente naqueles agendados para realização de cirurgia vascular.
- Obter a ação simpatolítica antes da indução parece ser ideal, o que pode ser realizado por vários meios: incluindo as preparações orais 60 e 90 minutos antes da indução, a aplicação transdérmica na noite anterior à cirurgia ou uma infusão que faça efeito antes da indução. Contudo, isto pode aumentar ou não a necessidade de suporte vasopressor.
- A terapia deveria provavelmente ser mantida por, pelo menos, 72 horas no pós-operatório.

REFERÊNCIAS

1. Khan ZP, Ferguson CN, Jones RM: Alpha-2 and imidazoline receptor agonists. Their pharmacology and therapeutic role. *Anaesthesia* 1999;54:146-165.
2. Kamibayashi T, Maze M: Clinical uses of alpha2-adrenergic agonists. *Anesthesiology* 2000;93:1345-1349.
3. Roizen MF: Should we all have a sympathectomy at birth? Or at least preoperatively? *Anesthesiology* 1988;68:482-484.
4. Mangano DT, Layug EL, Wallace A, Tateo I: Effect of atenolol on mortality and cardiovascular morbidity after noncardiac surgery. Multicenter Study of Perioperative Ischemia Research Group [comment] [erratum appears in *N Engl J Med* 1997;336(14):1039]. *N Engl J Med* 1996;335:1713-1720.
5. Poldermans D, Boersma E, Bax JJ, et al: The effect of bisoprolol on perioperative mortality and myocardial infarction in high-risk patients undergoing vascular surgery. Dutch Echocardiographic Cardiac Risk Evaluation Applying Stress Echocardiography Study Group [comment]. *N Engl J Med* 1999;341:1789-1794.
6. Mangano DT, Browner WS, Hollenberg M, et al: Association of perioperative myocardial ischemia with cardiac morbidity and mortality in men undergoing noncardiac surgery. The Study of Perioperative Ischemia Research Group [comment]. *N Engl J Med* 1990;323:1781-1788.
7. Mangano DT, Browner WS, Hollenberg M, et al: Long-term cardiac prognosis following noncardiac surgery. The Study of Perioperative Ischemia Research Group [comment]. *JAMA* 1992;268:233-239.
8. Ellis JE, Drijvers G, Pedlow S, et al: Premedication with oral and transdermal clonidine provides safe and efficacious postoperative sympatholysis. *Anesth Analg* 1994;79:1133-1140.
9. Stuhmeier KD, Mainzer B, Cierpka J, et al: Small, oral dose of clonidine reduces the incidence of intraoperative myocardial ischemia in patients having vascular surgery. *Anesthesiology* 1996;85:706-712.

244 Seção III MANEJO PERIOPERATÓRIO

10. Wallace AW, Galindez D, Salahieh A, et al: Effect of clonidine on cardiovascular morbidity and mortality after noncardiac surgery. *Anesthesiology* 2004;101:284-293.
11. Perioperative sympatholysis. Beneficial effects of the alpha 2-adrenoceptor agonist mivazerol on hemodynamic stability and myocardial ischemia. McSPI—Europe Research Group. *Anesthesiology* 1997;86:346-363.
12. Oliver MF, Goldman L, Julian DG, Holme I: Effect of mivazerol on perioperative cardiac complications during non-cardiac surgery in patients with coronary heart disease: The European Mivazerol Trial (EMIT). *Anesthesiology* 1999;91:951-961.
13. Talke P, Li J, Jain U, et al: Effects of perioperative dexmedetomidine infusion in patients undergoing vascular surgery. The Study of Perioperative Ischemia Research Group. *Anesthesiology* 1995;82:620-633.
14. Jalonen J, Hynynen M, Kuitunen A, et al: Dexmedetomidine as an anesthetic adjunct in coronary artery bypass grafting. *Anesthesiology* 1997;86:331-345.
15. Nishina K, Mikawa K, Uesugi T, et al: Efficacy of clonidine for prevention of perioperative myocardial ischemia: A critical appraisal and meta-analysis of the literature. *Anesthesiology* 2002;96:323-329.
16. Wijeysundera DN, Naik JS, Beattie WS: Alpha-2 adrenergic agonists to prevent perioperative cardiovascular complications: A meta-analysis. *Am J Med* 2003;114:742-752.

17. Biccard BM, Goga S, de Beurs J: Dexmedetomidine and cardiac protection for non-cardiac surgery: A meta-analysis of randomised controlled trials. *Anaesthesia* 2008;63:4-14.
18. Mangano DT, Hollenberg M, Fegert G, et al: Perioperative myocardial ischemia in patients undergoing noncardiac surgery—I: Incidence and severity during the 4-day perioperative period. The Study of Perioperative Ischemia (SPI) Research Group. *J Am Coll Cardiol* 1991;17:843-850.
19. Fleisher LA, Beckman JA, Brown KA, et al: ACC/AHA 2007 guidelines on perioperative cardiovascular evaluation and care for noncardiac surgery: A report of the American College of Cardiology/American Heart Association Task Force on Practice Guidelines (Writing Committee to Revise the 2002 Chapter 35 Are Alpha-2 Agonists Effective in Reducing Perioperative Cardiac Complications? 243 Guidelines on Perioperative Cardiovascular Evaluation for Noncardiac Surgery) developed in collaboration with the American Society of Echocardiography, American Society of Nuclear Cardiology, Heart Rhythm Society, Society of Cardiovascular Anesthesiologists, Society for Cardiovascular Angiography and Interventions, Society for Vascular Medicine and Biology, and Society for Vascular Surgery. *J Am Coll Cardiol* 2007;50:e159-241.

36 Quais são as Melhores Técnicas para Reduzir a Incidência de Trombose Venosa Profunda Pós-operatória?

Charles Marc Samama, MD, PhD, FCCP

INTRODUÇÃO

A tromboembolia venosa (TEV) é um importante problema de saúde pública. Um estudo realizado em 2004-2005 no Reino Unido mostrou que a TEV contribui com 25.000 mortes por ano devido à embolia pulmonar.[1] Desta maneira, a TEV é uma das principais causas de morte. Também provoca considerável morbidade, pois a embolia pulmonar não fatal e a trombose de veia profunda (TVP) induzem complicações de curto e longo prazo.[2,3] Ademais, o tratamento anticoagulante, embora efetivo, pode ser uma fonte potencial de complicações iatrogênicas.

A relação risco/benefício da profilaxia pós-operatória disseminada é altamente positiva, pelo menos nos pacientes em risco moderado ou alto de TVP. Conforme estabelecido durante os últimos 20 anos, a profilaxia é cada vez mais efetiva. Muitos estudos baseados em evidência e meta-análises indicaram que a prevenção da TVP reduz consideravelmente o risco de embolia pulmonar. No entanto, todos os problemas ainda não foram solucionados.

FISIOPATOLOGIA E RISCO

O risco tromboembólico pós-operatório é a consequência de dois riscos, a saber, o risco relacionado com o paciente e o risco cirúrgico.[3]

O risco relacionado com o paciente aumenta de maneira linear com a idade, tornando-se mais acentuado depois de 40 anos de idade e ainda mais depois dos 60.[4,5] A obesidade é responsável por um risco aumentado de trombose por conta da imobilização mais demorada e da atividade fibrinolítica diminuída. O câncer, em particular de pulmão, pâncreas, cólon ou pélvico, aumenta o risco de tromboembolia, embora, de modo surpreendente, as metástases não o façam. O risco relacionado com o câncer é independente da idade. Foram relatados vários outros fatores importantes que aumentam o risco de TEV perioperatório (Tab. 36-1).[5]

Comumente, o risco cirúrgico está bem estabelecido e varia desde baixo ou ausente (como em cirurgia de mão e remoção de dispositivo de osteossíntese) até alto (cirurgia para fratura de quadril, cirurgia pélvica para câncer...) (Tab. 36-2). No entanto, o risco também pode ser indeterminado, como,

por exemplo, para a laparoscopia. Embora se possa pensar que a natureza minimamente invasiva da laparoscopia reduza o risco,[6] outros aspectos – a posição de Trendelenburg invertida, a insuflação de gás (compressão da veia cava com retorno venoso comprometido) e um maior tempo operatório – poderiam aumentar o risco.

O risco global, combinando o risco relacionado com o paciente e o risco cirúrgico, pode ser classificado em três amplas categorias (baixo, moderado e alto), que, no entanto, não foram quantificadas com exatidão.[3] O nível de risco deve ser levado em consideração na escolha da profilaxia; entretanto, se três riscos moderados são somados (exemplo: imobilização prolongada, obesidade e idade acima dos 60), a questão crucial é se o risco global está significativamente aumentado ou não.

A prevenção pode não apenas parar a formação de um trombo, como também controlar sua extensão.[7] A nova geração de agentes antitrombóticos, os quais interagem tanto com a trombina livre quanto com aquela ligada ao coágulo, prova ser particularmente útil na prevenção.[8] Os procedimentos para o tratamento rápido ("fast track") do paciente, cada vez mais desenvolvidos por equipes de tratamento e muito apreciados pelos pacientes, reduzem a duração e a natureza invasiva da cirurgia, o tempo de imobilização e a permanência hospitalar, vindo provavelmente a reduzir bastante o risco de TEV em comparação com os antigos modelos de tratamento.[9] No entanto, o impacto destes sobre a TEV não foi medido, ainda que seja amplamente aceito que a incidência de TVP e embolia pulmonar depois da profilaxia tenha diminuído regularmente durante mais de 20 anos. A taxa de eventos sintomáticos com três meses fica, atualmente, abaixo de 1,5% depois de procedimentos de substituição de quadril ou joelho e/ou depois da fratura de quadril.[10,11]

OPÇÕES

O primeiro método de prevenção da TEV deve ser a mobilização e deambulação precoces. Contudo, isto nem sempre é possível e são necessárias outras técnicas. A prevenção mecânica e farmacológica pode ser proposta separadamente ou ao mesmo tempo, mesmo quando a profilaxia química pareça ser mais efetiva do que a profilaxia mecânica, a qual pode ser compreendida como uma conduta de primeira linha.

246 Seção III MANEJO PERIOPERATÓRIO

Tabela 36-1 Fatores de Risco para Trombose Relacionados com o Paciente[2-4]

- Mais de 40 anos de idade
- Obesidade (IMC > 30)
- Câncer e tratamento de câncer (hormônios, quimioterapia, radioterapia)

e

- História de TEV
- Trombofilia idiopática ou adquirida
- Doença clínica aguda
- Insuficiência cardíaca ou respiratória ativa
- Infecção grave
- Terapia de reposição hormonal ou de contracepção contendo estrogênio
- Modificadores da resposta ao estrogênio seletivos (MRES)
- Doença intestinal inflamatória
- Imobilização, repouso no leito, paralisia de membro
- Síndrome nefrótica
- Síndrome mieloproliferativa
- Hemoglobinúria noturna paroxística
- Tabagismo
- Veias varicosas
- Cateter venoso central

IMC, índice de massa corporal; *TEV*, tromboembolia venosa.

EVIDÊNCIA

Profilaxia Mecânica

Existem duas técnicas principais de profilaxia mecânica: (1) compressão elástica graduada e (2) compressão pneumática intermitente da perna ou bomba venosa de pé.[12] O objetivo de ambas consiste em aumentar o fluxo venoso e reduzir a estase. As duas técnicas mostraram ser eficazes, nenhuma delas aumenta o risco de sangramento e existem poucas contraindicações (doença oclusiva arterial periférica, lesões cutâneas). Em ambos os casos, quanto mais tempo permanecer a compressão no local durante o dia e a noite, maior será a eficácia.

Na compressão elástica graduada, a meia exerce pressão circunferencial graduada sobre o membro inferior (18 mm Hg no tornozelo, 14 mm Hg a meio caminho até a panturrilha, 8 mm no joelho e, se a meia sobe até a coxa, 10 mm na metade inferior da coxa e 8 mm na parte superior). A velocidade do fluxo venoso é aumentada em 75% (Tab. 36-3). As diretrizes de 2007 publicadas pelo *National Institute for Health and Clinical*

Tabela 36-2 Categorias de Risco para Tromboembolia Venosa (TEV) na Cirurgia[3]

Exemplos de Procedimentos Cirúrgicos	Categorias de Risco
Veia varicosa	Baixa
Cirurgia abdominal menor	Baixo
Artroscopia de joelho	Baixo
Trauma de joelho sem fratura	Baixo
Cirurgia endoscópica de próstata	Baixo
Cirurgia renal percutânea	Baixo
Laparoscopia diagnóstica (<30 mm)	Baixo
Cirurgia abdominal menor com dissecção extensa e/ou sanguinolenta, tempo operatório muito longo ou emergência	Moderado
Fratura do membro inferior	Moderado
Laminectomia	Moderado
Histerectomia vaginal	Moderado
Cirurgia de câncer de mama	Moderado
Cirurgia abdominal maior (mesmo na ausência de câncer)	Alto
Cirurgia bariátrica	Alto
Substituição total de quadril ou joelho	Alto
Fratura de quadril	Alto
Cirurgia renal aberta	Alto
Cirurgia de próstata aberta	Alto
Cirurgia de prolapso	Alto
Cirurgia uterina e ovariana para câncer	Alto
Ressecção pulmonar por toracotomia	Alto
Neurocirurgia intracraniana	Alto

Excellence (NICE) recomendam o uso sistemático de compressão em todos os pacientes submetidos à cirurgia.[4]

Na compressão pneumática intermitente, bolsas enroladas ao redor da panturrilha e/ou coxa são insufladas e desinsufladas de maneira intermitente, a fim de acelerar o retorno venoso. A redução no risco é de 56% para todas as tromboses e de 44% para as tromboses proximais.[4] No entanto, os estudos não são suficientemente poderosos para estabelecer um efeito sobre a embolia pulmonar. Os resultados para a compressão venosa do pé variam e dependem da indicação. Ela parece ser mais efetiva

Tabela 36-3 Efeito de Meias de Compressão Graduada (GCS) Isoladas ou Combinadas com Outro Método Profilático (APM) (GCS + APM) sobre a Profilaxia da TVP[12]

Estudo, Ano	Número de Estudos	Número de Indivíduos (Intervenção/Não Intervenção)	Total de TVPs		Odds Ratio
			Intervenção	Controle	
Base de dados Cochrane, 2000	7	1.027 (536/491)	GCS isolada 81 (15%)	Controle 144 (29%)	0,36 $p < 0,00001$
	9	1.184 (589/595)	GCS + APM 18 (3%)	Controle 84 (14%)	0,22 $p < 0,00001$

TVP, trombose venosa profunda.

na cirurgia para as substituições do quadril do que nas próteses totais de joelho, mas será recomendada na cirurgia de substituição do quadril apenas quando há contraindicação para os anticoagulantes. Um efeito sobre as tromboses proximais e sobre a embolia pulmonar ainda não foi demonstrado.[2,4]

Profilaxia Farmacológica

Três tipos de anticoagulantes – antagonistas da vitamina K, heparinas (heparina não fracionada [UFH], heparina de baixo peso molecular [LMWH]) e fondaparinux – e vários novos agentes antitrombóticos orais (anti-IIa e anti-Xa) são atualmente empregados ou estão em desenvolvimento clínico para a profilaxia da TEV. Não discutiremos as hirudinas, danaparoide e dextrana, porque eles foram tema de poucos estudos, sua eficácia é discutível e a relação risco/benefício é menor do que a dos agentes acima.

Antagonistas da Vitamina K

O antagonista da vitamina K mais frequentemente utilizado é a warfarina, ainda que o acenocumarol e a fluindiona ainda sejam muito prescritos na Europa e na África. Os antagonistas da vitamina K inibem uma etapa de carboxilação na síntese dos fatores II, VII, IX e X pelo fígado e, por diminuir os níveis destes fatores, exercem poderosa atividade anticoagulante.[13] Eles ainda são amplamente empregados no período pós-operatório na América do Norte, mas estão sendo gradualmente substituídos por anticoagulantes injetáveis (LMWH, fondaparinux)[14] e, provavelmente, desaparecerão quando os novos agentes antitrombóticos orais se tornarem totalmente disponíveis num futuro próximo.[15] Na recente revisão NICE, uma análise de 11 estudos de *"pool"* (1.320 pacientes) encontrou redução no risco *versus* nenhuma profilaxia de 51% para todas as tromboses, 58% para as tromboses proximais e 82% para a embolia pulmonar.[4] A eficácia dos anticoagulantes orais (OACs) é algo contrabalançado por interações com outros medicamentos e alimentos e por um risco aumentado de sangramento (OACs aumentaram o risco de sangramento importante em 58%).

Heparinas – Fondaparinux

A heparina não fracionada (UFH) é extraída do intestino do porco. É uma mistura de polissacarídeos de peso molecular médio (15.000 daltons) com atividade antitrombina (IIa) e anti-Xa equivalente. A heparina não fracionada interage com a antitrombina por meio de uma fração de pentassacarídeo presente em um terço de suas moléculas. É eliminada pelo sistema reticuloendotelial. Duas ou três injeções subcutâneas diárias são usualmente administradas para evitar a doença tromboembólica pós-operatória.[16,17]

Ainda que a UFH tenha eficácia incontestável, ela está sendo substituída por uma ou duas injeções subcutâneas diárias de heparina de baixo peso molecular (LMWH). As LMWHs têm sido comercializadas na Europa desde 1985 e nos Estados Unidos desde 1993.[17] Sua atividade anti-Xa é duas a seis vezes maior do que sua atividade antitrombina e são eliminadas pelo rim. Elas são mais efetivas do que a heparina não fracionada sobre o risco total de trombose e sobre o risco de trombose proximal, sendo melhores na prevenção da embolia pulmonar, sem aumentar o risco de sangramento (Tab. 36-4).[4,17] Além disso, o risco de trombocitopenia induzida pela heparina é 5 a 10 vezes menor que com a heparina não fracionada.[18] As heparinas de baixo peso molecular transformaram-se no padrão ouro para a prevenção da TEV perioperatória e são empregadas como o fator de comparação para todos os novos anticoagulantes (p. ex., fondaparinux) nos ensaios clínicos de superioridade ou de não inferioridade.[19]

O fondaparinux, produto de pesquisa sobre a heparina de baixo peso molecular, foi colocado no mercado no final de 2002. Foi sintetizada a fração pentassacarídica curta da molécula da heparina, o fondaparinux. Ele se liga de maneira reversível à antitrombina, induzindo a poderosa atividade anti-Xa. Inibe o fator Xa e a subsequente cascata de coagulação.[8] Quando liberado da antitrombina, o fondaparinux é reciclado duas ou três vezes e redisponibilizado para a ligação. Seu mecanismo de ação atraente explica sua elevada atividade em doses baixas. Atualmente, é o mais potente anti-Xa injetável disponível. Foi testado pela primeira vez na prevenção da TEV em ortopedia, depois em cirurgia abdominal. É efetivo na prevenção da TVP assintomática, mas tem uma tendência discreta, porém muito significativa, para aumentar as complicações hemorrágicas e requisitos de transfusão.[19] A segurança é uma preocupação muito menor quando ele é administrado tardiamente, isto é, seis a oito horas (mesmo 24 horas) depois da cirurgia. O fondaparinux não parece induzir trombocitopenia, diferentemente da heparina não fracionada e da heparina de baixo peso molecular, porém isto precisa ser confirmado.[20]

Novos Agentes Antitrombóticos Orais

Esta classe de medicamentos foi aguardada por muito tempo porque os antagonistas da vitamina K, embora medicamentos orais, não são suficientemente poderosos, sendo que as heparinas de baixo peso molecular são seguras e altamente efetivas, mas injetáveis. Vários medicamentos orais aparentemente seguros e altamente efetivos estão em estágios avançados de

Tabela 36-4	**Análise de *"Pool"* de Estudos Randomizados Controlados de Heparina de Baixo Peso Molecular (LMWH) *Versus* Heparina não Fracionada (UFH)[4]**					
				Total de TVPs		
Estudo, Ano	**Número de Estudos**	**Número de Indivíduos**	**TVP**	**TVP Proximal**	**Embolia Pulmonar**	**Sangramento**
NICE, 2007	76	22.574	0,87	0,62	0,66	0,87

LMWH, heparina de baixo peso molecular; *UFH,* heparina não fracionada.

248 Seção III   MANEJO PERIOPERATÓRIO

desenvolvimento, Eles são agentes anti-IIa ou anti-Xa, sem superioridade aparente entre si.[21] Devem ser utilizados com cautela depois de um período inicial de observação porque não existem antagonistas para estes medicamentos.

- O *dabigatran* é um inibidor direto da trombina com as seguintes propriedades: a biodisponiblilidade é de 6% a 8%, as concentrações plasmáticas máximas são atingidas dentro de duas horas, as concentrações máximas pós-operatórias ocorrem mais adiante e são mais baixas, a meia-vida terminal é de 14 a 17 horas, ele é administrado uma ou duas vezes ao dia, não possui interações com alimento e é excretado inalterado através do rim.[22] O dabigatran foi desenvolvido pela primeira vez para a cirurgia ortopédica. Dois grandes estudos de profilaxia randomizados e duplo-cegos de curta duração (10 a 14 dias) e longa duração (28 dias) depois, respectivamente, de artroplastia total do joelho e substituição total do quadril, mostraram que ele não é inferior à enoxaparina (40 mg uma vez ao dia).[23,24] O dabigatran está prestes a ser aprovado pela *European Medicines Agency (EMEA)* e, provavelmente, será comercializado em breve.
- O *rivaroxaban* é um derivado da oxazolidona ativo por via oral que age como um potente agente anti-Xa direto.[25] Sua biodisponibilidade oral é superior a 70%. Ele inibe o fator Xa com um Ki de 0,4 nM. Alcança concentrações máximas depois de duas a quatro horas. Sua meia-vida terminal fica próximo a nove horas e ele é depurado pelos rins (dois terços) e pelo intestino (um terço). Como outros compostos orais, o rivaroxaban foi primeiramente desenvolvido para a cirurgia ortopédica, em que mostrou ser superior à enoxaparina (substituição total de joelho).[26]
- O *apixaban* é um potente inibidor anti-Xa reversível direto, com as seguintes propriedades: biodisponibilidade oral de 51% a 85%, inibição do fator Xa com um Ki de 0,08 nM, meia-vida terminal de aproximadamente 10 a 15 horas, eliminação renal de 25% e eliminação não renal de 75% (metabolismo hepático, excreção biliar e intestinal).[21] Estão em andamento estudos de fase III.

INTERPRETAÇÃO DE DADOS E CONTROVÉRSIAS

Logicamente, a prevenção efetiva está disponível, mas diversos pontos ainda constituem um tema de debate.

A profilaxia mecânica é a conduta de primeira linha recomendada pelas recentes diretrizes da NICE, mas a oitava diretriz do *American College of Chest Physicians (ACCP)* não é tão positiva.[2] Não há prova da eficácia da profilaxia mecânica sobre a embolia pulmonar fatal ou não fatal. Estudos disponíveis datam de vários anos atrás e, com frequência, carecem de força. Muitos não são duplo-cegos e são de difícil interpretação por causa da ampla variedade de modalidades de compressão utilizadas. Por exemplo: a compressão deve ser limitada apenas à panturrilha ou aplicada a toda perna, mesmo quando isto é menos bem tolerado e mais difícil de ajustar? Todos os dispositivos de compressão pneumática são igualmente efetivos? Por quanto tempo deve durar a compressão depois da cirurgia? Por conseguinte, as diretrizes da ACCP recomendam a utilização dos métodos mecânicos nos pacientes com alto risco de sangramento ou em combinação com os métodos farmaco-

lógicos. Na prática, os métodos mecânicos são provavelmente suficientes para os pacientes com risco moderado, mas insuficientes para os pacientes de alto risco.[2]

Os estudos clínicos dos agentes farmacológicos (UFH, LMWH, fondaparinux, agentes anti-Xa e anti-IIa) utilizaram as TVPs assintomáticas examinadas por venografia ascendente bilateral como um desfecho substituto. A alta taxa de eventos observados com este método significou que a quantidade de pacientes incluída nos estudos de fase II e de fase III foi relativamente pequena. No entanto, embora possa haver relação entre a trombose venográfica e a sintomática, isto varia desde um fator de 5 para a substituição total do quadril até um fator de 21 para a artroplastia total de joelho.[27] Além disso, a relevância das tromboses distais diagnosticadas por venografia é questionável. As novas orientações, a partir dos reguladores europeus, sobre os resultados nos estudos de profilaxia para a tromboembolia venosa sugerem, portanto, o uso de uma combinação dos três critérios, a saber, a TVP proximal sintomática ou assintomática avaliada por ultrassom (ou venografia), a embolia pulmonar e a morte relacionada com a TEV.[28] Se estes critérios forem empregados no desenvolvimento de futuras moléculas, os resultados provavelmente refletirão a situação da vida real, mesmo se necessário aumentar significativamente o número de pacientes inseridos nos ensaios.

A segurança total dos medicamentos empregados na profilaxia é boa, porém muitos dos agentes antitrombóticos utilizados são eliminados pelos rins. Assim, existe um risco genuíno de acúmulo do medicamento e sangramento aumentado nos pacientes com insuficiência renal. Apesar disto, poucos casos de sangramento grave foram registrados. O início da administração dos medicamentos com menos de seis horas antes ou depois da cirurgia para obter melhores resultados sobre as TVPs distais assintomáticas venográficas também levou a um aumento no sangramento perioperatório e nos requisitos de transfusão (conforme encontrado nos estudos com fondaparinux e ximelagatran). As diretrizes do ACCP e francesa não observam qualquer benefício na injeção pré-operatória da heparina de baixo peso molecular. O desenvolvimento de todos os novos agentes baseia-se atualmente na administração sistemática depois da cirurgia, por vezes mesmo no dia posterior à cirurgia. Como a eficácia é garantida com uma taxa de eventos tromboembólicos de 1,5% com três meses, a ênfase atual se faz naturalmente sobre a segurança. No estudo ESCORTE, publicado em 2006, acerca de quase 7.000 fraturas de quadril com profilaxia pós-operatória prolongada com LMWH, a taxa total de eventos tromboembólicos foi de 1,34% com três meses, a de sangramento grave foi de 1,2% com seis meses, a taxa de sangramento fatal e de embolia pulmonar foi de 0,2% e a de embolia pulmonar fatal foi de 0,04%.[11]

DIRETRIZES

Existem muitos estudos bem conduzidos e várias meta-análises sobre a prevenção da doença tromboembólica. Estão disponíveis inúmeras diretrizes. As orientações do ACCP são atualizadas a cada quatro anos, sendo que a oitava versão foi publicada em junho de 2008.[2] O NICE publicou diretrizes muito detalhadas em 2007.[4] As diretrizes francesas da *Société Française d'Anesthésie Réanimation* (SFAR) foram traduzidas para o inglês e publicadas em 2006.[3]

RECOMENDAÇÕES DO AUTOR

- O risco tromboembólico global é resultante do risco relacionado com o paciente e o risco cirúrgico. O risco cirúrgico está diminuindo, principalmente com a introdução de novos procedimentos (cirurgia *fast-track*).
- O valor da profilaxia foi firmemente estabelecido.
- A profilaxia mecânica deve ser usada como profilaxia de primeira linha quando existe risco de sangramento. Combinar isto com os medicamentos aumenta a eficácia antitrombótica. No entanto, não se demonstrou a eficácia da profilaxia sobre a embolia pulmonar e o risco de mortalidade.
- A função renal precisa ser examinada quando se prescreve a heparina de baixo peso molecular, o fondaparinux, o dabigatran ou o rivaroxaban. A idade acima de 75 anos e o baixo peso corporal (menos de 50 kg) precisam ser considerados.
- Há um risco de hematoma peridural ou raquidiano nos pacientes que recebem anticoagulantes. Deve-se ter cautela, principalmente quando se administram agentes mais modernos.
- Pacientes submetidos à cirurgia que envolve um risco total moderado ou alto devem receber profilaxia até a mobilização plena. Pacientes submetidos a uma substituição total de quadril, cirurgia para fraturas de quadril ou cirurgia abdominal maior devem receber profilaxia por aproximadamente cinco semanas ou mais.[1]
- A relevância das tromboses venosas distais é questionada. Os pontos finais venográficos substitutos devem ser gradualmente trocados por uma combinação de ultrassom e critérios clínicos.
- Os novos agentes antitrombóticos provavelmente modificarão a prevenção nos próximos anos, mas, atualmente, existem muito poucos dados de longo prazo para estes produtos, para os quais não há antagonistas disponíveis.

REFERÊNCIAS

1. House of Commons Health Committee: *The prevention of venous thromboembolism in hospitalised patients.* London, Stationery Office Limited, 2005.
2. Geerts WH, Bergqvist D, Pineo GF, et al: Prevention of venous thromboembolism: American College of Chest Physicians Evidence-Based Clinical Practice Guidelines (8th ed.). *Chest* 2008;133(Suppl 6):381S-453S.
3. Samama CM, Albaladejo P, Benhamou D, et al: Venous thromboembolism prevention in surgery and obstetrics: Clinical practice guidelines. *Eur J Anaesthesiol* 2006;23(2):95-116.
4. Hill J, Treasure T: Reducing the risk of venous thromboembolism (deep vein thrombosis and pulmonary embolism) in inpatients having surgery: Summary of NICE guidance. *BMJ* 2007;334(7602):1053-1054.
5. Heit JA: Venous thromboembolism: Disease burden, outcomes and risk factors. *J Thromb Haemost* 2005;3(8):1611-1617.
6. Bergqvist D, Lowe G: Venous thromboembolism in patients undergoing laparoscopic and arthroscopic surgery and in leg casts. *Arch Intern Med* 2002;162(19):2173-2176.
7. Sors H, Safran D, Stern M, Reynaud P, Bons J, Even P: An analysis of the diagnostic methods for acute pulmonary embolism. *Intensive Care Med* 1984;10(2):81-83.
8. Weitz JI, Bates SM: New anticoagulants. *J Thromb Haemost* 2005;3(8):1843-1853.
9. Kehlet H: Future perspectives and research initiatives in fasttrack surgery. *Langenbecks Arch Surg* 2006;391(5):495-498.
10. White RH, Zhou H, Romano PS: Incidence of symptomatic venous thromboembolism after different elective or urgent surgical procedures. *Thromb Haemost* 2003;90(3):446-455.

11. Rosencher N, Vielpeau C, Emmerich J, Fagnani F, Samama CM: Venous thromboembolism and mortality after hip fracture surgery: The ESCORTE study. *J Thromb Haemost* 2005;3(9):2006-2014.
12. Amaragiri SV, Lees TA: Elastic compression stockings for prevention of deep vein thrombosis. *Cochrane Database Syst Rev* 2000(3):CD001484.
13. Ansell J, Hirsh J, Poller L, Bussey H, Jacobson A, Hylek E: The pharmacology and management of the vitamin K antagonists: The Seventh ACCP Conference on Antithrombotic and Thrombolytic Therapy. *Chest* 2004;126(3 suppl):204S-233S.
14. Samama CM, Vray M, Barre J, et al: Extended venous thromboembolism prophylaxis after total hip replacement: A comparison of low-molecular-weight heparin with oral anticoagulant. *Arch Intern Med* 2002;162(19):2191-2196.
15. Mismetti P, Laporte S, Zufferey P, Epinat M, Decousus H, Cucherat M: Prevention of venous thromboembolism in orthopedic surgery with vitamin K antagonists: A meta-analysis. *J Thromb Haemost* 2004;2(7):1058-1070.
16. Collins R, Scrimgeour A, Yusuf S, Peto R: Reduction in fatal pulmonary embolism and venous thrombosis by perioperative administration of subcutaneous heparin. Overview of results of randomized trials in general, orthopedic, and urologic surgery. *N Engl J Med* 1988;318(18):1162-1173.
17. Hirsh J, Raschke R: Heparin and low-molecular-weight heparin: The Seventh ACCP Conference on Antithrombotic and Thrombolytic Therapy. *Chest* 2004;126(3 suppl):188S-203S.
18. Warkentin TE, Greinacher A: Heparin-induced thrombocytopenia: Recognition, treatment, and prevention: The Seventh ACCP Conference on Antithrombotic and Thrombolytic Therapy. *Chest* 2004;126(3 suppl):311S-337S.
19. Turpie AG, Bauer KA, Eriksson BI, Lassen MR: Fondaparinux vs enoxaparin for the prevention of venous thromboembolism in major orthopedic surgery: A meta-analysis of 4 randomized double-blind studies. *Arch Intern Med* 2002;162(16):1833-1840.
20. Warkentin TE, Maurer BT, Aster RH: Heparin-induced thrombocytopenia associated with fondaparinux. *N Engl J Med* 2007;356 (25):2653-2655, discussion 2655.
21. Weitz JI. Factor Xa or thrombin: Is thrombin a better target? *J Thromb Haemost* 2007;5(suppl 1):65-67.
22. Di Nisio M, Middeldorp S, Buller HR: Direct thrombin inhibitors. *N Engl J Med* 2005;353(10):1028-1040.
23. Eriksson BI, Dahl OE, Rosencher N, et al: Oral dabigatran etexilate versus subcutaneous enoxaparin for the prevention of venous thromboembolism after total knee replacement: The RE-MODEL randomized trial. *J Thromb Haemost* 2007;5:2178-2185.
24. Eriksson BI, Dahl OE, Rosencher N, et al: Dabigatran etexilate versus enoxaparin for prevention of venous thromboembolism after total hip replacement: A randomised, double-blind, noninferiority trial. *Lancet* 2007;370(9591):949-956.
25. Turpie AG: Oral, direct factor Xa inhibitors in development for the prevention and treatment of thromboembolic diseases. *Arterioscler Thromb Vasc Biol* 2007;27(6):1238-1247.
26. Lassen MR, Ageno W, Borris LC, et al: Rivaroxaban versus enoxaparin thromboprophylaxis after total knee arthroplasty. *N Engl J Med* 2008;358:2776-2786.
27. Quinlan DJ, EikelboomJW, Dahl OE, Eriksson BI, Sidhu PS,Hirsh J: Association between asymptomatic deep vein thrombosis detected by venography and symptomatic venous thromboembolism in patients undergoing elective hip or knee surgery. *J Thromb Haemost* 2007;5(7):1438-1443.
28. Committee for Medicinal Products for Human Use (CPMP): Guideline on clinical investigation of medicinal products of prophylaxis of high intra- and postoperative venous thromboembolic risk. http://www.emea.europa.eu/pdfs/human/ewp/70798en_fin.pdf.

37 Qual é o Tratamento Perioperatório Ótimo para Alergia ao Látex?

Robert S. Holzman, MD, FAAP

INTRODUÇÃO

A anafilaxia e as primeiras mortes decorrentes da exposição ao látex foram reportadas por Slater em 1989.[1] O rápido reconhecimento da alergia ao látex e a disseminação da informação levou a inúmeros relatos de caso, diretrizes e políticas que eram bem intencionadas e informativas, mas a evidência ligando vários produtos de látex com as técnicas de fabricação, práticas clínicas e resultados do paciente evoluíram durante os últimos 20 anos. Com frequência, os anestesiologistas estiveram nas linhas de frente do tratamento da alergia ao látex e entre os primeiros a tratar a alergia ao látex com risco de vida.[2-7]

O látex da borracha natural (sigla em inglês *NRL, natural rubber latex*)) é uma suspensão complexa de polisopreno, lipídios, fosfolipídios e proteínas. As proteínas são encontradas em três estados físicos: proteínas hidrossolúveis, ligadas ao amido ou ligadas ao látex, sendo que existem pelo menos 240 proteínas potencialmente alergênicas no produto de látex processado. O conteúdo proteico das luvas de látex pode variar até mil vezes entre diferentes lotes comercializados pelo mesmo fabricante e três mil vezes entre luvas de fabricantes diferentes.[8] Inúmeras substâncias químicas, incluindo preservativos, aceleradores, antioxidantes e compostos vulcanizados, são acrescentadas durante o processo de fabricação para gerar o produto final. Por fim, o amido de milho é comumente utilizado como um lubrificante, de modo a facilitar o ato de calçar e retirar as luvas cirúrgicas. Um típico par de luvas cirúrgicas carrega até 700 mg de amido de milho em pó.[9]

Embora a *Food and Drug Administration (FDA)* exija atualmente a identificação do conteúdo de látex do equipamento médico, não há requisito para quantificar o nível de alérgeno. O rótulo enganoso de "hipoalergênico" foi uma fonte de confusão durante anos; desde 30 de setembro de 1998, a FDA eliminou o termo "hipoalergênico" de qualquer produto que contenha látex. O termo "conteúdo de pó na luva" engloba diversos componentes particulados, abrangendo o pó para a aplicação, compostos liberados por fungos e resíduos de fabricação. O pó para a aplicação deve satisfazer às especificações da Farmacopeia dos Estados Unidos (USP) para ser aceitável para uso como um lubrificante para luvas médicas. O amido de milho é, hoje em dia, o lubrificante mais comumente utilizado para luvas médicas, mas também tem sido empregado o carbonato de cálcio, aveia em pó, talco e licopódio. A quantidade de matéria particulada em uma luva de tamanho médio com pó é de 120 a 400 mg. Para que um fabricante faça a alegação de que suas luvas são "isentas de pó" ou "sem pó", elas devem satisfazer o limite da FDA de menos de 2 mg por luva. Neste momento, não existem requisitos federais que definam os níveis de pó máximos aceitáveis.

OPÇÕES

Atualmente, a alergia ao látex está estabelecida como uma preocupação de cuidados de saúde significativa. Diversas questões são revistas aqui a fim de compreender melhor a evidência para o tratamento perioperatório ótimo dos pacientes com alergia ao látex:
1. Evitar a exposição ao látex desde o nascimento em determinados grupos pediátricos de alto risco ou em antecipação a múltiplos procedimentos cirúrgicos
2. Construir um ambiente perioperatório seguro para o látex
3. O papel da quimioprofilaxia
4. Minimizar a exposição ao látex para profissionais de saúde não afetados, bem como para os afetados
5. Estratégias de dessensibilização para o cuidado de curto e de longo prazo de pacientes com alergia ao látex

EVIDÊNCIA

Evidência para Evitar a Exposição ao Látex desde o Nascimento em Determinados Grupos Pediátricos de Alto Risco ou em Antecipação a Múltiplos Procedimentos Cirúrgicos

Degenhardt e colaboradores[10] revisaram 86 crianças (com idade média de 10,2 anos) submetidas à cirurgia gastrointestinal ou urológica no primeiro ano de vida. Vinte e sete pacientes foram sensibilizados ao látex (31,4%), sendo 20 atópicos (25,6%). Os pacientes atópicos foram mais frequentemente sensibilizados e positivos perante a provocação com látex ($p < 0,01$). As crianças já operadas no primeiro ano de vida ($n = 44$) com uma provocação positiva mostraram valores de imunoglobulina E (IgE) látex-específica muito mais elevados do que os indivíduos com um resultado negativo ($p < 0,0001$). Mais de oito intervenções cirúrgicas durante o primeiro ano de vida aumentaram o risco de alergia clínica ao látex.[10] Nieto e colaboradores[11] mostraram que, acima de seis anos, a prevalência da sensibilização ao látex caiu de 4 dentre 15 (26,7%) para 1 em 22 (4,5%) nas crianças com espinha bífida tratada em um ambiente livre de látex desde o nascimento, em comparação com os controles históricos.

Evidência para a Eficácia de um Ambiente Perioperatório Seguro para o Látex

A noção de um ambiente "seguro para o látex" foi introduzida em 1992.[12] Em um relato de caso, Valentino e colaboradores[13] descreveram quatro casos de profissionais de saúde com dermatite e sintomas respiratórios relacionados com o trabalho. Os indivíduos foram diagnosticados com hipersensibilidade ao látex depois de teste de punção cutânea (em inglês *SPT, skin prick testing*) e que a IgE látex-específica foram positivos. Além disso, aconteceram alterações na responsividade à metacolina. Em um caso, foi feito um teste de exposição ocupacional, o qual resultou em uma diminuição de 24% no FEV_1 depois de 25 minutos de exposição por inalação. Pelo menos um ano depois do diagnóstico, duas enfermeiras que haviam sido removidas por completo da exposição ao látex não experimentaram sintomas adicionais induzidos pelo látex.[13] Em outro relato de caso, quatro profissionais de saúde com suspeita de distúrbios cutâneos e respiratórios relacionados com a luva de látex tiveram uma reação positiva no teste cutâneo com extrato de látex; os anticorpos IgE específicos foram detectados em apenas um indivíduo. O quarto indivíduo apresentou reação negativa aos testes cutâneo e inalatório específicos com extrato de látex. A monitorização do fluxo expiratório máximo no trabalho e fora do trabalho mostrou um padrão compatível com a asma relacionada com o trabalho.[14] Em outro relato de caso diferente, quatro enfermeiras com urticária de contato alérgica prévia a luvas cirúrgicas de látex polvilhadas com amido de milho em pó foram expostas ao extrato de luva cirúrgica de látex sem pó, ao extrato de luva cirúrgica de látex com pó e ao extrato de pó de amido de milho, respectivamente. Embora a nebulização do extrato de pó de amido de milho não tenha causado reação brônquica nas pacientes, a nebulização do extrato de luva cirúrgica de látex sem pó como uma solução não diluída induziu a broncoconstrição imediata em todas as pacientes na diluição de 1:10.[15] Pode-se demonstrar que o alérgeno proteico é transferido para o pó nas luvas cirúrgicas.[16,17]

Em um estudo prospectivo controlado, Heilman e colaboradores[18] demonstraram que as luvas de borracha são o principal contribuinte para os níveis de alérgeno em suspensão aérea de látex na sala de operação, ao coletarem amostra do ar da sala de operação durante 52 dias consecutivos, incluindo 33 dias de cirurgia e 19 dias sem cirurgia. Em cada dia de cirurgia, todas as pessoas utilizavam luvas ricas em alérgeno (n = 18 dias) ou luvas pobres em alérgeno (n = 15 dias). Os níveis de alérgeno em suspensão aérea do látex (ng/M^2) e o conteúdo de alérgeno passível de extração da luva foram medidos por imunoensaios de inibição. Os níveis de alérgeno em suspensão aérea do látex durante os dias de uso de luvas pobres em alérgeno foram menores do que nos dias de uso de luvas ricas em alérgeno (p < 0,001), mas não foram muito diferentes daqueles dos dias sem cirurgia. Os níveis de alérgeno em suspensão aérea do látex correlacionaram-se com o número total de luvas usadas nos dias designados para as luvas ricas em alérgeno (r = 0,66, p = 0,003).[18] Liss e colaboradores[19] avaliaram 2.062 empregados hospitalares que usaram regularmente luvas de látex. Os extratos da luva foram examinados para a proteína antigênica, sendo que amostras do ar da área e pessoal foram obtidas em duas ocasiões (verão e inverno) para estimar a exposição à proteína do látex transportada pelo ar. Um entrevistador administrou um questionário

sobre informações médicas e ocupacionais. O SPT foi feito com reagentes de látex, três inalantes comuns e seis alimentos. As concentrações de proteína foram de 324 (± 227) mcg/g nas luvas cirúrgicas com pó e 198 (±104) mcg/g nas luvas de procedimento com pó. As concentrações de alérgenos do látex pessoais variaram de 5 a 616 ng/M^3. Houve um total de 1.351 (66%) participantes. A prevalência de testes cutâneos positivos para o látex foi de 12,1%. Esta prevalência não variou por sexo, idade, hospital ou pelo fato de a pessoa ser fumante ou não, porém os indivíduos que são látex-positivos têm maior probabilidade de ser atópicos (p <0,01). Os participantes látex-positivos também foram os mais prováveis de exibir testes cutâneos positivos para um ou mais alimentos. Os sintomas relacionados ao trabalho foram relatados com maior frequência entre indivíduos látex-positivos e inclui urticárias (taxa de probabilidade [OR] = 6,3), sintomas oculares (OR = 1,9) e uma coriza ou sibilância no tórax (OR = 4,7). A prevalência de sensibilidade ao látex foi máxima entre os profissionais de laboratório (16,9%) e enfermeiras e médicos (13,3%). Quando o consumo de luva por profissional de saúde para cada departamento foi agrupado em grupos de percentuais, a prevalência de positividade do teste cutâneo ao látex foi maior no grupo de percentual mais elevado de uso de luvas para luvas estéreis (cirúrgicas) (p < 0,005), mas não para as luvas de procedimento.[19] Em um relato de caso único, uma menina de oito anos de idade que experimentou anafilaxia ao látex intraoperatória, da qual foi reanimada com sucesso, foi submetida à cirurgia bem-sucedida após duas semanas, quando as luvas cirúrgicas de neoprene foram utilizadas e todos os produtos de látex eliminados do equipamento anestésico.[20] É irônico que os profissionais de saúde estejam circundados por dispositivos de látex da borracha natural (NRL) mais antigênicos; luvas de látex cirúrgico com pó, ataduras elásticas e drenos de Penrose contêm concentrações antigênicas de frações de heveína em uma ordem de magnitude muito maior do que as luvas de borracha domiciliares, bolas de aniversário ou colchões de látex.[21]

Beezhold e colaboradores[22] demonstraram que uma redução no conteúdo proteico diminuirá os níveis de antígeno e a alergenicidade das luvas médicas de látex. Três tipos de luvas NRL eram fabricadas com uma fornada comum de látex composto e foram analisados para a proteína total e, de maneira específica, para proteínas do látex. Os níveis de alérgeno nos extratos foram determinados pela titulação final de SPT nos pacientes alérgicos ao NRL. Cinquenta e oito por cento dos pacientes alérgicos ao látex reagiram no limite de detecção de 50 mcg/g permitido pelo FDA. O ensaio imunoabsorvente ligado à enzima (ELISA, de *enzyme-linked immunosorbent assay*) teve uma boa correlação com a reatividade ao SPT (r = 0,93) e o teste de luvas abaixo do limite de relato do ELISA (0,06 mcg/mL) teve um potencial menor para provocar reações nos pacientes alérgicos ao látex.[22] A hiperresponsividade brônquica é degradada com o uso de luvas com menor conteúdo de antígeno. Oito profissionais de saúde com asma induzida por látex foram expostos a luvas de látex com pó, que gerou asma no trabalho, e a várias marcas de luvas com um conteúdo de proteína menor, quer pobres em pó, sem pó ou com pó. A exposição a luvas com menos antígeno resultou na ausência (em seis indivíduos) ou redução significativa (em dois indivíduos) de resposta brônquica.[23] A redução do conteúdo de alérgeno do látex também pode ser conseguida em outros dispositivos médicos. Lundberg e colaboradores[24] avaliaram três métodos (lixiviação com água, clorinação e tratamento com savinase) de redução de proteína em balões de catéteres médicos. Todos os métodos utilizados para reduzir o conteúdo de alérgenos foram eficazes, sendo que a lixiviação aumentada estabilizou o conteúdo de alérgeno em um nível baixo.[24]

Existem produtos alternativos e alternativas não alergênicas ao látex natural. Siler e colaboradores[25] estudaram o argentato de Parthenium (guaiúle), uma fonte de borracha alternativa. Os anticorpos IgE de 62 indivíduos (46 adultos e 16 crianças com espinha bífida) alérgicos ao látex da Hevea (seringueira de onde se extrai o látex de borracha) e de coleções de soro de adultos alérgicos ao látex da Hevea (n = 183), pacientes pediátricos (n = 101), e pacientes com espinha bífida (n = 53), bem como os anticorpos IgG de camundongos hiperimunizados, não foram capazes de fazer reação cruzada com qualquer proteína no guaiúle por RAST ou análise de Western blot. Nenhuma inibição competitiva de IgE anti-Hevea ligando-se à fase sólida da Hevea foi detectada pela pré-incubação dos soros de indivíduos alérgicos ao látex da Hevea com látex de guaiúle solúvel antes da análise por RAST.[25] As proteínas antigênicas na seiva do látex natural e nas luvas de látex podem ser modificadas pelo tratamento com solução de KOH, o que é seguido pela perda de sua capacidade de se ligar a anticorpos IgE específicos a partir da maioria dos pacientes sensibilizados pelo látex. Uma concentração de KOH, temperatura e diminuição na alergenicidade dependente do tempo, resultando por fim em perda completa da atividade de ligação da IgE, acontece. Usando um SPT, Baur e colaboradores[26] demonstraram apenas quatro reações fracamente positivas às proteínas extraídas de luvas lavadas com KOH em 30 pacientes sensíveis ao látex. Até 97% do conteúdo proteico extraível aquoso podem ser removidos das luvas de látex através da lavagem em solução de KOH sob determinadas condições.[26]

O pó da luva, especificamente o amido de milho, promove a sensibilização ao látex em consequência da ligação com a proteína a partir do látex.[17] As partículas de amido de milho adsorvem prontamente os alérgenos do látex e aumentam a alergenicidade das luvas.[27] Este pó transportador da proteína é prontamente aerosolizado e pode permanecer suspenso no ar por tanto tempo quanto cinco horas e, da mesma forma, é facilmente transferido das mãos do usuário para roupas, outras áreas como pele e cabelos, e objetos inanimados como alimentos e telefones.[28] Além disso, o amido de milho transportador do alérgeno do látex é facilmente aerosolizado e foi associado a sintomas alérgicos respiratórios.[29] Amostras de ar foram coletadas a partir dos locais de trabalho ao se empregar coletores de ar da área e da zona de respiração pessoal. As concentrações de alérgeno do látex em suspensão aérea onde as luvas de látex com pó foram frequentemente utilizadas variaram de 13 a 208 ng/M³ e, nas áreas onde as luvas de látex com pó raramente ou nunca foram usadas, as concentrações variaram de 0,3 a 1,8 ng/M³. A instalação e o uso de um posto de troca de luva com fluxo laminar em uma área de trabalho não reduziu os níveis de alérgeno aéreo. Grandes quantidades de alérgeno foram recuperadas de capotes laboratoriais usados e de salas de escovação de anestesia, bem como em superfícies no laboratório. As concentrações de alérgeno do látex em coletores de zona de respiração pessoal usados por profissionais de saúde em locais onde luvas com pó eram constantemente utilizadas variaram de 8 a 974 ng/M³.[28] A exposição ao alérgeno do látex transportado pelo ar no local de trabalho de uma técnica de laboratório de hospital com sensibilização ao látex ocupacional, cujos colaboradores mudaram para luvas de látex sem pó com subsequente resolução de seus sintomas, foi comparada a de um laboratório que ainda estava usando luvas de látex com pó. Os níveis estavam abaixo do nível de detecção (menos do que 0,02 ng/M³ de alérgeno de latex) no laboratório usando luvas de látex sem pó, mas variou de 39 a 311 ng/M³ no laboratório usando luvas com pó.[30] O uso de luvas de látex da borracha natural (em inglês NRL, *natural rubber latex*)) hipoproteicas e sem pó mostrou reduzir os sintomas respiratórios em indivíduos com alergia ao látex. Howell e colaboradores[31] mostraram que os camundongos evidenciaram aumentos dose-dependentes nos níveis totais de IgE sérica, com hiperreatividade de via aérea aumentada na provocação respiratória com metacolina (dia 60) ou proteínas de látex sem amônia (dia 93).

Tampões de NRL em seringas e tampas de borracha de frascos com múltiplas doses também passaram por avaliação. Jones e colaboradores[32] examinaram extratos de tampas de seringa e soluções de colágeno para alérgenos do látex antes e depois do armazenamento em seringas com tampões de NRL. Trinta e nove pacientes sabidamente alérgicos ao látex submeteram-se ao teste de punção cutânea (SPT) com extratos de tampas de látex, soluções de colágeno antes e depois de armazenamento em seringas, reagentes padronizados de teste cutâneo para o látex, quatro extratos a partir de luvas disponíveis no comércio e soluções de controle positivo (histamina) e negativo (diluente). Trinta e um pacientes de controle não conhecidos por alergia ao látex foram testados de maneira similar. Nenhuma proteína do látex foi detectada usando as técnicas imunoquímicas *in vitro*. Apenas 1 em 39 pacientes alérgicos ao látex (2,5%) reagiu ao extrato de seringa e ao colágeno armazenado na seringa; nenhuma reação foi registrada ao colágeno que não teve contato com o látex.[32] Thomsen e colaboradores[33] examinaram a prática de remover tampas de borracha natural em frascos com múltiplas doses como um meio de diminuir a exposição à proteína do látex. Vinte amostras foram preparadas de acordo com as diretrizes de precaução contra a alergia ao látex, a fim de incluir a remoção da tampa; cinco amostras sem látex e uma amostra contaminada com látex serviram como controles negativo e positivo. O método convencional envolveu a aplicação de um *swab* na tampa do frasco com um cotonete preparado com álcool, puncionando a tampa de borracha natural seca com uma agulha calibre 18 presa a uma seringa sem látex, e aspirando o conteúdo do frasco para dentro da seringa. A técnica de preparação com precaução contra a alergia ao látex foi similar, exceto pelo fato de que a tampa foi removida antes que o conteúdo do frasco fosse aspirado. Não houve diferença nas concentrações de alérgeno do látex entre os dois métodos de preparação do medicamento. Nenhuma das amostras preparadas com o método habitual exibiu qualquer crescimento microbiano, enquanto uma amostra feita com o método de precaução contra a alergia ao látex desenvolveu bactérias.[33]

Birmingham e colaboradores[34] examinaram a prevalência das reações alérgicas intraoperatórias em crianças com espinha bífida que foram submetidas a 1.025 operações em um período de 36 meses antes e depois da instituição de um protocolo padronizado de prevenção ao látex. Os fatores de risco para uma reação intraoperatória foram um histórico de alergia ao látex (p = 0,001) e a cirurgia realizada antes da instituição do protocolo de prevenção ao látex ($p = 0,01$). A estimativa de risco aumentado para a reação alérgica foi 3,09 vezes maior nos casos realizados sem a prevenção contra o látex. A violação reconhecida do protocolo depois de sua instituição levou a reações alérgicas graves em três pacientes.[34] Potter e colaboradores[35] avaliaram 2.316 profissionais de hospital para a presença de sintomas relacionados com o trabalho. Trabalhadores que eram sintomáticos fizeram RAST ou testes de punção cutânea para confirmar a sensibilidade ao látex, sendo que foram implementadas medidas de prevenção contra o látex nos indivíduos positivos. Uma centena de indivíduos sintomáticos sensibilizados foi acompanhada por três meses depois da intervenção para avaliar seu estado clínico, sendo que um estudo de coorte de 25 indivíduos com sintomas nasais continuados foi avaliado em detalhes. Os trabalhadores sintomáticos sensibilizados foram os mais prováveis de apresentar um histórico prévio de urticária ($p < 0,001$), sindrome de alergia oral ($p < 0,001$) ou conjuntivite alérgica ($p < 0,001$), mas não tiveram febre, rinite perene, eczema ou alergias a insetos. Os sintomas oculares e cutâneos foram associados à sensibilização pelo látex ($p < 0,001$). Depois de introduzidas as medidas de prevenção, os sintomas oculares ($p < 0,001$), erupções cutâneas ($p < 0,001$) e chiados ($p = 0,001$) reduziram significativamente. Os sintomas nasais não melhoraram.[35]

Tarlo e colaboradores[36] avaliaram um programa de intervenção para reduzir a exposição e detectar casos de sensibilização precoce entre oito mil empregados em hospitais. Usando uma revisão retrospectiva, foi examinado o número anual de empregados que procuram a clínica de saúde ocupacional, clínica de alergia ou ambas para manifestações de alergia ao NRL, em comparação com o momento da introdução das estratégias de intervenção, como educação do trabalhador, vigilância médica voluntária e conversão hospitalar para luvas de NRL sem pó e hipoproteicas. O número de trabalhadores identificados com alergia ao NRL aumentou anualmente, de um em 1988 para seis em 1993. Quando a educação do trabalhador e a vigilância médica voluntária foram introduzidas em 1994, foram identificados mais vinte e cinco trabalhadores. Luvas de procedimento foram mudadas para luvas de NRL hipoproteicas e sem pó em 1995. Os diagnósticos caíram para oito trabalhadores naquele ano, sendo que duas das três enfermeiras que tinham sido afastadas do trabalho por causa da asma-anafilaxia foram capazes de retornar com a prevenção pessoal contra os produtos de látex da borracha natural (NRL). Com uma mudança para luvas esterilizadas de NRL sem pó e com menos proteína em 1997, os diagnósticos de alergia caíram para três e apenas um novo caso foi identificado subsequentemente.[36] Saary e colaboradores[37] usaram um método de controle histórico para comparar as taxas de sensibilização e alergia clínica ao látex na massa de estudantes de uma escola de odontologia, visando determinar se uma mudança no uso das luvas de látex ricas em proteína/pó para as hipoproteicas/sem pó reduzia a prevalência da sensibilização ao NRL. Um total de 97 indivíduos (61 estudantes e 36 membros da equipe) respondeu ao questionário e foram submetidos ao SPT; isto foi comparado a 131 pessoas em 1995. Os indivíduos que relatam sintomas asmáticos, rinite ou conjuntivite, urticária ou prurido dentro de minutos da exposição ao NRL foram de 4%, 7%, 6% e 8%, respectivamente; os percentuais correspondentes no estudo de 1995 foram de 7% (n.s.), 13% (n.s.), 20% ($p = 0,004$)

e 22% ($p = 0,005$). Os resultados foram similares para o subgrupo de estudantes de último ano, mas, além disso, também ocorreram menos queixas de rinoconjuntivite em 2000 do que em 1995 (0% e 12%, respectivamente; $p = 0,007$). Dos 97 indivíduos submetidos ao SPT, três (3%) tiveram respostas positivas ao SPT de 2+ ou maior ao NRL; isto foi comparável a 13 (10%) dos 131 indivíduos em 1995 ($p = 0,03$). Ocorreram três respostas positivas no SPT entre os membros da equipe em 2000 e nenhuma entre os estudantes.[37] O resultado em longo prazo, após uma troca das luvas no ambiente de trabalho de luvas de látex ricas em alérgeno para luvas de látex pobres em alérgeno ou sem látex, foi examinado entre trabalhadores hospitalares de 1995 para 1996; 160 dos 174 indivíduos adultos diagnosticados com alergia ao NRL entre 1982 e 1994 foram reexaminados três anos depois do diagnóstico. Foi dada atenção especial para a ocorrência de eczema na mão. Dos 71 profissionais de cuidados de saúde e 89 trabalhadores não profissionais de saúde, 72% e 83% eram atópicos, 54% e 65% tinham eczema na mão no momento do diagnóstico original e 89% e 19% tinham alergia ao NRL relacionada com o trabalho, respectivamente. No reexame, nenhum dos profissionais de saúde tinha mudado de trabalho por causa da alergia a luvas de borracha natural e apenas 38% exibiam eczema na mão. Noventa e oito por cento dos profissionais fora da área de saúde (dos quais 58% tinham eczema na mão) continuaram em seus empregos anteriores.[38]

Evidência para a Eficácia da Quimioprofilaxia

Um relato de caso notou a ineficácia relativa da quimioprofilaxia na prevenção de uma reação alérgica ao látex.[39] Por outro lado, outro relato de caso indicou que, em uma anestesia subsequente, um paciente que havia experimentado anteriormente anafilaxia ao látex foi tratado com sucesso com um regime pré-operatório de difenidramina, ranitidina e hidrocortisona, bem como com a prevenção ao látex.[7] Holzman[40] reviu 162 crianças com alergia ao látex submetidas a 267 anestesias de acordo com um protocolo de segurança contra o látex sem quimioprofilaxia. Um paciente dentre 162 (um procedimento dentre 267) teve uma reação alérgica depois da injeção de um cateter peridural com bupivacaína e fentanil preparada na farmácia.[40]

Evidência para Minimizar a Exposição ao Látex para Trabalhadores em Cuidados da Saúde Não Afetados e Afetados

Quarenta e oito estudos epidemiológicos da alergia ao látex do tipo I entre profissionais da saúde foram submetidos à meta-análise e revelaram uma prevalência de sensibilização nos profissionais de saúde entre 0% e 30%. Esta grande variação permanece inexplicada.[41] O risco aumentado de sensibilização não foi claramente associado à duração do trabalho nos cuidados de saúde, ao tempo gasto usando luvas de látex, à frequência de exposição, às categorias de trabalho específicas, ao uso de luvas de látex com pó *versus* sem pó, ao uso de luvas de látex *versus* não látex ou a qualquer medida de exposição ambiental às proteínas do látex nos estudos citados. A conclusão desta meta-análise foi que os estudos epidemiológicos não sustentam a noção de que os profissionais de saúde estão em risco nitidamente aumentado de sensibilização ao látex ou de alergias do tipo I, em comparação com outras ocupações nos Estados Unidos, e que o papel das luvas de látex na geração de

254 Seção III MANEJO PERIOPERATÓRIO

sensibilização ao látex e de sintomas alérgicos do tipo I permanece mal definido por causa dos resultados inconsistentes dos estudos anteriores.[41] Por outro lado, LaMontagne e colaboradores[42] revisaram oito estudos de prevenção primária onde as luvas de látex com pó foram substituídas por luvas de NRL sem pó e hipoproteicas ou luvas sem látex. Eles descobriram que as substituições de luvas reduziram muito os alérgenos em suspensão aérea do NRL, a sensibilização por NRL e a asma por NRL em profissionais de saúde.[42]

Estratégias de Dessensibilização para Pacientes Alérgicos a Látex no Tratamento de Curto e Longo Prazos

Atualmente, está sendo dada atenção para a imunoterapia para pacientes alérgicos ao látex, usando os mesmos princípios da dessensibilização que se mostrou efetiva para pacientes com alergia a insetos. As estratégias utilizadas incluem a dessensibilização subcutânea, percutânea e sublingual.[43,44] Embora as últimas estratégias possam ser, em geral, mais seguras e efetivas, a dessensibilização subcutânea tem sido a conduta mais habitual. Apesar disso, neste momento, os benefícios da imunoterapia incluem uma melhoria nos sintomas cutâneos, com uma possível melhoria na rinite e asma.[45,46] Mais importante ainda é que estes esforços podem apontar o caminho para a preparação aguda (*i. e.*, dentro de quatro dias da cirurgia) à exposição a um ambiente portador de látex, bem como para uma possível solução à exposição ocupacional em uma base de longo prazo para o ambiente portador de látex, beneficiando indivíduos previamente alérgicos ao látex.

CONTROVÉRSIAS

Uma possível deficiência dos profissionais de saúde realizando estudos em profissionais de saúde é que a "miopia ocupacional" pode afetar as conclusões. Por outro lado, a cautela ao abraçar a conclusão da meta-análise está assegurada, porque a alergia clínica ao látex permanece como um problema encontrado de modo relativamente raro. A escassez de estudos prospectivos randomizados controlados, em relação ao número de casos-controle ou relatos clínicos atualmente avaliados, não nega a validade dos achados imunológicos nos pacientes clinicamente afetados. Como os riscos são muito significativos, a vigilância deve ser mantida até que se compreenda mais, principalmente, os efeitos em longo prazo da exposição ao látex em determinadas ocupações e a biologia básica da suscetibilidade à alergia ao látex em determinadas populações, como aquelas com espinha bífida.

DIRETRIZES

A publicação *"Natural Rubber Latex Allergy: Considerations for Anesthesiologists"* (http://www.asahq.org/publicationsAndServices/latexallergy.html) da *American Society of Anesthesiologists*, fornece as diretrizes para o tratamento do profissional de saúde e paciente alérgico ao látex, bem como as considerações para as instalações de cuidados de saúde. Estas diretrizes práticas são resumidas nas Tabelas 37-1 e 37-2.

Tabela 37-1	**Tratamento Perioperatório de Pacientes Alérgicos ao Látex**

PRÉ-OPERATÓRIO

Solicitar histórico específico de alergia ao látex ou riscos para a alergia ao látex
    Cuidado crônico com os produtos de látex
    Histórico de espinha bífida ou repetição de cirurgia urológica reconstrutora
    Histórico de múltiplos procedimentos cirúrgicos (p. ex., >9)
Histórico de intolerância aos produtos de látex: balões, luvas de borracha, preservativos, gomas dentárias, sondas uretrais de borracha
    Alergia a frutas tropicais
    Anafilaxia intraoperatória de etiologia incerta
    Profissionais de saúde, principalmente com histórico de atopia ou eczema da mão
    Considerar a consulta ao alergologista
    Minimizar a exposição ao látex para os pacientes em risco
Alerta para o látex: os pacientes com fatores de risco significativos para alergia ao látex, mas sem sinais ou sintomas francos
Alergia ao látex: pacientes com ou sem fatores de risco significativos para a alergia ao látex e histórico positivo, sinais, sintomas e avaliação da alergia
Comunicação rigorosa e completa entre as equipes de cirurgia, anestesia e de enfermagem
    Alternativas de produtos sem látex
    Agendamento – é preferível que seja o primeiro caso do dia
    Exibir sinais de "Alergia ao Látex" ou "Alerta ao Látex" dentro e fora da sala de operação

INTRAOPERATÓRIO

Equipamentos de anestesia
    Tubos endotraqueais, cânulas naso e orofaríngeas e luvas isentos de látex
    Máscaras – cloreto de polivinila quando disponível ou as antigas máscaras de borracha preta bem lavadas
    Bolsas de reinalação – neoprene quando disponível ou as antigas bolsas de borracha preta bem lavadas
    Foles de ventilador – neoprene ou silicone quando disponível, ou antigas bolsas de borracha preta bem lavadas
    Circuito respiratório – descartável, cloreto de polivinila, embalado separadamente de uma bolsa de reinalação de látex
    Manguitos de pressão arterial – quando novos de látex, cobrir com algodão macio
    Bolsa do tipo ambu – garantir que a bolsa e a válvula não possuem componentes de látex; a alternativa é a bolsa de autoinsuflação de silicone
    Verificar os êmbolos de seringa para o conteúdo de látex

Continua

Capítulo **37** *Qual é o Tratamento Perioperatório Ótimo para Alergia ao Látex?* **255**

Tabela 37-1 Tratamento Perioperatório de Pacientes Alérgicos ao Látex – *Cont.*

EQUIPAMENTO CIRÚRGICO

Evitar luvas cirúrgicas de látex
Evitar drenos de látex (p. ex., Penrose)
Evitar sondas urinárias de látex
Evitar caixas de instrumento com látex
Evitar grampos com suporte de borracha
Evitar ligações vasculares de látex
Evitar seringas com bulbo de látex para irrigação
Evitar faixas de borracha

PÓS-OPERATÓRIO

Bracelete de alerta médico (como alerta medicamentoso)
Sinal de advertência fixado no prontuário
Sinal de advertência fixado no leito

Tabela 37-2 Tratamento das Reações de Hipersensibilidade Induzida por Látex

TERAPIA INICIAL

1. Interromper a administração/reduzir a absorção do agente agressor
2. Remover todo o látex do campo cirúrgico
3. Trocar as luvas
4. Interromper toda administração de antibióticos e sangue
5. Manter a via aérea e administrar oxigênio a 100%
6. Intubar a traqueia, quando indicado
7. Administrar 25 – 50 mL/kg de cristaloide ou coloide, quando indicado
8. Administrar epinefrina:
Intravenosa – 0,1 mcg/kg ou aproximadamente 10 mcg em um adulto
Subcutânea (na ausência de uma linha IV) – 300 mcg (0,3 mg)
Endotraqueal – cinco a 10 vezes a dose intravenosa ou 50 – 100 mcg em um adulto (10 mL de diluição de 1:10.000)
9. Interromper todos os agentes anestésicos
10. Demonstrar os sinais proeminentes, como "Alergia ao Látex" ou "Alerta de Látex", no interior da sala de operação, bem como nas portas de entrada

TERAPIA SECUNDÁRIA

1. Administrar anti-histamínico:
Difenidramina –1 mg/kg, IV ou IM (dose máxima de 50 mg)
Ranitidina –1 mg/kg (dose máxima de 50 mg)
2. Administrar glicocorticoides:
Hidrocortisona – 5 mg/kg inicialmente e 2,5 mg/kg a cada quatro-seis horas
Metilprednisolona – 1 mg/kg inicialmente e 0,8 mg/kg a cada quatro-seis horas
3. Administrar aminofilina para broncoespasmo (pode ser ineficaz durante anestesia):
Dose de ataque – 5 – 6 mg/kg; infusão contínua de 0,4 – 0,9 mg/kg/h (verificar nível sanguíneo)
4. Administrar agonistas beta-2 inalados para broncoespasmo
5. Administrar uma infusão contínua de catecolamina para suporte de pressão arterial:
Epinefrina – 0,02 – 0,05 mcg/kg/min (2-4 mcg/min)
Norepinefrina, – 0,05 mcg/kg/min (2-4 mcg/min)
Dopamina – 5 – 20 mcg/kg/min
Isoproterenol (mesma dosagem que a epinefrina)
6. Administrar bicarbonato de sódio, conforme indicado, 0,5 – 1 mg/kg inicialmente, com a titulação usando a análise da gasometria arterial

256 Seção III MANEJO PERIOPERATÓRIO

RECOMENDAÇÕES DO AUTOR

- Os anestesiologistas devem reconhecer que existem pacientes que apresentam um risco mais elevado de alergia ao látex: aqueles com espinha bífida, extrofia da bexiga e/ou múltiplas cirurgias; profissionais de saúde; indivíduos atópicos; e profissionais na indústria da borracha.
- As luvas de látex com pó são a fonte mais importante de sensibilização. O risco de alergia ao NRL parece estar ligado, em grande parte, à exposição ocupacional por aerosol ou contato cutâneo. O NRL transportado pelo ar é dependente do uso de luvas de NRL com pó; a conversão para substitutos sem NRL ou com NRL hipoalergênico sem pó resulta em desaparecimento rápido e previsível dos níveis detectáveis de alérgenos aéreos. Depois da exposição ocupacional, as taxas de sensibilização e de asma induzida por NRL estão elevadas nos indivíduos que utilizam luvas de NRL com pó, mas não nos indivíduos que usam luvas sem NRL ou luvas hipoalergênicas sem pó.
- Medidas preventivas reduzem a sensibilização ao látex e revertem as reações alérgicas. A instituição das medidas de prevenção ao látex é efetiva na prevenção das reações alérgicas.
- A quimioprofilaxia não desempenha papel significativo ao reduzir o risco de reações alérgicas ao NRL.
- A prevenção da exposição ao antígeno do látex, principalmente nas populações ocupacionalmente ou geneticamente suscetíveis à sensibilização, permanece como a pedra angular do tratamento médico seguro e da política institucional. O papel específico da imunoterapia está evoluindo e requer mais pesquisa.

REFERÊNCIAS

1. Slater JE: Rubber anaphylaxis. *N Engl J Med* 1989;320:1126-1130.
2. Leynadier F, Pecquet C, Dry J: Anaphylaxis to latex during surgery. *Anaesthesia* 1989;44:547-550.
3. Gerber AC, Jorg W, Zbinden S, Seger RA, Dangel PH: Severe intraoperative anaphylaxis to surgical gloves: Latex allergy, an unfamiliar condition. *Anesthesiology* 1989;71:800-802.
4. Moneret-Vautrin DA, Laxenaire MC, Bavoux F: Allergic shock to latex and ethylene oxide during surgery for spinal bifida. *Anesthesiology* 1990;73:556-568.
5. Swartz JS, Gold M, Braude BM, Dolovich J, Gilmour RF, Shandling B: Intraoperative anaphylaxis to latex: An identifiable population at risk. *Can J Anaesth* 1990;37:S131.
6. Holzman R, Pascucci R, Sethna N, Berde C: Hypotension, flushing and bronochospasm in myelodysplasia patients undergoing surgery [abstract]. Section on Anesthesiology, American Academy of Pediatrics, Seattle, 1990.
7. Swartz J, Braude BM, Gilmour RF, Shandling B, Gold M: Intraoperative anaphylaxis to latex. *Can J Anaesth* 1990;37:589-592.
8. Yunginger JW, Jones R, Fransway A: Extractable latex allergens and proteins in disposable medical gloves and other rubber products. *J Allergy Clin Immunol* 1994;93:836-884.
9. Jaffray D, Nade S: Does surgical glove powder decrease the inoculum of bacteria required to produce an abscess? *J R Coll Surg Edinb* 1983;28:219-222.
10. Degenhardt P, Golla S, Wahn F, Niggemann B: Latex allergy in pediatric surgery is dependent on repeated operations in the first year of life. *J Pediatr Surg* 2001;36:1535-1539.
11. Nieto A, Mazon A, Pamies R, Lanuza A, Estornell F, Garcia-Ibarra F: Efficacy of latex avoidance for primary prevention of latex sensitization in children with spina bifida. *J Pediatr* 2002;140:370-372.
12. Holzman R, Sethna N: *A "latex-safe" environment prevents allergic reactions in latex-allergic patients, International Latex Conference: Sensitivity to Latex in Medical Devices.* Baltimore, MD, FDA Center for Devices and Radiological Health, 1992.
13. Valentino M, Pizzichini MA, Monaco F, Governa M: Latexinduced asthma in four healthcare workers in a regional hospital. *Occup Med* 1994;44:161-164.

14. Ho A, Chan H, Tse K, Chan-Yeung M: Occupational asthma due to latex in health care workers. *Thorax* 1996;51:1280-1282.
15. Pisati G, Baruffini A, Bernabeo F, Stanizzi R: Bronchial provocation testing in the diagnosis of occupational asthma due to latex surgical gloves. *Eur Respir J* 1994;7:332-336.
16. Beezhold DH, Kostyal DA, Wiseman J: The transfer of protein allergens from latex gloves. A study of influencing factors. *AORN J* 1994;59:605-613.
17. Tomazic VJ, Shampaine EL, Lamanna A, Withrow TJ, Adkinson NF Jr, Hamilton RG: Cornstarch powder on latex products is an allergen carrier. *J Allergy Clin Immunol* 1994;93:751-758.
18. Heilman D, Jones R, Swanson M, Yunginger J: A prospective, controlled study showing that rubber gloves are the major contributor to latex aeroallergen levels in the operating room. *J Allergy Clin Immunol* 1996;98:325-330.
19. Liss G, Sussman G, Deal K, Brown S, Cividino M, Siu S, et al: Latex allergy: Epidemiological study of 1351 hospital workers. *Occup Environ Med* 1997;54:335-342.
20. Hodgson CA, Andersen BD: Latex allergy: An unfamiliar cause of intra-operative cardiovascular collapse. *Anaesthesia* 1994;49:507-508.
21. Crippa M, Belleri L, Mistrello G, Tedoldi C, Alessio L: Prevention of latex allergy among health care workers and in the general population: Latex protein content in devices commonly used in hospitals and general practice. *Int Arch Occup Environ Health* 2006;79:550-557.
22. Beezhold D, Pugh B, Liss G, Sussman G: Correlation of protein levels with skin prick test reactions in patients allergic to latex. *J Allergy Clin Immunol* 1996;98:1097-1102.
23. Vandenplas O, Delwiche JP, Depelchin S, Sibille Y, Vande Weyer R, Delaunois L: Latex gloves with a lower protein content reduce bronchial reactions in subjects with occupational asthma caused by latex. *Am J Respir Crit Care Med* 1995;151:887-891.
24. Lundberg M, Wrangsjo K, Eriksson-Widblom K, Johansson SG: Reduction of latex-allergen content in Swedish medical catheter balloons— a survey of 3 years' production. *Allergy* 1997;52:1057-1062.
25. Siler D, Cornish K, Hamilton R: Absence of cross-reactivity of IgE antibodies from subjects allergic to Hevea brasiliensis latex with a new source of natural rubber latex from guayule (Parthenium argentatum). *J Allergy Clin Immunol* 1996;98:895-902.
26. Baur X, Rennert J, Chen Z: Latex allergen elimination in natural latex sap and latex gloves by treatment with alkaline potassium hydroxide solution. *Allergy* 1997;52:306-311.
27. Beezhold D, Beck WC: Surgical glove powders bind latex antigens. *Arch Surg* 1992;127:1354-1357.
28. Swanson MC, Bubak ME, Hunt LW, Yunginger JW, Warner MA, Reed CE: Quantification of occupational latex aeroallergens in a medical center. *J Allergy Clin Immunol* 1994;94:445-451.
29. Vandenplas O, Delwiche JP, Evrard G, Aimont P, van der Brempt X, Jamart J, Delaunois L: Prevalence of occupational asthma due to latex among hospital personnel. *Am J Respir Crit Care Med* 1995;151:54-60.
30. Tarlo SM, Sussman G, Contala A, Swanson MC: Control of airborne latex by use of powder-free latex gloves. *J Allergy Clin Immunol* 1994;93:985-989.
31. Howell M, Weissman D, Jean Meade B: Latex sensitization by dermal exposure can lead to airway hyperreactivity. *Int Arch Allergy Immunol* 2002;128:204-211.
32. Jones J, Sussman G, Beezhold D: Latex allergen levels of injectable collagen stored in syringes with rubber plungers. *Urology* 1996;47:898-902.
33. Thomsen DJ, Burke TG: Lack of latex allergen contamination of solutions withdrawn from vials with natural rubber stoppers. *Am J Health Syst Pharm* 2000;57:44-47.
34. Birmingham P, Dsida R, Grayhack J, Han J, Wheeler M, Pongracic J, Cote C, Hall S: Do latex precautions in children with myelodysplasia reduce intraoperative allergic reactions? *J Pediatr Orthop* 1996;16:799-802.
35. Potter P, Crombie I, Marian A, Kosheva O, Maqula B, Schinkel M: Latex allergy at Groote Schuur Hospital—prevalence, clinical features and outcome. *S Afr Med J* 2001;91:760-765.
36. Tarlo S, Easty A, Eubanks K, Parsons C, Min F, Juvet S, et al: Outcomes of a natural rubber latex control program in an Ontario teaching hospital. *J Allergy Clin Immunol* 2001;108.

Capítulo 37 Qual é o Tratamento Perioperatório Ótimo para Alergia ao Látex? 257

37. Saary M, Kanani A, Alghadeer H, Holness D, Tarlo S: Changes in rates of natural rubber latex sensitivity among dental school 256 Section III PERIOPERATIVE MANAGEMENT students and staff members after changes in latex gloves. *J Allergy Clin Immunol* 2002;109:131-135.

38. Turjanmaa K, Kanto M, Kautiainen H, Reunala T, Palosuo T: Long-term outcome of 160 adult patients with natural rubber latex allergy. *J Allergy Clin Immunol* 2002;110:S70-S74.

39. Setlock MA, Cotter TP, Rosner D: Latex allergy: Failure of prophylaxis to prevent severe reaction. *Anesth Analg* 1993;76:650-652.

40. Holzman R: Clinical management of latex-allergic children. *Anesth Analg* 1997;85:529-533.

41. Garabrant D, Schweitzer S: Epidemiology of latex sensitization and allergies in health care workers. *J Allergy Clin Immunol* 2002;110:S82-S95,

42. LaMontagne A, Radi S, Elder D, Abramson M, Sim M: Primary prevention of latex related sensitisation and occupational asthma: A systematic review. *Occup Environ Med* 2006;63:359-364.

43. Nucera E, Schiavino D, Pollastrini E, Rendeli C, Pietrini D, Tabacco F, et al: Sublingual desensitization in children with congenital malformations and latex allergy. *Pediatr Allergy Immunol* 2006;17:606-612.

44. Patriarca G, Nucera G, Pollastrini E, Roncallo C, Buonomo C, Bartolozz F, et al: Sublingual desensitization: A new approach to latex allergy problem. *Anesth Analg* 2002;95:956-960.

45. Leynadier F, Herman D, Vervloet D: Specific immunotherapy with a standardized latex extract versus placebo in allergic healthcare workers. *J Allergy Clin Immunol* 2000;106:585-590.

46. Sastre, J, Fernandez-Nieto M, Rico P: Specific immunotherapy with a standardized latex extract in allergic workers: A doubleblind, placebo-controlled study. *J Allergy Clin Immunol* 2003;111:985-994.

38 Existem Técnicas Especiais em Pacientes Obesos?

David M. Eckmann, PhD, MD

INTRODUÇÃO

Atualmente, a obesidade tornou-se uma epidemia e afeta uma porcentagem significativa da população adulta nos Estados Unidos da América e também em todas as nações desenvolvidas.[1] O índice de massa corporal (IMC) é a classificação mais amplamente aplicada e utilizada para avaliar o peso. O IMC é calculado pelo peso da pessoa em kilogramas, dividido pelo quadrado da altura medida em metros. Usando este sistema, os pacientes são considerados com sobrepeso quando o IMC estiver entre 25 e 29,9 kg/m^2 e obesos quando o IMC estiver entre 30 e 49,9 kg/m^2. A classificação de obesidade ainda é subdividida em classe 1 (IMC variando de 30 a 34,9 kg/m^2), classe 2 (de 35 a 39,9 kg/m^2) e classe 3 (de 40 a 49,9 kg/m^2), baseadas no aumento do risco de desenvolvimento de problemas de saúde. Pacientes com um IMC de 50 kg/m^2 ou mais são considerados superobesos.

Estima-se que mais de 100 milhões de americanos ou 65% da população adulta americana estejam com sobrepeso ou são obesos. A obesidade frequentemente é acompanhada por estados múltiplos de comorbidade, incluindo a resistência à insulina, *diabetes mellitus* tipo 2, apneia obstrutiva do sono, hipoventilação, doença cardiovascular, hipertensão, certas doenças malignas e osteoartrite. A obesidade está associada à morte precoce. O rápido crescimento da prevalência tanto da obesidade mórbida como da superobesidade, juntamente com o aumento do risco de morte precoce dentro da população obesa, têm aumentado significativamente o número de cirurgias bariátricas realizadas anualmente para permitir que os pacientes diminuam seu peso. Estima-se que cerca de 175.000 cirurgias bariátricas foram realizadas em 2006 e mais de 200.000 em 2008. O cuidado com o paciente obeso não se restringe somente às cirurgias para obesidade, mesmo porque estes pacientes submetem-se a todos os tipos de operações.

Os pacientes obesos apresentam desafios especiais para o anestesiologista em relação ao cuidado das vias aéreas, posicionamento, monitorização, escolha da técnica anestésica e agentes anestésicos, controle da dor e cuidados pós-operatórios. Destes desafios, o mais significativo e melhor estudado está na área de intubação endotraqueal, seguido de um cuidadoso posicionamento do paciente, além da fisiologia pulmonar, manutenção da oxigenação e volume pulmonar. Há evidências crescentes de que abordagens, técnicas e intervenções específicas utilizadas nos cuidados com pacientes obesos alteram os resultados.

POSICIONAMENTO DO PACIENTE E MANUSEIO DAS VIAS AÉREAS

A laringoscopia e intubação endotraqueal frequentemente tem sido consideradas mais difíceis de ser realizadas em pacientes obesos do que naqueles que possuem o IMC normal. Isto, quase sempre, parece ser consequência de o paciente obeso ter um pescoço curto e grosso, a língua grande e redundante tecido mole faríngeo significativo. A correlação entre obesidade mórbida e dificuldade na laringoscopia e na intubação, entretanto, não é universalmente observada na experiência clínica. Na verdade, com frequência observa-se que não há diferença entre a laringoscopia e a intubação em pacientes magros e obesos. Isto é provável de resultar de uma simples, mas importante, diferença na prática clínica. Uma atenção cuidadosa ao posicionamento do paciente antes de indução da anestesia geral desempenha um papel importante na prestação de ótimas condições para o sucesso da colocação do tubo endotraqueal sob visão direta.

FISIOLOGIA PULMONAR E MANUTENÇÃO DA OXIGENAÇÃO E DO VOLUME PULMONAR

Pacientes obesos apresentam anormalidades pulmonares múltiplas, incluindo diminuição na capacidade vital, na capacidade inspiratória, no volume de reserva expiratória e na capacidade residual funcional. O volume de fechamento nos indivíduos obesos é igual ou pode diminuir, particularmente em pacientes na posição supina ou semissentada. O paciente obeso é suscetível de sofrer quedas rápidas na saturação de oxigênio, especialmente durante períodos de apneia, como as que ocorrem durante a indução de anestesia geral, e pode deixar de recrutar unidades de trocas gasosas (alvéolos) por todo o decorrer da anestesia.[2] Uma variedade de manobras tem sido estudada como medidas para preservar a oxigenação e manter o volume pulmonar especialmente na população obesa.

EVIDÊNCIAS

Inúmeros estudos foram realizados para determinar a incidência de dificuldade em realizar a laringoscopia ou a intubação na população obesa (Tab. 38-1). Entretanto, apesar de muitos demonstrarem um aumento significativo na incidência

Capítulo 38 Existem Técnicas Especiais em Pacientes Obesos?

Tabela 38-1 Resumo de Ensaios sobre Manejo das Vias Aéreas

Estudo, Ano	Número de Indivíduos (Intervenção/Não Intervenção)	Desenho do Estudo Duplo-cego Placebo-controlado	Intervenção	Controle	Resultados
Voyagis, 1998	1.833 (1.733 normais/99 obesos)	Não cego	Nenhuma	Posição olfativa	Risco aumentado de laringoscopia difícil com obesidade
Brodsky, 2002	100 obesos	Não cego	Nenhuma	Posição de rampa	Obesidade não aumenta a dificuldade na intubação
Juvin, 2003	263 (134 normais/129 obesos)	Não cego	Nenhuma	Posição semissentada e olfativa	Risco aumentado de intubação difícil com obesidade
Ezri, 2003	50 obesos	Não cego	Nenhuma	Posição olfativa	Risco aumentado de laringoscopia difícil com mais tecido mole no pescoço
Collins, 2004	60 obesos (30 posição inclinada/30 olfativa)	Cego	Posição de rampa	Posição olfativa	Melhora da visão laringoscópica na posição de rampa

da dificuldade na laringoscopia e na intubação em comparação com a população em geral, alguns deles mostraram não haver qualquer diferença. Um estudo tentando associar a classificação orofaríngea de Mallampati ou o IMC como preditores de laringoscopia difícil encontrou um valor preditivo positivo significativamente maior de dificuldade na laringoscopia utilizando em conjunto ambos os índices (IMC e classificação de Mallampati).[3] Durante a laringoscopia, a cabeça do paciente foi mantida em posição olfativa ótima, independentemente do IMC. Em um estudo realizado apenas em pacientes obesos, o IMC não estava associado a dificuldades na intubação.[4] Um escore de Mallampati alto foi identificado como preditor de "problema de intubação em potencial", mas intubação pela laringoscopia direta foi realizada com sucesso em 99 de 100 pacientes estudados. Todos os pacientes foram posicionados com coxins sob os ombros, com a cabeça elevada e o pescoço em extensão. Um outro estudo, com grupo de pacientes magros e obesos, encontrou o escore de Mallampati de III ou IV como o único fator de risco independente para uma intubação difícil no grupo dos pacientes obesos.[5] Os autores determinaram que o escore de Mallampati tem baixa especificidade e valores preditivos positivos (62% e 29%, respectivamente) para intubação difícil. Eles concluíram que a intubação era mais difícil em pacientes obesos. Durante a intubação, os pacientes deste estudo eram posicionados semirreclinados (30º), com a cabeça na posição olfativa. Outro grupo de autores utilizou o ultrassom para quantificar o tecido mole entre a pele e o aspecto anterior da traqueia no nível das cordas vocais.[6] Eles também utilizaram critérios clássicos para a avaliação da via aérea, como a distância tireomental, a abertura da boca, o grau de mobilidade do pescoço, o índice de Mallampati, a circunferência do pescoço e a presença de apneia obstrutiva do sono. Somente o excesso de tecido pré-traqueal medido ultrassonicamente e a medida de circunferência do pescoço foram preditores positivos de intubação difícil. A laringoscopia foi realizada com pacientes na posição olfativa. Uma meta-análise com 35 estudos, incluindo os quatro estudos descritos anteriormente, foi realizada para deter-

minar a precisão diagnóstica de testes pré-indutivos, com o objetivo de prever a dificuldade na intubação em pacientes sem patologia nas vias aéreas.[7] Um achado importante foi que a incidência de intubação difícil nos pacientes obesos era três vezes maior do que a incidência na população não obesa. Isto pode ter sido resultante de um posicionamento subótimo do paciente, o qual não está descrito muito claramente em qualquer dos estudos anteriores para incluir a posição de rampa, isto é, a elevação dos membros superiores e da cabeça de pacientes com obesidade mórbida, alinhando a orelha com o esterno horizontalmente – como foi mostrado melhorar a visualização laringoscópica.[8] Neste estudo com pacientes obesos mórbidos, eles ficaram tanto na posição olfativa como na de elevação do membro superior e da cabeça para a laringoscopia e a intubação. Os resultados apresentaram uma diferença estatisticamente significante para a vista laringeal na posição de rampa, proporcionando uma visão superior.

Existem pesquisas elaboradas para examinar a taxa de desenvolvimento de hipoxemia em pacientes durante a apneia (Tab. 38-2). Em um estudo, os pacientes foram desnitrogenados com oxigênio a 100% através de máscara facial, antes da indução de anestesia geral.[2] A apneia foi permitida até que a SpO_2 caísse para 90%. Os pacientes obesos alcançaram este ponto em menos de três minutos, enquanto os pacientes com IMC normal demoraram 6 minutos. Esforços para a prevenção de formação de atelectasia e dessaturação durante a indução de anestesia geral nos pacientes obesos incluem a aplicação de pressão positiva contínua nas vias aéreas (CPAP) durante a pré-oxigenação,[9-11] em conjunto com a pressão positiva no final da expiração (PEEP) e ventilação mecânica com máscara após a indução.[11] A aplicação de 10 cm de H_2O de CPAP durante a pré-oxigenação em posição supina resultou em uma PaO_2 maior após a intubação e diminuição no desenvolvimento de atelectasia.[9] A combinação de CPAP durante a pré-oxigenação e PEEP/ventilação mecânica depois da indução prolongou significativamente a duração da apneia não hipoxêmica para três minutos, comparado com dois minutos encontrados nos controles dos que não recebem CPAP ou PEEP. A utilização de 7,5 cm H_2O de CPAP durante

260 Seção III MANEJO PERIOPERATÓRIO

| Tabela 38-2 | **Resumo de Ensaios sobre Oxigenação e Mecânica Pulmonar** | | | | |

Estudo, Ano	Número de Indivíduos (Intervenção/Não Intervenção)	Desenho do Estudo Duplo-cego Placebo-controlado	Intervenção	Controle	Resultados
Jense, 1991	24 (7 normais/11 obesos classe 1/ 6 obesos classe 3)	Não cego	Nenhuma	Nenhum	Pacientes obesos apneicos dessaturam mais rápido do que os normais.
Boyce, 2003	26 (9 Trendelenburg reverso/ 9 supino/ 9 *back-up*	Não cego	Nenhuma	Nenhum	Pacientes apneicos na posição de Trendelenburg reverso dessaturam mais lentamente.
von Ungern-Sternberg, 2004	161 (125 normais/ 36 obesos)	Não cego	Nenhuma	Valores pré-operatórios	Pacientes obesos tiveram uma diminuição maior nos valores espirométricos no pós-operatório.
Bardoczky, 1995	8	Não cego	Aumento do volume corrente	Volume corrente basal	Aumento do volume corrente. Aumento da pressão das vias respiratórias, mas não da oxigenação.
Perilli, 2000	15	Não cego	Posição de Trendelenburg reverso	Posição supina	Mecânicas pulmonares e oxigenação melhores.
Cressey, 2001	20 (10 sem CPAP/ 10 CPAP)	Randomizado, não cego	CPAP	Sem CPAP	A pré-oxigenação usando CPAP aumenta o tempo de apneia para dessaturação.
Coussa, 2004	18 (9 CPAP + PEEP/ 9 sem CPAP ou PEEP)	Randomizado Não cego	Pré-indução de CPAP e PEEP pós-intubação	Sem aplicação de CPAP ou PEEP	Pressão positiva nas vias aéreas aumenta oxigenação e diminui a atelectasia.
Gander, 2005	27 (12 CPAP e PEEP/ 15 sem CPAP ou PEEP)	Randomizado não cego	Pré-indução de CPAP e pós-induçao de PEEP	Sem aplicação de CPAP ou PEEP	Pressão positiva nas vias aéreas aumenta a oxigenação e prolonga o tempo de apneia para dessaturação.
Dixon, 2005	42 (21 cabeça elevada/21 supina)	Randomizado, não cego	Posição com cabeça elevada	Posição supina	A posição com elevação da cabeça aumenta a oxigenação e prolonga o tempo de apneia para dessaturação.
Sprung, 2003	12 (6 obesos, 6 normais)	Não cego	Alteração na posição do corpo, taxas respiratórias, volume corrente, pneumoperitôneo	Posição supina, sem pneumo-peritôneo, ventilação basal	A oxigenação é mais baixa em pacientes obesos e independente da posição do corpo e modo ventilatório durante o pneumoperitôneo.
Whalen, 2006	20 (10 com manobras de recrutamento/ 10 sem manobras)	Randomizado	Insuflação pulmonar sustentada mais PEEP	Sem intervenção sustentada ou PEEP	Manobras de recrutamento aumentam a oxigenação.
Pelosi, 1999	18 (9 obesos/9 normais)	Não cego	PEEP	Sem PEEP	PEEP melhora a oxigenação e mecânicas pulmonares de pacientes obesos, entubados e ventilados.

os três minutos de pré-oxigenação em posição supina não altera o tempo exigido pelos pacientes obesos para dessaturar a uma SpO_2 de 90%.[10] Pré-oxigenação colocando a cabeça levantada a 25° (*i. e.*, costas inclinadas), como que oposta à posição supina, o posicionamento sem pressão respiratória positiva prolongou o tempo exigido para anestesiar pacientes obesos apneicos ao dessaturar a uma SpO_2 até 92%.[12] Os pacientes na posição com a cabeça levantada tem uma PaO_2 significativamente mais alta depois da pré-oxigenação, exatamente antes da indução. A obesidade associada a uma falha nas trocas gasosas demonstrou

Capítulo 38 *Existem Técnicas Especiais em Pacientes Obesos?*

depender da relação cintura-quadril, um índice que avalia a distribuição do tecido adiposo em torno do tórax.[13] Este estudo também demonstrou que homens com obesidade mórbida são mais propensos a problemas com a troca gasosa pulmonar do que mulheres com obesidade mórbida. Em outro estudo realizado para avaliar o efeito do posicionamento no desenvolvimento de hipoxemia em pacientes superobesos, durante a apneia após a indução anestésica e intubação, os pacientes foram ventilados com 50% de oxigênio/50% de ar comprimido durante cinco minutos antes de a ventilação mecânica ser desconectada.[14] A apneia persistiu até a SpO_2 cair para 92% antes de recomeçar a ventilação. Os pacientes na posição supina alcançaram este ponto em dois minutos, enquanto levou-se 30 segundos a mais para a posição supina com as costas elevadas a 30° e um minuto a mais usando a posição de Trendelenburg reverso a 30°. A utilização da posição de Trendelenburg reverso a 30° em pacientes obesos submetidos à cirurgia bariátrica também demonstrou reduzir a diferença alveoloarterial de oxigênio, assim como aumentar da complacência ventilatória total e diminuir pico de pressão inspiratória e os platôs de pressão ventilatória, quando comparados com a posição supina.[15] A capacidade vital também evidenciou diminuir para um maior grau sob anestesia geral em pacientes obesos, comparados com pacientes com pesos normais.[16]

Manobras intraoperatórias para manter o volume pulmonar e a oxigenação também tem sido estudadas. O aumento do volume corrente de 13 para 22 mL/kg em pacientes obesos ventilados sob anestesia geral não melhorou a falha de trocas gasosas, mas aumentou a pressão das vias aéreas.[17] O uso de 10 cm H_2O PEEP demonstrou ter um grande efeito em pacientes obesos quando comparados com pessoas normais na melhora das mecânicas ventilatórias, aumento da PaO_2 e diminuição da diferença alveoloarterial de oxigênio durante a anestesia geral com bloqueio neuromuscular.[18] É especialmente importante levar em consideração os pacientes obesos submetidos a procedimentos laparoscópicos, pois o pneumoperitônio afeta negativamente o mecanismo pulmonar pelo aumento da resistência pulmonar e da diminuição da complacência pulmonar dinâmica.[19] Durante o pneumoperitônio, alterações na posição do corpo, do volume corrente e da taxa respiratória não alteram a diferença alveoloarterial de oxigênio em pacientes obesos.[20] Durante o pneumoperitônio após cirurgia bariátrica laparoscópica, o recrutamento alveolar pela inflação pulmonar com suporte de 50 cm H_2O, acompanhado de ventilação mecânica PEEP de 12 cm H_2O, mostrou aumentar a PaO_2 intraoperatória, apesar de causar hipotensão requerendo o uso de vasopressores.[21] Uma tentativa de otimizar o uso do PEEP em pacientes obesos submetidos à cirurgia de *bypass* gástrico por laparoscopia mostrou que a capacidade residual funcional normal foi mantida com PEEP de 15 ± 1cm H_2 No entanto, houve necessidade da infusão de expansores do volume intravascular para prevenir as alterações hemodinâmicas induzidas pela PEEP.[22]

ÁREAS DE INCERTEZA

Não existe um exame de pré-indução ideal ou algum teste que identifique claramente os pacientes de risco para dificuldades na laringoscopia e na intubação. Apesar de algumas evidências indicarem que a dificuldade na laringoscopia e intubação é mais frequentemente encontrada na população obesa, estu-

dos realizados com pacientes obesos posicionados com elevação dos membros superiores e da cabeça indicam que a visão laringoscópica superior é nitidamente observada em comparação àquela encontrada em pacientes obesos colocados na posição olfativa. Nenhum estudo foi realizado com a finalidade de determinar a posição ideal para um alinhamento apropriado das vias respiratórias e otimizar a probabilidade de sucesso da laringoscopia e intubação em pacientes obesos.

A melhor posição do paciente e o uso de PEEP na pré-oxigenação durante a indução da anestesia e no intraoperatório não têm sido bem definidos no cuidado ao paciente obeso. A utilização de ventilação não invasiva – incluindo pressão de suporte e BiPAP emitido pela máscara para pré-oxigenação, indução e manutenção da anestesia para manter a oxigenação e os mecanismos ventilatórios em pacientes obesos – não vem sendo explorada suficientemente. Ainda não foi identificado o posicionamento ideal, uso de PEEP e modos de ventilação especiais antes de emergência e extubação para manter as funções pulmonares e as trocas gasosas depois da extubação.

DIRETRIZES

Atualmente, não existem orientações publicadas por sociedades nacionais relacionadas à publicação de tratamento das vias respiratórias em pacientes obesos. Assim como em qualquer indução anestésica, os profissionais devem estar preparados para encontrar dificuldades. Portanto, métodos emergenciais de determinação e manutenção das vias aéreas devem estar rapidamente disponíveis, conforme estabelecido no algoritmo da Sociedade Americana de Anestesiologia, para o tratamento das dificuldades nas vias respiratórias. O paciente deve ser colocado cuidadosamente na posição com elevação dos membros superiores e da cabeça, antes da indução da anestesia geral. Nenhuma diretriz foi publicada por sociedades nacionais para abordar questões como a manutenção de oxigenação e ventilação mecânica em pacientes obesos submetidos à anestesia geral. Considerando os estudos e tratamentos das vias aéreas descritos anteriormente, envolvendo oxigenação, volume pulmonar e mecânicas ventilatórias para indivíduos obesos, os profissionais devem ter como objetivo a posição do paciente para alcançarmos as metas fixadas visando uma melhor visão laringoscópica, facilitando, assim, a intubação endotraqueal e estabelecendo condições ótimas para a oxigenação e preservação da função mecânica pulmonar.

RECOMENDAÇÕES DO AUTOR

MANEJO DA VIA AÉREA, OXIGENAÇÃO E MANEJO INTRAOPERATÓRIO

- Baseado na evidência de ensaios randomizados controlados e na revisão de literatura para o tratamento das vias aéreas de pacientes obesos, estes devem ser prontamente intubados por laringoscopia direta depois de colocados cuidadosamente na posição de rampa (elevação dos membros superiores e da cabeça)
- Pacientes obesos devem ser examinados com cautela quanto aos sinais objetivos normais de potencial intubação difícil, tais como diminuição da abertura bucal, dentes protuberantes grandes, limitada mobilidade do pescoço e retrognatia.

Continua

262 Seção III MANEJO PERIOPERATÓRIO

RECOMENDAÇÕES DO AUTOR

- Técnicas como a laringoscopia direta, com paciente acordado ou com anestesia tópica e reduzida sedação, podem ser utilizadas para avaliar a visão laringoscópica e decidir se prosseguimos com a indução da anestesia geral ou optamos por intubação no paciente acordado, sedado com fibra ótica.
- Equipamentos para manejo emergencial das vias aéreas, incluindo as máscaras laríngeas e um broncoscópio de fibra ótica, devem estar disponíveis.
- Colocar o paciente na posição de rampa e, se necessário, complementar a inclinação com o Trendelenburg reverso, para obter de 25° a 30° de inclinação do tórax antes da pré-oxigenação.
- Pré-oxigenar os pacientes por três a cinco minutos com 100% de oxigênio usando alguma pressão positiva. Para um paciente com apneia obstrutiva do sono em uso de CPAP, usar CPAP ou ventilação de suporte de pressão nos mesmos parâmetros utilizados pelo paciente em casa. Senão, CPAP de 10 cm H_2O deverá ser usado.
- Manter PEEP de 10 a 12 cm H_2O durante o intraoperatório, mas seja cuidadoso para tratar a hipotensão arterial que possa ocorrer.
- Se a posição do paciente mudar no intraoperatório, retorná-lo à posição com elevação da cabeça antes de acordá-lo e extubá-lo.

REFERÊNCIAS

1. Hensrud DD, Klein S: Extreme obesity: A new medical crisis in the United States. *Mayo Clinic Proc* 2006;81:S5-10.
2. Jense HG, Dubin SA, Silverstein PI, O'Leary-Escolas U: Effect of obesity on safe duration of apnea in anesthetized humans. *Anesth Analg* 1991;72:89-93.
3. Voyagis GS, Kyriakis KP, Dimitriou V, Vrettou I: Value of oropharyngeal Mallampati classification in predicting difficult laryngoscopy among obese patients. *Eur J Anaesthesiol* 1998;15:330-334.
4. Brodsky JB, Lemmens HJM, Brock-Utne JG, et al: Morbid obesity and tracheal intubation. *Anesth Analg* 2002;94:732-736.
5. Juvin P, Lavaut E, Dupont H, et al: Difficult tracheal intubation is more common in obese than in lean patients. *Anesth Analg* 2003;97:595-600.
6. Ezri T, Gewurtz G, Sessler DI, et al: Prediction of difficult laryngoscopy in obese patients by ultrasound quantification of anterior neck soft tissue. *Anaesthesia* 2003;58:1111-1114.
7. Shiga T, Wajima Z, Inoue T, Sakamoto A. Predicting difficult intubation in apparently normal patients—a meta-analysis of bedside screening test performance. *Anesthesiology* 2005;103:429-437.

8. Collins JS, Lemmens HJM, Brodsky JB, et al: Laryngoscopy and morbid obesity: A comparison of the "sniff" and "ramped" positions. *Obesity Surgery* 2004;14:1171-1175.
9. Coussa M, Proietti S, Schnyder P, et al: Prevention of atelectasis formation during the induction of general anesthesia in morbidly obese patients. *Anesth Analg* 2004;98:1419-1495.
10. Cressey DM, Berthoud MC, Reilly CS: Effectiveness of continuous positive airway pressure to enhance pre-oxygenation in morbidly obese women. *Anaesthesia* 2001;56:680-684.
11. Gander S, Frascarolo P, Suter M, et al: Positive end-expiratory pressure during induction of general anesthesia increases duration of nonhypoxic apnea in morbidly obese patients. *Anesth Analg* 2005;100:580-584.
12. Dixon BJ, Dixon JB, Carden JR, et al: Preoxygenation is more effective in the 25 degrees head-up position than in the supine position in severely obese patients: A randomized controlled study. *Anesthesiology* 2005;102:1110-1115.
13. Zavorsky GS, Murias JM, Kim dJ, et al: Waist-to-hip ratio is associated with pulmonary gas exchange in the morbidly obese. *Chest* 2007;131:362-367.
14. Boyce JR, Ness T, Castroman P, Gleysteen JJ: A preliminary study of the optimal anesthesia positioning for the morbidly obese patient. *Obesity Surgery* 2003;13:4-9.
15. Perilli V, Sollazzi L, Bozza P, et al: The effects of the reverse Trendelenburg position on respiratory mechanics and blood gases in morbidly obese patients during bariatric surgery. *Anesth Analg* 2000;91:1520-1525.
16. von Ungern-Sternberg BS, Regli A, Schneider MC, et al: Effect of obesity and site of surgery on perioperative lung volumes. *Br J Anaesth* 2004;92:202-207.
17. Bardoczky GI, Yernault JC, Houben JJ, d'Hollander AA: Large tidal volume ventilation does not improve oxygenation in morbidly obese patients during anesthesia. *Anesth Analg* 1995;81:385-388.
18. Pelosi P, Ravagnan I, Giurati G, et al: Positive end-expiratory pressure improves respiratory function in obese but not in normal subjects during anesthesia and paralysis. *Anesthesiology* 1999;91:1221-1231.
19. El Dawlatly AA, Al Dohayan A, Abdel-Meguid ME, et al: The effects of pneumoperitoneum on respiratory mechanics during general anesthesia for bariatric surgery. *Obesity Surgery* 2004;14:212-215.
20. Sprung J, Whalley DG, Falcone T, et al: The effects of tidal volume and respiratory rate on oxygenation and respiratory mechanics during laparoscopy in morbidly obese patients. *Anesth Analg* 2003;97:268-274.
21. Whalen FX, Gajic O, Thompson GB, et al: The effects of the alveolar recruitment maneuver and positive end-expiratory pressure on arterial oxygenation during laparoscopic bariatric surgery. *Anesth Analg* 2006;102:298-305.
22. Erlandsson K, Odenstedt H, Lundin S, Stenqvist O: Positive endexpiratory pressure optimization using electric impedance tomography in morbidly obese patients during laparoscopic gastric bypass surgery. *Acta Anaesthesiol Scand* 2006;50:833-839.

39 Há uma Conduta Ideal para o Paciente Suscetível à Hipertermia Maligna?

Charles B. Watson, MD, FCCM

INTRODUÇÃO

A crise de hipertermia maligna (CHM) é uma síndrome herdada potencialmente letal, deflagrada pela exposição a agentes anestésicos. A comunidade anestésica está mais bem preparada para lidar com a crise de hipertermia maligna e pacientes portadores de um diagnóstico de suscetibilidade à hipertermia maligna (SHM) porque a CHM é deflagrada pela anestesia e pelo estresse, sendo que sua identificação e tratamento precoces são mais comuns no ambiente perioperatório.[1] O resultado da CHM tem melhorado e métodos alternativos de identificar outros familiares em risco[2] suplementaram o dispendioso teste de contratura com halotano-cafeína *in vivo* (TCHC) e o histórico familiar positivo como uma base para estabelecer o risco. Existe uma população crescente de indivíduos suscetíveis à hipertermia maligna que podem requerer cirurgia eletiva ou de emergência. A anestesia para SHM é de alto risco porque os medicamentos anestésicos ou o estresse podem induzir **uma** CHM com morte resultante ou morbidade importante.

Atualização em Hipertermia Maligna

A incidência da CHM inesperada relatada em populações cirúrgicas varia de 1:5.000 até 1:50.000 pacientes.[3] A crise de hipertermia maligna pode suceder à exposição anestésica à succinilcolina e a todos os agentes anestésicos voláteis potentes. É caracterizada por acelerar o hipermetabolismo, com febre crescente e falência de múltiplos órgãos em evolução. Os sinais clínicos da crise de hipertermia maligna são progressivos e inespecíficos: taquiarritmias, taquipneia com hipercapnia, pressão arterial instável e febre. Os achados laboratoriais de acidose metabólica e respiratória mista progressiva, hiperpotassemia e creatina fosfocinase crescente predizem as arritmias, rabdomiólise, coagulação intravascular disseminada, lesão hepática, disfunção renal, encefalopatia e morte, a menos que a CHM seja reconhecida e tratada de imediato. O tratamento requer a suspensão dos agentes inalatórios, hiperventilação, tratamento da acidose e hiperpotassemia, controle da febre, administração de dantrolene sódico e terapia intensiva preventiva.[1,4,5] A suscetibilidade para a hipertermia maligna é determinada geneticamente.[6]

Antes da introdução dos protocolos de reconhecimento e tratamento precoces, a crise de hipertermia maligna era, em sua grande maioria, fatal. Depois de amplos esforços educacionais nos anos 70, que destacaram a suspeita precoce da crise de HM e o tratamento expectante, a taxa de fatalidade caiu para 60% a 80%. Com a introdução do dantrolene sódico e a consciência aumentada da síndrome no final dos anos 70 e nos anos 80, as taxas de mortalidade caíram para níveis muito baixos,[3,7,8] mas continuam a existir mortes perioperatórias atribuídas à CHM.[9,10] Desde a década de 90, a genética tem sido um foco importante de pesquisa da hipertermia maligna.[11] Inúmeras variações genéticas foram identificadas nos pacientes que tinham exibido CHM em resposta aos deflagradores anestésicos ou demonstraram uma reação fenotípica positiva ao TCHC. Muitos genótipos estão associados a anormalidades no receptor de rianodina do músculo esquelético. Embora os testes genéticos oferecessem esperança para um meio simples de estabelecer quais pacientes têm CHM, a base genética dos indivíduos com hipertermia maligna fenotípica é cada vez mais complexa.[12-17] Na realidade, a variabilidade genética, juntamente com o desenvolvimento de mutações isoladas, podem contribuir para a variação observada nas apresentações clínicas e na gravidade da CHM.[18]

Quem É Suscetível à Hipertermia Maligna?

A crise de hipertermia maligna (CHM) foi observada em pacientes muito jovens e idosos de ambos os sexos. É comum nos pacientes que apresentam históricos negativos e anestesia sem intercorrência.[19] Em um relato, apenas 35% a 50% dos pacientes suscetíveis à hipertermia maligna (SHM) desenvolveram CHM quando expostos aos agentes anestésicos deflagradores.[20] Os agentes anestésicos que deflagram a CHM são amplamente utilizados porque são convenientes e efetivos, não há meio simples de estabelecer o risco para hipertermia maligna e ela é relativamente incomum. Por conseguinte, os médicos devem supor que todos os pacientes podem ser SHM. A CHM e outras crises perioperatórias hipermetabólicas fornecem uma forte justificativa para monitorizar todos os pacientes de anestesia para os sinais de hipermetabolismo inesperado, rigidez e febre.

Embora exista uma associação entre a hipertermia maligna e várias síndromes neuromusculares,[21-23] não há achados físicos que identifiquem os pacientes SHM.[24] Indivíduos que tiveram familiares mortos no período perioperatório por crise de hipertermia maligna ou que tiveram, eles mesmos, eventos semelhantes à hipertermia maligna frequentemente têm um histórico sugestivo ou identificam uma relação familiar com um paciente suscetível à hipertermia maligna (SHM). Quan-

264   Seção III   MANEJO PERIOPERATÓRIO

do os pacientes relatam uma crise de HM evidente e bem documentada, a triagem genética positiva ou um forte histórico familiar de CHM, o médico deve ficar alerta para um risco aumentado de CHM no período perioperatório e tratar o paciente como SHM. Quando um paciente fornece um histórico de episódio perianestésico sugestivo sem ter tido um TCHC, muitos médicos suporiam que o paciente é SHM. Alguns recomendam que qualquer paciente com doença neuromuscular seja tratado como SHM por causa da elevada correlação entre hipertermia maligna TCHC e doenças neuromusculares específicas, como a doença do núcleo central e a doença de múltiplos mininúcleos centrais.[25] Dados de resultados retrospectivos e prospectivos mostram que o resultado será ótimo para pacientes que se acredita serem SHM quando eles passam por anestesia destinada a evitar a deflagração da crise de HM.

OPÇÕES DE TRATAMENTO PARA PACIENTES SUSCETÍVEIS À HIPERTERMIA MALIGNA (SHM)

Os planos de anestesia para pacientes SHM devem evitar os agentes deflagradores conhecidos. Estes incluem todos os anestésicos inalatórios voláteis potentes e o relaxante muscular não despolarizante succinilcolina. A anestesia geral com uma técnica "balanceada", que utiliza o óxido nitroso e agentes intravenosos (IV), e a anestesia intravenosa total (TIVA), com ou sem relaxantes musculares não despolarizantes, são consideradas seguras. A anestesia regional com qualquer técnica e qualquer agente anestésico local também é segura. São aceitáveis a analgesia com óxido nitroso, a analgesia regional e todos os níveis de sedação com qualquer combinação de narcótico/sedativo/hipnótico. Os anestésicos não deflagradores são menos prováveis de evocar a CHM, porém a monitorização rigorosa é necessária porque a experiência anestésica e do procedimento podem deflagrar a CHM mesmo quando não são empregados agentes deflagradores específicos.

O pré-tratamento de pacientes SHM com dantrolene oral ou intravenoso pode evitar ou abortar a CHM, mas isto não é mais recomendado.

A conduta anestésica ideal deve satisfazer às necessidades do paciente, cirurgião e anestesiologista. As técnicas incomuns que envolvem medicamentos, habilidades ou equipamentos raramente empregados são pouco aconselhadas. Qualquer que seja o anestésico específico escolhido, os medicamentos, equipamentos e protocolos de tratamento da CHM devem estar disponíveis para o controle do paciente que desenvolve CHM ou reações semelhantes à hipertermia maligna (MH) durante a anestesia e cirurgia. As instalações ou consultórios de procedimento que fornecem anestesia, mas não empregam agentes deflagradores conhecidos, devem triar cuidadosamente os indivíduos SHM. Raramente, os pacientes SHM podem desenvolver hipertermia maligna quando estressados, ainda que não sejam usados agentes deflagradores.[26-28] A evidência para a ideia de que a CHM é uma "síndrome de estresse" é tênue e a questão é controversa. Se um paciente apresenta histórico de síndromes miopáticas instáveis e é SHM, o tratamento anestésico não deve ser efetuado sem preparação por causa da variabilidade fenotípica e de um risco desconhecido de sintomas semelhantes à hipertermia maligna. Se em uma instituição o anestesiologista não tem acesso aos protocolos

Tabela 39-1

Anestesia Segura para o Paciente HM	Medicamentos de Escolha
Anestesia local com ou sem sedação	Todos os anestésicos locais Todos os medicamentos narcóticos/sedativos
Anestesia geral "balanceada"	Óxido nitroso, relaxantes musculares não despolarizantes, opiáceos, todos os agentes de indução, sedativos, TIVA
Anestesia regional e analgesia com ou sem sedação	Todos os agentes anestésicos locais Todos os agentes sedativos IV/IM, opiáceos, hipnóticos

de suporte para a HM, equipe treinada, exames laboratoriais rapidamente disponíveis e equipamento de reanimação, o paciente suscetível à hipertermia maligna deve ser transferido para outra (Tab. 39-1).

EVIDÊNCIA

Dados experimentais e prospectivos sustentam estas condutas para o paciente suscetível à hipertermia maligna. Dados relativos ao tratamento do SHM são, com maior frequência, baseados em evidência ou em experiência. Importantes questões éticas limitam a exposição prospectiva dos indivíduos aos protocolos anestésicos experimentais que se acredita estarem em risco de vida para a crise de HM.

Dados experimentais demonstram a melhoria do resultado após a crise de hipertermia maligna durante as últimas quatro décadas. Uma diminuição histórica na morte e em outras morbidades após a CHM é provavelmente multifatorial. O resultado melhorado é atribuído ao reconhecimento mais precoce, suspensão dos agentes deflagradores, uso precoce de dantrolene e tratamento de suporte destinado a minimizar os insultos secundários associados ao CHM, juntamente com as tentativas de identificar os pacientes SHM para a recepção de anestesia sem deflagradores.[21,29] Uma revisão retrospectiva do resultado vinda da Nova Zelândia não relatou mortes associadas à CHM durante duas décadas – de 1981 a 2001.[8]

Em contraste com os achados recentes relatados por Pollock e colaboradores,[8] relatos de casos esporádicos, casos de tribunais e mortes publicadas no jornal[10] ou conhecidas por médicos voluntários da *MH Hotline Consultants – MHHLC*, nos Estados Unidos (https://about.mhaus.org/index.cfm/FUSEACTION/Hotline.Home.cfm, *Malignant Hyperthermia Association of the United States*, Sherbourne, NY) e exterior,[30] confirmam a impressão da mortalidade perioperatória continuada a partir da CHM catastrófica. Questões legais provavelmente impedem ou retardam o relato científico de mortes por hipertermia maligna. As complicações secundárias da CHM também podem ser sub-relatadas conforme demonstrado por publicações de casos esporádicos[31] e relatos do MHHLC.

Na era pré-dantrolene, os médicos não tinham vontade de fornecer anestesia eletiva para pacientes SHM, julgando que o risco de CHM era muito grande. Ninguém empreenderia

Capítulo **39** *Há uma Conduta Ideal para o Paciente Suscetível à Hipertermia Maligna?* **265**

uma comparação das condutas de tratamento envolvendo agentes de deflagração em seres humanos conhecidos por ser SHM por motivos éticos. A experiência com modelos animais de crise de HM mostrou que é segura a anestesia realizada sem agentes deflagradores. Foi desenvolvido um teste *in vivo* específico para o SHM que exigiu a biópsia muscular, o TCHC. A biópsia poderia ser realizada em adultos com anestesia local ou bloqueio nervoso. Nas crianças pequenas, em que a biópsia muscular para o TCHC não é adequada sem anestesia, foram realizados estudos controlados prospectivos do melhor anestésico eletivo para o paciente SHM como o único recurso. Relatou-se que a experiência com crianças usando agentes não deflagradores para a biópsia muscular com TCHC é segura.[32] Estas experiências, juntamente com relatos de casos esporádicos da prevenção bem-sucedida da crise de hipertermia maligna em pacientes suscetíveis à hipertermia maligna que requerem anestesia urgente, forneceram evidência para uma conduta cautelosa referente à cirurgia eletiva para o paciente SHM.[26,33,34] Por conseguinte, as equipes de anestesia e cirúrgica ficam mais desejosas de realizar a cirurgia de emergência e eletiva para pacientes suscetíveis à hipertermia maligna.[35-38]

A evidência de experiências adicionais inclui o conteúdo de aproximadamente 650 ligações telefônicas por ano[39] feitas para médicos conselheiros voluntários que servem como "consultores da linha telefônica quente sobre hipertermia maligna" (MHHLC), custeados pela *Malignant Hyperthermia Association of the United States – MHAUS*, (Sherborne, NY, www.mhaus.org), uma organização de defesa leiga estabelecida em 1981. Tudo é sumarizado e publicado a cada três meses no *The Communicator* pela MHAUS, que também fornece informações em seu endereço eletrônico e produz um "caso do mês" para discutir o tratamento da crise de hipertermia maligna ou eventos semelhantes. A crise de HM e as experiências similares à hipertermia maligna coletadas como relatos voluntários de "Reação Metabólica Adversa à Anestesia" formam a base de uma base de dados protegida para a privacidade, o MH Registry, criado em 1987 (www.mhreg.org). Estas bases de dados crescentes fornecem informações retrospectivas, mas sem denominador da crise de HM ou de eventos semelhantes à hipertermia maligna experimentados pela população geral. Não existem informações que estabeleçam a frequência de SHM na população geral. Dados retrospectivos fornecem *insight* inestimável no tratamento da crise de HM e episódios parecidos com HM que acontecem no ambiente da anestesia.[9,40,41] Também foram destacados os principais aspectos do tratamento da crise de HM. Por exemplo: embora a dose efetiva média de dantrolene tenha sido de aproximadamente 2,5 mg/kg, com os relatos de pacientes no registro de hipertermia maligna requerendo tanto quanto 10 mg/kg para o controle da crise de hipertermia maligna, relatos de caso ocasionais ilustraram o valor das doses crescentes de dantrolene quando a dose máxima típica de 10 mg/kg vem sendo excedida.[30] De modo similar, relatos de caso de CHM de início tardio[42] e de crise de HM recorrente levaram a recomendações, baseadas em evidência pelos consultores da *hotline* para HM, para a terapia continuada da crise de HM e no mínimo uma observação a cada hora no período pós-operatório.

Publicou-se apenas um pequeno número de estudos prospectivos de tratamento de pacientes SHM/CHM. Estes, juntamente com a experiência subsequente, acrescentaram um nível mais elevado de suporte baseado em evidência para as atuais estratégias de tratamento. O estudo multicêntrico do dantrolene, aprovado pela *Food and Drug Administration (FDA)*, publicado em 1982,[43,44] demonstrou que o dantrolene sódico foi efetivo no tratamento da CHM, desde que ela tenha sido reconhecida e tratada antes da morte súbita ou da lesão de sistema orgânico limitadora do resultado. Na realidade, a FDA aprovou o medicamento para esta finalidade em 1979, antes da publicação formal de dados de resultado revistos por colegas. A experiência posterior com dantrolene depois de sua aceitação como um tratamento para a CHM[45] permitiu estudos prospectivos de pacientes com biópsia muscular usando a sedação, bem como a anestesia geral e regional "sem deflagrador", sendo que a maioria foi com anestesias gerais.[19,32]

Esta evidência retrospectiva, juntamente com os relatos de caso publicados[46,47] e os encontros acumulados detalhados para o MH Registry e para o MHHLC de médicos voluntários, modificram a conduta anestésica para pacientes SHM ao demonstrar que os anestésicos livres de deflagradores são seguros. A frequência de crise de hipertermia maligna não somente é baixa quando os pacientes recebem anestesias que evitam os agentes deflagradores – como o resultado da CHM nesta população –, mas quando ela acontece e é tratada em um ambiente preparado. Isto é melhor do que acompanhar a CHM inesperada em outros ambientes.

ÁREAS DE INCERTEZA

Pré-tratamento com Dantrolene

As recomendações iniciais incluíam o pré-tratamento pré-operatório com dantrolene.[26] Subsequentemente, a experiência clínica com pacientes suscetíveis à hipertermia maligna,[32] os efeitos colaterais do dantrolene,[48] um pequeno número de complicações depois da terapia oral com dantrolene[49] e a capacidade de medir os níveis séricos de dantrolene[50] (com a demonstração de Flewellen de que os níveis séricos efetivos de dantrolene podem ser alcançados depois do ataque IV agudo)[51] sustentaram uma justificativa para eliminar o pré-tratamento rotineiro dos pacientes SHM através da dose oral de ataque de dantrolene antes da anestesia.[52] O tratamento IV com dantrolene foi estendido às crianças depois da demonstração da farmacocinética do dantrolene naquela população.[53] Da mesma forma, injeções intermitentes de dantrolene IV e/ou infusão de manutenção de dantrolene para continuar a supressão da hipertermia maligna depois da crise basearam-se na necessidade durante a experiência com os casos. A prática em evolução foi testada por experiência, embora não em estudos controlados, cegos e prospectivos. O pré-tratamento com dantrolene não é mais recomendado para pacientes com SHM que se submetem à cirurgia eletiva com anestésicos sem deflagradores.

Existem pacientes raros cuja doença muscular subjacente é tão sintomática que eles tomam dantrolene oral quando estressados na vida cotidiana, fora do ambiente da anestesia.[27,54] Isto, além da semelhança patológica entre a CHM e a fatalidade da termoplegia, levantou a questão de se a termoplegia é uma variante, ou mais comum, no SHM.[55-58] A crise de hipertermia maligna induzida por estresse pode estar associada à miopatia desconhecida ou ocorrer apenas em um subgrupo genético único de pacientes suscetíveis à hipertermia maligna. Os repositórios de dados são inadequados para nortear o profissional, mas seria prudente administrar o dantrolene no período pré-operatório e durante algum tempo no período pós-operatório para pacientes muito sintomáticos que tenham sintomas miopáticos, semelhantes à hipertermia maligna, com o estresse e o exercício.

A Rigidez do Músculo Masseter É uma Crise de Hipertermia Maligna até que se Prove o Contrário?

A rigidez ou espasmo do músculo masseter (RMM) em resposta aos relaxantes musculares despolarizantes[59] e/ou agentes deflagradores da hipertermia maligna foi identificada como um sinal clínico precoce da CHM[60,61] e/ou uma reação miotônica[62,63] comumente acompanhada por enzimas musculares elevadas, hiperpotassemia, arritmias e acidose metabólica. A relação entre RMM e a resposta miopática aguda e CHM fala a favor de uma conduta conservadora para RMM.[64] Recomenda-se que os agentes deflagradores e a anestesia sejam interrompidos depois da observação do RMM, enquanto possíveis causas do RMM são avaliadas.[65] O exame de TCHC dos adultos que sofreram diversas miopatias demonstraram, posteriormente, uma elevada incidência de respostas de contratura MH-positivas e MH-duvidosas.[66] A extensão em que a resposta miopática aos agentes anestésicos se assemelha à CHM é adicionalmente confundida pelo fato de que a TCHC na HM é provavelmente menos específica nestes pacientes.[25] Isto suportou uma impressão clínica de que diversas miopatias, além da hipertermia maligna, podem se manifestar com rigidez do músculo masseter (RMM) ou lesão muscular após a indução anestésica com agentes deflagradores da hipertermia maligna.

O reconhecimento da parada cardíaca súbita e da rabdomiólise depois da administração de succinilcolina a lactentes e crianças do sexo masculino ampliou o reconhecimento do risco, quer a etiologia fosse a mesma ou não.[67] A parada cardíaca e as arritmias após agentes deflagradores notadas durante as reações miotônicas são provocadas pela hiperpotassemia aguda, respostas musculares miopáticas ou por ambas.[68] Subsequentemente, os relatos de caso[69] e revisões retrospectivas[70,71] da RMM após succinilcolina em crianças sem outras reações miotônicas graves ou CHM geraram controvérsia. A RMM observada durante a anestesia em crianças ou adultos é uma variante normal da resposta à succinilcolina ou um sinal de alta probabilidade de lesão muscular significativa associada à CHM potencialmente letal ou crise miotônica?

Há muito se sabe que adultos e crianças que recebem succinilcolina desenvolvem elevação da creatina fosfocinase (CK) e mioglobinúria.[72,73] Um estudo prospectivo de 500 crianças demonstrou uma baixa incidência de RMM e, de modo mais comum, relaxamento mandibular incompleto após anestesia com halotano e succinilcolina.[74] Em um estudo prospectivo de mais de 5.000 crianças que receberam succinilcolina ou um relaxante não despolarizante após uma indução e técnica de intubação, com ou sem inalação de halotano,[75] ficou evidente que o agente inalatório estava associado à rigidez do músculo masseter. Vale ressaltar que, embora a CHM não tenha ocorrido, três dos 600 (0,5%) pacientes desenvolveram RMM depois da paralisia para a intubação após uma técnica que empregou halotano antes da intubação. Dois destes tiveram RMM com grandes aumentos da enzima CK após halotano e tiopental com relaxantes não despolarizantes. Portanto, a RMM não é apenas uma variante normal da resposta à succinilcolina em crianças, como também observada durante a administração de agentes inalatórios e relaxantes musculares não despolarizantes.

A incidência de hipertermia maligna e morte súbita após a RMM não é tão alta quanto se pensava inicialmente, mas as implicações da RMM são nítidas – um percentual significativo daqueles que demonstram RMM tem rabdomiólise associada a uma miopatia desconhecida que deveria ser avaliada. Os meninos jovens com distrofia muscular desconhecida, em particular, estão em risco para a hiperpotassemia, a qual poderia causar morte ou complicar muito a anestesia e o tratamento cirúrgico. Quer a miopatia desconhecida ou distrofinopatia seja a etiologia ou não, a RMM está frequentemente associada à lesão muscular significativa e ao risco de lesões secundárias concomitantes associadas à rabdomiólise: arritmia hiperpotassêmica, mialgias, sindrome compartimental periférica e comprometimento de membro, insuficiência renal e morte súbita.

Embora a evolução anestésica subsequente possa parecer benigna, a RMM pode estar associada à rabdomiólise e às lesões associadas acima mencionadas. A incidência pode variar com a população, porém a RMM é anormal. A RMM sinaliza uma necessidade de monitorização cuidadosa dos parâmetros cardiorrespiratórios e metabólicos, exame da urina para mioglobina, exames de sangue para eletrólitos, medição da CK e, possivelmente, gasometria arterial. Associada à CHM ou a uma resposta miopática grave, a RMM pode requerer a suspensão dos agentes anestésicos deflagradores, juntamente com o tratamento crítico agressivo. Pode haver a necessidade de abortar a cirurgia. A RMM clínica deve ser investigada sempre que for observada.

A Paciente Grávida Suscetível à Hipertermia Maligna

Além da recomendação de que pacientes grávidas suscetíveis à hipertermia maligna devem receber uma anestesia sem deflagrador, quer regional quer geral, ninguém possui dados específicos sobre o risco para o feto. Também não há qualquer evidência em relação à anestesia materna segura quando o feto é suscetível à hipertermia maligna e a mãe não é. Foi levantado o tema da exposição do feto ao dantrolene administrado à mãe,[76] mas não se recomendou a suspensão do tratamento da CHM com dantrolene durante a cesariana ou outra cirurgia materna.[77] Nenhum efeito colateral do dantrolene diferente da atonia uterina após a cesariana foi relatado.[78,79] Os relatos de caso coletados e o raciocínio dedutivo fornecem nossa única fonte de orientação.[77,80-83] A crise de hipertermia maligna neonatal foi suspeitada, mas não definitivamente confirmada,[84] embora a HM tenha sido relatada de forma esporádica em lactentes desde sete dias até seis meses de idade.[85-89]

A parturiente SHM deve receber a analgesia regional adequada, quando necessário. Ela deve se submeter a procedimentos operatórios sob técnicas anestésicas sem deflagrador. A profilaxia com dantrolene não está indicada, mas não deve ser suspensa na CHM aguda por medo do comprometimento fetal ou de complicações maternas.

RECOMENDAÇÕES DO AUTOR

- Pesquisar um histórico de doença neuromuscular, SHM, eventos pessoais ou familiares semelhantes à hipertermia maligna, ou morte por hipertermia associada à anestesia.
- Supor que os pacientes com história sugestiva são suscetíveis à hipertermia maligna.
- Informar o paciente sobre as preocupações de suscetibilidade à hipertermia maligna.
- Planejar a anestesia por agentes não deflagradores.
- Em geral, a profilaxia pré-operatória com dantrolene é desnecessária.
- Evitar técnicas ou medicamentos não familiares.
- Ter disponível o suprimento recomendado de dantrolene e o kit para a hipertermia maligna.
- Garantir o suporte clínico e institucional suficientes para tratar a crise de hipertermia maligna.
- Monitorizar os pacientes SHM ou suspeitos de SHM com mais rigor para os sinais da CHM.
- Tratar prontamente os episódios suspeitos com dantrolene e cuidados de suporte.
- Supor que a RMM está associada à hipertermia maligna, distrofinopatia ou outra causa de rabdomiólise crítica e monitorizar cuidadosamente.

REFERÊNCIAS

1. Denborough MA: Malignant hyperpyrexia. *Compr Ther* 1975;1(8):51-56.
2. Girard T, Treves S, et al: Molecular genetic testing for malignant hyperthermia susceptibility. *Anesthesiology* 2004;100(5):1076-1080.
3. Rosenberg H, Davis M, et al: Malignant hyperthermia. *Orphanet J Rare Dis* 2007;2:21.
4. King JO, Denborough MA: Malignant hyperpyrexia in Australia and New Zealand. *Med J Aust* 1973;1(11):525-528.
5. Strazis KP, Fox AW: Malignant hyperthermia: A review of published cases. *Anesth Analg* 1993;77(2):297-304.
6. Barlow MB, Isaacs H: Malignant hyperpyrexial deaths in a family. Reports of three cases. *Br J Anaesth* 1970;42(12):1072-1076.
7. Rosenberg H, Fletcher JE: An update on the malignant hyperthermia syndrome. *Ann Acad Med Singapore* 1994;23(6 suppl):84-97.
8. Pollock AN, Langton EE, et al: Suspected malignant hypertherimia reactions in New Zealand. *Anesth Intensive Care* 2002;30(4):453-461.
9. Larach MG, Brandom BW, et al: Cardiac arrests and deaths associated with malignant hyperthermia in North America from 1987 to 2006—a report from the North American malignant hyperthermia registry of the malignant hyperthermia association of the United States. *Anesthesiology* 2008;108(4):603-611.
10. Sarmiento G: Autopsy confirms Boca Raton cheerleader died of rare genetic ailment. *Palm Beach Post*, May 30, 2008.
11. MacLennan DH: The genetic basis of malignant hyperthermia. *Trends Pharmacol Sci* 1992;13(8):330-334.
12. Allen GC: Malignant hyperthermia and associated disorders. *Curr Opin Rheumatol* 1993;5(6):719-724.
13. Hopkins PM: Malignant hyperthermia: Advances in clinical management and diagnosis. *Br J Anaesth* 2000;85(1):118-128.
14. Girard T, Treves S, et al: Phenotype/genotype presentation of malignant hyperthermia. *Anesthesiology* 2001;95(10S):A-1175.
15. Robinson RL, Anetseder MJ, et al: Recent advances in the diagnosis of malignant hyperthermia susceptibility: How confident can we be of genetic testing? *Eur J Hum Genet* 2003;11(4):342-348.
16. Monnier N, Kozak-Ribbens G, et al: Correlations between genotype and pharmacological, histological, functional, and clinical phenotypes in malignant hyperthermia susceptibility. *Human Mutation* 2005;26(5):413-425.
17. Anderson AA, Brown RL, et al: Identification and biochemical characterization of a novel ryanodine receptor gene mutation associated with malignant hyperthermia. *Anesthesiology* 2008;108(2):208-215.
18. Fiege M, Wappler F, et al: Results of contracture tests with halothane, caffeine, and ryanodine depend on different malignant hyperthermia-associated ryanodine receptor gene mutations. *Anesthesiology* 2002;97(2):345-350.
19. Carr AS, Cunliffe M, et al: Incidence of malignant hyperthermia reactions in 2,214 patients undergoing muscle biopsy. *Can J Anaesth* 1995;42(4):281-286.
20. Bendixen D, Skovgaard LT, et al: Analysis of anaesthesia in patients suspected to be susceptible to malignant hyperthermia before diagnostic in vitro contracture test. *Acta Anaesthesiol Scand* 1997;41(4):480-484.
21. Britt BA: Preanesthetic diagnosis of malignant hyperthermia. *Int Anesthesiol Clin* 1979;17(4):63-96.
22. Deufel T, Muller-Felber W, et al: Chronic myopathy in a patient suspected of carrying two malignant hyperthermia susceptibility (MHS) mutations. *Neuromuscul Disord* 1992;2(5-6):389-396.
23. Brandt A, Schleithoff L, et al: Screening of the ryanodine receptor gene in 105 malignant hyperthermia families: Novel mutations and concordance with the in vitro contracture test. *Hum Mol Genet* 1999;8(11):2055-2062.
24. Ranklev E, Henriksson KG, et al: Clinical and muscle biopsy findings in malignant hyperthermia susceptibility. *Acta Neurol Scand* 1986;74(6):452-459.
25. Wappler F, Scholz J, et al: [Incidence of disposition for malignant hyperthermia in patients with neuromuscular diseases]. *Anasthesiol Intensivmed Notfallmed Schmerzther* 1998;33(6):373-380.
26. Gronert GA: Malignant hyperthermia. *Anesthesiology* 1980;53(5):395-423.
27. Gronert GA: Dantrolene in malignant hyperthermia (MH)-susceptible patients with exaggerated exercise stress. *Anesthesiology* 2000;93(3):905.
28. Wappler F, Fiege M, et al: Evidence for susceptibility to malignant hyperthermia in patients with exercise-induced rhabdomyolysis. *Anesthesiology* 2001;94(1):95-100.
29. Britt B: Management of malignant hyperthermia susceptible patients—a review. In *Malignant hyperthermia current concepts*. New York, Appleton-Century-Crofts, 1977, pp 63-76.
30. Blank JW, Boggs SD: Successful treatment of an episode of malignant hyperthermia using a large dose of dantrolene. *J Clin Anesth* 1993;5(1):69-72.
31. Burns AP, Hopkins PM, et al: Rhabdomyolysis and acute renal failure in unsuspected malignant hyperpyrexia. *Q J Med* 1993;86(7):431-434.
32. Dubrow TJ, Wackym PA, et al: Malignant hyperthermia: Experience in the prospective management of eight children. *J Pediatr Surg* 1989;24(2):163-166.
33. Byrick RJ, Rose DK, et al: Management of a malignant hyperthermia patient during cardiopulmonary bypass. *Can Anaesth Soc J* 1982;29(1):50-54.
34. Ording H, Hedengran AM, et al: Evaluation of 119 anaesthetics received after investigation for susceptibility to malignant hyperthermia. *Acta Anaesthesiol Scand* 1991;35(8):711-716.
35. Relton JE: Anesthesia for elective surgery in patients susceptible to malignant hyperthermia. *Int Anesthesiol Clin* 1979;17(4):141-151.
36. Jantzen JP, Erdmann K, et al: Malignant hyperthermia susceptibility—successful management with a stressfree technique. *Acta Anaesthesiol Belg* 1987;38(1):107-113.
37. Dershwitz M, Ryan JF, et al: Safety of amide local anesthetics in patients susceptible to malignant hyperthermia. *J Am Dent Assoc* 1989;118(3):276-278, 280.
38. Derkay CS, Grundfast KM: Management of otolaryngic patients susceptible to malignant hyperthermia without dantrolene. *Otolaryngol Head Neck Surg* 1991;105(5):680-686.
39. O'Flynn RP, Shutack JG, et al: Masseter muscle rigidity and malignant hyperthermia susceptibility in pediatric patients: An update on management and diagnosis. *Anesthesiology* 1994;80(6):1228-1229.
40. Landro L: A fresh focus on a rare risk of anesthesia. *Wall Street Journal*, April 30, 2008, p D1.
41. Allen GC, Larach MG, et al: The sensitivity and specificity of the caffeine-halothane contracture test: A report from the North American Malignant Hyperthermia Registry. The North American Malignant Hyperthermia Registry of MHAUS. *Anesthesiology* 1998;88(3):579-588.

268 Seção III MANEJO PERIOPERATÓRIO

42. Souliere CR Jr, Weintraub SJ, et al: Markedly delayed postoperative malignant hyperthermia. *Arch Otolaryngol Head Neck Surg* 1986;112(5):564-566.

43. Forrest WH, Jr: A collaborative clinical trial on trial. *Anesthesiology* 1982;56(4):249-250.

44. Kolb ME, Horn ML, et al: Dantrolene in human malignant hyperthermia, a multicenter study. *Anesthesiology* 1982;56:254-262.

45. Bronstein SL, Ryan DE, et al: Dantrolene sodium in the management of patients at risk from malignant hyperthermia. *J Oral Surg* 1979;37(10):719-724.

46. Bracali AM, Sette MP, et al: Risk and choice of anesthetics for patients with previous malignant hyperthermia syndrome. *Minerva Anestesiol* 1979;45(10):749-753.

47. Wagner W, Feldmann E: Malignant hyperthermia—therapy results with dantrolene. A case report. *Anasth Intensivther Notfallmed* 1983;18(5):270-271.

48. Wedel DJ, Quinlan JG, et al: Clinical effects of intravenously administered dantrolene. *Mayo Clin Proc* 1995;70(3):241-246.

49. Watson CB, Reierson N, et al: Clinically significant muscle weakness induced by dantrolene sodium prophylaxis for malignant hyperthermia. *Anesthesiology* 1986;65:312-314.

50. Wuis EW, Driessen JJ, et al: Dantrolene plasma and urine concentrations after oral pretreatment for malignant hyperthermia: Report of a case. *Eur J Anaesthesiol* 1986;3(3):219-223.

51. Flewellen EH, Nelson TE, et al: Dantrolene dose response in awake man: Implications for management of malignant hyperthermia. *Anesthesiology* 1983;59(4):275-280.

52. Mauritz W, Hackl W, et al: Malignant hyperthermia in Austria. III. Anesthesia in susceptible patients. *Anaesthesist* 1988;37(8):522-528.

53. Lerman J, McLeod ME, et al: Pharmacokinetics of intravenous dantrolene in children. *Anesthesiology* 1989;70(4):625-629.

54. Gronert GA, Thompson RL, et al: Human malignant hyperthermia: Awake episodes and correction by dantrolene. *Anesth Analg* 1980;59(5):377-378.

55. Denborough MA: Heat stroke and malignant hyperpyrexia. *Med J Aust* 1982;1(5):204-205.

56. Figarella-Branger D, Kozak-Ribbens G, et al: Pathological findings in 165 patients explored for malignant hyperthermia susceptibility. *Neuromuscul Disord* 1993;3(5-6):553-556.

57. Ali SZ, Taguchi A, et al: Malignant hyperthermia. *Best Pract Res Clin Anaesthesiol* 2003;17(4):519-533.

58. Wappler F: Is there a link between malignant hyperthermia and exertional heat illness? Commentary. *Br J Sports Med* 2007;41(5):284.

59. Cornet C, Moeller R, et al: Clinical features of malignant hyperthermia crisis. *Ann Fr Anesth Reanim* 1989;8(5):435-443.

60. Flewellen EH, Nelson TE: Halothane-succinylcholine induced masseter spasm: Indicative of malignant hyperthermia susceptibility? *Anesth Analg* 1984;63(7):693-697.

61. Ramirez JA, Cheetham ED, et al: Suxamethonium, masseter spasm and later malignant hyperthermia. *Anaesthesia* 1998;53(11):1111-1116.

62. Gronert GA: Myotonias and masseter spasm: Not malignant hyperthermia? *Anesthesiology* 1995;83(6):1382-1383.

63. Habre W, Sims C: Masseter spasm and elevated creatine kinase after intravenous induction in a child. *Anaesth Intensive Care* 1996;24(4):496-499.

64. Rosenberg H: Trismus is not trivial. *Anesthesiology* 1987;67(4):453-455.

65. Rosenbaum HK, Miller JD: Malignant hyperthermia and myotonic disorders. *Anesthesiol Clin North Am* 2002;20(3):623-664.

66. Heytens L, Martin JJ, et al: In vitro contracture tests in patients with various neuromuscular diseases. *Br J Anaesth* 1992;68(1):72-75.

67. Larach MG, Rosenberg H, et al: Hyperkalemic cardiac arrest during anesthesia in infants and children with occult myopathies. *Clin Pediatr (Phila)* 1997;36(1):9-16.

68. Sullivan M, Thompson WK, et al: Succinylcholine-induced cardiac arrest in children with undiagnosed myopathy. *Can J Anaesth* 1994;41(6):497-501.

69. Kaplan RF, Rushing E: Isolated masseter muscle spasm and increased creatine kinase without malignant hyperthermia susceptibility or other myopathies. *Anesthesiology* 1992;77(4):820-822.

70. Littleford JA, Patel LR, et al: Masseter muscle spasm in children: Implications of continuing the triggering anesthetic. *Anesth Analg* 1991;72(2):151-160.

71. Kosko JR, Brandom BW, et al: Masseter spasm and malignant hyperthermia: A retrospective review of a hospital-based pediatric otolaryngology practice. *Int J Pediatr Otorhinolaryngol* 1992;23(1):45-50.

72. Airaksinen MM, Tammisto T: Myoglobinuria after intermittent administration of succinylcholine during halothane anesthesia. *Clin Pharmacol Ther* 1966;7(5):583-587.

73. Thomas ET, Dobkin AB: Untoward effects of muscle relaxant drugs. *Int Anesthesiol Clin* 1972;10(1):207-225.

74. Hannallah RS, Kaplan RF: Jaw relaxation after a halothane/succinylcholine sequence in children. *Anesthesiology* 1994;81(1):99-103,discussion 28A.

75. Lazzell VA, Carr AS, et al: The incidence of masseter muscle rigidity after succinylcholine in infants and children. *Can J Anaesth* 1994;41(6):475-479.

76. Fricker RM, Hoerauf KH, et al: Secretion of dantrolene into breast milk after acute therapy of a suspected malignant hyperthermia crisis during cesarean section. *Anesthesiology* 1998;89(4):1023-1025.

77. Douglas MJ, McMorland GH: The anaesthetic management of the malignant hyperthermia susceptible parturient. *Can Anaesth Soc J* 1986;33(3 pt 1):371-378.

78. Weingarten AE, Korsh JI, et al: Postpartum uterine atony after intravenous dantrolene. *Anesth Analg* 1987;66(3):269-270.

79. Houvenaeghel M, Achilli-Cornesse E, et al: [Oral dantrolene in a parturient with myotonic dystrophy and susceptibility to malignant hyperthermia]. *Ann Fr Anesth Reanim* 1988;7(5):408-411.

80. Kaplan RF, Kellner KR: More on malignant hyperthermia during delivery. *Am J Obstet Gynecol* 1985;152(5):608-609.

81. Sorosky JI, Ingardia CJ, et al: Diagnosis and management of susceptibility to malignant hyperthermia in pregnancy. *Am J Perinatol* 1989;6(1):46-48.

82. Lucy SJ: Anaesthesia for caesarean delivery of a malignant hyperthermia susceptible parturient. *Can J Anaesth* 1994;41(12):1220-1226.

83. Foster RN, Boothroyd KP: Caesarean section in a complicated case of central core disease. *Anaesthesia* 2008;63(5):544-547.

84. Sewall K, Flowerdew RM, et al: Severe muscular rigidity at birth: Malignant hyperthermia syndrome? *Can Anaesth Soc J* 1980;27(3):279-282.

85. Mayhew JF, Rudolph J, et al: Malignant hyperthermia in a sixmonth old infant: A case report. *Anesth Analg* 1978;57(2):262-264.

86. Bailey AG, Bloch EC: Malignant hyperthermia in a three-monthold American Indian infant. *Anesth Analg* 1987;66(10):1043-1045.

87. Puschel K, Koops E, et al: [Postoperative malignant hyperthermia in a 7-day-old infant?] *Anaesthesist* 1989;38(2):81-84.

88. Wilhoit RD, Brown RE Jr, et al: Possible malignant hyperthermia in a 7-week-old infant. *Anesth Analg* 1989;68(5):688-691.

89. Chamley D, Pollock NA, et al: Malignant hyperthermia in infancy and identification of novel RYR1 mutation. *Br J Anaesth* 2000;84(4):500-504.

40 Qual é a Melhor Estratégia para Prevenir Náusea e Vômito Pós-operatórios?

Ashraf S. Habib, MBBCh, MSc, FRCA e Tong J. Gan, MBBS, FRCA, FFARCSI

INTRODUÇÃO

Náuseas e vômitos pós-operatórios (NVPO) estão entre os efeitos colaterais mais comuns associados à anestesia e à cirurgia. Atualmente, estima-se a incidência global de NVPO em todas as cirurgias e populações de pacientes entre 25% e 30%.[1] Além disso, estima-se que aproximadamente 0,18% de todos os pacientes possam sofrer NVPO intratáveis, levando à demora na alta de unidade de cuidados pós-anestésicos (UCPA) ou à admissão hospitalar imprevista, aumentando, assim, os custos médicos.[2] Os sintomas de NVPO estão também entre as experiências mais desagradáveis associadas à cirurgia e é uma das razões mais comuns para a insatisfação relatada pelo paciente no período pós-operatório.[3] Em uma pesquisa, os pacientes cirúrgicos estavam dispostos a pagar até 100 dólares para evitar NVPO.[4]

Como, em termos gerais, apenas 25-30% dos pacientes cirúrgicos sofrerão NVPO, nem todos precisarão de profilaxia antiemética. Portanto, é importante identificar pacientes em alto risco de sofrer NVPO. Alguns fatores de risco relacionados à anestesia, à cirurgia e ao paciente foram identificados (Tab. 40-1).[5] Apfel e colaboradores[6] desenvolveram um escore de risco simplificado, consistindo em quatro fatores preditivos: gênero feminino, história de enjoo de movimento ("enjoo de viagem") ou NVPO, *status* não tabagista e uso de opioides para analgesia pós-operatória. Se nenhum, um, dois, três ou quatro desses fatores de risco estavam presentes, as incidências de NVPO eram 10%, 21%, 39%, 61% e 79%, respectivamente.[6]

TERAPIAS

Agentes Farmacológicos

Os agentes farmacológicos disponíveis para prevenir NVPO podem ser resumidos assim:
- Antieméticos convencionais:
  - Antagonistas de receptores dopaminérgicos (D_2): fenotiazinas (p. ex., prometazina, proclorperazina); butirofenonas (p. ex., droperidol, haloperidol); benzamidas (p. ex., metoclopramida)
  - Anti-histamínicos (p. ex., dimenidrinato, ciclizina)
  - Anticolinérgicos (p. ex., escopolamina)
  - Antagonistas de receptores serotoninérgicos (p. ex., ondansetrona, dolasetrona, granisetrona)
  - Antagonistas de receptores de neuroquinina-1 (p. ex., Aprepitant)
- Antieméticos não convencionais:
  - Esteroides, propofol
  - Outras terapias mostrando ser de benefício:
  - Benzodiazepinas,[7,8] efedrina,[9,10] hidratação intravenosa agressiva[11]

Técnicas não Farmacológicas

As técnicas não farmacológicas incluem acupuntura, acupressão, eletroacupuntura, estimulação elétrica transcutânea de acupontos, laser no ponto de pressão P6 e hipnose.[12]

EVIDÊNCIAS

Há centenas de ensaios controlados randomizados que investigaram a eficácia de diferentes intervenções antieméticas. Essa pletora de dados resultou em uma série de revisões sistemáticas publicadas nessa área. Muito embora revisões sistemáticas sejam uma ferramenta poderosa para aumentar o nosso entendimento da eficácia das intervenções e da probabilidade de prejuízo quando há dados de muitos ensaios pequenos,[13] elas não substituem um grande ensaio controlado, randomizado e bem conduzido. Neste capítulo, nos basearemos nas evidências relatadas sobre os resultados de ensaios controlados randomizados e revisões sistemáticas. Quatro questões serão tratadas com relação às evidências da melhor estratégia para prevenir NVPO:
1. Evidências para selecionar um único antiemético.
2. A terapia antiemética combinada é melhor do que a monoterapia?
3. Qual a melhor combinação de antieméticos disponível?
4. Evidências para utilizar uma conduta multimodal para prevenir NVPO.

Evidências para Selecionar um Único Antiemético

Existem pelo menos cinco sistemas receptores principais envolvidos na etiologia de NVPO: receptores dopaminérgicos (D_2), colinérgicos (muscarínicos), histaminérgicos (H_1), sero-

Tabela 40-1 Fatores de Risco para NVPO

Fatores Anestésicos	Fatores do Paciente	Fatores Cirúrgicos
1. Agentes voláteis	1. Gênero feminino	1. Procedimentos cirúrgicos prolongados
2. Óxido nitroso	2. História de NVPO ou enjoo do movimento	2. Determinados tipos de cirurgia (p. ex.,
3. Opioides	3. Dor	intra-abdominal, ginecológica extensa, laparoscópica,
4. Doses elevadas de neostigmina	4. Níveis elevados de ansiedade	mama, otorrinolaringológica, estrabismo)

toninérgicos (5-HT$_3$) e neuroquínicos-1 (NK-1). Tradicionalmente, os antagonistas desses receptores têm sido a principal vertente do manejo de NVPO. A metoclopramida e o droperidol são os antagonistas de receptores dopaminérgicos mais comumente estudados. Embora a metoclopramida tenha efeitos procinéticos, sua eficácia antiemética é incerta, com aproximadamente 50% dos estudos mostrando que o agente não é mais efetivo do que o placebo quando usado em uma dose de 10 mg.[14] Dois estudos recentes, entretanto, sugerem que doses maiores de metoclopramida (20 – 50 mg) poderiam ser mais eficazes.[15,16] O droperidol, por outro lado, mostrou ser um antiemético efetivo e amplamente usado. Em uma meta-análise de ensaios controlados randomizados envolvendo o droperidol, observou-se que o número necessário a tratar (NNT) era de 5 – 7.[17] Entretanto, depois das advertências de tarja preta da Food and Drug Administration (FDA) sobre o droperidol, houve um considerável declínio no uso desse agente custo-efetivo.[18] Recentemente, alguns estudos sugeriram que 1-2 mg IV de haloperidol seria uma alternativa viável.[19,20]

Os antagonistas do receptor 5-HT$_3$ são altamente específicos e seletivos para náuseas e vômitos. Sua eficácia antivômito é melhor do que sua eficácia antináusea.[21] Os membros desse grupo exercem seus efeitos ao ligar-se ao receptor 5-HT$_3$ na zona de gatilho dos quimiorreceptores e aos aferentes vagais do trato gastrointestinal. Seu perfil favorável de efeitos colaterais, particularmente a ausência de sedação, os torna particularmente populares e adequados para cirurgia ambulatorial. Os antagonistas do receptor 5-HT$_3$ atualmente disponíveis incluem ondansetrona, granisetrona e dolasetrona. Não há evidências de que exista alguma diferença em termos de eficácia ou perfil de efeitos colaterais entre os diversos antagonistas do receptor 5-HT$_3$ quando doses adequadas são usadas para o manejo de NVPO. Por isso, o custo de aquisição é o principal fator que diferencia as formulações de 5-HT$_3$.[22] É digno de nota que a ondansetrona, o agente mais comumente estudado nesse grupo, tenha recentemente se tornado genérico. O NNT para prevenir NVPO com ondansetrona é de 5 – 6.[21] A palonosetrona é um novo antagonista do receptor 5-HT$_3$ investigado atualmente na profilaxia de NVPO. Trata-se de um agente de perfil farmacocinético singular com duração de ação de até 72 horas. Em dois estudos multicêntricos recentes, uma dose de 0,075 mg IV reduziu a incidência de náuseas e vômitos por até três dias depois da cirurgia.[23,24]

A dexametasona tem também provado ser um antiemético efetivo. Em uma meta-análise de 17 estudos (1.946 pacientes), a dexametasona foi relatada ser especialmente efetiva contra NVPO tardia. Usando 8 – 10 mg IV em adultos (1 – 1,5 mg/kg IV em crianças), o NNT para prevenir vômitos precoces e tardios comparado ao placebo era 7,1 e 3,8, respectivamente. Em adultos, o NNT para prevenir náuseas tardias era 4,3. Não

houve relatos de efeitos colaterais relacionados à dexametasona quando usada em dose única para profilaxia de NVPO.[25] Mais recentemente, doses menores (4 mg) de dexametasona também provaram ser efetivas para profilaxia de NVPO.[26]

Em um grande estudo multicêntrico envolvendo pacientes com risco de pelo menos 40% de desenvolver NVPO, 4 mg de ondansetrona, 1,25 mg de droperidol e 4 mg de dexametasona produziram uma redução semelhante na incidência de NVPO em torno de 26%.[26] Qualquer um desses antieméticos poderia, portanto, ser recomendado como agente de primeira linha.

A escopolamina (hioscina) é um agente anticolinérgico amplamente usado com pré-medicação utilizando opioide.[27,28] A escopolamina transdérmica mostrou-se efetiva no controle de NVPO em seguida à laparoscopia ambulatorial[29] e em seguida à administração neuraxial de morfina.[30-32] Tem havido recentemente um interesse renovado nessa formulação transdérmica, com um estudo relatando eficácia semelhante a 4 mg de ondansetrona e 1,25 mg de droperidol.[33] O número necessário para prejudicar (NNP) relacionado aos efeitos colaterais mais comumente relatados com a escopolamina era 5,6 para boca seca, 12,5 para transtornos visuais, 50 para tonteira e 100 para agitação.[34]

Os anti-histamínicos incluem etanolaminas (dimenidrinato, difenildramina) e piperazinas (ciclizina, hidroxizina, meclizina). Suas principais desvantagens incluem sedação, boca seca, visão turva, retenção urinária e demora na alta da sala de recuperação.[35] A prometazina é um antiemético efetivo com duração de ação prolongada. Em dose de 12,5 – 25 mg administrada no final da cirurgia, mostrou-se ser efetiva no manejo de NVPO.[36] Seu uso, contudo, é limitado pela sedação e pela recuperação prolongada da anestesia.[5] Um estudo não mostrou maior tempo até o despertar ou duração da estada na UCPA quando comparado à ondansetrona e ao placebo em pacientes submetidos à cirurgia do ouvido médio.[36] Recentemente, o uso de prometazina em doses baixas (6,25 mg) mostrou-se tão efetivo quanto doses maiores e estaria associado a menos sedação.[37-39] Outro anti-histamínico, o dimenidrinato, pareceu efetivo em uma recente meta-análise.[40]

Os antagonistas de receptores de neuroquinina-1 (NK-1) pertencem a um nova classe de antieméticos que pode atuar na via final comum a partir do centro do vômito. Em recente estudo multicêntrico, o aprepitante oral foi comparado à ondansetrona IV em mulheres submetidas a cirurgia abdominal. A incidência de nenhum vômito (0 – 24 horas) foi significativamente maior com 40 mg de aprepitante (90%) e 125 mg de aprepitante (95%) comparado à ondansetrona (74%) (p <0,001 para ambas as comparações). As duas doses de aprepitante também mostraram produzir incidências mais altas de nenhum vômito por 0 – 48 horas (p <0,001). A incidência

Capítulo 40 — Qual é a Melhor Estratégia para Prevenir Náusea e Vômito Pós-operatórios?

e a intensidade de náuseas e a necessidade de antieméticos de resgate, entretanto, não foi diferente nos três grupos.[41] Os resultados foram reproduzidos em outro grande estudo. A intensidade das náuseas também era menor com o aprepitante nesse segundo estudo.[42] A dose de 40 mg de aprepitante foi aprovada para a profilaxia de NVPO.

A anestesia total intravenosa (em inglês TIVA, *total intravenous anesthesia*) usando propofol também mostrou reduzir a incidência de NVPO, sendo tão eficaz quanto 4 mg de ondansetrona em reduzir as náuseas pós-operatórias.[43,44] O efeito protetor do propofol contra NVPO não foi evidente quando usado apenas como agente indutor.[45] Uma relação dose-resposta do propofol em melhorar as náuseas também foi estabelecida.[46]

Em 1999, Lee e Done[47] fizeram uma meta-análise para avaliar a eficácia de técnicas não farmacológicas (acupuntura) na prevenção de NVPO. Houve redução significativa em NVPO precoces em adultos que usaram métodos não farmacológicos comparados ao placebo, e esses métodos eram comparáveis aos antieméticos convencionais (metoclopramida, ciclizina, droperidol, proclorperazina) na prevenção de NVPO precoces e tardios em adultos.[47] A estimulação elétrica transcutânea de acupontos também era comparável à ondansetrona na profilaxia e no tratamento de NVPO em uma série de estudos mais recentes.[48-50] Essa modalidade foi particularmente efetiva para profilaxia contra náusea.[48,51] Os benefícios e efeitos colaterais das principais classes de medicamentos para profilaxia de NVPO estão resumidos na Tabela 40-2.

A Terapia Antiemética Combinada é Melhor do que a Monoterapia?

Na medida em que NVPO é multifatorial e há um grande número de receptores envolvidos em sua patogênese, tem havido interesse em investigar a eficácia de antieméticos combinados alvejando receptores diferentes na via emética. Numerosos ensaios controlados randomizados compararam a profilaxia antiemética combinada com o uso de um único agente.[52] As combinações de um dos antagonistas do receptor de 5-HT$_3$ com droperidol, dexametasona ou metoclopramida foram as mais comumente estudadas. Com exceção das combinações envolvendo metoclopramida, a maioria desses estudos relatou profilaxia antiemética melhor com a combinação comparada com a monoterapia.[53] Meta-análises e um grande estudo multicêntrico envolvendo mais de 5.000 pacientes confirmaram a superioridade da profilaxia antiemética combinada quando comparada à monoterapia.[25,26,54] Como a eficácia dos antieméticos depende do risco basal do paciente subjacente, pacientes com

---

Tabela 40-2	Benefícios e Efeitos Colaterais das Principais Classes de Medicamentos Utilizados para Profilaxia de NVPO	
Classe de Antieméticos	**Benefícios**	**Efeitos Colaterais**
Antagonistas de receptores dopaminérgicos:		
• Fenotiazinas (p. ex., prometazina, proclorperazina)	Duração de ação prolongada	Sedação, efeitos colaterais extrapiramidais, hipotensão, inquietação, síndrome anticolinérgica
• Butirofenonas (p. ex., droperidol, haloperidol)	Melhor profilaxia contra náuseas	Sedação com doses elevadas, hipotensão, efeitos colaterais extrapiramidais, síndrome neuroléptica maligna, alerta de tarja preta do FDA para o droperidol a respeito da prolongação de QTc, embora o risco seja considerado mínimo com doses antieméticas
• Benzamidas (p. ex., metocropramida)	Tem efeitos procinéticos	Sedação, inquietação, efeitos colaterais extrapiramidais
Anticolinérgicos (p. ex., escopolamina)	Efetivo contra enjoo de movimento Formulação transdérmica com duração de ação prolongada disponível	Sedação, visão turva, boca seca, inquietação, síndrome anticolinérgica central
Anti-histamínicos (p. ex., dimenidrinato, ciclizina)	Efetivo contra enjoo de movimento Efetivo para NVPO em seguida a cirurgia do ouvido médio	Sedação, boca seca, inquietação
Antagonista do receptor de 5-HT$_3$ (p. ex., ondansetrona, dolasetrona, granisetrona)	Específico para NVPO Não tem efeitos colaterais sedativos	Cefaleia, constipação, elevação das enzimas hepáticas
Antagonistas do receptor NK-1 (p. ex., aprepitante)	Duração de ação prolongada Melhor eficácia contra vômitos Não tem efeitos colaterais sedativos	Cefaleia, constipação
Corticosteroides (p. ex., dexametasona)	Não tem efeitos colaterais sedativos Duração de ação prolongada	Sem dados disponíveis sobre efeitos colaterais depois de uma única dose para profilaxia de NVPO
Acupuntura (estimulação de P6)	Melhor eficácia contra náuseas	Nenhum relato quando usado para profilaxia de NVPO

272 Seção III MANEJO PERIOPERATÓRIO

risco moderado a alto de desenvolver NVPO obtêm o maior benefício recebendo uma combinação de antieméticos.[26]

Qual a Melhor Combinação Antiemética Disponível?

Há poucos dados que comparem diretamente a eficácia de diferentes combinações antieméticas. Uma meta-análise sugeriu não haver diferenças na eficácia antiemética ou no perfil de efeitos colaterais entre a combinação dos antagonistas do receptor 5-HT$_3$ com droperidol e sua combinação com dexametasona.[54] Esses achados foram confirmados posteriormente em um grande estudo multicêntrico que relatou não haver diferenças na eficácia antiemética entre a combinação de ondansetrona com droperidol, ondansetrona com dexametasona e droperidol com dexametasona.[26]

Evidências para Utilizar Conduta Multimodal para Prevenir NVPO

Na medida em que a etiologia de NVPO é multifatorial, uma abordagem multimodal pode ser a melhor estratégia para reduzir com êxito sua incidência, particularmente em pacientes de alto risco. Scuderi e colaboradores[55] investigaram uma abordagem multimodal no manejo de NVPO em mulheres submetidas a laparoscopia ambulatorial. Seu algoritmo multimodal consistia em anestesia intravenosa total com propofol e remifentanil, sem óxido nitroso, sem bloqueio neuromuscular, hidratação intravenosa agressiva, tripla profilaxia antiemética profilática (1 mg de ondansetrona, 0,625 mg de droperidol e 10 mg de dexametasona), além de 30 mg de cetorolaco. Os grupos de controle incluíam anestésicos balanceados padronizados para paciente ambulatorial com ou sem profilaxia com 4 mg de ondansetrona. O manejo multimodal resultou em uma taxa de resposta completa de 98% (nenhum vômito e nenhum resgate antiemético) na UCPA. Nenhum paciente no grupo multimodal vomitou antes da alta, comparado a 7% dos pacientes no grupo da ondansetrona ($p = 0,07$) e 22% dos pacientes no grupo placebo ($p = 0,0003$).[55]

Habib e colaboradores[56] também observaram que uma combinação tripla de antieméticos com ondansetrona e droperidol na presença de anestesia mantida com propofol estava associada a uma incidência menor de NVPO e também a uma satisfação maior do paciente comparada a uma combinação antiemética similar com anestesia inalatória com isoflurano.

Em um grande estudo prospectivo, Apfel e colaboradores[26] avaliaram três intervenções antieméticas (4 mg de ondansetrona, 1,25 mg de droperidol e 4 mg de dexametasona) e três intervenções anestésicas (TIVA com propofol, omissão de óxido nitroso e uso de fentanil no lugar de remifentanil) para a profilaxia de NVPO. Os autores empregaram um modelo multifatorial, permitindo que avaliassem a efetividade de cada intervenção mais todas as possíveis combinações de duas ou três intervenções. Os dados resultantes sugerem que antieméticos com diferentes mecanismos de ação têm efeitos aditivos, mais do que sinergísticos, na incidência de NVPO. Cada antiemético reduziu o risco de NVPO em torno de 26%. O uso de TIVA com propofol em vez de um anestésico vo-

látil reduzia o risco de NVPO em cerca de 19%, enquanto a omissão de óxido nitroso reduzia o risco em torno de 12%. Substituir remifentanil por fentanil não mostrou qualquer benefício. Quando combinações de intervenções foram usadas, o benefício de cada intervenção subsequente sempre era menor do que a da primeira intervenção. Eles relataram também que a eficácia das intervenções depende do risco basal do paciente, sendo que a maior redução no risco absoluto das intervenções antieméticas foi alcançada em pacientes com alto risco de desenvolver NVPO.[26]

ÁREAS DE INCERTEZA

O droperidol tem sido usado no manejo de NVPO há mais de 30 anos com um perfil de efeitos colaterais aceitável. Em dezembro de 2001, a FDA emitiu uma nova advertência de "tarja preta" sobre o droperidol, observando que seu uso estava associado à prolongação do segmento QT$_c$ e *torsades de pointes*, e, em alguns casos, resultava em arritmias cardíacas fatais. Embora a bula do droperidol incluísse uma advertência a respeito de casos de morte súbita com altas doses acima de 25 mg em pacientes com risco de desenvolver arritmias cardíacas, a FDA observou que havia casos de arritmias cardíacas graves e morte quando o droperidol foi administrado na faixa posológica atualmente recomendada ou abaixo dela e avisava que ele só deve ser usado quando outros agentes de primeira linha não tiverem funcionado. A FDA recomendava também que todos os pacientes cirúrgicos devem fazer um eletrocardiograma (ECG) de 12 derivações antes da administração de droperidol para determinar a presença de intervalo QTc prolongado, além de manter-se a monitorização com ECG por três horas depois da administração do agente.[57] Há dificuldades em se obter evidências definitivas de uma relação causa-efeito devido à presença de vários fatores desconcertantes.[18] Especialistas na área, tanto quanto anestesiologistas clínicos, acreditam que tal advertência não se justifique.[58,59]

Não há relatos de efeitos colaterais graves associados ao uso de uma única dose de dexametasona para profilaxia de NVPO. No entanto, há algumas preocupações em potencial. A necrose avascular da cabeça femoral (NACV) é uma complicação reconhecida da terapia com glicorticoides.[60] Há casos descritos de NACF que se desenvolveram depois de cursos relativamente breves (sete dias) de esteroides administrados oralmente.[61-63] O mesmo foi descrito quando a dexametasona era usada como profilaxia antiemética na quimioterapia.[64] Não se sabe se uma única dose de dexametasona administrada como profilaxia de NVPO poderia levar a NACF em um paciente de alto risco. Outros efeitos colaterais potenciais dos esteroides, tais como imunossupressão e disfunção do eixo hipotalâmico-pituitário-adrenal, não foram testados ou relatados no uso como manejo de NVPO. Outros grupos de pacientes que poderiam estar em risco pela administração de dexametasona incluem diabéticos, pacientes com doença de úlcera péptica e pacientes imunocomprometidos. Não se sabe o efeito de se administrar uma única dose de dexametasona como profilaxia de NVPO em tais pacientes.

RECOMENDAÇÕES DOS AUTORES

Na medida em que a etiologia de NVPO é multifatorial e há evidências de que a terapia antiemética combinada parece ser mais efetiva do que agentes únicos, deve-se adotar uma abordagem multimodal no manejo de NVPO (Tab. 40-3). Primeiro, é preciso identificar pacientes em alto risco (Fig. 40-1); segundo, deve-se tomar medidas para reduzir os fatores de risco evitáveis; e terceiro, deve-se considerar o uso de antieméticos combinados.[65] Essas recomendações seguem as diretrizes publicadas recentemente para o manejo de NVPO.[22]

Tabela 40-3 Estratégias Recomendadas para Minimizar a Incidência de NVPO

A. Identificar pacientes de alto risco (Fig. 40-1)
B. Evitar estímulos emetogênicos
- Etomidato
- Óxido nitroso/agentes inalatórios
- Opioides (analgesia ótima deveria, entretanto, ser alcançada pela incorporação de anestésicos locais, agentes anti-inflamatórios não esteroides e opioides conforme necessário)

C. Terapia multimodal
- Antieméticos (considere terapia combinada)
- Anestesia total intravenosa com propofol
- Hidratação adequada
- Analgesia efetiva
- Ansiolíticos (p. ex., benzodiazepinas)
- Técnicas não farmacológicas (p. ex., acupuntura)

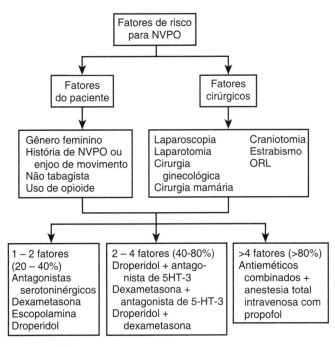

Figura 40-1. Fatores de Risco para NVPO e Diretrizes para Terapia Antiemética Profilática. O número entre parênteses indica o risco de desenvolver NVPO. (Adaptado a partir das referências 6, 65, 66.)

REFERÊNCIAS

1. Kovac AL: Prevention and treatment of postoperative nausea and vomiting. *Drugs* 2000;59:213-243.
2. Gold BS, Kitz DS, Lecky JH, Neuhaus JM: Unanticipated admission to the hospital following ambulatory surgery. *JAMA* 1989;262:3008-3010.
3. Myles PS, Williams DL, Hendrata M, Anderson H, Weeks AM: Patient satisfaction after anaesthesia and surgery: Results of a prospective survey of 10,811 patients. *Br J Anaesth* 2000;84: 6-10.
4. Gan T, Sloan F, Dear G, El-Moalem HE, Lubarsky DA: How much are patients willing to pay for a completely effective antiemetic? *Anesth Analg* 2001;92:393-400.
5. Rowbotham DJ: Current management of postoperative nausea and vomiting. *Br J Anaesth* 1992;69:46S-59S.
6. Apfel CC, Laara E, Koivuranta M, Greim CA, Roewer N: A simplified risk score for predicting postoperative nausea and vomiting: Conclusions from cross-validations between two centers. *Anesthesiology* 1999;91:693-700.
7. Splinter WM, MacNeill HB, Menard EA, Rhine EJ, Roberts DJ, Gould MH: Midazolam reduces vomiting after tonsillectomy in children. *Can J Anaesth* 1995;42:201-203.
8. Khalil SN, Berry JM, Howard G, Lawson K, Hanis C, Mazow ML, Stanley TH: The antiemetic effect of lorazepam after outpatient strabismus surgery in children. *Anesthesiology* 1992;77:915-919.
9. Rothenberg DM, Parnass SM, Litwack K, McCarthy RJ, Newman LM: Efficacy of ephedrine in the prevention of postoperative nausea and vomiting. *Anesth Analg* 1991;72:58-61.
10. Naguib K, Osman HA, Al-Khayat HC, Zikri AM: Prevention of post-operative nausea and vomiting following laparoscopic surgery—ephedrine vs propofol. *Middle East Journal of Anesthesiology* 1998;14:219-230.
11. Yogendran S, Asokumar B, Cheng DC, Chung F: A prospective randomized double-blinded study of the effect of intravenous fluid therapy on adverse outcomes on outpatient surgery. *Anesth Analg* 1995;80:682-686.
12. Enqvist B, Bjorklund C, Engman M, Jakobsson J: Preoperative hypnosis reduces postoperative vomiting after surgery of the breasts. A prospective, randomized and blinded study. *Acta Anaesthesiol Scand* 1997;41:1028-1032.
13. Tramer MR: A rational approach to the control of postoperative nausea and vomiting: Evidence from systematic reviews. Part I. Efficacy and harm of antiemetic interventions, and methodological issues. *Acta Anaesthesiol Scand* 2001;45:4-13.
14. Rowbotham DJ: Current management of postoperative nausea and vomiting. *Br J Anaesth* 1992;69:46S-59S.
15. Quaynor H, Raeder JC: Incidence and severity of postoperative nausea and vomiting are similar after metoclopramide 20 mg and ondansetron 8 mg given by the end of laparoscopic cholecystectomies. *Acta Anaesthesiol Scand* 2002;46:109-113.
16. Wallenborn J, Gelbrich G, Bulst D, Behrends K, Wallenborn H, Rohrbach A, et al: Prevention of postoperative nausea and vomiting by metoclopramide combined with dexamethasone: Randomised double blind multicentre trial. *BMJ* 2006;333:324.
17. Henzi I, Sonderegger J, Tramer MR: Efficacy, dose-response, and adverse effects of droperidol for prevention of postoperative nausea and vomiting. *Can J Anaesth* 2000;47:537-551.
18. Habib AS, Gan TJ: Food and drug administration black box warning on the perioperative use of droperidol: A review of the cases. *Anesth Analg* 2003;96:1377-1379.
19. Lee Y, Wang PK, Lai HY, Yang YL, Chu CC, Wang JJ: Haloperidol is as effective as ondansetron for preventing postoperative nausea and vomiting. *Can J Anaesth* 2007;54:349-354.
20. Buttner M, Walder B, von Elm E, Tramer MR: Is low-dose haloperidol a useful antiemetic? A meta-analysis of published and unpublished randomized trials. *Anesthesiology* 2004;101:1454-1463.
21. Tramer MR, Reynolds DJ, Moore RA, McQuay HJ: Efficacy, dose-response, and safety of ondansetron in prevention of postoperative nausea and vomiting: A quantitative systematic review of randomized placebo-controlled trials. *Anesthesiology* 1997;87:1277-1289.

22. Gan TJ, Meyer T, Apfel CC, Chung F, Davis PJ, Habib AS, et al: Society for Ambulatory Anesthesia guidelines for the management of postoperative nausea and vomiting. *Anesth Analg* 2007;105:1615-1628.
23. Candiotti KA, Kovac AL, Melson TI, Clerici G, Gan TJ: A randomized, double-blind study to evaluate the efficacy and safety of three different doses of palonosetron versus placebo for preventing postoperative nausea and vomiting. *Anesth Analog* 2008;107:445-451.
24. Kovac AL, Eberhart L, Kotarski J, Clerici G, Apfel C. A randomized, double-blind study to evaluate the efficacy and safety of three different doses of palonosetron versus placebo in preventing postoperative nausea and vomiting over a 72-hour period. *Anesth Analog* 2008;107:439-444.
25. Henzi I, Walder B, Tramer MR: Dexamethasone for the prevention of postoperative nausea and vomiting: A quantitative systematic review. *Anesth Analg* 2000;90:186-194.
26. Apfel CC, Korttila K, Abdalla M, Kerger H, Turan A, Vedder I, et al: A factorial trial of six interventions for the prevention of postoperative nausea and vomiting. *N Engl J Med* 2004;350:2441-2451.
27. Dundee JW, Moore J, Clarke RSJ: Studies of drugs given before anaesthesia V: Pethidine 100 mg alone and with atropine or hyoscine. *Br J Anaesth* 1964;36:703-710.
28. Dundee JW, Kirwan MJ, Clarke RS: Anaesthesia and premedication as factors in postoperative vomiting. *Acta Anaesthesiol Scand* 1965;9:223-231.
29. Bailey PL, Streisand JB, Pace NL, Bubbers SJ, East KA, Mulder S, Stanley TH: Transdermal scopolamine reduces nausea and vomiting after outpatient laparoscopy. *Anesthesiology* 1990;72:977-980.
30. Loper KA, Ready LB, Dorman BH: Prophylactic transdermal scopolamine patches reduce nausea in postoperative patients receiving epidural morphine. *Anesth Analg* 1989;68:144-146.
31. Kotelko DM, Rottman RL, Wright WC, Stone JJ, Yamashiro AY, Rosenblatt RM: Transdermal scopolamine decreases nausea and vomiting following cesarean section in patients receiving epidural morphine. *Anesthesiology* 1989;71:675-678.
32. Harnett MJ, O'Rourke N, Walsh M, Carabuena JM, Segal S: Transdermal scopolamine for prevention of intrathecal morphine-induced nausea and vomiting after cesarean delivery. *Anesth Analg* 2007;105:764-769.
33. White PF, Tang J, Song D, Coleman JE, Wender RH, Ogunnaike B, et al: Transdermal scopolamine: An alternative to ondansetron and droperidol for the prevention of postoperative and postdischarge emetic symptoms. *Anesth Analg* 2007;104:92-96.
34. Kranke P, Morin AM, Roewer N, Wulf H, Eberhart LH: The efficacy and safety of transdermal scopolamine for the prevention of postoperative nausea and vomiting: A quantitative systematic review. *Anesth Analg* 2002;95:133-143.
35. Dundee JW, Loan WB, Morrison JD: A comparison of the efficacy of cyclizine and perhenazine in reducing the emetic effects of morphine and pethidine. *Br J Clin Pharmacol* 1975;2:81-85.
36. Khalil S, Philbrook L, Rabb M, Wells L, Aves T, Villanueva G, et al: Ondansetron/promethazine combination or promethazine alone reduces nausea and vomiting after middle ear surgery. *J Clin Anesth* 1999;11:596-600.
37. Chia YY, Lo Y, Liu K, Tan PH, Chung NC, Ko NH: The effect of promethazine on postoperative pain: A comparison of preoperative, postoperative, and placebo administration in patients following total abdominal hysterectomy. *Acta Anaesthesiol Scand* 2004;48:625-630.
38. Habib AS, Reuveni J, Taguchi A, White WD, Gan TJ: A comparison of ondansetron with promethazine for treating postoperative nausea and vomiting in patients who received prophylaxis with ondansetron: A retrospective database analysis. *Anesth Analg* 2007;104:548-551.
39. Habib AS, Breen TW, Gan TJ: Comment: Promethazine adverse events after implementation of a medication shortage interchange. *Ann Pharmacother* 2005;39:1370.
40. Kranke P, Morin AM, Roewer N, Eberhart LHJ: Dimenhydrinate for prophylaxis of postoperative nausea and vomiting: A metaanalysis of randomized controlled trials. *Acta Anaesthesiol Scand* 2002;46:238-244.
41. Gan TJ, Apfel CC, Kovac A, Philip BK, Singla N, Minkowitz H, et al: A randomized, double-blind comparison of the NK1 antagonist, aprepitant, versus ondansetron for the prevention of postoperative nausea and vomiting. *Anesth Analg* 2007;104:1082-1089.

42. Diemunsch P, Gan TJ, Philip BK, Girao MJ, Eberhart L, Irwin MG, et al: Single-dose aprepitant vs ondansetron for the prevention of postoperative nausea and vomiting: A randomized, double-blind phase III trial in patients undergoing open abdominal surgery. *Br J Anaesth* 2007;99:202-211.
43. Tramer M, Moore A, McQuay H: Meta-analytic comparison of prophylactic antiemetic efficacy for postoperative nausea and vomiting: Propofol anaesthesia vs omitting nitrous oxide vs total I.V. anaesthesia with propofol. *Br J Anaesth* 1997;78:256-259.
44. Gan TJ, Ginsberg B, Grant AP, Glass PS: Double-blind, randomized comparison of ondansetron and intraoperative propofol to prevent postoperative nausea and vomiting. *Anesthesiology* 1996;85:1036-1042.
45. Tramer M, Moore A, McQuay H: Propofol anaesthesia and postoperative nausea and vomiting: Quantitative systematic review of randomized controlled studies. *Br J Anaesth* 1997;78:247-255.
46. Gan TJ, Glass PS, Howell ST, Canada AT, Grant AP, Ginsberg B: Determination of plasma concentrations of propofol associated with 50% reduction in postoperative nausea. *Anesthesiology* 1997;87:779-784.
47. Lee A, Done ML: The use of nonpharmacologic techniques to prevent postoperative nausea and vomiting: A meta-analysis. *Anesth Analg* 1999;88:1362-1369.
48. Gan TJ, Jiao KR, Zenn M, Georgiade G: A randomized controlled comparison of electro-acupoint stimulation or ondansetron versus placebo for the prevention of postoperative nausea and vomiting. *Anesth Analg* 2004;99:1070-1075.
49. White PF, Issioui T, Hu J, Jones SB, Coleman JE, Waddle JP, et al: Comparative efficacy of acustimulation (ReliefBand) versus ondansetron (Zofran) in combination with droperidol for preventing nausea and vomiting. *Anesthesiology* 2002;97:1075-1081.
50. Coloma M, White PF, Ogunnaike BO, Markowitz SD, Brown PM, Lee AQ, et al: Comparison of acustimulation and ondansetron for the treatment of established postoperative nausea and vomiting. *Anesthesiology* 2002;97:1387-1392.
51. Zarate E, Mingus M, White PF, Chiu JW, Scuderi P, Loskota W, Daneshgari V: The use of transcutaneous acupoint electrical stimulation for preventing nausea and vomiting after laparoscopic surgery. *Anesth Analg* 2001;92:629-635.
52. Habib AS, Gan TJ: Combination therapy for postoperative nausea and vomiting—a more effective prophylaxis? *Ambulatory Surgery* 2001;9:59-71.
53. Habib AS, Gan TJ: Combination antiemetics: What is the evidence? *Int Anesthesiol Clin* 2003;41:119-144.
54. Habib AS, El-Moalem HE, Gan TJ: The efficacy of the 5-HT(3) receptor antagonists combined with droperidol for PONV prophylaxis is similar to their combination with dexamethasone. A meta-analysis of randomized controlled trials. *Can J Anaesth* 2004;51:311-319.
55. Scuderi PE, James RL, Harris L, Mims GR 3rd: Multimodal antiemetic management prevents early postoperative vomiting after outpatient laparoscopy. *Anesth Analg* 2000;91:1408-1414.
56. Habib AS, White WD, Eubanks S, Pappas TN, Gan TJ: A randomized comparison of a multimodal management strategy versus combination antiemetics for the prevention of postoperative nausea and vomiting. *Anesth Analg* 2004;99:77-81.
57. U.S. Food and Drug Administration: FDA strengthens warnings for droperidol. Available at www.fda.gov/bbs/topics/ANSWERS/2001/ANS01123.html.
58. Gan TJ, White PF, Scuderi PE, Watcha MF, Kovac A: FDA "black box" warning regarding use of droperidol for postoperative nausea and vomiting: Is it justified? *Anesthesiology* 2002;97:287.
59. Habib AS, Gan TJ: The use of droperidol before and after the FDA black box warning: A survey of the members of the Society of Ambulatory Anesthesia (SAMBA). *J Clin Anesth* 2008;20:35-39.
60. Felson DT, Anderson JJ: A cross study evaluation of association between steroid dose and bolus steroids and avascular necrosis of bone. *Lancet* 1987;1:902-906.
61. Fast A, Alon M, Weiss S, Zer-Aviv FR: Avascular necrosis of bone following short-term dexamethasone therapy for brain edema. Case report. *J Neurosurg* 1984;61:983-985.
62. Cameron HA, Reyntjens AJ, Lake-Bakaar G: Cardiac arrest after treatment with intravenous domperidone. *Br Med J Clin Res Ed* 1985;290:160.

63. Taylor LJ: Multifocal avascular necrosis after short-term highdose steroid therapy. A report of three cases. *J Bone Joint Surg Br* 1984;66:431-433.
64. Virik K, Karapetis C, Droufakou S, Harper P: Avascular necrosis of bone: The hidden risk of glucocorticoids used as antiemetics in cancer chemotherapy. *Int J Clin Pract* 2001;55:344-345.
65. Gan TJ: Postoperative nausea and vomiting—can it be eliminated? *JAMA* 2002;287:1233-1236.
66. Watcha MF: The cost-effective management of postoperative nausea and vomiting. *Anesthesiology* 2000;92:931-933.

41 Como Podemos Prevenir a Disfunção Cognitiva Pós-operatória?

Terri G. Monk, MD, MS e Catherine C. Price, PhD

INTRODUÇÃO/HISTÓRICO

Alterações cognitivas pós-operatórias têm sido relatadas em pacientes idosos há muito tempo, e a anestesia tem sido mencionada frequentemente como a possível causa deste problema.[1] Em 1955, Bedford publicou uma revisão retrospectiva de 1.193 pacientes idosos que foram submetidos a anestesia geral em um período de 5 anos.[1] Ele detectou problemas cognitivos que aconteceram em aproximadamente 10% dos idosos após cirurgia, e descreveu 18 casos em que os pacientes desenvolveram demência extrema e continuaram confusos até sua morte.

Problemas cognitivos pós-operatórios podem ser classificados como delírio, disfunção cognitiva pós-operatória (DCPO) e demência. Apesar de a DCPO não ser um diagnóstico psiquiátrico formal, o termo frequentemente é utilizado na literatura e é considerado como um transtorno cognitivo leve.[2-4] A quarta edição do *Diagnostic and Statistical Manual of Mental Disorders* (DSM-IV, algo como Manual de Diagnóstico e Estatística de Doenças Psiquiátricas) afirma que um transtorno neurocognitivo leve só pode ser diagnosticado se o distúrbio cognitivo não for critério diagnóstico para outras três doenças psiquiátricas (delírio, demência e transtorno amnéstico).[5] O diagnóstico de transtorno neurocognitivo leve deve ser corroborado pelos resultados de testes neuropsicológicos em que houve déficit em pelo menos duas áreas da função cognitiva no período de, no mínimo, 2 semanas.[5] Esses critérios diagnósticos tornam quase impossível fazer o diagnóstico clínico da DCPO durante a internação hospitalar.

Os problemas cognitivos são comuns na alta hospitalar, mas a maioria é resolvida logo após a cirurgia.[2,3] É provável que os efeitos remanescentes do agente anestésicos, as medicações para dor, a privação do sono e a resposta ao estresse cirúrgico possam interferir na capacidade de o paciente realizar os testes neurocognitivos sensitivos no período de pós-operatório imediato.[3] Mesmo porque uma diminuição no estado cognitivo pode ser decorrente da recuperação de uma grande cirurgia em vez de ser um problema cognitivo verdadeiro. Por esse motivo, esta revisão se concentrará apenas na DCPO ocorrendo por pelo menos 4 semanas após a cirurgia.

Recentemente, vários estudos longitudinais prospectivos evidenciaram que a disfunção cognitiva pós-operatória é, de fato, uma realidade.[2,3,6] Um estudo longitudinal prospectivo de 261 pacientes submetidos à revascularização miocárdica (RM) relata que 53% dos pacientes tiveram declínio cogni-

tivo na alta hospitalar, 36% em 6 semanas, 24% em 6 meses e 42% 5 anos após a cirurgia.[6] Esses autores avaliaram fatores preditivos de declínio cognitivo em 5 anos após cirurgia e concluíram que a alteração cognitiva no momento da alta hospitalar é um importante fator para disfunção cognitiva tardia. Um segundo estudo prospectivo multinacional relatou sobre o declínio cognitivo no pós-operatório de pacientes submetidos à cirurgia não cardíaca. Nesse estudo, Moller e colaboradores[2] avaliaram a função cognitiva em pacientes com 60 anos de idade ou mais após cirurgias abdominais e ortopédicas. Esses pacientes passaram por uma bateria de testes psicométricos antes da cirurgia, e 1 semana e 3 meses após a cirurgia. No estudo, 25% dos pacientes tiveram disfunção cognitiva mensurável após 1 semana e 10% tiveram alterações após 3 meses da cirurgia. A idade avançada foi o único fator preditivo para a DCPO após 3 meses da cirurgia. Usando o mesmo modelo de estudo, Monk e colaboradores[3] avaliaram adultos de todas as idades que foram submetidos a cirurgia não cardíaca e diagnosticaram a DCPO entre 30% e 40% dos pacientes no momento da alta hospitalar, e apenas os adultos com idade mais avançada estavam em risco de apresentar disfunção cognitiva 3 meses após a cirurgia. Esse trabalho demonstrou que 13% dos pacientes com 60 anos de idade ou mais apresentaram a DCPO tardia (3 meses após a cirurgia). Os fatores de risco independentes para DCPO nesse momento do tempo pós-cirúrgico foram: idade avançada, baixo nível educacional, história prévia de acidente vascular cerebral (AVC) sem sequelas e DCPO no momento da alta hospitalar. Esses pesquisadores também chegaram à conclusão de que a ocorrência de DCPO aumenta a mortalidade no primeiro ano após a cirurgia.[3]

POSSÍVEIS MECANISMOS DA DCPO

Os mecanismos responsáveis pela DCPO pós-cirurgia não cardíaca são desconhecidos, mas os potenciais fatores de risco podem ser classificados em três categorias: as relacionadas com o paciente, as com a cirurgia e as com o tipo de anestesia. É provável que a etiologia da DCPO nos pacientes mais idosos seja multifatorial, podendo incluir o estado de saúde pré-operatório do paciente, o nível de cognição pré-operatório, eventos intraoperatórios relacionados com a cirurgia em si e os efeitos neurotóxicos dos agentes anestésicos.

INTERVENÇÕES POSSÍVEIS PARA DIMINUIR A DCPO

Até agora, as pesquisas têm tentado evitar ou minimizar a DCPO tendo como foco alternativas cirúrgicas e anestésicas, tais como:

1. *Anestesia geral* versus *regional*: a hipótese desses estudos é que o resultado cognitivo pós-operatório de pacientes que foram submetidos à anestesia regional é melhor que os submetidos à anestesia geral (Tab. 41-1).
2. *Alterações das técnicas cirúrgicas durante a cirurgia de RM*: a hipótese desses estudos é que o resultado cognitivo pós-operatório pode ser melhor se for evitada a circulação extracorpórea e eventos embólicos cerebrais durante a RM (Tab. 41-2).
3. *Alterações na conduta anestésica*: esses estudos apresentam várias hipóteses investigando a hipotermia e outros agentes farmacológicos específicos (vitaminas, fentanil, agentes inalatórios; Tab. 41-3).

RESULTADOS DE ENSAIOS CLÍNICOS RANDOMIZADOS AVALIANDO OS RESULTADOS COGNITIVOS

Questões Metodológicas

A metodologia usada nesses trabalhos associadas à identificação da DCPO tem sido a principal preocupação para os investigadores. Entre os problemas relacionados com a metodologia estão as diferenças nas baterias de testes neurocognitivos, intervalos entre as sessões, as definições de declínio cognitivo e nos métodos de análise estatística.[4,7] Somente nos últimos anos houve uma preocupação concernente ao desenvolvimento de uma uniformidade na abordagem metodológica e na análise estatística. Isso aconteceu graças às declarações de consenso[8,9] e artigos feitos para definir termos,[4,10] aproximando o foco dos trabalhos para os aspectos práticos, para o valor dos grupos de controle pareados por idade, alterações dos escores de grupo *versus* individual, e os efeitos basal e teto. As Tabelas 41-1 a 41-3 apresentam uma comparação entre os ensaios clínicos randomizados que avaliaram intervenções para diminuir a DCPO, porém a metodologia não é coerente em todos eles, o que torna difícil estabelecer comparações entre os resultados.

EVIDÊNCIA

Ensaios Comparando os Efeitos da Anestesia Geral *versus* Anestesia Regional na DCPO

Nos últimos 30 anos, muitos autores têm questionado o trabalho original de Bedford acerca do efeito da anestesia geral em pacientes idosos.[1] Os dez ensaios clínicos randomizados da Tabela 41-1 diferem quanto ao tipo de cirurgia, ao tempo de pós-operatório da aplicação do teste, ao tipo de teste neuropsicológico aplicado e à definição da DCPO.[11-20] Quando alguém avalia esses estudos, todos eles utilizando medidas cognitivas objetivas e randomização prospectiva, vê que há

Tabela 41-1	Ensaios Randomizados Prospectivos Avaliando os Resultados Cognitivos após Anestesia Geral *versus* Regional						
Autor	**Ano**	**Idade (Anos)**	**Procedimentos Cirúrgicos**	**Técnicas Anestésicas**	**Tamanho da Amostra**	**Período do Estudo (Dias de Pós-operatório)**	**Diferenças Cognitivas**
Chung[11]	1987	Média = 72	RTUP ou reparo do assoalho pélvico	AG *vs* raqui	44	30	NS
Chung[12]	1989	Média = 72	RTUP	AG *vs* raqui	44	30	NS
Riis[13]	1983	Média = 70	ATQ	AG *vs* peridural *vs* AG + peridural	30	90	NS
Bigler[14]	1985	Média = 79	Fx quadril	AG *vs* raqui	40	90	NS
Ghoneim[15]	1988	Média = 61	RTUP, ATQ, ATJ, Hist Vag	AG *vs* regional	105	90	NS
Jones[16]	1990	≥60	ATJ, ATQ	AG *vs* raqui	146	90	NS
Nielson[17]	1990	Média = 69	ATJ	AG *vs* raqui	64	90	NS
Haan[18]	1990	Média = 72	RTUP	AG *vs* raqui	53	90	NS
Rasmussen[19]	2003	Média = 71	Na maioria, não-cardíacos	AG *vs* regional	428	90	NS
Williams-Russo[20]	1995	Mediana = 69	ATJ	AG *vs* peridural	262	180	NS

AG, anestesia geral; *ATJ*, artroplastia total de joelho; *ATQ*, artroplastia total de quadril; *Fx* quadril, fratura de quadril; *Hist Vag*, histerectomia vaginal; *NS*, sem diferença significativa nos resultados cognitivos entre os grupos no período de estudo indicado nesta tabela; *Raqui*, raquianestesia; *RTUP*, ressecção transuretral da próstata.

Tabela 41-2 — Ensaios Randomizados Prospectivos Avaliando os Resultados Cognitivos após Alterações nas Técnicas Cirúrgicas para Cirurgias de Revascularização do Miocárdio

Autor	Ano	Idade (Anos)	Intervenção	Tamanho da Amostra	Período do Estudo (Dias de Pós-operatório)	Diferenças Cognitivas
Lloyd[21]	2000	Mediana = 61	Sem *vs* com CEC	60	12 semanas	NS
Van Dijk[22]	2002	Média = 61	Sem *vs* com CEC	281	90 dias e 1 ano	Sem CEC: melhor resultado cognitivo aos 3 meses e NS com 1 ano
Zamvar[23]	2002	Média = 63	Sem *vs* com CEC	60	10 semanas	Sem CEC: melhor resultado cognitivo
Rankin24	2003	Média = 61	Sem *vs* com CEC	43	60-90 dias	NS
Lee[25]	2003	Média = 66	Sem *vs* com CEC	60	1 ano	Sem CEC: melhor resultado cognitivo
Lund[26]	2005	40-80	Sem *vs* com CEC	120	90 dias	NS
Jensen[27]	2006	≥55	Sem *vs* com CEC	120	103 dias	NS
Ernest[28]	2006	Média = 63	Sem *vs* com CEC	107	60 e 180 dias	NS
Vedin[29]	2006	Média = 65	Sem *vs* com CEC	70	1 a 6 meses	NS
Van Dijk[30]	2007	Média = 61	Sem *vs* com CEC	281	5 anos	NS
Boodhwani[32]	2007	≥60	Hipotermia 34°C *vs* 36°C	267	90 dias	NS
Rubens[33]	2007	Média = 59	Sangue aspirado processado *vs* não processado	269	90 dias	NS
Hammon[34]	2007	≥60	Clampeamento único *vs* múltiplo	107	180 dias	Resultado cognitivo melhorou significativamente com clampeamento único
Mathew[35]	2007	Média = 69	Hemodiluição moderada a Ht = 27% *vs* hemodiluição profunda a Ht = 15-18% durante a CEC	108	6 semanas	Hemodiluição profunda em pacientes idosos associada ao declínio cognitivo

CEC, circulação extracorpórea; *Ht*, hematócrito; *NS*, sem diferença significativa nos resultados cognitivos entre os grupos no período de estudo indicado nesta tabela.

Tabela 41-3 — Ensaios Randomizados Prospectivos Avaliando o Efeito da Conduta Anestésica nos Resultados Cognitivos Pós-operatórios

Autor	Ano	Idade (Anos)	Procedimento Cirúrgico	Intervenção	Tamanho da Amostra	Período do Estudo (Dias de Pós-operatório)	Diferenças Cognitivas
Day[37]	1988	Média = 79	Fx Fêmur	Vitaminas B e C	60	3 meses	NS
Jhaveri[38]	1989	≥65	Cirurgia de catarata	Ventilação hipocapneica para manter a PaCO$_2$ em 36,7 mmHg *vs* 21,7 mmHg *vs* bloqueio local			
Enlund[39]	1998	Média = 36	Cirurgia ortognática	Anestesia com isoflurano *vs* propofol	29	28-56 dias	NS
Williams-Russo[40]	1999	Média = 72	ATQ	Hipotensora (PAM = 45-55) *vs* menos hipotensora (PAM = 55-70) PA	235	4 meses	NS
Faraq[41]	2006	Média = 64	Cirurgia eletiva >2 horas	BIS baixo (média = 39) *vs* BIS alto (média = 51)	74	4-6 semanas	BIS baixo tem melhor velocidade de processamento de informação
Silbert[42]	2006	Média = 68	RM	Dose de fentanil alta (50 mcg/kg) *vs* baixa (10 mcg/kg)	350	3 meses e 1 ano	NS

ATQ, artroplastia total do quadril; *BIS*, índice bispectral; *Fx*, fratura; *NS*, sem diferença significativa nos resultados cognitivos entre os grupos no período de estudo indicado nesta tabela; *RM*, revascularização miocárdica.

pouca evidência de que a disfunção cognitiva pós-operatória a *longo prazo* (30 dias ou mais) ocorra mais frequentemente acompanhada da anestesia geral que em relação à regional. No máximo, há alguma evidência de que a anestesia geral está associada a uma redução global da função cognitiva no período de recuperação pós-operatória recente (horas ou dias). Os dois estudos mais recentes de Rasmussen e colaboradores[19] e Williams-Russo e colaboradores[20] exemplificam bem tal achado. Ambos os trabalhos têm uma amostragem ampla, e foi aplicada uma metodologia rigorosa para estabelecer comparação entre a anestesia geral e a regional nos 6 meses após a cirurgia.[19,20] Eles demonstram claramente que o tipo de anestesia (geral *versus* regional) não apresenta diferenças no resultado cognitivo tardio. Contudo, todos os pacientes que receberam anestesia regional também receberam opioides intravenosos e sedativos durante o procedimento cirúrgico, portanto, não se sabe se a anestesia regional sem os agentes intravenosos adicionais melhoraria o resultado cognitivo pós-operatório.

Ensaios Avaliando os Efeitos da Técnica Cirúrgica na DCPO

Há cada vez mais evidências de que a cirurgia de revascularização do miocárdio pode produzir queda da função cognitiva a longo prazo.[6] O uso da circulação extracorpórea (CEC) tem sido há muito tempo apontado como a principal causa da alteração cognitiva pós-RM. Sugeriu-se que a cirurgia de RM sem uso de circulação extracorpórea e no local em que a cirurgia é executada em um coração batendo sem a CEC deverá resultar na melhora do resultado neurocognitivo. A Tabela 41-2 mostra 10 ensaios clínicos randomizados que avaliaram a função cognitiva pós-operatória de pacientes submetidos à cirurgia de RM com ou sem uso de circulação extracorpórea.[21-30] Somente três ensaios evidenciaram a vantagem da cirurgia sem o uso da circulação extracorpórea na função cognitiva pós-operatória.[22,23,25] Os demais ensaios não conseguiram estabelecer diferenças significativas entre os grupos no que diz respeito ao resultado cognitivo tardio (mais de 1 mês após a cirurgia) após a RM, independentemente de o procedimento ter utilizado circulação extracorpórea ou não.[21,24,26-30] Van Dijk e colaboradores[22,30] fizeram o acompanhamento pós-operatório mais longo e observaram que, ao evitar o *by-pass* cardiopulmonar em pacientes de baixo risco sob RM, o estado cognitivo após 3 meses foi melhor que quando foi utilizado a CEC, porém não houve benefício quando se avaliou o paciente 1 ou 5 anos após o procedimento. Uma metanálise recente analisando ensaios clínicos prospectivos e randomizados e avaliando a RM sem *versus* a com a CEC concluiu que os achados desse estudo "sugerem que outros fatores além da circulação extracorpórea podem ser responsáveis pelo declínio cognitivo, tais como a anestesia e a resposta inflamatória generalizada que estão associadas aos principais procedimentos cirúrgicos".[31]

Outras variações de técnica cirúrgica durante a RM com a CEC estão expostas na Tabela 41-2. Boodhwani e colaboradores[32] randomizaram pacientes que foram submetidos à cirurgia de revascularização do miocárdio com temperatura nasofaríngea intraoperatória de 34°C (hipotermia) ou 37°C (normotermia), para determinar se a hipotermia leve confere efeito neuroprotetor a tais indivíduos. Embora a hipotermia suave não tenha causado efeitos adversos maiores, ela também não

melhorou o resultado cognitivo após 3 meses da cirurgia.[32]

A embolia cerebral é comum durante a RM e é considerada como um dos mecanismos primários para a DCPO. Vários estudos recentes têm pesquisado técnicas para diminuir a incidência de embolia cerebral durante a cirurgia cardíaca.[33,34] O sangue do reservatório de cardiotomia que é aspirado da cavidade pericárdica durante a CEC pode conter detritos e partículas de gordura e é possível que esses microêmbolos possam causar dano cerebral. No entanto, um estudo randomizado com pacientes que receberam sangue não processado e processado (sangue que foi centrifugado para remover os restos de sangue antes de retornar para o paciente) falhou em demonstrar melhora no resultado neurocognitivo do pós-operatório.[33] Uma reanálise dos dados de um grupo grande de pacientes submetidos à RM sugere que a realização da CEC com o uso de um único clampeamento aórtico pode reduzir a embolia cerebral e melhorar o resultado cognitivo do pós-operatório, porém mais pesquisas serão necessárias para confirmar esse achado.[34] Extrema hemodiluição com valores de hematócrito (Ht) abaixo de 18% durante a circulação extracorpórea é comum durante a RM.[35] Mathew e colaboradores[35] randomizaram pacientes submetidos à RM em grupos com pouca hemodiluição (Ht ≥27%) ou com profunda hemodiluição (Ht = 15% a 18%) em CEC e concluíram que pacientes idosos submetidos à hemodiluição profunda tiveram maior declínio neurocognitivo no pós-operatório.

Ensaios Avaliando os Efeitos de Diversas Técnicas Anestésicas na DCPO

A exposição aos agentes anestésicos tem sido sugerida como uma possível causa da disfunção cognitiva pós-operatória nos idosos. Os agentes anestésicos que influenciam na liberação de neurotransmissores, como a acetilcolina, a dopamina e a norepinefrina, podem potencialmente alterar a memória, especialmente em pacientes com idade avançada. Uma revisão sistemática da literatura sobre o impacto da anestesia na memória revelou que a maioria dos estudos tem deficiências graves nas medidas do teste psicométrico utilizadas, na seleção do estudo da população e na interpretação dos resultados.[36] Atualmente não há conclusões definitivas sobre o efeito da anestesia no aprendizado e na memória, e novas pesquisas devem ser realizadas para esclarecer a relação entre os agentes anestésicos e as alterações cognitivas pós-operatórias.

A Tabela 41-3 contém ensaios clínicos randomizados que avaliam os efeitos do tratamento perioperatório da anestesia na DCPO.[37-42] O uso perioperatório de vitaminas intravenosas não diminuiu o risco de confusão mental em pacientes com fratura de fêmur.[37] Da mesma forma, a variação do tipo de anestesia (propofol ou isoflurano) ou a dose intraoperatória de fentanil utilizada também não influenciou no resultado cognitivo pós-operatório.[39,42] Em um estudo, pacientes anestesiados com planos mais profundos de anestesia diferentes (ambos os grupos ainda estavam dentro da faixa recomendada para a anestesia profunda) apresentaram capacidade de processamento de informação mais rápida de 4 a 6 semanas após a cirurgia, porém não diferentemente no trabalho ou nos testes verbais de memória.[41]

Embora possa parecer óbvio que a hipotensão intraoperatória seria associada ao aumento dos problemas cognitivos no pós-operatório, a literatura não dá suporte a essa teoria.

280 Seção III MANEJO PERIOPERATÓRIO

Williams-Russo e colaboradores[40] randomizaram pacientes idosos submetidos à artroplastia total do quadril em grupos nos quais foi mantida a hipotensão moderada (pressão arterial média entre 55 e 70 mmHg) ou hipotensão arterial acentuada (pressão arterial média entre 45 e 55 mmHg). Após 4 meses de cirurgia, não havia diferença significativa na incidência de DCPO entre os grupos, bem como não houve também diferença significativa no que concerne a outras complicações cardíacas, renais e eventos tromboembólicos.[40] Esses achados estão de acordo com um estudo longitudinal recente que não demonstrou relação entre a hipotensão ou hipoxemia intraoperatória e a disfunção cognitiva pós-operatória em pacientes idosos.[2] Há ainda a hipótese de que a hiperventilação e a consequente diminuição do fluxo sanguíneo cerebral possam causar a DCPO. Em um estudo de pacientes submetidos à cirurgia de catarata, os indivíduos foram randomizados em três grupos: anestesia geral com ventilação a 36,7 mmHg, anestesia geral com hiperventilação a 21,7mmHg *versus* anestesia local com ventilação espontânea.[38] Não houve diferenças significativas no resultado cognitivo entre os grupos de 4 dias e os de 4 semanas após a cirurgia.

ÁREAS DE INCERTEZA

Atualmente se aceita o fato de que a DCPO ocorre em um número significativo de pacientes idosos, mas os mecanismos responsáveis por esse problema são desconhecidos. Do mesmo modo, não se conhecem intervenções para minimizar ou evitar essa complicação.

Devido a idade avançada, o baixo nível educacional e a história de acidente vascular cerebral prévia sem sequelas serem preditores independentes (fatores de risco) para a DCPO, é provável que o estado cognitivo do paciente antes da cirurgia seja o determinante dos problemas cognitivos pós-operatórios.[2,3,6] A hipótese da reserva cerebral argumenta que os indivíduos com maior reserva cognitiva têm maior capacidade para substituir a área cerebral comprometida e manter alto grau de funcionamento.[43] Essa teoria sugere que pacientes idosos com baixa capacidade cognitiva pré-operatória podem estar em maior risco para problemas cognitivos no pós-operatório. Desse modo, mesmo um trauma neurológico perioperatório leve pode ser causa suficiente para trazer um indivíduo antes classificado como cognitivamente funcional para DCPO.[44] Por isso, pacientes com estado cognitivo limítrofe tornam-se predispostos à DCPO quando expostos a agentes anestésicos, trauma cirúrgico, resposta inflamatória ao trauma e a outros eventos perioperatórios. Uma das razões de os ensaios clínicos randomizados (Tabs. 41-1, 41-2 e 41-3) com avaliações das intervenções para melhorar os resultados cognitivos apresentarem sucesso limitado pode estar no fato de nas amostras não terem sido incluídos bastantes pacientes de alto risco para detectar diferenças nos tratamentos.

Muitos dados apoiam o uso de inibidores colinesterásicos, incluindo a tacrina, o donepezil, a rivastigmina e a galantamina para o tratamento da doença de Alzheimer de graus leve a moderado. Um pequeno estudo-piloto avaliou a eficácia do uso de donepezil no tratamento de pacientes com diminuição cognitiva após 1 ano de cirurgia de RM e detectou melhora cognitiva nos testes de memória imediata e remota após 12 semanas

de cirurgia, mas sem alterações nos testes de função executiva ou de associação de palavras.[45] Embora os resultados desse estudo sejam preliminares, eles nos dão a esperança de que as intervenções farmacológicas para tratar a DCPO serão desenvolvidas no futuro.

DIRETRIZES

Não há diretrizes formais para evitar ou tratar a DCPO.

RECOMENDAÇÕES DOS AUTORES

Os autores sugerem que:

- Os anestesiologistas devem estar cientes de que a DCPO ocorre em um número significativo de pacientes idosos.
- Os anestesiologistas também devem ser informados caso haja a ocorrência de DCPO para que o paciente e seus familiares sejam esclarecidos sobre o problema.
- O estado cognitivo pré-operatório do paciente deve ser avaliado durante a consulta pré-anestésica. O Exame no Estado Mental Mínimo é uma ferramenta válida para a avaliação do estado cognitivo pré-operatório.[46]
- Até que novos estudos sejam realizados, não é possível recomendar uma técnica anestésica que diminua a incidência de DCPO, no entanto, é sensato evitar fármacos de ação no sistema nervoso central que tenham meia-vida longa, tais como benzodiazepínicos em idosos.
- Apesar da ausência de evidências, é provável que a manutenção da adequada oxigenação tissular, a estabilidade hemodinâmica e um plano anestésico adequado estejam associados aos melhores resultados nos pacientes idosos.

REFERÊNCIAS

1. Bedford PD: Adverse cerebral effects of anaesthesia on old people. *Lancet* 1955;2:857-861.
2. Moller JT, Cluitmans P, Rasmussen LS, et al: Long-term postoperativecognitive dysfunction in the elderly, ISPOCD 1 Study. *Lancet* 1998;351:857-861.
3. Monk TG, Weldon BC, Garvan CW, Dede DE, van der Aa MT, Heilman KM, Gravenstein JS: Predictors of cognitive dysfunction after major noncardiac surgery. *Anesthesiology* 2008;108:18-30.
4. Rasmussen LS, Larssen K, Houx P, et al: The assessment of postoperative cognitive function. *Acta Anaesthesiol Scand* 2001;45:275-289.
5. *Diagnostic and statistical manual of mental disorders, fourth edition.* Washington, DC, American Psychiatric Association, 1994.
6. Newman MF, Kirchner JL, Phillips-Bute B, et al: Longitudinal assessment of neurocognitive function after coronary-artery bypass surgery. *N Engl J Med* 2001;344:395-402.
7. Newman S, Stygall J, Hirani S, et al: Postoperative cognitive dysfunction after noncardiac surgery. *Anesthesiology* 2007;106:572-590.
8. Murkin JM et al: Statement of consensus on assessment of neurobehavioral outcomes after cardiac surgery. *Ann Thorac Surg* 1995;59:1289-1295.
9. Murkin JM et al: Defining dysfunction: Group means versus incidence analysis—a statement of consensus. *Ann Thorac Surg* 1997;64:904-905.
10. Rasmussen LS: Defining postoperative cognitive dysfunction. *Eur J Anaesthesiol* 1998;15:761-764.
11. Chung F, Meier R, Lautenschlager E, et al: General or spinal anesthesia: Which is better in the elderly? *Anesthesiology* 1987;67:422-427.
12. Chung F, Meier RH, Lautenschlaeger E: Comparison of perioperative mental function after general anaesthesia and spinal anaesthesia with intravenous sedation. *Can J Anaesth* 1989;36:382-387.

Capítulo **41** *Como Podemos Prevenir a Disfunção Cognitiva Pós-operatória?* **281**

13. Riis J, Lombolt B, Haxholdt O, et al: Immediate and long-term recovery from general versus epidural anesthesia in elderly patients. *Acta Anaesthesiol Scand* 1983;27:44-49.

14. Bigler D, Adelhj B, Petring OU, et al: Mental function and morbidity after acute hip surgery during spinal and general anaesthesia. *Anaesthesia* 1985;40:672-676.

15. Ghoneim MM, Hinrichs JV, O'Hara MW, et al: Comparison of psychologic and cognitive functions after general or regional anesthesia. *Anesthesiology* 1988;69:507-515.

16. Jones MJT, Piggott SE, Vaughan RS, et al: Cognitive and functional competence after anaesthesia in patients aged over 60: Controlled trial of general and regional anaesthesia for elective hip or knee replacement. *BMJ* 1990;300:1683-1687.

17. Nielson WR, Gelb AW, Casey JE, et al: Long-term cognitive and social sequelae of general versus regional anesthesia during arthroplasty in the elderly. *Anesthesiology* 1990;73:1103-1109.

18. Haan J, van Kleef JW, Bloem BR, et al: Cognitive function after spinal or general anesthesia for transurethral prostatectomy in elderly men. *J Am Geriatr Soc* 1991;39:596-600.

19. Rasmussen LS, Johnson T, Kuipers HM, et al: Does anaesthesia cause postoperative cognitive dysfunction? A randomised study of regional versus general anesthesia in 438 elderly patients. *Acta Anaesthesiol Scand* 2003;47:260-266.

20. Williams-Russo P, Sharrock NE, Mattis S, et al: Cognitive effects after epidural vs. general anesthesia in older adults. A randomized trial. *JAMA* 1995;274:44-50.

21. Lloyd CT, Ascione R, Underwood MJ, et al: Serum S-100 protein release and neuropsychologic outcome during coronary revascularization on the beating heart: A prospective randomized study. *J Thorac Cardiovasc Surg* 2000;119:148-154.

22. Van Dijk D, Jansen EW, Hijman R, et al: Cognitive outcome after off-pump and on-pump coronary artery bypass graft surgery. *JAMA* 2002;287:1405-1412.

23. Zamvar V, William D, Hall J, et al: Assessment of neurocognitive impairment after off-pump and on-pump techniques for coronary artery bypass graft surgery: Prospective randomized controlled trial. *BMJ* 2002;325:1268.

24. Rankin KP, Kochamba GS, Boone KB, et al: Presurgical cognitive deficits in patients receiving coronary artery bypass graft surgery. *JINS* 2003;9:913-924.

25. Lee JD, Lee SJ, Tsushima WT, et al: Benefits of off-pump bypass on neurologic and clinical morbidity: A prospective randomized trial. *Ann Thorac Surg* 2003;76:18-26.

26. Lund C, Sundet K, Tenne B, et al: Cerebral ischemic injury and cognitive impairment after off-pump and on-pump coronary artery bypass grafting surgery. *Ann Thorac Surg* 2005;80:2126-231.

27. Jensen BO, Hughes P, Rasmussen LS, et al: Cognitive outcomes in elderly high-risk patients after off-pump versus conventional coronary artery bypass grafting: A randomized trial. *Circulation* 2006;113:2790-2795.

28. Ernest CS, Worcester MUC, Tatoulis J, et al: Neurocognitive outcomes in off-pump versus on-pump bypass surgery: A randomized controlled trial. *Ann Thorac Surg* 2006;81:2105-2114.

29. Vedin J, Nyman H, Ericsson A, et al: Cognitive function after on or off pump coronary artery bypass grafting. *Eur J Cardiothorac Surg* 2006;30:305-310.

30. Van Dijk D, Spoor M, Hijman R, et al: Cognitive and cardiac outcomes 5 years after off-pump vs on-pump coronary artery bypass graft surgery. *JAMA* 2007;297:701-708.

31. Takagi H, Tanabashi T, Kawai N, Umemoto T: Cognitive decline after off-pump versus on-pump coronary artery bypass graft surgery: Meta-analysis of randomized controlled trials. *J Thorac Cardiovasc Surg* 2007;134:512-513.

32. Boodhwani M, Rubens F, Wozny D, et al: Effects of sustained mild hypothermia on neurocognitive function after coronary artery bypass surgery: A randomized, double-blind study. *J Thorac Cardiovasc Surg* 2007;134:1443-1452.

33. Rubens FD, Boodhwani M, Mesana T, et al: The cardiotomy trial: A randomized, double-blind study to assess the effect of processing of shed blood during cardiopulmonary bypass on transfusion and neurocognitive function. *Circulation* 2007;116(suppl I):I89-I97.

34. Hammon JW, Stump DA, Butterworth, et al: Coronary artery bypass grafting with single cross-clamp results in fewer persistent neuropsychological deficits than multiple clamp or off-pump coronary artery bypass grafting. *Ann Thorac Surg* 2007;84:1174-1179.

35. Mathew JP, Mackensen GB, Phillips-Bute B, et al: Effects of extreme hemodilution during cardiac surgery on cognitive function in the elderly. *Anesthesiology* 2007;107:577-584.

36. Ritchie K, Polge C, de Roquefeuil G, et al: Impact of anesthesia on the cognitive functioning of the elderly. *Int Psychogeriat* 1997;9:309-326.

37. Day JJ, Bayer AJ, McMahon M, et al: Thiamine status, vitamin supplements, and postoperative confusion. *Age Ageing* 1988;17:29-34.

38. Jhaveri RM: The effects of hypocapnic ventilation on mental function in elderly patients undergoing cataract surgery. *Anaesthesia* 1989;44:635-640.

39. Enlund M, Mentell O, Flenninger A, et al: Evidence of cerebral dysfunction associated with isoflurane or propofol based anaesthesia for orthognathic surgery, as assessed by biochemical and neuropsychological methods. *Ups J Med Sci* 1998;103:43-59.

40. Williams-Russo P, Sharrock NE, Mattis S, et al: Randomized trial of hypotensive epidural anesthesia in older adults. *Anesthesiology* 1999;91:926-935.

41. Faraq E, Chelune GJ, Schubert A, Mascha EJ: Is depth of anesthesia, as assessed by the bispectral index, related to postoperative cognitive dysfunction and recovery? *Anesth Analg* 2006;103:633-640.

42. Silbert BS, Scott DA, Evered LA, et al: A comparison of the effect of high- and low-dose fentanyl on the incidence of postoperative cognitive dysfunction after coronary artery bypass surgery in the elderly. *Anesthesiology* 2006;104:1137-1145.

43. Christensen H, Anstey K, Leach LS, Mackinnon AJ: Intelligence, education and the brain reserve hypothesis. In Craik FI, Salthouse TA, editors: *The handbook of aging and cognition*, ed 3. New York, Psychology Press, 2008.

44. Valenzuela MJ, Sachdev P: Brain reserve and cognitive decline: A nonparametric systematic review. *Psychol Med* 2006;36:1065-1073.

45. Doraiswamy PM, Babyak MA, Hennig T, et al: Donepezil for cognitive decline following coronary artery bypass surgery: A pilot randomized controlled trial. *Psychopharmacol Bull* 2007;40:54-62.

46. Folstein MF, Folstein SE, McHugh PR: "Mini-Mental State": A practical method for grading the cognitive state of patients for the clinician. *J Psychiatr Res* 1975;12:189-198.

42 Os Especialistas em Terapia Intensiva Melhoram os Resultados dos Pacientes?

Patrick Neligan, MA, MB, FCARCSI e Clifford S. Deutschman, MD, MS, FCCM

INTRODUÇÃO

As unidades de terapia intensiva (crítica) (UTIs) apareceram pela primeira vez nos anos 1950 como enfermarias especializadas para tratar dos pacientes com insuficiência respiratória aguda. Avanços técnicos e farmacológicos subsequentes levaram à administração de tratamento de sustentação da vida para uma variedade de problemas clínicos e cirúrgicos. A admissão na terapia intensiva é determinada por uma necessidade de suporte ventilatório ou cardiovascular, monitoramento invasivo ou correção de anormalidades dos líquidos e eletrólitos que ameacem a vida, ou a expectativa de que graves anormalidades ameaçadoras à vida possam surgir sem advertência. Embora as UTIs sejam caracterizadas por alta proporção de enfermeiras para pacientes (usualmente 1:2 ou menos), a equipe médica é variável. Baseando-se no tamanho do hospital, as UTIs podem ser generalizadas ("mistas") ou especializadas. Os subtipos incluem unidades de terapia coronariana (UTCs), unidades de queimados, UTIs clínicas ou médicas (UTIMs), UTIs cirúrgicas e de trauma (UTICs) e unidades de cirurgia cardíaca e neurocirúrgicas.

O uso e a disponibilidade de leitos de tratamento crítico aumentaram drasticamente durante os últimos 50 anos. Há mais de 6.000 UTIs nos Estados Unidos.[1,2] Desde a sua criação, a terapia intensiva custou aos Estados Unidos aproximadamente 1 trilhão de dólares.[3] Os custos globais da assistência à saúde nos Estados Unidos são agora acima de 2 trilhões de dólares anualmente, 16% do Produto Interno Bruto (PIB), e isso está aumentando.[4] Atualmente, mais de 1% do PIB[5] é despendido em tratamento crítico. O número de leitos de tratamento crítico nos hospitais está aumentando, enquanto o número de leitos de tratamento não crítico está diminuindo.[6] Consequentemente, o custo do fornecimento de serviços de terapia crítica continuará sua escalada. Inevitavelmente, resultará no racionamento dos recursos.[7] Só recentemente a utilidade da terapia crítica foi validada rigorosamente. Consequentemente, é essencial que os serviços de terapia crítica sejam eficientes, efetivos e econômicos.

ARGUMENTO EM FAVOR DOS SERVIÇOS DE TRATAMENTO CRÍTICO INTEGRADOS

Houve importante diversidade histórica na operação e organização das unidades de terapia intensiva. O modelo inicial

baseado em pareceres está sendo suplantado por outro que apresenta um especialista em terapia intensiva ("intensivista"). No modelo de consultor, assessor ou parecerista, um médico tipicamente cuida da ventilação mecânica, enquanto a disfunção de outros órgãos é dirigida por uma combinação da equipe de assistência primária e uma série de especialistas consultores. A responsabilidade pelas prescrições, assessorias e tomada de decisões pode ficar com o médico primário, mas isso muitas vezes não é claro. Falhas desse sistema incluem difusão da responsabilidade, desequilíbrio de *expertise* entre o tomador de decisão e o consultor, alto custo, ordens médicas competindo e conflitando, duplicação de serviços, ausência de planejamento coesivo, cobertura inconstante (particularmente noites e fins de semana) e potencialmente piores resultados dos pacientes.[8]

Treinamento especializado em terapia intensiva foi introduzido durante os últimos 30 anos para lidar com as deficiências desse sistema. Isso levou a um modelo integrado pelo qual o intensivista coordena a assistência ao paciente, assumindo responsabilidade primária pelo paciente, enquanto na UTI, e solicita consultoria se necessário. No extremo, é um modelo "fechado" no qual o médico de terapia intensiva em tempo integral controla admissões, altas, prescrições, tratamento clínico e consultoria para todos os pacientes admitidos na UTI. As vantagens desse sistema incluem constância da terapia, controle de custo, comunicação, disponibilidade, hierarquia clara de responsabilidade, facilitação de padrões e melhora das relações entre enfermeiras e médicos. As falhas desse sistema incluem a capacidade de "trancar do lado de fora" o médico primário, a perda de continuidade da terapia e o potencial de conflito.

Diversamente de outras especialidades, a medicina de tratamento crítico não foi aceita universalmente. Em diversos países está disponível treinamento vocacional específico.[9] Nos Estados Unidos, a terapia crítica é uma subespecialidade de anestesiologia, cirurgia, medicina interna e pediatria. Amplas variações existem na duração e natureza do treinamento.[9] Tem sido necessário que os intensivistas justifiquem sua existência, usando a plataforma baseada em evidência, uma situação que distingue a terapia intensiva de outras especialidades como cardiologia, cirurgia de trauma e medicina de emergência, que compartilham características comuns. No seu centro, a terapia intensiva exige uma abordagem integracionista: as décadas de 1970 e 1980 foram caracterizadas pela hiperespecialização da profissão médica ao longo das linhas dos sistemas — o sistema cardiovascular, o sistema renal, o trato gastrointestinal e mesmo sistemas dentro de sistemas. Os especialistas em terapia intensiva proveem assistência médica holística de acordo com a gravidade da doença.

Conceitualmente, a terapia intensiva pode ser integrada horizontal e verticalmente, com seus próprios especialistas, sua própria equipe e sua própria estrutura gerencial. Isso inclui um diretor de terapia intensiva e uma equipe multidisciplinar de terapia crítica.

Assim, a avaliação de resultados relacionada à indicação de um especialista em terapia intensiva obriga à apreciação de toda a literatura relacionada à organização da terapia crítica. Três perguntas são feitas: (1) Especialistas em terapia intensiva melhoram os resultados — mortalidade, morbidade, redução de custos, duração da internação? (2) Que impacto a indicação de um diretor de terapia crítica tem sobre o desempenho e resultados da UTI? (3) A conversão de uma UTI de formato aberto para fechado, com introdução concomitante de uma equipe de terapia intensiva, confere benefício adicional?

EVIDÊNCIA

O Especialista em Terapia Intensiva

A composição do quadro de pessoal em terapia intensiva não foi estudada rigorosamente. A literatura é em grande parte episódica ou de observação, usualmente detalhando mudanças em custos e resultados após mudanças planejadas na equipe de pessoal de terapia intensiva ou sua configuração. Alterações na equipe médica foram usualmente acompanhadas por outras alterações — a introdução de um diretor de equipe de terapia crítica ou de UTI, por exemplo. Alterações simultâneas no *mix* de casos ou gravidade de doenças exigem ajustes nos resultados estatísticos. A definição da equipe médica varia desde um intensivista fazendo visitas diárias (muitas vezes em colaboração com a equipe de tratamento primário) até um serviço "fechado" de terapia crítica durante 24 horas. Diferentes estilos de serviço de terapia crítica que envolvem o intensivista podem ou não usar consultores médicos externos ou podem envolver serviços de assessoria, como nutrição ou farmácia, e operar bastante diferentemente mas levar o mesmo rótulo de "intensivista".[10-12] Atenção também deve ser dada ao treinamento de enfermagem especializada, proporções enfermeiras-pacientes e à presença ou ausência de enfermeiras clínicas certificadas.[13]

Li e colaboradores[14] analisaram os resultados e intervenções em uma UTI de hospital de comunidade antes ($n = 463$) e depois ($n = 491$) da introdução de um médico de UTI. Houve redução significativa na taxa de mortalidade hospitalar ajustada (razão da admissão, idade, estado mental) subsequente à mudança, com aumento concomitante no uso de monitores invasivos.

Pollack e colaboradores[11] estudaram as taxas de mortalidade na UTI, o uso de modalidades de monitorização e terapêutica e a eficiência da utilização dos leitos de UTI nos três meses antes ($n = 149$) e depois ($n = 113$) da nomeação de um intensivista pediátrico e equipe de UTI diurna. Houve clara melhora na eficiência da utilização de leitos em seguida à chegada do intensivista. Houve redução no número de admissões de pacientes com baixa gravidade de doença e para monitora-

mento, com aumento paralelo nas intervenções terapêuticas e de monitoramento no período pós-intensivista. A taxa de mortalidade, ajustada para o *mix* de casos, reduziu-se no período intensivista em 5,3% (número necessário para prevenir uma morte [NNT] 19, *odds ratio* [OR] 0,51 [0,16-1,67, intervalo de confiança (IC) de 95%, 0,16-1,67]).

Reynolds e colaboradores[15] estudaram resultados em pacientes com choque séptico antes ($n = 100$) e depois ($n = 112$) da introdução de um serviço de terapia crítica com *staff* de intensivistas. Houve redução importante na taxa de mortalidade hospitalar de 74% para 64% (redução de risco absoluto [RRA] 10%, NNT 10, OR 0,46 [IC 95%, 0,26-0,83], após a introdução do serviço de terapia crítica. Houve também aumento importante no uso de monitores invasivos, mas nenhuma alteração no número de pareceres externos.

Brown e colaboradores[16] efetuaram uma análise de coortes de 223 pacientes admitidos à UTI antes e 216 pacientes depois da introdução de um intensivista operando em modelo aberto. A taxa de mortalidade em terapia intensiva diminuiu de 28% para 13% (RRA 15%, NNT 6,6, RR 0,40 [IC 95%, 0,25-0,66]). A taxa de mortalidade hospitalar diminuiu de 36% para 25% (RRA 11%, NNT 9, OR 0,59 [IC 95%, 0,39-0,90]). Esse efeito foi constante, independentemente da gravidade da doença.

Hanson e colaboradores[17] empreenderam um estudo de coortes comparando dois modelos paralelos de terapia crítica. Um grupo de pacientes foi tratado por uma equipe de terapia crítica no lugar, supervisionada por um intensivista. O outro foi tratado por uma equipe cirúrgica supervisionada por um cirurgião geral, com múltiplos compromissos. Apesar de terem escores mais altos de Acute Physiology and Chronic Health Evaluation II, os pacientes tratados pela equipe de terapia crítica passaram menos tempo na unidade de terapia intensiva cirúrgica, tiveram menos complicações, usaram menos recursos e tiveram custos hospitalares totais mais baixos. Não houve diferença significativa nas taxas de mortalidade hospitalar ou na UTI. O viés de seleção pode ter sido um problema nesse estudo.

Blunt e colaboradores[18] compararam resultados em unidades de terapia intensiva cobertas por consultores intensivistas *versus* não especialistas (anestesiologistas) cobrindo múltiplos locais usando proporções de mortalidade padronizadas. A taxa de mortalidade hospitalar ajustada ao *mix* de casos dos pacientes de terapia intensiva melhorou significativamente no grupo de intensivistas em comparação com o grupo não especialista (proporções de mortalidade padronizadas 0,81 *versus* 1,11, OR 0,73 [IC 95%, 0,55-0,97]).

Dimick e colaboradores[19] e Pronovost e colaboradores,[20] usando metodologia semelhante, estudaram resultados após cirurgia de alto risco no estado de Maryland por meio de um grande banco de dados.[21] Em seguida à ressecção de esôfago, a falta de visitas diárias por um médico de UTI foi associada com hospitalizações mais longas (sete dias; IC 95%, 1-15; $p = 0,012$), custos hospitalares mais altos (aumento de 61% ou \$8.839; IC 95%, \$1.674 a \$19.192; $p = 0,013$) e frequência aumentada de complicações pós-operatórias.[22] Após cirurgia para reparo aórtico, o fato de não haver visitas diárias do médico de UTI foi associado com taxa de mortalidade intra-hospitalar aumentada ao triplo (OR, 3,0; IC, 95%, 1,9-4,9), e em grandes complicações pós-operatórias como parada cardíaca (OR, 2,9; IC 95%, 1,2-7,0), insuficiência renal aguda (OR, 2,2; IC 95%, 1,3-3,9) e sepse (RR, 1,8; IC 95%, 1,2-2,6). Assim, visitas diárias

284 Seção III MANEJO PERIOPERATÓRIO

por um médico de terapia intensiva são eficientes, efetivas e econômicas.

Numerosos outros estudos apareceram aleatoriamente na literatura em forma de resumo. Pronovost e colaboradores[23] completaram uma revisão sistemática para incluir esses dados. Possuir *staff* com médico de UTI foi dividido em baixa intensidade (sem intensivista ou consulta eletiva a intensivista) ou alta intensidade (parecer de intensivista obrigatório). *Staffing* de alta intensidade reduziu o risco de mortalidade na UTI (risco relativo [RR] cumulativo 0,61, IC 95%, 0,50-0,75), mortalidade hospitalar (RR 0,71, IC, 95%, 0,62-0,82) e duração da permanência na UTI e no hospital, quer ajustada para o *mix* de casos quer não.

Levy e colaboradores[24] estudaram o impacto de especialistas em terapia intensiva sobre a taxa de mortalidade hospitalar usando um grande banco de dados (Project IMPACT) que tinha sido desenhado para analisar o uso de recursos em 123 UTIs em todos os Estados Unidos. O estudo foi realizado por intensivistas usando um banco de dados construído por intensivistas. Pacientes que foram tratados por especialistas em terapia intensiva tinham maior gravidade de doença do que aqueles tratados pelo médico primário, e foram submetidos a mais procedimentos. Quando os resultados foram ajustados para gravidade da doença e um escore de propensão foi usado, os pacientes tratados por especialistas em terapia intensiva tiveram taxas de mortalidade intra-hospitalar maiores do que aqueles que não o foram. Terapia crítica predisse taxa de mortalidade hospitalar com um *odds ratio* relativo (OR) bruto de 2,13 ($p < 0,001$). A adição de SAPS II (um sistema de escore de doença) a esse modelo reduziu o OR para 1,42 ($p < 0,001$). Inclusão adicional do escore de propensão diminuiu o OR para 1,40 ($p < 0,001$). Diversas limitações potenciais a esse estudo devem ser notadas. O estudo testa duas hipóteses diferentes. A primeira olhou resultados dependendo de um intensivista ter sido escolhido ou não pelo médico primário. Isso provavelmente resultou em viés de seleção porque pacientes de escolha tenderam a ser menos gravemente enfermos, e os intensivistas presumivelmente foram consultados devido a preocupações clínicas. O segundo estudo envolveu grupos mais robustos — terapia crítica durante toda a permanência (18.618 pacientes, grupo de medicina de terapia crítica [MTC]) *versus* ausência de terapia crítica (22.870 pacientes, grupo sem MTC), presumivelmente devido à falta de disponibilidade. O grupo MTC foi mais tendente a incluir centros médicos acadêmicos em localizações urbanas, indicando que viés de seleção (que incluiu constituição racial, problemas crônicos de saúde e situação socioeconômica) pode ter tido impacto. Outra forma de viés de seleção pode ter sido evidente — o das próprias unidades.[25] É provável que haja uma coorte de UTI liderada por enfermagem que pode funcionar em um nível muito alto de assistência. Isso pode resultar da obediência estrita a protocolos e diretrizes, com atenção meticulosa ao controle de infecção e envolvimento em bancos de dados de estabelecimento de padrões nacionais e submissão a eles (como o Project IMPACT).[26] Assim, esse estudo pode iluminar a eficácia de um grupo de elite de UTIs, na ausência de um especialista em terapia intensiva que, através de firmes controles organizacionais, pode ter melhores resultados.

Em conclusão, a maioria dos estudos demonstrou que a disponibilidade de um especialista em terapia intensiva pode reduzir a taxa de mortalidade, a duração da permanência e os custos da terapia intensiva. Curiosamente, há dados epidemiológicos impressionantes de que os resultados de terapia intensiva para muitos diagnósticos estão melhorando.[27-32] Isso pode refletir o aumento global na percepção da doença crítica; integração vertical melhorada entre medicina de emergência, clínica médica, cirurgia e anestesia; e uma abordagem orientada para os problemas, baseada em sistemas, para educação e prática médicas. Young e Birkmeyer[33] estimaram que a implementação completa de UTIs de modelo intensivista salvaria aproximadamente 53.850 vidas a cada ano nos Estados Unidos. Em contraposição, Levy e colaboradores[24] sugeriram que o tratamento de pacientes em UTIs "de escolha" por intensivistas e em unidades com completo tratamento de terapia intensiva dos pacientes, em comparação com um modelo sem intensivistas, pode ser associado com resultados piores. Nenhuma explicação clara emergiu para os resultados adversos nesse subgrupo de pacientes. Entretanto, vale notar que unicamente a presença de um especialista em terapia intensiva não constitui um "serviço de terapia crítica" e que desfechos melhorados podem resultar de um modelo integrado de tratamento por especialistas e equipe multidisciplinar, tratamento estratégico e estrutura organizacional firme.

Organização da Terapia Intensiva

Conforme mencionado previamente, a introdução de especialistas em terapia intensiva é uma parte de um sistema usualmente denominado "serviço de terapia intensiva". Uma equipe de tratamento crítico, liderada por um intensivista e incluindo residentes, bolsistas, enfermeiras clínicas, terapeutas respiratórios e um farmacêutico, fornece tratamento 24 horas ao paciente. Isso pode ser em completa colaboração com a equipe de atenção primária (o modelo "aberto") ou substituir essa equipe como profissionais de saúde provendo cuidados primários diretos (o modelo "fechado").

Baldock e colaboradores[34] estudaram prospectivamente 1.140 pacientes admitidos em uma UTI mista clínico-cirúrgica durante um período de três anos, tempo durante o qual foram introduzidas uma equipe médica residente e uma configuração fechada. A taxa de mortalidade da UTI foi reduzida de 28% para 19% (RRA 9%, NNT 11), OR 0,61 (IC 95%, 0,42-0,89). A taxa de mortalidade hospitalar foi reduzida de 36% para 24% (RRA 12%, NNT 8), OR 0,54 (IC 95%, 0,38-0,77).

Carson e colaboradores[35] estudaram a mudança de um formato aberto ($n = 121$) para um fechado ($n = 124$) em uma UTI clínica. Escores Apache II indicaram que os pacientes admitidos após o fechamento foram significantemente mais doentes. As taxas de mortalidade aumentaram depois da mudança da unidade. Entretanto, a proporção da taxa de mortalidade real para a predita foi mais baixa nesse sistema. A utilização de recursos permaneceu semelhante, o que é surpreendente em vista do aumento na gravidade da doença. Consequentemente, esse trabalho sugere a efetividade de custo e provável efetividade clínica do formato fechado de unidade.

Ghorra e colaboradores[36] estudaram retrospectivamente a conversão de uma UTI cirúrgica de aberta ($n = 125$) para fechada ($n = 149$). Novamente, tratamento primário era fornecido por uma equipe de terapia intensiva. Houve redução significante na taxa de mortalidade, de 14% para 6% (RRA 8, NNT 12, OR 0,38 [IC 95%, 0,17-0,88]) e nas complicações de 56% para 44% (RRA 12, NNT 8). Isso foi acompanhado por uma

Capítulo 42 *Os Especialistas em Terapia Intensiva Melhoram os Resultados dos Pacientes?*

redução no número de pareceres (de 0,6 para 0,4 por paciente). A incidência de insuficiência renal e o uso de dopamina em baixa dose foram mais altos no formato aberto, refletindo condutas ultrapassadas em enfermidade crítica.[37]

Multz e colaboradores[38] examinaram retrospectivamente os desfechos em um hospital de comunidade antes e depois da conversão para um modelo de UTI fechada e compararam prospectivamente os desfechos com a UTI aberta de um hospital próximo. Embora não fossem encontradas diferenças significativas na taxa de mortalidade em qualquer dos ramos desse estudo de baixa potência, houve redução significante na duração da permanência na UTI (retrospectivamente 6,1 *versus* 9,3 dias, $p < 0,05$; prospectivamente 6,1 *versus* 12,6 dias, $p < 0,0001$), duração da hospitalização (retrospectivamente 22,2 *versus* 31,2 dias, $p < 0,02$; prospectivamente 19,2 *versus* 33,2 dias, $p < 0,008$) e dias de ventilação mecânica (retrospectivamente 3,3 *versus* 6,4 dias, $p < 0,05$; prospectivamente 2,3 *versus* 8,5 dias, $p < 0,0005$).

Treggiari e colaboradores[39] estudaram resultados de pacientes com lesão pulmonar aguda em UTIs abertas *versus* fechadas. Um total de 24 unidades de terapia intensiva foi avaliado, com dados completos de 23; 13 unidades eram fechadas e 11 eram abertas. A taxa de mortalidade hospitalar foi melhorada significantemente nas unidades fechadas *versus* abertas (OR ajustado, 0,68; IC 95%, 0,53-0,89; $p = 0,004$). A presença de um pneumologista consultor, presumivelmente com treinamento em terapia intensiva, e assim um "intensivista", não pareceu conferir benefício nas UTIs abertas.

Usando dados de um estudo prospectivo de coortes, Nathens e colaboradores[40] olharam as taxas de mortalidade em pacientes de trauma através de 68 unidades de terapia intensiva. Depois de ajustar para diferenças nas características básicas, o risco relativo de morte nas UTIs de modelo intensivista foi de 0,78 (0,58-1,04) em comparação com um modelo de UTI aberta. O efeito foi maior nos idosos (RR, 0,55 [0,39-0,77]), em unidades chefiadas por intensivistas cirúrgicos (RR, 0,67 [0,50-0,90]) e em centros de trauma designados (0,64 [0,46-0,88]). Vale notar que nesse estudo, como em outros estudos de UTIs cirúrgicas, os centros cirúrgicos de alto volume são mais tendentes a ter intensivistas, e esses fatores podem reforçar uns aos outros.[41-43]

Tai e colaboradores[44] estudaram retrospectivamente a qualidade da assistência aos pacientes e o uso de procedimentos em uma UTI clínica durante dois períodos de três meses antes ($n = 112$) e depois ($n = 127$) de mudança de organização da unidade. No primeiro período, prevalecia um modelo aberto. No segundo, um intensivista provia tratamento diurno, atuando como médico primário e responsável pela entrada na UTI, com cobertura clínica à noite. Houve redução na duração média da permanência. Curiosamente, o uso de monitores invasivos aumentou de 0% para 24% para cateteres arteriais e de 0% para 5,5% para cateteres de artéria pulmonar, sem evidência de melhoras nos desfechos.

A introdução de um gerente-médico para serviços de terapia intensiva (diretor de UTI) se tornou universal. Entretanto, há importante variabilidade no envolvimento dia a dia do diretor na terapia médica, protocolos, administração de leitos e auditoria.

Manthous e colaboradores[45] estudaram resultados e padrões educacionais em um hospital de comunidade de tamanho médio no ano anterior ($n = 459$) e posterior ($n = 471$) à indicação de um diretor de terapia intensiva. A taxa de mortalidade da UTI foi reduzida de 21% para 15% (RRA 6%, NNT 16, RR 0,66 [IC 95%, 0,48-0,84]). Essa redução na mortalidade foi constante para a maioria dos processos de doença e gravidades de doença. Além disso, houve uma redução significativa na taxa de mortalidade hospitalar de 34% para 25% (RRA 9%, NNT 11, OR 0,63 [IC 95%, 0,48-0,84]). Houve redução concomitante nas permanências médias na UTI (de 5,0 ± 0,3 dias para 3,9 ± 0,3 dias [$p < 0,05$]) e no hospital (de 22,6 ± 1,4 dias para 17,7 ± 1,0 dias), juntamente com uma melhora no padrão de conhecimento dos residentes.

Mallick e colaboradores[46] examinaram uma pesquisa de 1991 pela Society of Critical Care Medicine (SCCM) de quase 3.000 UTIs para determinar a eficácia do papel do diretor da UTI. Concluíram que importante comprometimento do diretor da UTI na operação dia a dia da unidade reduziu a ocupação inapropriada de leitos, assim melhorando a eficiência. Strosberg e colaboradores[47] questionaram gerentes enfermeiras de 137 UTIs sobre o envolvimento dos diretores de UTI na administração dos leitos nos seus hospitais. Isso revelou que, embora muitos hospitais tivessem diretores de UTI, havia uma percepção de disponibilidade noturna limitada.

Zimmerman e colaboradores[48] examinaram problemas organizacionais em nove UTIs e determinaram que a organização superior era caracterizada por uma cultura centrada no paciente, forte liderança médica e de enfermagem, comunicação e coordenação eficazes e condutas abertas, colaborativas, para resolução de problemas e administração de conflitos. Não conseguiram igualar organização superior a sobrevida melhorada ajustada ao risco.

Shortell e colaboradores[49] examinaram taxas de mortalidade ajustadas ao risco em 42 UTIs envolvendo 17.440 pacientes usando Apache III. Observaram que organização de alta qualidade foi associada com mais baixa taxa de mortalidade ajustada conforme o risco, mais baixa duração da permanência ajustada conforme o risco, mais baixo giro de enfermeiras e mais alta satisfação dos pacientes e membros da família. Exemplos de excelência organizacional incluíram disponibilidade tecnológica, ausência de diversidade diagnóstica e interação dos profissionais de saúde compreendendo cultura, liderança, coordenação, comunicação e capacidade de administração de conflitos na unidade.

Um grande estudo europeu de organização de UTI, EURICUS-1[50] publicado em 1998, olhou as características organizacionais de 89 UTIs em 12 países europeus. Foi determinado que o modelo ótimo de organização de UTI — no qual o ápice estratégico da administração compartilhada médico-enfermagem repousa dentro da UTI — existe em apenas 12% das UTIs estudadas. Além disso, não houve conceito claro de "terapia intensiva", houve pouco planejamento ou organização proposital e poucos objetivos definidos.[30]

O grupo Leapfrog (salto da rã) propôs que os serviços de terapia intensiva fornecidos por telemedicina, envolvendo um especialista em terapia intensiva cobrindo várias UTIs a partir de uma localização distante,[51] seria um substituto razoável para um intensivista em tempo integral.[52] Esse tem sido um sistema amplamente adotado de *staffing* intensivista alternativo,[53] e demonstrou algum benefício de resultado.[54] Breslow e colaboradores[55] mostraram que os serviços de tele-UTI melhoram os resultados (taxa de mortalidade reduzida, 9,4% *versus* 12,9%; risco relativo, 0,73; IC 95%, 0,55-0,95) e reduzem a duração da permanência (3,63 dias [IC 95%, 3,21-4,04] *versus* 4,35 dias [IC 95%, 3,93-4,78]). Essa conduta deve ser vista como

286 Seção III MANEJO PERIOPERATÓRIO

complementando e estendendo serviços de UTI organizados, em vez de manifestar um modelo alternativo para aplicação de serviço de tratamento crítico.

Em conclusão, a conversão das unidades de terapia intensiva de formatos abertos para fechados e a indicação de um diretor médico da UTI parece conferir benefícios modestos em termos da taxa de mortalidade, morbidade, utilização de recursos e duração da permanência. Pelo menos em parte, esses benefícios de resultado relacionam-se com tratamento crítico mais avançado construído sobre o modelo de intensivista.

ÁREAS DE INCERTEZA

A limitada literatura publicada nesse campo suporta a indicação de especialistas em terapia intensiva juntamente com o desenvolvimento de equipes multidisciplinares de terapia crítica, tratamento baseado em padrões e uma estrutura organizacional integrada. Há várias limitações importantes. A maioria foi estudos de coortes usando controles históricos. Efeitos hesitantes não podem ser descontados. Só um grupo,

Tabela 42-1 Resumo dos Estudos Publicados sobre Especialistas em Terapia Intensiva

Estudo	Intervenção	Desenho	Tipo de Unidade	Número no Grupo em Estudo	Número no Grupo-Controle	Benefício de Mortalidade (OR)	Duração Reduzida da Hospitalização	Benefício de Custo	Benefício de Morbidade
Li[91]	Intensivista	Coorte Observacional Retrospectivo	Mista	463	491	0,91* Hosp	—	Sim	—
Pollack[92]	Intensivista mais equipe UTI diurna	Coorte Observacional prospectivo	Pediátrica	149	113	0,51*	—	—	—
Reynolds[93]	Intensivista mais equipe	Coorte Prospectivo CH	UTI Clín	100	112	0,46	—	—	—
Brown[94]	Intensivista	Coorte Prospectivo CH	Mista	223	216	0,40 UTI 0,59 Hosp	—	—	—
Hanson95	Intensivista mais equipe	Coorte Retrospectivo Concomitante	UTI Cir	100	100	—	Sim	Sim	Sim
Blunt[96]	Intensivista	Coorte CH	UTI Clín	393	328	0,59*	—	—	—
Dimick[97]	Intensivista em visitas diárias	Corte transversal	UTI Cir	182	169	—	Sim	Sim	Sim
Pronovost[98]	Intensivista em visitas diárias	Corte transversal	UTI Cir	2.036	472	0,56	Sim	Sim	Sim
Baldock[99]	Intensivista Fechado	Coorte CH	Mista	330	395	0,61 UTI 0,54 Hosp	—	—	—
Carson[100]	Intensivista Fechado	Coorte CH	UTI Clín	121	124	0,89‡ Predita	Não	Sim	—
Ghorra[101]	Intensivista Fechado	Coorte CH	UTI Cir	125	149	0,36* UTI	—	Sim	Sim
Multz[102]	Intensivista Fechado	Coorte CH	UTI Clín	154	152	—	Sim	Sim	Sim
Multz[102]	Intensivista Fechado	Coorte Prospectivo CH	UTI Clín	185	95	—	Sim	Sim	—
Tai[103]	Intensivista durante o dia	Coorte CH	UTI Clín	127	112	—	—	Sim	—
Manthous[104]	Diretor de UTI	Coorte CH	UTI Clín	930	459	0,63 UTI 0,66 Hosp	Sim	Sim	—

Continua

Tabela 42-1	**Resumo dos Estudos Publicados sobre Especialistas em Terapia Intensiva – Cont.**								
Estudo	Intervenção	Desenho	Tipo de Unidade	Número no Grupo em Estudo	Número no Grupo-Controle	Benefício de Mortali-dade (OR)	Duração Reduzida da Hospi-talização	Benefí-cio de Custo	Benefí-cio de Morbi-dade
Nathens[40]	Intensivista Equipe de terapia intensiva	Coorte Prospectivo	UTI Cir Trauma			0,78 UTI 0,64 Hosp Centros de trauma	—	—	—
Treggiari[39]	Equipe de terapia intensiva Fechado	Coorte	UTI Clín (SARA)	684	391	0,68 Hosp	—	—	—
Levy[24]	Intensivista	Coorte	Todos os tipos	18.618	22.870	1,40[†] Hosp	—	—	—

CH, controle histórico; *UTI Clín*, unidade de terapia intensiva clínica; *UTI Cir*, unidade de terapia intensiva cirúrgica.
*Ajustado para a gravidade da doença.
[†]Indica resultado desfavorável com especialista em terapia intensiva.
[‡]Ajustado para razões de mortalidade padronizadas.

Hanson e colaboradores,[56] estudou concomitantemente pacientes na mesma UTI. Esse estudo foi limitado pela falta de randomização e múltiplas variáveis potencialmente confusas porque importante viés de seleção pode ter estado presente. Similarmente, os grandes estudos de corte transversal por Pronovost e colaboradores,[57] Dimick e colaboradores[58] e Nathens e colaboradores[40] foram limitados por diagnósticos únicos e a possibilidade de que desfechos piores se relacionassem não ao tratamento crítico mas ao volume e *expertise* do hospital.[59] Entretanto, Pronovost e colaboradores,[60] tendo corrigido para esses fatores, demonstraram um aumento ao triplo na taxa de mortalidade em hospitais sem visitas diárias de intensivista. Vários dos estudos exigiram ajustes estatísticos para demonstrar diferenças nas taxas de mortalidade.[11,36,40,61,62] Isso é compatível com modelos validados de predição.[63]

Outra limitação potencial é o viés de publicação. Estudos dessa natureza são efetuados por intensivistas para promover sua especialidade. Assim, é improvável que sejam publicados estudos que demonstrem resultados piores. Em contraposição, vários estudos foram publicados em forma de resumo apenas. Quando revistos sistematicamente com dados publicados, o suporte para modelo intensivista persiste.[64] Além disso, Pronovost e colaboradores[64] não conseguiram demonstrar viés de publicação na literatura.

Muitos autores questionaram se o modelo de intensivista melhora os resultados apenas durante o período diurno, quando os intensivistas estão fisicamente presentes na UTI. Embora um intensivista 24 horas possa ser associado com resultados melhores,[65] não há evidência coercitiva de que os desfechos dos pacientes sejam piores quando admitidos à noite, em fins de semana ou durante o mês de julho[66-70] (Tab. 42-1).

Finalmente, o estudo por Levy e colaboradores[24] pode levar a uma reavaliação de todo o paradigma de intensivista. Embora ele tenha sido um exercício de escavação de dados de um banco de dados que foi desenhado para examinar a carga de trabalho, não os desfechos, os resultados parecem ser robustos. Entretanto, a autosseleção de UTIs altamente funcionantes para o banco de dados do Project IMPACT é problemática quando aplicada à população como um todo ("medimos o que valorizamos"), e isso pode representar um modelo alternativo de organização de UTI, em vez de um repúdio do conceito de tratamento crítico.[25] Diretrizes e padrões usados nessas unidades foram desenvolvidos por intensivistas em centros médicos acadêmicos e adotados por hospitais de comunidade, e isso pode representar o exemplo final da eficácia da medicina baseada em evidência.

RECOMENDAÇÕES DOS AUTORES

A maioria dos dados suporta a alegação de que os resultados dos pacientes melhoram com a provisão de um intensivista como parte de uma equipe de terapia intensiva. Entretanto, é importante observar que os dados são heterogêneos — variando da disponibilidade diurna de um intensivista[71] a "não consultado mas disponível",[72] a cobertura durante 24 horas,[73] a fechamento completo do serviço.[74] É tentador sugerir que a melhora no desfecho é relacionada ao grau de envolvimento e responsabilidade da equipe de tratamento crítico, e de fato uma relação dose-resposta foi descrita,[75,76] porém mais prova é necessária.

Embora o modelo de intensivista seja ubíquo fora dos Estados Unidos, há importante variabilidade geográfica nos resultados.[77-79] É difícil identificar por que isso é assim. Alguns fatores que merecem consideração são disponibilidade de leitos,[78] carga de trabalho de enfermeiras e médicos,[80,81] e padrões de prática e disponibilidade de recursos.[82] Há evidência emergindo de que UTIs subespecializadas melhoram ainda mais os resultados.[83] Reciprocamente, há evidência de que, em certas circunstâncias, os intensivistas podem ser associados com desfechos piores.[24] Talvez isso ilustre o paradoxo da terapia intensiva: as taxas de mortalidade hospitalar dos pacientes de terapia intensiva podem ser manipuladas pelos critérios de admissão e transferência e de tomada de decisão sobre o fim da vida. "Escolhendo a dedo" as admissões com provavelmente resultados mais favoráveis,

Continua

288 Seção III   MANEJO PERIOPERATÓRIO

transferindo para unidades alternativas (especializadas) os pacientes mais enfermos e retardando a tomada de decisão sobre o fim da vida (p. ex., usando facilidade de uso de ventilador de longa permanência), resultados mais favoráveis podem ser apresentados sem que melhor assistência à saúde seja administrada.

Intensivistas, então, parecem ser valiosos, mas eles estão disponíveis? Em 1997, os intensivistas cuidaram de apenas 37% dos pacientes criticamente doentes.[84] Prevê-se que isso caia significativamente nos próximos 20 anos. Atualmente, 78,9% dos intensivistas são pneumologistas, 11,9% são internistas, 6,1% são anestesiologistas e 3,2% são cirurgiões. A porcentagem de intensivistas que são anestesiologistas está declinando.[85] Apesar disso, o Committee on Manpower for Pulmonary and Critical Care Services determinou que as UTIs cirúrgicas são particularmente subatendidas por intensivistas, em comparação com unidades clínicas.[86] Em 1996 houve 130 graduados de programas de treinamento em tratamento crítico cirurgicamente orientados (50% foram anestesiologistas), em comparação com 464 de programas baseados em medicina interna.[86] Isso reflete o alto custo de oportunidade de praticar tratamento crítico *versus* atividade em sala de operações.[85] Não obstante, organizações economicamente poderosas de advogados dos pacientes[87] estão pedindo envolvimento de intensivistas no tratamento dos pacientes. Pode resultar remuneração aumentada ou redistribuição de renda. É improvável que essa demanda possa ser satisfeita[88,89] no futuro previsível. Novos conceitos como telemedicina[89] podem proporcionar uma ponte.

Em suma, assistência padronizada focalizada com liderança clara, rápida disponibilidade do especialista e abordagem por equipe bem desenvolvida parece constituir o modelo ótimo para organização de terapia intensiva.[26] Inquestionavelmente, haverá demanda aumentada de intensivistas treinados em anestesiologia; a questão é: você está dentro ou você está fora?[90]

REFERÊNCIAS

1. Groeger JS, Strosberg MA, Halpern NA, Raphaely RC, Kaye WE, Guntupalli KK, et al: Descriptive analysis of critical care units in the United States. *Crit Care Med* 1992;20:846-863.
2. Angus DC, Kelley MA, Schmitz RJ, White A, Popovich J Jr: Caring for the critically ill patient. Current and projected workforce requirements for care of the critically ill and patients with pulmonary disease: Can we meet the requirements of an aging population? *JAMA* 2000;284:2762-2770.
3. Angus DC, Ramakrishnan N:National intensive care unit datasets: Lost at sea without a compass? *Crit Care Med* 1999;27:1659-1661.
4. Catlin A, Cowan C, Hartman M, Heffler S: National health spending in 2006: A year of change for prescription drugs. *Health Aff* 2008;27:14-29.
5. Jacobs P, Noseworthy TW: National estimates of intensive care utilization and costs: Canada and the United States. *Crit Care Med* 1990;18:1282-1286.
6. Halpern NA, Pastores SM, Thaler HT, Greenstein RJ: Changes in critical care beds and occupancy in the United States 1985-2000: Differences attributable to hospital size. *Crit Care Med* 2006;34:2105-2112.
7. Ward NS, Teno JM, Curtis JR, Rubenfeld GD, Levy MM: Perceptionsof cost constraints, resource limitations, and rationing in United States intensive care units: Results of a national survey. *Crit Care Med* 2008;36:471-476.
8. Carlson RW, Weiland DE, Srivathsan K: Does a full-time, 24-hour intensivist improve care and efficiency? *Crit Care Clin* 1996;12:525-551.
9. Hanson CW III, Durbin CG Jr, Maccioli GA, Deutschman CS, Sladen RN, Pronovost PJ, Gattinoni L: The anesthesiologist in critical care medicine: Past, present, and future. *Anesthesiology* 2001;95:781-788.
10. Leape LL, Cullen DJ, Clapp MD, Burdick E, Demonaco HJ, Erickson JI, Bates DW: Pharmacist participation on physician rounds and adverse drug events in the intensive care unit. *JAMA* 1999;282:267-270.
11. Pollack MM, Katz RW, Ruttimann UE, Getson PR: Improving the outcome and efficiency of intensive care: The impact of an intensivist. *Crit Care Med* 1988;16:11-17.

12. Groeger JS, Guntupalli KK, Strosberg M, Halpern N, Raphaely RC, Cerra F, Kaye W: Descriptive analysis of critical care units in the United States: Patient characteristics and intensive care unit utilization. *Crit Care Med* 1993;21:279-291.
13. Amaravadi RK, Dimick JB, Pronovost PJ, Lipsett PA: ICU nurse-to-patient ratio is associated with complications and resource use after esophagectomy. *Intensive Care Med* 2000;26:1857-1862.
14. Li TC, Phillips MC, Shaw L, Cook EF, Natanson C, Goldman L: On-site physician staffing in a community hospital intensive care unit. Impact on test and procedure use and on patient outcome. *JAMA* 1984;252:2023-2027.
15. Reynolds HN, Haupt MT, Thill-Baharozian MC, Carlson RW: Impact of critical care physician staffing on patients with septic shock in a university hospital medical intensive care unit. *JAMA* 1988;260:3446-3450.
16. Brown JJ, Sullivan G: Effect on ICU mortality of a full-time critical care specialist. *Chest* 1989;96:127-129.
17. Hanson CW III, Deutschman CS, Anderson HL III, Reilly PM, Behringer EC, Schwab CW, Price J: Effects of an organized critical care service on outcomes and resource utilization: A cohort study. *Crit Care Med* 1999;27:270-274.
18. Blunt MC, Burchett KR: Out-of-hours consultant cover and case-mix-adjusted mortality in intensive care. *Lancet* 2000;356:735-736.
19. Dimick JB, Pronovost PJ, Heitmiller RF, Lipsett PA: Intensive care unit physician staffing is associated with decreased length of stay, hospital cost, and complications after esophageal resection. *Crit Care Med* 2001;29:753-758.
20. Pronovost PJ, Jenckes MW, Dorman T, Garrett E, Breslow MJ, Rosenfeld BA, et al: Organizational characteristics of intensive care units related to outcomes of abdominal aortic surgery. *JAMA* 1999;281:1310-1317.
21. Pronovost P, Angus DC: Using large-scale databases to measure outcomes in critical care. *Crit Care Clin* 1999;15:615-viii.
22. Dimick JB, Pronovost PJ, Heitmiller RF, Lipsett PA: Intensive care unit physician staffing is associated with decreased length of stay, hospital cost, and complications after esophageal resection. *Crit Care Med* 2001;29:753-758.
23. Pronovost PJ, Angus DC, Dorman T, Robinson KA, Dremsizov TT, Young TL: Physician staffing patterns and clinical outcomes in critically ill patients: A systematic review. *JAMA* 2002;288:2151-2162.
24. Levy MM, Rapoport J, Lemeshow S, Chalfin DB, Phillips G, Danis M: Association between critical care physician management and patient mortality in the intensive care unit. *Ann Intern Med* 2008;148:801-809.
25. Rubenfeld GD, Angus DC: Are intensivists safe? *Ann Intern Med* 2008;148:877-879.
26. Zimmerman JE, Alzola C, Von Rueden KT: The use of benchmarking to identify top performing critical care units: A preliminary assessment of their policies and practices. *J Crit Care* 2003;18:76-86.
27. Moran JL, Bristow P, Solomon PJ, George C, Hart GK: Mortality and length-of-stay outcomes, 1993-2003, in the binational Australian and New Zealand intensive care adult patient database. *Crit Care Med* 2008;36:46-61.
28. Halpern NA, Bettes L, Greenstein R: Federal and nationwide intensive care units and healthcare costs: 1986-1992. *Crit Care Med* 1994;22:2001-2007.
29. Zimmerman JE, Shortell SM, Rousseau DM, Duffy J, Gillies RR, Knaus WA, et al: Improving intensive care: Observations based on organizational case studies in nine intensive care units: A prospective, multicenter study. *Crit Care Med* 1993;21:1443-1451.
30. Miranda DR, Rivera-Fernandez R, Nap RE: Critical care medicine in the hospital: Lessons from the EURICUS-studies. *Med Intensiva* 2007;31:194-203.
31. Deans KJ, Minneci PC, Cui X, Banks SM, Natanson C, Eichacker PQ: Mechanical ventilation in ARDS: One size does not fit all. *Crit Care Med* 2005;33:1141-1143.
32. Milberg JA, Davis DR, Steinberg KP, Hudson LD: Improved survival of patients with acute respiratory distress syndrome (ARDS): 1983-1993. *JAMA* 1995;273:306-309.
33. Young MP, Birkmeyer JD: Potential reduction in mortality rates using an intensivist model to manage intensive care units. *Eff Clin Pract* 2000;3:284-289.
34. Baldock G, Foley P, Brett S: The impact of organisational change on outcome in an intensive care unit in the United Kingdom. *Intensive Care Med* 2001;27:865-872.
35. Carson SS, Stocking C, Podsadecki T, Christenson J, Pohlman A, MacRae S, et al: Effects of organizational change in the medical intensive care unit of a teaching hospital: A comparison of "open" and "closed" formats. JAMA 1996;276:322-328.

36. Ghorra S, Reinert SE, Cioffi W, Buczko G, Simms HH: Analysis of the effect of conversion from open to closed surgical intensive care unit. *Ann Surg* 1999;229:163-171.
37. O'Leary MJ, Bihari DJ: Preventing renal failure in the critically ill. There are no magic bullets—just high quality intensive care. *BMJ* 2001;322:1437-1439.
38. Multz AS, Chalfin DB, Samson IM, Dantzker DR, Fein AM, Steinberg HN, et al: A "closed" medical intensive care unit (MICU) improves resource utilization when compared with an "open" MICU. *Am J Respir Crit Care Med* 1998;157:1468-1473.
39. Treggiari MM, Martin DP, Yanez ND, Caldwell E, Hudson LD, Rubenfeld GD: Effect of intensive care unit organizational model and structure on outcomes in patients with acute lung injury. *Am J Respir Crit Care Med* 2007;176:685-690.
40. Nathens AB, Rivara FP, Mackenzie EJ, Maier RV, Wang J, Egleston B, et al: The impact of an intensivist-model ICU on trauma-related mortality. *Ann Surg* 2006;244:545-554.
41. Volkert T, Hinder F, Ellger B, Van AH: Changing from a specialized surgical observation unit to an interdisciplinary surgical intensive care unit can reduce costs and increase the quality of treatment. *Eur J Anaesthesiol* 2008;1-6.
42. Halpern NA, Pastores SM, Thaler HT, Greenstein RJ: Changes in critical care beds and occupancy in the United States 1985-2000: Differences attributable to hospital size. *Crit Care Med* 2006;34:2105-2112.
43. Birkmeyer JD, Siewers AE, Finlayson EV, Stukel TA, Lucas FL, Batista I, et al: Hospital volume and surgical mortality in the United States. *N Engl J Med* 2002;346:1128-1137.
44. Tai DY, Goh SK, Eng PC, Wang YT: Impact on quality of patient care and procedure use in the medical intensive care unit (MICU) following reorganisation. *Ann Acad Med Singapore* 1998;27:309-313.
45. Manthous CA, Amoateng-Adjepong Y, al Kharrat T, Jacob B, Alnuaimat HM, Chatila W, Hall JB: Effects of a medical intensivist on patient care in a community teaching hospital. *Mayo Clin Proc* 1997;72:391-399.
46. Mallick R, Strosberg M, Lambrinos J, Groeger JS: The intensive care unit medical director as manager. Impact on performance. *Med Care* 1995;33:611-624.
47. Strosberg MA, Teres D, Fein IA, Linsider R: Nursing perception of the availability of the intensive care unit medical director for triage and conflict resolution. *Heart Lung* 1990;19:452-455.
48. Zimmerman JE, Shortell SM, Rousseau DM, Duffy J, Gillies RR, Knaus WA, et al: Improving intensive care: Observations based on organizational case studies in nine intensive care units: Aprospective, multicenter study. *Crit Care Med* 1993;21: 1443-1451.
49. Shortell SM, Zimmerman JE, Rousseau DM, Gillies RR, Wagner DP, Draper EA, et al: The performance of intensive care units: Does good management make a difference? *Med Care* 1994;32:508-525.
50. Reis Miranda D, editor: Organisation and management of intensive care. The EURICUS-1 *study*. Berlin, Springer, 1998, pp 81-86.
51. Breslow MJ, Rosenfeld BA, Doerfler M, Burke G, Yates G, Stone DJ, et al: Effect of a multiple-site intensive care unit telemedicine program on clinical and economic outcomes: An alternative paradigm for intensivist staffing. *Crit Care Med* 2004;32:31-38.
52. Milstein A, Galvin RS, Delbanco SF, Salber P, Buck CR Jr: Improving the safety of health care: The leapfrog initiative. *Eff Clin Pract* 2000;3:313-316.
53. Breslow MJ: Remote ICU care programs: Current status. *J Crit Care* 2007;22:66-76.
54. Rosenfeld BA, Dorman T, Breslow MJ, Pronovost P, Jenckes M, Zhang N, et al: Intensive care unit telemedicine: Alternate paradigm for providing continuous intensivist care. *Crit Care Med* 2000;28:3925-3931.
55. Breslow MJ, Rosenfeld BA, Doerfler M, Burke G, Yates G, Stone DJ, et al: Effect of a multiple-site intensive care unit telemedicine program on clinical and economic outcomes: An alternative paradigm for intensivist staffing. *Crit Care Med* 2004;32:31-38.
56. Hanson CW III, Deutschman CS, Anderson HL III, Reilly PM, Behringer EC, Schwab CW, Price J: Effects of an organized critical care service on outcomes and resource utilization: A cohort study. *Crit Care Med* 1999;27:270-274.
57. Pronovost PJ, Jenckes MW, Dorman T, Garrett E, Breslow MJ, Rosenfeld BA, et al: Organizational characteristics of intensive care units related to outcomes of abdominal aortic surgery. *JAMA* 1999;281:1310-1317.
58. Dimick JB, Pronovost PJ, Heitmiller RF, Lipsett PA: Intensive care unit physician staffing is associated with decreased length of stay, hospital cost, and complications after esophageal resection. *Crit Care Med* 2001;29:753-758.

59. Birkmeyer JD, Siewers AE, Finlayson EV, Stukel TA, Lucas FL, Batista I, et al: Hospital volume and surgical mortality in the United States. *N Engl J Med* 2002;346:1128-1137.
60. Pronovost PJ, Jenckes MW, Dorman T, Garrett E, Breslow MJ, Rosenfeld BA, et al: Organizational characteristics of intensive care units related to outcomes of abdominal aortic surgery. *JAMA* 1999;281:1310-1317.
61. Blunt MC, Burchett KR: Out-of-hours consultant cover and casemix-adjusted mortality in intensive care. *Lancet* 2000;356:735-736.
62. Li TC, Phillips MC, Shaw L, Cook EF, Natanson C, Goldman L: On-site physician staffing in a community hospital intensive care unit. Impact on test and procedure use and on patient outcome. *JAMA* 1984;252:2023-2027.
63. Knaus WA, Wagner DP, Zimmerman JE, Draper EA: Variations in mortality and length of stay in intensive care units. *Ann Intern Med* 1993;118:753-761.
64. Pronovost PJ, Angus DC, Dorman T, Robinson KA, Dremsizov TT, Young TL: Physician staffing patterns and clinical outcomes in critically ill patients: A systematic review. *JAMA* 2002;288:2151-2162.
65. Gajic O, Afessa B, Hanson AC, Krpata T, Yilmaz M, Mohamed SF, et al: Effect of 24-hour mandatory versus on-demand critical care specialist presence on quality of care and family and provider satisfaction in the intensive care unit of a teaching hospital. *Crit Care Med* 2008;36:36-44.
66. Arabi Y, Alshimemeri A, Taher S: Weekend and weeknight admissions have the same outcome of weekday admissions to an intensive care unit with onsite intensivist coverage. *Crit Care Med* 2006;34:605-611.
67. Finkielman JD, Morales J, Peters SG, Keegan MT, Ensminger SA, Lymp JF, Afessa B: Mortality rate and length of stay of patients admitted to the intensive care unit in July. *Crit Care Med* 2004;32:1161-1165.
68. Morales IJ, Peters SG, Afessa B: Hospital mortality rate and length of stay in patients admitted at night to the intensive care unit. *Crit Care Med* 2003;31:858-863.
69. Ensminger SA, Morales IJ, Peters SG, Keegan MT, Finkielman JD, Lymp JF, Afessa B: The hospital mortality of patients admitted to the ICU on weekends. *Chest* 2004;126:1292-1298.
70. Luyt CE, Combes A, Aegerter P, Guidet B, Trouillet JL, Gibert C, Chastre J: Mortality among patients admitted to intensive care units during weekday day shifts compared with "off" hours. *Crit Care Med* 2007;35:3-11.
71. Tai DY, Goh SK, Eng PC, Wang YT: Impact on quality of patient care and procedure use in the medical intensive care unit (MICU) following reorganisation. *Ann Acad Med Singapore* 1998;27:309-313.
72. Hanson CW III, Deutschman CS, Anderson HL III, Reilly PM, Behringer EC, Schwab CW, Price J: Effects of an organized critical care service on outcomes and resource utilization: A cohort study. *Crit Care Med* 1999;27:270-274.
73. Baldock G, Foley P, Brett S: The impact of organisational change on outcome in an intensive care unit in the United Kingdom. *Intensive Care Med* 2001;27:865-872.
74. Ghorra S, Reinert SE, Cioffi W, Buczko G, Simms HH: Analysis of the effect of conversion from open to closed surgical intensive care unit. *Ann Surg* 1999;229:163-171.
75. Dara SI, Afessa B: Intensivist-to-bed ratio: Association with outcomes in the medical ICU. *Chest* 2005;128:567-572.
76. Parshuram CS, Kirpalani H, Mehta S, Granton J, Cook D: Inhouse, overnight physician staffing: A cross-sectional survey of Canadian adult and pediatric intensive care units. *Crit Care Med* 2006;34:1674-1678.
77. Knaus WA, Wagner DP, Zimmerman JE, Draper EA: Variations in mortality and length of stay in intensive care units. *Ann Intern Med* 1993;118:753-761.
78. Beck DH, Taylor BL, Millar B, Smith GB: Prediction of outcome from intensive care: A prospective cohort study comparing Acute Physiology and Chronic Health Evaluation II and III prognostic systems in a United Kingdom intensive care unit. *Crit Care Med* 1997;25:9-15.
79. Angus DC, Sirio CA, Clermont G, Bion J: International comparisons of critical care outcome and resource consumption. *Crit Care Clin* 1997;13:389-407.
80. Amaravadi RK, Dimick JB, Pronovost PJ, Lipsett PA: ICU nurse-to-patient ratio is associated with complications and resource use after esophagectomy. *Intensive Care Med* 2000;26:1857-1862.
81. Tarnow-Mordi WO, Hau C, Warden A, Shearer AJ: Hospital mortality in relation to staff workload: A 4-year study in an adult intensive-care unit. *Lancet* 2000;356:185-189.
82. Bell CM, Redelmeier DA: Mortality among patients admitted to hospitals on weekends as compared with weekdays. *N Engl J Med* 2001;345:663-668.

290 Seção III MANEJO PERIOPERATÓRIO

83. Diringer MN, Edwards DF: Admission to a neurologic/neurosurgicalintensive care unit is associated with reduced mortality rate after intracerebral hemorrhage. *Crit Care Med* 2001;29:635-640.

84. Angus DC, Kelley MA, Schmitz RJ, White A, Popovich J Jr: Caring for the critically ill patient. Current and projected workforce requirements for care of the critically ill and patients with pulmonary disease: Can we meet the requirements of an aging population? *JAMA* 2000;284:2762-2770.

85. Hanson CW III, Durbin CG Jr, Maccioli GA, Deutschman CS, Sladen RN, Pronovost PJ, Gattinoni L: The anesthesiologist in critical care medicine: Past, present, and future. *Anesthesiology* 2001;95:781-788.

86. Angus DC, Kelley MA, Schmitz RJ, White A, Popovich J Jr: Caring for the critically ill patient. Current and projected workforce requirements for care of the critically ill and patients with pulmonary disease: Can we meet the requirements of an aging population? *JAMA* 2000;284:2762-2770.

87. Milstein A, Galvin RS, Delbanco SF, Salber P, Buck CR Jr: Improving the safety of health care: The leapfrog initiative. *Eff Clin Pract* 2000;3:313-316.

88. Carlson RW, Weiland DE, Srivathsan K: Does a full-time, 24-hour intensivist improve care and efficiency? *Crit Care Clin* 1996;12:525-551.

89. Rosenfeld BA, Dorman T, Breslow MJ, Pronovost P, Jenckes M, Zhang N, et al: Intensive care unit telemedicine: Alternate paradigm for providing continuous intensivist care. *Crit Care Med* 2000;28:3925-3931.

90. Hanson CW III, Durbin CG Jr, Maccioli GA, Deutschman CS, Sladen RN, Pronovost PJ, Gattinoni L: The anesthesiologist in critical care medicine: Past, present, and future. *Anesthesiology* 2001;95:781-788.

91. Li TC, Phillips MC, Shaw L, Cook EF, Natanson C, Goldman L: Onsite physician staffing in a community hospital intensive care unit. Impact on test and procedure use and on patient outcome. *JAMA* 1984;252:2023-2027.

92. Pollack MM, Katz RW, Ruttimann UE, Getson PR: Improving the outcome and efficiency of intensive care: The impact of an intensivist. *Crit Care Med* 1988;16:11-17.

93. Reynolds HN, Haupt MT, Thill-Baharozian MC, Carlson RW: Impact of critical care physician staffing on patients with septic shock in a university hospital medical intensive care unit. *JAMA* 1988;260:3446-3450.

94. Brown JJ, Sullivan G: Effect on ICU mortality of a full-time critical care specialist. *Chest* 1989;96:127-129.

95. Hanson CW III, Deutschman CS, Anderson HL, III, Reilly PM, Behringer EC, Schwab CW, Price J: Effects of an organized critical care service on outcomes and resource utilization: A cohort study. *Crit Care Med* 1999;27:270-274.

96. Blunt MC, Burchett KR: Out-of-hours consultant cover and casemix-adjusted mortality in intensive care. *Lancet* 2000;356:735-736.

97. Dimick JB, Pronovost PJ, Heitmiller RF, Lipsett PA: Intensive care unit physician staffing is associated with decreased length of stay, hospital cost, and complications after esophageal resection. *Crit Care Med* 2001;29:753-758.

98. Pronovost PJ, Jenckes MW, Dorman T, Garrett E, Breslow MJ, Rosenfeld BA, et al: Organizational characteristics of intensive care units related to outcomes of abdominal aortic surgery. *JAMA* 1999;281:1310-1317.

99. Baldock G, Foley P, Brett S: The impact of organisational change on outcome in an intensive care unit in the United Kingdom. *Intensive Care Med* 2001;27:865-872.

100. Carson SS, Stocking C, Podsadecki T, Christenson J, Pohlman A, MacRae S, et al: Effects of organizational change in the medical intensive care unit of a teaching hospital: A comparison of "open" and "closed" formats. *JAMA* 1996;276:322-328.

101. Ghorra S, Reinert SE, Cioffi W, Buczko G, Simms HH: Analysis of the effect of conversion from open to closed surgical intensive care unit. *Ann Surg* 1999;229:163-171.

102. Multz AS, Chalfin DB, Samson IM, Dantzker DR, Fein AM, Steinberg HN, et al: A "closed" medical intensive care unit (MICU) improves resource utilization when compared with an "open" MICU. *Am J Respir Crit Care Med* 1998;157:1468-1473.

103. Tai DY, Goh SK, Eng PC, Wang YT: Impact on quality of patient care and procedure use in the medical intensive care unit (MICU) following reorganisation. *Ann Acad Med Singapore* 1998;27:309-313.

104. Manthous CA, Amoateng-Adjepong Y, al Kharrat T, Jacob B, Alnuaimat HM, Chatila W, Hall JB: Effects of a medical intensivist on patient care in a community teaching hospital. *Mayo Clin Proc* 1997;72:391-399.

43 Podemos Evitar Lembranças durante a Anestesia?

T. Andrew Bowdle, MD, PhD

INTRODUÇÃO

Três grandes estudos prospectivos da incidência de percepção (consciência) intraoperatória da Austrália, Europa e América do Norte sugerem que a taxa global está na faixa de 0,1% a 0,2% ou 1-2 por mil pacientes.[1-3] A consciência intraoperatória pode ser uma pequena ou grande complicação dependendo da gravidade e da resposta individual do paciente; em casos graves pode ocorrer transtorno de estresse pós-traumático.[4-6] Em populações selecionadas de pacientes, a taxa de consciência intraoperatória pode ser substancialmente mais alta, como em pacientes de cirurgia cardíaca nos quais a incidência tem sido descrita na faixa de 0,4% a 1%.[3,7-12] Estudos prospectivos recentes de consciência intraoperatória em crianças constataram uma frequência de 0,8% a 1,1%.[13,14] Em contraposição, a taxa de consciência intraoperatória pode ser mais baixa em um contexto particular. Uma análise retrospectiva de dados de garantia da qualidade de um único centro médico sugeriu que a incidência de consciência intraoperatória foi 0,0068% ou 1 em 14.560 pacientes.[15] Podem ser feitas críticas metodológicas a todos esses estudos da incidência de consciência intraoperatória.[16] Entretanto, como um todo, a literatura sugere que a consciência intraoperatória constitui um problema importante. Muitos anesthesiologistas consideram que uma taxa de consciência intraoperatória na vizinhança de 0,1% é inaceitavelmente alta. A maioria dos pacientes afetados por consciência intraoperatória acha a experiência inaceitável, especialmente se sentirem dor e ansiedade.[1] É possível evitar lembrança durante anestesia ou pelo menos baixar a incidência substancialmente?

OPÇÕES

Alguns episódios de consciência intraoperatória são causados por erros identificáveis específicos na administração de fármacos anestésicos. Exemplos desses erros incluem os seguintes:

1. Administração de relaxante muscular em vez de um hipnótico durante a indução da anestesia resultando em paciente paralisado acordado.
2. Falha não reconhecida de bomba em aplicar um fármaco hipnótico intravenoso como propofol. Ver Rowan[17] para um exemplo particularmente vívido.
3. Um vaporizador vazio não reconhecido.

Assim, a prevenção de erros na administração de fármacos poderia ser útil para reduzir a consciência intraoperatória.

Discussão de erros de administração de fármacos e estratégias para prevenção está além dos objetivos deste capítulo, e indicamos aos leitores publicações precedentes.[18-23]

Muitos, se não a maioria dos casos de consciência intraoperatória, ocorrem sem ocorrência de um erro específico na administração de fármacos e provavelmente é relacionada a uma necessidade de dose anestésica inusitadamente grande, devido à sensibilidade mais baixa que a média a uma ou mais drogas, ou remoção mais rápida que a média de um ou mais fármacos. Grande variação entre os indivíduos no efeito dos fármacos anestésicos ou na remoção dos fármacos anestésicos está bem documentada quanto a uma variedade de fármacos anestésicos.[24] A identificação antecipada dos indivíduos em mais alto risco e a administração de doses maiores de anestésico a esses indivíduos poderiam reduzir a taxa de consciência intraoperatória. Infelizmente, não existe atualmente um método clínico prático para identificar esses indivíduos.

Os pacientes que recebem relaxantes musculares não despolarizantes durante a fase de manutenção da anestesia podem estar em maior risco de consciência intraoperatória, presumivelmente porque eles podem não ser capazes de se mover tão prontamente e, desse modo, dar uma indicação ao anestesiologista de que a profundidade da anestesia é inadequada.[2] Alguns anestesiologistas adotam a conduta de usar uma dose de relaxante muscular tão pequena quanto possível para prover exposição cirúrgica, com a ideia de que, se o paciente estiver anestesiado demasiado superficialmente, ele ainda será capaz de se mover. Essa prática provavelmente faz sentido, embora esteja claro, a partir de relatos de casos, que os pacientes podem não se mover durante um episódio de consciência intraoperatoria mesmo na ausência de fármacos bloqueadores neuromusculares.[25]

Outra opção seria dar a todos os pacientes doses muito grandes de fármacos anestésicos que seriam adequadas mesmo para o paciente menos sensível. Há numerosos inconvenientes dessa abordagem, incluindo o custo, o potencial de acordar lento e os efeitos colaterais cardiovasculares, para não mencionar que não existem dados mostrando qual dose de fármaco anestésico seria suficientemente grande para prevenir consciência intraoperatória em todas as circunstâncias em todos os pacientes.

Similarmente, nenhum fármaco particular jamais foi demonstrada como confiável de uma maneira única para prevenir consciência em todas as circunstâncias em todos os pacientes; consciência intraoperatória foi descrita em pacientes recebendo doses aparentemente adequadas de aparentemente todo agente anestésico possível. A evidência disponível sugere que a anestesia intravenosa total tem o mesmo risco de consciência intraoperatória que a anestesia inalatória.[2,26-28]

292 Seção III MANEJO PERIOPERATÓRIO

Finalmente, há a opção de monitorizar de alguma maneira a profundidade da anestesia e titular os fármacos anestésicos em conformidade. Hipoteticamente, essa conduta poderia prevenir a consciência intraoperatória, ao identificar os pacientes que necessitam de doses maiores de fármacos anestésicos. O resto deste capítulo focalizará esta última abordagem.

EVIDÊNCIA

Eletroencefalografia (EEG) tem sido a tecnologia mais amplamente aplicada para medir a profundidade anestésica. Potenciais evocados auditivos também foram usados isoladamente ou em combinação com EEG. Para uma revisão abrangente da metodologia do uso do EEG e/ou potenciais evocados auditivos para medir a profundidade anestésica, encaminhamos o leitor a publicações prévias.[29,30]

Embora possa parecer razoável que o monitoramento da profundidade da anestesia reduziria a incidência de consciência intraoperatória, esse resultado certamente não foi assegurado. A hipótese oposta foi entretida por alguns — a de que o monitoramento da profundidade da anestesia na realidade aumentaria a incidência de consciência intraoperatória porque numerosos estudos mostraram previamente que, em média, os pacientes receberam menos fármaco anestésico quando monitorizados com um monitor EEG da profundidade da anestesia.[31]

Três experiências clínicas sugeriram que o monitoramento intraoperatório com EEG (especificamente o monitor Bispectral Index [BIS]) é capaz de reduzir significativamente a incidência de consciência intraoperatória (Tab. 43-1). A primeira foi um estudo de comparação de casos retrospectivos de 5.057 pacientes consecutivos monitorizados com BIS de dois hospitais na Suécia, comparados com 7.826 pacientes não monitorizados das mesmas instituições.[32] Houve dois casos de consciência intraoperatória na série monitorizada com BIS em comparação com 14 nos controles pareados por caso não monitorizados com BIS. Essa diferença foi estatisticamente significante ($p < 0,039$).

O segundo estudo foi um ensaio multicêntrico internacional prospectivo, randomizado, de 2.463 pacientes em alto risco de consciência intraoperatória (p. ex., cirurgia cardíaca, trauma, obstetrícia) designados aleatoriamente para grupos de BIS ou não BIS (o assim chamado ensaio B-AWARE).[9] Pacientes de alto risco foram escolhidos para essa experiência com o objetivo de aumentar a potência estatística do estudo. Houve dois casos de consciência intraoperatória no grupo monitorizado

com BIS e 11 no grupo não monitorizado com BIS. Outra vez, a diferença foi estatisticamente significante ($p = 0,022$).

A experiência mais recente, publicada por Avidan e colaboradores,[33] foi um ensaio unicêntrico randomizado de monitoramento com BIS (faixa-alvo de BIS 40-60) em comparação com *análise de gás anestésico corrente final-alvo* (faixa-alvo 0,7-1,3 CAM) com aproximadamente um total de 2.000 pacientes. Foi requerido que os pacientes tivessem "alto risco" de consciência intraoperatória com base em um conjunto específico de critérios. Aproximadamente 25% dos pacientes eram de cirurgia cardíaca. Dados do BIS e de gás anestésico corrente final foram colhidos de ambos os grupos, mas os valores de BIS não eram visíveis na sala de operações do grupo de análise de gás anestésico corrente final-alvo. Os pacientes foram avaliados quanto à consciência intraoperatória três vezes, com 0-24 horas, 24-72 horas e 30 dias depois da extubação. Classificação de ausência de consciência, possível consciência ou consciência definida foi feita por um painel de revisores cegados.

Houve dois casos de consciência definida em cada grupo. Houve valores de BIS acima de 60 em um dos pacientes com consciência (no grupo monitorizado com BIS) e concentração de gás anestésico no final menor que 0,7 CAM em três pacientes com consciência (incluindo ambos os pacientes no grupo de gás anestésico corrente final-alvo). A incidência de consciência foi aproximadamente 0,2%. Os autores concluíram que os seus achados "não suportam monitoramento de rotina com BIS como parte da prática padrão", uma conclusão que pode não ser justificada pelos dados.

A outra experiência randomizada de monitoramento BIS (o assim chamado ensaio B-AWARE por Myles e colaboradores[9]) foi uma comparação de monitoramento BIS com "prática padrão" em pacientes de alto risco. O grupo de "prática padrão" teve uma incidência de consciência de aproximadamente 1%, que foi a incidência esperada, em comparação com aproximadamente 0,2% no grupo monitorizado com BIS, uma diferença estatisticamente significativa em favor do monitoramento BIS. O estudo por Avidan e colaboradores[33] não foi uma comparação de monitoramento BIS com "prática padrão"; em lugar disso, foi uma comparação de monitoramento BIS com outra intervenção na qual os clínicos foram instruídos a manter as concentrações de gás anestésico corrente final dentro de uma faixa particular, e os alarmes audíveis dos monitores de gás foram ajustados para se ativar quando as concentrações estivessem fora da faixa prescrita. Dado que a incidência esperada de consciência no estudo por Avidan era aproximadamente 1%

Tabela 43-1	**Resumo dos Ensaios Clínicos de Monitoramento com Índice Biespectral (BIS) para Redução da Consciência Intraoperatória**		
Ekman et al., 2004[32]	5.057 pacientes BIS monitorizados consecutivos comparados com 7.826 pacientes casos-controles não BIS monitorizados	Dois hospitais na Suécia	Dois casos de consciência intraoperatória no grupo BIS monitorizado versus 14 no grupo não BIS monitorizado ($p < 0,039$)
Myles et al., 2004, experiência "B-AWARE"[9]	Randomizada, prospectiva; pacientes em alto risco de consciência, 1.225 BIS monitorados, 1.238 não BIS monitorizados sob prática padrão	Internacional, 21 hospitais, maioria na Austrália	Dois casos de consciência intraoperatória no grupo BIS monitorizado versus 11 no grupo não BIS monitorizado ($p = 0,022$)
Avidan et al., 2008[33]	Randomizada, prospectiva; pacientes em alto risco de consciência, 967 BIS orientados, 974 orientados por gás anestésico corrente final-alvo	Único centro	Dois casos de consciência intraoperatória no grupo BIS, dois casos no grupo de gás anestésico corrente final-alvo

(conforme estimado pelos autores) e a incidência observada de consciência foi 0,2% com monitoramento BIS ou análise de gás anestésico corrente final-alvo, poder-se-ia concluir que ou o monitoramento BIS ou a análise de gás anestésico corrente final foi similarmente efetivo para reduzir a incidência prevista de consciência intraoperatória. Infelizmente, Avidan e colegas[33] não tiveram um grupo-controle de "prática padrão" verdadeiro para comparação, de modo que não sabemos com certeza qual teria sido a incidência de consciência intraoperatória nos seus pacientes sem monitoramento BIS ou análise de gás anestésico corrente final-alvo.

Outro problema com o estudo feito por Avidan e colaboradores[33] diz respeito à falta de dados. Três dos quatro pacientes com consciência intraoperatória, incluindo ambos os pacientes no grupo BIS, tiveram períodos de falta de dados de BIS durando aproximadamente 20-30 minutos. Nenhuma explicação foi fornecida para os dados faltando. Não se pode deixar de imaginar que consciência intraoperatória pode ter ocorrido durante um período de falta de dados de BIS, nos pacientes BIS monitorizados, e se a disponibilidade de dados de BIS teria capacitado os anestesiologistas a evitar consciência nesses pacientes. Pode ser argumentado que nenhum aparelho de monitoramento é capaz de fornecer dados utilizáveis sob todas as circunstâncias, e a prevalência de dados faltando contribui (negativamente) para o desempenho global e utilidade de qualquer monitor. Não obstante, seria muito valioso distinguir a consciência intraoperatória que ocorre com valores BIS na faixa-alvo (abaixo de 60) da consciência intraoperatória que ocorre na ausência de dados utilizáveis de BIS. Infelizmente, não é possível fazer essa distinção em relação a três dos quatro pacientes com consciência intraoperatória no estudo por Avidan e colegas[33] em virtude de quantidade importante de falta de dados de BIS.

Pode ser instrutivo examinar mais estreitamente os pacientes que tiveram consciência intraoperatória apesar do uso de um monitor BIS. No estudo de casos-controle sueco houve dois pacientes BIS monitorizados com consciência intraoperatória, ambos os quais ocorreram durante a intubação, com um valor BIS acima de 60 (valores BIS menores que 60 são geralmente considerados desejáveis para a finalidade de evitar consciência intraoperatória).[32] Na experiência prospectiva randomizada multicêntrica (B-AWARE) houve dois pacientes BIS monitorizados com consciência intraoperatória, um durante laringoscopia com valor BIS de 79-82 e um durante cirurgia cardíaca com valor BIS de 55-59.[9] Neste último caso, consciência intraoperatória ocorreu apesar de valores BIS na faixa recomendada. No estudo por Avidan e colaboradores,[33] um paciente com consciência intraoperatória teve um registro completo de BIS e dados de gás anestésico corrente final, exceto por alguns minutos em seguida à indução da anestesia. Esse paciente parece ter tido consciência intraoperatória com um BIS de menos de 60. Apesar da possibilidade de que a consciência intraoperatória possa ocorrer com BIS menor do que 60, o uso de BIS resultou em redução da incidência de consciência intraoperatória de cerca de 1% (ou uma incidência medida real com Myles e outros[9] ou uma incidência esperada com Avidan e outros[33]) para cerca de 0,2% nos estudos de Myles e Avidan, sugerindo que BIS é útil.

Embora a consciência intraoperatória pareça ser menos provável com valores de índice de monitoramento da profundidade da anestesia na faixa recomendada (p. ex., menos de 60 para BIS), claramente é possível os valores do índice excederem a faixa recomendada sem a ocorrência de consciência intraoperatória, e as condições suficientes para produzir consciência intraoperatória não são conhecidas. O estudo de casos-controle sueco[32] relatou a distribuição de valores do índice BIS acima de 60 encontrados em 5.057 pacientes consecutivos monitorizados com BIS. Eles observaram um tempo médio com índice BIS maior que 60 de 1,9 minuto durante indução da anestesia (faixa 0-10 minutos) e 2,0 minutos durante a manutenção (faixa 0-178 segundos). Conforme observado previamente, só dois desses pacientes tiveram consciência intraoperatória.

Dado que a consciência intraoperatória pode ocorrer com BIS abaixo de 60, é importante usar os métodos tradicionais de detecção de anestesia superficial (movimento, sinais vitais etc.) e dar doses razoáveis de fármacos anestésicos independentemente do BIS — aqueles que compreendem a tecnologia BIS nunca sugeriram seriamente coisa diferente. Como princípio geral, o clínico judicioso concebe que nenhum aparelho de monitorizamento, "número" isolado ou ponto dado deve ser usado como único guia para manejo do paciente.

Houve muito poucos relatos de casos individuais de consciência intraoperatória na presença de valores BIS na faixa recomendada, isto é, menos de 60. Em dois relatos de casos publicados de alegada consciência intraoperatória com valores de BIS menores que 60, os dados de BIS foram tirados retrospectivamente de um registro de anestesia, não do registro contínuo armazenado na memória do monitor.[34,35] Uma vez que os valores de BIS são anotados intermitentemente em um registro de anestesia feito à mão, é possível que os valores BIS pertinentes ao episódio de consciência intraoperatória possam não aparecer no registro de anestesia. No caso de um dos relatos de casos,[34] quando o registro completo foi obtido em um momento mais tarde a partir da memória *flash* do monitor, houve substanciais períodos de tempo com BIS acima de 60 que não estavam registrados nas fichas de anestesia.[36]

ÁREAS DE INCERTEZA

Se os ensaios clínicos discutidos previamente constituem um argumento convincente de que o monitoramento BIS reduz a incidência de consciência intraoperatória, depende talvez de você achar que o copo está meio vazio ou meio cheio. Seria desejável ter ensaios adicionais de monitoramento da profundidade da anestesia para a prevenção de consciência intraoperatória. Entretanto, por padrões históricos, esses três estudos sugerem que melhores desfechos para os pacientes monitorizados com um aparelho particular são significativos. Por comparação, não foi possível demonstrar que a oximetria de pulso afeta o resultado,[37-39] e a maioria dos estudos sugere que o uso de cateteres de artéria pulmonar produz resultados piores ou resultados que não são melhores do que quando cateteres de artéria pulmonar não são usados.[40-42] O monitor BIS provavelmente é o único aparelho de monitoramento usado em anestesiologia que demonstrou, por uma experiência clínica, melhorar o resultado.

O monitor BIS não é o único monitor de profundidade de anestesia disponível hoje em dia. Vários outros monitores usam EEG e/ou potencial evocado auditivo para avaliar a profundidade anestésica.[30] Embora similares em princípio ao BIS, cada um desses monitores usa *hardware* e *software* diferentes. É desconhe-

294   Seção III   MANEJO PERIOPERATÓRIO

cido se o uso de monitores de profundidade de anestesia não BIS resultará em redução na taxa de consciência intraoperatória.

Conforme assinalado previamente, a consciência intraoperatória pode ocorrer durante o uso de um monitor BIS. Há limitações ao monitor que têm de ser levadas em consideração.[30] Um sinal de EEG avaliável, adequadamente isento de artefato, não é disponível sob todas as circunstâncias. Há uma latência de tempo em torno de 15-30 segundos relacionada ao processamento do EEG, de tal modo que o número BIS é levemente atrasado em relação ao estado anestésico atual. Isso pode ser especialmente importante durante indução e intubação, quando os eventos ocorrem relativamente rápido e o processamento do BIS pode ficar significativamente atrasado. Curiosamente, nas três experiências clínicas de BIS para a prevenção de consciência intraoperatória houve três casos de consciência intraoperatória durante a laringoscopia ou a intubação em pacientes monitorizados com BIS, associados com BIS acima de 60. As circunstâncias sob as quais a consciência intraoperatória ocorre com valores BIS acima de 60 não são compreendidas; claramente, nem todos os pacientes que têm valores maiores que 60 experimentam consciência intraoperatória. Alguns pacientes com valores de BIS abaixo de 60 podem experimentar consciência intraoperatória.

Ficamos imaginando se a aplicação combinada simultânea de monitoramento BIS e análise de gás anestésico corrente final-alvo (como descrito por Avidan e colegas[33]) ou infusão alvo-controlada (IAC) de anestésicos intravenosos resultaria em uma incidência mais baixa de consciência intraoperatória do que qualquer uma das modalidades isoladamente.

DIRETRIZES

A American Society of Anesthesiologists publicou um informe prático sobre consciência intraoperatória e monitoramento em 2006 (disponível em www.asahq.org/publications and Services/AwareAdvisoryFinalOct05.pdf). É importante observar que um informe não tem a força de uma diretriz prática ou padrão de tratamento. Conforme assinalado na publicação, "informes práticos não são suportados por literatura científica no mesmo grau que padrões ou diretrizes porque faltam números adequados de estudos adequadamente controlados". Instamos com o leitor a ler o texto completo do informe, mas segue-se a recomendação da "última linha": "É o consenso da força-tarefa que a decisão de usar um monitor de função cerebral deve ser tomada caso a caso pelo médico individual para pacientes selecionados. (. . .) É opinião da força-tarefa que os monitores de função cerebral atualmente têm a situação de muitas outras modalidades de monitoramento que são usadas atualmente em situações selecionadas a critério dos médicos individuais."

A Joint Commission on Accreditation of Healthcare Organizations publicou um "alerta para evento sentinela" concernente à consciência intraoperatória (disponível em www.jointcommission.org/SentinelEvents/SentinelEventAlert/sea_32.htm). Instamos com o leitor a ler o texto completo do alerta para evento sentinela. Segue-se a parte relevante para monitoramento de profundidade da anestesia:

Para superar as limitações dos métodos atuais para detectar consciência em anestesia, novos métodos estão sendo desenvolvidos, os quais são menos afetados pelos fármacos tipicamente usados durante anestesia geral.

Esses aparelhos medem a atividade cerebral em vez de respostas fisiológicas. Esses aparelhos de eletroencefalografia (EEG) (também chamados monitores de nível de consciência, de nível de sedação e de profundidade da anestesia) incluem os monitores Bispectral Index (BIS),® de frequência de margem espectral (SEF) e de frequência média (MF). Esses aparelhos podem ter um papel na prevenção e detecção de consciência na anestesia em pacientes com o mais alto risco, melhorando desse modo o impacto da consciência da anestesia. Ainda não se acumulou um volume de evidência para definir definitivamente o papel destes aparelhos para detectar e prevenir consciência na anestesia; a Joint Commission espera que surjam estudos adicionais sobre esses assuntos.

RESUMO

Consciência intraoperatória é um problema clínico importante. Diversos grandes estudos sugerem que a incidência global está em torno de 0,1%, com taxas mais altas e mais baixas possíveis em circunstâncias específicas. Não existe nenhuma maneira simples, completamente confiável, de evitar a consciência intraoperatória. A prevenção da consciência intraoperatória exige uma abordagem abrangente, incluindo atenção meticulosa à administração correta de fármacos, observação clínica cuidadosa do paciente quanto a movimentação ou respostas autonômicas à estimulação cirúrgica, evitação do uso excessivo de relaxante muscular e uso apropriado de monitores de profundidade anestésica. Duas experiências clínicas indicaram que o monitoramento BIS pode reduzir significativamente a incidência de consciência intraoperatória.

RECOMENDAÇÕES DO AUTOR

1. Uma vez que alguns casos de consciência intraoperatória estão relacionados a erros na administração de fármacos, fazer todo o possível para evitar esses erros. Ver publicações prévias quanto a sugestões de metodologia para evitar erros de administração de fármacos.[18-23]
2. Usar apenas a menor dose de fármacos bloqueadores neuromusculares necessária para obter exposição cirúrgica adequada.
3. Se disponível, monitoramento com BIS pode ajudar a reduzir a incidência de consciência intraoperatória, conforme sugerido por três experiências clínicas.[9,32,33] Como qualquer monitor, os monitores BIS têm limitações. Incentivamos os usuários de monitores BIS (ou outros monitores de profundidade de anestesia) a serem muito familiarizados com a operação correta do monitor, interpretação dos dados e limitações inerentes. Atualmente é desconhecido se o uso de monitores de profundidade anestésica não BIS pode resultar em incidência reduzida de consciência intraoperatória.
4. Consciência durante a intubação parece ser relativamente comum. Portanto, se o monitoramento de profundidade anestésica for disponível, pode ser valioso iniciar o monitoramento antes da indução da anestesia. Não obstante, é importante observar que os monitores tipicamente se retardam atrás do estado anestésico atual por pelo menos 15-30 segundos, em virtude do tempo necessário para processamento do sinal bruto de EEG, o que pode limitar a utilidade do monitoramento durante a indução ou em outros momentos quando alterações rápidas no EEG estão tendo lugar.
5. A prevenção de consciência intraoperatória exige uma abordagem abrangente, incluindo atenção meticulosa à administração correta de fármacos, observação clínica cuidadosa do paciente quanto a movimento ou respostas autonômicas à estimulação cirúrgica, evitação do uso excessivo de relaxante muscular e uso apropriado de monitores de profundidade da anestesia.

REFERÊNCIAS

1. Myles PS, Williams DL, Hendrata M, Anderson H, Weeks AM: Patient satisfaction after anaesthesia and surgery: Results of a prospective survey of 10,811 patients. *Br J Anaesth* 2000;84:6-10.
2. Sandin RH, Enlund G, Samuelsson P, Lennmarken C: Awareness during anaesthesia: A prospective case study. *Lancet* 2000;355:707-711.
3. Sebel PS, Lang E, Rampil IJ, White PJ, Cork R, Jopling M, et al: A multicenter study of bispectral electroencephalogram analysis for monitoring anesthetic effect. *Anesth Analg* 1997;84:891-899.
4. Lennmarken C, Bildfors K, Enlund G, Samuelsson P, Sandin R: Victims of awareness. *Acta Anaesthesiol Scand* 2002;46:229-231.
5. Osterman JE, Hopper J, Heran WJ, Keane TM, van der Kolk BA: Awareness under anesthesia and the development of posttraumatic stress disorder. *Gen Hosp Psychiatry* 2001;23:198-204.
6. Osterman JE, van der Kolk BA: Awareness during anesthesia and posttraumatic stress disorder. *Gen Hosp Psychiatry* 1998;20:274-281.
7. Domino KB, Posner KL, Caplan RA, Cheney FW: Awareness during anesthesia: A closed claims analysis. *Anesthesiology* 1999;90:1053-1061.
8. Dowd NP, Cheng DCH, Karski JM, Wong DT, Munro JA, Sandler A: Intraoperative awareness in fast-track cardiac anesthesia. *Anesthesiology* 1998;89:1068-1073.
9. Myles PS, Leslie K, McNeil J, Forbes A, Chan MTV: Bispectral Index monitoring to prevent awareness during anaesthesia: The B-AWARE randomized controlled trial. *Lancet* 2004:1757-1763.
10. Phillips AA, McLean RF, Devitt JH, Harrington EM: Recall of intraoperative events after general anaesthesia and cardiopulmonary bypass. *Can J Anaesth* 1993;40:922-966.
11. Ranta S, Jussila J, Hynynen M: Recall of awareness during cardiac anesthesia: Influence of feedback information to the anesthesiologist. *Acta Anaesthesiol Scand* 1996;40:554-560.
12. Ranta SO-V, Hernanen P, Hynynen M: Patient's conscious recollections from cardiac anesthesia. *J Cardiothorac Vasc Anesth* 2002;16:426-430.
13. Davidson AJ, Huang GH, Czarnecki C, Gibson MA, Stewart SA, Jamsen K, Stargatt R: Awareness during anesthesia in children: A prospective cohort study. *Anesth Analg* 2005;100:653-661.
14. Lopez U, Habre W, Laurencon M, Haller G, Van der Linden M, Iselin-Chaves IA: Intra-operative awareness in children: The value of an interview adapted to their cognitive abilities. *Anaesthesia* 2007;62:778-789.
15. Pollard RJ, Coyle JP, Gilbert RL, Beck JE: Intraoperative awareness in a regional medical system: A review of 3 years' data. *Anesthesiology* 2007;106:269-274.
16. Bowdle TA, Sebel PS, Ghoneim MM, Rampil IJ, Padilla RE, Gan TJ, Domino KB: How likely is awareness during anesthesia? *Anesth Analg* 2005;100:1545.
17. Rowan KJ: Awareness under TIVA: A doctor's personal experience. *Anaesth Intensive Care* 2002;30:505-506.
18. Bowdle A, Kruger C, Grieve R, Emmens D, Merry A: Anesthesia drug administration errors in a university hospital. *Anesthesiology* 2003;99:A1358.
19. Bowdle TA: Drug administration errors from the ASA closed claims project. *American Society of Anesthesiologists Newsletter* 2003;67:11-13.
20. Merry AF, Webster CS, Mathew DJ: A new, safety-oriented, integrated drug administration and automated anesthesia record system. *Anesth Analg* 2001;93:385-390.
21. Webster CS, Merry AF, Gander PH, Mann NK: A prospective, randomized clinical evaluation of a new safety-oriented injectable drug administration system in comparison with conventional methods. *Anaesthesia* 2004;59:80-87.
22. Webster CS, Merry AF, Larsson L, McGrath KA, Weller J: The frequency and nature of drug administration error during anaesthesia. *Anaesth Intensive Care* 2001;29:494-500.
23. Bowdle TA, Edwards M, Domino KB: Reducing errors in cardiac anesthesiology. In Kaplan JA, editor: *Kaplan's cardiac anesthesia*, ed 5 Philadelphia, Saunders Elsevier, 2006, pp 1217-1234.
24. Iohom G, Fitzgerald D, Cunningham AJ: Principles of pharmacogenetics—implication for the anaesthetist. *Br J Anaesth* 2004;93:440-450.
25. Saucier N, Walts LF, Moreland JR: Patient awareness during nitrous oxide, oxygen, and halothane anesthesia. *Anesth Analg* 1983;62:239-240.
26. Enlund M: TIVA, awareness, and the Brice interview. *Anesth Analg* 2006;102:967, author reply 967.
27. Enlund M, Hassan HG: Intraoperative awareness: Detected by the structured Brice interview? *Acta Anaesthesiol Scand* 2002;46:345-349.
28. Nordstrom O, Engstrom AM, Persson S, Sandin R: Incidence of awareness in total I.V. anaesthesia based on propofol, alfentanil and neuromuscular blockade. *Acta Anaesthesiol Scand* 1997;41:978-984.
29. Bowdle TA: The Bispectral Index (BIS): An update. *Curr Rev Clin Anesth* 2004;25:17-28.
30. Bowdle TA: Depth of anesthesia monitoring. *Anesthesiol Clin* 2006;24:793-822.
31. Kalkman CJ, Drummond JC: Monitors of depth of anesthesia, quo vadis? *Anesthesiology* 2002;96:784-787.
32. Ekman A, Lindholm M-L, Lennmarken C, Sandin RH: Reduction in the incidence of awareness using BIS monitoring. *Acta Anaesthesiol Scand* 2004;48:20-26.
33. Avidan MS, Zhang L, Burnside BA, Finkel KJ, Searleman AC, Selvidge JA, et al: Anesthesia awareness and the Bispectral Index. *N Engl J Med* 2008;358:1097-1108.
34. Mychaskiw G 2nd, Horowitz M, Sachdev V, Heath BJ: Explicit intraoperative recall at a Bispectral Index of 47. *Anesth Analg* 2001;92:808-809.
35. Rampersad SE, Mulroy MF: A case of awareness despite an "adequate depth of anesthesia" as indicated by a Bispectral Index monitor. *Anesth Analg* 2005;100:1363-1364, table of contents.
36. Rampil I: False negative BIS? Maybe, maybe not! *Anesth Analg* 2001;93:798-799.
37. Moller JT, Johannessen NW, Espersen K, Ravlo O, Pedersen BD, Jensen PF, et al: Randomized evaluation of pulse oximetry in 20,802 patients: II. Perioperative events and postoperative complications. *Anesthesiology* 1993;78:445-453.
38. Moller JT, Pedersen T, Rasmussen LS, Jensen PF, Pedersen BD, Ravlo O, et al: Randomized evaluation of pulse oximetry in 20,802 patients: I. Design, demography, pulse oximetry failure rate, and overall complication rate. *Anesthesiology* 1993;78: 436-444.
39. Pedersen T, Moller AM, Pedersen BD: Pulse oximetry for perioperative monitoring: Systematic review of randomized, controlled trials. *Anesth Analg* 2003;96:426-431, table of contents.
40. Connors AF Jr, Speroff T, Dawson NV, Thomas C, Harrell FE Jr, Wagner D, et al: The effectiveness of right heart catheterization in the initial care of critically ill patients. SUPPORT Investigators. *JAMA* 1996;276:889-897.
41. Dalen JE, Bone RC: Is it time to pull the pulmonary artery catheter? *JAMA* 1996;276:916-918.
42. Shah MR, Hasselblad V, Stevenson LW, Binanay C, O'Connor CM, Sopko G, Califf RM: Impact of the pulmonary artery catheter in critically ill patients: Meta-analysis of randomized clinical trials. *JAMA* 2005;294:1664-1670.

44 Qual é a Melhor Técnica em um Paciente com Olho Aberto e Estômago Cheio?

Kathryn E. McGoldrick, MD

INTRODUÇÃO

O anestesiologista que trata de um paciente com lesão penetrante do olho e estômago cheio tem de enfrentar desafios especiais. O risco de cegueira no olho lesado, que poderia resultar de a pressão intraocular (PIO) produzir extrusão do conteúdo intraocular, precisa ser ponderado em relação ao risco de aspiração associado com manuseio subótimo da via aérea. Embora a succinilcolina seja comumente usada como parte de uma técnica de indução em sequência rápida no paciente com estômago cheio submetendo-se a cirurgia de emergência não ocular, o uso de succinilcolina em trauma ocular é controverso. Claramente, a succinilcolina causa um pequeno aumento transitório na PIO que se dissipa dentro de sete minutos da administração.[1] O mecanismo preciso desse aumento não foi estabelecido. No passado, foi postulado que contrações tônicas dos músculos extraoculares eram responsáveis pelo aumento da PIO. Entretanto, em um modelo felino de trauma ocular anterior e posterior, o único efeito aparente da succinilcolina foi desvio para a frente da lente e íris, desacompanhado por qualquer extrusão de conteúdo ocular.[2] Além disso, em um estudo de 15 pacientes submetendo-se à enucleação eletiva, succinilcolina foi administrada depois que todos os músculos extraoculares para o olho doente tinham sido destacados. Não houve diferença no aumento da PIO entre os olhos intactos e os separados.[3] Agora é geralmente aceita a hipótese de que o aumento induzido pela succinilcolina na PIO é associado com dilatação vascular coroidal ou redução na drenagem resultante da pressão venosa central aumentada, reduzindo transitoriamente o fluxo de humor aquoso através do canal de Schlemm.[4] Não obstante, métodos variados podem ser selecionados para atenuar o efeito da succinilcolina sobre a PIO, se ela for administrada.

Alternativas à succinilcolina estão disponíveis; as vantagens e desvantagens dessas condutas são numerosas e serão discutidas. Tal como em todos os casos de trauma, é axiomático que outras lesões, como fraturas do crânio e órbita, trauma intracraniano associado com formação de hematoma subdural e a possibilidade de lesão torácica ou abdominal, devem ser excluídas antes de lidar cirurgicamente com a lesão penetrante ocular.

OPÇÕES/TERAPIAS

Embora anestesia regional seja muitas vezes uma opção valiosa para o manejo de pacientes de trauma que se alimentaram recentemente, essa alternativa tradicionalmente tem sido considerada contraindicada devida a preocupações com a extrusão potencial de conteúdo intraocular a partir da pressão gerada pela administração de anestésicos locais, da força associada com a instrumentação da órbita, do espremer as pálpebras associado com a dor da injeção ou do sangramento potencial subsequente à injeção. Não obstante, existem relatos de casos do uso bem-sucedido de bloqueios oftálmicos nesse contexto. São disponíveis diversas técnicas que podem ser selecionadas em pacientes apropriados. Elas incluem técnicas de bloqueio subtenoniano baseado em cânula, injeção intracameral de anestesia tópica[5] e anestesia peribulbar e/ou retrobulbar. Uma vez que há muitas permutações distintas de lesões oculares, Scott e colaboradores[6] desenvolveram técnicas para bloquear com segurança pacientes com lesões *seletivas* de globo aberto. Durante um intervalo de quatro anos, 220 olhos abertos foram reparados com anestesia regional no Bascom Palmer Eye Institute. Muitas das lesões foram resultado de corpo estranho intraocular ou deiscência de incisões de operação de catarata ou transplante de córnea. Os olhos nos quais técnicas regionais foram selecionadas tenderam a ter feridas mais anteriores, menores do que as reparadas com anestesia geral, e foram menos tendentes a ter um defeito pupilar. De fato, em alguns casos as feridas podem ter se autocurado. Nenhuma diferença em resultado — isto é, alteração da acuidade visual desde a avaliação à apresentação até o exame final — entre olhos reparados sob anestesia regional comparada com geral foi detectada. Dadas as importantes advertências e problemas cirúrgicos envolvidos, é melhor deixar a decisão de administrar anestesia regional a um olho traumatizado para o cirurgião oftálmico.

Nem sempre é possível, no entanto, determinar a extensão precisa da ruptura ocular pré-operatoriamente. Por essa razão, a anestesia geral tipicamente é considerada uma escolha prudente nessa situação. Profilaxia pré-operatória contra aspiração pode incluir administração de antagonista dos receptores H_2 para aumentar o pH do líquido gástrico e para diminuir a produção de ácido gástrico. Adicionalmente, pode ser dada metoclopramida, em uma tentativa de estimular a peristalse e promover esvaziamento gástrico.

Uma vez tomada a decisão de administrar anestesia geral endotraqueal, a via aérea do paciente pode ser assegurada usando succinilcolina após pré-tratamento para amortecer seu efeito sobre a PIO ou administrando relaxante muscular não despolarizante com o ajuste posológico apropriado para facilitar indução em sequência rápida. Em raras ocasiões, pode ser julgado aconselhável efetuar uma intubação acordada fibroscópica para garantir a via aérea. Esta última conduta pode ser a alternativa mais segura em um paciente, por exemplo, cuja avaliação da via aérea sugere intubação difícil e cujo olho tenha sido seriamente lesado e possa não ser salvável. Essa conduta, no entanto, pode aumentar drasticamente a PIO se o paciente tiver ânsias ou engasgar com o *spray* anestésico ou tossir quando a injeção transtraqueal for efetuada.

EVIDÊNCIA E CONTROVÉRSIAS

Relaxantes Musculares não Despolarizantes

Um dentre vários relaxantes musculares não despolarizantes pode ser administrado para facilitar indução em sequência rápida para lesão de olho aberto. Em geral, no entanto, o tempo de início é mais lento e um pouco menos previsível do que com succinilcolina. Para superar essa desvantagem, vários métodos foram propostos para acelerar o início dos agentes não despolarizantes. Essas condutas incluem o *priming*[7,8] e o uso de esquemas de altas doses.

O princípio *priming* envolve usar aproximadamente um décimo de uma dose de intubação de fármaco não despolarizante, seguida três ou quatro minutos mais tarde por uma dose de intubação. Então, depois de aguardar 90 segundos adicionais, intubação da traqueia pode ser realizada. O *priming*, no entanto, não é isento de risco; paralisia parcial pode ocorrer pela própria dose inicial, e um caso de aspiração pulmonar depois de uma dose *priming* de vecurônio foi descrita.[9]

Diversos estudos exploraram o emprego de grandes doses de bloqueadores neuromusculares não despolarizantes para acelerar o início de relaxamento adequado para intubação endotraqueal. Usando doses de vecurônio de 0,2 e 0,4 mg/kg, Casson e Jones[10] observaram temos de início médios de 95 e 87 segundos, respectivamente. Ginsberg e colaboradores[11] observaram tempos de início comparáveis, ainda que ligeiramente mais longos.

Alguns propuseram rocurônio 0,6 mg/kg como um substituto satisfatório para succinilcolina em indução em sequência rápida e intubação.[12,13] Outros, no entanto, indicam que 0,9-1,2 mg/kg de rocurônio são necessários para produzir condições de intubação equivalentes à succinilcolina.[14-16] Essas doses altas têm a desvantagem de duração prolongada de ação, um fator que poderia se comprovar perigoso em paciente com via aérea difícil não reconhecida. Não obstante, quando o novo agente de ligação com relaxante seletivo, o sugammadex (Org 25969) se tornar comercialmente disponível, esse risco poderá ser minimizado, se não eliminado. Os estudos iniciais com sugammadex para antagonizar bloqueio neuromuscular induzido por rocurônio e vecurônio foram animadores.[17-19]

Menos de uma década atrás, esperou-se que o rapacurônio (Org 9487), com seu início rápido, viesse a oferecer uma alternativa não despolarizante confiável para a succinilcolina. Entretanto, o rapacurônio não é mais disponível porque produzia broncoespasmo intratável em alguns pacientes. Um novo agente não despolarizante de ação ultracurta (GW280430A) está atualmente sendo submetido a investigação como possível substituto para a succinilcolina.

Independentemente do agente não despolarizante particular administrado, é obrigatório apreciar que uma tentativa prematura de intubação endotraqueal produz tosse, esforço e aumento drástico na PIO de até 40 mm Hg, sublinhando a necessidade de confirmar a instalação da paralisia com estimulador nervoso periférico. Deve-se manter em mente, no entanto, que os grupos musculares variam na sua resposta aos relaxantes musculares; abolição de respostas de contração no polegar não indica necessariamente que a laringe está completamente relaxada. Apesar da panóplia de métodos para otimizar sua eficácia, os relaxantes musculares não despolarizantes muitas vezes produzem condições imperfeitas de intubação aos 60 segundos, um período prolongado de paralisia e um tempo mais longo durante o qual o paciente tem uma via aérea desprotegida, em comparação com a succinilcolina.

Atenuação do Efeito da Succinilcolina sobre a PIO

Para manter perspectiva apropriada, é importante lembrar que o pequeno aumento transitório na PIO induzido pela succinilcolina empalidece em comparação com a drástica hipertensão intraocular que ocorre com manobras como tossir, fazer força, vomitar ou tentar intubar um paciente inadequadamente anestesiado. Essas ocorrências podem produzir consequências devastadoras no contexto de uma lesão aberta do olho.

Além disso, em 1993, McGoldrick[20] salientou que o artigo que marcou época por Lincoff em 1957 afirma: "Várias comunicações foram recebidas de oftalmologistas que usaram succinilcolina em cirurgia. Isso inclui vários relatos de casos nos quais a succinilcolina foi dada *para sustar prolapso iminente do vítreo*, apenas para ter a ocorrência de uma pronta expulsão de vítreo" (ênfase na expressão itálica da autora).[21] Nessas circunstâncias desesperadas, parece inapropriado atribuir a expulsão do vítreo diretamente à succinilcolina.[20]

Apesar de tudo, numerosos métodos foram elaborados para cegar o efeito que a succinilcolina tem sobre a PIO. Eles incluem dessensibilização e pré-tratamento com acetazolamida,[22] narcóticos,[23-26] nifedipina,[27] nitroglicerina,[28] propranolol,[29] lidocaína[30,31] e relaxantes musculares não despolarizantes. Na realidade, embora resulte alguma atenuação do aumento induzido pela succinilcolina na PIO, nenhum desses fármacos bloqueia constante e completamente a resposta hipertensiva ocular associada com a administração desse relaxante muscular de início rápido e ação curta.

Dessensibilização[32,33] é uma técnica pela qual uma pequena quantidade de succinilcolina é dada antes de prosseguir para administrar a dose completa de intubação para indução em sequência rápida. Embora Verma,[32] em 1979, afirmasse que uma dose de dessensibilização era protetora, Meyers[33] constatou que essa conduta é ineficaz.

Pré-tratamento com pequena dose desfasciculante de agente não despolarizante tem produzido resultados conflitantes. Em 1968, Miller e colaboladores,[34] usando tonometria de indentação, relataram que o pré-tratamento com pequenas quantidades de galamina ou d-tubocurarina evitou aumentos na PIO associados com a succinilcolina. Dez anos mais tarde, no entanto, Meyers e colegas,[35] usando o mais sensível tonômetro de aplanação, não conseguiram bloquear constantemente a resposta hipertensiva ocular após terapia similar de pré-tratamento. Mais recentemente, foi sugerido que o mivacúrio oblitera o aumento na PIO pela succinilcolina.[36]

ÁREAS DE INCERTEZA

Não há experiências prospectivas, randomizadas, controladas atualmente disponíveis para comparar a segurança e a eficácia das várias abordagens ao tratamento do paciente com olho aberto e estômago cheio. A decisão de administrar ou evitar succinilcolina é questão de avaliar e balancear os riscos no paciente individual. Os fatores críticos a serem considerados nesse cálculo individual são a avaliação da via aérea, a extensão do dano ocular e quaisquer contraindicações médicas potenciais a uma conduta particular.

Embora a succinilcolina aumente a PIO, ela permite intubação confiavelmente dentro de 45-60 segundos depois da administração. Sua breve meia-vida possibilita recuperação rápida da força muscular se a intubação ou a ventilação se tornar difícil. Nenhum relaxante muscular não despolarizante de ação mais curta atualmente disponível pode competir com o perfil farmacocinético da succinilcolina em termos de início e término rápidos. Talvez no futuro venha a ser desenvolvido um substituto ideal que possua início tão rápido quanto a succinilcolina, se dissipe tão rapidamente quanto a succinilcolina e não cause nenhuma perturbação hemodinâmica ou aumento na PIO. Atualmente, não possuímos esse Santo Graal. Sabemos, no entanto, que o pequeno aumento na PIO produzido pela succinilcolina pode ser atenuado com vários pré-tratamentos, e é notavelmente menor que a elevação na PIO encontrada se a paralisia for inadequada no momento da tentativa de laringoscopia e intubação depois que uma dose aumentada de agente não despolarizante foi dada na esperança de acelerar seu início de ação. Além disso, relatos retrospectivos de instituições tão eminentes como o Wills Eye Hospital na Filadélfia[37] e a Massachusetts Eye and Ear Infirmary em Boston[38] indicaram ausência de casos de extrusão ou expulsão de vítreo associados com administração de succinilcolina a pacientes com lesões abertas do olho durante mais de uma década de rastreamento.

DIRETRIZES

Não há diretrizes descrevendo o melhor agente a usar em paciente com globo aberto e estômago cheio.

RECOMENDAÇÕES DO AUTOR

Reconhecendo que o uso da succinilcolina pode declinar com o desenvolvimento de fármacos novos e aperfeiçoados, a autora acredita que succinilcolina, exceto quando contraindicada (p. ex., suscetibilidade à hipertermia maligna), é o fármaco bloqueador neuromuscular preferido em pacientes com globo aberto e estômago cheio. Seu início rápido, confiável, permite intubação rápida, suave e proteção da via aérea sem tosse, fazer força ou outras respostas altamente deletérias. Nossos agentes não despolarizantes atualmente disponíveis não fornecem essas excelentes condições de intubação tão rápida ou previsivelmente. Além disso, nem sempre é possível predizer que pacientes podem ser difíceis de intubar ou ventilar.[39-41] O retorno rápido da respiração espontânea muitas vezes é valioso no manejo de uma via aérea difícil. Claramente, o uso de doses de intubação apropriadas para indução em sequência rápida com fármacos não despolarizantes elimina essa opção útil, embora a adição do sugammadex ao nosso arsenal possa anular ou pelo menos mitigar esse obstáculo potencialmente perigoso.

Os pacientes que necessitam de anestesia geral cuja avaliação da via aérea é tranquilizadora podem ocasionalmente ter uma contraindicação, como suscetibilidade a hipertermia maligna, distrofia muscular de Duchenne ou certos tipos de miotonia, à administração de succinilcolina. Esses pacientes podem ser tratados usando-se doses suficientemente grandes de um bloqueador neuromuscular não despolarizante para permitir instalação acelerada da paralisia e condições satisfatórias de intubação. A manutenção, então, poderia ser realizada com uma técnica anestésica intravenosa total.

Quando confrontando um paciente cuja anatomia da via aérea sugere potenciais dificuldades, o anestesiologista deve conferenciar com o oftalmologista a respeito da probabilidade de salvar o olho traumatizado. Em casos selecionados delineados previamente, nos quais a lesão ocular é menos devastadora, anestesia geral pode ser evitada prosseguindo-se sob anestesia tópica ou regional. Se essa conduta não for exequível porque o olho está gravemente lesado e provavelmente não é salvável, laringoscopia acordada e intubação fibroscópicas podem ser a escolha mais segura de manejo, concebendo-se que aumentos substanciais na PIO podem ser associados com engasgo, ânsias e tosse. Esses riscos, no entanto, se tornam relativamente desimportantes quando pesados em relação ao risco de perder a via aérea.

REFERÊNCIAS

1. Pandey K, Badolas RP, Kumar S: Time course of intraocular hypertension produced by suxamethonium. *Br J Anaesth* 1972;44:191-195.
2. Moreno RJ, Kloess P, Carlson DW: Effect of succinylcholine on the intraocular contents of open globes. *Ophthalmology* 1991;98:636-638.
3. Kelly RE, Dinner M, Turner LS, et al: Succinylcholine increases intraocular pressure in the human eye with the extraocular muscles detached. *Anesthesiology* 1993;79:948-952.
4. Metz HS, Venkatesh B: Succinylcholine and intraocular pressure. *J Pediatr Ophthalmol Strabismus* 1981;18:12-14.
5. Boscia F, LaTegola MG, Columbo G, et al: Combined topical anesthesia and sedation for open-globe injuries in selected patients. *Ophthalmology* 2003;110:1555-1559.
6. Scott IU, McCabe CM, Flynn HW Jr, et al: Local anesthesia with intravenous sedation for surgical repair of selected open globe injuries. *Am J Ophthalmol* 2002;134:707-711.
7. Foldes FF: Rapid tracheal intubation with nondepolarizing neuromuscular blocking drugs: The priming principle (correspondence). *Br J Anaesth* 1984;56:663.
8. Jones RM. The priming principle: How does it work and should we be using it? *Br J Anaesth* 1989;63:1-3.
9. Musich J, Walts LF: Pulmonary aspiration after a priming dose of vecuronium. *Anesthesiology* 1986;64:517-519.
10. Casson WR, Jones RM: Vecuronium-induced neuromuscular blockade: The effect of increasing dose on speed of onset. *Anaesthesia* 1986;41:354-357.
11. Ginsberg B, Glass PS, Quill TS, et al: Onset and duration of neuromuscular blockade following high-dose vecuronium administration. *Anesthesiology* 1989;71:201-205.
12. Puhringer FK, Khuenl-Brady KS, Koller J, et al: Evaluation of the endotracheal intubating conditions of rocuronium and succinylcholine in outpatient surgery. *Anesth Analg* 1992;75: 37-40.
13. Vinik HR: Intraocular pressure changes during rapid-sequence induction and intubation: A comparison of rocuronium, atracurium, and succinylcholine. *J Clin Anesth* 1999;11:95-100.
14. Weiss JH, Gratz I, Goldberg ME: Double-blind comparison of two doses of rocuronium and succinylcholine for rapid-sequence intubation. *J Clin Anesth* 1997;9:379-382.
15. Magorian T, Flannery KB, Miller RD: Comparison of rocuronium, succinylcholine, and vecuronium for rapid-sequence induction of anesthesia in adult patients. *Anesthesiology* 1993;79:913-918.
16. Heier T, Caldwell JE: Rapid tracheal intubation with large-dose rocuronium: A probability-based approach. *Anesth Analg* 2000;90:175-179.
17. Sorgenfrei IF, Norrild K, Larsen PO, et al: Reversal of rocuronium-induced neuromuscular block by the selective relaxant binding agent sugammadex: A dose-finding and safety study. *Anesthesiology* 2006;104:667-674.

Capítulo 44   *Qual é a Melhor Técnica em um Paciente com Olho Aberto e Estômago Cheio?*   **299**

18. Shields M, Biovanelli M, Mirakur RK, et al: Org 25969 (sugammadex), a selective relaxant binding agent for antagonism of prolonged rocuronium-induced neuromuscular block. *Br J Anaesth* 2006;96:36-43.

19. Suy K, Morias K, Cammu G, et al: Effective reversal of moderate rocuronium- or vecuronium-induced neuromuscular block with sugammadex, a selective relaxant binding agent. *Anesthesiology* 2007;106:283-288.

20. McGoldrick KE: The open globe: Is an alternative to succinylcholine necessary? *J Clin Anesth* 1993;5:1-4 (editorial).

21. Lincoff HA, Breinin GM, DeVoe AG: Effect of succinylcholine on the extraocular muscles. *Am J Ophthalmol* 1957;44:440-444.

22. Carballo AS: Succinylcholine and acetazolamide in anesthesia for ocular surgery. *Can Anaesth Soc J* 1965;12:486-498.

23. Sweeney J, Underhill S, Dowd T, et al: Modification by fentanyl and alfentanil of intraocular pressure response to suxamethonium and tracheal intubation. *Br J Anaesth* 1989;63:688-691.

24. Ng HP, Chen FG, Yeong SM, et al: Effect of remifentanil compared with fentanyl on intraocular pressure after succinylcholine and tracheal intubation. *Br J Anaesth* 2000;85:785-787.

25. Alexander R, Hill R, Lipham WJ, et al: Remifentanil prevents an increase in IOP after succinylcholine and tracheal intubation. *Br J Anaesth* 1998;81:606-607.

26. Georgiou M, Parlapani A, Argiriadou H, et al: Sufentanil or clonidine for blunting the increase in intraocular pressure during rapid-sequence induction. *Eur J Anaesthesiol* 2002;19:819-822.

27. Indu B, Batra YK, Puri GD, et al: Nifedipine attenuates the intraocular pressure response to intubation following succinylcholine. *Can J Anaesth* 1989;36:269-272.

28. Mahajan RP, Grover VK, Sharma SL, et al: Intranasal nitroglycerin and intraocular pressure during general anesthesia. *Anesth Analg* 1988;67:631-636.

29. Cook JH, Feneck RO, Smith MB: Effect of pretreatment with propranolol on intraocular pressure changes during induction of anaesthesia. *Eur J Anaesthesiol* 1986;3:449-457.

30. Mahajan RP, Grover VK, Munjal VP, et al: Double-blind comparison of lidocaine, tubocurarine and diazepam pretreatment in modifying intraocular pressure increases. *Can J Anaesth* 1987;34:41-45.

31. Grover VK, Lata K, Sharma S, et al: Efficacy of lignocaine in the suppression of the intraocular pressure response to suxamethonium and tracheal intubation. *Anaesthesia* 1989;44:22-25.

32. Verma RS: "Self-taming" of succinylcholine-induced fasciculations and intraocular pressure. *Anesthesiology* 1979;50:245-247.

33. Meyers EF, Singer P, Otto A: A controlled study of the effect of succinylcholine self-taming on intraocular pressure. *Anesthesiology* 1980;53:72-74.

34. Miller RD, Way WL, Hickey RF: Inhibition of succinylcholineinduced increased intraocular pressure by nondepolarizing muscle relaxants. *Anesthesiology* 1968;29:123-126.

35. Meyers EF, Krupin T, Johnson M, et al: Failure of nondepolarizing neuromuscular blockers to inhibit succinylcholine-induced increased intraocular pressure: A controlled study. *Anesthesiology* 1978;48:149-151.

36. Chiu CL, Lang CC, Wong PK, et al: The effect of mivacurium pretreatment on intraocular pressure changes induced by suxamethonium. *Anaesthesia* 1998;53:501-505.

37. Libonati MM, Leahy JJ, Ellison N: The use of succinylcholine in open eye surgery. *Anesthesiology* 1986;62:637-640.

38. Donlon JV: Succinylcholine and open eye injuries (letter to the editor). *Anesthesiology* 1986;65:526-527.

39. Wilson ME, Spiegelhalter D, Robertson JA, Lesser P: Predicting difficult intubation. *Br J Anaesth* 1988;61:211-216.

40. Frerk CM: Predicting difficult intubation. *Anaesthesia* 1991;46:1005-1008.

41. Rocke DA, Murray WB, Rout CC, Gouws E: Relative risk analysis of factors associated with difficult intubation in obstetric anesthesia. *Anesthesiology* 1992;77:67-73.

45 A Cirurgia Ambulatorial é Apropriada para os Pacientes com Apneia do Sono?

Tracey L. Stierer, MD e Nancy Collop, MD

INTRODUÇÃO/HISTÓRICO

A apneia obstrutiva do sono (AOS) é uma condição crônica que se caracteriza por episódios recorrentes de colapso parcial ou completo das vias aéreas superiores. A interrupção ou diminuição do fluxo aéreo, durante esses episódios obstrutivos pode resultar em queda significativa da saturação da oxi-hemoglobina e hipercapnia e, eventualmente, o despertar do sono. Os pacientes portadores de apneia do sono podem ter uma variedade de sintomas noturnos, como ronco alto e perturbador, engasgos, respiração ofegante, e podem ser observadas pausas na respiração. Devido ao fato de o sono ser fragmentado, ocorrem sintomas diurnos como sonolência, alterações do humor e diminuição da capacidade neurocognitiva, o que pode aumentar a probabilidade de lesões acidentais ou óbito.[1] Adicionalmente, é bem aceito que as anormalidades nas trocas gasosas provenientes da AOS são associadas a consequências adversas cerebrovasculares, endócrinas e cardiovasculares.[2-6]

Existe crescente alerta público sobre AOS e suas consequências para a saúde e crescente preocupação entre os profissionais de saúde de que os pacientes portadores de apneia do sono podem estar sob maior risco de resultados adversos perioperatórios, incluindo óbito. Estudos populacionais sugerem que 5% das mulheres de meia-idade e 9% dos homens de meia-idade sofrem de AOS, e há dados que sugerem que a prevalência da AOS é mesmo maior nos idosos.[7,8] Infelizmente, a prevalência da AOS nos pacientes adultos submetidos a cirurgias ambulatoriais ainda é desconhecida. Além do mais, é estimado que até 90% dos portadores da doença estão sem diagnóstico formal.[7,9] Anualmente, 15 milhões de pacientes são submetidos a cirurgias ambulatoriais em centros cirúrgicos ambulatoriais independentes e, estatisticamente, mais de um milhão deles podem sofrer de desordem respiratória.

A presença de AOS no paciente cirúrgico talvez leve a problemas potenciais na ventilação por máscara, intubação traqueal, extubação e na habilidade de manter analgesia adequada sem comprometimento respiratório.[10] Quando o diagnóstico da AOS é conhecido, existe a oportunidade de serem providenciados recursos adicionais para complicações potenciais das vias aéreas e de possível necessidade de monitorização prolongada no pós-operatório. Contudo, os pacientes com sinais e sintomas de AOS que não possuem diagnóstico formal impõem um problema particular para o anestesiologista em

nível ambulatorial, o qual decidirá se deve realizar a cirurgia ou adiar o procedimento até que o paciente seja avaliado. Adicionalmente, o anestesiologista deverá decidir se o paciente é candidato para um centro cirúrgico ambulatorial independente.

O exame padrão-ouro para o diagnóstico de AOS é o polissonograma (PSG). A polissonografia é um exame relativamente caro, que consome tempo e é muito trabalhoso, não podendo ser realizado no dia da cirurgia. O paciente que é submetido ao exame de PSG é trazido a um laboratório para dormir, durante o período noturno, sendo colocados monitores e então registrados, simultaneamente, vários sinais fisiológicos em um período de oito horas, enquanto ele dorme. A maioria dos laboratórios de sono define um episódio de anormalidade respiratória da apneia do sono como uma interrupção completa do fluxo de ar por, no mínimo, um período de 10 segundos durante o sono na presença de esforço respiratório persistente. Embora a definição de hipopneia seja menos uniforme, a definição mais comum é a diminuição do fluxo de ar maior que 30% associada à diminuição da saturação da oxi-hemoglobina de 4% ou mais. O índice de apneia-hipopneia (IAH) é o número total de registros de episódios de apneia e hipopneia por hora do tempo total de sono e, se for detectada alguma desordem respiratória, ela será classificada em discreta, moderada e grave, com base no IAH. É importante ressaltar que os critérios para diagnóstico e apresentação da AOS diferem entre as populações adulta e pediátrica, e o que será discutido nesta revisão se aplica somente à abordagem de adultos.

OPÇÕES

Até o presente, não existe consenso para definir especificamente o risco adicional, se houver, da presença da AOS nos pacientes submetidos a cirurgia ambulatorial. Em razão de o potencial risco da AOS não ser claramente definido, durante a cirurgia ambulatorial, o adiamento de um procedimento cirúrgico, no sentido de se definir o risco do paciente, não parece ser racional tanto para o paciente como para o cirurgião. Existem pressões sociais e financeiras em consequência do planejamento, realizado pelo paciente, do tempo programado, de afastamento do trabalho, bem como da provisão para ajudar os membros da família durante o período de convalescência. Adicionalmente, mesmo que o procedimento tenha sido agendado como ambulatorial e eletivo, pode ainda a natureza da cirurgia ser considerada relativamente urgente, como no caso de uma biópsia de tórax para excluir câncer. O retardo desse tipo de procedimento pode ter grandes consequências psicológicas para o paciente, resultando em atraso do tratamento. Embora não haja ensaios distribuídos aleatoriamente de grande porte, que comparem os resultados perioperatórios adversos dos pacientes com AOS com os normais, vários estudos observacionais têm examinado essa questão. Assim, o cuidado perioperatório é baseado no julgamento clínico e na compreensão do mecanismo fisiopatológico e das consequências da AOS.

FISIOPATOLOGIA/MECANISMO DE AÇÃO

A ocorrência de colapso faríngeo durante o sono sugere que esses episódios estejam associados com alterações funcionais do fluxo de ar nas vias aéreas superiores, os quais reduzem a patência e aumentam a resistência ao fluxo de ar. O ponto de obstrução pode ocorrer em qualquer local das vias aéreas superiores, desde o palato mole e nasofaringe até a base da língua e epiglote e, frequentemente, ocorre em diferentes locais durante os vários estágios do sono.[11] Bachar e colaboradores[12] demonstraram sítios e modelos de obstrução com o uso de endoscopia no sono em 55 pacientes cirúrgicos. Os autores observaram que o local mais comum de obstrução foi a região uvulopalatina e, também, que a maioria dos pacientes (72%) tinha múltiplos sítios de obstrução. Independentemente do local de obstrução, dois efeitos subsequentes ocorrem. Primeiro, com episódios repetitivos de hipóxia e hipercapnia, e a reoxigenação que ocorre durante o despertar, inicia-se o estresse oxidativo e em seguida a inflamação sistêmica.[13] São formadas espécies reativas de oxigênio que causam lesão ao tecido adjacente. Embora essas moléculas desencadeiem vias adaptativas devido à hipóxia, elas também têm sido associadas a respostas imunes e inflamatórias perigosas. Entre essas modificações está a ativação das plaquetas, leucócitos e células endoteliais.[14,15] Há aumento da atividade simpática, a qual, após vários ciclos de hipóxia e hipercapnia, resulta em *upregulation* dos receptores alfa e beta. Isso pode estar envolvido na patogênese das desordens cerebrovasculares e coronarianas.

Uma das sequelas cardíacas mais comuns da AOS é a disfunção cardíaca direita. O aumento da atividade simpática associado à hipoxia e hipercapnia leva a um aumento da resistência vascular pulmonar. A parede endotelial se espessa e a hipertensão pulmonar pode se iniciar. O ventrículo direito hipertrofia para atender a demanda, e, se impune, pode eventualmente dilatar e aumentar. Contudo, enquanto historicamente tem sido dada maior atenção ao funcionamento do lado direito do coração, durante a avaliação pré-operatória nos pacientes com suspeita de AOS, existe uma associação muito maior com a presença de hipertensão arterial sistêmica e, mais especificamente, com hipertensão não controlada.[16] Diagnóstico concomitante de hipertensão arterial sistêmica aparece em 60-70% dos pacientes com AOS documentada, enquanto apenas 20% dos pacientes portadores de AOS progridem para hipertensão pulmonar grave o bastante para causar disfunção ventricular direita.

A AOS tem sido relacionada com a patogênese de várias outras comorbidades, incluindo doença arterial coronária, insuficiência cardíaca congestiva, disritmias cardíacas, morte súbita, acidente vascular cerebral e metabolismo glicídico comprometido.[14,15,17]

EVIDÊNCIAS

Até o momento, há escassez de dados de resultados em pacientes cirúrgicos com e sem diagnóstico de AOS e, ainda em menor quantidade, naqueles pacientes de cirurgia ambulatorial. Estudos recentes sugerem que a monitorização por 24 horas proporciona mínima vantagem, se alguma, na diminuição do risco, para pacientes cirúrgicos ambulatoriais, na apneia do sono obstrutiva não complicada.

A maioria dos dados disponíveis é proveniente de estudos otorrinolaringológicos, especificamente de pacientes submetidos à uvulopalatofaringoplastia (UPFP). Vários estudos têm abordado a questão de monitorizar os pacientes com AOS que são submetidos aos procedimentos das vias aéreas superiores em unidade de cuidados intensivos, no pós-operatório, porém os dados são inconclusivos. Mickelson e Hakim[18] analisaram, retrospectivamente, 347 pacientes submetidos à UPFP, consecutivamente. Entre os 14 pacientes que evoluíram com complicações, cinco envolviam as vias aéreas, e os episódios ocorreram no período pós-operatório imediato. Não havia correlação entre a categoria da complicação e a gravidade da AOS. Dos cinco pacientes com complicações das vias aéreas, três necessitaram de reintubação. Um paciente sofreu broncoespasmo imediatamente após a extubação, outro paciente parece ter sido extubado precocemente, ainda na sala de cirurgia, evoluindo para parada respiratória, e há relato de o terceiro ter evoluído para insuficiência respiratória de etiologia desconhecida, na sala de recuperação anestésica. Em dois dos cinco pacientes houve desenvolvimento de complicações respiratórias após admissão na enfermaria, contudo não houve necessidade de reintubação. Os autores concluíram que os cuidados em unidade de terapia intensiva (UTI) no pós-operatório não foram necessários na maioria dos pacientes submetidos à UPFP, e a taxa de complicações foi substancialmente maior nos pacientes submetidos, de forma simultânea, aos procedimentos otorrinolaringológicos e UPFP. Hathaway e Johnson[19] examinaram os resultados de 110 pacientes agendados para a cirurgia de UPFP ambulatorial. Vinte dos 110 pacientes (18%) necessitaram de admissão; entretanto, nenhum paciente foi transferido para a UTI. Embora três pacientes tenham sido admitidos por dessaturação de oxigênio no pós-operatório, ela não se correlacionou com a gravidade do IAH. A maioria das admissões foi para controle da dor e náuseas. Os autores enfatizaram que a seleção apropriada dos pacientes é essencial para a minimização do risco de complicações no perioperatório, nos pacientes submetidos à UPFP e, no seu estudo, qualquer paciente com comorbidade cardiorrespiratória grave foi eliminado como candidato à UPFP. Terris e colaboradores[20] observaram resultados semelhantes quando realizaram estudo de análise retrospectiva de 109 pacientes com AOS que estavam agendados para 125 procedimentos de vias aéreas superiores. A taxa de complicações respiratórias foi de 0,8% (um em 109), e esse único paciente sofreu obstrução das vias respiratórias no período pós-operatório imediato. Mais uma vez, os autores concluíram que a monitorização em UTI, para

302 Seção III MANEJO PERIOPERATÓRIO

todos os pacientes que foram submetidos à UPFP, foi desnecessária, e a decisão de alta para o andar ou para casa poderia ser baseada no estado do paciente nas duas horas que se seguem ao procedimento cirúrgico, na sala de recuperação. Em outra análise retrospectiva de pacientes com ASO que foram submetidos a procedimentos da vias aéreas, Spigel e Tejas[20a] observaram que, se estiver para acontecer uma complicação de vias aéreas, esta pode ser identificada dentro de duas a três horas do pós-operatório, e concluíram que a alta no mesmo dia foi uma opção para alguns pacientes. Embora pareça que, em pacientes selecionados com AOS, a alta para casa após a cirurgia de UPFP possa ser segura, seria prudente que ela fosse feita para um setor com disposição de transferência para uma enfermaria, possibilitando a observação durante a noite.

É escasso encontrar literatura que analise pacientes com AOS submetidos a cirurgia não otorrinolaringológica. Entretanto, estudos que analisam retrospectivamente os resultados dos procedimentos cirúrgicos não ambulatoriais sugerem que a AOS é um fator independente de risco para resultados adversos. Gupta e colaboradores[21] estudaram 110 pacientes com AOS diagnosticada antes ou após a substituição total do quadril ou joelho e foram pareados com uma população-controle. A AOS foi associada com o aumento da incidência de eventos adversos graves no perioperatório, necessitando de transferência para UTI.[21] Embora a gravidade de AOS ou IAH não tenha sido relacionada com a incidência de complicações, os pacientes portadores de AOS mantidos em pressão positiva contínua nas vias aéreas (CPAP, do inglês *continuous positive airway pressure*) no período pré-operatório evoluíram com menor incidência de complicações quando comparados com os pacientes com AOS que não usaram CPAP.

Sabers e colaboradores,[22] da Mayo Clinic em Minnesota, Rochester, elaboraram um estudo retrospectivo para determinar se o diagnóstico pré-operatório de AOS foi um fator de risco independente para complicações perioperatórias nas cirurgias ambulatoriais. Dos pacientes diagnosticados previamente como portadores de AOS, pela polissonografia, 234 foram agendados para cirurgia ambulatorial sendo comparados aos controles. Todos os tipos de cirurgia foram incluídos, com exceção da cirurgia otorrinolaringológica. O desfecho primário analisado foi admissão hospitalar não planejada ou readmissão; portanto, os dados registrados incluíram episódios de broncoespasmo, obstrução das vias aéreas e reintubação durante o período de recuperação. A AOS previamente diagnosticada não foi identificada como fator de risco independente para admissões hospitalares não planejadas ou outros eventos adversos no período perioperatório.

Os autores analisaram a prevalência de AOS e a propensão para desenvolver AOS em nossa própria população de pacientes submetidos a cirurgia ambulatorial no John Hopkins Hospital. Um modelo preditivo, previamente validado, foi usado para determinar a probabilidade pré-teste de AOS em 3.557 pacientes adultos consecutivos submetidos a cirurgia ambulatorial de todos os tipos, exceto oftalmológica.[23] A propensão para AOS foi determinada pela análise de regressão logística. Dados relevantes do perioperatório, como técnica anestésica, dificuldade de intubação endotraqueal, necessidade de oxigênio suplementar ou de assistência ventilatória, reintubação, admissão não planejada e óbito, foram registrados; 2,6% dos pacientes tinham propensão maior que 70% para a AOS, porém ainda não havia

diagnóstico. Desses pacientes com alto risco, somente 28,2% (31 de 110) pacientes masculinos e 21,6% (11 de 51) femininos apresentavam relato próprio do possível diagnóstico de AOS. Os resultados do estudo sugerem que a AOS é relativamente comum na população cirúrgica ambulatorial e que a maioria dos pacientes com propensão a AOS que são submetidos a cirurgia ambulatorial permanece sem diagnóstico. Houve uma correlação positiva entre os pacientes com alta probabilidade de serem portadores de AOS (*versus* não propensos a AOS) e um aumento na dificuldade de intubação, administração de efedrina intraoperatória, metoprolol, labetalol e necessidade de oxigênio suplementar. Contudo, não observamos relação entre admissões não planejadas ou readmissão hospitalar, eventos com risco de vida como reintubação, disritmias cardíacas ou óbito nos pacientes com diagnóstico ou com alta probabilidade para o diagnóstico de AOS. Portanto, nossos dados sugerem que os pacientes com AOS podem necessitar de intervenções perioperatórias adicionais, porém eles podem ser tratados, seguramente, em centro médico ambulatorial.[24]

Reconhecendo a pouca disponibilidade de dados para direcionar o tratamento dos pacientes com AOS não complicada, parece que esses pacientes podem ser seguramente conduzidos como ambulatoriais. Contudo, os pacientes com comorbidades podem necessitar de tratamento diferente. Com a complexidade e o nível de invasão dos procedimentos cirúrgicos ambulatoriais aumentando devido aos avanços das técnicas e das tecnologias, talvez sejam necessárias futuras adaptações dos centros cirúrgicos ambulatoriais para os cuidados com os pacientes com AOS.

CONTROVÉRSIAS

A grande controvérsia no tratamento dos pacientes cirúrgicos, com diagnóstico suspeito ou estabelecido de apneia do sono, envolve o pós-operatório. Embora haja recomendações atuais para prolongamento da monitorização do pós-operatório, não há dados para especificar que tipo de monitorização ou a duração, se necessária, para a diminuição do risco.

DIRETRIZES

A força-tarefa da American Society of Anesthesiologists aprovou, em outubro de 2005, parâmetros práticos para a conduta perioperatória dos pacientes com apneia obstrutiva do sono.[25] As diretrizes desenvolvidas, sistematicamente, tiveram como objetivo criar recomendações para reduzir os resultados adversos e, embora estivessem baseadas em revisões da literatura atual, não foram validadas e não pretendem substituir o julgamento do médico assistente. As recomendações são baseadas em consensos.

Os parâmetros práticos da ASA incluem um sistema de escore baseado na gravidade documentada, da apneia do sono do paciente e do grau de invasão do procedimento cirúrgico, combinado com as necessidades do uso de opiácios no perioperatório.

A força-tarefa reconhece que a maioria dos pacientes com AOS pode não ter um diagnóstico formal e, portanto, em face das recomendações já existentes é importante a identificação dos mesmos no pré-operatório devido ao risco de serem portadores de AOS. A determinação do risco de AOS é avaliada pelas características físicas predisponentes, história de aparente obstrução das vias aéreas durante o sono e presença de sonolência diurna. Se o paciente tem dois ou mais desses sinais e sintomas, a diretriz estabelece que ele seja tratado como sendo portador de apneia do sono moderada. Se algum desses sinais ou sintomas for extraordinariamente grave, o paciente deve ser tratado como sendo portador de AOS grave. Embora a literatura seja insuficiente para formar uma diretriz que estabeleça critérios para alta hospitalar, nos pacientes com AOS o consenso das opiniões foi de que os procedimentos cirúrgicos ambulatoriais poderiam ser realizados com segurança se a anestesia a ser administrada fosse local ou regional. Os profissionais consultados não formaram uma opinião em torno da segurança dos procedimentos cirúrgicos ambulatoriais de baixo risco, sob anestesia geral, nos pacientes de risco para AOS. Foi estabelecido que as cirurgias otorrinolaringológicas, como a UPFP, não sejam realizadas nos pacientes com AOS em caráter ambulatorial. Os profissionais consultados reconhecem que a literatura é insuficiente para determinar a eficácia da monitorização pós-operatória, com o objetivo de reduzir o risco perioperatório nos pacientes portadores de AOS. Os mesmos concordam que a oximetria de pulso intermitente foi de pouco uso na redução do risco dos pacientes. Embora as diretrizes recomendem a monitorização dos pacientes com AOS por um período de três horas a mais, quando comparados aos que não possuem AOS, antes da alta para outro departamento, é também orientado que a monitorização dos pacientes com AOS seja continuada por uma média de sete horas após o último episódio de obstrução das vias aéreas ou de um episódio documentado de hipoxemia enquanto o paciente respira em ar ambiente. Mais uma vez, queremos enfatizar que esse é um consenso de opiniões de peritos baseado em escassez relativa de publicações.

RECOMENDAÇÕES DOS AUTORES

Os pacientes ambulatoriais com conhecida ou suspeita AOS deveriam ser agendados para cirurgia no início do dia para permitir observação pós-operatória prolongada potencial. Adicionalmente, aqueles para os quais tenha sido prescrito CPAP deveriam ser orientados a trazer o dispositivo com eles para a instituição, no dia da cirurgia, para o uso no pós-operatório. Deve ser prevista uma potencial situação de obstrução das vias aéreas, sendo necessário um planejamento para a transferência do paciente, se necessária, para uma unidade com monitorização contínua. Não há uma técnica de anestesia ideal, validada, para os pacientes com o diagnóstico ou suspeita de AOS. Ambas as anestesias, local ou regional, parecem ser uma opção lógica porque permitem diminuir a quantidade pós-operatótia de narcótico sistêmico necessária para uma analgesia adequada. O bloqueio neuraxial com anestésico local pode apresentar a vantagem de evitar futuros comprometimentos das vias aéreas, contudo é importante reconhecer que o bloqueio alto pode exacerbar a disfunção cardiopulmonar. Adicionalmente, os narcóticos peridurais têm sido implicados com parada respiratória no pós-operatório.[26,27]

Se for necessária a anestesia geral, é importante assegurar as vias aéreas, com o paciente acordado e ventilando espontaneamente. Os pacientes obesos devem ser colocados em posição inclinada durante a indução e ser valorizada a profilaxia de aspiração. Deve haver confirmação inequívoca, na extubação orotraqueal, da reversão total do bloqueio neuromuscular, e a extubação deve ser realizada com o paciente retornando para a posição inclinada, respirando oxigênio 100% e completamente acordado.

Na chegada à unidade de recuperação pós-anestésica, o paciente com AOS necessita de constante observação de possível obstrução das vias aéreas, hipoxemia, disritmias e hipertensão. Durante o período pós-operatório imediato, o paciente está sob risco de efeitos residuais dos anestésicos na ausência de via aérea segura. A suplementação de oxigênio deve ser continuada e retirada cautelosamente. A avaliação do comprometimento respiratório é frequentemente baseada nas leituras do oxímetro de pulso, porém o paciente pode estar desenvolvendo hipercapnia devido à hipoventilação não percebida. A hipercapnia deve ser suspeitada quando o paciente apresentar hipertensão persistente ou disritmia e, nesse caso, será considerada a realização de análise da gasometria arterial.

Além dos narcóticos, a administração de outras medicações sedativas, como benzodiazepínicos, anti-histamínicos e fenotiazinas, deverá ser realizada somente se necessário e, no caso dos pacientes com AOS, somente se essencial. Os autores recomendam que, antes que o paciente receba alta da sala de recuperação anestésica, seja administrada a primeira dose de narcótico, prescrita para analgesia e, a seguir, que o mesmo seja observado por um período maior devido à possibilidade de haver hipersonolência e comprometimento das vias aéreas, podendo inclusive permanecer em observação durante o período noturno. Em adição, o paciente deve ser aconselhado sobre os efeitos depressores do consumo de álcool ou outros medicamentos sedativos, em conjunto com os narcóticos usados para analgesia.[28]

REFERÊNCIAS

1. Malhotra A, White DP: Obstructive sleep apnoea. *Lancet* 2002;360:237-245.
2. Alonso-Fernandez A, Garcia-Rio F, Racionero MA Pino JM, Ortuno F, Martinez I, Villamor J: Cardiac rhythm disturbances and ST-segment depression episodes in patients with obstructive sleep apnea-hypopnea syndrome and its mechanisms. *Chest* 2005;127:15-22.
3. Bassetti CL, Milanova M, Gugger M: Sleep-disordered breathing and acute ischemic stroke: Diagnosis, risk factors, treatment, evolution, and long-term clinical outcome. *Stroke* 2006;37:967-972.
4. Nieto FJ, Young TB, Lind BK, Shahar E, Samet JM, Redline S, et al: Association of sleep-disordered breathing, sleep apnea, and hypertension in a large community-based study: Sleep Heart Health Study. *JAMA* 2000;283:1829-1836.
5. Punjabi NM, Ahmed NM, Polotsky VY, Beamer BA, O'Donnell CP: Sleep-disordered breathing, glucose intolerance, and insulin resistance. *Respir Physiol Neurobiol* 2003;136:167-178.
6. Shepard JW Jr: Hypertension, cardiac arrhythmias, myocardial infarction, and stroke in relation to obstructive sleep apnea. *Clin Chest Med* 1992;13:437-458.
7. Young T, Palta M, Dempsey J, et al: The occurrence of sleepdisordered breathing among middle-aged adults. *N Eng J Med* 1993;328:130-135.
8. Ancoli-Israel S, Ayalon L: Diagnosis and treatment of sleep disorders in older adults. *Am J Geriatr Psychiatry* 2006;14(2):95-103.
9. Strollo PJ Jr, Rogers RM: Obstructive sleep apnea. *N Engl J Med* 1996;334:99-104.
10. Hiremath AS, Hillman DR, James AL, et al: Relationship between difficult tracheal intubation and obstructive sleep apnoea. *Br J Anaesth* 1998;80:606-611.
11. Boudewyns AN, Van de Heyning PH, De Backer WA: Site of upper airway obstruction in obstructive apnoea and influence of sleep stage. *Eur Respir J* 1997;10(11):2566-2572.
12. Bachar G, Feinmesser R, Shpitzer T, Yaniv E, Nageris B, Eldelman L: Laryngeal and hypopharyngeal obstruction in sleep disordered breathing patients, evaluated by sleep endoscopy. *Eur Arch Otorhinolaryngol*, Mar 8, 2008 [Epub ahead of print].
13. Lavie L: Obstructive sleep apnoea syndrome and oxidative stress disorder. *Sleep Med Rev* 2003;7:35-51.
14. Davignon J, Ganz P: Role of endothelial dysfunction in atherosclerosis. *Circulation* 2004;109:1127-1132.
15. Dyugovskaya L, Lavie P, Lavie L: Increased adhesion molecules expression and production of reactive species in leukocytes of sleep apnea patients. *Am J Respir Crit Care Med* 2002;165:934-939.

16. Haas DC, Foster GL, Nieto FJ, Redline S, Resnick HE, Robbins JA, et al: Age-dependent associations between sleep-disordered breathing and hypertension. *Circulation* 2005;111:614-621.
17. Coughlin SR, Mawdsley L, Mugarza JA, Calverley PMA, Wilding JPH: Obstructive sleep apnea is independently associated with an increased prevalence of metabolic syndrome. *Eur Heart* 2004;25:735-741.
18. Mickelson SA, Hakim I: Is postoperative intensive care monitoring necessary after uvulopalatopharyngoplasty? *Otolaryngol Head Neck Surg* 1998;119:352-356.
19. Hathaway B, Johnson JT: Safety of uvulopalatopharyngoplasty as outpatient surgery. *Otolaryngol Head Neck Surg* 2006;134(4):542-544.
20. Terris DJ, Fincher EF, Hanasono MM, et al: Conservation of resources: Indications for intensive care monitoring after upper airway surgery on patients with obstructive sleep apnea. *Laryngoscope* 1998;108:784-788.
20a.Spiegel JH, Tejas RH: Overnight stay is not always necessary after uvulopalatopharyngoplasty. *Laryngoscope* 2005;115: 167-171.
21. Gupta RM, Parvizi J, Hanssen AD, Gay PC: Postoperative complications in patients with obstructive sleep apnea syndrome undergoing hip or knee replacement: *A case-control study. Mayo Clin Proc* 2001;76:897-905.
22. Sabers C, Plevak DJ, Schroeder D, Warner DO: The diagnosis of obstructive sleep apnea as a risk factor for unanticipated admissions in outpatient surgery. *Anesth Analg* 2003;96:1328-1335.
23. Maislin G, Pack AI, Kribbs NB, Smith PL, Schwartz AR, Kline LR, et al: A survey screen. *Sleep* 1995;18(3):158-166.
24. Stierer TL, Cohen D, Wright C, George A, Wu C, Brown RH: Propensity for obstructive sleep apnea and perioperative outcome in an ambulatory surgical population. Abstract/poster, IARS, March 2007, Orlando, Florida.
25. Gross J, Bachenberg K, Bellingham WA, Benumof J, Caplan R, Connis R, et al: Practice guidelines for the perioperative management of patients with obstructive sleep apnea. *Anesthesiology* 2006;104:1081-1093.
26. Lamarche Y, Martin R, Reiher J, Blaise G: The sleep apnea syndrome and epidural morphine. *Can Anaesth Soc J* 1986;33:231-233.
27. Ostermeier AM, Roizen MF, Hautkappe M, et al: Three sudden postoperative respiratory arrests associated with epidural opioids in patients with sleep apnea. *Anesth Analg* 1997;85: 452-460.
28. Mitler MM, Dawson A. Henriksen SJ, Sobers M, Bloom FE: Bedtime ethanol increases resistance of upper airways and produces sleep apneas in asymptomatic snorers. *Alcohol Clin Exp Res* 1988;12:801-805.

46 Que Critérios Devem ser Usados para a Alta Após Cirurgia Ambulatorial?

Vinod Chinnappa, MBBS, MD, FCARCSI e Frances Chung, FRCPC

INTRODUÇÃO

O conceito de procedimento ambulatorial com a admissão, a operação e a alta no mesmo dia, tem mudado consideravelmente nas últimas duas décadas. O número de procedimentos cirúrgicos ambulatoriais tem crescido muito por todo o mundo. Esse crescimento tem sido creditado às suas inúmeras vantagens, como: retorno rápido para o estado fisiológico pré-operatório, número menor de complicações, menor distúrbio físico e mental, retorno precoce às atividades normais e diminuição dos custos hospitalares. O maior avanço na técnica anestésica foi o uso de fármacos de rápida dissipação e o aumento do uso de técnicas de anestesia regional. É esperado que o número, a diversidade e a complexidade das cirurgias realizadas no cenário ambulatorial continuem a aumentar.

O tempo até a alta da unidade de cirurgia ambulatorial é considerado como uma medida da eficiência da unidade. Contrabalanceando a eficácia, a segurança do paciente é também um importante assunto em termos de boa prática. Portanto, para o sucesso do serviço de cirurgia ambulatorial, deve ser dada ênfase não somente à seleção de pacientes, mas também aos critérios seguros de alta e cientificamente de peso. Este capítulo mostra a literatura disponível atual sobre os critérios de alta e revê os fatores que a afetam.

EVIDÊNCIAS

O conhecimento a respeito do processo de recuperação e o conceito de *fast-track* (agilização) são essenciais para entender a aplicação adequada dos critérios de alta atualmente disponíveis. A recuperação é um processo constante, que começa no final dos cuidados intraoperatórios e se prolonga até o retorno completo ao estado fisiológico pré-operatório. Esse processo é dividido em três diferentes fases: inicial, intermediária e recuperação tardia. A recuperação inicial (fase 1) começa no momento da descontinuação dos agentes anestésicos até a recuperação dos reflexos protetores e da função motora. Em muitas instituições, a fase 1 ocorre na sala de recuperação pós-anestésica (SRPA).

A recuperação intermediária (fase 2) ocorre quando o paciente tem critério de alta da SRPA e ocorre, principalmente, em etapa anterior ou na unidade cirúrgica ambulatorial (UCA). A recuperação tardia (fase 3) continua em casa sob a supervisão de um adulto responsável e continua até quando o paciente retorna ao seu estado fisiológico pré-operatório.[1]

Tradicionalmente, a maioria dos pacientes é transferida da sala de cirurgia para a sala de recuperação e daí para a unidade de cirurgia ambulatorial antes de receber alta hospitalar. No entanto, o cuidado na recuperação dos pacientes submetidos a cirurgia ambulatorial tem mudado com os avanços das técnicas cirúrgicas e anestésicas. Atualmente é possível ter pacientes acordados, alerta e confortáveis na sala de cirurgia, para contornar uma SRPA intensamente laboriosa e diretamente entrar na etapa 2 da área de recuperação. Esse novo conceito é conhecido como *fast-track* em cirurgia ambulatorial.[2]

CRITÉRIOS DE ALTA

Os vários critérios de alta comumente empregados estão identificados na Tabela 46-1. Existem critérios para alta da SRPA, da UCA e para o *fast-track*.

Critérios de Alta para a SRPA

O escore de Aldrete ilustra com sucesso a recuperação na fase 1. Esse critério foi criado em 1970, com base na escala de Apgar, muito utilizada em recém-nascidos.[3] Esse escore leva em consideração cinco parâmetros: respiração, circulação, consciência, cor e nível de atividade. Cada parâmetro recebe nota de 0 a 2, e pacientes com soma igual a nove ou mais são considerados aptos para serem transferidos da SRPA para a UCA. No entanto, com a criação do oxímetro de pulso, o escore de Aldrete foi modificado em 1995 para incluir essa melhoria tecnológica[4] (Tab. 46-2).

Apesar de ser uma ferramenta de triagem efetiva, o escore de Aldrete tem umas poucas limitações.[5] Ele não fornece informação sobre a possibilidade de alta hospitalar, além de não fornecer dados sobre outros problemas comuns na sala de recuperação, como dor, náusea, vômitos e sangramento no local da incisão.

Critérios de Alta da UCA

Os critérios de alta utilizados para a UCA foram desenvolvidos para verificar se o paciente está pronto para voltar para casa; dessa maneira, a adesão estrita a esses critérios é necessá-

306 Seção III MANEJO PERIOPERATÓRIO

Tabela 46-1	**Critérios Comuns para Alta**

Escore dos Critérios para Alta

CRITÉRIOS PARA ALTA APLICADOS EM DIFERENTES FASES DA RECUPERAÇÃO

Critério para alta da SRPA (fase 1)
    Escore de Aldrete
Critérios para alta da UCA (fase 2 da recuperação)
    Escore para alta pós-anestesia (EAPA)
    Critério para alta baseado no desfecho
Critério para alta *fast-track*
    Escore para *fast-track* de White

CRITÉRIOS PARA ALTA UTILIZADOS PARA FINS DE PESQUISA

Teste de recuperação psicomotora (fase 3 recuperação)

CRITÉRIOS PARA ALTA UTILIZADOS EM CIRCUNSTÂNCIAS ESPECÍFICAS

Critérios para alta domiciliar após bloqueio do neuroeixo
Critérios para alta domiciliar após bloqueio do nervo periférico
Critérios para alta domiciliar em pacientes com suspeita de HM

Tabela 46-2	**Sistema de Escore de Aldrete Modificado***	
	Critérios para Alta da UCPA	**Escore**
Atividade	Capaz de mover voluntariamente ou por comando	
	Quatro extremidades	2
	Duas extremidades	1
	Nenhuma extremidade	0
Respiração		
	Capaz de respirar e tossir livremente	2
	Dispneia, respiração curta ou limitada	1
	Apneia	0
Circulação		
	Pressão arterial 20 mmHg diferente do nível pré-anestésico	2
	Pressão arterial de 20-50 mmHg do nível pré-anestésico	1
	Pressão arterial 50 mm do nível pré-anestésico	0
Consciência		
	Acordado	2
	Desperta ao ser chamado	1
	Não responsivo	0
Saturação de O_2		
	Capaz de manter a saturação de O_2 Saturação de O_2 > 92% em ar ambiente	2
	Necessita inalação de O_2 para manter a saturação de O_2 > 90%	1
	Saturação de O_2 < 90% mesmo com suplementação na SRPA de O_2	0

*Para determinar prontidão para alta da unidade de cuidados pós-anestésicos. Escore >9 é necessário para a alta. Aldrete JA: *J Clin Anesth* 1995;7:89-91.

ria para assegurar a segurança do paciente. Existem inúmeros critérios disponíveis, mas o protocolo mais comum aplicado na UCA são os critérios de alta segura propostos por Korttila[6] e o escore de alta pós-anestésica de Chung e colaboradores.[7]

O critério de alta segura usa como base resultados de observações clínicas, e todos os parâmetros devem ser cumpridos antes da alta. É importante notar que observações clínicas, como a necessidade de beber e urinar antes da alta, que antes eram indispensáveis para uma alta segura, não são mais necessárias. Os critérios atuais de alta com base em resultados estão na Tabela 46-3.[1]

Chung e colaboradores[7] criaram o escore de alta pós-anestésica (EAPA) em 1993. Ele foi modificado posteriormente para eliminar a necessidade de ingestão de líquidos e de urinar antes da alta.[8] Tem sido demonstrado que a implementação da EAPA como critério de alta da UCA facilita a alta rápida, com 80% dos pacientes aptos para receberem alta em 1-2 horas.[9] A EAPA tem um índice cumulativo que mede a capacidade do paciente de voltar para casa, levando em conta cinco critérios: (1) sinais vitais, (2) deambulação, (3) dor, (4) náusea e vômito pós-operatórios e (5) sangramento cirúrgico.[1] O critério de dor foi redefinido para uma escala visual analógica de zero a 10 (Tab. 46-4). Pacientes que atingem escore igual ou maior que nove são considerados aptos para receber alta da unidade de internação em companhia de um adulto responsável. A EAPA também prevê uma determinação objetiva do tempo de permanência ideal do paciente após uma cirurgia ambulatorial (Tab. 46-4).

Critério de Alta para o *Fast-Track*

O sucesso do programa de recuperação acelerada (*fast-track*) depende da modificação da técnica anestésica empregada, que deve permitir um rápido despertar e prevenir complicações pós-operatórias comuns, como dor, náusea e vômito. White e Song[2] criaram o escore de *fast-track*, que incorporou a análise de dor e sintomas eméticos ao escore original de Aldrete. O escore máximo possível é igual a 14. Uma nota igual a 12 (sendo que nenhum item deve ser menor que 1) é considerada suficiente para o paciente ser encaminhado da sala de cirurgia para a UCA (Tab. 46-5).

Estudos têm mostrado que pacientes submetidos ao esquema de *fast-track* conseguem ter alta hospitalar mais cedo e sem aumento no número de complicações ou de efeitos co-

Tabela 46-3	**Critérios "Seguros de Alta"***

Paciente acordado e orientado no tempo, lugar e pessoa
- Sinais vitais estáveis
- Dor controlada com analgésicos por via oral
- Controle da náusea e do vômito
- Capacidade de deambular sem apresentar tonteira
- Ausência de sangramento inesperado no sítio cirúrgico
- Instruções para alta e prescrições recebidas
- Paciente aceita estar pronto para a alta
- Acompanhante adulto responsável

*Um conjunto de critérios típicos para alta para determinar a prontidão para alta da unidade de cuidados pós-anestésicos. Todos os parâmetros de critérios para alta segura precisam ser cumpridos antes da alta. Awad IT, Chung F: Factors affecting recovery and discharge following ambulatory surgery. *Can J Anaesth* 2006;53:858-872.

Capítulo 46 *Que Critérios Devem ser Usados para a Alta Após Cirurgia Ambulatorial?* 307

Tabela 46-4 Sistema de Escore para Alta Pós-anestésica (EAPA)

SINAIS VITAIS

Dentro de 20% da linha pré-operatória basal	2
20-40% da linha pré-operatória basal	1
40% da linha pré-operatória basal	0

NÍVEL DE ATIVIDADE

Marcha constante, sem tonteira, consistente com o estado pré-operatório	2
Requer assistência	1
Incapaz de deambular/avaliar	0

NÁUSEAS E VÔMITOS

Mínimos: leve, sem necessidade de tratamento	2
Moderados: tratamento eficaz	1
Severos: tratamento ineficaz	0

DOR

Escala visual analógica 0-3. Paciente tem mínima ou nenhuma dor antes da alta	2
Escala visual analógica 4-6. Paciente tem dor moderada	1
Escala visual analógica 7-10. Paciente tem dor severa	0

SANGRAMENTO CIRÚRGICO

Mínimo, não necessita trocar curativo	2
Moderado, requer troca de curativo até duas vezes com nenhum sangramento posterior	1
Severo, requer troca de curativo por três ou mais vezes e continua sangrando	0

*Escore máximo = 10; pacientes com escore >9 estão aptos para receber alta. Awad, IT, Chung F: Factors affecting recovery and discharge following ambulatory surgery. *Can J Anaesth* 2006:53:858-872.

Tabela 46-5 Escore para *Fast-Track* de White

Critério de Alta	Escore
NÍVEL DE CONSCIÊNCIA	
Acordado e orientado	2
Acordado após estímulo mínimo	1
Responsivo após estimulação tátil	0
ATIVIDADE FÍSICA	
Apto para movimentar todas as extremidades sob comando	2
Alguma fraqueza no movimento das extremidades	1
Incapaz de mover extremidades voluntariamente	0
ESTABILIDADE HEMODINÂMICA	
PA < 15% do valor da pressão arterial média basal	2
PA entre 15-30% do valor da pressão arterial média basal	1
PA > 30% abaixo do valor da pressão arterial média basal	0
ESTABILIDADE RESPIRATÓRIA	
Capaz de respirar fundo	2
Taquipneia com tosse eficaz	1
Dispneico com tosse eficaz	0
SATURAÇÃO DE OXIGÊNIO	
Mantém mais que 90% em ar ambiente	2
Necessita de oxigênio complementar	1
Saturação < 90% com oxigênio complementar	0
DOR PÓS-OPERATÓRIA	
Nenhuma ou desconforto mínimo	2
Dor moderada a severa, controlada com analgésicos IV	1
Dor severa persistente	0
SINTOMAS EMÉTICOS PÓS-OPERATÓRIOS	
Nenhum ou náusea leve sem vômito ativo	2
Vomitando ocasionalmente	1
Náuseas e vômitos persistentes moderados a severos	0
Escore total possível	**14**

Sistema de escore para determinar se pacientes ambulatoriais podem ser transferidos diretamente da sala de cirurgia para uma unidade de grau abaixo. Escore mínimo de 12 (com nenhum escore <1 em qualquer categoria individual) deverá ser necessário para que o paciente se encaixe no sistema de *fast-track* após anestesia geral. White et al.: *Anesth Analg* 1999;88:1069-1072.

laterais.[10-12] Apfelbaum e colaboradores[12] realizaram um estudo prospectivo multicêntrico para determinar a transferência segura, eliminando a etapa da SRPA, indo diretamente para a unidade cirúrgica ambulatorial. Após o treinamento da equipe de saúde, a taxa de *fast-track* em pacientes que receberam anestesia geral aumentou de 15,9% para 58%. Esses pacientes tiveram um tempo de recuperação menor do que os que passaram pela recuperação padrão na SRPA.

No entanto, as vantagens de uma rápida recuperação e da economia de tempo podem não refletir a economia nos cuidados da enfermagem e na economia real. Em recente ensaio controlado e randomizado foi comparado o *fast-track* com a técnica tradicional.[13] Nesse estudo, os pacientes foram distribuídos aleatoriamente em um grupo que seguiria a rotina ou em outro grupo que realizaria o *fast-track*. Os pacientes do grupo *fast-track* iriam direto da sala de cirurgia para a UCA se fosse atingido o critério de *fast-track*. Todos os outros pacientes foram transferidos para a SRPA e depois para a UCA. O tempo médio para alta hospitalar do grupo *fast-track* foi 17 minutos mais rápido que o controle, contudo em relação aos cuidados da enfermagem e os custos não houve diferença significativa entre os dois grupos.[13]

Vários testes psicomotores estão disponíveis[14-21] (Tab. 46-6) para avaliar a recuperação dos pacientes, no entanto eles possuem uma série de desvantagens. Os testes requerem equipamento e treinamento especializado para usar e interpretar o equipamento. Os testes são morosos e, normalmente, apenas avaliam uma área da função cerebral. Por isso, são mais utilizados em pesquisas do que na prática clínica.

Avaliação dos Escores

Vários escores foram criados para guiar o processo de alta hospitalar e para assegurar a segurança do paciente em casa, mas nenhum deles foi formalmente avaliado. O protocolo de alta ideal deve ser prático, simples, fácil de lembrar e de ser aplicado após todos os tipos de anestesia.[22] O uso de sinais

Seção III MANEJO PERIOPERATÓRIO

Tabela 46-6 Testes Psicomotores Comuns*

Tempo de reação simples[14]	Tempo para pressionar um teclado em resposta a um estímulo (p. ex., buzinar)
Tempo de reação de escolha[14]	Envolve a escolha de estímulo ótico (p. ex., verde/vermelho)
Tempo da fusão crítica de cintilação[15]	Envolve o tempo que o paciente demora para perceber uma luz cintilante em determinada frequência que aparece e torna-se constante
Teste de substituição do símbolo digital[16]	
Teste de precisão perceptiva[17]	
Expansão digital	Capacidade de recordar sequências de números
Teste verbal da Califórnia[18]	Capacidade para lembrar uma lista de palavras a partir de uma lista apresentada previamente
Teste de pontos Trieger (teste de Gestalt)[19]	Capacidade de ligar uma série de pontos em um papel para formar um padrão; quanto mais pontos o paciente perder, menor será o escore da recuperação
Teste de simulação de direção[20]	
Teste asa de Maddox[21]	Um dispositivo para testar o equilíbrio dos músculos extraoculares

*Usados como critério de alta para fins de pesquisa.

Tabela 46-7 Fatores de Risco para a Retenção Urinária Pós-operatória

BAIXO RISCO PARA RETENÇÃO URINÁRIA

Pacientes com baixo risco podem ser definidos como apresentando as seguintes características:
- Anestesia geral, bloqueio de nervo periférico, cuidados de anestesia monitorizados
- Cirurgia não urológica e não pélvica
- A maioria das cirurgias ginecológicas ambulatoriais (cirurgia transvaginal ou laparoscopia pélvica dos que se submetem a sondagem vesical perioperatória)
- A maioria dos pacientes que são submetidos a anestesia raquidiana ou peridural com anestésico local de curta ação como lidocaína, procaína ou 2-cloroprocaína

ALTO RISCO PARA RETENÇÃO URINÁRIA

Alto risco para retenção urinária pode ser definido como:
- Cirurgia pélvica (hérnia, retal, peniana ou urológica)
- História familiar positiva para retenção urinária ou lesão de medula
- Anestesia raquidiana ou peridural com agentes de longa duração como bupivacaína, tetracaína e ropivacaína
- Uso de opioides neuroaxiais combinados com anestésicos locais

Souter KJ, Pavlin DJ: Bladder function after ambulatory surgery. *Journal of Ambulatory Surgery* 2005;12:89-97.

---

físicos para cada parâmetro torna a avaliação mais objetiva. Os critérios de alta atualmente disponíveis na literatura têm sido bastante efetivos em uma grande extensão, porém apresentam algumas limitações. O sistema de escore de Aldrete e o escore de alta pós-anestesia (EAPA) têm sido amplamente utilizados.

Alteração dos Critérios Tradicionais de Alta

Tradicionalmente, parâmetros clínicos como ingerir líquidos e poder urinar eram considerados como pré-requisitos para alta da UCA. No entanto, essa prática tem sido cada vez mais questionada.

A retenção urinária é definida como a incapacidade de urinar quando o volume da bexiga alcança 600 mL, volume no qual ocorre grande vontade de urinar.[23] O risco de retenção urinária pós-operatória pode ser classificado em grande ou pequeno.[24] Os fatores de risco de retenção urinária pós-operatória são apresentados na Tabela 46-7.

A incidência de retenção urinária na população de baixo risco é de 1% nos procedimentos cirúrgicos ambulatoriais, e varia de 3% a 20% no grupo de alto risco.[24] A retenção urinária prolongada pode causar atonia uterina e também, em alguns casos, causar a incapacidade de urinar mesmo após o retorno da função.[24] A retenção urinária prolongada pode causar atraso na alta hospitalar em 5-11% dos pacientes ambulatoriais.[25] Mulroy e colaboradores[26] realizaram um estudo prospectivo para determinar o risco de desenvolver retenção urinária pós-operatória no grupo de baixo risco. Nesse estudo, os pacientes do grupo padrão foram solicitados a urinar antes de receber a alta. No grupo de alta precoce, os pacientes só receberiam alta se o volume da bexiga fosse inferior a 400 mL, tal como evidenciado pela ultrassonografia. Pacientes que tivessem volume vesical superior a 400 mL foram reavaliados após uma hora e, se não tivessem apresentado diurese espontânea, eram submetidos à sondagem vesical de alívio. Todos os pacientes foram orientados a procurar um serviço médico de urgência caso não pudessem urinar após oito horas. A média de tempo para alta no grupo de alta precoce foi de 22 minutos a menos que o outro grupo. Nenhum paciente apresentou retenção urinária após ter sido liberado para casa.[26]

Em resumo, pacientes com baixo risco para retenção urinária podem receber alta hospitalar sem urinar previamente, no entanto eles devem ser orientados para retornar caso não consigam urinar em 6-8 horas após a alta. Pacientes com alto risco devem urinar antes de receber alta hospitalar e apresentar volume vesical inferior a 400 mL. Se o volume vesical for superior a 500-600 mL, deve-se realizar sondagem vesical de alívio antes da alta hospitalar. É importante ressaltar que o uso de ultrassom para mensurar o volume vesical é melhor do que a avaliação clínica.[27]

Os pacientes não necessitam mais ingerir líquido antes da alta hospitalar. Os estudos que questionaram a obrigatoriedade da ingestão de líquidos antes da alta foram: Schreiner e colaboradores[28] e Kearney e colaboradores[29] na população pediátrica, e Jin e colaboradores[30] na população adulta. Schreiner distribuiu crianças submetidas a cirurgia ambulatorial em dois grupos: no primeiro eram obrigadas a ingerir líquido, e no segundo grupo a ingestão era eletiva.[28] As crianças do grupo em que a ingestão de líquidos era obrigatória apresentaram maior incidência de vômitos e tempo maior de permanência hospitalar antes da alta. Kearney avaliou a incidência de vômitos em 317 crianças que foram submetidas a cirurgia ambulatorial.[29] As crianças foram divididas em dois grupos: um grupo teve fluidos restritos por 4-6 horas e o outro podia tomar líquidos assim que possível. A incidência de vômito foi pesquisada durante a internação e no primeiro dia pós-operatório. A incidência de vômito no grupo que teve a ingestão retardada foi significativamente menor do que no grupo em que os líquidos foram liberados (38% *versus* 56%, *p* <0,004). O maior efeito positivo observado no grupo em que os líquidos foram restritos foi nos indivíduos que receberam opioides (*p* <0,004), grupo no qual a incidência de vômitos caiu de 76% para 36%.

Para responder à questão sobre se os adultos deviam ou não ingerir líquidos após cirurgia ambulatorial, 726 pacientes foram randomizados em dois grupos, em que um recebeu líquido e o outro não ingeriu líquido depois da cirurgia.[30] Não houve piora da náusea ou do vômito em nenhum dos dois grupos nem a permanência hospitalar foi prolongada, portanto a ingestão de líquidos não é critério obrigatório antes da alta anestésica. Essas alterações foram incorporadas às orientações práticas da Sociedade Americana de Anestesiologia (ASA) para os cuidados pós-anestésicos. A obrigatoriedade da ingestão de líquidos deve ser apenas para pacientes selecionados caso a caso.

Critérios de Alta após Anestesia Regional

O papel da anestesia regional na cirurgia ambulatorial é muito promissor e tem demonstrado benefícios como melhor controle da dor, menor incidência de náusea e vômito,[31] e potencialmente pode resultar em alta precoce e redução da incidência de síndromes de dor crônica.[32]

A raquianestesia (a assim chamada raqui, em inglês *spinal anesthesia*) é uma técnica simples e confiável, amplamente utilizada na cirurgia ambulatorial. Está havendo um esforço crescente para refinar essa técnica, a fim de se atingir uma recuperação mais rápida com mínimos efeitos colaterais. Duas técnicas específicas com dose baixa, a raqui unilateral[33,34] e a raqui seletiva,[35] foram descritas, além de uma sobreposição entre as duas técnicas. Com a dose adequada de anestésico local, o tempo necessário para o paciente estar apto para a alta hospitalar, após raqui unilateral[36] ou raqui seletiva,[37-40] com bupivacaína ou baixa dose de lidocaína e fentanil[41] ou sufentanil,[42] foi igual ao de pacientes submetidos à anestesia geral mantida com desflurano ou propofol.[40,41]

A lidocaína foi utilizada anteriormente como agente espinal de curta duração, até que foi constatado causar sintomas neurológicos transitórios.[43-45] Esses sintomas neurológicos fizeram os anestesiologistas procurar uma alternativa razoável entre os agentes anestésicos locais. A incidência de sintomas neurológicos transitórios tem sido maior após raquianestesia realizada com lidocaína (37%), mais comum nos pacientes submetidos à artroscopia do joelho (22%) ou nos pacientes colocados na posição de litotomia (0-3%),[46] ao passo que, após bupivacaína ou ropivacina, tem sido tão baixa como 0-3%.[38,39,47,48] Recentemente o uso de 2-cloroprocaína tem sido revisto como alternativa à lidocaína na anestesia ambulatorial.[49] Nesse estudo, voluntários receberam 40 mg de lidocaína 2% ou 40 mg de 2-cloroprocaína a 3% intratecal. A qualidade da anestesia cirúrgica e do bloqueio motor foi similar nos dois grupos. Nenhum dos pacientes desenvolveu sintomas neurológicos transitórios no grupo 2-cloroprocaína. Os pacientes desse grupo inclusive tiveram tempo menor de bloqueio sensitivo e atingiram critérios de alta mais cedo. Em outro estudo, 40 mg de 2-cloroprocaína a 3% produziram bloqueio motor semelhante a 7,5 mg de bupivacaína. A 2-cloroprocaína deve ser o anestésico local de curta duração para procedimentos bilaterais no futuro, mas sua segurança ainda não foi comprovada.[50]

O fator que mais restringe a popularidade da raquianestesia é a cefaleia pós-punção dural (CPPD). A incidência desse problema é menor que 1% quando a agulha tipo Whitacre 25G é utilizada.[51] Essa complicação reduz bastante com a escolha adequada da agulha, sendo que a incidência diminui para 0,4% quando a agulha Whitacre 27G é utilizada em vez de 1,5% observado com a agulha tipo Quincke 27G.[52]

Existem poucos relatos na literatura sobre anestesia peridural para anestesia ambulatorial, geralmente devido ao maior tempo necessário para alta em comparação com outras técnicas. Milroy e colaboradores[26] demonstraram alta hospitalar mais rápida com peridural utilizando lidocaína ou 2-cloroprocaína em relação à raquianestesia realizada com lidocaína ou baixas doses de bupivacaína. Outros estudos têm tido sucesso para realizar hemorroidectomias e cirurgias abdominais baixas,[53,54] com tempo de internação de 5-6 horas, respectivamente. No entanto, houve um caso isolado de hematoma peridural em paciente que recebeu anti-inflamatório não esteroidal (AINEs) após artroscopia sob anestesia peridural.[55]

Pacientes que passaram por anestesia regional requerem os mesmos critérios de alta e os mesmos cuidados pós-operatórios que os pacientes que receberam anestesia geral. É importante comprovar o retorno completo do bloqueio motor, sensitivo e simpático. Entre os critérios para julgar a regressão do bloqueio estão: sensação perianal normal (S4-S5), flexão plantar do pé e a propriocepção no hálux.[56]

Critério de Alta após Bloqueio Periférico Simples (*Single-Shot*)

No caso de bloqueio do nervo periférico, é segura a alta hospitalar antes da regressão completa do bloqueio sensitivo e motor. Apesar de o risco de lesão acidental de nervos ser muito pequena,[57] os pacientes devem receber orientações por escrito de (1) evitar dirigir enquanto a perna estiver insensível, (2) evitar colocar compressas quentes sobre membros ainda dormentes, (3) manter membro elevado nas primeiras 24 horas para evitar edema, (4) usar andadores ou bengala enquanto a perna estiver dormente e (5) tomar o analgésico assim que a dormência começar a diminuir e for substituída por sensação de formigamento.[1,58]

Critério de Alta após Bloqueio Periférico Contínuo

A habilidade de fornecer bloqueio periférico contínuo de maneira segura em paciente submetido a cirurgia ambulatorial foi um grande avanço nos últimos anos. Existem estudos mostrando a eficácia e a segurança de bloqueios interescalênicos,[59,60] bloqueios infraclaviculares,[61] bloqueio axilar[62], bloqueios do nervo ciático,[63-65] bloqueio de nervo femoral,[66] bloqueio do compartimento do psoas[67] e bloqueio paravertebral[68] contínuos. No entanto esses bloqueios possuem riscos, como lesão de nervo, migração do cateter levando a intoxicação pelo anestésico local e à dispersão do anestésico para o espaço peridural ou intratecal.[69-71] A alta hospitalar desses pacientes deve conter orientações claras por escrito sobre as precauções e as

310 Seção III MANEJO PERIOPERATÓRIO

limitações da anestesia regional contínua.[72] A comunicação telefônica deve estar disponível para os pacientes em todos os momentos. As instruções também devem variar, dependendo da localização do cateter. Pacientes com cateter no membro superior devem proteger o braço com uma tipoia. Pacientes com cateter em membro inferior devem deambular com auxílio e evitar colocar peso na extremidade em que foi realizada a cirurgia. Essas precauções somadas com os critérios de alta hospitalar padrão são essenciais para a boa prática.

Critérios de Alta para Pacientes com Suspeita de Hipertermia Maligna

A hipertermia maligna (HM) é uma condição rara que não se presta a grandes estudos prospectivos. O conhecimento dessa condição e o seu cuidado na cirurgia ambulatorial têm sido feitos através de relatos de caso, auditorias e casos retrospectivos, portanto com baixo nível de evidência. Tradicionalmente, o pernoite era uma prática comum em pacientes com suspeita ou com hipertermia maligna confirmada. Para determinar se a internação para pacientes com suspeita de hipertermia maligna era necessária, 303 crianças consideradas suscetíveis a hipertermia maligna foram submetidas à anestesia com agentes livres de deflagração de HM em 431 ocasiões e foram revistas.[73] Dez pacientes desenvolveram febre, porém nenhuma foi considerada hipertermia maligna. Para os autores, a suscetibilidade à HM não foi considerada um critério para a internação hospitalar por uma noite. Esses achados foram confirmados por uma grande pesquisa prospectiva de auditoria que investigou possíveis reações adversas em pacientes com suspeita de HM.[74] A incidência de hipertermia maligna após anestesia sem uso de fármacos "gatilho" (livres de deflagração) para HM é estimada em menos de 1%.[75,76] Em uma grande população de pacientes suscetíveis à HM, os arquivos médicos de 2.124 pacientes submetidos a biopsia muscular eletiva foram revisados.[75] Cinco pacientes (0,46%) tiveram reações parecidas com hipertermia maligna, e todas as reações aconteceram na sala de recuperação; quatro desses pacientes receberam dantrolene endovenoso como parte do tratamento. A literatura disponível atualmente sugere que a internação por um dia não deve ser realizada caso a anestesia seja sem fármacos que potencialmente podem desencadear a HM, além de a monitorização de temperatura por quatro horas mostrar-se normal no pós-operatório imediato. Essas recomendações estão de acordo com as orientações da Sociedade de Hipertermia Maligna dos Estados Unidos. É importante fornecer instruções por escrito a respeito de como monitorizar a temperatura corporal em casa, como reconhecer sinais da HM, e orientações para procurar atendimento médico quando necessário, antes da alta do paciente.

Tabela 46-8	**Fatores Comuns que Dificultam Dirigir no Pós-operatório**

- Falta de sono
- Estresse cirúrgico
- Efeito residual de anestésicos[87-90]
- Tipo de cirurgia[91]
- Bloqueio motor residual após anestesia local ou regional

Acompanhante Responsável

Conseguir atingir todos os critérios de alta hospitalar não é o fim de um atendimento de qualidade na cirurgia ambulatorial. A presença de acompanhante, orientações verbais claras e instruções pós-operatórias por escrito são essenciais para a segurança dos pacientes. Um estudo recente demonstrou que 0,2% dos pacientes de cirurgia ambulatorial não tinham acompanhante.[77] Outra pesquisa indicou que 11% dos anestesiologistas poderiam anestesiar pacientes no regime de cirurgia ambulatorial mesmo que eles não estivessem com acompanhante para levar os pacientes para casa.[78] Essa conduta contrasta com as orientações criadas por associações profissionais, como a Sociedade Americana de Anestesiologia (ASA), a Sociedade Canadense de Anestesiologia (CAS), a Associação dos Anestesiologistas da Grã-Bretanha e da Irlanda (AAGBI) e o Conselho Australiano de Cirurgia Ambulatorial.[79-82] A maior preocupação com relação à ausência de acompanhante é a possibilidade de o paciente dirigir, operar máquinas ou se envolver em atividades perigosas. Esses atos podem levar a sérias consequências, como acidentes de carro, e as implicações médico-legais ao anestesiologista. Uma série de fatores pode impedir o desempenho completo do paciente[83-87] (Tab. 46-8).

Chung e colaboradores[88] compararam a capacidade de dirigir em um simulador em pacientes que tiveram cirurgia realizada sob anestesia geral comparados com pessoas saudáveis sem ter tomado anestesia. O desempenho dos pacientes anestesiados foi pior duas horas após a anestesia, um período crucial, uma vez que a maioria dos pacientes recebe alta hospitalar duas a três horas após serem submetidos à anestesia. Após 24 horas, o desempenho durante a simulação de direção havia retornado ao normal. Os resultados desse trabalho apoiam as recomendações atuais de que os pacientes não devem dirigir nas 24 horas seguintes à anestesia ambulatorial.[88]

Em outro trabalho, o tempo de resposta para a frenagem do carro retornou ao normal três semanas após o paciente ter sido submetido à artroplastia de joelho por osteoartrite.[89] Esse estudo mostra que o grau de recuperação funcional varia dependendo do tipo de anestesia e do tipo de cirurgia. A literatura atual considera que, caso o acompanhante adulto e responsável não esteja presente, o procedimento deve ser cancelado ou o paciente deve permanecer internado por um dia. Se o acompanhante não estiver disponível após a anestesia ter sido aplicada, a internação deve ser realizada.

A maioria das unidades de cirurgia ambulatorial verifica a presença do acompanhante, mas às vezes é difícil assegurar a completa compreensão das orientações pós-operatórias. Correa e colaboradores[90] mostraram que 4% dos pacientes dirigiram nas primeiras 24 horas e 4% dos pacientes estavam sozinhos apesar de as orientações pós-operatórias terem sido claras.[90] Esses resultados foram confirmados por outro estudo no qual 1,3% dos pacientes passaram a noite sozinhos e 4,1% dos pacientes dirigiram nas primeiras 24 horas após cirurgia ambulatorial.[91] Apesar de ser impossível assegurar a completa compreensão das orientações dadas, é essencial educar os pacientes e acompanhantes a respeito dos perigos potenciais de não cumprimento das recomendações dadas.

CUIDADOS PÓS-ANESTÉSICO

A transição segura dos pacientes pelas três fases da recuperação requer cuidados padrões aos pacientes na SRPA e na UCA. O cuidado pós-anestésico diz respeito às atividades realizadas em seguida ao término do procedimento anestésico-cirúrgico.[92] Uma força-tarefa da Sociedade Americana de Anestesiologia criou diretriz prática para o cuidado pós-anestésico padrão.[92] A diretriz enfatiza a necessidade de se examinar o paciente periodicamente no período perioperatório, além de recomendar tratamento durante o despertar e a recuperação da anestesia na SRPA. O exame do paciente no perioperatório inclui monitorização da função respiratória e cardiovascular, função neuromuscular, estado mental, temperatura, dor, náusea e vômito, drenagem e sangramento e débito urinário. As recomendações de tratamento na SRPA incluem profilaxia da náusea e vômito, administração de oxigênio suplementar, cuidados e administração de fluidos, normalização da temperatura corporal e terapia farmacológica para diminuição dos tremores no pós-operatório, e antagonismo dos efeitos dos sedativos, analgésicos e bloqueadores neuromusculares.

As diretrizes não recomendam nenhum critério específico de alta, mas focam a necessidade de adotar critérios que sejam adequados para o cenário de cirurgia ambulatorial. Elas sugerem também que um sistema de escore para alta possa ser útil na documentação para alta.

ÁREAS DE INCERTEZA

Os anestesiologistas, em sua maioria, têm focado o cuidado do paciente até o momento da alta hospitalar. Dessa maneira, sintomas após a alta hospitalar como náusea e vômito são aspectos da anestesia ambulatorial que têm sido deixados de lado. Comparativamente existem poucos dados examinando esses sintomas desconfortáveis e estressantes. A incidência de náusea e vômito pós-operatórios (NVPO) pode ser tão alta quanto 30-50%.[93,94] A alta incidência de NVPO é clinicamente importante, especialmente quando 65-70% dos procedimentos cirúrgicos são realizados de forma ambulatorial. O tratamento dessa complicação deve se estender além da alta hospitalar, pois um terço dos pacientes continua a ter NVPO após retornar para casa. Mais pesquisas devem ser realizadas nessa área. O escopo para futuros estudos inclui a identificação dos fatores específicos de risco, eficácia antiemética nas situações após a alta, eficácia de um programa educacional detalhado para os pacientes e possível impacto econômico.

A presença de acompanhante adulto responsável antes de o paciente receber alta hospitalar é enfatizada pela maioria das entidades profissionais de anestesiologia. No entanto, a presença de pessoa responsável por tomar conta do paciente em casa ainda não é clara. O estado funcional desses pacientes pode ser reduzido para até sete dias, fato que pode ser perturbador e desagradável.[95] Mais estudos são necessários para abordar o estado funcional dos pacientes durante o período pós-alta e a necessidade de um adulto responsável durante esse período.

DIRETRIZES

A maior preocupação com relação aos pacientes sem acompanhante adulto é saber se eles podem dirigir após a alta hospitalar. Os pacientes podem não seguir as orientações pós-operatórias, o que pode acarretar perigos potenciais. A orientação da Sociedade Americana de Anestesiologia não comenta o assunto da direção. O período mínimo para que o paciente recupere a capacidade para dirigir ainda é incerto, fato que enfatiza a necessidade de novos estudos.

RECOMENDAÇÕES DOS AUTORES

- O sucesso do tratamento cirúrgico ambulatorial seguro depende da escolha apropriada dos pacientes e da alta feita a tempo.
- Os sistemas de pontuação para alta como o de Aldrete, o escore de alta pós-anestésica (EAPA) e o *fast-track* podem facilitar a transição segura das três fases da recuperação.
- A exclusão de critérios mandatórios, como o de ingerir líquidos e a necessidade de apresentar micção, irá melhorar a velocidade da alta.
- Pacientes com baixo risco de apresentar retenção urinária podem receber alta sem apresentar micção, mas devem ser orientados a retornar ao hospital caso não consigam urinar dentro de 6-8 horas. Pacientes com alto risco de apresentar retenção urinária devem ser solicitados a urinar antes da alta, além de apresentar volume residual menor do que 400 mL. Se o volume vesical for maior que 500-600 mL, deve ser realizada sondagem vesical de alívio.
- Os pacientes não são mais solicitados a ingerir líquidos antes de receber alta.
- Técnicas de anestesia regional são bem indicadas para cirurgia ambulatorial, mas a alta hospitalar requer considerações específicas e educação do paciente, além dos critérios padrões de alta.
- Inclusão de antieméticos na prescrição pós-alta, junto a analgésicos e outras medicações necessárias, pode aumentar o conforto global do paciente no ambiente pós alta.
- Os critérios e escores de alta avaliam a capacidade de volta para casa, mas não aptidão para atividades na rua, pois a recuperação funcional pode variar dependendo do tipo de anestesia e do tipo de cirurgia.
- A presença, antes da alta, de acompanhante adulto responsável, de orientações claras por escrito e de orientações verbais claras é crucial para a segurança do paciente.
- Se o paciente não tiver acompanhante após a anestesia, a internação eletiva deve ser arranjada.
- Os pacientes não devem dirigir nem operar máquinas por 24 horas após cirurgia ambulatorial.

REFERÊNCIAS

1. Awad IT, Chung F: Factors affecting recovery and discharge following ambulatory surgery. *Can J Anesth* 2006;53:858-872.
2. White PF, Song D: New criteria for fast-tracking after outpatient anesthesia: A comparison with the modified Aldrete's scoring system. *Anesth Analg* 1999;88:1069-1072.
3. Aldrete JA, Kroulik D: A postanesthetic recovery score. *Anesth Analg* 1970;49:924-934.
4. Aldrete JA: The post-anesthesia recovery score revisited. *J Clin Anesth* 1995;7:89-91.
5. Aldrete JA: Modifications to the postanesthesia score for use in ambulatory surgery. *J Perianesth Nurs* 1998;13:148-155.
6. Korttila KT: Post-anaesthetic psychomotor and cognitive function. *Eur J Anaesthesiol Suppl* 1995;10:43-46.

312 Seção III MANEJO PERIOPERATÓRIO

7. Chung F, Chan VW, Ong D: A post-anesthetic discharge scoring system for home readiness after ambulatory surgery. *J Clin Anesth* 1995;7:500-506.
8. Chung F: Recovery pattern and home-readiness after ambulatory surgery. *Anesth Analg* 1995;80:896-902.
9. Marshall S, Chung F: Assessment of "home readiness"—discharge criteria and post discharge complication. *Curr Opin Aanesthesiol* 1997;10:445-450.
10. Duncan PG, Shandro J, Bachand R, Ainsworth L. A pilot study of recovery room bypass (fast-track protocol) in a community hospital. *Can J Anaesth* 2001;48:630-636.
11. Williams BA, Kentor ML, Williams JP, et al: PACU bypass after outpatient knee surgery is associated with fewer unplanned hospital admissions but more phase II nursing interventions. *Anesthesiology* 2002;97:981-988.
12. Apfelbaum JL, Walawander CA, Grasela TH, et al: Eliminating intensive postoperative care in same-day surgery patients using short-acting anesthetics. *Anesthesiology* 2002;97:66-74.
13. Song D, Chung F, Ronayne M, Ward B, Yogendran S, Sibbick C: Fast-tracking (bypassing the PACU) does not reduce nursing workload after ambulatory surgery. *Br J Anaesth* 2004;93:768-774.
14. Nightingale JJ, Lewis IH: Recovery from day-case anaesthesia: Comparison of total IV anaesthesia using propofol with an inhalation technique. *Br J Anaesth* 1992;68:356-359.
15. Salib Y, Plourde G, Alloul K, Provost A, Moore A: Measuring recovery from general anaesthesia using critical flicker frequency: A comparison of two methods. *Can J Anaesth* 1992;39:1045-1050.
16. Tarazi EM, Philip BK: A comparison of recovery after sevoflurane or desflurane in ambulatory anesthesia. *J Clin Anesth* 1998;10:272-277.
17. Larsen LE, Gupta A, Ledin T, Doolan M, Linder P, Lennmarken C: Psychomotor recovery following propofol or isoflurane anaesthesia for day-care surgery. *Acta Anaesthesiol Scand* 1992;36:276-282.
18. Schwender D, Mu¨ller A, Madler M, Faber-Zu¨ llig E, Ilmberger J: Recovery of psychomotor and cognitive functions following anesthesia. Propofol/alfentanil and thiopental/isoflurane/alfentanil. *Anaesthesist* 1993;42:583.
19. Newman MG, Trieger N, Miller JC: Measuring recovery from anesthesia—a simple test. *Anesth Analg* 1969;48:136-140.
20. Korttila K, Tammisto T, Ertama P, Pfa¨ffli P, Blomgren E, Ha¨kkinen S: Recovery, psychomotor skills, and simulated driving after brief inhalational anesthesia with halothane or enflurane combined with nitrous oxide and oxygen. *Anesthesiology* 1977;46:20-27.
21. Hannington-Kiff JG: Measurement of recovery from outpatient general anaesthesia with a simple ocular test. *BMJ* 1970;3:132-135.
22. Ead H: From Aldrete to PADSS: Reviewing discharge criteria after ambulatory surgery. *J Perianesth Nurs* 2006;21:259-267.
23. Pavlin DJ, Pavlin EG, Gunn HC, Taraday JK, Koerschgen ME: Voiding in patients managed with or without ultrasound monitoring of bladder volume after outpatient surgery. *Anesth Analg* 1999;89:90-97.
24. Souter KJ, Pavlin DJ: Bladder function after ambulatory surgery. *Journal of Ambulatory Surgery* 2005;12:89-97.
25. Pavlin DJ, Rapp SE, Polissar NL, Malmgren JA, Koerschgen M, Keyes H: Factors affecting discharge time in adult outpatients. *Anesth Analg* 1998;87:816-826.
26. Mulroy MF, Salinas FV, Larkin KL, Polissar NL: Ambulatory surgery patients may be discharged before voiding after shortacting spinal and epidural anesthesia. *Anesthesiology* 2002;97:315-319.
27. Rosseland LA, Stubhaug A, Breivik H: Detecting postoperative urinary retention with an ultrasound scanner. *Acta Anaesthesiol Scand* 2002;46:279-282.
28. Schreiner MS, Nicolson SC, Martin T, Whitney L: Should children drink before discharge from day surgery? *Anesthesiology* 1992;76:528-533.
29. Kearney R, Mack C, Entwistle L: Withholding oral fluids from children undergoing day surgery reduces vomiting. *Paediatr Anaesth* 1998;8:331-336.
30. Jin FL, Norris A, Chung F, Ganeshram T: Should adult patients drink fluids before discharge from ambulatory surgery? *Anesth Analg* 1998;87:306-311.
31. Liu SS, Strodtbeck WM, Richman JM, Wu CL: A comparison of regional versus general anesthesia for ambulatory anesthesia: A meta-analysis of randomized controlled trials. *Anesth Analg* 2005;101:1634-1642.
32. Reuben SS, Pristas R, Dixon D, Faruqi S, Madabhushi L, Wenner S: The incidence of complex regional pain syndrome after fasciectomy for Dupuytren's contracture: A prospective observational study of four anesthetic techniques. *Anesth Analg* 2006;102:499-503.

33. Enk D, Prien T, Van Aken H, Mertes N, Meyer J, Brussel T: Success rate of unilateral spinal anesthesia is dependent on injection flow. *Reg Anesth Pain Med* 2001;26:420-427.
34. Enk D: Unilateral spinal anaesthesia: Gadget or tool? *Curr Opin Anaesthesiol* 1998;11:511-515.
35. Vaghadia H, Viskari D, Mitchell GW, Berrill A: Selective spinal anesthesia for outpatient laparoscopy. I: Characteristics of three hypobaric solutions. *Can J Anaesth* 2001;48:256-260.
36. Jankowski CJ, Hebl JR, Stuart MJ, Rock MG, Pagnano MW, Beighley CM, et al: A comparison of psoas compartment block and spinal and general anesthesia for outpatient knee arthroscopy. *Anesth Analg* 2003;97:1003-1009.
37. Korhonen AM, Valanne JV, Jokela RM, Ravaska P, Volmanen P, Korttila K: Influence of the injection site (L2/3 or L3/4) and the posture of the vertebral column on selective spinal anesthesia for ambulatory knee arthroscopy. *Acta Anaesthesiol Scand* 2005;49:72-77.
38. Korhonen AM, Valanne JV, Jokela RM, Ravaska P, Korttila K: Intrathecal hyperbaric bupivacaine 3 mg þ fentanyl 10 microg for outpatient knee arthroscopy with tourniquet. *Acta Anaesthesiol Scand* 2003;47:342-346.
39. Valanne JV, Korhonen AM, Jokela RM, Ravaska P, Korttila KK: Selective spinal anesthesia: A comparison of hyperbaric bupivacaine 4 mg versus 6 mg for outpatient knee arthroscopy. *Anesth Analg* 2001;93:1377-1379.
40. Korhonen AM, Valanne JV, Jokela RM, Ravaska P, Korttila KT: A comparison of selective spinal anesthesia with hyperbaric bupivacaine and general anesthesia with desflurane for outpatient knee arthroscopy. *Anesth Analg* 2004;99:1668-1673.
41. Ben-David B, DeMeo PJ, Lucyk C, Solosko D: A comparison of minidose lidocaine-fentanyl spinal anesthesia and local anesthesia/propofol infusion for outpatient knee arthroscopy. *Anesth Analg* 2001;93:319-325.
42. Lennox PH, Vaghadia H, Henderson C, Martin L, Mitchell GW: Small-dose selective spinal anesthesia for short-duration outpatient laparoscopy: Recovery characteristics compared with desflurane anesthesia. *Anesth Analg* 2002;94:346-350.
43. Tarkkila P, Huhtala J, Tuominen M, Lindgren L: Transient radicular irritation after bupivacaine spinal anesthesia. *Reg Anesth* 1996;21:26-29.
44. Schneider M, Ettlin T, Kaufmann M, Schumacher P, Urwyler A, Hampl K, von Hochstetter A: Transient neurologic toxicity after hyperbaric subarachnoid anesthesia with 5% lidocaine. *Anesth Analg* 1993;76:1154-1157.
45. Rodrı´guez-Chinchilla R, Rodrı´guez-Pont A, Pintanel T, Vidal-Lo´pez F: Bilateral severe pain at L3-4 after spinal anaesthesia with hyperbaric 5% lignocaine. *Br J Anaesth* 1996;76:328-329.
46. Pollock JE: Neurotoxicity of intrathecal local anaesthetics and transient neurological symptoms. *Best Pract Res Clin Anaesthesiol* 2003;17:471-484.
47. Kuusniemi KS, Pihlajamaki KK, Pitkanen MT: A low dose of plain or hyperbaric bupivacaine for unilateral spinal anesthesia. *Reg Anesth Pain Med* 2000;25:605-610.
48. Buckenmaier CC 3rd, Nielsen KC, Pietrobon R, Klein SM, Martin AH, Greengrass RA, Steele SM: Small-dose intrathecal lidocaine versus ropivacaine for anorectal surgery in an ambulatory setting. *Anesth Analg* 2002;95:1253-1257.
49. Kouri ME, Kopacz DJ: Spinal 2-chloroprocaine: A comparison with lidocaine in volunteers. *Anesth Analg* 2004;98:75-80.
50. Yoos JR, Kopacz DJ: Spinal 2-chloroprocaine: A comparison with small-dose bupivacaine in volunteers. *Anesth Analg* 2005;100:566-572.
51. Pittoni G, Toffoletto F, Calcarella G, Zanette G, Giron GP: Spinal anesthesia in outpatient knee surgery: 22-gauge versus 25-gauge Sprotte needle. *Anesth Analg* 1995;81:73-79.
52. Santanen U, Rautoma P, Luurila H, Erkola O, Pere P: Comparison of 27-gauge (0.41-mm) Whitacre and Quincke spinal needles with respect to post-dural puncture headache and non-dural puncture headache. *Acta Anaesthesiol Scand* 2004;48:474-479.
53. Labas P, Ohradka B, Cambal M, Olejnik J, Fillo J: Haemorrhoidectomy in outpatient practice. *Eur J Surg* 2002;168:619-620.
54. Weinbroum AA, Lalayev G, Yashar T, Ben-Abraham R, Niv D, Flaishon R: Combined pre-incisional oral dextromethorphan and epidural lidocaine for postoperative pain reduction and morphine sparing: A randomised double-blind study on day-surgery patients. *Anaesthesia* 2001;56:616-622.
55. Gilbert A, Owens BD, Mulroy MF: Epidural hematoma after outpatient epidural anesthesia. *Anesth Analg* 2002;94:1:77-78.

Capítulo **46** *Que Critérios Devem ser Usados para a Alta Após Cirurgia Ambulatorial?* **313**

56. Pflug AE, Aasheim GM, Foster C: Sequence of return of neurological function and criteria for safe ambulation following subarachnoid block (spinal anaesthetic). *Can Anaesth Soc J* 1978;25:133-139.
57. Klein SM, Nielsen KC, Greengrass RA, Warner DS, Martin A, Steele SM: Ambulatory discharge after long-acting peripheral nerve blockade: 2382 blocks with ropivacaine. *Anesth Analg* 2002;94:65-70.
58. Enneking FK, Chan V, Greger J, Hadzic A, Lang SA, Horlocker TT: Lower-extremity peripheral nerve blockade: Essentials of our current understanding. *Reg Anesth Pain Med* 2005;30:4-35.
59. Klein SM, Grant SA, Greengrass RA, Nielsen KC, Speer KP, White W, et al: Interscalene brachial plexus block with a continuous catheter insertion system and a disposable infusion pump. *Anesth Analg* 2000;91:1473-1478.
60. Ilfeld BM, Morey TE, Wright TW, Chidgey LK, Enneking FK: Continuous interscalene brachial plexus block for postoperative pain control at home: A randomized, double-blinded, placebocontrolled study. *Anesth Analg* 2003;96:1089-1095.
61. Ilfeld BM, Morey TE, Enneking FK: Continuous infraclavicular brachial plexus block for postoperative pain control at home: A randomized, double-blinded, placebo-controlled study. *Anesthesiology* 2002;96:1283-1285.
62. Rawal N, Allvin R, Axelsson K, Halle´n J, Ekba¨ck G, Ohlsson T, Amilon A: Patient-controlled regional analgesia (PCRA) at home: Controlled comparison between bupivacaine and ropivacaine brachial plexus analgesia. *Anesthesiology* 2002;96: 1290-1296.
63. Ilfeld BM, Morey TE, Wang RD, Enneking FK: Continuous popliteal sciatic nerve block for postoperative pain control at home: A randomized, double-blinded, placebo-controlled study. *Anesthesiology* 2002;97:959-965.
64. Klein SM, Greengrass RA, Grant SA, Higgins LD, Nielsen KC, Steele SM: Ambulatory surgery for multi-ligament knee reconstruction with continuous dual catheter peripheral nerve blockade. *Can J Anaesth* 2001;48:375-378.
65. Zaric D, Boysen K, Christiansen J, Haastrup U, Kofoed H, Rawal N: Continuous popliteal sciatic nerve block for outpatient foot surgery—a randomized, controlled trial. *Acta Anaesthesiol Scand* 2004;48:337-341.
66. Chelly JE, Gebhard R, Coupe K, et al: Local anesthetic delivered via a femoral catheter by patient-controlled analgesia pump for pin relief after anterior cruciate ligament outpatient procedure. *Am J Anesthesiol* 2001;28:192-194.
67. Ilfeld BM, Gearen PF, Enneking FK, Berry LF, Spadoni EH, George SZ, Vandenborne K: Total hip arthroplasty as an overnight-stay procedure using an ambulatory continuous psoas compartment nerve block: A prospective feasibility study. *Reg Anesth Pain Med* 2006;3:113-118.
68. Buckenmaier CC 3rd, Klein SM, Nielsen KC, Steele SM: Continuous paravertebral catheter and outpatient infusion for breast surgery. *Anesth Analg* 2003;97:3:715-717.
69. Borgeat A, Ekatodramis G, Kalberer F, Benz C: Acute and nonacute complications associated with interscalene block and shoulder surgery: A prospective study. *Anesthesiology* 2001;95:875-880.
70. Tuominen MK, Pere P, Rosenberg PH: Unintentional arterial catheterization and bupivacaine toxicity associated with continuous interscalene brachial plexus block. *Anesthesiology* 1991;75:356-358.
71. Cook LB: Unsuspected extradural catheterization in an interscalene block. *Br J Anaesth* 1991;67:473-475.
72. Enneking FK, Ilfeld BM: Major surgery in the ambulatory environment: Continuous catheters and home infusions. *Best Pract Res Clin Anaesthesiol* 2002;16:285-294.
73. Yentis SM, Levine MF, Hartley EJ: Should all children with suspected or confirmed malignant hyperthermia susceptibility be admitted after surgery? A 10-year review. *Anesth Analg* 1992;75:345-350.
74. Pollock N, Langton E, McDonnell N, Tiemessen J, Stowell K: Malignant hyperthermia and day stay surgery. *Anaesth Intensive Care* 2006;34:40-45.

75. Carr AS, Lerman J, Cunliffe M, McLeod ME, Britt BA: Incidence of malignant hyperthermia reactions in 2,214 patients undergoing muscle biopsy. *Can J Anaesth* 1995;42:281-286.
76. Hackl W, Mauritz W, Winkler M, Sporn P, Steinbereithner K: Anaesthesia in malignant hyperthermia-susceptible patients without dantrolene prophylaxis: A report of 30 cases. *Acta Anaesthesiol Scand* 1990;34:534-537.
77. Chung F, Imasogie N, Ho J, Ning X, Prabhu A, Curti B: Frequency and implications of ambulatory surgery without a patient escort. *Can J Anesth* 2005;52:1022-1026.
78. Friedman Z, Chung F, Wong D: Ambulatory surgery adult patient selection criteria—a survey of Canadian anesthesiologists. *Can J Anesth* 2004;56:481-484.
79. Canadian Anesthesiologists' Society: Guidelines to the practice of anesthesia 2006. The Canadian Anesthesiologists' Society (CAS). Available at www.cas.ca/members/sign_in/guidelines.
80. Association of Anaesthetists of Great Britain and Ireland: *Day surgery—revised edition*. London: Association of Anaesthesiologists of Great Britain and Ireland, 2005, www.aagbi.org.
81. Australia Day Surgery Council: *Day surgery in Australia. Report and recommendations of the Australian Day Surgery Council, of Royal Australasian College of Surgeons, Australian and New Zealand College of Anaesthetists and the Australian Society of Anaesthetists.* Revised edition. Melbourne: Royal Australasian College of Surgeons, 2004, www.surgeons.org.
82. American Society of Anesthesiologists: Practice guidelines for postanesthetic care. A report by the American Society of Anesthesiologists Task Force on postanesthetic care. *Anesthesiology* 2002;96:742-752.
83. Lichtor JL, Alessi R, Lane BS: Sleep tendency as a measure of recovery after drugs used for ambulatory surgery. *Anesthesiology* 2002;96:878-883.
84. Fredman B, Lahav M, Zohar E, Golod M, Paruta I, Jedeikin R: The effect of midazolam premedication on mental and psychomotor recovery in geriatric patients undergoing brief surgical procedures. *Anesth Analg* 1999;89:1161-1166.
85. Grant SA, Murdoch J, Millar K, Kenny GN: Blood propofol concentration and psychomotor effects on driving skills. *Br J Anaesth* 2000;85:396-400.
86. Thapar P, Zacny JP, Choi M, Apfelbaum JL: Objective and subjective impairment from often-used sedative/analgesic combinations in ambulatory surgery, using alcohol as a benchmark. *Anesth Analg* 1995;80:1092-1098.
87. Myles PS, Hung JO, Nightingale CE, et al: Development and psychomotor testing of a quality of life recovery score after general anesthesia and surgery in adults. *Anesth Analg* 1999;88:83-89.
88. Chung F, Kayumov L, Sinclair DR, Moller HJ, Shapiro CM: What is the driving performance of ambulatory surgical patients after general anesthesia? *Anesthesiology* 2005;103:951-956.
89. Pierson JL, Earles DR, Wood K: Brake response time after total knee arthroplasty: When is it safe for patients to drive? *J Arthroplasty* 2003;18:840-843.
90. Correa R, Menezes RB, Wong J, Yogendran S, Jenkins K, Chung F: Compliance with postoperative instructions: A telephone survey of 750 day surgery patients. *Anaesthesia* 2001;56: 481-484.
91. Cheng CJC, Smith I, Watson BJ: A multicentre telephone survey of compliance with postoperative instructions. *Anaesthesia* 2002;57:778-817.
92. American Society of Anesthesiologists: Practice parameters. Available at www.asahq.org/publicationsAndServices/practiceparam.htm.
93. Carroll NV, Miederhoff P, Cox FM, Hirsch JD: Postoperative nauseaand vomiting after discharge from outpatient surgery centers. *Anesth Analg* 1995;80:5:903-909.
94. Gan TJ, Franiak R, Reeves J: Ondansetron orally disintegrating tablet versus placebo for the prevention of postdischarge nausea and vomiting after ambulatory surgery. *Anesth Analg* 2002;94:5:1199-2000.
95. Swan BA, Maislin G, Traber KB: Symptom distress and functional status changes during the first seven days after ambulatory surgery. *Anesth Analg* 1998;86:4:739-745.

47 O que Devo Considerar para Anestesiar com Segurança no Consultório?

Laurence M. Hausman, MD e Meg A. Rosenblatt, MD

INTRODUÇÃO

Administrar tratamento anestésico em consultório cirúrgico constitui muitas vezes um componente importante das responsabilidades do anestesiologista. Estima-se que 9,2 milhões de procedimentos cosméticos tenham sido efetuados em consultórios de cirurgia plástica em 2004.[1] Esse número não leva em conta procedimentos de consultório efetuados por dermatologistas, dentistas, cirurgiões gerais, gastroenterologistas, otorrinolaringologistas e outros. Os procedimentos em consultório oferecem muitas vantagens sobre os hospitais tradicionais ou aqueles em centros autônomos de cirurgia ambulatorial, incluindo contenção de custos, privacidade dos pacientes, facilidade de agendamento e risco diminuído de infecção nosocomial.

A imprensa leiga afirma frequentemente que a cirurgia baseada em consultório não é tão segura quanto a cirurgia hospitalar tradicional ou aquela baseada em centros de cirurgia ambulatorial.[2] Entretanto, existem dados contraditórios.[3-6] Um relatório por Hoefflin e colaboradores[4] não encontrou nenhuma complicação após 23.000 procedimentos que ocorreram em consultório sob anestesia geral. Sullivan e Tattini[7] reviram retrospectivamente os desfechos de um consultório onde foram realizados mais de 5.000 procedimentos cirúrgicos por cinco cirurgiões independentes, e nenhuma morte ocorreu durante o período de cinco anos. Um estudo retrospectivo de resultados adversos em 3.615 pacientes consecutivos submetidos a 4.778 procedimentos em consultórios entre 1995 e 2000, empregando tratamento anestésico monitorizado, relatou ausência de morte.[8] Segurança no contexto de consultório é contingente a vários fatores, todos os quais têm de ser assegurados antes de se realizar uma anestesia.

COMPONENTES DA SEGURANÇA NO CONSULTÓRIO

Considerações Físicas

O desenho físico do consultório (*i. e.*, assegurar espaço adequado para todas as funções da sala de operações, consideração do equipamento de anestesia, particularmente a disponibilidade e colocação de linhas de oxigênio e oportunidades de ventilação, saída de emergência para paciente anestesiado etc.), capacidades de monitorização perioperatória, equipe de pessoal do consultório, governança, normas e procedimentos (incluindo planejamento para admissão de emergência, segurança contra fogo e controle de infecção) e situação de acreditação constituem componentes importantes da segurança do consultório. No momento, existem diversas agências nacionalmente reconhecidas que podem acreditar um local cirúrgico baseado em consultório. Estas agências incluem a Joint Commission, a American Association for Accreditation of Ambulatory Surgery Facilities e a Accreditation Association for Ambulatory Health Care. A maioria dos estados que regulamentam cirurgia e anestesia baseadas em consultório exige que o consultório seja acreditado por um desses órgãos ou que o consultório seja certificado pelo Medicare sob o Título XVIII. Adicionalmente, a American Society of Plastic Surgeons (ASPS) exige que todos os seus membros operem exclusivamente em consultório acreditado, ou perderão sua condição de membro da sociedade. Deve ser observado, no entanto, que a acreditação é em um ciclo e, entre as visitas ao local, é imperativo que os profissionais sejam constantemente vigilantes na manutenção de uma localização segura para anestesia.[9]

Qualificações dos Médicos

As qualificações do cirurgião/procedimentalista, bem como do provedor de anestesia, têm de ser consideradas. O médico que executa o procedimento baseado em consultório deve ser certificado por uma das juntas reconhecidas pelo American Board of Medical Specialties ou a American Osteopathic Association. Também é recomendado que o cirurgião/procedimentalista possua o privilégio de efetuar o procedimento proposto em um hospital local. Ele deve ter também privilégio para ingressar em hospital próximo para admissão de emergência não planejada.

Para o anestesiologista e o procedimentalista, licença ativa, registro e certificado da Drug Enforcement Administration (DEA), bem como cobertura adequada para risco profissional, devem ser mantidos e ganhos créditos de educação médica continuada (CME, *continued medical education*). Deve ocorrer revisão por pares/melhora do desempenho. Os anestesiologistas devem se ater a esses mesmos altos padrões de certificação e educação continuada e participar de revisão por pares/melhora do desempenho em cada uma das suas localizações de anestesia.

Seleção de Pacientes e Procedimentos

Determinação dos procedimentos a serem efetuados e adequação dos pacientes individuais para se submeterem a esses procedimentos nessa localização têm de ser claramente definidas. Pacientes com comorbidades importantes não são candidatos ideais e devem ser excluídos desse tipo de ambiente cirúrgico. Especificamente, apenas pacientes em estado físico (EF) 1 e 2 da American Society of Anesthesiologists (ASA) devem receber anestesia geral, embora ocasionalmente um paciente ASA 3 possa ser aceitável.[10,11]

Paciente com via aérea difícil prevista levanta um problema potencial para a clínica em consultório. Um dos passos iniciais no algoritmo de via aérea difícil aprovado pela ASA é pedir ajuda. No contexto de consultório, provavelmente não haverá outros indivíduos experientes presentes. Portanto, é intuitivo que os pacientes com via aérea difícil prevista devem ser evitados nesse local. Entretanto, seria difícil planejar um estudo prospectivo randomizado para avaliar essa questão.

Nem todos os procedimentos podem ser executados com segurança em um consultório. Procedimentos que criam desarranjos fisiológicos importantes, incluindo dor ou grandes desvios de líquidos, são mais adequados a um hospital ou um centro de cirurgia ambulatorial. Ao decidir sobre a adequação de um procedimento particular, é preciso dar consideração às comorbidades do paciente. Por exemplo, paciente obeso, asmático, EF 3 da ASA pode com segurança submeter-se a uma extração de catarata em consultório, com anestesia local, enquanto pode não ser adequado para ele uma ritidectomia sob anestesia geral.

EVIDÊNCIA

A ASA é um forte proponente da segurança dos pacientes. Consequentemente, ela se tornou líder em advogar que todas as localizações de anestesia satisfaçam aos mesmos padrões de segurança, e tem publicado recomendações especificamente para o anestesiologista baseado em consultório.[10] A ASPS similarmente publicou diretrizes para os seus membros.[11,12] Entretanto, o campo da cirurgia e anestesia baseadas em consultório é completamente não regulado em muitos estados; assim, torna-se responsabilidade conjunta do cirurgião/procedimentalista e do provedor de anestesia individual assegurar que a segurança dos pacientes constitua prioridade em cada consultório e obedecer a todas as regulamentações locais, estaduais e obrigadas pelas sociedades.

Uma vez que o campo da anestesia baseada em consultório é conduzido principalmente fora de centros médicos acadêmicos e a comunicação de resultados adversos frequentemente é voluntária, dados científicos no campo da anestesia e cirurgia de consultório são esparsos na literatura.[13] Por essas razões, é necessário extrapolar dados a respeito da seleção de procedimento e paciente da especialidade de anestesia ambulatorial e aplicá-los ao contexto baseado no consultório. Grande parte da literatura disponível a respeito de anestesia em consultório vem de uma análise retrospectiva da experiência na Flórida.[14,15] A maioria desses dados examina mortes perioperatórias e o que pode ter sido feito para prevenir essas ocorrências. Vila e colaboradores[16] determinaram que, enquanto incidentes adversos ocorreram a uma taxa de 5,3 por 100.000 procedi-

Tabela 47-1 Fatores de Risco para o Desenvolvimento de Trombose Venosa Profunda (TVP)

- Idade acima de 40
- Deficiência de antitrombina III
- Doença do sistema nervoso central
- História familiar de TVP
- Insuficiência cardíaca
- História de TVP
- Estados hipercoaguláveis
- Anticoagulante de lúpus
- Malignidade
- Obesidade
- Uso de anticoncepcional oral
- Policitemia
- Aborto prévio
- Radioterapia para neoplasmas pélvicos
- Infecção grave
- Trauma
- Insuficiência venosa

mentos em centros de cirurgia ambulatorial, em consultórios ocorreram a uma taxa de 66 por 100.000. Similarmente, a taxa de mortalidade por 100.000 procedimentos foi 0,78 nos centros de cirurgia ambulatorial e 9,2 nos consultórios.[16]

Uma certeza na anestesia em consultório é a relação direta entre a saúde pré-operatória do paciente e o potencial de desenvolver uma trombose venosa profunda perioperatória. Embolia pulmonar foi demonstrada como causa importante de morte subsequente a procedimentos cirúrgicos em consultório.[14,15] Reinish e colegas[17] observaram que 0,39% (37 de 9.493) dos pacientes que se submeteram a ritidectomia desenvolveram trombose venosa profunda (TVP). Desses, 40,5% (15 de 37) progrediram para embolia pulmonar. Além disso, foi notado que, embora a anestesia geral tenha se responsabilizado por apenas 43% das técnicas anestésicas usadas para a ritidectomia, 83,7% dos eventos embólicos foram associados com a anestesia geral recebida pelo paciente.[17] Os fatores de risco para o desenvolvimento de TVP aparecem na Tabela 47-1.[18]

Quando ocorrem desfechos desfavoráveis, eles muitas vezes são secundários a monitorização perioperatória inadequada dos pacientes, sedação excessiva e eventos tromboembólicos.[19,20]

DIRETRIZES

A ASPS publicou um informe clínico lidando com a seleção de procedimentos e pacientes para o médico no consultório.[11,12] Deve ser notado que, embora haja poucos dados para suportar a exclusão de procedimentos específicos ou populações específicas de pacientes de um procedimento cirúrgico em consultório, certos princípios fisiológicos básicos podem ser aplicados a essa localização.

Perda sanguínea aguda limitará a capacidade de transporte de oxigênio e pode levar à instabilidade hemodinâmica. Portanto, recomenda-se que procedimentos com perda sanguínea prevista excedendo 500 mL só sejam feitos em centros onde produtos derivados de sangue sejam prontamente disponíveis.[12]

Hipotermia é associada com acentuado comprometimento fisiológico, incluindo disfunção das plaquetas, metabolismo

316 Seção III MANEJO PERIOPERATÓRIO

alterado de fármacos, hipoxia tecidual e incidência aumentada de infecção pós-operatória. A anestesia geral rotineiramente causará algum grau de hipotermia, por causa da redistribuição do calor corporal do centro para a periferia secundariamente à vasodilatação. Adicionalmente, há inibição direta da termorregulação do hipotálamo pela maioria dos agentes anestésicos.[21] A ASPS recomenda que aparelhos de aquecimento ativo do paciente, como aparelhos de aquecimento de ar forçado e aquecedores líquidos, sejam usados. Se esses aparelhos não forem disponíveis, é recomendado que os procedimentos tenham menos de duas horas de duração e sejam limitados a 20% da área de superfície corporal.[12]

Lipoaspiração de grande volume (mais de 5 L de lipoaspirado) associa-se com importantes desarranjos da fisiologia normal.[22] Embora os dados para excluir volumes específicos de aspirado de um procedimento em consultório não estejam disponíveis, a ASPS limita o aspirado total a 5.000 mL ou menos. Ela também adverte em contrário sobre realizar lipoaspiração de grande volume quando combinada com outro procedimento.[23]

Há debate entre os médicos sobre a adequação de um paciente com síndrome de apneia de sono obstrutiva (SASO) para procedimento em consultório. Recentemente, a ASA publicou o *Practical Guidelines for the Perioperative Management of Patients with Obstructive Sleep Apnea*.[24] Os dados científicos para as recomendações da ASA a respeito de seleção de pacientes são considerados insuficientes (demasiado poucos estudos para investigar uma relação entre intervenção e resultado). Entretanto, os consultores fizeram recomendações sobre a adequação do paciente e do procedimento para anestesia ambulatorial. A maioria concorda que a anestesia local ou regional e

a litotripsia são procedimentos ambulatoriais aceitáveis. Eles também consideram que cirurgia da via aérea como uvulopalatofaringoplastia, tonsilectomia em pacientes com menos de três anos e laparoscopia abdominal superior não devem ser efetuadas em base ambulatorial. Foram indecisos nas suas opiniões sobre a adequação de cirurgia superficial sob anestesia geral, tonsilectomia em pacientes com mais de três anos, pequenos procedimentos ortopédicos sob anestesia geral e laparoscopia pélvica. Essas recomendações foram criadas para procedimentos ambulatoriais, e é intuitivo que elas, no míni-

---

Tabela 47-3 Lista de Verificação de Segurança para Provedores de Anestesia Baseada em Consultório

CONSULTÓRIO

Situação de acreditação
Desenho e leiaute
    Espaço adequado para procedimento
    Espaço adequado para recuperação
    Saída de emergência segura para paciente anestesiado
Manual de normas e procedimentos
    Governança do consultório
    Controle de infecção
    Preparação para emergência
    Armazenamento e manutenção de narcóticos
    Transporte e armazenamento de gases
Capacidades de monitoramento perioperatório e desfibrilador
    Manutenção e assistência técnica
Oxigênio, aspiração, ventilação com pressão positiva (máquina de anestesia)
Carro de socorro imediato (*crash cart*)
Equipe de pessoal
Fármacos e suprimentos de emergência/anestésicos

PROCEDIMENTALISTA/CIRURGIÃO/PROVEDOR DE ANESTESIA

Licença ativa e registro
Número atual na DEA
Risco profissional
Evidência de proficiência/certificação pelo conselho profissional
Privilégios para internar
Curriculum vitae atualizado
Educação médica continuada
Revisão por pares/melhora do desempenho
Suporte básico da vida/suporte cardíaco avançado da vida/suporte avançado da vida pediátrico

SELEÇÃO DE PACIENTES

Condição de EF da ASA
Doenças coexistentes
Via aérea difícil
Profilaxia de TVP

SELEÇÃO DE PROCEDIMENTOS

Duração
Risco de hipotermia
Risco de perda sanguínea
Dor pós-operatória
Náusea e vômito pós-operatórios
Desvios hídricos

Tabela 47-2 Estratificação do Risco de Desenvolvimento de Tromboembolismo

	Coorte	Tratamento
Baixo risco	• Ausência de fatores de risco • Cirurgia não complicada • Curta duração	• Posição confortável • Joelhos flexionados a 5° • Evitar constrição e pressão externa
Risco moderado	• Idade > 40 sem outros riscos • Procedimento > 30 min • Uso de anticoncepcional oral	• Posicionamento adequado • Compressão pneumática intermitente da panturrilha ou tornozelo (antes da sedação e continuada até que o paciente esteja acordado e se movendo) • Alterações frequentes da mesa de operações
Alto risco	• Idade > 40 com fatores de risco concomitantes • Procedimento > 30 min	• Tratamento como para pacientes com risco moderado • Consulta pré-operatória de hematologia com consideração de terapia antitrombótica perioperatória

mo, devem ser obedecidas em consultório, ao se considerarem os riscos de tratar pacientes com SASO.

A ASPS recomenda que os pacientes sejam estratificados de acordo com o risco, e o tratamento profilático seja dirigido pelo risco (Tab. 47-2).

A duração do procedimento há muito tem sido correlacionada com a necessidade de admissão hospitalar. Originalmente, procedimentos durando mais de uma hora se comprovaram associados com incidência mais alta de admissão hospitalar não planejada.[25] Dados mais recentes sugerem que a duração do procedimento, unicamente, não é preditiva de admissão não planejada. Em vez disso, as comorbidades preexistentes do paciente e o próprio procedimento são mais preditivos.[26] Também é importante assinalar que procedimentos mais longos são muitas vezes associados com náusea e vômito, dor pós-operatória e sangramento.[27,28] Essas condições podem prosseguir a ponto de justificar a admissão. Por essas razões, a ASPS recomendou que os procedimentos sejam limitados a seis horas e completados às 15 horas. Acabar o procedimento às 15 horas permitirá recuperação completa do paciente com o máximo de pessoal no consultório.[12]

ÁREAS DE INCERTEZA

Como há poucos dados científicos para excluir qualquer paciente particular de se submeter a uma anestesia em consultório, não há padrões rígidos obrigatórios para a seleção de pacientes. Entretanto, a ASA recomenda que o provedor de anestesia considere especificamente doenças coexistentes, reações adversas prévias à anestesia, medicações atuais e alergias, situação de nada via oral, potencial via área difícil, abuso de substância e presença de acompanhante, ao se considerar um paciente para procedimento cirúrgico no consultório.

RECOMENDAÇÕES DOS AUTORES

Antes de administrar uma anestesia em consultório, muitas considerações devem ser discutidas e concordadas pelo anestesiologista e cirurgião/procedimentalista, lembrando que muitas das salvaguardas inerentes a um sistema hospitalar não estarão presentes. A "lista de verificação" apresentada na Tabela 47-3 deve servir como modelo para a aplicação de anestesia segura em consultório.

REFERÊNCIAS

1. American Society of Plastic Surgeons: National plastic surgery statistics 2002-2004. Available at www.plasticsurgery.org/public_education/loader.cfm?url¼/commonspot/security/getfile.cfm&PageID¼16158.
2. Fields H: Health hazards of office-based surgery. *U.S. News and World Report, 2003*. Available at http://health.usnews.com/usnews/health/articles/031006/6surgery.htm. Accessed November 17, 2008.
3. Morello DC, Colon GA, Fredericks S, et al: Patient safety in accredited office surgical facilities. *Plast Reconstr Surg* 1997;99:1496-1500.
4. Hoefflin SM, Bornstein JB, Gordon M: General anesthesia in an office-based plastic surgical facility: A report on more than 23,000 consecutive office-based procedures under general anesthesia with no significant anesthetic complications. *Plast Reconstr Surg* 2001;107:243-251.

5. Balkrishnan R, Hill A, Feldman SR, Graham GF: Efficacy, safety, and cost of office-based surgery: A multidisciplinary perspective. *Dermatol Surg* 2003;29:1-6.
6. Byrd HS, Barton FE, Orenstein HH, et al: Safety and efficacy in an accredited outpatient plastic surgery facility: A review of 5316 consecutive cases. *Plast Reconstr Surg* 2003;112:636-641.
7. Sullivan PK, Tattini CD: Office-based operatory experience: An overview of anesthetic technique, procedures and complications. *Med Health RI* 2001;84:392-394.
8. Bitar G, Mullis W, Jacobs W, et al: Safety and efficacy of officebased surgery with monitored anesthesia care/sedation in 4778 consecutive plastic surgery procedures. *Plast Reconstr Surg* 2003;111:150-156.
9. Rohrich RJ, White PF: Safety of outpatient surgery: Is mandatory accreditation of outpatient surgery centers enough? *Plast Reconstr Surg* 2001;107:189-192.
10. American Society of Anesthesiologists Committee on Ambulatory Surgical Care and the American Society of Anesthesiologists Task Force on Office-Based Anesthesia: Considerations for anesthesiologists in setting up and maintaining a safe office anesthesia environment. Park Ridge, IL: American Society of Anesthesiologists, 2000.
11. Iverson RE, Lynch DJ, ASPS Task Force on Patient Safety in Office-Based Surgery Facilities: Patient safety in office-based surgery facilities: II. Patient selection. *Plast Reconstr Surg* 2002;110:1785-1790.
12. Iverson RE, ASPS Task Force on Patient Safety in Office-based Surgery Facilities: Patient safety in office-based surgery facilities: I. Procedures in the office-based surgery setting. *Plast Reconstr Surg* 2002;1337-1342.
13. Hausman LM, Levine AI, Rosenblatt MA: A survey evaluating the training of anesthesiology residents in office-based anesthesia. *J Clin Anesth* 2006;18:499-503.
14. Coldiron B, Shreve E, Balkrishnan R: Patient injuries from surgical procedures performed in medical offices: Three years of Florida data. *Dermatol Surg* 2004;30:1435-1443.
15. Claymen MA, Seagle BM: Office surgery safety: The myths and truths behind the Florida moratoria—six years of Florida data. *Plast Reconstr Surg* 2006;118:777-785.
16. Vila H, Soto R, Cantor AB, Mackey D: Comparative outcomes analysis of procedures performed in physician offices and ambulatory surgery centers. *Arch Surg* 2003;138:991-995.
17. Reinish JF, Russo RF, Bresnick SD: Deep vein thrombosis and pulmonary embolus following face lift: A study of incidence and prophylaxis. *Plast Surg Forum* 1998;21:159.
18. Davison SP, Venturi ML, Attinger CE, et al: Prevention of venous thromboembolism in the plastic surgery patient. *Plast Reconstr Surg* 2004;114:43e-51e.
19. Clayman MA, Caffee HH: Office surgery safety and the Florida moratoria. *Ann Plast Surg* 2006;56:78-81.
20. McDevitt NB: Deep vein thrombosis prophylaxis. *Plast Reconstr Surg* 1999;104:1923-1928.
21. Sessler DI: Complications and treatment of mild hypothermia. *Anesthesiology* 2001;95:531-543.
22. Iverson RE, Lynch DJ, American Society of Plastic Surgeons Committee on Patient Safety: Practice advisory on liposuction. *Plast Reconstr Surg* 2004;113:1478-1490.
23. Hughes CE 3rd: Reduction of lipoplasty risks and mortality: An ASAPS survey. *Aesth Surg J* 2001;21:120-127.
24. Practice guidelines for the perioperative management of patients with obstructive sleep apnea: A report by the American Society of Anesthesiologists Task Force on Perioperative Management of Patients with Obstructive Sleep Apnea. *Anesthesiology* 2002;104:1081-1093.
25. Mingus ML, Bodian CA, Bradford CN, Eisenkraft JB: Prolonged surgery increases the likelihood of admission of scheduled ambulatory surgery patients. *J Clin Anesth* 1997;9:446-450.
26. Fogarty BJ, Khan K, Ashall G, Leonard AG: Complications of long operations: A prospective study of morbidity associated with long operative time (>6h). *Br J Plast Surg* 1999;52:33-36.
27. Fortier J, Chung F, Su J: Unanticipated admission after ambulatory surgery—a prospective study. *Can J Anaesth* 1997;45:612-619.
28. Gold BS, Kitz DS, Lecky JH, Neuhaus JM: Unanticipated admission to the hospital following ambulatory surgery. *JAMA* 1989;262:3008-3010.

48 O Propofol Deve ser Administrado por Não Anestesiologistas?

McCallum R. Hoyt, MD, MBA e Beverly K. Philip, MD

INTRODUÇÃO

O propofol é um sedativo-hipnótico que foi introduzido comercialmente na prática anestésica dos Estados Unidos em 1989.[1] Liberado sob o nome registrado de Diprivan®, rapidamente ganhou aceitação na comunidade de anestesia como agente de indução em virtude do seu início rápido de ação e outras propriedades farmacocinéticas favoráveis. Uma vez que o propofol sofre distribuição em duas fases, com a primeira fase durando apenas 4-6 minutos, os efeitos sedativos de um único bolo se dissipam rapidamente.[1] Assim, logo foi reconhecido que o perfil "liga rápido, desliga rápido" do propofol o tornava um agente ideal para sedação, sob a forma de infusão contínua ou em pequenos bolos.[2,3]

OPÇÕES

Mesmo antes da sua liberação comercial nos Estados Unidos, especialidades fora da anestesiologia começaram a relatar o uso do propofol para procedimentos que exigiam sedação.[4] Opioides e sedativos de ação longa como benzodiazepinas eram os agentes padrão para procedimentos que ocorriam nos departamentos de radiologia e emergência, centros de endoscopia e consultórios dentários. A recuperação dos efeitos prolongados dessas medicações era problemática, efeitos clinicamente importantes como depressão respiratória limitavam as quantidades administradas. As propriedades de redistribuição rápida do propofol e seus efeitos mínimos sobre os parâmetros hemodinâmicos da maioria dos pacientes fizeram-no parecer uma alternativa muito mais segura.

Os pacientes emergem mais rapidamente após a administração de propofol e parecem estar menos sedados em comparação com outras combinações de barbitúricos e/ou benzodiazepinas, ainda que a eliminação completa do corpo possa levar horas ou mesmo dias.[1] Ele também pode produzir amnésia e tem um efeito de alteração do humor, dependente da dose, que pode ser euforigênico.[5] Entretanto, estudos mostraram que o humor e a função psicomotora conforme determinados por testes específicos retornam a um valor básico dentro de uma hora ou menos depois que a medicação é suspensa em voluntários sadios,[5,6] similarmente a outros anestésicos gerais modernos.[7] O propofol também tem um efeito antiemético[1] que suporta ainda mais sua seleção no contexto ambulatorial.

Infelizmente, o agente anestésico ideal não existe, e o propofol tem sua parcela de efeitos colaterais indesejáveis. O mais notável é a depressão respiratória dependente da dose, que pode resultar abruptamente em apneia ou obstrução da via aérea. Esse efeito termina rapidamente quando a administração é suspensa,[1] dando uma falsa sensação de segurança àqueles que estão aplicando ou dirigindo a sedação. Outro efeito comumente encontrado é a diminuição na pressão arterial média, que é semelhante[8,9] ou um pouco mais pronunciada[6,10] quando comparado com outros sedativo-hipnóticos. Mais uma vez, esses efeitos observados terminam quando a administração é suspensa.

EVIDÊNCIA

Investigadores em três especialidades médicas e odontológica compararam o propofol com outras opções tradicionais, e atualmente recomendam o propofol como uma adição segura à prática diária, suportando sua administração por médicos que não são profissionais de anestesia. Em quase todos os casos, os estudos concluíram que o propofol tem pouca sedação pós-procedimento, fornece amnésia e conforto ao paciente, melhores condições de procedimento e melhor perfil de segurança do que as medicações tradicionais.

A avaliação dos dados sobre o uso do propofol por não provedores de anestesia é complexa porque uma comparação direta entre as diferentes especialidades não pode ser feita. Necessidades dos procedimentos, apresentação dos pacientes e pontos finais definidos são bastante diferentes para cada especialidade. A gastroenterologia desenvolveu procedimentos mais invasivos, como esofagogastroduodenoscopia (EGD) e colangiopancreatografia retrógrada endoscópica/ultrassom endoscópico (CPRE/USE), em adição à colonoscopia. O valor diagnóstico e terapêutico desses três procedimentos levou a um aumento substancial do número executado anualmente.[11] Todos três são realizados com vários níveis de sedação e fármacos, dos quais os métodos tradicionais têm sido combinar uma benzodiazepina com um opioide.[12] As endoscopias gastrointestinais variam em duração dependendo da habilidade do médico e da complexidade do procedimento, mas raramente duram mais de uma hora. A especialidade da radiologia apoiou o desenvolvimento de unidades de sedação pediátrica (USPs), principalmente para procedimentos radiológicos. As equipes de sedação são chefiadas por intensivistas pediátricos[13] ou médicos de departamento de emergência.[14] Os casos podem exigir horas de sedação.[13,14] Os pacientes são vistos em uma unidade de sedação, o plano de sedação é feito, sinais vitais básicos são anotados, e a sedação é iniciada. A criança é a seguir transportada para a área requerida, onde a sedação é mantida sob monitoramento durante o procedimento. Depois do procedimento, a criança é devolvida à unidade de sedação e deixada se recuperando. Em um dos formatos descritos, enfermeiras de sedação pediátrica especialmente treinadas são descritas como parte da equipe e podem ser o indivíduo que provê a monitorização e sedação do paciente durante o transporte e através do procedimento.[13] O propofol é uma das várias opções usadas. Na especialidade de medicina de emergência, os médicos frequentemente enfrentam a necessidade de sedação e analgesia para efetuar procedimentos curtos dolorosos, como redução de luxação ou fratura fechada.[15] Os pacientes raramente preenchem os requisitos de jejum cirúrgico.[16] Como na gastroenterologia, os métodos tradicionais têm sido uma benzodiazepina ou um opioide (ou ambos). Finalmente, a odontologia é de há muito associada com procedimentos dolorosos. Embora infiltração local ou bloqueios nervosos permaneçam as técnicas de escolha, os pacientes podem receber sedação suplementar para acompanhar o procedimento, especialmente no momento de bloqueio nervoso ou infiltração.[17] Estudos atuais relatam a sedação sendo mantida durante todo o procedimento, ainda que em um nível mais responsivo.[18]

A House of Delegates da American Society of Anesthesiologists (ASA) aprovou um documento em 1999 descrevendo o *continuum* da profundidade de sedação.[19] Entretanto, as especialidades supramencionadas já começaram a descrever a sedação com o propofol em relação a outras medicações tradicionais e, ao assim fazerem, usaram as definições de profundidade de sedação às quais estavam acostumadas. Isso torna difíceis as comparações entre os campos (Tab. 48-1). Monitores básicos como eletrocardiograma, oxímetro de pulso e manguito automático de pressão arterial são usados tipicamente (exceto em odontologia), mas oxigênio suplementar e capnografia não são padrões. Embora o uso de propofol para sedação na unidade de tratamento crítico seja comum, muitas vezes há contribuição do serviço de anestesiologia disponível, e a situação envolve pacientes ventilados sob situação monitorizada elevada e não será considerada neste capítulo.

Gastroenterologia

Somente uma metanálise foi publicada sobre o uso de propofol por não profissionais de anestesia, e é da literatura endoscópica.[23] Ela descreveu 12 ensaios controlados randomizados (ECRs) nas quais o propofol foi comparado com protocolos tradicionais de sedação. Em dois estudos não foi relatado quem administrou a sedação, em dois outros estudos um anestesiologista a administrou, e em oito estudos a sedação foi administrada por enfermeira ou endoscopista. Embora o número de estudos seja pequeno, essa metanálise é de interesse porque apenas 84 dos 1.161 pacientes foram documentados como tendo cuidado anestesiológico envolvido. As complicações relatadas foram hipoxia com saturações de oximetria abaixo de 90%, hipotensão com pressão sistólica menor que 90 mm Hg, arritmias, apneia e o número global de complicações. Uma vez que hipoxia e hipotensão foram as complicações mais constantemente registradas, elas foram adicionalmente comparadas em análise de risco relativo cumulativo. O propofol causou menos hipoxia e, assim, foi favorecido em cinco de 12 estudos, e métodos tradicionais foram favorecidos em quatro de 12. Um risco relativo cumulativo semelhante efetuado para hipotensão sumariou ausência de diferença entre os 11 estudos

Tabela 48-1	Escalas de Sedação			
Escala de Sedação de Ramsay[20]		*Continuum* **ASA de Profundidade de Sedação**	**Avaliação por Observador de Alerta/Sedação (AOA/S)**[21]	
6	Ausência de resposta	Anestesia geral	0	Ausência de resposta à dor
5	Resposta lenta à percussão leve glabelar/ruído	Sedação/analgesia profundas	1	Ausência de resposta à picada branda/sacudidela
4	Resposta à percussão leve glabelar/ruído	Sedação/analgesia moderadas	2	Responde à picada branda/sacudidela
			3	Responde a ruído forte ou nome repetido
3	Responde a comandos somente		4	Resposta letárgica ao nome chamado
2	Cooperante, orientado, calmo	Sedação mínima a acordado	5	Responde ao nome, alerta
1	Ansioso, agitado Inquieto	Não definido	6*	Ansioso, agitado Inquieto

*Avaliação por Observador de Alerta/Sedação Modificada (AOA/SM; *MOAA/S*) inclui nível 6.[22]

que descreveram essa complicação. A análise concluiu que o propofol tem um perfil de risco ligeiramente mais baixo que os métodos tradicionais, mas que estudos adicionais eram necessários para provar sua superioridade. A taxa global de complicação cardiopulmonar foi 14,5% com o propofol e 16,9% com métodos tradicionais.

Fora dos estudos descritos na metanálise, só nove ECRs publicadas dentro da última década compararam o propofol com um protocolo tradicional de sedação e usaram um não profissional de anestesia para administrar a sedação. Infelizmente, duas não relataram alterações cardiopulmonares intraprocedimento.[24,25] Dos sete estudos restantes (Tab. 48-2), dois foram desenhados para demonstrar a segurança de usar enfermeiras registradas para administrar a sedação enquanto sob a direção do endoscopista,[26,27] um comparou sedação controlada pelo paciente com sedação administrada por enfermeira (sustentando que a administração por enfermeira foi a preferida)[28] e outro sustentou que o uso de outro endoscopista para administrar o propofol não era custo-efetivo.[29] Enfermeiras treinadas foram identificadas como os provedores mais custo-efetivos de propofol.[29,30] Procedimentos endoscópicos podem ser dolorosos, mas analgésicos não foram usados com o propofol em cinco dos sete estudos.[26,28,29,31,32] Oxigênio suplementar não foi dado em um estudo,[29] apenas 2 L por minuto foram aplicados em quatro,[27,28,31,32] e hipoxia foi a complicação mais comum. Entretanto, a incidência de hipoxia foi semelhante com qualquer técnica de sedação. Só um estudo comparou sedação profunda com propofol unicamente com sedação moderada com propofol em combinação com quatro protocolos diferen-

Tabela 48-2	Experiências Clínicas Randomizadas da Literatura Endoscópica								
Autor (Data)	Estudo	Responsável pela Administração de Medicações	Medicações	População (N.º)	Dose Média (mg/kg)	Hipoxia <90% (%)	Hipotensão <25% (%)	Alterações da Frequência Cardíaca (%)	Conclusões do Estudo
Lee (2002)[27]	Colonoscopia em pessoas > 65 anos	Controlada pelo paciente / Enfermeira registrada (ER) dirigida pelo endoscopista	Pfl e A / D e Mep	50 / 50	0,79 NR / 5,8 30,1	0 / 8	4 / 28	NR / NR	Dose total Pfl foi baixa e teve recuperação rápida. Satisfação dos pacientes foi alta em ambos.
Vargo (2002)[29]	CPRE/USE	Endoscopista / Endoscopista	Pfl / Mid e Mep	38 / 37	4,67 / 0,12 / 1,54	37 / 57	16 / 19	0 / 8	Estudo de análise de custo. Medido CO_2 expirado final. Nenhuma diferença nos parâmetros cardiopulmonares. Pfl teve recuperação mais curta. Autor sustentou aplicação por ER por causa do custo do segundo médico.
Sipe (2002)[26]	Colonoscopia	ER / ER	Pfl / Mid e Mep	40 / 40	2,61 / 0,06 / 1,09	0 / 0	0 / 5	0 / 5	Pfl teve início mais rápido, maior sedação (não responsivo à dor *versus* resposta verbal) e recuperação mais rápida. Autor afirmou dentro da última década segurança na administração por ER.
Heuss (2004)[28]	Colonoscopia	SCP / SPAE	Pfl / Pfl	36 / 40	1,78 / 1,53	2 / 2	23 / 25	NR / NR	Alterações cardiopulmonares similares independentemente da técnica, mas 35% dos pacientes recusaram SCP. Autor concluiu que preferência dos pacientes torna SPAE o método preferido.
Riphaus (2005)[31]	CPRE em pessoas > 80 anos	Intensivistas / Intensivistas	Pfl / Mid e Mep	75 / 75	322 mg total médio / 6,3 mg e 50 mg totais médios	9 / 11	4 / 5	8 / 4	Pacientes idosos ASA III e IV. Nenhuma diferença estatística nos parâmetros clínicos exceto dessaturação durante recuperação foi menor e recuperação mais rápida com Pfl.

Chen (2005)[32]	CPRE	Intensivistas	Pfl	35	NR	6	20	6	43% com Pfl tiveram alterações importantes na pressão arterial *versus* 60%. Alterações semelhantes na frequência cardíaca e SpO_2. Tempo de recuperação mais rápido com Pfl.
		Intensivistas	Mid e Mep	35	NR	9	0	11	
Van Natta (2006)[33]	Colonoscopia	ER dirigida por endoscopista	Pfl	50	215 mg dose média	0	Não interpretável	Ocorreu mas não interpretável conforme dados apresentados	O escore médio de sedação (AOA/SM) com Pfl foi 0,9 mas >3,0 para as três combinações. O grupo Pfl + F teve o mais leve escore médio de sedação e nunca atingiu sedação profunda. Ninguém dessaturou abaixo de 90%. Tempos de recuperação mais curtos ocorreram com as misturas *versus* Pfl isoladamente.
		ER dirigida por endoscopista	Pfl + F	50	140 mg Pfl dose média F: NR	0			
		ER dirigida por endoscopista	Pfl + Mid	50	125 mg Pfl dose média Mid: NR	0	0		
		ER dirigida por endoscopista	Pfl + Mid + F	50	82,5 mg Pfl dose média F e Mid: NR	0	Não interpretável		

A, alfentanil; *CPRE/USE*, colangiopancreatografia retrógrada endoscópica/ultrassom endoscópico; *D*, diazepam; *EGD/USE*, esofagogastroduodenoscopia/ultrassom endoscópico; *ER*, enfermeira registrada; *F*, fentanil; *Mep*, meperidina; *Mid*, midazolam; *NR*, não registrado; *Pfl*, propofol; *SCP*, sedação controlada pelo paciente; *SPAE*, sedação com propofol administrada por enfermeira.

322 Seção III MANEJO PERIOPERATÓRIO

tes usando opioides e/ou benzodiazepinas.[33] Os autores relataram que doses intraprocedimento de propofol foram menores quando usadas com uma benzodiazepina, um opioide ou ambos e que não houve complicações cardiopulmonares que exigissem intervenção. Por outro lado, todos os pacientes permaneceram em 93% de saturação ou acima, exceto no grupo de estudo que recebeu sedação profunda com propofol como único agente. A saturação mais baixa registrada nesse grupo foi 91%. Finalmente, a recuperação foi mais rápida nos grupos de estudo que receberam terapia de combinação e foram mantidos em nível moderado de sedação.

Entre os 10 estudos prospectivos não baseados em evidência revistos, várias tendências foram evidentes. Dentro da literatura de endoscopia, a profundidade de sedação foi mais frequentemente avaliada usando-se a escala Avaliação por Observador de Alerta/Sedação (AOA/S) ou sua versão modificada (AOA/SM) (Tab. 48-1). A escala de *continuum* de sedação da ASA não foi usada. O nível mais profundo de sedação na escala AOA/S é 0, definido como ausência de resposta à estimulação dolorosa. Isso corresponde à definição da ASA de anestesia geral. Em estudos nos quais os níveis de sedação foram descritos, os níveis intraprocedimento foram muitas vezes na faixa 0-2 da escala AOA/S,[22,34,35] exceto quando os pacientes controlaram seu próprio nível de sedação.[36] Hipoxia conforme medida pelo oxímetro de pulso e tipicamente definida como SpO_2 menor que 90% foi o achado mais frequente, todavia alguns estudos não relataram o uso de oxigênio suplementar,[37,38] e a quantidade de oxigênio suplementar usado variou de 1-6 L/min.[22,34-36,39] Adicionalmente, só dois estudos monitorizaram a atividade respiratória. Um o fez usando um capnógrafo[38] para olhar a presença do traçado em forma de onda, mas no outro a enfermeira de sedação apenas sentia a respiração no dorso da mão.[37] Nenhum dos outros estudos monitorou ventilações ou esforço respiratório.[22,34-36,39] Todavia, comparado com agentes mais tradicionais, o perfil clínico e de recuperação do propofol foi descrito como constantemente melhor, e não houve relato de morte ou morbidade importante. Embora sua utilidade geralmente não seja suportada na literatura de gastroenterologia, um estudo avaliou monitoramento por análise biespectral do eletrencefalograma (Bispectral Index [BIS]).[22] As enfermeiras responsáveis pela sedação foram solicitadas a usar o monitor do BIS como um guia para posologia, mas na prática isso não alterou o seu comportamento. Os escores médios do BIS permaneceram na faixa de 59-64, quer o monitor fosse ou não disponível, e os escores médios de AOA/SM foram abaixo de 2.

Um parâmetro frequentemente estudado e descrito na literatura de ECR e artigos não randomizados é o uso de sedação com propofol administrada por enfermeira (SPAE).[22,25,26,28,37] O conceito evoluiu daquele de enfermeira devotada unicamente ao processo de sedação e obedecendo à direção do endoscopista para a enfermeira obedecendo a um protocolo estabelecido com menos contribuição do endoscopista.[22,37] Mais recentemente, um artigo publicado descreveu o sucesso da SPAE para endoscopia na qual a enfermeira não estava mais devotada à sedação com propofol, mas estava executando também outros aspectos de enfermagem do procedimento endoscópico.[40]

Medicina de Emergência

Em medicina de emergência, cinco ECRs comparando o uso de propofol com técnicas tradicionais de sedação e analgesia foram publicadas desde 1999.[15,41-44] Três tipos de procedimentos do departamento de emergência foram usados para avaliar a efetividade da medicação: reduções de fraturas, reduções de luxações e cardioversões. Os fatores comuns sob estudo foram a adequação das condições para fazer o procedimento necessário, o tempo de recuperação e quaisquer complicações clinicamente importantes conforme definido pelo protocolo de estudo particular.

Uma das ECRs avaliou redução fechada de fratura e colocação de gesso na população pediátrica.[41] Dos 89 pacientes designados aleatoriamente variando em idade de 2-18, 43 receberam propofol, 46 receberam midazolam e todos receberam morfina pré-procedimento. Nenhuma criança recebeu oxigênio suplementar inicialmente, e hipoxemia foi definida como uma leitura de oximetria de pulso de menos de 93%; 11,6% daquelas que receberam propofol e 10,9% das que receberam midazolam satisfizeram os critérios de hipoxemia no estudo. Agitação foi observada mais frequentemente com midazolam (6,5% *versus* 4,7%, $p = 1,0$) e dor à injeção foi mais frequente com o uso de propofol (7,0% *versus* 4,3%, $p = 0,67$). Sedação excessiva foi a complicação mais comum, definida como um escore de Ramsay de 6 para dois ou mais intervalos consecutivos de escore de cinco minutos (Tab. 48-1); 32,6% daqueles que receberam propofol e 34,8% dos que receberam midazolam satisfizeram essa definição. Embora os níveis de sedação e excessiva sedação tenham sido comparáveis durante os procedimentos, o propofol demonstrou um tempo de recuperação três vezes mais rápido.

Os outros quatro estudos avaliaram diferentes técnicas de sedação na população adulta. Coll-Vinent e colaboradores[42] examinaram sedação para cardioversão e analisaram quatro esquemas sedativos diferentes, incluindo propofol. Os parâmetros medidos foram pressão arterial, frequência cardíaca, frequência respiratória, nível de sedação, saturação de oxigênio e recuperação. O tamanho dos grupos era pequeno, sendo nove para etomidato, nove para propofol, oito para midazolam e seis para midazolam seguido por flumazenil. Todos os pacientes foram sedados em um escore 5 ou 6 de Ramsay. Dessaturação foi definida como SpO_2 menor que 90% e ocorreu em todos os protocolos exceto quando o midazolam foi usado sozinho. Apneia foi definida como ausência de respirações espontâneas durante pelo menos 20 minutos. O midazolam sem flumazenil teve a mais alta incidência de apneia de 37,5%, embora nenhum dos pacientes satisfizesse critérios de dessaturação. O propofol teve a mais alta porcentagem de pacientes dessaturados, de 44%, mas nenhum necessitou de manejo da via aérea além de ventilação assistida durante menos de dois minutos. Apneia e dessaturação foram consideradas medidas de resultado e não eventos adversos. Os eventos adversos descritos foram mioclonia, broncospasmo, dor no local de injeção, tosse, tonteira e ressedação. Entre os nove pacientes que receberam etomidato, 11 eventos adversos foram relatados. Dos seis pacientes que receberam midazolam seguido por flumazenil administrado em bolo de 0,5 mg com outro de 0,5 mg em infusão intravenosa dado durante a hora seguinte, cinco experimentaram ressedação depois que a infusão foi suspensa. O propofol teve a mais baixa incidência de eventos adversos em 11% (um com broncospasmo) e demonstrou o melhor perfil de recuperação.

Miner (com diferentes grupos de colegas)[15,43,44] realizou os três estudos restantes de ECR usando adultos submetidos a reduções de fraturas e luxações. Esse autor suplementou as medições cardiopulmonares tradicionais de pressão arterial, frequência cardíaca e registros de oximetria de pulso com dióxido de carbono corrente final (ETCO$_2$) e BIS. No seu primeiro estudo ECR, ele comparou o propofol com o meto-hexital[43] e observou ausência de anormalidade do ritmo cardíaco ou diminuição na pressão arterial conforme definida por uma queda de 20% da basal. Depressão respiratória, definida como perda da forma de onda capnográfica, SpO$_2$ menor que 90% ou alteração da ETCO$_2$ de mais de 10 torr foi 48% com meto-hexital e 49% com propofol. Do número total de pacientes que sofreram depressão respiratória, 61,5% registraram escore BIS de menos de 70 em algum ponto durante o procedimento. Em comparação, os outros 37,3% que desenvolveram depressão respiratória permaneceram acima de 70 o tempo todo. Além disso, o mais baixo valor de BIS do meto-hexital foi 66,2 e do propofol foi 65,5. O autor concluiu que o monitor BIS não foi útil para detectar depressão respiratória. Os outros parâmetros medidos foram satisfação do paciente, retorno à função mental basal, dor do paciente e lembrança. Quanto a esses parâmetros, os dois fármacos foram comparáveis, levando o autor a concluir que o propofol foi tão seguro quanto o meto-hexital para sedação no departamento de emergência. É digno de nota que esse trabalho definiu esquemas de posologia para sedação que desde então ganharam ampla aceitação dentro dessa especialidade.

Em 2007, Miner publicou outro estudo que foi semelhante em desenho mas comparou etomidato com propofol.[44] Os parâmetros de desfecho medidos foram pressão arterial, pulso, depressão respiratória, saturação de oxigênio, escores BIS, escores de AOA/SM (Tab. 48-1), sucesso do procedimento e retorno à situação basal. O número de pacientes que satisfizeram critérios de depressão respiratória conforme descrito no estudo precedente[43] foi 36 de 105 (34,3%) recebendo etomidato e 46 de 109 (42,2%) recebendo propofol. Entre os pacientes de etomidato com depressão respiratória, 3,8% necessitaram de assistência com máscara de bolsa e válvula, 13,3% necessitaram de reposicionamento de cânula e 11,4% foram estimulados para induzir a respiração. Entre os pacientes de propofol as incidências foram 4,6%, 11,0% e 11,9%, respectivamente. A profundidade de sedação conforme medida pelo monitor BIS e escala AOA/SM foi semelhante. O nadir do escore médio de BIS com etomidato foi 63,6 com faixa de 25-97, e para o propofol foi 62,0 com faixa de 5-94. O mais baixo AOA/SM foi um escore médio de 1 com ambos os protocolos de sedação, e nenhuma outra informação foi fornecida. Mioclonia foi descrita como um evento adverso, com incidência de 20% entre aqueles que receberam etomidato e 1,8% daqueles que receberam propofol. O estudo concluiu que, embora o uso de qualquer das duas medicações fosse uma opção segura, o etomidato produziu mais mioclonia e foi associado com mais baixo sucesso do procedimento (89,5% *versus* 97,2% com propofol).

O terceiro estudo ECR de Miner avaliou se atribuir um nível de sedação pré-procedimento fez diferença no resultado ou complicações.[15] Como foi feito previamente, frequência cardíaca, pressão arterial, oximetria de pulso, ETCO$_2$ e níveis de BIS foram monitorizados. Os pacientes foram designados para receber sedação profunda *versus* moderada conforme definido pelas definições de sedação da ASA,[19] e o propofol foi o único sedativo usado. A dose total de propofol administrada foi 1,69 mg/kg no grupo moderado e 1,82 mg/kg no grupo profundo. Dos 75 pacientes inscritos, 39 receberam sedação moderada e 36 receberam sedação profunda; 31% do grupo de sedação moderada atingiram níveis mais profundos que os pretendidos, e 46% do grupo de sedação profunda atingiram apenas um nível moderado de sedação. O escore BIS mínimo médio foi 67,7 no grupo moderado e 59,2 no grupo profundo. Depressão respiratória conforme previamente definida[43,44] foi 49% no grupo moderado e 50% no grupo de sedação profunda. A incidência de hipotensão, definida como queda de mais de 20% na pressão sistólica desde a básica, foi 11,4% no grupo moderado e 9,3% no profundo. Todos os outros parâmetros medidos foram semelhantes, e a conclusão dos autores foi que um nível alvo de sedação pré-procedimento não influenciou os resultados ou a ocorrência de complicações.

Radiologia e Unidades de Sedação Pediátrica

O primeiro relato de uma unidade de sedação pediátrica (USP) que forneceu serviços para procedimentos principalmente radiológicos e sem profissionais de anestesia diretamente envolvidos ocorreu em 1998.[13] Desde então, não houve nenhuma experiência controlada randomizada, mas relatos adicionais principalmente de natureza retrospectiva[13,14] e uma observacional.[45] A maioria dos relatos usou propofol como um componente do esquema de sedação juntamente com opioides, benzodiazepinas e cetamina[13,14]; um usou apenas propofol.[45] Em todos os relatos, os médicos envolvidos na seleção e administração de fármacos foram intensivistas pediátricos ou médicos do departamento de emergência. Eles não cuidaram constantemente da criança no transporte ou durante o procedimento, e a manutenção do monitoramento foi muitas vezes efetuada por enfermeiras especialmente treinadas que tinham níveis variáveis de contato com o médico supervisor. Em dois dos relatórios, as USPs foram estabelecidas em consultoria com o departamento de anestesia.[13,45] Um estudo no qual médicos do departamento de emergência estavam fornecendo o serviço de sedação não declarou se houve envolvimento de anestesia a qualquer tempo.[14] Níveis profundos de sedação foram atingidos intencionalmente para evitar movimento. Um estudo não relatou complicações das medicações de sedação usadas mas concluiu que a prática foi segura.[14] Outro relatou uma incidência de 4,4% de hipotensão, incidência de 2,6% de hipoxia, incidência de 1,5% de apneia e incidência de 1,3% de obstrução da via aérea.[13] A maioria dos tratamentos para essas complicações foi efetuada pela enfermeira de sedação presente atuando conforme um protocolo e com um radiotransmissor de mão.[13] No estudo no qual o propofol foi a única medicação usada, ocorreu dessaturação em 12,7%, e 0,8% necessitou de ventilação assistida durante um curto período.[45] Os autores concluíram que o propofol para sedação em uma USP com rápida disponibilidade de pessoal de anestesia, se necessário, foi seguro.

Odontologia

A literatura de odontologia que relatou estudos em estilo ECR focalizou mais a avaliação da eficácia de diferentes modos de sedação com propofol em vez de comparar o propofol com outras medicações tradicionais. Pacientes submetendo-se a procedimentos cirúrgicos ambulatoriais simples como extração de dentes terceiros molares compreenderam os grupos de estudo em todos os quatro trabalhos, muitas vezes com cada paciente servindo como sua própria comparação em duas sessões separadas. Nos estudos revistos, o objetivo foi obter sedação que fosse satisfatória para o paciente antes da administração da infil-

324 Seção III MANEJO PERIOPERATÓRIO

tração local ou bloqueio nervoso e a seguir um nível de sedação subsequente, conforme determinado pelo indivíduo controlando a sedação, fosse o paciente ou o profissional. Só um comparou o propofol com outro sedativo usando a mesma técnica de administração,[46] e outro examinou o propofol em relação a um sedativo diferente e usou também técnicas diferentes de administração.[47] Os outros dois compararam modos diferentes de aplicar propofol e nenhum outro sedativo foi usado.[17,18]

Quando o propofol foi comparado com o meto-hexital[46] ou o midazolam,[47] o propofol demonstrou ter superior recuperação e melhor aceitação pelos pacientes sem taxa aumentada de complicação[47] ou não houve diferença entre as duas medicações.[46] Os parâmetros medidos foram frequência cardíaca, saturação de oxigênio, pressão arterial, nível de sedação, cooperação do paciente, facilidade de execução do procedimento, satisfação do paciente e recuperação.

Os sistemas de aplicação avaliados nos dois outros estudos que usaram propofol foram infusão contínua, uma técnica de bolos controlada pelo paciente sem infusão, e um sistema mantido pelo paciente (SMP). A técnica SMP envolveu o uso de um conjunto de bomba computadorizada para infundir a uma velocidade que mantivesse uma concentração plasmática alvo de 1,4 mcg/mL. O computador ajustava a velocidade com base na idade e peso do paciente. O paciente podia então aumentar a infusão para fornecer um nível plasmático mais alto pressionando um botão em um aparelho de mão. Os parâmetros medidos foram pulso, frequência respiratória, pressão arterial, saturação de oxigênio, sedação, recuperação e satisfação do paciente. Nenhuma complicação cardiopulmonar foi relatada, e os tempos de recuperação foram semelhantes, do mesmo modo que as taxas de satisfação. Só dois pacientes foram considerados excessivamente sedados, definidos como não acordáveis à estimulação branda, e isso ocorreu apenas com o sistema SMP.[18] Em outro estudo, todos os pacientes que receberam a infusão contínua de propofol atingiram um nível de sedação no qual eram estimuláveis pelo comando[17] e nenhum paciente em qualquer estudo que recebeu bolos controlados pelo paciente atingiu um nível de sedação no qual eles não fossem estimuláveis. Em ambos os estudos, os grupos controlados pelos pacientes usaram menos propofol globalmente e a satisfação permaneceu alta.

ÁREAS DE INCERTEZA

É evidente a partir da literatura que o uso de propofol está crescendo entre não profissionais de anestesia. Entretanto, áreas de controvérsia giram em torno da aceitabilidade dos resultados, monitoramento adequado, definições constantes de profundidade de sedação e se o indivíduo que administra as medicações e o monitoramento tem a necessária educação e habilidade para identificar problemas em desenvolvimento e implementar correções.

Os tipos e quantidades de procedimentos que exigem sedação e analgesia estão aumentando,[11] e há crescentes pressões econômicas e sociais para especialistas de não anestesia administrarem sedação para procedimento sem a presença de um profissional de anestesia.[48-51] Estudos na literatura de não anestesiologia demonstram que o propofol, em comparação com protocolos tradicionais, tem um perfil de recuperação comparativamente mais seguro. Quer com sedação por propofol, quer por medicações tradicionais, os estudos relatam

períodos de apneia, hipotensão, hipoxia e perda de resposta à estimulação como condições aceitáveis intraprocedimento. Infelizmente, não há dados mostrando se esses eventos de curta duração são insignificantes e sem morbidade no longo prazo, conforme admitido pelos autores dos estudos.

Os profissionais de anestesia acreditam que monitorizar o paciente é a chave para manter a segurança, e variações intraprocedimento nos parâmetros cardiopulmonares devem ser tratadas. Infelizmente, outras especialidades diferem sobre quais parâmetros cardiopulmonares são monitorizados, como as alterações são definidas como importantes e se elas são tratadas. Embora a medição da frequência cardíaca, pressão arterial e saturação de oxigênio básicas, bem como simples observação, sejam comumente empregadas, outros parâmetros como ventilação adequada não são rotineiramente avaliados. A medicina de emergência é uma especialidade que definiu ativamente os requisitos de monitorização.[43] Pesquisadores identificaram que o uso de rotina de oxigênio suplementar pode retardar o reconhecimento de apneia ou obstrução da via aérea[50] porque nem todo movimento da parede torácica significa troca de ar. Eles advogam a medição do CO_2 expirado final por meio de cânulas nasais e definiram os parâmetros que sinalizam a presença de depressão respiratória subclínica. À parte a medicina de emergência, outros campos de não anestesia não usam rotineiramente mais do que monitorização básica. Finalmente, apesar das esperanças de que o monitoramento eletroencefalográfico como o BIS fosse se correlacionar com os níveis percebidos de sedação e talvez reduzir eventos adversos relacionados com excesso de sedação, os estudos não mostraram correlação.[21,22,43,44] Isso sugere que a tecnologia, como agora existente, oferece muito pouco, e seu uso não é recomendado por esses profissionais.

Outra área de preocupação são as muitas maneiras pelas quais a profundidade de sedação é definida. As definições são frouxamente semelhantes entre as escalas usadas, mas as designações numéricas podem causar confusão ao comparar a literatura (Tab. 48-1). A fim de evitar essa confusão, seria útil se um único documento descrevendo a variação da sedação, incluindo os extremos de ausência de sedação e anestesia geral, fosse universalmente aceito entre as especialidades. Descritores de uma só palavra como "mínima", "moderada" ou "profunda" com descrição explícita aceita do termo dariam uma compreensão mais abrangente do nível de sedação, em oposição a um valor numérico. Além disso, o conhecimento da profundidade pela qual os parâmetros cardiopulmonares podem ser afetados ou perdidos reflexos protetores da via aérea fornece melhores pontos finais de sedação e poderia reduzir a incidência de eventos adversos. Infelizmente, o desejo do médico de ter um paciente não responsivo durante um procedimento pode concordar com o desejo do paciente de não ter consciência, e resultar em excessiva sedação, apesar de vários estudos terem estabelecido que a sedação profunda não constitui um ponto final necessário para a satisfação do paciente ou o sucesso do procedimento.[18,24,27,33,36,38,47,52,53]

Quem está na realidade administrando as medicações e como decidir quando e que dose é outra área de preocupação para a comunidade profissional de anestesia. A endoscopia esteve advogando o uso de SPAE por algum tempo como um modo custo-efetivo e eficiente.[22,25–30,33] Entretanto, estudos mostram que a profundidade de sedação alcançada pode deslizar além de níveis profundos para dentro do que é comumente compreendido como sendo anestesia geral,[22,34,35] e às vezes não

Capítulo **48** O Propofol Deve ser Administrado por Não Anestesiologistas? **325**

está claro quem está prescrevendo as doses de fármacos e sua cronologia. Embora, nos Estados Unidos, a enfermeira envolvida em SPAE seja separada da enfermeira que assiste no procedimento, em um relatório europeu essa situação pode estar mudando.[40] Por outro lado, sistemas de infusão computadorizados controlados pelo paciente para prover sedação, como o sistema SMP descrito na literatura odontológica,[18,47] estão em desenvolvimento. Se essas forem as tendências vindouras, é preciso salientar a necessidade de melhores padrões de monitorização, melhores avaliações da sedação e educação sobre os efeitos adversos do propofol e seu tratamento.

DIRETRIZES

A ASA publicou várias diretrizes bem definidas sobre o uso do propofol por não profissionais de anestesia. Os mais relevantes aqui são "Continuum of Depth of Sedation",[19] "Statement on the Safe Use of Propofol"[54] e "Practice Guidelines for Sedation and Analgesia by Non-Anesthesiologists".[55] Embora esses documentos ainda não tenham ganhado aceitação universal fora da anestesiologia e haja documentos em competição promovidos por outras especialidades,[56,57] as classificações e diretrizes da ASA estão sendo reconhecidas na literatura não anestésica mais recente.[33,50,58]

RECOMENDAÇÕES DOS AUTORES

1. É improvável que venha a cessar o uso de propofol por não profissionais de anestesia. De muitas maneiras, o propofol pode ser tão ou mais seguro que medicações mais tradicionais. Entretanto, educação dos não profissionais de anestesia, especialmente aqueles responsáveis pela segurança do paciente, é necessária a fim de promover a segurança dos pacientes. É essencial compreender os riscos para os pacientes fora de jejum e fornecer o treinamento para alcançar apenas níveis moderados de sedação. A ASA fornece documentos para assistir em muitos aspectos do processo educacional e de credenciação, e eles devem estar no centro de qualquer programa de treinamento.
2. A monitorização deve ser padronizada e adequada. Dado o seu treinamento, experiência e ambiente cotidiano, recomendamos que os anestesiologistas estejam na primeira frente para determinar protocolos, iniciar treinamento, efetuar ou supervisionar revisões de competência e estabelecer programas de garantia da qualidade. Todos os dados devem ser submetidos a revisão periódica com respostas apropriadas a eventos sentinelas.
3. Todas as especialidades que usam sedação devem concordar em um conjunto constante de definições de profundidade de sedação. Isso ajudaria a promover pesquisa e desenvolver recomendações baseadas em evidência sobre segurança dos pacientes. A ASA publicou um documento definindo o *continuum* da profundidade de sedação que descreve as alterações fisiológicas, bem como a responsividade a diferentes profundidades, inclusive anestesia geral. Recomendamos o uso universal desse documento, uma vez que ele abriria a discussão e a comparação de dados entre os campos.
4. Os anestesiologistas não previam essa aceitação pronta de uma nova medicação anestésica fora da sua especialidade. Entretanto, é improvável que essa seja a última vez que esse cenário ocorre. Com uma ênfase cada vez maior em procedimentos ambulatoriais e medicações de curta ação, uma circunstância semelhante pode ocorrer outra vez. Idealmente, profissionais de anestesia estarão mais bem preparados para analisar o uso desses fármacos potentes por não profissionais de anestesia de maneira mais proativa. A ASA começou a estabelecer a documentação necessária para lidar com eventos futuros.

REFERÊNCIAS

1. Smith I, White PF, Nathanson M, Gouldson R: Propofol: An update on its clinical use. *Anesthesiology* 1994;81(4):1005-1043.
2. MacKenzie N, Grant IS: Propofol for intravenous sedation. *Anaesthesia* 1987;42:3-6.
3. Smith I, Monk TG, White PF, Ding Y: Propofol infusion during regional anesthesia: Sedative, amnestic, and anxiolytic properties. *Anesth Analg* 1994;79:313-319.
4. Gepts E, Claeys MA, Camu F, Smekens L: Infusion of propofol ("Diprivan") as sedative technique for colonoscopies. *Postgrad Med J* 1985;61(suppl 3):120-126.
5. Zacny JP, Lichtor JL, Coalson DW, Finn RS, Uitvlugh AM, Glosten B, et al: Subjective and psychomotor effects of subanesthetic doses of propofol in healthy volunteers. *Anesthesiology* 1992;76:696-702.
6. MacKenzie N, Grant IS: Comparison of the new emulsion formulation of propofol with methohexitone and thiopentone for induction of anaesthesia in day cases. *Br J Anaesth* 1985;57:725-731.
7. Tarazi EM, Philip BK: A comparison of recovery after sevoflurane or desflurane in ambulatory anesthesia. *J Clin Anesth* 1998;10:272-277.
8. Rolly G, Versichelen L, Huyghe L, Mungroop H: Effect of speed of injection on induction of anaesthesia using propofol. *Br J Anaesth* 1985;57:743-746.
9. Chan VWS, Chung FF: Propofol infusion for induction and maintenance of anesthesia in elderly patients: Recovery and hemodynamic profiles. *J Clin Anesth* 1996;8:317-323.
10. Wells JKG: Comparison of IC 35868, etomidate and methohexitone for day-case anaesthesia. *Br J Anaesth* 1985;57:732-735.
11. Aisenberg J, Brill JV, Ladabaum U, Cohen LB: Sedation for gastrointestinal endoscopy: New practices, new economics. *Am J Gastroenterol* 2005;100:996-1000.
12. Arrowsmith JB, Gerstmann BB, Fleischer DE, Benjamin SB: Results from the American Society for Gastrointestinal Endoscopy/U.S. Food and Drug Administration collaborative study on complication rates and drug use during gastrointestinal endoscopy. *Gastrointest Endosc* 1991; 37:421-427.
13. Lowrie L, Weiss AH, Lacombe C: The pediatric sedation unit: A mechanism for pediatric sedation. *Pediatrics* 1998;102:e30-e39.
14. Pershad J, Gilmore B: Successful implementation of a radiology sedation service staffed exclusively by pediatric emergency physicians. *Pediatrics* 2006;117:e413-e422.
15. Miner JR, Huber D, Nichols S, Biros M: The effect of the assignment of a pre-sedation target level on procedural sedation using propofol. *J Emerg Med* 2007;32(3):249-255.
16. Green SM. Propofol for emergency department procedural sedation— not yet ready for prime time. *Acad Emerg Med* 1999;6:975-978.
17. Osborne GA, Rudkin GE, Jarvis DA, Young IG, Barlow J, Leppard PI: Intra-operative patient-controlled sedation and patient attitude to control. *Anaesthesia* 1994;49:287-292.
18. Rodrigo MRC, Irwin MG, Tong CKA, Yan SY: A randomized crossover comparison of patient-controlled sedation and patient-maintained sedation using propofol. *Anaesthesia* 2003;58:333-338.
19. American Society of Anesthesiologists: Continuum of depth of sedation definition of general anesthesia and levels of sedation/analgesia. Approved by the ASA House of Delegates on October 13, 1999, and amended on October 27, 2004.
20. Ramsay MAE, Savege TM, Simpson BRJ, Goodwin R: Controlled sedation with alphaxalone-alphadolone. *BMJ* 1974;2:656-659.
21. Bower AL, Ripepi A, Dilger J, Boparai N, Brody FJ, Ponsky JL: Bispectral Index monitoring of sedation during endoscopy. *Gastrointest Endosc* 2000;52:192-196.
22. Drake LM, Chen SC, Rex DK: Efficacy of bispectral monitoring as an adjunct to nurse-administered propofol sedation for colonoscopy: A randomized controlled trial. *Am J Gastroenterol* 2006;101:2003-2007.
23. Qadeer MA, Vargo JJ, Khandwala F, Lopez R, Zuccaro G: Propofol versus traditional sedative agents for gastrointestinal endoscopy: A meta-analysis. *Clin Gastroent Hepatol* 2005;3:1049-1056.
24. Bright E, Roseveare C, Dalgleish D, Kimble J, Elliott J, Shepherd H: Patient-controlled sedation for colonoscopy: A randomized trial comparing patient-controlled administration of propofol and alfentanil with physician-administered midazolam and pethidine. *Endoscopy* 2003;35(8):683-687.

326 Seção III   MANEJO PERIOPERATÓRIO

25. Weston BR, Chadalawada V, Chalasani N, Kwo P, Overly CA, Symms M, et al: Nurse-administered propofol versus midazolam Chapter 48 Should Propofol Be Given by Nonanesthesia Providers? 325 and meperidine for upper endoscopy in cirrhotic patients. *Am J Gastroenterol* 2003;98:2440-2447.

26. Sipe BW, Rex DK, Latinovich D, Oerley C, Kinser K, Bratcher L, Kareken D: Propofol versus midazolam/meperidine for outpatient colonoscopy: Administration by nurses supervised by endoscopists. *Gastrointest Endosc* 2002;55:815-825.

27. Lee DWH, Chan ACW, Sze TS, Ko CW, Poon CM, Chan KC, et al: Patient-controlled sedation versus intravenous sedation for colonoscopy in elderly patients: A prospective randomized controlled trial. *Gastrointest Endosc* 2002;56:629-632.

28. Heuss LT, Drewe J, Schnieper P, Tapparelli CB, Pflimlin E, Beglinger C: Patient-controlled versus nurse-administered sedation with propofol during colonoscopy. A prospective randomized trial. *Am J Gastroenterol* 2004;99:511-518.

29. Vargo JJ, Zuccaro G, Dumont JA, Shermock KM, Morrow JB, Conwell DL, et al: Gastroenterologist-administered propofol versus meperidine and midazolam for advanced upper endoscopy: A prospective, randomized trial. *Gastroenterology* 2002;123:8-16.

30. Vargo JJ: Big NAPS, little NAPS, mixed NAPS, computerized NAPS: What is your flavor of propofol? *Gastrointest Endosc* 2007;66:457-459.

31. Riphaus A, Stergiou N, Wehrmann T : Sedation with propofol for routine ERCP in high-risk octogenarians: A randomized controlled study. *Am J Gastroenterol* 2005;100:1957-1963.

32. Chen WX, Lin HJ, Zhang WF, Gu Q, Zhong XQ, Yu CH, et al: Sedation and safety of propofol for therapeutic endoscopic retrograde cholangiopancreatography. *Hepatobiliary Pancreat Dis Int* 2005;4(3):437-440.

33. VanNatta ME, Rex DK: Propofol alone titrated to deep sedation versus propofol in combination with opioids and/or benzodiazepines and titrated to moderate sedation for colonoscopy. *Am J Gastroenterol* 2006;101:2209-2217.

34. Khoshoo V, Thoppil D, Landry L, Brown S, Ross G: Propofol versus midazolam plus meperidine for sedation during ambulatory esophagogastroduodenoscopy. *J Pediatr Gastroenterol Nutr* 2003;37:146-149.

35. Koshy G, Nair S, Norkus EP, Hertan HI, Pitchumoni CS: Propofol versus midazolam and meperidine for conscious sedation in GI endoscopy. *Am J Gastroenterol* 2000;95:1476-1479.

36. Crepeau T, Poincloux L, Bonny C, Lighetto S, Jaffeux P, Artigue F, et al: Significance of patient-controlled sedation during colonoscopy. *Gastroenterol Clin Biol* 2005;29:1090-1096.

37. Walker JA, McIntyre RD, Schleinitz PF, Jacobson KN, Haulk AA, Adesman P, et al: Nurse-administered propofol sedation without anesthesia specialists in 9152 endoscopic cases in an ambulatory surgery center. *Am J Gastroenterol* 2003;98:1744-1750.

38. Cohen LB, Hightower CD, Wood DA, Miller KM, Aisenberg J: Moderate level sedation during endoscopy: A prospective study using low-dose propofol, meperidine/fentanyl, and midazolam. *Gastrointest Endosc* 2004;58:795-803.

39. Heuss LT, Schnieper P, Drewe J, Pflimlin E, Beglinger C: Safety of propofol for conscious sedation during endoscopic procedures in high-risk patients—a prospective, controlled study. *Am J Gastroenterol* 2003;98:1751-1757.

40. Kulling D, Orlandi M, Inauen W: Propofol sedation during endoscopic procedures: How much staff and monitoring are necessary? *Gastrointest Endosc* 2007;66:443-449.

41. Havel CJ, Strait RT, Hennes H: A clinical trial of propofol vs midazolam for procedural sedation in a pediatric emergency department. *Acad Emerg Med* 1999;6(10):989-997.

42. Coll-Vinent B, Sala X, Fernandez C, Bragulat E, Espinosa G, Miro O, et al: Sedation for cardioversion in the emergency department: Analysis of effectiveness in four protocols. *Ann Emerg Med* 2003;42:767-772.

43. Miner JR, Biros M, Krieg S, Johnson C, Heegaard W, Plummer D: Randomized clinical trial of propofol versus methohexital for procedural sedation during fracture and dislocation reduction in the emergency department. *Acad Emerg Med* 2003;10(9):931-937.

44. Miner JR, Danahy M, Moch A, Biros M: Randomized clinical trial of etomidate versus propofol for procedural sedation in the emergency department. *Ann Emerg Med* 2007;49:15-22.

45. Barbi E, Gerarduzzi T, Marchetti F, Neri E, Verucci E, Bruno I, et al: Deep sedation with propofol by non-anesthesiologists; a prospective pediatric experience. *Arch Pediatr Adolesc Med* 2003;157:1097-1103.

46. Johns FR, Snadler NA, Buckley MJ, Herlich A: Comparison of propofol and methohexital continuous infusion techniques for conscious sedation. *J Oral Maxillofac Surg* 1998;56:1124-1127.

47. Leitch JA, Anderson K, Gambhir S, Millar K, Robb ND, McHugh S, Kenny GNC: A partially blinded randomized controlled trial of patient-maintained propofol sedation and operator-controlled midazolam sedation in third molar extractions. *Anaesthesia* 2004;59:853-860.

48. Rex DK, Heuss LT, Walker JA, Qi R: Trained registered nurse/endoscopy teams can administer propofol safely for endoscopy. *Gastroenterology* 2005;129:1384-1391.

49. Yaster M, Cravero JP: The continuing conundrum of sedation for painful and nonpainful procedures. *J Pediatr* 2004;145:10-12.

50. Green SM: Research advances in procedural sedation and analgesia. *Ann Emerg Med* 2007;49:31-36.

51. Lazzaroni M, Bianchi Porro G: Preparation, premedication, and surveillance. *Endoscopy* 2005;37:101-109.

52. Fanti L, Agostoni M, Casati A, Guslandi M, Giollo P, Torri G, Testoni PA: Target-controlled propofol infusion during monitored anesthesia in patients undergoing ERCP. *Gastrointest Endosc* 2004;60:361-366.

53. Campbell L, Imrie G, Doherty P, Porteous C, Millar K, Kenny GNC, Fletcher G: Patient maintained sedation for colonoscopy using a target controlled infusion of propofol. *Anaesthesia* 2004;59:127-132.

54. American Society of Anesthesiologists: Statement on the safe use of propofol. Approved by the ASA House of Delegates on October 27, 2004.

55. ASA Task Force on Sedation and Analgesia by Non-Anesthesiologists: Practice guidelines for sedation and analgesia by nonanesthesiologists. *Anesthesiology* 2002;96:1004-1017.

56. Frank LR, Strote J, Hauff SR, Bigelow SK, Fay K: Propofol by infusion protocol for ED procedural sedation. *Am J Emerg Med* 2006;24:599-602.

57. Training guideline for use of propofol in gastrointestinal endoscopy. *Gastrointest Endosc* 2004;60:167-171.

58. Bailey PL, Zuccaro G: Sedation for endoscopic procedures: Not as simple as it seems. *Am J Gastroenterol* 2006;101:2008-2010.

49 Aspiração: Existe uma Estratégia Ideal de Tratamento?

Neal H. Cohen, MD, MPH, MS

INTRODUÇÃO

A aspiração é um risco conhecido da anestesia e da cirurgia. Quando o paciente fica inconsciente, perde seu reflexo normal de proteção das vias aéreas. Outras situações também aumentam o risco de aspiração durante a anestesia e a cirurgia. Por exemplo, os pacientes portadores de refluxo gastroesofágico apresentam alto risco para a aspiração e suas consequências, particularmente no período perioperatório. A posição supina aumenta o risco de regurgitação e subsequente aspiração. A aspiração pode ter custos fisiológicos e econômicos significativos para o paciente; há também importantes questões relacionadas à responsabilidade profissional associada à aspiração. Ao mesmo tempo, presume-se que a aspiração possa ser evitada através de estratégias de tratamento específicas. Os anestesiologistas, portanto, vão longe para identificar os pacientes com risco de aspiração, para reduzir o risco e tratar a complicação quando ela é identificada. Inúmeras abordagens são utilizadas para reduzir o risco de aspiração e tratá-las, embora a evidência para apoiar a maioria das terapias seja limitada.

Para esclarecer a situação atual de conhecimentos relacionados aos riscos, complicações e tratamentos para as aspirações durante a anestesia, este capítulo revisará os dados disponíveis em relação ao diagnóstico de aspiração, discutirá a sua significância clínica e discutirá algumas das áreas controversas envolvendo o tratamento da aspiração com base em dados disponíveis atualmente.

OPÇÕES TERAPÊUTICAS

Minimizando o Risco

A chave para reduzir as complicações associadas às aspirações é minimizar a probabilidade de sua ocorrência. Mesmo quando a aspiração é testemunhada, o risco de complicações associadas a ela varia consideravelmente. Como resultado, a incidência de aspiração pode ser subestimada, e a sua relação com a evolução pós-operatória do paciente, subvalorizada.[1]

Uma série de abordagens tem sido recomendada para reduzir tanto o risco como as consequências fisiológicas da aspiração que podem ocorrer. O principal método para reduzir o risco de aspiração é assegurar que o paciente esteja com o estômago vazio antes da indução anestésica, especialmente para procedimentos cirúrgicos eletivos. O jejum é a abordagem recomendada para reduzir a quantidade de conteúdo gástrico. Embora não haja dados precisos para definir a duração exata do jejum que é necessário, algumas recomendações foram propostas relacionadas à sua duração e tipo de alimentos que devem ser evitados. Com base em revisão atualizada de diretrizes e com dados para apoiá-las, orientações práticas foram desenvolvidas para definir a duração mais adequada para o jejum de adultos e crianças, baseadas no estado atual de conhecimento. As orientações sugerem um período de jejum de no mínimo dua horas após a ingestão de líquidos claros. Pacientes adultos devem jejuar por, no mínimo, seis horas após uma refeição leve. As crianças que são amamentadas devem jejuar por quatro horas antes de procedimentos de cirurgia eletiva para o qual a anestesia será aplicada.[2,3]

Para reduzir o volume e a acidez da secreção gástrica, inúmeros agentes farmacológicos são recomendados. Embora muitos médicos indiquem rotineiramente o uso de um estimulante gastrointestinal ou bloqueadores de secreção ácida gástrica e antiácidos, existem poucos dados para apoiar o seu uso rotineiro. Em geral, o uso rotineiro de qualquer desses agentes não é recomendado, exceto em pacientes com alta probabilidade de demora no esvaziamento gástrico, como pacientes obesos ou diabéticos.[4] Para pacientes selecionados em alto risco de aspiração, quando antiácidos são usados, eles devem ser restritos aos antiácidos não particulados. O uso rotineiro de outros agentes, como os antieméticos e anticolinérgicos, não demonstrou diminuir o risco de aspiração pulmonar, embora eles possam ser de valor em pacientes selecionados como de alto risco de aspiração ou naqueles com refluxo gastroesofágico sabido, incluindo alguns pacientes idosos.[5,6]

Outra estratégia utilizada para reduzir a regurgitação e a possível aspiração é a pressão cricoide. Geralmente é empregada como parte da "técnica de indução sequencial rápida" para reduzir a probabilidade de regurgitação e aspiração (ou pelo menos minimizar a quantidade da aspiração),[7,8] reduzindo assim a magnitude das sequelas, mesmo quando ocorre a aspiração silenciosa. Embora geralmente utilizada, existem poucos dados objetivos para apoiar o seu valor, talvez porque seja difícil para confirmar a aplicação correta.[9]

Estratégias de Tratamento

O principal tratamento para a aspiração é de suporte. Oxigênio suplementar deve ser fornecido para garantir a oxigenação adequada. Higiene broncopulmonar rotineira e outras medidas de suporte são as únicas abordagens adicionais que demonstraram ser efetivas.[10] Não há dados que apoiem a iniciação empírica de outras terapias imediatamente após aspiração testemunhada ou suspeita.

No evento em que ocorre aspiração testemunhada, a remoção dos debris da orofaringe deve ser realizada utilizando

Seção III — MANEJO PERIOPERATÓRIO

cateter de sucção Yankauer. Se o paciente continuar a regurgitar ou vomitar ativamente, ele deve ser colocado na posição de cabeça para baixo e de lado, para prevenir aspiração posterior para dentro das vias aéreas. A colocação de tubo nasogástrico pode ser necessária para remover o conteúdo gástrico adicional e prevenir aspiração em andamento. A terapêutica broncodilatadora com beta-agonistas é indicada se o broncoespasmo é desencadeado pela aspiração. A terapêutica broncodilatadora não somente melhora os sibilos, como também pode beneficiar a função mucociliar e facilitar a eliminação de secreções no período pós-operatório.

Intervenções adicionais podem ser necessárias para alguns pacientes com aspiração de grande volume ou com material particulado conhecido ou material com pH baixo. A lavagem broncoalveolar não é indicada porque pode fazer com que o material aspirado se mova para um local distante nas pequenas vias aéreas, em vez de facilitar a limpeza da aspiração. A lavagem não reduz a probabilidade de ocorrência de pneumonite. A broncoscopia pode ser usada para facilitar a remoção de partículas aspiradas, principalmente quando um corpo estranho é identificado nas grandes vias aéreas. A ressuscitação com fluidos e vasopressores pode ser indicada se acontecer um processo inflamatório sistêmico.

Para a maioria dos pacientes que aspiram, a antibioticoterapia não é necessária e pode simplesmente aumentar o risco de infecções resistentes aos antibióticos. Em geral, os antibióticos devem ser administrados com base em infecção clínica documentada com escarro bacterioscópico Gram-positivo, culturas positivas ou infiltrado focal persistente associado com febre alta e elevada contagem de glóbulos brancos. Mais tarde, no curso pós-operatório do paciente, se um infiltrado persistir ou a cultura do escarro se tornar positiva, a cobertura antibiótica direcionada diretamente ao organismo atingido deve ser iniciada. Em situações clínicas selecionadas, a administração precoce de antibióticos pode ser apropriada. Por exemplo, se um paciente tiver obstrução intestinal conhecida ou o material aspirado for fétido, deve ser iniciada antibioticoterapia adequada que proporcione cobertura bacteriana Gram-negativa adequada.

EVIDÊNCIAS

Todo anestesiologista preocupa-se com a aspiração no período perioperatório, contudo existem poucos dados para apoiar o controle de estratégias para reduzir o risco de aspiração ou seu tratamento depois que ela ocorre. Embora o risco de aspiração e suas consequências, bem como estratégias de cuidados clínicos, tenham sido avaliados em ampla variedade de estudos, há pouca evidência para apoiar a nossa compreensão dos fatores de risco, a incidência real da aspiração ou formas mais eficazes de lidar com ela. Apesar dessa falta de evidências para apoiar a prática clínica, alguns princípios gerais foram definidos e o seu uso justificado com base em dados razoavelmente de confiança.

Incidência de Aspiração Clinicamente Significativa

Embora a aspiração seja motivo de preocupação para cada anestesiologista, a incidência de aspiração em pacientes que receberam anestesia é difícil de definir. Verificou-se ocorrer em um para cada 2.000-3.000 pacientes adultos submetidos a cirurgia eletiva e em um para cada 1.200-2.600 anestesias em crianças. Durante os procedimentos emergenciais, a incidência pode ser três a quatro vezes maior do que durante os procedimentos eletivos.[9,11,12] Uma das dificuldades em avaliar a informação obtida a partir dos estudos publicados sobre o risco de aspiração é a de diagnosticar, bem como a frequência, que varia consideravelmente na população de pacientes e nas abordagens de tratamento das vias aéreas. Em alguns casos, a aspiração pode ser silenciosa e não reconhecida. Além disso, a maioria dos pacientes que aspiram não demonstra qualquer evidência de complicações da aspiração. Mesmo aqueles pacientes que tenham aspiração testemunhada frequentemente apresentam sequelas, se houver, mínimas. Como resultado, o diagnóstico pode ser enganoso porque se baseia essencialmente nas complicações resultantes da aspiração, em vez da observação da aspiração em si.[1]

A incidência da aspiração relatada na literatura é influenciada pelos métodos usados para definir aspiração. As manifestações clínicas variam consideravelmente, principalmente com base no material aspirado. O paciente que perde o reflexo normal de tosse durante a indução da anestesia pode aspirar pequena quantidade de secreção oral, não apresentando manifestações clínicas óbvias e sem nenhuma consequência. Por outro lado, o paciente que regurgita o conteúdo gástrico, como logo depois de concluída uma grande refeição, e aspira material para dentro do pulmão, pode apresentar manifestações clínicas significativas, como laringoespasmo, broncoespasmo, aprisionamento aéreo, anormalidades (agudas e estendidas) nas trocas gasosas, pneumonite, pneumonia ou formação de abscesso pulmonar.

Diferenciando Pneumonite Aspirativa da Pneumonia Aspirativa

Devido à sobreposição de achados clínicos, a diferenciação entre pneumonite e pneumonia é um desafio para qualquer profissional. O diagnóstico definitivo de pneumonite ou pneumonia aspirativa é difícil de ser confirmado porque não há marcadores óbvios. Em geral, o diagnóstico é feito com base na apresentação clínica e sinais e sintomas clínicos. A pneumonite aspirativa frequente dá origem a um infiltrado, geralmente transitório, durante apenas poucas horas. Em geral, desaparece sem tratamento. Por outro lado, a aspiração, que é ácida, pode causar uma pneumonia química, resultando na exsudação de líquido para dentro do parênquima pulmonar. O risco de pneumonia química é maior se o pH do aspirado for inferior a 2,5 ou se a quantidade aspirada for grande ou particulada.[13-15] Se for aspirado sangue, pode haver um infiltrado imediatamente após a aspiração, mas geralmente clareia rapidamente com consequências mínimas.

A grande preocupação com o paciente que aspira é o risco de pneumonia. Embora o quadro clínico de pneumonite e pneumonia se sobreponham, se o paciente tem febre persistente que não pode ser atribuída a uma infecção por cicatriz cirúrgica ou outra causa cirúrgica, ou se desenvolve outras evidências clínicas de infecção ou sepse, infecção pulmonar deve ser considerada. Aumento dos glóbulos brancos, secreção purulenta e agravamento do estado clínico tem mais probabilidade de estar associadosa a pneumonia após aspiração do que a inflamação (pneumonite) sozinha.[14]

Fatores de Risco para Aspiração

O maior conjunto de evidências relacionadas ao diagnóstico e ao tratamento de aspiração tem se concentrado na identificação de pacientes com risco aumentado, em particular no cenário de anestesia e cirurgia. Infelizmente, esses estudos não definem rígida ou consistentemente a aspiração pulmonar, tornando assim difícil a estimativa do risco e a análise da história natural da aspiração.

Apesar da dificuldade em identificar os fatores de risco específicos, uma série de fatores tem sido associados a maior probabilidade de aspiração. Pacientes traumatizados e qualquer um com retardo de esvaziamento gástrico apresentam risco maior de aspiração enquanto estão inconscientes. Muitos pacientes que sofreram trauma pouco depois de terem se alimentado estão com o estômago cheio; a dor e o desconforto também irão retardar o esvaziamento gástrico. Além disso, o paciente traumatizado pode estar com o nível de consciência alterado devido à lesão, comprometendo a habilidade de proteger as vias aéreas antes da entubação traqueal. O mesmo é válido para o paciente com dor acentuada e aqueles que tenham recebido recentemente analgésicos narcóticos que reduzem o esvaziamento gástrico. Outros pacientes com risco de aspiração incluem aqueles com anormalidades preexistentes das vias aéreas, pacientes com doença esofágica, distúrbios de motilidade e tônus do esfíncter gastroesofágico alterado.[5,6,13] O paciente obeso e a paciente grávida também apresentam risco aumentado para a aspiração devido ao retardo no esvaziamento gástrico e, em alguns casos, ao baixo pH do conteúdo gástrico.

Além do aumento do risco de aspiração em populações selecionadas de pacientes, a probabilidade de desenvolvimento de pneumonia aspirativa também varia. O principal problema para o médico é compreender quais pacientes são mais vulneráveis à aspiração com sequelas graves, como pneumonia, *versus* aqueles que aspiram sem consequências fisiológicas. Por exemplo, a pneumonite aspirativa é uma complicação bem conhecida após *overdose* de fármacos, convulsão, acidente vascular cerebral, e está associada à anestesia geral. A aspiração há muito tem sido considerada como a causa mais comum de morte para pacientes que sofrem de disfagia e comprometimento no reflexo da tosse, como pode ocorrer em pacientes com doença neurológica. Estima-se que 5-15% da comunidade com pneumonia adquirida é secundária à aspiração.[14] Essa complicação provavelmente é mais comum em pacientes idosos que residem em asilos.

Em um estudo que avaliou a significância da aspiração pulmonar durante o período perioperatório, a aspiração pulmonar foi definida com base na presença de secreção biliar ou material particulado na árvore traqueobronquial, ou com presença de novo infiltrado pulmonar na radiografia de tórax do pós-operatório em paciente sem achados clínicos no exame pré-operatório.[12] Certamente, essa definição pode equivocadamente incluir pacientes com edema pulmonar pós-operatório ou pacientes com pneumonia preexistente que não foi detectada.

Algumas condições gerais estão associadas ao aumento do risco de aspiração. Elas englobam, segundo a Sociedade Americana de Anestesiologia (ASA), o estado físico e pacientes submetidos a procedimentos de emergência. Acredita-se que muitas outras situações possam estar associadas à aspiração, mas *não* foram encontrados fatores de risco independentes por esses autores. Algumas delas incluem idade, sexo, obesidade, ingestão alimentar dentro de três horas, experiência e tipo do provedor de anestesia e tipo de procedimento cirúrgico. É interessante que nenhuma aspiração pulmonar foi detectada nas pacientes submetidas à cesariana sob anestesia geral. As condições predisponentes mais comuns de aspiração associadas a pacientes submetidos a procedimentos eletivos são obstruções gastrointestinais, falta de coordenação da deglutição,[14] depressão do nível de consciência[14] e ter se alimentado recentemente.[15]

Dados de estudos, tanto de animais como de humanos, sugerem que o principal determinante para o desenvolvimento de pneumonia aspirativa é o pH do aspirado. Um pH inferior a 2,5 no aspirado é necessário para causar pneumonite aspirativa clinicamente significativa.[15] O volume do aspirado também contribui para a possibilidade de pneumonite. Inúmeros estudos indicam que o volume crítico é de 25 mL, ou 0,4 mL/kg para causar pneumonite.[16] Os antiácidos particulados podem aumentar o pH gástrico, mas podem também causar problemas pulmonares quando materiais particulados são aspirados. Por outro lado, os antiácidos não particulados que frequentemente são administrados para reduzir o pH do conteúdo gástrico podem contribuir para o risco de pneumonite porque aumentam o volume gástrico residual.

O impacto combinado do pH e do volume sobre o risco de pneumonite aspirativa não está claramente definido. Em pelo menos um estudo avaliando as implicações do volume e pH, 80% dos ratos sobreviveram à aspiração de volumes superiores a 2,0 mL/kg, enquanto o pH foi superior a 2,5.[17] Outros estudos apoiam essa conclusão, o que sugere que a administração de antiácidos não particulados é adequado para o paciente com maior risco para a aspiração, apesar do seu efeito sobre o volume intragástrico.

Estratégias de Indução Anestésica em Pacientes de Risco

Para pacientes com risco de aspiração, incluindo aqueles com estômago cheio ou com retardo no esvaziamento gástrico (p. ex., paciente diabético, paciente obeso), as vias aéreas devem ser protegidas com extrema cautela. Embora os dados sobre o seu valor sejam limitados, é provável que seja prudente administrar uma dose de antiácido não particulado antes da indução anestésica. A pressão cricoide deve ser aplicada quando o reflexo de proteção normal do paciente está comprometido ou se suspeita de que o paciente está com o estômago cheio. Esses pacientes devem ser colocados em posição em que a cabeça fique elevada, quando clinicamente possível, embora o posicionamento seja ditado pela necessidade clínica global do paciente.

A via aérea específica a ser usada para o paciente em risco de aspiração não é conhecida. Embora um tubo endotraqueal com balonete (*cuff*) deva ser utilizado para a maioria dos pacientes com risco de aspiração, a presença de só um *cuff* não pode proteger o paciente da aspiração de líquidos ao seu redor, particularmente se o paciente tem pressão gástrica e volume de secreções aumentado e está na posição supina. No entanto, o tubo endotraqueal com *cuff* irá proteger contra a

330 Seção III   MANEJO PERIOPERATÓRIO

aspiração de grandes partículas. Atualmente existem alguns relatos de casos sugerindo que os tubos endotraqueais com baixo volume e *cuffs* com baixa pressão podem reduzir o risco de aspiração.[18] A máscara laríngea ProSeal também mostrou proteger os pacientes pediátricos e adultos a partir de grande volume aspirado, embora não existam estudos que confirmem que essas vias sejam tão eficazes quanto os tubos endotraqueais com *cuff* para reduzir o risco de aspiração.[19-21]

Documentação de Aspiração

A aspiração de líquidos claros com pH alto e quantidade limitada é geralmente tolerada com um mínimo de sequelas. No entanto, é difícil prever se um indivíduo doente irá desenvolver uma pneumonite clinicamente significativa, uma pneumonia ou uma síndrome de angústia respiratória aguda (SARA) após a aspiração. A condição clínica subjacente do paciente, o estado fisiológico no momento da aspiração e outros fatores irão influenciar o curso subsequente. Para garantir que o paciente está sendo tratado adequadamente, quando houver suspeita de aspiração, ele deve ser observado através de monitores por várias horas após a aspiração. Uma radiografia de tórax deve ser realizada e reavaliada para a evidência da aspiração ou de um infiltrado pulmonar.

TRATAMENTO

Antibióticos e corticosteroides não devem ser administrados empiricamente ao paciente. Os antibióticos, contudo, devem ser dados somente quando o episódio apresentado pelo paciente for associado a alta probabilidade de Gram-negativos ou organismos anaeróbios, como na obstrução do intestino delgado. Além disso, se os sintomas do paciente continuam a se agravar ou não mostram sinais de melhora após dois a três dias, antibióticos de largo espectro são indicados pelo menos até que um diagnóstico positivo seja estabelecido por meio de cultura e estudos de sensibilidade. Não existem dados para apoiar a administração de corticoesteroides em casos de aspiração. Estudos recentes realizados em modelos com animais sugerem que macrófagos alveolares desempenham um importante papel na resposta inflamatória à aspiração, particularmente em casos de lesão pulmonar induzida por ácido. Nessa situação, a administração de um agente para a depleção dos macrófagos foi altamente eficaz na redução do recrutamento neutrofílico e da permeabilidade vascular no pulmão.[22] É desconhecida se essa terapia tem aplicação no tratamento da aspiração em seres humanos.

Sequela de Aspiração Associada à Anestesia

A resolução da maioria dos casos de aspiração é sem tratamento específico. Entretanto, em algumas situações específicas, a aspiração pode resultar em várias anormalidades clinicamente significantes. A aspiração pode precipitar a pneumonite, dar origem à pneumonia ou resultar na SARA. A aspiração não só pode levar as essas graves sequelas, mas também pode comprometer seriamente a oxigenação no período perioperatório. Qualquer aspiração nas vias aéreas superiores, incluindo os materiais particulados, pode causar laringoespasmo ou broncoespasmo agudo. Com o cuidado de suporte, essas con-

sequências geralmente são controladas facilmente. Se o material particulado penetra nas pequenas vias aéreas, o paciente pode desenvolver tanto uma pneumonite como uma pneumonia aspirativa. A mesma sequela pode resultar de aspiração de material fecaloide ou de aspirados ácidos. A aspiração de conteúdo gástrico com elevado teor de gordura pode resultar em pneumonia lipídica grave. A pneumonia aspirativa é uma resposta inflamatória nas vias aéreas. Inicialmente ela foi descrita em gestantes por Mendelson e é referida frequentemente como síndrome de Mendelson. A síndrome de Mendelson ocorre quando o conteúdo gástrico lesa quimicamente a árvore brônquica. Em contraste com a pneumonite aspirativa, a pneumonia aspirativa é um processo infeccioso causado pela introdução e proliferação de bactérias nos pulmões. Distinguir esses dois diagnósticos continua a ser um desafio clínico, mas é importante porque a diferenciação tem implicações tanto prognósticas como terapêuticas.

Além de desenvolver pneumonia aspirativa após aspiração, os pacientes também estão em risco de abscesso pulmonar, mais comumente em aspiração de organismos anaeróbicos. Os pacientes de maior risco para essa complicação são aqueles que se apresentam com nível de consciência deprimida, com disfunção da deglutição, tosse debilitada e história de abuso de fármacos. Nesses pacientes, uma cavidade pode ser observada nos raios de tórax. Quando um abscesso pulmonar é identificado, os antibióticos podem ou não ser eficazes. O paciente pode também exigir procedimento intervencional radiológico ou cirúrgico para drenar o abscesso.

CONTROVÉRSIAS

Antibioticoterapia

O início da antibioticoterapia empírica após a aspiração é desencorajado; no entanto, muitos clínicos não resistem e administram antibióticos de largo espectro para pacientes que tiveram aspiração enquanto estavam sob seus cuidados. Geralmente, os antibióticos devem ser administrados cuidadosamente e apenas quando houver evidência clínica que confirme a infecção ou quando a condição clínica do paciente estiver deteriorando apesar do cuidado intensivo. A maioria dos trabalhos que tentaram avaliar o uso e o tempo correto para o início da terapia sugere que o início da antibioticoterapia somente deve ser considerado quando os sintomas são persistentes por três dias.[23] Nesse momento, é importante avaliar o caso para se estabelecer a cobertura de antibiótico própria para cada situação. Pacientes que estiveram internados por vários dias têm risco aumentado de pneumonia por gram-negativos ou, se já estiverem fazendo uso de antibiótico, eles podem desenvolver pneumonia por microrganismos resistentes, enquanto outros pacientes têm maior chance de apresentar pneumonia por bactérias anaeróbicas, presentes na flora oral de pacientes saudáveis.

A antibioticoterapia deve ser baseada em resultados de hemocultura, culturas de lavados brônquicos e de fluidos pleurais quando houver suspeita de enfisema ou de abscesso. Se os resultados das culturas não estiverem disponíveis, a terapia com antibióticos de largo espectro deve ser iniciada até que se tenha o resultado de culturas feitas novamente.

Existe uma situação clínica em que a administração precoce de antibióticos pode ser necessária. Nos pacientes que tiveram aspiração de vômitos fecaloides, principalmente nos casos de obstrução de intestino delgado, o risco de infecção pulmonar é alto. Esses pacientes podem se beneficiar com o início imediato de terapia com antibióticos de largo espectro para prevenir o desenvolvimento de pneumonia necrotizante séria. Se os antibióticos forem iniciados nessa situação, culturas seriadas de escarro (minilavado broncoalveolar) devem ser realizadas, e a sensibilidade dos antibióticos deve ser ajustada de acordo com o resultado desses exames.

Esteroides

Apesar de serem administrados com frequência após a aspiração, não existe forte evidência de que o uso de corticosteroides beneficie o paciente. Dois estudos do início da década de 1980 falharam ao tentar mostrar o benefício dos corticosteroides em modelos animais, particularmente em relação à lesão pulmonar, à função pulmonar, ao edema intersticial e ao desfecho clínico.[24,25] Em um ensaio clínico placebo-controlado, duplo cego, foi encontrada lesão pulmonar para se resolver rapidamente, tal como determinado pela radiografia do tórax em pacientes que receberam corticosteroides.[26] Apesar da resolução mais rápida dos infiltrados, não houve diferença na evolução clínica. Devido à falta de dados que suportem o uso de corticosteroides, estes acabam não tendo função no tratamento do paciente que teve aspiração pulmonar.

Broncoscopia e Lavado Broncoalveolar

O uso de broncoscopia ou lavagem após a aspiração é limitado.[10] Para os pacientes que aspiraram corpo estranho, como por exemplo um dente, dentadura ou chiclete, a broncoscopia pode ser a única maneira de retirar o objeto estranho. Na maioria das outras situações, a lavagem com solução salina e a aspiração são suficientes. A lavagem seletiva de alguns segmentos não é recomendada, pois a pressão da irrigação pode fazer com que o material aspirado seja empurrado para as pequenas vias aéreas, tornando mais difícil para o paciente mobilizar essa secreção. Como o *clearance* mucociliar e a tosse são mecanismos mais eficientes que a aspiração seletiva, se possível, a traqueia do paciente deve ser extubada tão cedo como clinicamente adequado para encorajar higiene broncoplerural normal. Apenas quando o paciente não tem força suficiente para tossir ou quando seu estado neurológico é persistentemente deprimido, a sucção profunda é requerida.

DIRETRIZES

A aspiração é uma complicação conhecida da anestesia e da cirurgia. Para a maioria dos pacientes, o tratamento clínico dos pacientes deve ser direcionado para a diminuição dos riscos de aspiração. As de redução do risco incluem minimizar a perda dos reflexos de proteção da via aérea sempre que possível, reduzir a quantidade e aumentar o pH do conteúdo gástrico e realizar manobras protetoras suplementares, como a pressão sobre a cricoide durante a manipulação da via aérea. Para pacientes com alto risco de aspiração, o uso de antiácido não particulado pode ser apropriado (pacientes obesos e ges-

tantes). Para pacientes que apresentam retardo no tempo de esvaziamento gástrico, como no caso de pacientes diabéticos, a administração de um estimulante gástrico (p. ex., metoclopramida) pode ser indicada.

Quando a aspiração for observada ou quando o quadro clínico for sugestivo de aspiração, um exame clínico apurado e raios X de tórax devem ser realizados. O paciente deve permanecer monitorizado até estar clinicamente estável e sem evidências de problemas na troca gasosa ou outras complicações fisiológicas. O tratamento do paciente deve ser realizado de acordo com os achados da avaliação do mesmo. Se o paciente apresentar sibilos ou outra evidência de aumento na resistência da via aérea, broncodilatadores devem ser administrados. Se o paciente desenvolver infiltrado pulmonar, raios X de tórax seriado devem ser realizados para se observar a evolução do paciente.

A administração rotineira de antibióticos e corticosteroides deve ser evitada no paciente que aspirou. O cuidado desse paciente deve ser de suporte, com administração suplementar de oxigênio, monitorando a troca gasosa e os parâmetros hemodinâmicos. Líquidos devem ser administrados para manter o volume intravascular. Se o paciente tiver como diagnóstico a obstrução intestinal ou se o conteúdo aspirado for fétido, a administração precoce de antibióticos pode ser necessária, porém a antibioticoterapia, assim que possível, deve ser guiada pelos resultados das culturas seriadas de escarro. A administração rotineira de antibióticos após a aspiração não é indicada e pode colocar o paciente em risco de desenvolver infecções resistentes a antibióticos. A administração de corticosteroides não é indicada.

RECOMENDAÇÕES DO AUTOR

- Minimizar o risco de aspiração:
  - Pacientes submetidos a cirurgia eletiva devem ficar de jejum de no mínimo duas horas para líquidos claros e seis horas para refeição leve, antes do início da anestesia.
  - Administrar antiácido não particulado para os pacientes com alto risco para aspiração.
  - Fazer pressão sobre a cricoide e evitar a ventilação com pressão positiva sempre que possível durante o tratamento de emergência das vias aéreas (*crash induction*), embora nenhuma abordagem tenha sido documentada para reduzir o risco de aspiração.
- Diagnosticar aspiração:
  - Fazer raios X de tórax seriado com base na evolução clínica.
  - Fazer cultura e antibiograma da secreção brônquica para diagnosticar pneumonia.
- Tratar aspiração:
  - Terapia de suporte.
  - Oferecer oxigênio suplementar.
  - Infundir líquidos para otimizar o volume intravascular.
  - Realizar higiene broncopulmonar de rotina.
  - Antibióticos de rotina não são indicados, tratar infecções conhecidas com base na evidência clínica de pneumonia e culturas.
- Evitar corticosteroides.

REFERÊNCIAS

1. Shigemitsu H, Afshar K: Aspiration pneumonias: Underdiagnosed and under-treated. *Curr Opin Pulm Med* 2007;13:192-198.

332 Seção III MANEJO PERIOPERATÓRIO

2. Practice guidelines for preoperative fasting and the use of pharmacologic agents to reduce the risk of pulmonary aspiration: Application to healthy patients undergoing elective procedures: A report by the American Society of Anesthesiologists Task Force on Preoperative Fasting. *Anesthesiology* 1999;90:896-905.

3. Soreide E, Ljungqvist O: Modern preoperative fasting guidelines: A summary of the present recommendations and remaining questions. *Best Pract Res Clin Anaesthesiol* 2006;20:483-491.

4. Tokumine J, Sugahara K, Fuchigami T, Teruya K, Nitta K, Satou K: Unanticipated full stomach at anesthesia induction in a type I diabetic patient with asymptomatic gastroparesis. *J Anesth* 2005;19:247-248.

5. Kikawada M, Iwamoto T, Takasaki M: Aspiration and infection in the elderly: Epidemiology, diagnosis and management. *Drugs Aging* 2005;22:115-130.

6. Ng A, Smith G: Gastroesophageal reflux and aspiration of gastric contents in anesthetic practice. *Anesth Analg* 2001;93:494-513.

7. Bell HE: Antacids and cricoid pressure in the prevention of fatal aspiration syndrome. *Lancet* 1979;2:354.

8. Lawes EG, Campbell I, Mercer D: Inflation pressure, gastric insufflation and rapid sequence induction. *Br J Anaesth* 1987;59:315-318.

9. Janda M, Scheeren TW, Noldge-Schomburg GF: Management of pulmonary aspiration. *Best Pract Res Clin Anaesthesiol* 2006;20:409-427.

10. Moore FA: Treatment of aspiration in intensive care unit patients. *J Parent Enteral Nutr* 2002;6:S569-574.

11. Olsson GL, Hallen B, Hambraeus-Jonzon K: Aspiration during anaesthesia: A computer-aided study of 185,358 anaesthetics. *Acta Anaesthesiol Scand* 1986;30:84-92.

12. Warner MA, Warner ME, Weber JG: Clinical significance of pulmonary aspiration during the perioperative period. *Anesthesiology* 1993;78:56-62.

13. Smith G, Ng A: Gastric reflux and pulmonary aspiration in anaesthesia. *Minerva Anestesiol* 2003;69:402-406.

14. Marik PE: Aspiration pneumonitis and aspiration pneumonia. *N Engl J Med* 2001;344:665-671.

15. Vandam LD: Aspiration of gastric contents in the operative period. *N Engl J Med* 1965;273:1206-1208.

16. Roberts RB, Shirley MA: Reducing the risk of acid aspiration during cesarean section. *Anesth Analg* 1974;53:859-868.

17. James CF, Modell JH, Gibbs CP, Kuck EJ, Ruiz BC: Pulmonary aspiration—effects of volume and pH in the rat. *Anesth Analg* 1984;63:665-668.

18. Young PJ, Pakeerathan S, Blunt MC, Subramanya S: A lowvolume, lowpressure tracheal tube cuff reduces pulmonary aspiration. *Crit Care Med* 2006;34:900-902.

19. Evans NR, Llewellyn RL, Gardner SV, James MF: Aspiration prevented by the ProSeal laryngeal mask airway: A case report. *Can J Anaesth* 2002;49:413-416.

20. Wheeler M: ProSeal laryngeal mask airway in 120 pediatric surgical patients: A prospective evaluation of characteristics and performance. *Paediatr Anaesth* 2006;16:297-301.

21. Goldmann K, Jakob C: Prevention of aspiration under general anesthesia by use of the size 2 ProSeal laryngeal mask airway in a 6-year-old boy: A case report. *Paediatr Anaesth* 2005;886-889.

22. Beck-Schimmer B, Rosenberger DS, Neff SB, Jamnicki M, Suter D, Fuhrer T, et al: Pulmonary aspiration: New therapeutic approaches in the experimental model. *Anesthesiology* 2005;103:556-566.

23. Marik PE, Brown WJ: A comparison of bronchoscopic vs blind protected specimen brush sampling in patients with suspected ventilator-associated pneumonia. *Chest* 1995;108:203-207.

24. Lowrey LD, Anderson M, Calhoun J, Edmonds H, Flint LM: Failure of corticosteroid therapy for experimental acid aspiration. *J Surg Res* 1982;32:168-172.

25. Wynne JW, DeMarco FJ, Hood CI: Physiological effects of corticosteroids in foodstuff aspiration. *Arch Surg* 1981;116:46-49.

26. Sukumaran M, Granada MJ, Berger HW, Lee M, Reilly TA: Evaluation of corticosteroid treatment in aspiration of gastric contents: A controlled clinical trial. *Mt Sinai J Med* 1980;47: 335–340.

SEÇÃO IV

ANESTESIA REGIONAL

50 Fármacos Anti-inflamatórios Não Esteroidais, Medicações Antiplaquetárias e Anestesia no Neuroeixo

Lynn M. Broadman, MD e Edmund H. Jooste, MBChB

INTRODUÇÃO

Muitos indivíduos utilizam inibidores da cicloxigenase 1 e cicloxigenase 2 (fármacos anti-inflamatórios não esteroidais [AINES] COX-1 e COX-2) numa base regular. Isso é particularmente verdade em idosos, que são predispostos à osteoartrite e a doenças reumatoides. Os idosos são mais comumente submetidos à colocação de *stent* cardíaco ou angioplastias coronarianas, e podem estar em uso de medicações antiplaquetárias como as tienopiridinas (ticlopidina e clopidogrel) ou dos mais novos antagonistas plaquetários, os agentes plaquetários glicoproteína IIb/IIIa (como abciximab, eptifibatide e tirofiban). Todos esses agentes alteram a função plaquetária e podem aumentar o risco de formação de hematoma raquidiano/peridural. Todos os anestesistas devem estar familiarizados com esses agentes e como eles funcionam. O mais importante é estarem familiarizados com as diretrizes estabelecidas pela American Society of Regional Anesthesia (ASRA),[1] German Society of Anesthesiology and Intensive Care Medicine (DGAI)[2] e Fórum de Consenso Espanhol[3]. Essas diretrizes irão ajudar a decidir quando esses agentes devem ser suspensos antes da cirurgia/anestesia e quando é seguro remover os cateteres raquidiano/peridural no intuito de promover segurança a todos os pacientes com a margem mais ampla possível.

OPÇÕES

Pode parecer que voltamos ao começo no uso da aspirina (AAS) como agente quimioprofilático para embolia pulmonar (EP) seguindo colocação de pinos no quadril, cirurgia de substituição total do quadril e cirurgia de substituição no joelho. O material apresentado no Third ASRA Consensus Conference (Vancouver, British Columbia, Canadá, em abril de 2007) poderia sugerir que existe um crescimento substancial da literatura que mostra que a trombose venosa profunda (TVP) não é um marcador acurado para o risco de doença embólica que segue a cirurgia total de articulação, já que a incidência de EP não está declinando proporcionalmente com a redução da incidência de TVP que resulta do uso atual de regimes de heparina de baixo peso molecular (HBPM).[4] Além disso, quando a HPBM é usada como agente profilático primário de TVP, existe risco aumentado de que os pacientes possam desenvolver hematoma profundo em torno da prótese[4,5] ou outro sangramento cirúrgico.[6] Se um paciente desenvolve profundo hematoma periprotético existe risco substancial de que desenvolva infecção protética e necessite de cirurgia adicional. Mais importante, o paciente pode requerer amputação do membro envolvido. Por outro lado, o uso de AAS em associação com dispositivos de compressão pneumática permite o provimento de analgesia peridural no período pós-operatório. Isso, por sua vez, possibilita que os pacientes deambulem com o mínimo desconforto no período pós-operatório imediato e participem ativamente da fisioterapia.[4,5] Como resultado do protocolo anteriormente mencionado, a incidência de EP é a mesma daquela vista com terapia com HBPM seguindo artroplastia total de articulação.[4,5] Adicionalmente, uma revisão exaustiva da literatura e metanálise das formações dos hematomas espinhais feita por Kreppel e colegas[7] mostrou que somente 10% de todos os hematomas espinhais estavam associados com o uso de procedimento anestésico espinhal e que 60% dessas formações de hematomas peridurais estavam associados com a presença de coagulopatia ou um anticoagulante teria sido administrado para o paciente. Mais importante, nenhuma dessas formações de hematomas ocorreu na presença de AAS ou AINES sozinho.[7] Parece, assim, seguro que não há risco de formação de hematomas espinhais com a escolha do tempo de uma única dose ou técnicas de cateter em relação à dosagem dos AINEs ou AAS. Mas qual é a evidência de que a quimioprofilaxia da aspirina reduz os riscos de doença tromboembólica para um nível aceitável de cirurgia de substituição de articulação? Um recente estudo prospectivo de Lotke e Lonner[4] usou quimioprofilaxia com AAS, deambulação precoce, uso aumentado de anestesia regional e compressão pneumática intermitente para prevenir EP fatal em 3.473 pacientes consecutivos submetidos a artroplastia total de joelho. Novamente, os autores utilizaram uma redução na incidência de EP fatal, não TVP, para determinar a efetividade nos seus protocolos

336 Seção IV ANESTESIA REGIONAL

de estudo e compararam seus resultados contra aqueles de múltiplos outros estudos nos quais agentes quimioprofiláticos mais convencionais, como varfarina, fondaparinux ou HBPM, foram utilizados seguindo-se à artroplastia total de joelho. O período de estudo decorrido foi de no mínimo seis semanas após cada substituição da articulação. Lotke e Lonner[4] tiveram um total de nove óbitos durante o estudo, dois por EP, cinco por eventos cardíacos, um de acidente vascular cerebral, um de embolia gordurosa e três de eventos cardíacos associados nos quais a EP não poderia ser descartada como causa primária do óbito. Dessa forma, os melhores e piores cenários para EP foram 0,06% e 0,14%, respectivamente. Treze pacientes necessitaram de reoperação para drenar um hematoma profundo na ferida (0,4%). Os resultados desse estudo comparam-se quase favoravelmente em relação à incidência de EP fatal quando comparados com múltiplos estudos nos quais agentes quimioprofiláticos mais convencionais eram usados para prevenir EP em pacientes que tiveram substituição total do joelho. Contudo, a incidência de EP foi encontrada como sendo em torno de 0,1% em outros estudos, independentemente do quimioprofilático usado. Finalmente, a incidência de eventos adversos de sangramento no pósoperatório no estudo de Lotke e Lonner[4] foi somente de 0,3%. Essa incidência é substancialmente menor do que a taxa de 2-5% relatada na literatura com regimes quimioprofiláticos mais convencionais.

EVIDÊNCIA

Fármacos Anti-inflamatórios Não Esteroidais Cicloxigenase 1 (AINES COX-1)

A aspirina causa uma inibição da função plaquetária através da inibição da cicloxigenase plaquetária, uma enzima que contribui para a biossíntese do tromboxano A_2 a partir do ácido araquidônico. O tromboxano A_2 é necessário para a formação de tromboxano, uma prostaglandina que é um potente estimulador de adesão e agregação.[8] Devido à reação entre a aspirina e a cicloxigenase da membrana plaquetária ser irreversível, a inibição da função plaquetária dura a vida das plaquetas (7-10 dias).

Os AINES COX-1 remanescentes (naproxeno, ketorolac, piroxicam, ibuprofeno e outros) também atuam como inibi-

dores da síntese das prostaglandinas. Todos causam inibição competitiva reversível plaquetária, e a função plaquetária normalmente retorna dentro de 1-3 dias após a suspensão.[9]

Horlocker e colegas[10-12] e Urmey e Rowlingson[9] acreditam que exista um risco mínimo de formação de hematoma espinhal quando a terapia antiplaquetária pré-operatória é administrada com aspirina ou outro AINES COX-1. Todas essas autoridades acreditam que *não* seja necessário suspender esses agentes antes da cirurgia ou evitar anestesia peridural ou raqui em pacientes que usaram esses medicamentos no período pré-operatório. Eles também acreditam que é seguro para remover cateteres peridurais dos pacientes nos quais se administrou aspirina ou AINES no período pós-operatório.

Tryba[13] publicou uma revisão extensa sobre hematoma espinhal associado com anestesia regional. Treze casos de hematoma foram identificados na revisão de aproximadamente 850.000 anestesias peridurais. Sete casos de hematoma espinhal foram identificados em 650.000 anestesias peridurais. A análise estatística desses dados resulta em incidência estimada de hematoma espinhal de 1:150.000 com anestesia peridural e 1:220.000 com bloqueio raquidiano. Essas estimativas representam o risco basal de formação do hematoma espinhal com anestesia no neuroeixo na ausência de agentes antiplaquetários.

Horlocker e colegas[11] revisaram retrospectivamente 805 prontuários de pacientes que estavam recebendo AINES e nos quais também foi administrado anestésico no eixo espinhal. Nenhum dos pacientes desenvolveu hematoma espinhal no período pós-operatório. Em estudo prospectivo mais recente, Horlocker e colegas[12] estudaram 924 pacientes que receberam 1.000 anestésicos raquidianos e peridurais. Trezentos e oitenta e seis (39%) desses pacientes estavam tomando aspirina ($n = 193$) ou outro AINES COX-1 ($n = 293$) no período pré-operatório. A presença de sangue foi notada durante a colocação da agulha ou cateter (complicações hemorrágicas menores) em 223 pacientes (22%) incluindo 73 que tinham sangue franco, seja na agulha, seja no cateter. Nenhum dos pacientes desenvolveu hematoma espinhal no período pós-operatório. Os autores concluem que a terapia antiplaquetária não foi um fator de risco significativo para o desenvolvimento de disfunção neurológica a partir do hematoma espinhal em pacientes submetidos a anestesia raquidianal ou peridural enquanto recebendo essa medicação.[12]

Tabela 50-1	**Estudos de Horlocker***				
Data do Estudo	Tipo de Estudo	Número de Peridurais/Raquis	Número Recebendo AINES	Número Recebendo Aspirina	Resultados
1990	Retrospectivo	924	301	N/A	Nenhuma formação de hematoma
1995	Prospectivo	1.000	386	193	Nenhuma formação de hematoma
2002	Prospectivo	1.214	383	158	Nenhuma formação de hematoma

*Apresenta os resultados de três estudos de Horlocker e colegas[10-12] que demonstraram que não existiam formações de hematomas em 3.138 pacientes que receberam a colocação de agulha raquidiana ou peridural e que estavam recebendo terapia com aspirina ou outro AINES.
N/A: não aplicável.

Capítulo **50**   *Fármacos Anti-inflamatórios Não Esteroidais, Medicações Antiplaquetárias e Anestesia no Neuroeixo*   **337**

Em outro estudo de Horlocker e colegas,[10] que envolveu 1.035 pacientes recebendo 1.214 injeções peridurais de esteroides, 383 dos 1.035 (32%) estavam tomando simultaneamente AINES. Mais especificamente, 158 dos 383 pacientes estavam consumindo AAS e 104 desses 158 estavam usando baixa dose de aspirina (325 mg ou menos). Os autores concluem que a injeção peridural de esteroides é segura em pacientes recebendo AAS ou AINES. A Tabela 50-1 mostra os resultados combinados dos três estudos de Horlocker.[10-12]

Vandermeulen e colegas,[14] na sua revisão da literatura de 1906 a 1993, foram capazes de encontrar apenas três casos nos quais os AINES foram implicados na formação de hematoma pós-raqui/pós-peridural. Um desses casos envolveu indometacina; em outros dois casos, a aspirina estava implicada. Um desses dois últimos casos envolveu o uso simultâneo de heparina. Dois dos pacientes tinham anestesia peridural, e o terceiro teve raquianestesia. Os autores concluem que a incidência de hematoma espinhal após a aplicação de bloqueio raquidiano ou peridural em pacientes recebendo AAS ou AINES é muito baixa. Contudo, Vandermeulen é também um autor da declaração do Consenso da German Society of Anesthesiology and Intensive Care Medicine que sugere que existe risco de hematoma quando a aspirina ou outro AINES não é suspenso alguns dias antes do bloqueio raquidiano ou peridural.[2]

A evidência de que existe risco de formação de hematoma se a aspirina ou outro AINES COX-1 não for suspenso alguns dias antes da colocação do bloqueio no neuroeixo é bastante escasso e limitado a relatos de casos de incidente isolado. Um relato de Litz e colegas[15] envolveu a administração perioperatória de ibuprofeno como o agente responsável que levou à formação de hematoma peridural após a remoção de cateter no segundo dia pós-operatório em paciente que se submeteu à substituição total do joelho. Contudo, o paciente também estava recebendo HBPM.

O mais alarmante relato é de Gerancher e colegas.[16] O paciente deles não estava anticoagulado e somente recebeu uma dose única de kerotolac durante a cirurgia (30 mg intravenosamente [IV]) e depois três doses no período pós-operatório (15 mg intramuscularmente [IM] a cada seis horas). O hematoma lombar do paciente desenvolveu-se durante a tarde do primeiro dia pós-operatório e sua presença foi confirmada por um estudo de ressonância magnética (RM). O mais alarmante foi que o fato ocorreu como resultado de punção com agulha espinhal de pequeno calibre. Foi necessário usar três agulhas para obter o bloqueio. As duas primeiras foram agulhas Quincke de calibre 27, e foi encontrado osso a cada tentativa. A passagem final foi realizada com agulha Quincke de calibre 25. Não houve aspiração nem detecção de sangue durante qualquer colocação das agulhas. Felizmente, a mulher teve recuperação total da paraparesia sem necessidade de descompressão cirúrgica. Além disso, o uso simultâneo de kerotorolac e HBPM tem sido envolvido em três relatos de formação de hematoma peridural espinhal em conjunção com anestesia axial.[9] Dois desses hematomas ocorreram imediatamente após a remoção do cateter peridural; dessa forma, Litz e colegas[15] advertem que a remoção do cateter peridural pode ser tão arriscado como a colocação do cateter em relação à formação de hematoma peridural em pacientes recebendo anticoagulação ou terapia antiplaquetária,

Um relato de caso de Heye[17] em 1995 apresenta uma paciente que estava tomando 250 mg/dia de AAS e desenvolveu hematoma peridural após trauma espinhal. Foi sugerido por Heye[17] que, conquanto o AAS não teria causado o sangramento, ele teve um impacto importante na extensão do sangramento peridural. Finalmente, um estudo de caso mais recente de Hyderally[18] descreve um paciente com espondilite anquilosante que estava sendo submetido à substituição total do quadril e tinha iniciado terapia com aspirina para tromboprofilaxia pós-operatória. Esse paciente desenvolveu subsequentemente hematoma peridural torácico 36 horas pós-operatoriamente. Mais importante, o nível torácico desse hematoma peridural estendeu-se de T-5 a T-10, o que é bastante distante da ponta do cateter epidural lombar, que foi confirmado em L2/L3 por um estudo de RM. Hyderally[18] concluiu que o hematoma não foi causado pela colocação do cateter epidural lombar, mas isso ocorreu espontaneamente, possivelmente pelo uso simultâneo de AAS e a doença primária do paciente, espondilite anquilosante.

Áreas de Incerteza sobre Continuar AINES COX-1 Antes da Colocação do Anestésico Axial

Apesar de Urmey e Rowlingson[9] acreditarem que existe um risco mínimo de formação de hematoma quando a terapia antiplaquetária pré-operatória tiver sido administrada com aspirina ou outro AINES COX-1, eles questionam as conclusões de Horlocker[12], devido ao fato de acreditarem que o estudo perdeu poder estatístico adequado para concluir que não existe risco aumentado de formação de hematoma espinhal-peridural em pacientes tomando AINES COX-1. Isso pode ser particularmente verdadeiro para a administração de aspirina antes da colocação de um anestésico neuraxial.[9] Eles apontam que, apesar de não terem sido encontrados hematomas no estudo, menos de 500 pacientes receberam anestésico no eixo espinhal e aspirina ou um AINES COX-1. Usando a incidência estimada de Tryba de formação de hematoma espinhal de 1:150.000 a 1:220.000,[13] seria necessário um estudo envolvendo quase 200.000 pacientes para atingir poder adequado, e então existiria apenas 80% de probabilidade de detectar aumento de 10 vezes na frequência de formação de hematomas em pacientes recebendo bloqueio neuraxial e terapia antiplaquetária.[9] Além disso, nenhum dos pacientes do estudo de Horlocker[12] tinha recebido tienopiridinas (ticlopidina e clopidogrel) ou os mais novos antagonistas plaquetários, agentes plaquetários glicoproteína IIb/IIIa, como abciximab, eptifibatide e tirofiban, no período pré-operatório. Finalmente, o mais recente estudo de Horlocker[10] provavelmente também perde poder estatístico para atingir a conclusão de que é provavelmente segura a injeção peridural de esteroides em pacientes recebendo AAS ou outro AINES COX-1. Horlocker e colegas[10] reconhecem que, devido à raridade do hematoma espinhal, torna-se impossível ter conclusões definitivas da segurança de injeção peridural de esteroides em pacientes recebendo também terapia com AINES.

Outra área controversa é o uso do tempo de sangramento para determinar se é seguro colocar anestésicos raquidianos ou peridurais em paciente que vinha recebendo AAS no período pré-operatório. Hindman e Koka[19] não acreditam que o tempo de sangramento seja um indicador seguro da função plaquetária. Apesar de o tempo de sangramento poder ser rapidamente normalizado após a ingestão de aspirina, a função

338 Seção IV ANESTESIA REGIONAL

plaquetária mensurada pela resposta plaquetária a difosfato de adenosina (ADP) ou epinefrina pode levar até uma semana para retornar ao normal. A mensuração do tempo de sangramento antes de anestesia peridural ou raquidiana não está indicada e é de pequeno valor.[12]

Fármacos Anti-inflamatórios não Esteroidais Cicloxigenase 2 (AINES COX-2)

Os inibidores específicos de cicloxigenase-2 (AINES COX-2) são essencialmente destituídos de atividade alterada plaquetária. O inibitor COX-2 valdecoxib (Bextra®) é 28.000 vezes mais seletivo para COX-2 do que COX-1.[20] Nos ensaios clínicos recentes, o valdecoxib não afetou a função plaquetária.[21] O mesmo é verdade para os mais antigos agentes COX-2, celecoxib (Celebra®) e rofecoxib (Viox®).[23] Contudo, a informação mencionada anteriormente é agora discutível, pois o celecoxib é o único inibidor COX-2 remanescente no mercado hoje na América do Norte.

Fármacos Antiplaquetários

Inibidores da Função Plaquetária Tienopiridinas (Ticlopidina e Clopidogrel)

A ticlopidina (Ticlid®) é um inibidor de longa duração das fases primária e secundária da agregação plaquetária induzida por ADP, colágeno, trombina, ácido araquidônico, prostaglandina endoperoxidase e substâncias similares ao tromboxano A_2.[24,25] O efeito da ticlopidina na função plaquetária é irreversível, e a sua ação dura o tempo de vida da plaqueta.[26] Contudo, o tempo de sangramento prolongado é normalizado em duas horas após a administração intravenosa de metilprednisolona (20 mg) ou de transfusão de plaquetas.[26] O fármaco é indicado na redução do risco de eventos trombóticos em pacientes que apresentaram precursores de acidente vascular cerebral e também são intolerantes à aspirina.[26]

O clopidogrel (Plavix®) inibe irreversivelmente a agregação plaquetária pela ligação seletiva com receptores ADP acoplados à adenilato ciclase na superfície da plaqueta.[27] Além disso, o bloqueio do receptores ADP pelo clopidogrel inibe a ligação do fibrinogênio ao receptor glicoproteína IIb/IIIa.[27] O clopidogrel tem substituído quase completamente a ticlopidina por ter índice terapêutico mais amplo, reduzido perfil de efeito colateral e ser mais eficaz que a ticlopidina na aceitação dos parâmetros clínicos de dosagem.

A ticlopidina prolonga o tempo de sangramento.[26] Também manifesta farmacocinética não linear e seu *clearance* diminui marcadamente com repetição da dose. A meia-vida após uma única dose oral de 250 mg é 12,6 horas, mas com repetição da dose oral de 250 mg a meia-vida de eliminação aumenta para 4-5 dias.[26]

A ticlopidina foi implicada como a medicação que causou hematoma espinhal em uma mulher de 70 anos que teve seu dedo amputado.[28] A ticlopidina foi administrada por 10 dias antes da cirurgia e suspensa justamente antes da cirurgia. Ela sofreu tentativas sem sucesso de bloqueio espinhal com agulha de calibre 23 e finalmente recebeu anestesia geral. No sexto dia pós-operatório, a paciente desenvolveu fraqueza nas pernas. No oitavo dia pós-operatório realizou um mielograma cervical que mostrou bloqueio extramedular abaixo do nível de T-10. Ela foi submetida a uma laminectomia de urgência, e

o hematoma foi drenado do espaço subaracnoideo. O coágulo estendia-se de T-10 a L-5. Ela manteve-se paralisada após a laminectomia e morreu no dia seguinte. Esse é o único relato de caso que implica a ticlopidina como agente agressor em paciente que desenvolveu hematoma espinhal após bloqueio do eixo espinhal.[28]

A meia-vida de eliminação do clopidogrel administrado oralmente é somente de 7,7 horas após dose única de 75 mg,[27] mas a sua inibição irreversível plaquetária persiste por vários dias após a suspensão do fármaco e diminui em proporção à renovação da plaqueta.[29] O clopidogrel é 40-100 vezes mais potente que a ticlopidina,[30] e os tempos de sangramento são significativamente prolongados até uma hora após a administração de dose única oral de 375 mg.[27]

O clopidogrel foi implicado como um dos agentes que levaram ao desenvolvimento de hematoma peridural cervical em paciente que recebeu injeção de esteroide peridural cervical.[31] Ele estava tomando várias medicações antiplaquetárias antes da colocação do bloqueio (diclofenaco, clopidogrel e aspirina). Desenvolveu quadriparesia 30 minutos após a injeção peridural cervical de esteroide ser realizada e não recuperou a função das extremidades inferiores até o hematoma C-3/T-3 ser drenado cirurgicamente. Não há relato de caso na literatura que envolva o clopidogrel isoladamente como agente causador de hematoma espinhal após o bloqueio no neuroeixo. O relato de caso mencionado anteriormente[31] ressalta o fato de que os efeitos de clopidogrel e aspirina são aditivos e eles podem ser até sinérgicos dependendo do método usado para verificar a função plaquetária. Isso pode explicar por que pacientes de cirurgia cardíaca que receberam essa combinação de fármacos parecem ter sangramento excessivo[32-34] e por que poderia ser prudente evitar a realização do bloqueio no neuroeixo em pacientes recebendo essa combinação de fármacos sem esperar o período de sete dias livre do fármaco sugerido pelas Diretrizes da American Society for Regional Anesthesia (ASRA*)*.[1]

Antagonistas da Glicoproteína IIb/IIIa Plaquetária

A identificação do receptor de glicoproteína IIb/IIIa plaquetária, um receptor de fibrinogênio importante para a agregação plaquetária, tem conduzido ao desenvolvimento de antagonistas de receptores plaquetários.[35] Os receptores de glicoproteína IIb/IIIa ativados tornam-se receptivos ao fibrinogênio e, quando o fibrinogênio se liga aos receptores de glicoproteína IIb/IIIa localizados em duas plaquetas diferentes, constroem-se ligações cruzadas para agregação plaqueta a plaqueta.[36] A glicoproteína IIb/IIIa medeia a adesão e a expansão plaquetária.[35]

O abciximab é um anticorpo monoclonal que se liga inespecificamente ao receptor de glicoproteína IIb/IIIa.[35] A ligação do abciximab ao receptor de glicoproteína IIb/IIIa é uma rápida interação de elevada afinidade, e todos os receptores são bloqueados dentro de 15 minutos após administração parenteral de uma dose em bolo de 0,25 mg. A meia-vida biológica do abciximab é de aproximadamente 12-24 horas, mas 24 horas após a administração, 50-60% dos receptores ainda continuam bloqueados.[37] O abciximab pode ser detectado nas plaquetas circulantes por mais de 15 dias, indicando transferência plaqueta a plaqueta. O abciximab não pode efetivamente ser revertido com a transfusão de plaquetas porque as novas plaquetas são inativadas pelo anticorpo monoclonal livre circulante ou pela transferência plaqueta a plaqueta do fármaco. A função plaquetária se recupera em um curso de 48 horas devido ao *turnover* (movimentação) de plaquetas.[35] O abciximab prolonga o tempo de formação de coágulo ativado (TCa), e o tempo de tromboplastina parcial ativada (TTPa) também está prolongado.[35] Estudos comparativos têm mostrado que o abciximab é superior aos outros agentes na prevenção de complicações isquêmicas seguidas a intervenções coronarianas percutâneas.[38] Contudo, essa potente inibição plaquetária provavelmente também causa aumento de episódios de sangramento maior.[39]

O eptifibatide é um pequeno heptapeptídeo cíclico.[35] O fármaco situa-se num pedaço da ligação entre os braços da glicoproteína IIb/IIIa e previne a ligação do fibrinogênio e a formação de trombo.[40] O eptifibatide tem meia-vida plasmática de 2,5 horas com rápido início de ação e rápida reversibilidade da inibição plaquetária.[35] Quatro horas após o término da infusão do eptifibatide, a agregação plaquetária recupera-se em aproximadamente 70% do normal e existe hemostasia normal.[41] A maior parte do fármaco é eliminada pelo *clearance* renal.[35] O eptifibatide prolonga TCa por 40-50 segundos, mas não tem efeito no tempo de protrombina (TP) ou TTPa.[35]

O tirofiban é um derivado da tirosina.[35] O tirofiban ocupa um pedaço da ligação sobre o receptor de glicoproteína IIb/IIIa e competitivamente inibe a agregação plaquetária mediada pelo fibrinogênio e fator de von Willebrand.[41] Ele é administrado por infusão intravenosa, e sua meia-vida plasmática é de 1,5-2,5 horas.[35] Mais de 70% do tirofiban é eliminado por excreção biliar.[35] O remanescente é eliminado por excreção renal, e o fármaco é removido por hemodiálise.[35] O TCa é prolongado por 40-50 segundos.[41]

Não existem relatos de casos de formação de hematoma raquidiano/peridural como resultado do bloqueio neuraxial realizado em pacientes que eram simultaneamente tratados com antagonistas dos receptores de glicoproteína IIb/IIIa. Contudo, dois estudos mostram que pacientes usando as medicações de glicoproteína IIb/IIIa e necessitando de cirurgia cardíaca de emergência estavam sob risco aumentado de sangramento maior comparados com pacientes que tiveram cirurgia eletiva.[42,43] Onze pacientes consecutivos que estavam tomando abciximab e necessitaram de cirurgia cardíaca de emergência após a angioplastia ou a colocação de *stent* ter falhado foram randomizados em dois grupos.[43] O grupo 1 de pacientes tinha tomado a última dose do abciximab 12 horas ou menos antes da cirurgia (*n* = 6) e o grupo 2 de pacientes tinha tomado a última dose do abciximab mais de 12 horas antes da cirurgia (*n* = 5). O grupo 1 necessitou de 20 concentrados de plaquetas para controlar o sangramento, mas o grupo 2 não necessitou de concentrados de plaquetas (*p* <0,02). O grupo 1 também necessitou de mais transfusão de concentrados de eritrócitos (6 *versus* 0, *p* <0,02). Os resultados do estudo de Gammie[43] estão resumidos na Tabela 50-2.

DIRETRIZES PARA REALIZAR ANESTESIA NO EIXO ESPINHAL EM PACIENTES QUE ESTÃO RECEBENDO ASPIRINA OU AINES COX-1

A American Society of Regional Anesthesia (ASRA) fornece as seguintes diretrizes para o manejo anestésico de pacientes que estão recebendo aspirina ou AINES COX-1 e nos quais um bloqueio do eixo espinhal é planejado.[1]

Diretrizes da ASRA[1]

1. Os AINES parecem não representar risco adicional significante para o desenvolvimento de hematoma em pacientes recebendo anestesia peridural ou subaracnoidea. O uso de AINES isoladamente não cria um nível de risco que interfira com a *performance* do bloqueio no neuroeixo.
2. Até o momento, não parece haver preocupações específicas para o momento de uma única tentativa ou das técnicas de cateter em relação à dosagem dos AINES, monitorização pós-operatória ou o momento de remoção do cateter no neuroeixo.

As diretrizes publicadas pela German Society of Anesthesiology and Intensive Care Medicine e pelo Fórum de Consenso Espanhol são completamente diferentes.[2,3] Ambas as sociedades acreditam que exista um risco de formação de hematoma quando esses agentes são usados no período perioperatório, e ordenam um intervalo livre de 1-2 dias após a última administração de AINES COX-1 ou pelo menos um intervalo de três dias sem aspirina ou medicamentos contendo aspirina antes de o bloqueio no neuroeixo ser realizado ou os cateteres peridurais serem retirados.[2,3]

A European Society of Regional Anesthesia (ESRA) está em processo de desenvolvimento de um conjunto de diretrizes para a realização de anestesia no neuroeixo em pacientes recebendo aspirina ou outros AINES COX-1. A diretriz da ESRA vai provavelmente substituir as mais antigas diretrizes da German Society of Anesthesiology and Intensive Care Medicine e do Fórum de Consenso Espanhol.

As diretrizes espanholas são inteiramente rígidas e expressam preocupação com os efeitos antiplaquetários da aspirina a longo prazo.[3] Essas diretrizes fornecem a seguinte informação sobre aspirina e outros AINES: ácido acetilsalicílico é o melhor AINE estudado e seus efeitos antiagregantes são pela inibição de COX-1. Essa inibição plaquetária é

Tabela 50-2	**Abciximab e Cirurgia Cardíaca de Emergência***		
P <0,02, Grupo 1 *Versus* Grupo 2	**N**	**Número de Concentrados de Plaquetas**	**Número de Transfusões de Concentrados de Células**
Grupo 1: última dose do abciximab < 12 horas antes da cirurgia	6	20	6
Grupo 1: última dose do abciximab > 12 horas antes da cirurgia	5	0	0

*Resultados do estudo de Gammie e colegas[43] mostrando que é imperativo uma tentativa de adiar a cirurgia de emergência por pelo menos 12 horas após a administração de abciximab. O estudo Gammie não tentou averiguar a segurança do bloqueio raquidiano ou peridural em paciente que tenha recebido abciximab.

340 Seção IV ANESTESIA REGIONAL

irreversível, e sua ação dura a vida inteira da plaqueta (7-10 dias), embora pelo terceiro ou quarto dia existam suficientes novas plaquetas para manter uma hemostasia adequada.[3] Outros AINES, como meloxicam, sulindac e nabumetona, têm meia-vida prolongada; contudo, devido aos seus efeitos leves e limitados, eles podem ser mantidos até 12 horas antes do procedimento.

Diretrizes do Fórum de Consenso Espanhol[3]

1. Anestesia regional deve ser evitada em pacientes utilizando fármacos antiplaquetários múltiplos.
2. Exclua a presença de qualquer coagulopatia relacionada a medicamento. Anestesia no neuroeixo não é recomendada quando existe contagem de plaquetas menor que 50.000 ou disfunção plaquetária.
3. *Cirurgia eletiva deve ser adiada* se o paciente estiver tomando AINES potentes. Em tais casos, o paciente deve trocar para uma diferente classe de AINES com efeito antiplaquetário mais leve ou moderado (aqueles medicamentos mais moderados na inibição das plaquetas não são denominados nas diretrizes mas são interpretados como sendo ibuprofeno, naproxeno ou um agente COX-2) vários dias antes da cirurgia.

Um dos autores do projeto das diretrizes da German Society of Anesthesiology and Intensive Care Medicine é Vandermeulen. Na sua extensa revisão da literatura dos efeitos dos anticoagulantes no risco de formação de hematoma peridural-raquidiano,[14] ele sugere que a terapia com aspirina ou AINES seja reiniciada só após a remoção do cateter epidural (ou subaracnóideo). Além disso, o tempo de sangramento pode dar alguma informação complementar se a aspirina ou outros AINES tiverem sido tomados dias antes da cirurgia (aspirina, 7-8 dias; outros AINES, 1-3 dias).[14] Essa posição é refletida nas diretrizes da German Society of Anesthesiology and Intensive Care Medicine.[2] Hindman e Koka[19] não acreditam que o tempo de sangramento seja um indicador seguro da função plaquetária, e Horlocker e colegas[12] não acreditam que exista alguma indicação para a determinação do tempo de sangramento de Ivy antes da realização de anestesia raquidiana ou peridural.

Diretrizes da Sociedade Alemã de Anestesiologia e Medicina Intensiva

1. Um intervalo de pelo menos três dias sem ingerir medicamentos contendo aspirina deve ser mantido antes de o bloqueio neuraxial central ser realizado ou removido o cateter peridural.
2. Um intervalo de 1-2 dias deve ser mantido após a administração de todos os outros AINES.

Os leitores necessitarão decidir por eles mesmos quais diretrizes, ASRA[1] ou as da German Society of Anesthesiology and Intensive Care Medicine[2] desejam seguir e qual informação da literatura podem querer usar para ajudar a guiar o acesso deles aos riscos de realizar bloqueio raquidiano ou peridural em paciente que esteja recebendo simultaneamente aspirina ou AINES COX-1 ou apenas recentemente interrompido (na noite anterior à cirurgia). Contudo, deve ser apontado que existe pouca evidência para apoiar as conclusões e diretrizes que têm sido atingidas pelas duas sociedades supracitadas.[2,3]

Não obstante, os interesses levantados pela German Society of Anesthesiology and Intensive Care Medicine[2] e pelo Fórum de Consenso Espanhol[3] devem levantar uma das preocupações que existiria pelos riscos em potencial associados com a administração simultânea de aspirina e outros AINES em pacientes que vão receber bloqueio subaracnoideo ou peridural ou irão remover o cateter subaracnoideo ou peridural. Infelizmente, a exata natureza desses riscos é desconhecida no momento. Essas preocupações são indiretamente refletidas por especialistas do ASRA Consensus Panel. Esses especialistas não estão preocupados com os riscos da formação de hematoma raquidiano ou peridural quando a aspirina é usada antes da colocação do anestésico no eixo espinhal.

Finalmente, anamnese completa do paciente e exame físico podem ser as mais úteis ferramentas em guiar uma decisão em relação ao risco/benefício para a execução do bloqueio no neuroeixo em paciente que não teve restringido o uso da terapia com aspirina ou outros AINES antes da cirurgia. A identificação de alterações na saúde que podem contribuir com o sangramento é crucial. Essas condições incluem história de fácil ferimento, excessivo sangramento, sexo feminino e idade avançada.[1]

DIRETRIZES PARA REALIZAR ANESTESIA NO EIXO ESPINHAL EM PACIENTES QUE ESTÃO RECEBENDO COX-2

A American Society of Regional Anesthesia and Pain Medicine é o único grupo que oferece uma orientação para o manejo anestésico dos pacientes que estão recebendo AINES COX-2.[1]

Diretrizes da ASRA[1]

1. Os inibidores da cicloxigenase-2 têm um mínimo efeito na função plaquetária e devem ser considerados em pacientes que requerem terapia anti-inflamatória na presença de terapia antitrombótica.

DIRETRIZES PARA REALIZAR ANESTESIA NO EIXO ESPINHAL EM PACIENTES QUE ESTÃO RECEBENDO TIENOPIRIDINA

A American Society of Regional Anesthesia and Pain Medicine é o único grupo que oferece uma orientação para a execução de neurobloqueio raquidiano/peridural em paciente recebendo tienopiridina.[1]

Diretrizes da ASRA[1]

1. A ticlopidina deve ser suspensa 14 dias antes da cirurgia.
2. É recomendado que o clopidogrel seja suspenso sete dias antes da cirurgia.

Benzon e colegas[31] recomendam que o bloqueio no neuroeixo seja postergado para 5-7 dias em pacientes recebendo vários fármacos antiplaquetários. O fabricante da ticlopidina sugere que a ticlopidina seja suspensa 10-14 dias antes da cirurgia eletiva.[26] A recomendação geral é que o clopidogrel seja suspenso sete dias antes da cirurgia.

DIRETRIZES PARA REALIZAR ANESTESIA NO EIXO ESPINHAL EM PACIENTES QUE ESTÃO RECEBENDO UM ANTAGONISTA DA GLICOPROTEÍNA IIB/IIIA

A American Society of Regional Anesthesia and Pain Medicine é o único grupo que oferece uma orientação para o manejo anestésico dos pacientes que estão recebendo antagonistas da glicoproteína IIb/IIIa [1]

Diretrizes da ASRA[1]

1. O abciximab deve ser suspenso 48 horas antes da cirurgia.
2. É recomendado que o eptifibatide e o tirofiban sejam suspensos oito horas antes da cirurgia.

As diretrizes também advertem que o aumento de sangramento perioperatório observado em pacientes submetidos a cirurgia cardíaca e cirurgia vascular após receberem antagonistas da glicoproteína IIb/IIIa justificam a preocupação quanto ao risco de formações de hematoma espinhal, devendo-se acreditar que anestesia peridural ou raquidiana é fortemente indicada. Além disso, Kam e Egan[35] indicam que, em relação à segurança da execução de um bloqueio regional neuraxial central (raqui ou peridural) em paciente que tenha recebido recentemente antagonistas da glicoproteína IIb/IIIa, não é disponível na literatura. Evitar a raqui ou a peridural nesses pacientes poderia parecer prudente.

Finalmente, avaliar a função plaquetária usando agregometria por turbidimetria ou por analisador da função plaquetária PEA-100 pode ser útil em pacientes ainda recebendo antagonistas da glicoproteína IIb/IIIa antes da anestesia e cirurgia.[35] Infelizmente, nenhum desses testes é facilmente disponível.

RECOMENDAÇÕES DOS AUTORES

Os autores acreditam que os inibidores da cicloxigenase-2 têm um mínimo efeito na função plaquetária, e a evidência disponível na literatura apoia a controvérsia de que não existe razão para suspender a terapia COX-2 antes da aplicação do bloqueio no neuroeixo ou antes da remoção de cateter raquidiano ou peridural.

O desenvolvimento de hematoma raquidiano/peridural é um evento raro. Tryba[13] identificou 13 casos de hematoma espinhal após 850.000 anestesias peridurais e sete casos envolvendo 650.000 bloqueios subaracnoideos. Com base nessas observações, calculamos a incidência de formação de hematoma em torno de um em 150.000 bloqueios peridurais e um em 220.000 raquianestesias.[13] Como tal, nenhum dos estudos até o momento tem dados grandes o suficiente para predizer com certeza que não existe risco de formação de hematoma quando se continua o uso de AINES COX-1 antes da cirurgia, e existem opiniões divergentes sobre esse tópico. A German Society of Anesthesiology and Intensive Care Medicine (DGAI)[2] e o Fórum de Consenso Espanhol[3] acreditam que existe risco de formação de hematoma quando são usados no período perioperatório. Ambos os grupos ordenam um intervalo livre do fármaco de 1-2 dias após a última administração de AINES COX-1 e pelo menos um intervalo de três dias sem aspirina ou medicações contendo aspirina antes de o bloqueio no neuroeixo ser realizado ou cateteres peridurais serem removidos.[23] Por outro lado, a American Society of Regional Anesthesia

---

não acredita que exista algum risco e que os casos devem prosseguir como programado se os pacientes sem outros fatores de risco forem submetidos a cirurgia e continuam a tomar aspirina ou outro AINES COX-1 no período perioperatório.[1] A posição da ASRA é apoiada pela lógica intuitiva. Anualmente, milhões de pessoas no mundo inteiro submetem-se a cirurgia eletiva continuando a consumir aspirina e outro AINES COX-1, e a incidência de formação de hematoma é quase não existente nessa população de pacientes.[12] Mais importante, isso poderia parecer que temos o "círculo completo", e a maioria dos cirurgiões ortopédicos acredita agora que a combinação de AAS, anestesia peridural e deambulação precoce pode ser o protocolo de escolha para artroplastia total da articulação.[45]

Parece não haver risco de formação de hematoma em pacientes que continuam a ingerir AINES COX-2 no período perioperatório, e a cirurgia nesses pacientes deve prosseguir como programado.[1]

Existe risco potencial de formação de hematoma em pacientes que consumiram ticlopidina ou clopidogrel no período pré-operatório. Somente a American Society of Regional Anesthesia oferece o manejo para esse grupo de pacientes. Em resumo, a ticlopidina deve ser interrompida 14 dias antes da cirurgia e haver uma janela livre do fármaco de sete dias após a última ingestão de clopidogrel.[1]

Finalmente, existe também um substancial risco de formação de hematoma nos pacientes que tiverem usado agentes glicoproteína IIb/IIIa antes da aplicação do bloqueio raquídeo/peridural ou remoção do cateter. Embora não haja relatos diretos de ter ocorrido isso em qualquer paciente, essa posição foi derivada da literatura de cirurgia cardíaca.[42,43] Em resumo, o abciximab deve ser descontinuado 48 horas antes da cirurgia, e o eptifibatide e o tirofiban devem ser interrompidos oito horas antes da cirurgia.[1]

REFERÊNCIAS

1. Horlocker TT, Wedel DJ, Benzon H, et al: Regional anesthesia in the anticoagulated patient: Defining the risks (the second ASRA Consensus Conference on Neuraxial Anesthesia and Anticoagulation). *Reg Anesth Pain Med* 2003;28:172-197.
2. Gogarten W, Van Aken H, Wulf H, et al: Regional anaesthesia and thromboembolism prophylaxis/anticoagulation: Guidelines of the German Society of Anaesthesiology and Intensive Care Medicine (DGAI). *Anaesthesiol Intensivmed* 1997;38:623-628.
3. Llau JV, de Andres J, Gomar C, et al: [Drugs that alter hemostasis and regional anesthetic techniques: Safety guidelines. Consensus conference]. *Rev Esp Anestesiol Reanim* 2001;48:270-278.
4. Lotke PA, Lonner JH: The benefit of aspirin chemoprophylaxis for thromboembolism after total knee arthroplasty. *Clin Orthop Relat Res* 2006;452:175-180.
5. Hanssen AD, Lachiewicz PF, Soileau ES: Mechanical calf compression and aspirin prophylaxis for total knee arthroplasty. *Clin Orthop Relat Res* 2007;464:61-64.
6. Callaghan JJ, Dorr LD, Engh GA, et al: Prophylaxis for thromboembolic disease: Recommendations from the American College of Chest Physicians—are they appropriate for orthopaedic surgery? *J Arthroplasty* 2005;20:273-274.
7. Kreppel D, Antoniadis G, Seeling W: Spinal hematoma: A literature survey with meta-analysis of 613 patients. *Neurosurg Rev* 2003;26:1-49.
8. Schror K: Antiplatelet drugs. A comparative review. *Drugs* 1995;50:7-28.
9. Urmey WF, Rowlingson J: Do antiplatelet agents contribute to the development of perioperative spinal hematoma? *Reg Anesth Pain Med* 1998;23:146-151.
10. Horlocker TT, Bajwa ZH, Ashraf Z, et al: Risk assessment of hemorrhagic complications associated with nonsteroidal antiinflammatory medications in ambulatory pain clinic patients undergoing epidural steroid injection. *Anesth Analg* 2002;95: 1691-1697, table of contents.
11. Horlocker TT, Wedel DJ, Offord KP: Does preoperative antiplatelet therapy increase the risk of hemorrhagic complications associated with regional anesthesia? *Anesth Analg* 1990;70:631-634.

342 Seção IV ANESTESIA REGIONAL

12. Horlocker TT, Wedel DJ, Schroeder DR, et al: Preoperative antiplatelet therapy does not increase the risk of spinal hematoma associated with regional anesthesia. *Anesth Analg* 1995;80:303-309.

13. Tryba M: [Epidural regional anesthesia and low molecular heparin: Pro]. *Anasthesiol Intensivmed Notfallmed Schmerzther* 1993;28:179-181.

14. Vandermeulen EP, Van Aken H, Vermylen J: Anticoagulants and spinal-epidural anesthesia. *Anesth Analg* 1994;79:1165-1177.

15. Litz RJ, Hubler M, Koch T, Albrecht DM: Spinal-epidural hematoma following epidural anesthesia in the presence of antiplatelet and heparin therapy. *Anesthesiology* 2001;95:1031-1033.

16. Gerancher JC, Waterer R, Middleton J: Transient paraparesis after postdural puncture spinal hematoma in a patient receiving ketorolac. *Anesthesiology* 1997;86:490-494.

17. Heye N: Is there a link between acute spinal epidural hematoma and aspirin? *Spine* 1995;20:1931-1932.

18. Hyderally HA: Epidural hematoma unrelated to combined spinal-epidural anesthesia in a patient with ankylosing spondylitis receiving aspirin after total hip replacement. *Anesth Analg* 2005;100:882-883.

19. Hindman BJ, Koka BV: Usefulness of the post-aspirin bleeding time. *Anesthesiology* 1986;64:368-370.

20. Camu F, Beecher T, Recker DP, Verburg KM: Valdecoxib, a COX-2-specific inhibitor, is an efficacious, opioid-sparing analgesic in patients undergoing hip arthroplasty. *Am J Ther* 2002;9:43-51.

21. Leese PT, Recker DP, Kent JD: The COX-2 selective inhibitor, valdecoxib, does not impair platelet function in the elderly: Results of a randomized controlled trial. *J Clin Pharmacol* 2003;43:504-513.

22. Leese PT, Hubbard RC, Karim A, et al: Effects of celecoxib, a novel cyclooxygenase-2 inhibitor, on platelet function in healthy adults: A randomized, controlled trial. *J Clin Pharmacol* 2000;40:124-132.

23. Cannon GW, Caldwell JR, Holt P, et al: Rofecoxib, a specific inhibitor of cyclooxygenase 2, with clinical efficacy comparable with that of diclofenac sodium: Results of a one-year, randomized, clinical trial in patients with osteoarthritis of the knee and hip. Rofecoxib Phase III Protocol 035 Study Group. *Arthritis Rheum* 2000;43:978-987.

24. Thebault JJ, Blatrix CE, Blanchard JF, Panak EA: Effects of ticlopidine, a new platelet aggregation inhibitor in man. *Clin Pharmacol Ther* 1975;18:485-490.

25. Ashida SI, Abiko Y: Inhibition of platelet aggregation by a new agent, ticlopidine. *Thromb Haemost* 1979;40:542-550.

26. *Physicians' desk reference*, ed 56. Montvale, NJ, Medical Economics, 2002, pp 3015-3018.

27. Coukell AJ, Markham A: Clopidogrel. *Drugs* 1997;54:745-750, discussion 751.

28. Mayumi T, Dohi S: Spinal subarachnoid hematoma after lumbar puncture in a patient receiving antiplatelet therapy. *Anesth Analg* 1983;62:777-779.

29. Savi P, Herbert JM, Pflieger AM, et al: Importance of hepatic metabolism in the antiaggregating activity of the thienopyridine clopidogrel. *Biochem Pharmacol* 1992;44:527-532.

30. Boneu B, Destelle G: Platelet anti-aggregating activity and tolerance of clopidogrel in atherosclerotic patients. *Thromb Haemost* 1996;76:939-943.

31. Benzon HT, Wong HY, Siddiqui T, Ondra S: Caution in performing epidural injections in patients on several antiplatelet drugs. *Anesthesiology* 1999;91:1558-1559.

32. Merritt JC, Bhatt DL: The efficacy and safety of perioperative antiplatelet therapy. *J Thromb Thrombolysis* 2004;17:21-27.

33. Hongo RH, Ley J, Dick SE, Yee RR: The effect of clopidogrel in combination with aspirin when given before coronary artery bypass grafting. *J Am Coll Cardiol* 2002;40:231-237.

34. Herbert JM, Dol F, Bernat A, et al: The antiaggregating and antithrombotic activity of clopidogrel is potentiated by aspirin in several experimental models in the rabbit. *Thromb Haemost* 1998;80:512-518.

35. Kam PC, Egan MK: Platelet glycoprotein IIb/IIIa antagonists: Pharmacology and clinical developments. *Anesthesiology* 2002;96:1237-1249.

36. Farrell DH, Thiagarajan P, Chung DW, Davie EW: Role of fibrinogen alpha and gamma chain sites in platelet aggregation. *Proc Natl Acad Sci U S A* 1992;89:10729-10732.

37. Tcheng JE, Ellis SG, George BS, et al: Pharmacodynamics of chimeric glycoprotein IIb/IIIa integrin antiplatelet antibody Fab 7E3 in high-risk coronary angioplasty. *Circulation* 1994;90: 1757-1764.

38. Brown DL, Fann CS, Chang CJ: Meta-analysis of effectiveness and safety of abciximab versus eptifibatide or tirofiban in percutaneous coronary intervention. Am J Cardiol 2001;87:537-541.

39. Lemmer JH Jr: Clinical experience in coronary bypass surgery for abciximab-treated patients. *Ann Thorac Surg* 2000;70:S33-S37.

40. Phillips DR, Scarborough RM: Clinical pharmacology of eptifibatide. *Am J Cardiol* 1997;80:11B-20B.

41. Tcheng JE: Clinical challenges of platelet glycoprotein IIb/IIIa receptor inhibitor therapy: Bleeding, reversal, thrombocytopenia, and retreatment. *Am Heart J* 2000;139:S38-S45.

42. Dyke C, Bhatia D: Inhibitors of the platelet receptor glycoprotein IIb-IIIa and complications during percutaneous coronary revascularization. Management strategies for the cardiac surgeon. *J Cardiovasc Surg* (Torino) 1999;40:505-516.

43. Gammie JS, Zenati M, Kormos RL, et al: Abciximab and excessive bleeding in patients undergoing emergency cardiac operations. *Ann Thorac Surg* 1998;65:465-469.

51 As Melhores Condutas para Profilaxia contra Formação de TVP quando se Usa uma Combinação de Anestesia Neuraxial e uma das Heparinas

Lynn M. Broadman, MD

INTRODUÇÃO

Muitos pacientes que se submetem a cirurgia beneficiam-se com anestesia e analgesia do eixo espinhal. Para essa finalidade, a analgesia peridural pós-operatória apresenta muitas vantagens sobre opioides parenterais, especialmente em pacientes submetidos a procedimentos ortopédicos na extremidade inferior, cirurgias vasculares, urológicas e ginecológicas, e muitos procedimentos de cirurgia cardíaca e torácica.[1-4] Esses benefícios incluem alívio melhorado da dor, incidência diminuída de complicações cardiopulmonares,[3] perda sanguínea e necessidade de transfusões perioperatórias reduzidas.[5,6] Numerosos estudos documentaram a segurança da anestesia e analgesia neuraxiais no paciente anticoagulado.[3,7-13] Técnicas de infusão subaracnoidea e peridural contínua proporcionam controle efetivo da dor operatória e pós-operatória, e frequentemente eliminam problemas associados com anestesia geral.[1] Entretanto, há algumas precauções no uso de anestesia no neuroeixo. Muitos pacientes cirúrgicos necessitam de profilaxia pré-operatória de trombose venosa profunda (TVP), ou receberam profilaxia de TVP no período pós-operatório. Mais importante, alguns procedimentos cardíacos e vasculares podem mesmo exigir que o paciente receba importante anticoagulação intraoperatória.

Há preocupações válidas rodeando a colocação de uma anestesia no eixo espinhal em paciente anticoagulado.[14-17] A colocação de bloqueios de acesso espinhal pode levar à formação de hematomas subaracnoideos e peridurais, e a incidência dessa complicação catastrófica é aumentada se o paciente estiver anticoagulado.[14,18] O manejo seguro de pacientes que receberão bloqueio no neuroeixo e terapia de anticoagulação perioperatória pode ser melhorado pela coordenação da cronologia da colocação da agulha e remoção do cateter com a administração do anticoagulante.[19]

Familiaridade com a farmacologia das heparinas, bem como outros fármacos que alteram a hemostasia, conhecimento da literatura pertinente a pacientes que recebem anestesia neuraxial enquanto usam esses fármacos e o uso de relatos de caso pertinentes podem ajudar a guiar o clínico no manuseio desses

pacientes muito especiais. As razões para anticoagular esses pacientes são bastante válidas.[20,21] As razões para prevenir TVP/tromboembolismo venoso (TEV) e embolia pulmonar aguda (EP) são óbvias e críticas para o fornecimento de tratamento de qualidade aos pacientes.[21] Além disso, perviedade vascular e desimpedimento de enxerto frequentemente são dependentes de anticoagulação adequada durante os períodos intraoperatório e pós-operatório. Finalmente, cautela tem de ser usada para estratificar individualmente o risco de cada paciente quando se está considerando o uso de um anestésico no neuroeixo na presença de anticoagulação perioperatória.

Neste capítulo apresentamos uma sinopse das diretrizes de consenso da American Society for Regional Anesthesia (ASRA) de 1998,[22,23] 2003[25] e dos trabalhos da 2007 Consensus Conference[25] para o uso de técnicas de anestesia do eixo espinhal em pacientes que estão recebendo ou receberão heparina não fracionada (HNF) ou heparina de baixo peso molecular (HBPM) no período perioperatório. Também apresentaremos os atuais pensamentos e protocolos europeus a respeito dessa questão e discutiremos como eles diferem das diretrizes norte-americanas.

FUNDAMENTAÇÃO CLÍNICA PARA TROMBOPROFILAXIA E DADOS HISTÓRICOS RELACIONADOS

A base lógica da tromboprofilaxia se origina da alta prevalência do TEV em pacientes pós-cirúrgicos; a incidência pode ser tão alta quanto 80% em pacientes submetidos à artroplastia total de joelho (ATJ) que não estão recebendo terapia anticoagulação.[26] A apresentação clinicamente silenciosa da doença, na maioria dos pacientes, e a morbidade e a mortalidade frequentemente encontradas quando ocorre TEV tornam imperativo que todos os pacientes submetidos a ATJ, artroplastia total de quadril (ATQ), cirurgia de fratura do quadril (CFQ) e certos procedimentos abdominais e pélvicos recebam terapia de anticoagulação contra TVP.[26,27] Embolia pulmonar produz poucos sintomas específi-

343

344 Seção IV ANESTESIA REGIONAL

cos, e a presença dessa complicação devastadora é muitas vezes silenciosa. Além disso, o diagnóstico clínico de EP é muito duvidoso.[28-30] A primeira apresentação de um TEV pode ser uma EP catastrófica,[21,26] o que exige que uma abordagem preventiva em vez de triagem seja adotada para atacar adequadamente o problema TVP/EP.[27] Triagem de rotina de pacientes no período pós-operatório para TVP e TEV não demonstrou reduzir a frequência de desfechos clinicamente significantes como TEV e EP,[27] e demonstrou ter custo proibitivo em comparação com esquemas profiláticos de rotina.[28,29,31-36]

Dados históricos derivados de ensaios clínicos e estudos de coortes fornecem aos clínicos uma base de informação sobre a incidência de TEV agudo associado com grande cirurgia ortopédica nas extremidades inferiores e outros procedimentos, bem como informação relativa para ajudar a guiar nossas decisões sobre a realização da tromboprofilaxia. O teste padrão mundial para detecção de TVP pós-operatória é a venografia contrastada efetuada do sétimo ao décimo quarto dia pós-operatório.[32] Quando se usam esses métodos em pacientes controles, a prevalência de TVP aos 7-14 dias após ATJ, ATQ e CFQ é de cerca de 50-60%.[26] Em procedimentos nas extremidades inferiores, usualmente é a perna operada que é afetada, mas a perna não operada pode ser afetada em cerca de 20% dos casos.[26] Os padrões para a detecção de EP são estudo de ventilação-perfusão, tomografia computadorizada (TC) helicoidal, arteriografia ou autópsia.[37,38] A incidência de EP assintomática está menos bem definida. Em estudos usando rotineiramente cintigrafias de ventilação-perfusão, 7-11% dos pacientes de ATQ e ATJ tiveram alta probabilidade de EP conforme determinado por cintigrafias efetuadas nos dias pós-operatórios 7-14.[26] TEV e EP agudos também ocorrem após a alta do hospital em número clinicamente importante de pacientes. Estudos de venografia mostram que, em pacientes não recebendo tromboprofilaxia, 10-20% desenvolverão TVP e 6% desenvolverão cintigrafia de ventilação-perfusão de probabilidade intermediária a alta, sugestiva de EP subclínica em 4-5 semanas após a alta.[26]

A linha básica de referência é que o risco de um paciente desenvolver evento adverso no período pós-operatório, como infarto do miocárdio, TVP ou EP, aumenta com a idade, e o idoso (particularmente mulheres acima da idade de 80 anos) está em risco significativo.[39] Esses dados sugerem que o risco de desenvolver TEV é substancial, seja TVP ou EP, sem tromboprofilaxia. Conforme mencionado previamente, a gravidade potencial de um TEV e a dificuldade e o custo de fazer sua triagem pós-operatoriamente justificam algum tipo de tromboprofilaxia em todos os pacientes submetidos a grande cirurgia ortopédica de extremidade inferior.[26,38] Novamente, este capítulo focaliza as relações e os benefícios da anestesia do eixo espinhal no paciente que necessita de profilaxia de TVP. As áreas de foco são limitadas a métodos farmacológicos de tromboprofilaxia e não há nenhuma discussão dos métodos mecânicos disponíveis para reduzir a incidência de TEV.

PROCESSOS HEMOSTÁTICOS

Compreender os mecanismos das cascatas hemostáticas é importante para compreender por completo como os anticoagulantes operam e as implicações do seu uso em pacientes recebendo anestesia no neuroeixo. Por limitações de espaço, este capítulo apresenta só uma vista geral desses intrincados sistemas, e focaliza principalmente a via intrínseca; é primáriamente essa via que é alterada pelas heparinas. O sistema da coagulação sanguínea, ou via da coagulação, é uma cascata proteolítica. Cada enzima da via está presente no plasma sob a forma de um zimogênio, uma forma inativa, que por ativação sofre clivagem proteolítica para liberar o fator ativo a partir da molécula precursora. A via funciona através de alças de *feedback* positivo e negativo que controlam a ativação desse processo. O objetivo último da via é produzir trombina, que a seguir converte fibrinogênio solúvel em fibrina, o que por sua vez facilita a formação do coágulo. A geração de trombina pode ser dividida em três fases: as vias intrínseca e extrínseca, que fornecem caminhos alternativos para a geração de fator X, e a via final comum, que resulta na formação de trombina.[40]

A via intrínseca é ativada quando o sangue entra em contato com tecido conjuntivo subendotelial. Quantitativamente, a via intrínseca é a mais importante das duas vias, mas ela cliva fibrina mais lentamente do que a via extrínseca.[41] Fator Hageman (fator XII), fator XI, pré-calicreína e cininogênio de alto peso molecular (HMWK, *high-molecular-weight-kininogen*) estão envolvidos na ativação dessa via. O primeiro passo é a ligação de fator XII a uma superfície subendotelial exposta por uma lesão. Um complexo de pré-calicreína e HMWK interage com a superfície exposta em estreita proximidade ao fator XII ligado, o qual se torna ativado. O fator XII ativado por sua vez ativa a pré-calicreína. A calicreína produzida pelo processo supramencionado pode então clivar o fator XII, e um mecanismo adicional de amplificação é desencadeado. O fator XII ativado ativa o fator XI, o passo seguinte na via intrínseca, o qual, para prosseguir eficientemente, requer íons cálcio. Também envolvido nessa fase está o HMWK, que se liga ao fator XI e facilita o processo de ativação.[42] Eventualmente, a via intrínseca ativa o fator X, um processo que também pode ser provocado pela via extrínseca.[43] O fator X é a primeira molécula da via final comum e é ativado por um complexo de moléculas contendo fator IX ativado, fator VIII, cálcio e fosfolipídio, o qual é provido pela superfície das plaquetas onde essa reação usualmente tem lugar. O papel preciso do fator VIII nessa reação não está claramente compreendido. Entretanto, sua presença na cascata da coagulação é obviamente essencial, conforme evidenciado pelas sérias consequências da deficiência de fator VIII sofridas pelos hemofílicos. O fator VIII é modificado pela trombina, uma reação que resulta em atividade grandemente aumentada de fator VIII, o que por sua vez promove a ativação de fator X.

A via extrínseca é uma via alternativa para a ativação da cascata da coagulação. Ela representa uma resposta muito rápida à lesão tecidual, gerando fator X ativado quase instantaneamente; por outro lado, a via intrínseca exige segundos ou mesmo minutos para ativar o fator X. A principal função da via extrínseca é aumentar a atividade da via intrínseca.[40] Os sistemas intrínseco e extrínseco convergem no fator X para formar a via final comum, que em última análise é responsável pela produção de trombina (fator IIa).[40] O resultado final, como mencionamos anteriormente, é a produção de trombina para a conversão de fibrinogênio em fibrina.

De que Modo as Heparinas Interrompem a Cascata da Coagulação?

Dito de maneira simples, todas as heparinas operam primariamente inibindo o ramo intrínseco da via da coagulação. Uma grande parte dos efeitos clínicos da HNF e da HBPM ocorre através da intensificação da ação antitrombótica da antitrombina III (ATIII), um importante inibidor endógeno da coagulação que atua principalmente inativando o fator IIa e o fator Xa.[44] A diferença biológica fundamental entre HNF e HBPM origina-se da potência relativa do fármaco para acelerar a taxa basal de inativação de IIa e Xa mediada por ATIII.[45] Heparina não fracionada intensifica a inativação de IIa e Xa, enquanto a HBPM catalisa predominantemente a inativação do fator Xa. O mecanismo específico de ação da HNF e da HBPM será discutido dentro das seções a elas dedicadas mais adiante neste capítulo.

Monitorização da Anticoagulação em Pacientes Recebendo Terapia com Heparina

A monitorização do nível de anticoagulação terapêutica em pacientes recebendo HNF é realizada por meio do tempo de tromboplastina parcial ativada (TTPa). No teste do TTPa, um ativador por contato é usado para estimular a produção de XIIa fornecendo uma superfície para a ativação de HBPM, calicreína e fator XIIa. A ativação por contato é deixada prosseguir a 37°C durante um período especificado de tempo. Cálcio é então adicionado para desencadear reações adicionais, e o tempo (em segundos) necessário para a formação de coágulo é medido. Fosfolipídios são necessários para formar complexos, os quais ativam fator X e protrombina. Os valores normais do TTPa variam de 24,3-35 segundos.[46]

O TTPa não mede especificamente atividade anti-Xa, e há pouca correlação entre a atividade anti-Xa e os níveis de TTPa.[47] Por essa razão, TTPa não é geralmente usado para monitorar terapia com HBPM. Em virtude dos níveis plasmáticos muito previsíveis obtidos quando se administra HBPM subcutaneamente e da falta de correlação entre os níveis plasmáticos de HBPM e os valores do TTPa e anti-Xa, *não* se deve tentar monitorizar terapia com HBPM com qualquer desses estudos laboratoriais. Entretanto, em casos de insuficiência renal e obesidade, a monitorização pode ser justificada.[48] Infelizmente, o ensaio da concentração de anti-Xa só é disponível em alguns centros médicos na América do Norte.

Qual é o Risco de Formação de Hematoma Subaracnóideo/Peridural no Paciente Anticoagulado Submetendo-se a Anestesia no Neuroeixo?

Sangramento é uma complicação reconhecida associado com a colocação de bloqueio anestésico regional no paciente anticoagulado.[49] Entretanto, o risco mais importante é o desenvolvimento de hematoma do eixo espinhal.[50] A incidência verdadeira de complicações neurológicas causadas por sangramento após anestesia do eixo espinhal é desconhecida; entretanto, a incidência relatada é estimada em menos de um por 100.000 com raquianestesia e menos de um por 150.000 com anestesia peridural.[12]

Uma revisão das 61 formações de hematoma espinhal previamente relatadas em pacientes recebendo anestesia neuraxial entre 1906 e 1994 foi publicada em 1994 por Vandermeulen e colegas.[14] Adicionalmente, os autores discutiram os seguintes possíveis fatores de risco:[14]

1. No momento da administração da anestesia, 42 dos 61 (68%) pacientes que desenvolveram hematoma espinhal tinham coagulação prejudicada. Em 25 de 42 casos, alguma forma de heparinoterapia estava presente. Além disso, cinco de 42 pacientes tinham se submetido a um grande procedimento vascular no qual a heparina foi provavelmente usada mas não relatada. Os restantes 12 de 42 pacientes tinham uma variedade de condições médicas que poderiam ter produzido comprometimento na sua capacidade de formar coágulo de qualidade. Essas condições incluíram trombocitopenia, disfunção hepática e insuficiência renal, ou eles tinham sido tratados com outro anticoagulante/agente antiplaquetas ao tempo em que o sangramento ocorreu.
2. A colocação da agulha foi descrita como difícil em 15 de 61 pacientes (25%) e/ou foi sanguinolenta em outros 15 (25%) dos casos.
3. Punções múltiplas foram relatadas em 12 de 61 (20%) dos casos.
4. Gravidez foi assinalada em cinco de 61 (8%) dos casos.
5. Anormalidades anatômicas, como espinha bífida oculta e tumor vascularizado, foram observadas em 4 de 61 (6,5%) dos casos.
6. Uma técnica peridural foi usada em 46% de 61 (75%) dos casos e um cateter peridural foi colocado em 32 de 46 (70%). Em 15 de 32 (47%) dos casos de cateter peridural, o sangramento ocorreu imediatamente à remoção do cateter.
7. Técnica raquídea esteve envolvida em 15 (25%) dos casos.

Uma revisão extensa da literatura realizada por Vandermeulen e colegas[14] tem servido de referência para todos nós ao averiguar os riscos de formação de hematoma subaracnoideo/peridural em pacientes que estejam recebendo bloqueio no neuroeixo e que receberam ou receberão medicações que podem/poderão alterar sua cascata da coagulação. Entretanto, o estudo de Vandermeulen[14] tem duas deficiências importantes: é uma revisão retrospectiva da literatura e não avalia quaisquer dados primários, e, mais importante, provavelmente menos de um em 10 eventos adversos que ocorrem é descrito na literatura. Mais recentemente, Moen e colegas[51] realizaram uma revisão retrospectiva de todos os bloqueios do neuroeixo centrais colocados na Suécia entre 1990 e 1999. O estudo abrangeu duas fases. Primeiro, uma carta de pesquisa postal foi enviada ao chefe de todos os departamentos de anestesia, na qual eles foram solicitados a fornecer o número de bloqueios raquídeos e peridurais realizados no seu departamento em 1998. Além disso, eles foram solicitados a informar o número de complicações relacionadas a bloqueios que ocorreram no seu departamento durante a década 1990-1999. As complicações específicas que o estudo examinou foram hematoma peridural, abscesso peridural, meningite e síndrome da cauda equina. Nenhuma identificação de paciente foi procurada ou usada durante esse estudo. Os pesquisadores então foram à Junta Nacional de Saúde e Bem-Estar (NBHW, National Board of Health and Welfare) e reviram os arquivos de garantia da qualidade associados com cada complicação. Pela lei sueca todas as complicações sérias têm de ser comunicadas ao NBHW. Durante o período de estudo, Moen e colegas[51] averiguaram que 1.260.000 bloqueios subaracnoideos (raquis) foram efetuados e 450.000 bloqueios peridurais administrados, incluindo 200.000 bloqueios peridurais em trabalho de parto. Como resultado desses bloqueios, ocorreram 127 complicações sérias e 85 de 127 desses pacientes sofreram dano neurológico permanente. Houve 33 de 127 hematomas do eixo espinhal. Outras complicações sérias foram síndrome da cauda equina (32), meningite (29), abscesso peridural (13) e diversos (20). Os resultados do estudo de Moen[51] refletem os de Tryba[12] pelo fato de que a incidência de complicações após bloqueio peridural é muito mais frequente do que após bloqueio subaracnoideo. Além disso, mais complicações do que o esperado foram encontradas por Moen e colegas.[51] A incidência de associação de formação de hematoma peridural com bloqueio peridural em trabalho de parto foi bastante baixa (1:200.000), enquanto aqueles colocados em mulheres submetendo-se a artroplastia de joelho foram muito altos (1:3.600) e refletem as predições feitas por Schroeder durante a Primeira Conferência de Consenso da ASRA em 1998.[52] Talvez a informação mais alarmante relatada por Moen e colegas[51] seja o fato de que "um terço dos hematomas espinhais foi visto em pacientes recebendo tromboprofilaxia em associação com bloqueio neuraxial central (BNC), de acordo com as diretrizes atuais e na ausência de quaisquer fatores de risco previamente conhecidos. Consequentemente, adesão às diretrizes a respeito de HBPM e BNC pode reduzir mas não abolir completamente o risco de hematoma espinhal após BNC". Este último fato é ainda mais reforçado pelo relato de caso por Sandhu e colegas,[53] no qual eles essencialmente obedeceram às diretrizes da ASRA e ainda viram ocorrer um hematoma peridural na sua paciente um dia após a remoção do cateter peridural. Entretanto, este autor deve salientar que a paciente no relato de caso de Sandhu tinha dois fatores de risco. A paciente era idosa, 79 anos, e mulher. Em resumo, o artigo de Sanghu[53] relata a colocação de um cateter peridural na terceira tentativa, horas depois da última dose de heparina não fracionada (HNF) subcutânea de 5.000 unidades. O cateter foi removido no terceiro dia pós-operatório, seis horas após a última dose de HNF 5.000 unidades. Essa mulher idosa desenvolveu um hematoma peridural sintomático no dia seguinte, que exigiu evacuação cirúrgica. A contagem de plaquetas e o TTPa dessa paciente estiveram dentro dos limites normais o tempo todo. Sandhu e colegas[53] salientaram a necessidade de todos os médicos serem vigilantes acerca da cronologia da colocação e remoção de cateter peridural, mesmo em pacientes sob terapia com HNF com dose padrão, e incentivaram a monitorização do *status* da coagulação.

A alarmante informação relatada por Moen e colegas[51] de que mais de um terço de todos os hematomas peridurais ocorre em pacientes nos quais todas as diretrizes foram obedecidas e de que a incidência desse evento catastrófico ainda é muito possivelmente não relatada pode ser temperada por uma metanálise recente por Kreppel e colegas.[54] Kreppel e colegas avaliaram 613 estudos de casos publicados entre 1826 e 1996, e averiguaram que em cerca de um terço dos casos (29,7%) nenhum fator etiológico pôde ser identificado como a causa do sangramento. Esse grupo idiopático formou o maior grupo de pacientes que desenvolveu hematoma subaracnoideo/peridural. Anestésicos raquídeos e peridurais colocados em conjunção com terapia de anticoagulação foram na realidade a quinta causa mais comum de formação de hematoma subarac-

noideo/peridural, e raquianestesia e anestesia peridural, isoladas, foram o décimo mais comum fator etiológico. O segundo maior grupo foi constituído de casos nos quais os pacientes estavam se submetendo à terapia de anticoagulação (17%). Com essa finalidade, este autor viu dois casos na sua clínica de dor durante a última década nos quais ocorreu formação espontânea de hematoma peridural em pacientes anticoagulados. Em ambos os casos, os pacientes foram encaminhados para avaliação e tratamento de emergência de lombalgia grave de início súbito sem qualquer outro sintoma. Em ambos os casos, valores grosseiramente anormais de razão normalizada internacional (RNI) foram observados como resultado de terapia com warfarina, e um estudo de imageamento com ressonância magnética (IRM) mostrou a presença de um hematoma epidural. Nenhum desses pacientes tinha recebido qualquer manipulação ou intervenção espinhal recente. Diferentemente de Moen e colegas,[51] Kreppel e associados[54] encontraram ser os homens idosos entre 55-70 anos de idade como estando sob o maior risco de desenvolvimento de hemorragia espinhal. Sessenta e quatro por cento dos pacientes na série de Kreppel[54] foram homens; entretanto, as etiologias das hemorragias espinhais nos pacientes do estudo de Kreppel foram por todas as causas e não apenas pacientes submetidos a artroplastia total sob raquianestesia/anestesia peridural em conjunção com anticoagulação perioperatória, na qual as mulheres idosas estão claramente sob o maior risco.[51,52]

Hematoma espinhal é uma complicação rara e catastrófica associada com anestesia peridural e subaracnoidea. Ele pode ocorrer com sangramento para dentro do espaço peridural ou o espaço subaracnoideo.[11,16,49] O proeminente plexo venoso peridural se responsabiliza pela maioria dos hematomas ser formado no espaço peridural. Além disso, os vasos radiculares ao longo das raízes nervosas podem sangrar para o espaço intratecal ou peridural.[11]

Hematoma espinhal é frequentemente oculto, retardando o diagnóstico e o tratamento.[16] O sintoma de apresentação do hematoma espinhal nem sempre é dor lombar radicular. Vandermeulen e colegas[14] observaram que os sintomas de apresentação foram fraqueza (46%), lombalgia radicular (38%) e parestesia (14%). O diagnóstico frequentemente é complicado/retardado devido à parestesia/anestesia residuais produzidas pelo bloqueio no neuroeixo. Esses retardos podem ser evitados usando-se um agente anestésico local de curta ação. O uso desses agentes facilita a avaliação neurológica pós-operatória imediata e, se achados anormais forem descobertos, estudos radiográficos apropriados, se indicados, podem ser obtidos de maneira oportuna. Certamente existe uma relação temporal entre a instalação de paraplegia, a evacuação cirúrgica do hematoma e a recuperação (Tab. 51-1).[14,55] Recuperação completa da função neurológica é improvável se a cirurgia for adiada por mais que 8-12 horas.[14] Diversamente dos pacientes na série de Vandermeulen,[14] os pacientes na série de Kreppel[54] que receberam rápido diagnóstico e evacuação cirúrgica obtiveram a recuperação mais ideal da função neurológica. Trinta e um de 47 pacientes no estudo de Kreppel que receberam tratamento cirúrgico dentro de 12 horas do início dos seus sintomas se recuperaram completamente (66%); mais da metade dos pacientes que não obtiveram descompressão cirúrgica até 13-24 horas terem decorrido não recuperou qualquer função neurológica.

Tabela 51-1 Desfecho Neurológico* em Pacientes com Hematoma Espinhal após Bloqueio no Neuroeixo

Intervalo entre o Início da Paraplegia e a Cirurgia	Boa Recuperação (n = 15)	Recuperação Parcial (n = 11)	Má Recuperação (n = 29)
Menos de 8 h (n = 13)	6	4	3
Entre 8-24 h (n = 8)	2	2	4
Mais de 24 h (n = 11)	1	0	10
Sem intervenção cirúrgica (n = 13)	4	1	8
Desconhecido (n = 10)	2	4	4

Modificado de Vandermeulen EP, Van Aken, Vermylen J: *Anesth Analg* 1994;79:1165-1177.

*Resultado neurológico foi descrito em 55 de 61 casos de hematoma espinhal após bloqueio no neuroeixo.

ASPECTOS CLINICAMENTE RELEVANTES DA ADMINISTRAÇÃO DE HEPARINA NÃO FRACIONADA E DE BAIXO PESO MOLECULAR

A heparina não fracionada foi descoberta por McLean em 1916 e tem sido usada clinicamente como agente antitrombótico por várias décadas.[56] É um anticoagulante barato e altamente eficaz com o qual se pode obter anticoagulação graduada de maneira parcialmente dependente da dose.[57] A heparina não fracionada é uma glicosamina hidrossolúvel, altamente carregada negativamente, composta de cadeias de resíduos alternados de D-glicosamina e ácido urônico. Ela é heterogênea em peso molecular, propriedades anticoagulantes e farmacocinética. O peso molecular variável da HNF é atribuído ao número variável de cadeias polissacarídicas ligadas, com peso molecular médio de 15.000 dáltons (variação de 5.000-30.000 dáltons).[58] O principal efeito anticoagulante da HNF é atribuído a um pentassacarídeo único com alta afinidade de ligação pela ATIII.[59] A ligação desse pentassacarídeo à ATIII acelera sua capacidade de inativar trombina (fator IIa), bem como fatores IXa, Xa, XIa e XIIa. A heparina não fracionada catalisa a inativação de IIa pela formação de complexo ATIII/heparina, atuando como um molde ao qual a enzima e o inibidor podem se ligar para formar um complexo ternário.[59] Esse complexo requer um comprimento de cadeia de pelo menos 18 unidades sacarídicas e é a base das diferenças entre HBPM e HNF. Diferentemente da HNF, a HBPM consiste principalmente na sequência pentassacarídica e não possui a unidade polissacarídica longa requerida para ligar IIa e ATIII simultaneamente. Assim, a HBPM tem uma relação de afinidade por Xa:IIa de aproximadamente 3:1 e inativa principalmente Xa. A inativação de Xa por ATIII/heparina não exige formação de complexo ternário e é obtida pela ligação da enzima à ATIII.[60] O efeito anticoagulante da HNF depende do número de moléculas de heparina com a cadeia pentassacarídica (inibição de Xa) e do tamanho das moléculas contendo a sequência pentassacarídica (inibição de IIa).[22]

A HNF e a HBPM são derivadas de fontes animais. Isso explica a ocorrência incomum, porém séria, de trombocitopenia e trombose induzidas pela heparina (TTIH). A síndrome TTIH é uma diminuição mediada por imunoglobulina G (IgG) nas plaquetas abaixo de 150.000 que usualmente ocorre cinco dias depois de iniciada terapia com heparina[61] e pode ser complicada por trombose patológica. Em ensaios clínicos randomizados foi demonstrado que ela ocorre a uma frequência de cerca de 3%.[61] Warkentin e colegas[61] observaram que, em um grupo de 665 pacientes randomizados para receber HNF ou HBPM, nove dos 665 pacientes desenvolveram TTIH. Nesse estudo, 332 receberam HNF e 333 receberam HBPM. Nenhum dos pacientes que receberam HBPM desenvolveu TTIH, enquanto nove dos pacientes que receberam HNF desenvolveram TTIH clinicamente importante (2,7%). Oito dos nove (89%) que desenvolveram TTIH também tiveram complicações trombóticas importantes. Pacientes com história de síndrome TTIH não devem receber HBPM porque, conforme previamente mencionado, ela também é derivada de fontes animais e há alta incidência de reatividade cruzada. Exposição clínica à HNF é claramente associada com incidência mais alta de precipitação de síndrome TTIH do que a exposição à HBPM.

Reversão da Heparina Não Fracionada

Sangramento sério associado com terapia com HNF pode ser controlado pela administração de sulfato de protamina. A protamina é uma proteína fortemente básica que se liga à heparina e a neutraliza.[62] A maioria dos efeitos anticoagulantes da HNF é revertida por doses equimolares de protamina. A protamina é uma proteína positivamente carregada derivada do esperma do salmão. Quando administrada intravenosamente (IV) na presença de heparina, a protamina positivamente carregada interage com a porção negativamente carregada da molécula de heparina e forma um complexo estável. As longas cadeias polissacarídicas da HNF parecem aumentar a atração à protamina. A dose de protamina requerida para reverter completamente heparina é 1 mg para cada 100 unidades de heparina circulante. Essa dose é diminuída se mais de 15 minutos tiverem decorrido desde a última administração de heparina.

Terapia com HNF Subcutânea em Baixa Posologia: Qual é sua Eficácia para Prevenir Formação de TVP?

A administração de 5.000 unidades de HNF subcutaneamente a cada 8-12 horas foi usada extensa e efetivamente para prevenção de TVP. Em uma revisão de 11 experiências, Geerts e colegas[26] observaram que o risco global de TVP em pacientes submetidos à ATQ foi 30% com HNF em baixa posologia, em comparação com 54% em controles. A base terapêutica para terapia com HNF subcutânea em baixas doses está ligada à inibição de fator X ativado e ao fato de que a inibição de pequena quantidade de Xa impede a amplificação da cascata da coagulação. Assim, apenas pequenas doses de HNF são necessárias para profilaxia, enquanto doses muito maiores são necessárias para tratar doença tromboembólica. A anticoagu-

348 Seção IV ANESTESIA REGIONAL

lação máxima ocorre 40-50 minutos após injeção subcutânea de HNF e retorna aos valores básicos dentro de 4-6 horas. O TTPa muitas vezes permanece na faixa normal, mas variações amplas ocorreram em pacientes individuais.[63]

Na sua revisão de 1988 dos resultados de experiências randomizadas em cirurgia urológica, ortopédica e geral a respeito de EP fatal e trombose venosa, Collins e colegas[64] observaram que a terapia com baixas doses subcutâneas de HNF, aplicada com 5.000 unidades a cada duas horas antes da cirurgia e a cada 8-12 horas pós-operatoriamente, reduziu o risco de TVP em 70% e de EP fatal em 50%. Entretanto, ao comparar a eficácia de HNF em baixa dose com HBPM, a HNF é ligeiramente menos efetiva na prevenção de TP e EP. Importante ligação à proteína cria variabilidade na resposta às doses de HNF quando comparada com a HBPM.[65]

Evidência a Respeito da Segurança da Anestesia no Neuroeixo em Pacientes que Estão Recebendo ou Receberão HNF

Múltiplos estudos demonstraram a segurança relativa de técnicas anestésicas no neuroeixo na presença de profilaxia de TVP com HNF subcutânea em baixa posologia, e eles também demonstraram que há risco pouco aumentado de hematoma espinhal associado com essa terapia.[8,9,13,66-68] Há nove séries publicadas envolvendo mais de 9.000 pacientes que receberam essa terapia sem qualquer complicação.[9-11,67,69] Allemann e colegas[68] e Lowson e Goodchild[13] relataram similarmente ausência de casos de hematoma espinhal em 204 bloqueios peridurais e 119 bloqueios subaracnoideos em pacientes que tinham recebido 5.000 unidades de HNF subcutaneamente duas horas antes da colocação da agulha. A grande quantidade de dados a respeito da segurança e eficácia da heparina subcutânea para profilaxia de TVP em pacientes submetidos a cirurgia com bloqueio no neuroeixo sugere que a HNF é uma alternativa razoável para profilaxia de TVP em pacientes submetendo-se a procedimentos ortopédicos de extremidades inferiores, bem como operações gerais, urológicas e ginecológicas.

Há muito poucos dados sugerindo que não é seguro administrar HNF em baixas doses a pacientes que receberam ou receberão anestesia no neuroeixo. Há atualmente na literatura apenas três relatos de casos de hematomas espinhais após bloqueio no neuroeixo na presença de HNF subcutânea em baixa posologia, dois dos quais envolveram uma técnica anestésica peridural contínua.[70-72] Em um desses relatos de casos, um cateter peridural foi colocado apesar da elevação do TTPa do paciente. Em outro, foi aspirado sangue do cateter durante a colocação. No último caso, múltiplas tentativas de anestesia espinhal foram efetuadas.

Deliberações sobre o Uso de HNF da Terceira Conferência de Consenso da American Society of Regional Anesthesia (ASRA)

O material apresentado na Terceira Conferência de Consenso da American Society of Regional Anesthesia (ASRA) (Vancouver, Colúmbia Britânica, Canadá, abril de 2007) sobre o uso de HNF em conjunção com anestesia no neuroeixo levantou várias questões mas forneceu poucas respostas novas.[25] As últimas diretrizes publicadas, que foram atualizadas como resultado da Segunda Conferência de Consenso reunida em Chicago na primavera de 2002[24] a respeito do uso de HNF em

conjunção com anestesia no neuroeixo, permanecem em vigor e não foram substituídas ou alteradas de qualquer maneira pelas deliberações em Vancouver. Os resultados da Terceira Conferência de Consenso devem ser publicados na *Regional Anesthesia and Pain Medicine* no verão de 2009.

Na sua atualização sobre o uso de HNF, Rowlingson salientou que os cirurgiões da Universidade de Virginia estão agora usando heparina em minidoses de 5.000 unidades administradas três vezes ao dia, em vez de duas vezes ao dia.[25] Rowlingson indicou adicionalmente que não há respostas neste momento para as seguintes questões relacionadas ao uso da HNF três vezes ao dia: podemos deixar com segurança um cateter peridural no lugar?; devemos monitorizar a contagem de plaquetas enquanto o cateter está no lugar?; devemos fazer TTPa antes de remover o cateter e, em caso afirmativo, o que os resultados significam clinicamente?

Com essa finalidade, um recente relato de caso por Jooste e colegas no Children's Hospital de Pittsburgh[73] sugere que é seguro colocar e remover cateter peridural torácico de paciente pediátrico que esteve recebendo terapia com HBPM a longo prazo, obedecendo estritamente às diretrizes da ASRA. Para obedecer às 2002 ASRA Guidelines,[24] nós[73] paramos a enoxaparina da criança (1,5 mg/kg a cada 12 horas) cinco dias antes da cirurgia e substituímos por HNF, três vezes ao dia, em baixa posologia (5.000 unidades subcutaneamente) e continuamos a HNF três vezes ao dia pelo período pós-operatório adentro até que o cateter fosse removido com segurança no sétimo dia pós-operatório. O risco de formação de hematoma subaracnoideo/peridural pode ser muito mais baixo em crianças com base nos dados vistos no recente estudo de Kreppel e colegas.[54] Entretanto, acompanhamos diariamente as contagens de plaquetas e o TTPa da criança, cujos resultados foram sempre na faixa normal, e removemos seu cateter peridural seis horas depois da última dose de heparina. Efetuamos um exame neurológico a cada quatro horas nas primeiras 48 horas, e a seguir a cada seis horas até 24 horas depois que o cateter foi removido com segurança.[73]

Diretrizes 2002 da ASRA para Uso de Técnicas no Neuroeixo em Pacientes Recebendo HNF Subcutânea em Baixa Posologia[24]

Durante profilaxia subcutânea (minidoses), não há nenhuma contraindicação ao uso de técnicas no neuroeixo. O risco de sangramento no neuroeixo pode ser reduzido retardando-se a injeção de heparina até 1-2 horas depois do bloqueio, e esse tempo pode ser aumentado em pacientes debilitados ou após terapia prolongada. Uma vez que trombocitopenia induzida pela heparina pode ocorrer durante administração de heparina, os pacientes recebendo heparina por mais de quatro dias devem fazer contagem de plaquetas antes de bloqueio no neuroeixo.[24]

- Evitar técnicas neuraxiais em pacientes com outras coagulopatias.
- A administração de heparina deve ser retardada uma hora após colocação de agulha.
- Remover o cateter uma hora antes de qualquer administração subsequente de heparina ou 2-4 horas depois da última dose de heparina.
- Monitorizar o paciente pós-operatoriamente para fornecer detecção precoce de bloqueio motor e considerar o uso de

Capítulo 51 As Melhores Condutas para Profilaxia contra Formação de TVP

concentração mínima de anestésicos locais para melhorar a detecção precoce de hematoma espinhal.

- Embora a ocorrência de uma colocação de agulha no neuroeixo com sangue ou difícil possa aumentar o risco, não há dados para suportar cancelamento obrigatório de um caso. É necessário julgamento clínico. Se for tomada a decisão de prosseguir, discussão completa com o cirurgião e monitorização pós-operatória cuidadosa estão justificados.

Segurança da Anestesia no Neuroeixo no Paciente Recebendo Anticoagulação Terapêutica e Completa com HNF

Essas modalidades de tratamento/manuseio usualmente envolvem a injeção de quantidades moderadas (5.000-10.000 unidades) de HNF IV intraoperatoriamente. Injeção é muitas vezes feita durante casos vasculares para prevenir formação de trombo durante clampeamento transversal arterial. Alternativamente, pode-se injetar 20.000-30.000 unidades de HNF durante um procedimento cardíaco para facilitar o *bypass* cardíaco. Em ambas as situações, altas concentrações transitórias de HNF estão presentes.

Diversos estudos demonstraram que raquianestesia ou anestesia peridural seguida por heparinização sistêmica com HNF é relativamente segura.[8,22,74,75] Talvez o estudo mais significativo para avaliar a segurança da anticoagulação terapêutica com HNF na presença de anestesia no neuroeixo seja o de Rao e El-Etr.[8] Esses autores relataram os resultados de 3.146 pacientes recebendo anestesia peridural contínua e 847 pacientes recebendo raquianestesia contínua para procedimentos vasculares em extremidades inferiores. Heparina não fracionada foi administrada 50-60 minutos após colocação de cateter para obter um tempo de coagulação ativada (TCA) de duas vezes o normal. A HNF foi dada a cada seis horas durante todo o período de terapia de anticoagulação, e os cateteres foram removidos no dia seguinte, uma hora antes da administração da dose seguinte de manutenção de HNF. Nenhum paciente desenvolveu hematoma espinhal. Essa terapia com HNF foi estreitamente monitorizada, e os cateteres foram removidos quando os níveis de HNF estavam relativamente baixos.

Em 1998, Liu e Mulroy[22] relataram um total de mais de 1.000 pacientes submetidos a anticoagulação intraoperatória completa que também tinham recebido injeção subaracnoidea de bolo único de opioide ou uma infusão opioide peridural sem qualquer incidência de formação de hematoma. Os autores salientam que a comunicação com o cirurgião a respeito de tentativas traumáticas e o manuseio subsequente da anticoagulação pode ser crítica. Similarmente, em 1998, Sanchez e Nygard[74] descreveram 558 pacientes submetidos a cirurgia cardíaca que tiveram cateteres peridurais colocados obedecendo a diretrizes estritas. Essas diretrizes incluíram colocação dos cateteres epidurais no dia anterior à cirurgia; uso de uma via de acesso paramediana; obtenção de coagulograma normal inicial; triagem cuidadosa quanto ao uso de fármaco pré-operatório; e limitação da colocação do cateter a duas tentativas. Houve incidência zero de hematoma espinhal nesse estudo.

Baron e colegas[75] publicaram uma revisão retrospectiva em 1987 que avaliou 912 pacientes que tinham recebido analgesia peridural contínua enquanto se submetiam a grande reconstrução vascular de uma extremidade inferior. Todos os pacientes receberam anticoagulação completa transitória com HNF em uma dose de 75 UI/kg, em adição a uma dose de manutenção de 1.000 UI/h. Nenhum desses pacientes desenvolveu evidência neurológica de hematoma espinhal. Nessa revisão, 71% dos pacientes foram homens, a idade média foi 68,7 anos, e os seguintes estudos hematológicos foram feitos pré-operatoriamente: nível de hemoglobina, contagem de plaquetas, tempo de protrombina (TP) e TTPa. Não houve referência à cronologia da colocação ou remoção do cateter no artigo de Baron.

A utilidade potencial da analgesia epidural torácica em pacientes submetidos a cirurgia cardiotorácica foi demonstrada em múltiplos estudos. Os benefícios incluem melhora da função pulmonar[76] e da hemodinâmica pós-operatória em pacientes submetidos a cirurgia de *bypass* arterial coronariano.[77-79] Brodsky e colegas[80] relataram que a infusão contínua peridural lombar de hidromorfona após toracotomia forneceu excelente alívio da dor nos pacientes.

Em 2000, Ho e colegas[81] publicaram uma análise estatística sugerindo que, no máximo, um hematoma espinhal secundário à colocação de cateter peridural ocorreria para cada 1.520 pacientes submetidos a cirurgia de *bypass* coronariano e recebendo analgesia peridural. Essa análise foi baseada no fato de que uma incidência zero de formação de hematoma espinhal tinha ocorrido nos mais de 1.500 usos descritos de analgesia peridural em pacientes submetidos a cirurgia cardíaca. Assim, os estudos supramencionados alegando a segurança da anestesia peridural no paciente completamente anticoagulado podem ser manchados por pequenos tamanhos de amostras e erro estatístico tipo II.

É importante reconhecer que outros membros da equipe de saúde podem instituir uma intervenção terapêutica inapropriada com resultados catastróficos. Esse evento recentemente aconteceu ao autor quando um residente júnior de terapia intensiva administrou medicação antitrombótica a um dos nossos pacientes pediátricos que tinha um cateter peridural funcionante no lugar.[82] O paciente estivera de pé e deambulando antes da administração de alteplase. Quase imediatamente após a administração do fármaco, a criança desenvolveu lombalgia grave e foi observado sangue no cateter epidural. O residente imediatamente removeu o cateter peridural e dentro de minutos o nosso paciente desenvolveu perdas sensitivas e motoras nas extremidades inferiores. Nossa equipe de anestesia foi prontamente notificada, e uma laminectomia bem a tempo e evacuação do coágulo resultaram na recuperação completa da função neurológica nessa criança, seis semanas mais tarde. Esse relato de caso reforça a necessidade de todos os membros das equipes de tratamento envolvidas no manejo de casos complexos serem familiarizados com as diretrizes para o manuseio de cateteres peridurais ou outros cateteres de demora. Finalmente, esse evento ocorreu depois que a equipe de Rosen tinha colocado e manejado ligeiramente mais de 1.500 cateteres peridurais em lactentes e crianças submetidas a heparinização total em *bypass* cardiopulmonar. Lembro aos meus leitores a predição de Ho[81] de um hematoma para cada 1.500 pacientes tratados nesse subgrupo de alto risco.

Os estudos na seção precedente sugerem que técnicas de anestesia no neuroeixo em pacientes anticoagulados terapeuticamente ou completamente anticoagulados com HNF são relativamente seguras. Entretanto, Ruff e Dougherty[18] relataram

350 Seção IV ANESTESIA REGIONAL

a ocorrência de hematomas espinhais em sete de 347 pacientes que tinham inicialmente se apresentado com sinais de isquemia cerebral. Depois que um sangramento subaracnoideo tinha sido excluído, cada paciente imediatamente foi submetido a uma punção lombar diagnóstica com agulha calibre 20, seguida pela instituição de terapia com HNF IV. Infelizmente, a quantidade de HNF administrada a esses pacientes não foi descrita no artigo por Ruff e Dougherty.[18] O artigo conclui que colocação traumática de agulha, iniciação de HNF IV dentro de uma hora de punção lombar e terapia concomitante com aspirina foram fatores de risco que levaram ao desenvolvimento desses sete hematomas espinhais.

Os riscos e benefícios de técnicas anestésicas no neuroeixo em pacientes submetendo-se a anticoagulação terapêutica e/ou completa com HNF devem ser cuidadosamente considerados. A complicação de formação de hematoma espinhal, embora rara, pode ser catastrófica. Fatores de risco que contribuem para o hematoma espinhal nesses pacientes parecem ser colocação traumática ou difícil da agulha, coagulopatias preexistentes, terapia concomitante com aspirina, ausência de monitorização da atividade da anticoagulação e iniciação de terapia com HNF dentro de uma hora da colocação de agulha de raqui ou agulha de peridural.[8,18]

Os benefícios terapêuticos da HNF são limitados pelo risco aumentado de sangramento, que é um fenômeno pelo menos parcialmente dependente da dose.[83] Para otimizar o equilíbrio entre eficácia e complicações hemorrágicas, os médicos têm adotado duas práticas de administração: (1) estimativas frequentes das concentrações plasmáticas de HNF usando avaliações seriadas frequentes do TTPa, um teste laboratorial relativamente barato. Entretanto, com testagem seriada repetida, o custo pode se tornar um problema. (2) Administração IV contínua de HNF, em uma tentativa de permitir múltiplos ajustes rápidos posológicos guiados pelos valores do TTPa.[84]

Conforme mencionado previamente, o custo do teste TTPa é mínimo; entretanto, testagem frequente aumenta os custos. Por outro lado, o requisito de testagem repetida e a necessidade de manter uma infusão IV exigem hospitalização da maioria dos pacientes,[85] o que aumenta significativamente o custo da terapia.[86] Por essas razões, esse custo e inconveniência aumentados associados com a terapia com HNF devem ser considerados ao compará-la com o uso do fármaco mais caro, HBPM, que não exige monitorização laboratorial ou acesso IV. Além disso, HNF comparada com HBPM tem incidência mais alta de complicações de sangramento quando administrada para anticoagulação terapêutica.

Diretrizes ASRA 2002 para Administração de Anestesia no Neuroeixo no Paciente Completamente Anticoagulado com HNF[24]

Atualmente, são disponíveis dados e experiência insuficientes para determinar se o risco de hematoma neuraxial é aumentado ao combinar técnicas no neuroeixo com a anticoagulação completa da cirurgia cardíaca. Monitorização pós-operatória da função neurológica e seleção de soluções neuraxiais que minimizem bloqueio sensitivo e motor são recomendadas para facilitar detecção de neurodéficits novos ou progressivos.

Anticoagulação terapêutica prolongada parece aumentar o risco de formação de hematoma espinhal, especialmente se combinada com outros anticoagulantes ou trombolíticos. Portanto, bloqueios no neuroeixo devem ser evitados nesse contexto clínico.

- Se terapia anticoagulante sistêmica for começada com um cateter no lugar, recomenda-se retardar a remoção do cateter por 2-4 horas depois da descontinuação da terapia e avaliação da situação da coagulação. O uso concomitante de medicações que afetam outros componentes dos mecanismos da coagulação pode aumentar o risco de complicações de sangramento em pacientes recebendo heparina padrão. Essas medicações incluem fármacos antiplaquetários, HBPM e anticoagulantes orais.

- O autor acredita que seja importante assinalar que aproximadamente metade dos hematomas espinhais que envolveram cateteres peridurais ocorreu na remoção do cateter. Conforme previamente mencionado, Vandermeulen e colegas[14] observaram que, entre 1906 e 1994, 32 hematomas espinhais ocorreram como resultado de colocações de cateteres peridurais, e 15 dessas 32 formações de hematoma ocorreram imediatamente depois da remoção do cateter. A remoção de cateter peridural acarreta o mesmo risco que a colocação do cateter, e as mesmas diretrizes devem ser obedecidas para ambos os procedimentos.

POSIÇÃO EUROPEIA SOBRE BLOQUEIO NO NEUROEIXO EM PACIENTES QUE ESTÃO RECEBENDO OU RECEBERÃO PROFILAXIA DE TVP COM HNF[87]

Desde o começo dos 1980, os pacientes nos hospitais da Europa continental central têm recebido HNF ou HBPM como agentes tromboprofiláticos principais.[87] Tryba[87] observou baixa incidência de formação de hematoma espinhal no grande número de pacientes europeus que treceberam anestesia do eixo espinhal e terapia anticoagulante concomitante. Na Alemanha, cerca de 1,5 milhão de pacientes por ano recebem esse esquema de manuseio terapêutico e clínico. É digno de nota, no entanto, que 70-75% dos bloqueios no neuroeixo executados na Europa são bloqueios espinhais de injeção única.[87] Com base nas suas experiências e dados experimentais disponíveis, a Alemanha promulgou diretrizes a respeito da posologia das heparinas em pacientes que receberam ou receberão anestesia no neuroeixo. O resto da Europa tem diretrizes que diferem pouco das da Alemanha.[87] Entretanto, novas diretrizes europeias atualizadas estão em forma de esboço no momento em que escrevemos e devem ser publicadas no verão de 2009 (comunicação pessoal com o presidente da ESRA, Giorgio Ivani). Os dados baseados em evidência usados para delinear as diretrizes europeias originais foram derivados principalmente de trabalhos/estudos por Bergqvist,[88] Gogarten,[50,89] Heit,[21,90] Hirsh,[45,58,62,91,92] Horlocker,[24,93-95] Planes,[96] Tryba[12,67,87,97] e Vandermeulen.[14,15]

Esquema de Baixa Posologia de Heparina Não Fracionada

- Nenhum risco aumentado de hematoma espinhal foi observado com terapia com HNF em baixa posologia, contanto que um intervalo mínimo entre a administração e a punção tenha sido observado.[67,89,98]

- Um intervalo de quatro horas entre a administração de HNF e a colocação de bloqueio no neuroeixo é recomendado.[69,89]
- Heparina não fracionada deve ser administrada uma hora ou mais depois da colocação de bloqueio no neuroeixo.[89]
- Nenhum teste de laboratório é sugerido pelos primeiros quatro dias pós-operatórios; plaquetas devem ser checadas no quinto dia por causa do risco de trombocitopenia induzida pela heparina.[67,89]

Heparina Não Fracionada em Doses Plenas e Terapêuticas

- Em comparação com profilaxia em baixa posologia com HNF, doses terapêuticas de HNF IV são associadas com risco aumentado de sangramento espinhal. Assim, nenhum bloqueio no neuroeixo ou remoção de cateter deve ser efetuado em qualquer paciente recebendo anticoagulação terapêutica.[14,87]
- Se for necessário bloqueio no neuroeixo ou remoção de cateter, a administração de HNF deve ser parada durante pelo menos quatro horas, e testes de laboratório (TCA, TTPa e plaquetas) devem ser avaliados antes de prosseguir.[87]
- Uma vez que pacientes que recebem anticoagulação intraoperatória podem se beneficiar com um bloqueio no neuroeixo (p. ex., pacientes submetendo-se a cirurgia vascular ou cardíaca e pacientes com angina instável),[2,99] HNF IV (até 5.000 unidades) pode não ser considerada uma contraindicação absoluta, desde que haja cuidadosa observação pós-operatória do paciente.[89]
- No caso precedente, HNF IV deve ser iniciada não antes de uma hora depois da punção espinhal, a dose de HNF deve ser ajustada de tal modo que o TTPa não exceda o dobro do valor normal e cateteres devem ser removidos não antes de 2-4 horas depois de parar a infusão de HNF.[87,89]
- Se uma punção com sangue ocorrer durante punção no neuroeixo, a cirurgia deve ser adiada por 12 horas. Alternativamente, o cateter pode ser inserido na noite anterior à cirurgia.[87]
- Administração de HNF IV em baixa dose (dose total 2.000 unidades ou menos) foi demonstrada eficaz para prevenção de complicações tromboembólicas durante cirurgia ortopédica de alto risco.[100] Administração de HNF nessa posologia não resulta em alteração significativa da hemostasia e, assim, não deve ser considerada contraindicação a bloqueio no neuroeixo.[87]

EVIDÊNCIA PARA EXECUÇÃO DE BLOQUEIO NO NEUROEIXO NO PACIENTE RECEBENDO HEPARINA DE BAIXO PESO MOLECULAR

Heparina de Baixo Peso Molecular

A enoxaparina foi a primeira HBPM comercialmente disponível. As heparinas de baixo peso molecular são produzidas por despolimerização química ou enzimática da HNF, e elas têm peso molecular de 4.000-6.500 dáltons e contêm cadeias polissacarídicas de comprimento de 13-22 açúcares.[90] O mecanismo de ação da HBPM é basicamente semelhante ao da HNF pelo fato de ambas se ligarem à ATIII e inibirem a ativação do fator Xa da coagulação e, em menor extensão, do fator IIa. Entretanto, há uma diferença na potência relativa de anti-Xa e anti-IIa quando comparadas com a HNF; a HBPM retém completa atividade contra Xa com significantemente menos atividade anti-IIa. A razão para isso é que as extensões de cadeia de HBPM que têm peso molecular de cerca de 5.000 dáltons contêm a sequência pentassacarídica, que inibe preferencialmente o fator Xa. Não é senão quando o comprimento da cadeia é aumentado para cerca de 15.000-30.000 dáltons de peso que a cadeia é suficientemente longa para se ligar ao fator IIa (trombina). Quando comparada com a HNF, a HBPM usualmente não prolonga o TTPa para níveis supranormais quando são usadas doses profiláticas. Um teste específico para atividade anti-Xa pode ser usado para monitorizar a atividade biológica da HBPM; entretanto, a monitorização dos níveis de fator Xa não é recomendada pela ASRA.[24] Isso acontece porque os níveis anti-Xa não são preditivos do desenvolvimento de complicações hemorrágicas como formação de hematoma espinhal. Finalmente, o emprego do TCA não é útil para avaliar anticoagulação com HBPM.[101]

A redução no peso molecular da HBPM cria vantagens farmacológicas sobre a HNF porque há acentuada redução na ligação da HBPM às proteínas plasmáticas não anticoagulantes. Essa ligação reduzida reduz as variações nas concentrações plasmáticas do fármaco.[90] A heparina de baixo peso molecular é aplicada em uma escala ajustada ao peso, o que resulta em níveis plasmáticos muito previsíveis e reprodutíveis. A biodisponibilidade da HBPM é 90% quando injetada subcutaneamente, em comparação com apenas 30% da HNF. A meia-vida plasmática da HBPM é de 4-6 horas, em comparação com 0,5-1 hora da HNF. Essa meia-vida mais longa torna possível a aplicação menos frequente. Os efeitos anticoagulantes máximos da HBPM ocorrem aproximadamente 3-4 horas após a injeção subcutânea. Heparina de baixo peso molecular é eliminada quase exclusivamente por excreção renal; consequentemente, importante acumulação ocorre no caso de insuficiência renal, e terapia profilática com HBPM deve ser evitada em pacientes com comprometimento renal.[90]

Há uma diferença de opinião entre os Estados Unidos e a Europa a respeito de profilaxia de TVP com HBPM quando ela é usada em conjunção com um anestésico no neuroeixo, e ambas as opiniões são apresentadas neste capítulo. Uma série de dose-resposta de HBPM por Planes e colegas[96] é apresentada em algum detalhe nos parágrafos seguintes porque é o resultado dessa experiência que foi usado para estabelecer os atuais protocolos posológicos europeus. Deixo aos meus leitores decidirem que protocolo/diretrizes baseados em evidência (norte-americano *versus* europeu) eles desejam seguir.

Esquemas de Posologia Norte-Americanos (Estados Unidos) de HBPM[102]

Cirurgia Abdominal

Em pacientes submetidos a cirurgia abdominal que estão em risco de complicações tromboembólicas, a dose recomendada

ANESTESIA REGIONAL

de enoxaparina é 40 mg por injeção subcutânea, uma vez por dia. A administração inicial é duas horas antes da cirurgia.

Artroplastia Total de Quadril ou Joelho

Em pacientes submetidos a ATQ ou ATJ, a dose recomendada de enoxaparina é 30 mg injetados subcutaneamente a cada 12 horas. A administração inicial deve ser 12-24 horas depois da cirurgia. Alternativamente, em pacientes fazendo ATQ, uma dose de 40 mg injetada subcutaneamente uma vez ao dia pode ser considerada. A dose inicial deve ser administrada 12 (± 3) horas antes da cirurgia. Entretanto, o esquema posológico usual para profilaxia de TVP pós-cirúrgica com enoxaparina nos Estados Unidos é 30 mg injetados subcutaneamente a cada 12 horas, com a dose inicial administrada 12-24 horas pós-operatoriamente.

Esquema Posológico Europeu de HBPM

O esquema europeu é 40 mg injetados subcutaneamente uma vez ao dia, com a dose inicial usualmente administrada 12 horas antes da cirurgia. A dose seguinte é administrada 24 horas depois da dose inicial.[97]

Segurança e Eficácia da HBPM para Prevenção da Formação de TVP

Os resultados de três experiências clínicas prospectivas sucessivas por Planes e colegas,[103-105] tentando definir o protocolo do esquema posológico uma vez ao dia para enoxaparina na ATQ, sugerem que 40 mg aplicados uma vez por dia constituem a combinação superior para ATQ.[96]

Planes e colegas[103] randomizaram 228 pacientes para um de quatro grupos. O grupo I ($n = 50$) recebeu enoxaparina 60 mg uma vez ao dia; o grupo II ($n = 28$) recebeu enoxaparina 30 mg duas vezes ao dia; o grupo III ($n = 50$) recebeu enoxaparina 40 mg uma vez ao dia; o grupo IV ($n = 100$) recebeu enoxaparina 20 mg duas vezes ao dia. Os grupos foram padronizados quanto ao cirurgião, via de acesso operatória, anestesiologista, anestesia e método profilático físico pós-operatório. Todas as terapias foram iniciadas 12 horas antes da cirurgia. O número de bolsas de eritrócitos transfundidas aumentou entre as doses de 40-60 mg ($p = 0,006$), e a formação de hematoma da ferida diferiu significativamente entre os grupos. O grupo II (30 mg duas vezes por dia) teve uma taxa de ocorrência de hematoma da ferida de 22%; o grupo I (60 mg uma vez por dia) teve uma ocorrência de 12%; o grupo III (40 mg uma vez por dia) teve uma ocorrência de 6%; e o grupo IV (20 mg duas vezes por dia) teve uma ocorrência de 2%. Além disso, a incidência de formação de TVP distal e proximal variou de 6-8% em todos os grupos. A taxa de TVP proximal nos grupos I, III e IV variou de 4-6%. Entretanto, nenhuma formação de TVP ocorreu no grupo II. Foi este último fato, nenhuma formação de TVP proximal, acoplado com uma taxa de ocorrência de hematoma da ferida que levou a U.S. Food and Drug Administration (FDA) a inicialmente aceitar somente o esquema posológico de 30 mg duas vezes por dia para enoxaparina. Finalmente, este autor acredita que os dados supracitados sobre a incidência de formação de hematoma da ferida provavelmente também se aplicam ao risco relativo de que um paciente tenha o potencial de desenvolvimento de hematoma subaracnoideo/peridural.

Planes e colegas[104] estudaram dois modos de administração de enoxaparina 40 mg: grupo A, com duas injeções de 20 mg subcutaneamente, e grupo B, com uma injeção de enoxaparina 40 mg, mais uma injeção de placebo, ambas administradas subcutaneamente. Em todos os casos, a primeira dose de enoxaparina foi administrada 12 horas antes da cirurgia. No grupo A, os pacientes receberam 20 mg na noite do primeiro dia pós-operatório (aproximadamente 24 horas depois da dose inicial) e cada 12 horas daí em diante. No grupo B, os pacientes receberam 40 mg às 20 h no dia da cirurgia (aproximadamente 24 horas depois da dose inicial) e a cada noite daí em diante. Pacientes com as seguintes características foram excluídos: idade menor que 45 anos, peso menor que 45 kg, história pregressa de TEV, aqueles que receberam anestesia espinhal, os submetidos a revisão de ATQ, aqueles com trauma recente, pacientes com trombocitopenia, sangramento gastrointestinal (GI) recente e deficiência de ATIII, bem como aqueles que receberam terapia recente com plaquetas ou terapia anticoagulante ou tendo TTPa pré-operatório 10 segundos mais longo que os controles. O número de bolsas de eritrócitos transfundidas não diferiu significantemente entre os grupos. Formação de hematoma da ferida ocorreu com a mesma frequência em ambos os grupos (5%). A incidência de TVP total foi 1,7% no grupo A (20 mg duas vezes ao dia) e 10,5% no grupo B (40 mg uma vez ao dia). A diferença foi constatada clinicamente insignificante ($p = 0,11$). Nenhuma morte ou sinais e sintomas clínicos de EP foram observados em qualquer dos grupos.

Planes e colegas[105] também realizaram um estudo prospectivo multicêntrico, duplo cego, randomizado, comparando enoxaparina com doses fixas de HNF. Duzentos e trinta e sete pacientes consecutivos submetidos a cirurgia eletiva do quadril receberam um dos seguintes esquemas de profilaxia de TVP: (1) enoxaparina 40 mg, uma vez por dia, com início da terapia 12 horas antes da cirurgia ($n = 124$) e (2) HNF 5.000 UI, a cada oito horas, iniciada duas horas antes da cirurgia ($n = 113$). Os mesmos critérios de exclusão e padronização usados na experiência da enoxaparina (referência 97) foram usados na presente experiência. Necessidades de transfusão de eritrócitos foram mais altas no grupo de HNF ($p = 0,035$). A formação de hematoma da ferida foi 6,4% no grupo enoxaparina e 5% no grupo HNF, mas três pacientes no grupo HNF necessitaram de reoperação, enquanto nenhum dos pacientes no grupo enoxaparina necessitou de reintervenção cirúrgica. Não houve morte em qualquer grupo. Cinco pacientes desenvolveram EP, dois no grupo enoxaparina e três no grupo HNF. A incidência total de TVP no grupo enoxaparina foi 12,5%, comparado com uma incidência de 25% no grupo HNF ($p = 0,03$).

Os dados extrapolados da série de Planes e colegas[96] demonstram a segurança e a eficácia relativas da enoxaparina 40 mg uma vez por dia, começada na noite anterior à cirurgia. Esses dados mostram similarmente que o esquema de 40 mg diariamente é superior ao esquema de 60 mg diariamente e ao de 30 mg duas vezes ao dia, em segurança, e que a eficácia das doses mais altas não é melhor.

Em uma revisão abrangente da literatura disponível, Geerts e colegas[26] relataram que a HBPM é muito eficaz para prevenção da formação de TVP. Sua revisão sugeriu que a HBPM é mais efetiva que a HNF para prevenção de TVP. Os resultados

Capítulo **51** *As Melhores Condutas para Profilaxia contra Formação de TVP* **353**

de 21 experiências envolvendo 9.364 pacientes[26] demonstraram uma taxa de redução do risco de TVP de 76% quando foi empregada terapia com HBPM e redução de 68% quando foi usada HNF em baixa posologia, e essas duas modalidades terapêuticas foram comparadas com pacientes controles subsequentemente a procedimentos de cirurgia geral. Em outra série envolvendo 30 experiências e um total de 6.216 pacientes,[26] uma redução do risco de 78% foi obtida com HBPM, 27% com HNF em baixa posologia e 62% com terapia por HNF IV com dose ajustada, quando comparadas com controles após cirurgia de ATQ.

Em um ensaio clínico randomizado duplo cego, Turpie e colegas[106] compararam HBPM com placebo em pacientes submetidos a cirurgia eletiva do quadril. Tratamento profilático foi começado pós-operatoriamente e continuado por 14 dias. No grupo placebo ($n = 50$), 20 pacientes (51,3%) desenvolveram TVP. No grupo HBPM ($n = 50$), quatro pacientes (10,8%) desenvolveram TVP. A taxa hemorrágica observada foi de 4% em cada grupo.

Em um artigo em 1997 no *New England Journal of Medicine*, Weitz[107] relatou que a HBPM reduziu significativamente o risco de formação de TVP em pacientes submetidos a ATQ e ATJ, bem como nos politraumatizados. Ele também relatou que HBPM foi constatada mais eficaz que a HNF subcutânea em baixas doses[108] e foi igual[109] ou superior[110] à HNF IV em doses ajustadas.

Evidência Concernente à Segurança de Bloqueio no Neuroeixo em Pacientes que Estão Recebendo ou Receberão HBPM

Grande número de pacientes recebeu com segurança anestesia no neuroeixo em combinação com terapia profilática com HBPM.[87,88,111] Tryba[87] relatou que, na experiência europeia com HBPM, uma dose de 40 mg ou menos uma vez ao dia não parece aumentar o risco de formação de hematoma espinhal.

A administração de HBPM em pacientes submetendo-se a anestesia no neuroeixo foi examinada por Bergqvist e colegas[88,111] em duas revisões publicadas em 1992 e 1993. Nessas revisões, eles identificaram 19 artigos envolvendo 9.013 pacientes que tinham recebido em segurança uma combinação de HBPM e bloqueio no neuroeixo.

A revisão por Horlocker e Heit em 1997 da literatura em língua inglesa[7] identificou 215 artigos nos quais a HBPM tinha sido administrada a pacientes cirúrgicos ou obstétricas. Em 39 dos estudos, representando 15.151 anestesias, raquianestesia ou anestesia peridural, foi usada em combinação com tromboprofilaxia perioperatória com HBPM. Uma raquianestesia de dose única foi usada em 7.400 casos, raquianestesia contínua em 20 casos e anestesia peridural em 2.957 casos. Terapia com heparina de baixo peso molecular foi iniciada pré-operatoriamente em quase 90% dos casos, tipicamente usando um esquema de 40 mg subcutaneamente. Houve incidência zero de formação de hematoma espinhal em todos esses pacientes.

Dos relatos de formação de hematoma espinhal que ocorreu em pacientes recebendo concomitantemente profilaxia de TVP com HBPM e submetendo-se a bloqueio neuraxial, a maioria foi em pacientes recebendo tratamento nos Estados Unidos. Grande número de hematomas espinhais ocorreu

desde que a HBPM foi introduzida nos Estados Unidos em 1993. Dentro de um ano da introdução da enoxaparina na prática clínica nos Estados Unidos, houve dois hematomas espinhais relatados.[112] O esquema posológico inicial envolveu a utilização de enoxaparina 30 mg duas vezes ao dia com a primeira dose administrada tão logo possível depois da cirurgia. Infelizmente, mais relatos de formação de hematoma extradural seguiram-se, e a informação de prescrição do fabricante foi mudada em 1995 para recomendar que a primeira dose seja dada 12-24 horas após a cirurgia. Em outubro de 1995, 11 hematomas espinhais tinham sido notificados ao sistema de vigilância MedWatch. A bula do fármaco foi novamente revisada, expandindo as seções de reações adversas e advertências.[112] Entre 1993 e 1997, mais de 30 casos de formação de hematoma espinhal tinham sido comunicados ao sistema de vigilância MedWatch da FDA, envolvendo pacientes que tinham recebido terapia com HBPM e um bloqueio no neuroeixo.[112] Isso provocou a FDA a emitir um alerta de saúde pública em dezembro de 1997 pedindo aos médicos que ponderassem cuidadosamente os riscos e benefícios da anestesia no neuroeixo em pacientes que tinham recebido ou receberiam terapia com HBPM no período pós-operatório.[112] Dentro do alerta da FDA foi assinalado que 75% dos hematomas espinhais tinham ocorrido em mulheres idosas submetendo-se a procedimentos cirúrgicos ortopédicos.

De acordo com o sistema de vigilância MedWatch, entre 1993 e 2002 houve mais de 80 relatos de formação de hematoma subaracnoideo ou peridural em pacientes recebendo anestesia no neuroeixo com uso concomitante de enoxaparina.[113] Entretanto, desde 1998, ano no qual foram publicadas as deliberações da Primeira Conferência de Consenso da ASRA, houve apenas 13 novos casos de hematomas espinhais seguindo-se a bloqueio no neuroeixo relatados através do sistema MedWatch ou como relato de caso.[24] A maioria desses pacientes tinha cateteres peridurais de demora pós-operatórios (10 de 13) ou tinha recebido fármacos adicionais afetando a hemostasia, como um fármaco anti-inflamatório não esteroide (AINE).[24,113]

A opinião atual da FDA é a seguinte:

1. Quando anestesia no neuroeixo (anestesia peridural/raquianestesia) ou punção lombar for empregada, os pacientes anticoagulados ou agendados para serem anticoagulados com HBPM ou HNF para prevenção de complicações tromboembólicas estão em risco de desenvolvimento de hematoma peridural ou subaracnoideo, o que pode resultar em paralisia a longo prazo ou permanente.

2. O risco desses eventos é aumentado pelo uso de cateteres peridurais de demora para aplicação de anestesia/analgesia ou pelo uso concomitante de fármacos que afetam a hemostasia, como AINEs, inibidores das plaquetas e outros anticoagulantes.

3. Os pacientes devem ser frequentemente monitorizados quanto a sinais e sintomas de comprometimento neurológico. Se for observado comprometimento neurológico, é necessário tratamento urgente.

4. Os clínicos devem considerar cuidadosamente o benefício potencial *versus* o risco antes de executar uma intervenção no neuroeixo em pacientes anticoagulados ou aqueles que serão anticoagulados para tromboprofilaxia.

354 Seção IV ANESTESIA REGIONAL

Diretrizes para a Administração de Heparina de Baixo Peso Molecular e Uso Concomitante de Anestesia no Neuroeixo

Posição Europeia sobre Bloqueamento Neuraxial em Pacientes que Estão Recebendo ou Receberão Profilaxia de TVP com HBPM[87,89]

A experiência europeia em torno do uso de 40 mg ou menos de enoxaparina uma vez por dia demonstra claramente que não há risco aumentado de formação de hematoma espinhal desde que um intervalo mínimo de tempo seja observado entre a administração de HBPM e a punção neuraxial.[97] O esquema posológico atual na Europa para enoxaparina (a HBPM mais comumente usada) é 40 mg subcutaneamente uma vez por dia, com a dose inicial administrada 12 horas antes da cirurgia. Entretanto, vários dos meus colegas europeus me informaram que, se planejam colocar um cateter epidural para anestesia cirúrgica e analgesia pós-operatória, eles administram a primeira dose de enoxaparina 12 ou mais horas depois da colocação do bloqueio. Isso usualmente se traduz pela manhã seguinte à cirurgia. Do ponto de vista da formação de hematoma peridural, esse rumo de terapia é distintamente diferente e se comprovou muito mais seguro que o esquema usado nos Estados Unidos, pelo qual 30 mg de enoxaparina são administrados subcutaneamente duas vezes ao dia para ATQ e ATJ, com a primeira administração 12-24 horas após a cirurgia. Entretanto, a principal distinção entre os protocolos europeu e norte-americano é o fato de que cateteres subaracnoideos/peridurais podem ser deixados no lugar quando se emprega o protocolo/diretrizes europeias, enquanto as diretrizes norte-americanas (ASRA) requerem a sua remoção antes da instituição da terapia de anticoagulação.[24] Dito isso, 75% dos bloqueios neuraxiais efetuados na Europa são bloqueios espinhais *"single shots"* (injeção única).[87]

- Um intervalo de pelo menos 12 horas deve decorrer em seguida à administração de HBPM e colocação de bloqueio no neuroeixo.[87,89]
- A dose seguinte de HBPM deve ser administrada não antes de quatro horas depois da punção, resultando em um intervalo de aproximadamente oito horas até que ocorram concentrações plasmáticas máximas.[87,89]
- Em pacientes agendados para bloqueio no neuroeixo, a profilaxia de tromboembolismo com HBPM deve ser iniciada na noite antes da cirurgia.[89] Esse esquema posológico resulta em eficácia semelhante da profilaxia tromboembólica, como com um esquema de aplicação começando na manhã da cirurgia.[87,114,115]
- Remoção de cateter deve ocorrer pelo menos 8-12 horas depois da última administração de HBPM ou 1-2 horas antes da administração seguinte de HBPM. A dose seguinte de HBPM deve ser retardada por duas horas após a remoção do cateter.[12,66]
- Nenhum teste laboratorial é sugerido para os primeiros quatro dias pós-operatórios; entretanto, uma contagem de plaquetas deve ser verificada no quinto dia por causa do risco de trombocitopenia induzida por heparina.[89]

Diretrizes da ASRA 2002 para o Uso Seguro de Anestesia no Neuroeixo no Paciente que Recebeu HBPM Pré-operatória ou a Receberá no Período Pós-operatório[24]

- A primeira dose subcutânea de enoxaparina 30 mg é administrada 12-24 horas após a cirurgia (usualmente na manhã seguinte à cirurgia), com a dose seguinte de 30 mg administrada 12 horas mais tarde.
- É imperativo que todos os cateteres subaracnoideos/peridurais de demora sejam removidos pelo menos duas horas antes da administração da primeira dose de enoxaparina.
- Monitoramento do nível de anti-Xa não é recomendado. O nível de anti-Xa não é preditivo do risco de sangramento e portanto não é útil no manejo de pacientes submetidos a bloqueio no neuroeixo que receberam HBPM.
- Medicações antiplaquetas ou anticoagulantes orais administradas em combinação com HBPM podem aumentar os riscos de formação de hematoma espinhal. Administração concomitante de medicações que afetam a hemostasia, como fármacos antiplaquetas, heparina padrão ou dextrans, representa risco adicional de desenvolvimento de complicações hemorrágicas durante o período perioperatório. Isso inclui formação de hematoma subaracnoideo/peridural. Educação da equipe de tratamento inteira é necessária para evitar potencialização dos efeitos anticoagulantes.
- A presença de sangue durante colocação de agulha e cateter não exige adiamento da cirurgia. Entretanto, a iniciação da terapia com HBPM nesse contexto deve ser retardada por 24 horas depois da cirurgia. Colocação traumática de agulha ou cateter pode significar risco aumentado de hematoma espinhal, e é recomendado que essa consideração seja discutida com o cirurgião.

HBPM Pré-operatória[24]

- Pode-se pressupor que pacientes que recebem HBPM pré-operatória têm coagulação alterada.
- Uma raquianestesia de injeção única pode ser a técnica neuraxial mais segura em pacientes que recebem HBPM pré-operatória para tromboprofilaxia.
- Nesses pacientes, a colocação da agulha deve ocorrer pelo menos 10-12 horas após a última dose de HBPM.
- Pacientes que recebem doses mais altas de HBPM, como enoxaparina 1 mg/kg a cada 12 horas, enoxaparina 1,5 mg/kg por dia, dalteparina 120 U/kg c. 12 h, dalteparina 200 U/kg por dia ou tinzaparina 175 U/kg por dia necessitarão de retardos de pelo menos 24 horas antes da colocação do bloqueio.
- Técnicas neuraxiais devem ser evitadas em pacientes que receberam uma dose de HBPM duas horas antes da cirurgia (pacientes de cirurgia geral) porque a colocação da agulha ocorreria durante o pico da atividade anticoagulante.

HBPM Pós-operatória[24]

- Pacientes com iniciação pós-operatória de tromboprofilaxia com HBPM podem com segurança submeter-se a técnicas de injeção única e cateter contínuo. Entretanto, todos os cateteres devem ser removidos pelo menos duas horas antes da administração da primeira dose de HBPM. O tratamento é baseado na dose diária total, na cronologia da primeira dose pós-operatória e na técnica de aplicação.

Administração Duas Vezes ao Dia[24]

- Esse esquema posológico se aproxima da aplicação nos Estados Unidos (enoxaparina 30 mg cada 12 horas). Essa posologia pode ser associada com risco aumentado de hematoma espinhal.
- A primeira dose de HBPM deve idealmente ser administrada não antes de 24 horas depois da cirurgia, independentemente da técnica anestésica e apenas na presença de hemostasia adequada.
- Cateteres de demora devem ser removidos antes da iniciação de tromboprofilaxia com HBPM. Se uma técnica contínua for selecionada, o cateter epidural pode ser deixado de um dia para outro e removido no dia seguinte, com a primeira dose de HBPM sendo administrada duas horas depois da remoção do cateter.

Administração Uma Vez por Dia[24]

- Esse esquema posológico se aproxima da aplicação europeia (enoxaparina 40 mg/dia).
- A primeira dose de HBPM pós-operatória deve ser administrada 6-8 horas após a cirurgia.
- A segunda dose pós-operatória deve ocorrer não antes de 24 horas depois da primeira dose.
- Cateteres neuraxiais de demora podem ser mantidos com segurança. Entretanto, o cateter deve ser removido no mínimo 10-12 horas após a última dose de HBPM. Administração subsequente de HBPM deve ocorrer pelo menos duas horas depois da remoção do cateter.

Deliberações sobre o Uso de HBPM da Terceira Conferência de Consenso da American Society of Regional Anesthesia (ASRA)

O material apresentado na Terceira Conferência de Consenso da American Society of Regional Anesthesia (ASRA) (Vancouver, Colúmbia Britânica, Canadá, em abril de 2007) forneceu poucas respostas novas a respeito do uso de HBPM em conjunção com anestesia no neuroeixo.[25] As últimas diretrizes publicadas, que foram atualizadas como resultado da Segunda Conferência de Consenso da ASRA reunida em Chicago na primavera de 2002,[24] permanecem efetivas para a administração e manuseio de HBPM e não foram substituídas ou alteradas de qualquer maneira pelas deliberações em Vancouver. O autor foi informado de que os resultados da Terceira Conferência de Consenso seriam publicados na *Regional Anesthesia and Pain Medicine* no verão de 2009.

Na Terceira Conferência de Consenso, Horlocker e colegas[25] indicaram que as diretrizes para terapia antitrombótica, incluindo agente farmacológico apropriado, grau de anticoagulação desejado e duração da terapia continuam a evoluir. O American College of Chest Physicians (ACCP) atualizou suas diretrizes baseadas em evidência em setem-

bro de 2004, com base nas deliberações da Sétima Conferência sobre Terapia Antitrombótica e Trombolítica.[116] As diretrizes da ACCP são derivadas da presença ou ausência de formação de trombo sintomático, que são detectadas por ultrassonografia ou venografia contrastada e não por resultados, como redução na incidência de EP fatal ou formação de TVP sintomática, e aqui reside o problema. Para uma discussão extensa desse problema, veja o Capítulo 50 deste livro. Resumidamente, muitos cirurgiões ortopédicos não consideram que médicos de tórax, que não fazem cirurgia, devam estabelecer as diretrizes de anticoagulação para cirurgiões.[25,117] Os cirurgiões ortopédicos salientam que não houve correlação entre a redução na incidência de formação de TVP e a incidência de EP fatal. A incidência de EP fatal permanece em 0,1% após cirurgia de articulações, independentemente da taxa de TVP.[117]

Horlocker resumiu as novas diretrizes da ACCP que se aplicam ao uso de HBPM do seguinte modo[25]:
1. Há uma tendência a iniciar tromboprofilaxia em estreita proximidade à cirurgia. Administração pós-operatória precoce (e intraoperatória) de HBPM foi associada com risco aumentado de sangramento no neuroeixo.
2. A duração da profilaxia foi estendida para no mínimo 10 dias subsequentes à substituição de articulação ou cirurgia de fratura do quadril. A duração recomendada para realizar procedimentos de quadril é 28-35 dias. Foi demonstrado que o risco de complicações de sangramento é aumentado com a duração da terapia de anticoagulação. A interação entre a tromboprofilaxia prolongada e a instrumentação no neuroeixo prévia, incluindo inserção difícil ou traumática da agulha, é desconhecida.

RECOMENDAÇÕES DO AUTOR

Há muito pouca dúvida de que os pacientes submetendo-se a procedimentos cirúrgicos que os colocam em alto risco de desenvolvimento de complicação tromboembólica pós-operatória se beneficiarão com anticoagulação profilática. A escolha do melhor agente anticoagulante e do esquema posológico para um paciente particular submetendo-se a um procedimento cirúrgico deve ser guiada pela literatura disponível e o paciente individual. Há diferenças nos custos, conveniência, segurança e eficácia dos agentes disponíveis; entretanto, a segurança do paciente tem a mais alta prioridade ao escolher um agente e esquema de administração. Nada é tão caro quanto um mau desfecho.

O médico deve considerar cuidadosamente cada paciente individualmente e ponderar os riscos do procedimento em relação ao benefício de usar uma técnica neuraxial. Entretanto, com base na literatura atual, parece que a raquianestesia é associada com risco mais baixo de formação de hematoma subaracnoideo/peridural,[12,14,70,72] e enoxaparina 40 mg uma vez ao dia, com a primeira administração na noite anterior à cirurgia, proporciona a mesma eficácia de profilaxia de TVP que os esquemas de mais alta posologia (30 mg duas vezes ao dia), com menor risco de formação de hematoma cirúrgico.[96] Embora nunca estudada prospectivamente, essa taxa reduzida de formação de hematoma cirúrgico provavelmente se traduz também por um risco reduzido de formação de hematoma espinhal/epidural. Também é importante considerar os riscos da formação de hematoma subaracnoideo/peridural ao remover um cateter peridural. Remoção de cateter peridural no paciente anticoagulado acarreta o mesmo risco de formação de hematoma que a inserção de cateter.[14]

356 Seção IV ANESTESIA REGIONAL

REFERÊNCIAS

1. Liu S, Carpenter RL, Neal JM: Epidural anesthesia and analgesia: Their role in postoperative outcome. *Anesthesiology* 1995;82:1474-1506.
2. Christopherson R, Beattie C, Frank SM, et al: Perioperative morbidity in patients randomized to epidural or general anesthesia for lower extremity vascular surgery. Perioperative Ischemia Randomized Anesthesia Trial Study Group. *Anesthesiology* 1993;79:422-434.
3. Mathews ET, Abrams LD: Intrathecal morphine in open heart surgery. *Lancet* 1980;2:543.
4. Rosen DA, Rosen KR, Hammer GB: Pro: Regional anesthesia is an important component of the anesthetic technique for pediatric patients undergoing cardiac surgical procedures. *J Cardiothorac Vasc Anesth* 2002;16:374-378.
5. Keith I: Anaesthesia and blood loss in total hip replacement. *Anaesthesia* 1977;32:444-450.
6. Modig J, Borg T, Karlstrom G, et al: Thromboembolism after total hip replacement: Role of epidural and general anesthesia. *Anesth Analg* 1983;62:174-180.
7. Horlocker TT, Heit JA: Low molecular weight heparin: Biochemistry, pharmacology, perioperative prophylaxis regimens, and guidelines for regional anesthetic management. *Anesth Analg* 1997;85:874-885.
8. Rao TL, El-Etr AA: Anticoagulation following placement of epidural and subarachnoid catheters: An evaluation of neurologic sequelae. *Anesthesiology* 1981;55:618-620.
9. Horlocker TT, McGregor DG, Matsushige DK, et al: A retrospective review of 4767 consecutive spinal anesthetics: Central nervous system complications. Perioperative Outcomes Group. *Anesth Analg* 1997;84:578-584.
10. Horlocker TT, McGregor DG, Matsushige DK, et al: Neurologic complications of 603 consecutive continuous spinal anesthetics using macrocatheter and microcatheter techniques. Perioperative Outcomes Group. *Anesth Analg* 1997;84:1063-1070.
11. Abel HT, Mesick JM, Strickland RA, Schroeder DR: Neurologic complications following placement of 4392 consecutive epidural catheters in anesthetized patients. *Reg Anesth Pain Med* 1998;23:3.
12. Tryba M: [Epidural regional anesthesia and low molecular heparin: Pro]. *Anasthesiol Intensivmed Notfallmed Schmerzther* 1993;28:179-181.
13. Lowson SM, Goodchild CS: Low-dose heparin therapy and spinal anaesthesia. *Anaesthesia* 1989;44:67-68.
14. Vandermeulen EP, Van Aken H, Vermylen J: Anticoagulants and spinal-epidural anesthesia. *Anesth Analg* 1994;79:1165-1177.
15. Vandermeulen E, Gogarten W, Van Aken H: [Risks and complications following peridural anesthesia]. *Anaesthesist* 1997;46(suppl)3:S179-S186.
16. Russell NA, Benoit BG: Spinal subdural hematoma. A review. *Surg Neurol* 1983;20:133-137.
17. Horlocker TT: Complications of spinal and epidural anesthesia. *Anesthesiol Clin North Am* 2000;18:461-485.
18. Ruff RL, Dougherty JH Jr: Complications of lumbar puncture followed by anticoagulation. *Stroke* 1981;12:879-881.
19. Horlocker TT: When to remove a spinal or epidural catheter in an anticoagulated patient. *Reg Anesth* 1993;18:264-265.
20. Hull RD, Pineo GF: Extended prophylaxis against venous thromboembolism following total hip and knee replacement. *Haemostasis* 1999;29(suppl)S1:23-31.
21. Heit JA: Venous thromboembolism epidemiology: Implications for prevention and management. *Semin Thromb Hemost* 2002;28(suppl)2:3-13.
22. Liu SS, Mulroy MF. Neuraxial anesthesia and analgesia in the presence of standard heparin. *Reg Anesth Pain Med* 1998;23:157-163.
23. Horlocker TT, Wedel DJ: Neuraxial block and low molecular weight heparin: Balancing perioperative analgesia thromboprophylaxis. *Reg Anesth Pain Med* 1998;23:164-177.
24. Horlocker TT, Wedel DJ, Benzon H, et al: Regional anesthesia in the anticoagulated patient: Defining the risks (the second ASRA Consensus Conference on Neuraxial Anesthesia and Anticoagulation). *Reg Anesth Pain Med* 2003;28:172-197.
25. Horlocker TT, Rowlingson JC, Wedel D, et al: Prevention of spinal hematoma—the Third ASRA Consensus Conference on Neuraxial Anesthesia and Anticoagulation, 32nd Annual Regional Anesthesia Meeting and Workshops Syllabus (Vancouver, BC, April 2007), pp 217-236.

26. Geerts WH, Heit JA, Clagett GP, et al: Prevention of venous thromboembolism. *Chest* 2001;119:132S-175S.
27. Hull RD, Pineo GF: Prophylaxis of deep venous thrombosis and pulmonary embolism. Current recommendations. *Med Clin North Am* 1998;82:477-493.
28. Hull RD, Feldstein W, Stein PD, Pineo GF: Cost-effectiveness of pulmonary embolism diagnosis. *Arch Intern Med* 1996;156:68-72.
29. Davidson BL, Elliott CG, Lensing AW: Low accuracy of color Doppler ultrasound in the detection of proximal leg vein thrombosis in asymptomatic high-risk patients. The RD Heparin Arthroplasty Group. *Ann Intern Med* 1992;117:735-738.
30. Kearon C, Ginsberg JS, Douketis J, et al: Management of suspected deep venous thrombosis in outpatients by using clinical assessment and D-dimer testing. *Ann Intern Med* 2001;135:108-111.
31. Hull R, Pineo G: A synthetic pentasaccharide for the prevention of deep-vein thrombosis. *N Engl J Med* 2001;345:291, author reply 292.
32. Hull RD, Feldstein W, Pineo GF, Raskob GE: Cost effectiveness of diagnosis of deep vein thrombosis in symptomatic patients. *Thromb Haemost* 1995;74:189-196.
33. Barnes RW, Nix ML, Barnes CL, et al: Perioperative asymptomatic venous thrombosis: Role of duplex scanning versus venography. *J Vasc Surg* 1989;9:251-260.
34. Comerota AJ, Katz ML, Greenwald LL, et al: Venous duplex imaging: Should it replace hemodynamic tests for deep venous thrombosis? *J Vasc Surg* 1990;11:53-59, discussion 59-61.
35. Agnelli G, Cosmi B, Ranucci V, et al: Impedance plethysmography in the diagnosis of asymptomatic deep vein thrombosis in hip surgery. A venography-controlled study. *Arch Intern Med* 1991;151:2167-2171.
36. Wells PS, Hirsh J, Anderson DR, et al: Accuracy of clinical assessment of deep-vein thrombosis. *Lancet* 1995;345:1326-1330.
37. Raskob GE, Hull RD: Diagnosis of pulmonary embolism. *Curr Opin Hematol* 1999;6:280-284.
38. Hull R, Hirsh J, Sackett DL, Stoddart G: Cost effectiveness of clinical diagnosis, venography, and noninvasive testing in patients with symptomatic deep-vein thrombosis. *N Engl J Med* 1981;304:1561-1567.
39. Mantilla CB, Horlocker TT, Schroeder DR, et al: Frequency of myocardial infarction, pulmonary embolism, deep venous thrombosis, and death following primary hip or knee arthroplasty. *Anesthesiology* 2002;96:1140-1146.
40. Brummel KE, Paradis SG, Butenas S, Mann KG: Thrombin functions during tissue factor-induced blood coagulation. *Blood* 2002;100:148-152.
41. Mann KG, Butenas S, Brummel K: The dynamics of thrombin formation. *Arterioscler Thromb Vasc Biol* 2003;23:17-25.
42. Meijers JC, Tekelenburg WL, Bouma BN, et al: High levels of coagulation factor XI as a risk factor for venous thrombosis. *N Engl J Med* 2000;342:696-701.
43. Bajaj SP, Joist JH: New insights into how blood clots: Implications for the use of APTT and PT as coagulation screening tests and in monitoring of anticoagulant therapy. *Semin Thromb Hemost* 1999;25:407-418.
44. Rosenberg RD, Damus PS: The purification and mechanism of action of human antithrombin-heparin cofactor. *J Biol Chem* 1973;248:6490-6505.
45. Hirsh J, Levine MN: Low molecular weight heparin. *Blood* 1992;79:1-17.
46. Van der Velde EA, Poller L: The APTT monitoring of heparin: The ISTH/ICSH collaborative study. *Thromb Haemost* 1995;73: 73-81.
47. Bratt G, Tornebohm E, Granqvist S, et al: A comparison between low molecular weight heparin (KABI 2165) and standard heparin in the intravenous treatment of deep venous thrombosis. *Thromb Haemost* 1985;54:813-817.
48. Rosenbloom DG Jr: Argument against monitoring levels of antifactor Xa in conjunction with low molecular-weight heparin therapy. *Can J Hosp Pharm* 2002;15-19.
49. Evans RW: Complications of lumbar puncture. *Neurol Clin* 1998;16:83-105.
50. Gogarten W, Van Aken H, Wulf H, et al: [Para-spinal regional anesthesia and prevention of thromboembolism/anticoagulation. Recommendations of the German Society of Anesthesiology and Intensive Care Medicine, October 1997]. *Urologe A* 1998;37:347-351.
51. Moen V, Dahlgren N, Irestedt L: Severe neurological complications after central neuraxial blockades in Sweden 1990-1999. *Anesthesiology* 2004;101:950-959.
52. Schroeder DR: Statistics: Detecting a rare adverse drug reaction using spontaneous reports. *Reg Anesth Pain Med* 1998;23(suppl 2):183-189.

53. Sandhu H, Morley-Forster P, Spadafora S: Epidural hematoma following epidural analgesia in a patient receiving unfractioned heparin for thromboprophylaxis. *Reg Anesth Pain Med* 2000;25:72-75.
54. Kreppel D, Antoniadis G, Seeling W: Spinal hematoma: A literature survey with meta-analysis of 613 patients. *Neurosurg Rev* 2003;26:1-49.
55. Lawton MT, Porter RW, Heiserman JE, et al: Surgical management of spinal epidural hematoma: Relationship between surgical timing and neurological outcome. *J Neurosurg* 1995;83:1-7.
56. Crafoord CJB: Heparin as a prophylactic against thrombosis. *JAMA* 1941;2831.
57. Anand S, Ginsberg JS, Kearon C, et al: The relation between the activated partial thromboplastin time response and recurrence in patients with venous thrombosis treated with continuous intravenous heparin. *Arch Intern Med* 1996;156:1677-1681.
58. Hirsh J, Raschke R, Warkentin TE, et al: Heparin: Mechanism of action, pharmacokinetics, dosing considerations, monitoring, efficacy, and safety. *Chest* 1995;108:258S-75S.
59. Bjork I, Lindahl U: Mechanism of the anticoagulant action of heparin. *Mol Cell Biochem* 1982;48:161-182.
60. Ellis V, Scully MF, Kakkar VV: The relative molecular mass dependence of the anti-factor Xa properties of heparin. *Biochem J* 1986;238:329-333.
61. Warkentin TE, Levine MN, Hirsh J, et al: Heparin-induced thrombocytopenia in patients treated with low-molecular-weight heparin or unfractioned heparin. *N Engl J Med* 1995;332:1330-1335.
62. Hirsh J, Warkentin TE, Raschke R, et al: Heparin and low-molecular-weight heparin: Mechanisms of action, pharmacokinetics, dosing considerations, monitoring, efficacy, and safety. *Chest* 1998;114:489S-510S.
63. Poller L, Taberner DA, Sandilands DG, Galasko CS: An evaluation of APTT monitoring of low-dose heparin dosage in hip surgery. *Thromb Haemost* 1982;47:50-53.
64. Collins R, Scrimgeour A, Yusuf S, Peto R: Reduction in fatal pulmonary embolism and venous thrombosis by perioperative administration of subcutaneous heparin. Overview of results of randomized trials in general, orthopedic, and urologic surgery. *N Engl J Med* 1988;318:1162-1173.
65. Young E, Cosmi B, Weitz J, Hirsh J: Comparison of the non-specific binding of unfractioned heparin and low molecular weight heparin (enoxaparin) to plasma proteins. *Thromb Haemost* 1993;70:625-630.
66. Schwander D, Bachmann F: [Heparin and spinal or epidural anesthesia: Decision analysis]. *Ann Fr Anesth Reanim* 1991;10:284-296.
67. Tryba M: [Hemostatic requirements for the performance of regional anesthesia. Workshop on hemostatic problems in regional anesthesia]. *Reg Anesth* 1989;12:127-131.
68. Allemann BH, Gerber H, Gruber UF: [Perispinal anesthesia and subcutaneous administration of low-dose heparin-dihydergot for prevention of thromboembolism]. *Anaesthetist* 1983;32:80-83.
69. Gogarten W, Van Aken H: [Epidural administration of opioids in labor: pro]. *Anasthesiol Intensivmed Notfallmed Schmerzther* 1997;32:253-255.
70. Darnat S, Guggiari M, Grob R, et al: [A case of spinal extradural hematoma during the insertion of an epidural catheter]. *Ann Fr Anesth Reanim* 1986;5:550-552.
71. Dupeyrat A, Dequire PM, Merouani A, et al: [Subarachnoid hematoma and spinal anesthesia]. *Ann Fr Anesth Reanim* 1990;9:560-562.
72. Metzger G, Singbartl G: Spinal epidural hematoma following epidural anesthesia versus spontaneous spinal subdural hematoma. Two case reports. *Acta Anaesthesiol Scand* 1991;35:105-107.
73. Jooste EH, Chalifoux T, Broadman LM: A perioperative strategy for the placement of a thoracic epidural catheter in a pediatric patient on high-dose enoxaparin. *Pediatr Anesth* 2007;17:907-909.
74. Sanchez R, Nygard E: Epidural anesthesia in cardiac surgery: Is there an increased risk? *J Cardiothorac Vasc Anesth* 1998;12:170-173.
75. Baron HC, LaRaja RD, Rossi G, Atkinson D: Continuous epidural analgesia in the heparinized vascular surgical patient: A retrospective review of 912 patients. *J Vasc Surg* 1987;6:144-146.
76. Stenseth R, Bjella L, Berg EM, et al: Effects of thoracic epidural analgesia on pulmonary function after coronary artery bypass surgery. *Eur J Cardiothorac Surg* 1996;10:859-865, discussion 866.
77. Liem TH, Booij LH, Hasenbos MA, Gielen MJ: Coronary artery bypass grafting using two different anesthetic techniques: Part I: Hemodynamic results. *J Cardiothorac Vasc Anesth* 1992;6:148-155.
78. Liem TH, Hasenbos MA, Booij LH, Gielen MJ: Coronary artery bypass grafting using two different anesthetic techniques: Part 2: Postoperative outcome. *J Cardiothorac Vasc Anesth* 1992;6:156-161.
79. Liem TH, Booij LH, Gielen MJ, et al: Coronary artery bypass grafting using two different anesthetic techniques: Part 3: Adrenergic responses. *J Cardiothorac Vasc Anesth* 1992;6:162-167.
80. Brodsky JB, Chaplan SR, Brose WG, Mark JB: Continuous epidural hydromorphone for postthoracotomy pain relief. *Ann Thorac Surg* 1990;50:888-893.
81. Ho AM, Chung DC, Joynt GM: Neuraxial blockade and hematoma in cardiac surgery: Estimating the risk of a rare adverse event that has not (yet) occurred. *Chest* 2000;117:551-555.
82. Rosen D, Hawkinberry D, Rosen K, et al: An epidural hematoma in an adolescent patient after cardiac surgery. *Anesth Analg* 2004;98:966-969.
83. Wester JP, de Valk HW, Nieuwenhuis HK, et al: Risk factors for bleeding during treatment of acute venous thromboembolism. *Thromb Haemost* 1996;76:682-688.
84. Morris TA: Heparin and low molecular weight heparin: Background and pharmacology. *Clin Chest Med* 2003;24:39-47.
85. Hirsch DR, Lee TH, Morrison RB, et al: Shortened hospitalization by means of adjusted-dose subcutaneous heparin for deep venous thrombosis. *Am Heart J* 1996;131:276-280.
86. Gould MK, Dembitzer AD, Doyle RL, et al: Low-molecularweight heparins compared with unfractioned heparin for treatment of acute deep venous thrombosis. A meta-analysis of randomized, controlled trials. *Ann Intern Med* 1999;130:800-809.
87. Tryba M: European practice guidelines: Thromboembolism prophylaxis and regional anesthesia. *Reg Anesth Pain Med* 1998;23:178-182.
88. Bergqvist D, Lindblad B, Matzsch T: Low molecular weight heparin for thromboprophylaxis and epidural/spinal anaesthesia: Is there a risk? *Acta Anaesthesiol Scand* 1992;36:605-609.
89. Gogarten W, Van Aken H, Wulf H, Klose R, Vandermeulen E, Harenberg J: Regional anesthesia and thromboembolism prophylaxis/anticoagulation. *Anasthesiol Intensivmed Notfallmed Schmerzther* 1997;623-628.
90. Heit JA: Low-molecular-weight heparin: Biochemistry, pharmacology, and concurrent drug precautions. *Reg Anesth Pain Med* 1998;23:135-139.
91. Hirsh J, Levine MN: Low molecular weight heparin: Laboratory properties and clinical evaluation. A review. *Eur J Surg Suppl* 1994;9-22.
92. Hirsh J, Warkentin TE, Shaughnessy SG, et al: Heparin and lowmolecular-weight heparin: Mechanisms of action, pharmacokinetics, dosing, monitoring, efficacy, and safety. *Chest* 2001;119:64S-94S.
93. Horlocker TT: Regional anesthesia and analgesia in the patient receiving thromboprophylaxis. *Reg Anesth* 1996;21:503-507.
94. Horlocker TT, Wedel DJ: Neurologic complications of spinal and epidural anesthesia. *Reg Anesth Pain Med* 2000;25:83-98.
95. Horlocker TT: Thromboprophylaxis and neuraxial anesthesia. *Orthopedics* 2003;26:S243-S249.
96. Planes A, Vochelle N, Fagola M, et al: Once-daily dosing of enoxaparin (a low molecular weight heparin) in prevention of deep vein thrombosis after total hip replacement. *Acta Chir Scand Suppl* 1990;556:108-115.
97. Tryba M, Wedel DJ: Central neuraxial block and low molecular weight heparin (enoxaparine): Lessons learned from different dosage regimes in two continents. *Acta Anaesthesiol Scand Suppl* 1997;111:100-104.
98. Prevention of postoperative venous thrombosis and pulmonary embolism. Consensus conference. *Rev Pneumol Clin* 1991;47 (6):265-269.
99. Christopherson R, Glavan NJ, Norris EJ, et al: Control of blood pressure and heart rate in patients randomized to epidural or general anesthesia for lower extremity vascular surgery. Perioperative Ischemia Randomized Anesthesia Trial (PIRAT) Study Group. *J Clin Anesth* 1996;8:578-584.
100. Huo MH, Salvati EA, Sharrock NE, et al: Intraoperative heparin thromboembolic prophylaxis in primary total hip arthroplasty. A prospective, randomized, controlled, clinical trial. *Clin Orthop* 1992;35-46.
101. Henry TD, Satran D, Knox LL, et al: Are activated clotting times helpful in the management of anticoagulation with subcutaneous low-molecular-weight heparin? *Am Heart J* 2001;142:590-593.
102. Physicians' desk reference. Montvale, NJ, Thompson Healthcare, 2003, p 57.
103. Planes A, Vochelle N, Ferru J, et al: Enoxaparine low molecular weight heparin: Its use in the prevention of deep venous thrombosis following total hip replacement. *Haemostasis* 1986;16:152-158.
104. Planes A, Vochelle N, Mansat C: Prevention of deep venous thrombosis (DVT) after total hip replacement by enoxaparin (LOVENOX): One daily injection of 40 mg versus two daily injections of 20 mg. *Thromb Haemost* 1987;58:117.

358 Seção IV ANESTESIA REGIONAL

105. Planes A, Vochelle N, Mazas F, et al: Prevention of postoperative venous thrombosis: A randomized trial comparing unfractionated heparin with low molecular weight heparin in patients undergoing total hip replacement. *Thromb Haemost* 1988;60:407-410.
106. Turpie AG, Levine MN, Hirsh J, et al: A randomized controlled trial of a low-molecular-weight heparin (enoxaparin) to prevent deep-vein thrombosis in patients undergoing elective hip surgery. *N Engl J Med* 1986;315:925-929.
107. Weitz JI: Low-molecular-weight heparins. *N Engl J Med* 1997;337:688-698.
108. Nurmohamed MT, Rosendaal FR, Buller HR, et al: Low-molecular-weight heparin versus standard heparin in general and orthopaedic surgery: A meta-analysis. *Lancet* 1992;340:152-156.
109. TGHATG Group: Prevention of deep venous thrombosis with low molecular weight heparin in patients undergoing total hip replacement: A randomized trial. *Arch Orthop Trauma Surg* 1992;111:110-120.
110. Dechavanne M, Ville D, Berruyer M, et al: Randomized trial of a low-molecular-weight heparin (Kabi 2165) versus adjusted-dose subcutaneous standard heparin in the prophylaxis of deep-vein thrombosis after elective hip surgery. *Haemostasis* 1989;19:5-12.

111. Bergqvist D, Lindblad B, Matzsch T: Risk of combining low molecular weight heparin for thromboprophylaxis and epidural or spinal anesthesia. *Semin Thromb Hemost* 1993;19(suppl)1:147-151.
112. Horlocker TT: Low molecular weight heparin and neuraxial anesthesia. *Thromb Res* 2001;101:V141-V154.
113. Food and Drug Administration: Available at www.fda.gov/medwatch, 2003.
114. Avikainen V, von Bonsdorff H, Partio E, et al: Low molecular weight heparin (enoxaparin) compared with unfractionated heparin in prophylaxis of deep venous thrombosis and pulmonary embolism in patients undergoing hip replacement. *Ann Chir Gynaecol* 1995;84:85-90.
115. Haas S, Flosbach CW: Prevention of postoperative thromboembolism with enoxaparin in general surgery: A German multicenter trial. *Semin Thromb Hemost* 1993;19(suppl)1:164-173.
116. Geerts WH, Pineo GF, Heit JA, et al: Prevention of venous thromboembolism: The Seventh ACCP Conference on Antithrombotic and Thrombolytic Therapy. *Chest* 2004;126(suppl):338S-400S.
117. Callaghan JJ, Dorr LD, Engh GA, et al: Prophylaxis for thromboembolic disease: Recommendations from the American College of Chest Physicians—are they appropriate for Orthopaedic Surgeons? *J Arthroplasty* 2005;20:273-274.

52 A Anestesia Regional é Apropriada para Cirurgia Ambulatorial?

Michael F. Mulroy, MD e Wyndam Strodtbeck, MD

A cirurgia ambulatorial aumentou drasticamente nos últimos 25 anos nos Estados Unidos, tanto em volume como em porcentagem de procedimentos totais realizados. Hoje em dia constitui 60% das cirurgias realizadas na maioria dos centros médicos, e isso propiciou o início de revisões maiores enfocando o manejo anestésico e ocasionou o desenvolvimento de novos fármacos e técnicas. A anestesia em pacientes ambulatoriais requer uma recuperação mais rápida e um retorno mais acelerado à função mental completa do que os procedimentos padrões em pacientes internados. Ela também requer uma frequência mínima de náusea, vômito e dor pós-operatória, que poderia, ao contrário, atrasar a alta hospitalar ou precipitar uma admissão noturna não planejada. A ênfase na alta para casa tem também elevado a percepção do paciente de anestesia satisfatória, que agora inclui maior ênfase sobre o estado de alerta e sensação de bem-estar. Felizmente, os novos agentes anestésicos gerais satisfazem a maioria dos requisitos, especialmente a indução rápida e a emergência, os quais irão teoricamente melhorar a rotação nas unidades de cirurgia ambulatorial.

A anestesia local para a realização de cirurgia é ideal pelo fato de que anestésicos locais não causam perda da consciência e fornecem excelente analgesia pós-operatória residual. Essa combinação faz dos anestésicos locais opções atrativas para cirurgia ambulatorial, em que a rápida alta com sedação e náusea mínimas é importante para profissionais de saúde e pacientes.[1] Comparações prospectivas de técnicas regionais e gerais confirmam a alta mais rápida com o bloqueio dos nervos periféricos, bem como com a anestesia local.[2] As técnicas neuraxiais (raquídea ou peridural) também têm sido defendidas devido aos seus inícios rápidos de anestesia densa. A abordagem neuraxial, contudo, requer resolução do bloqueio antes que os pacientes possam deambular, e ela obviamente requer algum método alternativo para analgesia pós-operatória.

Apesar de existirem várias vantagens das técnicas regionais, existem também questões levantadas sobre se o desempenho desses bloqueios requer mais tempo do que o início da anestesia geral, e assim pode ser deletério para a eficiência global na unidade ambulatorial. Semelhantemente, existem preocupações de que técnicas regionais, especialmente bloqueio dos nervos periféricos, não sejam confiáveis como as técnicas de anestesia geral e, dessa forma, possam atrasar a cirurgia. Existe também o problema das possíveis complicações associadas às técnicas regionais, particularmente cefaleia

pós-punção dural e, mais recentemente, sintomas neurológicos transitórios (SNT) após raquianestesia.[3] Dessa forma, isso legitima a pergunta se as técnicas anestésicas regionais são verdadeiramente adequadas no contexto ambulatorial.

OPÇÕES

A maioria das opções possíveis em anestesias ambulatoriais são técnicas locais, regionais e gerais. Por causa do foco, este capítulo não irá incluir uma discussão das técnicas de anestesia local porque elas têm sido mostradas universalmente ser técnicas ideais para anestesia ambulatorial. Isso inclui o uso de anestesia local retrobulbar, peribulbar ou tópica para cirurgia de catarata, que tem sido associada com baixo risco de morbidade e rápida liberação, e elevada satisfação do grupo de idosos de risco elevado submetido a essa operação. Técnicas locais são também excelentes para outras cirurgias superficiais, como reparo de hérnia, biópsia de mama e procedimentos perianais.

A anestesia geral tem surgido como a mais frequente alternativa usada devido a novos fármacos disponíveis. A introdução de agentes anestésicos gerais de rápida indução e rápido efeito (sevoflurano, desflurano e propofol) nos últimos 20 anos tem produzido uma drástica melhora no despertar precoce dos anestésicos gerais. Essas vantagens são balanceadas pelos efeitos colaterais. A ausência de analgesia no período pós-operatório necessita da adição de opioides e seu frequente embotamento mental e náusea. Agentes inalatórios continuam sendo associados com risco de 20-50% de náusea e vômito,[4] apesar de tal fato ser minimizado pelo amplo uso de medicação profilática. O propofol parece estar associado com uma frequência significativamente menor dessa complicação, mas requer maiores recursos para administrar e não é menos caro que os fármacos voláteis.

As técnicas regionais oferecem uma terceira alternativa, também com vantagens e desvantagens. As duas maiores categorias são o bloqueio do nervo periférico e o bloqueio neuraxial, ainda que possa ser incluído o uso de cateter de nervo periférico como uma terceira aplicação emergente.[5] Existem múltiplos relatos de bloqueio do nervo periférico incluindo anestesia regional intravenosa das extremidades superiores e inferiores, bem como bloqueio específico de nervos dos plexos braquial e lombar (que foi revisto em recente metanálise[6]). Em geral, eles requerem tempo mais

360 Seção IV ANESTESIA REGIONAL

longo para executar e para iniciar uma anestesia adequada do que a anestesia geral ou técnicas neuraxiais. O bloqueio neuraxial inclui o uso de injeção subaracnoidea, bem como peridural e caudal. A anestesia caudal é geralmente limitada à prática pediátrica, na qual é geralmente executada junto com um anestésico geral nessa população de pacientes. A raquianestesia deveria ser a mais efetiva das técnicas regionais no contexto ambulatorial devido à sua simplicidade de execução e rapidez de início, mas pode ser limitada por um prolongado período de alta.

EVIDÊNCIA

Existem poucos ensaios comparativos randomizados prospectivos de técnicas regionais *versus* anestesia geral. A maioria dos relatos foi realizada por entusiasmados apoiadores da anestesia regional, que normalmente não incluem um grupo comparativo de anestesia geral. Todos esses relatos são positivos nas suas descrições de analgesia, tempos para alta e satisfação dos pacientes. Apesar de serem mais desejados estudos comparativos cegos randomizados, é impossível executar um estudo "cego" comparando os dois porque mesmo o mais ingênuo dos observadores poderia ser capaz de distinguir a presença do bloqueio anestésico local da anestesia geral. Isso também é difícil para muitos procedimentos e muitas populações de pacientes para randomizar com sucesso pacientes para diferentes técnicas. Todavia, uma procura na literatura e metanálise revisou 15 estudos comparando anestesia geral com bloqueio neuraxial (Tab. 52-1) e sete comparando bloqueio do nervo periférico com geral (Tab. 52-2).[6] Esses estudos apoiam o uso de técnicas regionais quando comparadas com anestesia geral em termos da analgesia superior, mas levantam questões sobre o tempo envolvido e o impacto nos resultados significativos com o tempo de liberação (Tab. 52-3).

A evidência em relação às técnicas regionais comparadas à anestesia geral tem sido revista em relação a vários resultados. Sete estudos do bloqueio neuraxial e seis ensaios de cateteres de nervo periférico que mediram o tempo de indução mostraram um aumento de 8-9 minutos no tempo de indução associados a técnicas regionais. Dois desses estudos mostraram que o bloqueio realizado em uma sala de indução fora da sala de operação, durante o processo de rotação de sala, poderia permitir que o tempo total de anestesia fosse competitivo com a anestesia geral.[7,8] Dois outros estudos observando a utilização das salas de bloqueio mostrou uma verdadeira redução do tempo de indução.[9,10] O uso de fármacos de rápida ação, como 2-cloroprocaína, e a presença de anestesistas com experiência também parece reduzir o tempo adicional necessário para técnicas regionais.[11,12] Todavia, a maioria dos dados indica que existe um maior tempo necessário para a realização dos bloqueios e o início da analgesia satisfatória.

Dez estudos do bloqueio neuraxial mostraram nenhuma redução no tempo na unidade de recuperação pós-anestésica (URPA) ou na taxa de *bypass* da URPA, possivelmente relacionado à imobilidade persistente associada com a anestesia neuraxial na fase precoce de recuperação. Em contraste, o bloqueio de nervo periférico permite a liberação mais pre-

Tabela 52-1	Bloqueio Neuraxial Central *versus* Anestesia Geral para Cirurgia Ambulatorial			
Resultado	Número de Ensaios	Neuraxial (Média)	Geral (Média)	*Odds Ratio* ou DMP (IC de 95%)
Tempo de indução (min)	7	17,8	7,8	8,1 (4,1-12,1)[†]
URPA (min)	10	56,1	51,9	0,42 (–7,1–7,9)
EVA	7	12,7	24,4	–9 (–15,5 a –2,6)*
Náusea	12	5%	14,7%	0,40 (0,15-1,06)
Bypass da fase I	4	30,8%	13,5%	5,4 (0,6-53,6)
Necessidade de analgesia	11	31%	56%	0,32 (0,18-0,57)[†]
Tempo para alta da UCA (min)	14	190	153	34,6 (13-56,1)*
Satisfação do paciente	11	81%	78%	1,5 (0,8-23,1)

Adaptada de Liu SS, Strodtbeck WM, Richman JM, Wu CLl: A comparison of regional versus general anesthesia for ambulatory anesthesia: A meta-analysis of randomized controlled trials. *Anesth Analg* 2005;101:1634-42.
DMP, diferença das médias ponderadas; EVA, escala visual analógica; IC, intervalo de confiança; UCA, unidade cirúrgica ambulatorial; URPA, unidade de recuperação pós-anestésica.
*$p < 0,01$.
[†]$p < 0,001$.

coce da fase I na URPA, bem como uma porcentagem mais elevada de elegibilidade para contornar a fase 1 no final da cirurgia.

Tanto o bloqueio neuraxial como o bloqueio de nervo periférico estavam associados com valores significativamente menores na Escala Analógica Visual (EAV) na URPA, bem como uma redução significativa na necessidade de analgésicos no pós-operatório na URPA. Apesar da melhora no alívio da dor, como mostrado anteriormente, não existe diferença no tempo de URPA com bloqueio neuraxial.

Com o bloqueio neuraxial, existe uma redução de 40% na náusea associada, mas isso não era significativamente diferente do grupo da anestesia geral. O bloqueio de nervo periférico proporciona significativa redução de cinco vezes na náusea.

Apesar das vantagens significativas na dor, na necessidade de analgésicos e na náusea com o bloqueio de nervo periférico, não existe diferença no tempo total para liberação da unidade ambulatorial cirúrgica (UAC). Em contraste, o bloqueio neuraxial verdadeiramente necessitou de um tempo de liberação mais longo do que a anestesia geral em 14 ensaios que relataram os tempos de liberação, com uma média de 35 minutos. Apesar de que parte dessa liberação prolongada possa ter sido relatada com o uso de anestésicos espinhais de longa dura-

Capítulo 52 A Anestesia Regional é Apropriada para Cirurgia Ambulatorial?

	Tabela 52-2	**Bloqueio do Nervo Periférico *versus* Anestesia Geral para Cirurgia Ambulatorial**			
Resultado	Número de Ensaios	Bloqueio do Nervo (Média)	Geral (Média)	*Odds Ratio* ou DMP (IC de 95%)
Tempo de indução (min)	6	19,6	8,8	8,1 (2,6-13,7)*
URPA (min)	6	45,2	72	–24,3 (–36,3 a –12)
EAV	7	9,6	35,8	–24,5 (–35,7 a –13,3)*
Náusea	6	6,8%	30%	0,17 (0,08-0,33)*
Bypass da fase I	6	81%	315	14,3 (7,5-27,4)*
Necessidade de analgesia	6	6,2%	42,3%	0,11 (0,03 -0,43)*
Tempo para alta da UCA (min)	6	133,3	159,1	–29,7 (–75,3 a 15,8)
Satisfação do paciente	4	88%	72%	4,7 (1,8-12)*

*p = <0,01.

Adaptada de Liu SS, Strodtbeck WM, Richman JM, Wu CL: A comparison of regional versus general anesthesia for ambulatory anesthesia: A meta-analysis of randomized controlled trials. *Anesth Analg* 2005;101:1634-42.

DMP, diferença das médias ponderadas; EAV, escala visual analógica; IC, intervalo de confidência; UCA, unidade cirúrgica ambulatorial; URPA, unidade de recuperação pós-anestésica.

	Tabela 52-3	**Resumo da Anestesia Regional *versus* Anestesia Geral para Pacientes Ambulatoriais**	
		Bloqueio Neuraxial	Bloqueio de Nervo Periférico
Tempo de indução		Aumentado	Aumentado
Tempo de URPA		Similar	Reduzido
EAV na URPA		Reduzido	Reduzido
Náusea		Similar	Diminuído
Bypass da fase I		Similar	Aumentado
Necessidade de analgesia		Reduzida	Reduzida
Tempo para alta da UCA		Prolongado	Similar
Satisfação do paciente		Similar	Maior

ção (bupivacaína foi usada em seis ensaios, apesar de ser em baixas doses), requerimentos adicionais frequentemente associados com bloqueio neuraxial em uma unidade ambulatorial cirúrgica (para deambulação e evacuação) podem ter contribuído para o tempo mais prolongado. Somente um estudo usou procaína, e nenhum empregou 2-cloroprocaína, que tem sido relatada como associada com resolução e tempo de liberação mais rápidos que a lidocaína nesses três estudos que não incluíram a comparação com a anestesia geral.[13-15]

A anestesia geral é superior a técnicas regionais. Naqueles estudos que relatam resultados, taxas de sucesso de 90-95% parecem ser comuns, especialmente no bloqueio de nervo periférico. A raquianestesia e a anestesia peridural têm alta confiabilidade, mas nenhuma técnica iguala os 100% de eficácia da anestesia geral.

Todas as comparações da farmacoeconomia mostram que técnicas regionais são pelo menos não mais dispendiosas que a anestesia geral, e na maioria dos casos elas são menos caras que as técnicas de anestesia geral.[16,17]

A satisfação com o bloqueio neuraxial central foi elevada (81%), mas não significativamente diferente da anestesia geral. Com o bloqueio de nervo periférico, existiu um significativo aumento na satisfação do paciente (88% *versus* 72%) comparado à anestesia geral.

Na maioria das séries publicadas, as complicações foram igualmente proporcionais entre anestesia geral e regional. As complicações menores, como dor nas costas e cefaleia póspunção dural, foram elevadas nos grupos de técnicas regionais, embora náusea, vômito e dor de garganta pós-operatória tenham sido mais frequentes no grupo da anestesia geral. A incidência da admissão na noite posterior foi mais elevada na anestesia geral em duas séries que relataram isso como resultado após uma cirurgia do ombro. Em ambos os relatos, a taxa de admissão estava relacionada com dor aumentada nos grupos da anestesia geral.

Infusões em Nervo Periférico

O mais recente desenvolvimento na aplicação de técnicas regionais no cenário ambulatorial tem sido o uso de infusões anestésicas locais contínuas através de cateteres no nervo periférico em pacientes que são liberados da unidade ambulatorial para casa. O uso dessa tecnologia não se ajusta nas mesmas categorias previamente discutidas na comparação das técnicas regionais e gerais para a realização da anestesia intraoperatória, entretanto representa uma significativa mudança e uma potencial vantagem para a cirurgia ambulatorial. Numa revisão de 11 estudos publicados do uso de cateteres contínuos, Ilfeld e Enneking[5] encontraram melhora significativa no controle da dor após liberação desses pacientes com infusões anestésicas locais comparada com placebo em quatro ensaios. Em todas as séries publicadas, existe um uso reduzido de medicações analgésicas locais quando cateteres no nervo periférico eram fornecidos. Isso é associado com redução nos efeitos adversos, como náusea e distúrbios do sono. Outros têm encontrado um retorno à atividade normal mais rápido e maior satisfação.[18] Nenhuma dessas séries mensurou a extensão do tempo adicional que é requerido para colocação dos cateteres, que poderia ser racional esperar que exceda a execução de uma simples injeção do bloqueio de nervo periférico. Todavia, significativas vantagens têm sido demonstradas com essas técnicas, e serve como argumento futuro para a utilização adequada de anestesia regional no cenário ambulatorial.

ÁREAS DE INCERTEZA

A maior discussão parece ser a percepção de um tempo aumentado para realizar técnicas regionais no cenário ambulatorial, e o menor nível de confiabilidade da anestesia regional, que contrabalança com analgesia pós-operatória melhorada e um grau mais elevado de alerta, analgesia superior e o potencial para uma liberação mais rápida. Dessa forma, a controvérsia não é necessariamente se a anestesia regional é apropriada no cenário ambulatorial, mas se é custo-efetiva, uma alternativa racional num cenário clínico específico.

Adicionalmente a essa controvérsia global, controvérsias mais específicas parecem estar relacionadas ao uso da raquianestesia no cenário ambulatorial. O tema cefaleia pós-raqui permanece uma realidade, apesar de que as novas agulhas parecem reduzir a incidência para menos de 1% nos pacientes ambulatoriais. Outra controvérsia associada com a anestesia subaracnoidea é o fenômeno de sintomas neurológicos transitórios (SNT). Infelizmente a lidocaína é historicamente o fármaco associado à mais rápida resolução do bloqueio e prontidão para alta. A redução na dose ou concentração não parece aliviar a frequência dessa síndrome. Dado preliminar sugere que a 2-cloroprocaína sem preservativos pode ser uma alternativa competitiva,[13-15] mas dados adicionais são necessários na incidência reduzida e segurança desse fármaco. Entretanto, parece que pacientes submetidos a artroscopia ou operações na posição de litotomia em base ambulatorial têm risco de 15-40% da síndrome de SNT se a lidocaína é usada para raquianestesia. Contudo, a raquianestesia é a mais confiável e tem o início mais rápido de todas as técnicas de anestesia regional, e essa deveria ser a técnica ideal para outros usos no cenário ambulatorial.

Outro problema com raquianestesia espinhal diz respeito ao retorno à função de urinar. Dados prévios têm mostrado elevada incidência de retenção urinária com o bloqueio subaracnoideo de longa duração, mas recentes dados sugerem que a retenção urinária após um anestésico raquídeo de curta duração em paciente de baixo risco (sem história de retenção, hérnia ou cirurgia urológica) não é mais frequente que a anestesia geral.[19]

DIRETRIZES

Não existem diretrizes formais para o uso da anestesia regional no cenário ambulatorial. Existem algumas diretrizes baseadas na literatura. A anestesia regional é adequada no cenário ambulatorial. Certos ajustes devem ser feitos nas técnicas e nos fármacos para assegurar um resultado apropriado.

1. Excessiva sedação para realização dos bloqueios deve ser evitada se a vantagem de um elevado grau de alerta e alta rápida é para ser mantida.
2. Início rápido e técnicas altamente seguras irão ajudar a resolver algumas dos problemas da eficácia e custo-efetividade. A raquianestesia e a anestesia regional intravenosa são, talvez, as mais apropriadas, dadas essas considerações. A orientação por ultrassom pode provar ser útil em encurtar o tempo da realização.
3. Bloqueios do nervo periférico parecem oferecer as maiores vantagens no cenário ambulatorial em termos de tempos de alta analgesia pós-operatória, *bypass* da URPA e redução de náusea, mas também estão associados com início mais lento que a anestesia geral.
4. A escolha dos fármacos para os bloqueios do nervo periférico não tem sido dirigida por qualquer estudo comparativo, mas permanece um problema. Apesar de as aminoamidas de longa duração poderem fornecer analgesia pós-operatória de 12-24 horas, esse benefício deve ser pesado contra o risco de lesão de uma extremidade dormente após a alta e, assim, diretrizes apropriadas devem incluir instruções claras redigidas para todos os pacientes em relação à proteção das extremidades que mantenham-se anestesiadas após a alta.
5. O uso de infusões contínuas em nervo periférico adiciona melhora significativa na analgesia pós-operatória, redução das complicações pós-alta e satisfação do paciente. O tempo adicional necessário pode ser bem compensado pelas vantagens para procedimentos ambulatoriais mais dolorosos.
6. A raquianestesia espinhal é mais bem realizada com agulhas com bisel arredondado de pequeno calibre para reduzir a incidência de cefaleia pós-raqui. Seu uso deve ser limitado a pacientes que possam retornar facilmente ao departamento de emergência para avaliação e manejo da cefaleia pós-punção dural.
7. O problema da SNT ainda não foi resolvido. Ele parece ser mais baixo com o uso de bupivacaína, apesar da alta prolongada que possa estar associada com esse fármaco. Os dados preliminares sugerem que a 2-cloroprocaína pode ter uma baixa incidência,[14] mas informação adicional em relação à segurança da solução sem preservativos é necessária.
8. Os períodos de alta após anestesia subaracnoidea também requerem seleção cuidadosa do fármaco e da dose. Parece que a adição da epinefrina aos anestésicos locais subaracnoideos aumenta o potencial para retenção urinária e para períodos prolongados de alta. O uso de fentanil pode ser a melhor escolha para intensificar o efeito anestésico local sem a alta prolongada devida à retenção urinária.
9. A retenção urinária após um anestésico raquídeo de curta duração em pacientes com baixo risco não é mais frequente que a anestesia geral,[19] e esses pacientes podem ser liberados para casa sem micção obrigatória.
10. A duração da raquianestesia é proporcional à dose total em miligramas do anestésico local envolvido e, assim, técnicas de doses elevadas são geralmente evitadas. Dados preliminares sugerem que a 2-cloroprocaína sem preservativos pode fornecer uma duração mais curta, potencialmente competitiva com a anestesia geral. Dados adicionais são necessários sobre sua segurança e associação com SNT.
11. A anestesia peridural parece ser adequada no cenário ambulatorial, embora seja limitada ao uso de fármacos de curta duração, como 2-cloroprocaína e lidocaína. Ela requer um tempo mais prolongado para a realização e início do que a raquianestesia.

RECOMENDAÇÕES DOS AUTORES

Baseado nos dados, acreditamos que a anestesia regional tenha um apropriado papel no cenário ambulatorial se técnicas, fármacos e doses adequadas forem selecionadas.

- A anestesia local é claramente ideal e deveria ser utilizada sempre que possível como único regime anestésico ou pelo menos incluída na analgesia pós-operatória após qualquer técnica.
- O bloqueio do nervo periférico é altamente efetivo em proporcionar analgesia pós-operatória e alta rápida, e deve ser usado sempre que possível para procedimentos cirúrgicos de extremidades inferiores e superiores. É também aplicável para algumas operações do tronco como reparo de hérnia. O uso de técnicas contínuas com cateteres proporciona benefício máximo.
- A realização de um bloqueio em sala separada de indução pode reduzir o tempo adicional da anestesia de outro modo requerido pela anestesia regional.
- Se o bloqueio neuraxial é escolhido, a raquianestesia tem as vantagens do início rápido e elevada confiabilidade. Infelizmente, até o momento, parece existir um elevado risco para SNT com as fármacos e doses que estão disponíveis. Uma baixa dose de bupivicaína (menos que 6 mg) irá promover baixo risco de SNT com o potencial de tempo de alta curto, mas com elevado grau de variabilidade e limitação de anestesia cirúrgica adequada para a extremidade inferior e área retal.
- A execução de um anestésico peridural prově alta mais rápida do que a maioria das técnicas raquídeas atuais, e isso proporciona a vantagem adicional de flexibilidade na duração e extensão do bloqueio se um cateter é colocado.

REFERÊNCIAS

1. Carroll NV, Miederhoff P, Cox FM, Hirsch JD: Postoperative nausea and vomiting after discharge from outpatient surgery centers. *Anesth Analg* 1995;80:903-909.
2. Pavlin DJ, Rapp SE, Polissar NL, et al: Factors affecting discharge time in adult outpatients. *Anesth Analg* 1998;87:816-826.
3. Pollock JE: Transient neurologic symptoms: Etiology, risk factors, and management. *Reg Anesth Pain Med* 2002;27:581-586.
4. Apfel CC, Kranke P, Katz MH, et al: Volatile anaesthetics may be the main cause of early but not delayed postoperative vomiting: A randomized controlled trial of factorial design. *Br J Anaesth* 2002;88:659-668.
5. Ilfeld BM, Enneking FK: Continuous peripheral nerve blocks at home: A review. *Anesth Analg* 2005;100:1822-1833.
6. Liu SS, Strodtbeck WM, Richman JM, Wu CL: A comparison of regional versus general anesthesia for ambulatory anesthesia: A meta-analysis of randomized controlled trials. *Anesth Analg* 2005;101:1634-1642.
7. Brown AR, Weiss R, Greenberg C, et al: Interscalene block for shoulder arthroscopy: Comparison with general anesthesia. *Arthroscopy* 1993;9:295-300.
8. D'Alessio JG, Rosenblum M, Shea KP, Freitas DG: A retrospective comparison of interscalene block and general anesthesia for ambulatory surgery shoulder arthroscopy. *Reg Anesth* 1995;20:62-68.
9. Armstrong KP, Cherry RA: Brachial plexus anesthesia compared to general anesthesia when a block room is available. *Can J Anaesth* 2004;51:41-44.
10. Williams BA, Kentor ML, Williams JP, et al: Process analysis in outpatient knee surgery: Effects of regional and general anesthesia on anesthesia-controlled time. *Anesthesiology* 2000;93: 529-538.
11. Hadzic A, Arliss J, Kerimoglu B, et al: A comparison of infraclavicular nerve block versus general anesthesia for hand and wrist day-case surgeries. *Anesthesiology* 2004;101:127-132.
12. Hadzic A, Karaca PE, Hobeika P, et al: Peripheral nerve blocks result in superior recovery profile compared with general anesthesia in outpatient knee arthroscopy. *Anesth Analg* 2005;100:976-981.
13. Casati A, Danelli G, Berti M, et al: Intrathecal 2-chloroprocaine for lower limb outpatient surgery: A prospective, randomized, double-blind, clinical evaluation. *Anesth Analg* 2006;103: 234-238.
14. Casati A, Fanelli G, Danelli G, et al: Spinal anesthesia with lidocaine or preservative-free 2-chlorprocaine for outpatient knee arthroscopy: A prospective, randomized, double-blind comparison. *Anesth Analg* 2007;104:959-964.
15. Kouri ME, Kopacz DJ: Spinal 2-chloroprocaine: A comparison with lidocaine in volunteers. *Anesth Analg* 2004;98:75-80.
16. Chan VW, Peng PW, Kaszas Z, et al: A comparative study of general anesthesia, intravenous regional anesthesia, and axillary block for outpatient hand surgery: Clinical outcome and cost analysis. *Anesth Analg* 2001;93:1181-1184.
17. Li S, Coloma M, White PF, et al: Comparison of the costs and recovery profiles of three anesthetic techniques for ambulatory anorectal surgery. *Anesthesiology* 2000;93:1225-1230.
18. Capdevila X, Dadure C, Bringuier S, et al: Effect of patient-controlled perineural analgesia on rehabilitation and pain after ambulatory orthopedic surgery: A multicenter randomized trial. *Anesthesiology* 2006;105:566-573.
19. Mulroy MF, Salinas FV, Larkin KL, Polissar NL: Ambulatory surgery patients may be discharged before voiding after shortacting spinal and epidural anesthesia. *Anesthesiology* 2002;97:315-319.

53 A Anestesia Regional é Superior à Anestesia Geral para Cirurgia de Quadril?

Michael K. Urban, MD, PhD

A cirurgia de quadril é um procedimento comum, com aproximadamente 300.000 substituições totais de quadril e um número igual de correções cirúrgicas de fraturas do colo do fêmur efetuadas a cada ano nos Estados Unidos. As complicações perioperatórias associadas com esse procedimento incluem infecção, síndrome de implantação com cimento ósseo, embolia pulmonar, infarto do miocárdio e morte. A taxa de mortalidade com artroplastia total de quadril é cerca de 0,15%. Fatores associados com taxa aumentada de mortalidade são nível maior que 2 da American Society of Anesthesiologists (ASA), idade avançada, história de doença cardiorrespiratória e diagnóstico pré-operatório de fratura femoral.[1] Há pelo menos alguma evidência sugerindo que a anestesia geral também pode aumentar o risco de complicações perioperatórias nesses procedimentos ortopédicos.[2]

OPÇÕES

A anestesia para cirurgia de quadril pode ser realizada pelos seguintes:
1. Anestesia geral
2. Raquianestesia
3. Anestesia peridural
4. Anestesia geral combinada com raqui ou peridural
5. Bloqueio de nervo femoral e bloqueio do nervo ciático

EVIDÊNCIA

A controvérsia sobre se a anestesia regional, quando exequível, tem vantagem sobre a anestesia geral tem sido debatida pelo menos desde 1911, quando George Crile relatou desfecho melhorado em pacientes cirúrgicos de alto risco anestesiados com anestesia regional. Embora simplisticamente a anestesia regional pareça produzir menos perturbações fisiológicas do que a anestesia geral, os efeitos fisiológicos de ambos os tipos de anestesia são complexos e, por isso, a *melhor* escolha anestésica para o procedimento não é inerentemente óbvia. Além disso, a questão de que tipo de anestesia é melhor intraoperatoriamente ignora a possibilidade de que os benefícios da anestesia regional possam depender do seu uso para a analgesia pós-operatória.

Existe, no entanto, evidência sugerindo que, em comparação com a anestesia geral, a anestesia regional reduz a incidência de complicações perioperatórias (Tab. 53-1). Perka e colegas,[2] em um estudo prospectivo de casos-controles, mostraram que a anestesia geral é um risco importante de complicações não cirúrgicas em artroplastia de joelho. Rodgers e colegas,[3] em uma revisão de 141 experiências de 9.559 pacientes randomizados para anestesia regional ou geral, relataram que a anestesia regional reduziu o risco de trombose venosa profunda (TVP), embolia pulmonar, perda sanguínea, complicações respiratórias e morte. A anestesia regional reduziu a taxa de mortalidade em um terço em comparação com a anestesia geral.

Borghi e colegas[4] estudaram 210 pacientes que foram selecionados aleatoriamente para receber anestesia peridural, geral ou combinada em artroplastia de quadril. A perda sanguínea intraoperatória e pós-operatória foi avaliada como perda sanguínea compensada ou não compensada usando-se a fórmula de Nadler. O sangramento intraoperatório e pós-operatório, chamado perda sanguínea compensada, foi similar entre os grupos. A massa de eritrócitos circulantes (ERI) caiu no primeiro dia pós-operatório em uma extensão semelhante entre os grupos, e se recuperou pelo quinto dia depois da cirurgia nos pacientes que receberam anestesia peridural, enquanto nenhuma recuperação de ERI foi observada naqueles que tinham recebido anestesia geral isolada ou combinada com anestesia peridural. Os autores especularam que a presença de óxido nitroso na mistura de gás anestésico poderia inibir a eritropoiese ao alterar as funções da vitamina B_{12}.

Mauermann e colegas[5] efetuaram uma metanálise de estudos até agosto de 2005 para determinar se a escolha da anestesia afetou o resultado após substituição total eletiva de quadril. Dez experiências independentes, envolvendo 330 pacientes sob anestesia geral e 348 pacientes sob bloqueio neuraxial foram identificadas e analisadas. Os resultados acumulados de cinco experiências mostraram que o bloqueio neuraxial diminuiu significativamente a incidência de TVP radiograficamente diagnosticada ou embolismo pulmonar. O *odds ratio* (OR) de TVP foi 0,27, com intervalo de confiança (IC) de 95% de 0,17-0,42. O OR de embolia pulmonar foi 0,26 com IC 95% 0,12-0,56. O bloqueio neuraxial também diminuiu o tempo operatório em 7,1 minutos por caso (IC 95% 2,3-11,9 minutos) e a perda sanguínea intraoperatória em 275 mL por caso (IC 95% 180-371 mL). Os dados derivados desses três estudos mostraram que os pacientes sob bloqueio neuraxial para substituição total de quadril foram menos tendentes a necessitar de transfusão de sangue do que os pacientes sob

Capítulo 53 *A Anestesia Regional é Superior à Anestesia Geral para Cirurgia de Quadril?* **365**

Tabela 53-1 Anestesia Regional *versus* Geral para Cirurgia de Quadril

	Regional	Geral	Evidência*
Via aérea	Evita manipulação de via aérea difícil e trauma da coluna cervical instável	É mais seguro intubar via aérea difícil sob condições controladas antes da cirurgia	NS
Respiratória	Incidência reduzida de depressão e insuficiência respiratória	Embolização de detritos de medula óssea pode resultar em complicações respiratórias independentemente da anestesia	AS
Cardíaca	Pode diminuir resposta ao estresse. Analgesia peridural pós-operatória pode ser cardioprotetora	Uma anestesia geral "cardíaca" é tão segura quanto uma anestesia regional	AS
TVP — embolia pulmonar	Redução significante com anestesia e analgesia regionais		S
Perda sanguínea	Reduzida com anestesia regional		S
Função cognitiva	Sem vantagem	Sem vantagem	S

*Evidência: AS, existem estudos para suportar as anestesias regional e geral; NS, não existe evidência para suportar qualquer afirmativa; S, suportado por estudos bem controlados.

anestesia geral (21 de 177 = 12% *versus* 62 de 188 = 33% dos pacientes transfundidos, p <0,001 pelo teste z). O OR dessa comparação foi 0,26 (IC 95% 0,06-1,05).

Argumento pela Anestesia Regional em Cirurgia do Quadril

Os pacientes para artroplastia eletiva muitas vezes impõem problemas difíceis de manejo da via aérea em virtude da sua osteoartrite generalizada ou artrite reumatoide que também afeta a coluna cervical. Nos pacientes com artrite reumatoide com subluxação atlantoaxial da coluna cervical, intubação endotraqueal convencional com laringoscopia direta pode resultar em desvio do odontoide com compressão da medula espinhal ou do bulbo. Para anestesia geral, esses pacientes necessitam de intubação acordada endotraqueal fibroscópica. A anestesia regional evita manipulação da via aérea, e os pacientes conscientes podem ajudar no seu posicionamento nas posições mais seguras e mais confortáveis.

A anestesia geral tem numerosos efeitos sobre o sistema respiratório, levando a desigualdades de ventilação e perfusão e ao desenvolvimento de atelectasia, *shunts* e espaço morto aumentado. A anestesia neuraxial não interfere com os mecanismos protetores da via aérea, a função diafragmática é mantida e não são estabelecidos padrões não fisiológicos de ventilação/perfusão. A capacidade respiratória máxima e a exalação ativa podem ser reduzidas com a perda da força dos músculos abdominais e intercostais com a anestesia regional, mas usualmente não o suficiente para produzir hipoxemia. Na metanálise de Rodgers e colegas,[3] a anestesia regional reduziu a incidência de depressão respiratória em 59% em comparação com a anestesia geral. Vários relatórios comparando a anestesia regional com a geral para cirurgia vascular observaram tendências favorecendo a redução da insuficiência respiratória e a pneumonia no grupo regional. Em 100 pacientes submetidos a cirurgia vas-

cular de extremidade designados aleatoriamente para anestesia regional ou geral, a incidência de insuficiência respiratória foi reduzida mais de 50% no grupo randomizado para anestesia regional.[6] Embolização pulmonar de detritos de medula óssea e metilmetacrilato é comum durante artroplastia de quadril. Alguns desses pacientes exibem sinais da síndrome de implantação com cimento ósseo, a qual pode progredir para insuficiência respiratória.[7] Uma vez que esses eventos provavelmente são independentes da anestesia, pode ser difícil determinar o papel da anestesia nas complicações respiratórias.

Uma vez que a anestesia regional reduz os estresses de catecolaminas associados com isquemia miocárdica (taquicardia e hipertensão), o resultado cardíaco deve ser melhorado em comparação com a anestesia geral. Entretanto, em várias experiências randomizadas só uma foi capaz de demonstrar vantagem de resultado cardíaco com anestesia regional.[4,8,9] Na metanálise de Rodgers e colegas,[3] em 30 experiências houve um terço a menos de infartos miocárdicos em pacientes que receberam anestesia regional, mas os intervalos de confiança foram compatíveis com ausência de efeito. Na nossa instituição, todos os pacientes para artroplastia de quadril recebem anestesia regional, e a incidência de eventos cardíacos pós-operatórios é cerca de 3%, consideravelmente abaixo dos níveis publicados (aproximadamente 8%). Entretanto, esses pacientes também recebem analgesia peridural pós-operatoriamente durante o período da mais alta incidência de resultados cardíacos adversos.

A cirurgia induz um estado hipercoagulável que é atenuado com anestesia regional mas não com anestesia geral. Várias experiências randomizadas demonstraram que a anestesia regional reduz a incidência de TVP após cirurgia ortopédica. Em uma metanálise de pacientes submetidos a reparo de fratura do colo do fêmur, a incidência de TVP foi quase quatro vezes maior nos pacientes que receberam anestesia geral *versus* regional.[10] Embolia pulmonar é a principal causa de morte após

366 Seção IV ANESTESIA REGIONAL

artroplastia de quadril, e a evidência atual sugere que essa taxa de mortalidade é reduzida com a anestesia regional.[11]

Perda sanguínea importante pode ocorrer com cirurgia de quadril, particularmente durante artroplastia de quadril, na qual foi descrita perda sanguínea de 500-1.800 mL. Vários estudos demonstraram redução na perda sanguínea com anestesia regional.[12] Na nossa instituição, empregando anestesia regional hipotensiva com pressões arteriais médias de 50-65 mm Hg, a perda sanguínea intraoperatória foi reduzida a menos de 300 mL.[13]

ÁREAS DE INCERTEZA

Uma vez que os pacientes que recebem anestesia regional devem, teoricamente, ser submetidos a menos medicações sistêmicas, sua função cognitiva deve ser preservada, em comparação com aqueles que recebem anestesia geral. Entretanto, a maioria das experiências não conseguiu demonstrar vantagem de um tipo de anestesia na manutenção da função cognitiva pós-operatória. Williams-Russo e colegas[14] não encontraram vantagem na anestesia e analgesia regionais em comparação com a anestesia geral e a analgesia intravenosa no que concerne à função cognitiva em pacientes submetidos a artroplastia total de joelho.

DIRETRIZES

Não há diretrizes específicas relacionadas à escolha da anestesia.

RECOMENDAÇÕES DO AUTOR

1. A anestesia preferida para pacientes submetendo-se a cirurgia do quadril é a anestesia regional. Pacientes com perfil anormal da coagulação, estenose aórtica crítica, estenose subaórtica hipertrófica idiopática (ESHI), espondilite anquilosante e artrodeses cirúrgicas de coluna prévias após bloqueios nervosos femoral e ciático excluídos ou combinados com sedação podem ter de ser excluídos. Nós preferimos uma anestesia combinada raquiperidural com mepivacaína simples 1,5% para operações de menos de duas horas e bupivacaína 0,5% para procedimentos mais longos.
2. Pacientes submetendo-se a artroplastia total de quadril devem ser monitorizados com cateter arterial. Pacientes com comorbidades clínicas importantes, reparo de fratura patológica ou revisão de artroplastia devem também ter acesso venoso central para o caso de eventos hemodinâmicos agudos importantes. A inserção de um cateter de artéria pulmonar em pacientes com risco importante de síndrome de implantação com cimento ósseo é controvertida.
3. Anestesia hipotensiva pode ser obtida aplicando-se anestésico local através de cateter peridural. Para evitar bradicardia e hipotensão grave, uma infusão de epinefrina é titulada para a pressão arterial média desejada (50-65 mm Hg).
4. O cateter peridural é infundido pós-operatoriamente com uma bomba de analgesia controlada pelo paciente (ACP) usando bupivacaína 0,06% e hidromorfona 10 µg/mL. Essa mistura usualmente controla a dor e não interfere com a fisioterapia e a deambulação.
5. Profilaxia de TVP usualmente é realizada com aspirina; entretanto, em pacientes ou procedimentos de alto risco, pode ser administrada warfarina (Coumadin®) ou heparina de baixo peso molecular. O cateter peridural é removido dois dias depois da iniciação da terapia com warfarina (Coumadin®) e duas horas antes da iniciação de heparina de baixo peso molecular.

REFERÊNCIAS

1. Parvizi J, Johnson BG, Rowland C, Ereth MH, Lewallen DG: Thirty-day mortality after elective total hip arthroplasty. *J Bone Joint Surg Am* 2001;83:1524-1528.
2. Perka C, Arnold U, Buttgereit F: Influencing factors on perioperative morbidity in knee arthroplasty. *Clin Orthop* 2000;183:191/-196.
3. Rodgers A, Walker N, Schug S, McKee A, Kehlet H, Zundert AV, et al: Reduction of postoperative mortality and morbidity with epidural or spinal anesthesia: Results from overview of randomized trials. *BMJ* 2000;321:1-12.
4. Borghi B, Casati A, Iuorio S, Celleno D, Michael M, Serafini PL, et al: Effect of different anesthesia techniques on red blood cell endogenous recovery in hip arthroplasty. *J Clin Anesth* 2005;17(2):96-101.
5. Mauermann WJ, Shilling AM, Zuo Z: A comparison of neuraxial block versus general anesthesia for elective total hip replacement: A meta-analysis. *Anesth Analg* 2006;103(4):1018-1025.
6. Christopherson R, Beattie C, Frank SM, Norris EJ, Meinert CL, Gottlieb SO, et al: Perioperative morbidity in patients randomized to epidural or general anesthesia for lower extremity vascular surgery. *Anesthesiology* 1993;79:422-434.
7. Urban MK, Sheppard R, Gordon MA, Urquhart BL: Right ventricular function during revision total hip arthroplasty. *Anesth Analg* 1996;82:1225-1229.
8. Tuman KJ, McCarthy RJ, March RJ, Delaria GA, Patel RV, Ivankovich AD: Effects of epidural anesthesia and analgesia on coagulation and outcome after major vascular surgery. *Anesth Analg* 1991;73:696-704.
9. Bode RH, Lewis KP, Zarich SW, Pierce ET, Roberts M, Kowalchuk GJ, et al: Cardiac outcome after peripheral vascular surgery. *Anesthesiology* 1996;84:3-13.
10. Sorenson RM, Pace NL: Anesthetic technique during surgical repair of femoral neck fractures. *Anesthesiology* 1992;77:1095-1104.
11. Sharrock NE, Cazan MG, Hargett MJ, Williams-Russo P, Wilson PD: Changes in mortality after total hip and knee arthroplasty over a ten-year period. *Anesth Analg* 1995;80:242-248.
12. Twyman R, Kirwan T, Fennelly M: Blood loss reduced during hip arthroplasty by lumbar plexus block. *J Bone Joint Surg Am* 1990;72:1-8.
13. Sharrock NE, Mineo R, Urquhart B, Salvati EA: The effect of two levels of hypotension on intraoperative blood loss during total hip arthroplasty performed under epidural anesthesia. *Anesth Analg* 1993;76:580-584.
14. Williams-Russo P, Sharrock NE, Mattis S, Szatrowski TP: Cognitive effects after epidural vs general anesthesia in older adults. *JAMA* 1995;274:44-50.

54 A Anestesia Regional Intraoperatória Diminui a Perda Sanguínea Perioperatória?

Jeffrey M. Richman, MD; James F. Weller, MD e Christopher L. Wu, MD

INTRODUÇÃO

As tentativas de minimizar a exposição a produtos de sangue alogênico permanecem um objetivo do tratamento perioperatório apesar dos aperfeiçoamentos na segurança do suprimento de sangue. Os riscos de infecção viral, contaminação bacteriana, reações hemolíticas e lesão pulmonar associada com transfusão (LPAT) foram revistos.[1] A evidência sugere que transfusão de sangue alogênico pode ter efeitos imunossupressores levando à recorrência aumentada de câncer, suscetibilidade aumentada a infecções de feridas e mesmo taxa aumentada de mortalidade.[1] Assim, a transfusão perioperatória de produtos de sangue pode ser associada com aumento nas taxas de morbidade e mortalidade perioperatórias.

Embora haja muitas estratégias para diminuir a perda sanguínea intraoperatória, o uso de técnicas anestésicas regionais foi sugerido para diminuir a perda sanguínea e transfusões de sangue intraoperatórias.[2] Além de diminuir as taxas de morbidade e mortalidade perioperatórias, foi demonstrado que o bloqueamento neuraxial diminui o risco de trombose venosa profunda e embolia pulmonar pós-operatórias.[3,4]

OPÇÕES E TERAPIAS

Muitas estratégias foram sugeridas para diminuir a exposição perioperatória a produtos de sangue alogênicos. Elas podem, de modo geral, ser divididas em três categorias: (1) fármacos (p. ex., eritropoietina, ácido epsilonaminocaproico, aprotinina, substitutos de sangue); (2) técnicas (p. ex., técnicas cirúrgicas minimamente invasivas e outras, doação autóloga, hemodiluição normovolêmica aguda, hipotensão deliberada); e (3) dispositivos (p. ex., recuperação de sangue intraoperatória). Muitas delas encontram-se discutidas em outros locais. Entretanto, em comparação com essas opções, as técnicas regionais neuraxiais (p. ex., raquianestesia e anestesia peridural) oferecem uma alternativa particularmente atraente para a redução da hemorragia perioperatória porque elas são inerentes à própria anestesia; elas não exigem nenhuma modificação da técnica cirúrgica ou manipulação farmacológica adicional. A maioria dos dados randomizados suporta o uso de técnicas anestésicas regionais neuraxiais para diminuir a perda sanguínea e a necessidade de transfusão de sangue; entretanto, há falta de dados randomizados em grande escala examinando o efeito da anestesia regio-

nal periférica sobre a perda sanguínea perioperatória. Recentemente, duas metanálises foram publicadas avaliando os efeitos de técnicas neuraxiais sobre a perda sanguínea cirúrgica e as necessidades de transfusão de sangue.[5,6] Os dados desses dois estudos confirmam os benefícios da anestesia neuraxial para reduzir a perda sanguínea e a necessidade de transfusão,[5,6] embora a combinação de anestesia geral com analgesia peridural pareça negar os benefícios de perda sanguínea diminuída.[5]

EVIDÊNCIA

Desde 1966, pelo menos 76 estudos comparando anestesia regional com geral incluíram perda sanguínea ou necessidade de transfusão perioperatória como medida de resultado. Das duas metanálises publicadas em 2006, uma identificou 66 experiências controladas randomizadas que compararam anestesia neuraxial com anestesia geral com uma quantificação da perda sanguínea intraoperatória[5] e a outra identificou 24 experiências.[6] A grande diferença nas experiências incluídas pelas duas metanálises pode ser explicada por uma busca muito mais ampla (667 artigos revistos para inclusão[5] *versus* 103 originais[6]) ou possivelmente por critérios não publicados de exclusão ou inclusão que diferiram entre os dois estudos. Uma pesquisa do PubMed até 1º de maio de 2007, usando os critérios de pesquisa usados por Richman e colegas,[5] identificou oito estudos adicionais que satisfariam os critérios de inclusão se a análise fosse repetida. Uma comparação de perda sanguínea por localização da cirurgia a partir da metanálise por Richman e colegas[5] é mostrada na Tabela 54-1, e uma comparação da perda sanguínea a partir de experiências limitadas a comparações diretas de várias técnicas é apresentada na Tabela 54-2.

Uma parte da variabilidade em efeito da anestesia regional sobre a perda sanguínea pode refletir mecanismos diferentes de hemorragia durante diferentes procedimentos cirúrgicos. O maior volume de literatura sobre esse assunto focalizou a cirurgia do quadril. Desde 1966, pelo menos 26 experiências controladas randomizadas mediram diferenças na perda sanguínea baseadas na técnica anestésica com pacientes submetidos a artroplastia total de quadril ou reparo de fratura do quadril. Esses estudos relataram constantemente diminuições importantes na perda sanguínea com anestesia neuraxial *versus* geral. Em 2000, Stevens e colegas[7] publicaram os primeiros dados associando bloqueio nervoso periférico com redução na perda sanguínea, embora nesse estudo a diferença fosse eliminada quando os pa-

368 Seção IV ANESTESIA REGIONAL

Tabela 54-1 Perda Sanguínea Estimada: Comparação entre Técnicas Anestésicas e Tipo de Cirurgia

Cirurgia	Anestesia	Diferença Média*	IC 95%	Valor p
Abdominal		*Raquianestesia versus*		
	Peridural	−440	−698/−181	<0,001
	AG	−962	−1.169/−756	<0,001
	AP-AG	−1.344	−1.561/−1.128	<0,001
	Peridural *versus*			
	AG	−523	−721/−324	<0,001
	AP-AG	−905	−1.113/−696	<0,001
	Geral *versus*			
	AP-AG	−382	−521/−243	<0,001
Pélvica		*Raquianestesial versus*		
	Peridural	−315	−375/−255	<0,001
	AG	−235	−280/−191	<0,001
	AP-AG	−150	−227/−72	<0,001
	Peridural *versus*			
	AG	79	23/135	0,001
	AP-AG	165	81/249	<0,001
	Geral *versus*			
	AP-AG	85	12/160	0,011
Extremidade inferior		*Raquianestesial versus*		
	Peridural	−1	−62/61	1,0
	AG	−65	−111/−20	0,001
	AP-AG	−114	−194/−34	0,001
	Peridural *versus*			
	AG	−65	−120/−9	0,014
	AP-AG	−114	−200/−27	0,003
	Geral *versus*			
	AP-AG	−49	−125 / 27	0,529

De Richman JM, Rowlingson AJ, Maine DN, et al: Does neuraxial anesthesia reduce intraoperative blood loss? A meta-analysis. *J Clin Anesth* 2006;18(6):427-435.

*Todos os dados expressos em mililitros. Uma diferença (−) favorece o anestésico primário. Por exemplo, a primeira comparação (abdominal; raquianestesia *versus* peridural) teria favorecido o uso de raquianestesia ao diminuir a perda sanguínea por uma média de 440 mL.

AG, anestesia geral; *AP*, anestesia peridural; *AP-AG*, anestesia combinada peridural-geral; *IC*, intervalo de confiança.

cientes com evidência de difusão peridural dos seus bloqueios de plexo lombar foi eliminada da análise. O ensaio de Singelyn e colegas,[8] comparando analgesia intravenosa controlada pelo paciente, analgesia peridural contínua e bloqueio da bainha do nervo femoral contínuo, não encontrou diferença estatisticamente significante na perda sanguínea ou transfusão em qualquer dos três grupos.[8] A associação entre anestesia regional e perda sanguínea reduzida durante reparo de fratura do quadril, em comparação com artroplastia total de quadril, tem sido muito mais fraca. Uma metanálise de 1992 de 13 experiências randomizadas comparando anestesia regional *versus* geral para reparo cirúrgico de fraturas do colo do fêmur não encontrou nenhuma diferença na perda sanguínea operatória estimada (o uso de anestesia geral foi associado com uma média de +18 mL de perda sanguínea; IC 95%: −99 a +116 mL).[9] Desde 1992, pelo menos outra investigação revelou ausência de diferença em perda sanguínea entre pacientes operados sob raquianestesia contínua, raqui com dose única ou geral com ventilação com pressão positiva.[10] Isso é suportado em parte pela metanálise por Guay,[6] na qual uma diferença estatisticamente significante em transfusão de sangue foi vista na substituição total de quadril mas não em fratura de quadril. Curiosamente, a perda sanguínea não foi diminuída significantemente na artroplastia total de quadril, enquanto o foi na fratura de quadril.[6] Globalmente, a perda sanguínea total foi muito maior na artroplastia total de quadril, possivelmente se responsabilizando por uma necessidade aumentada de transfusão.

Tabela 54-2 Comparação da Perda Sanguínea Estimada de Experiências com Comparação Direta de AG *versus* RA, AG *versus* AP ou AG *versus* AP-AG

	N (artigos)	PSE Média	DP	IC 95%	Valor p
AP	368 (17)	559	372	521-597	
AG	399 (17)	748	444	704-791	<0,001
	N (artigos)	PSE Média	DP	IC 95%	Valor p
RA	729 (14)	297	197	283-312	
AG	757 (14)	401	211	386-416	<0,001
	N (artigos)	PSE Média	DP	IC 95%	Valor p
AP-AG	399 (20)	1.322	822	1.241-1.403	
AG	401 (20)	1.244	811	1.164-1.323	0,175

De Richman JM, Rowlingson AJ, Maine DN, et al: Does neuraxial anesthesia reduce intraoperative blood loss? A meta-analysis. *J Clin Anesth* 2006;18(6):427-435.

AG, anestesia geral; *AP*, anestesia peridural; *AP-AG*, anestesia geral e anestesia peridural combinadas; *DP*, desvio padrão; *IC*, intervalo de confiança; *N*, número total de pacientes no grupo; *PSE*, perda sanguínea estimada (perda sanguínea média medida em mililitros); *RA*, raquianestesia.

Cirurgia prostática também foi avaliada extensamente em pesquisa de resultados comparando anestesia regional e geral. Numerosos estudos foram realizados em pacientes submetidos a ressecção transuretral da próstata (RTUP), com alguns investigadores encontrando uma diminuição na perda sanguínea atribuível à anestesia neuraxial,[11-13] enquanto outros não conseguiram discernir uma diferença estatisticamente significante.[14-17] Uma vez que essencialmente todo o sangue perdido durante RTUP é aspirado para cilindros de aspiração pelo ressectoscópio, esse procedimento permite uma estimativa relativamente fácil e extremamente acurada da hemorragia. Diversos fatores à parte a técnica anestésica foram implicados como causas de perda sanguínea aumentada durante RTUP, incluindo infecção e peso da próstata ressecada.[17] Há nove estudos prospectivos avaliando perda sanguínea de maneira randomizada em prostatectomia aberta com resultados quase universais de técnicas neuraxiais resultando em perda sanguínea diminuída.[18-26]

Menos dados são disponíveis sobre outros pacientes de cirurgia geral. Em um estudo randomizado dos efeitos da anestesia peridural sobre o fluxo sanguíneo esplâncnico durante cirurgia colorretal, Mallinder e colegas[27] observaram uma tendência não significante para perda sanguínea diminuída em pacientes recebendo bloqueio peridural em comparação com um grupo-controle de anestesia intravenosa total. Bredtmann e colegas[28] observaram resultados semelhantes em um estudo de 116 pacientes de cirurgia do cólon randomizados para receber anestesia geral seguida por opioides sistêmicos ou anestesia combinada geral/peridural seguida por infusão peridural contínua de bupivacaína pós-operatoriamente. Os autores não encontraram nenhuma diferença significante em perda sanguínea, apesar de uma tendência à necessidade aumentada de reposição sanguínea nos pacientes de anestesia regional.[28] Esses achados são compatíveis com revisões retrospectivas anteriores de pacientes submetidos a cirurgia gastrointestinal, as quais não demonstraram diferença em perda sanguínea entre pacientes tratados com anestesia regional *versus* geral.[29,30] A perda sanguínea de muitos

procedimentos gastrointestinais é relativamente pequena quando comparada com artroplastia de quadril ou prostatectomia radical, o que pode se responsabilizar por inconstância em experiências clínicas individuais na demonstração de perda sanguínea reduzida. Uma possível explicação para a ausência de perda sanguínea diminuída observada em pacientes de cirurgia geral é o fator confundidor da anestesia combinada geral-peridural resultando em perda sanguínea operatória equivalente à anestesia geral unicamente. A metanálise por Richman e colegas[5] demonstra perda sanguínea diminuída em operações abdominais com raquianestesia ou anestesia peridural em comparação com anestesia geral, mas nenhuma diferença na perda sanguínea com uma técnica combinada. Não está claro por que a combinação de anestesia geral com analgesia peridural nega os benefícios de perda sanguínea diminuída. O mecanismo pode ser relacionado ao uso de ventilação espontânea *versus* controlada (quando a ventilação controlada poderia resultar em pressão venosa e perda sanguínea ligeiramente mais alta em comparação com ventilação espontânea)[31] ou outros fatores indeterminados. Em um estudo sobre prostatectomia radical, anestesia combinada peridural-geral com ventilação espontânea resultou em diminuição na perda sanguínea em comparação com a anestesia geral isolada.[26]

Tal como na cirurgia gastrointestinal, os dados sobre cirurgia vascular são limitados e equívocos. Ensaios randomizados de anestesia combinada peridural/geral *versus* anestesia geral isolada em pacientes submetidos a reparo de aneurisma aórtico abdominal (AAA) não discerniram uma diferença em perda sanguínea ou necessidade de transfusão.[32,33] Uma revisão retrospectiva mais recente de reparos endoluminais de AAA observou resultados semelhantes.[34] Há, no entanto, pelo menos um estudo demonstrando perda sanguínea mais baixa durante cirurgia vascular com anestesia subaracnoidea. Em 1986, Cook e colegas[35] randomizaram 101 pacientes submetidos a cirurgia vascular periférica de extremidades inferiores para receber anestesia geral ou raquianestesia e observaram que a

370 Seção IV ANESTESIA REGIONAL

perda sanguínea foi significantemente mais baixa no grupo da raqui (560 ± 340 mL) do que no grupo de anestesia geral (792 ± 440 mL). O grupo subaracnoideo também experimentou hipotensão significantemente maior nesse estudo.

Uma variedade de outros mecanismos foi proposta para explicar os efeitos benéficos da anestesia regional sobre a hemorragia perioperatória. A explicação mais frequentemente citada foi que o bloqueio neuraxial baixa previsivelmente a pressão arterial, o que, por sua vez, foi associado com perda sanguínea diminuída. Entretanto, em um elegante estudo de anestesia regional versus geral para artroplastia total de quadril, Modig[36] demonstrou que os efeitos da anestesia regional sobre a pressão venosa periférica podem ser mais relevantes. Modig randomizou 38 pacientes submetendo-se a artroplastia total de quadril para uma de três anestesias: (1) anestesia peridural isolada, (2) anestesia geral com ventilação espontânea ou (3) anestesia geral com ventilação mecânica com pressão positiva. Conforme esperado, o grupo peridural experimentou pressão sanguínea arterial média menor e perda sanguínea menor do que qualquer dos dois grupos de anestesia geral. Entretanto, não houve correlação significativa entre a pressão arterial e a perda sanguínea. Por outro lado, a análise de regressão revelou relações significantes entre a pressão venosa periférica (medida na ferida operatória) e a perda sanguínea intraoperatória de todos os três grupos ($r = 0,92$-$0,94$).[36] Modig postula que o sangramento arterial contribui menos para a hemorragia intraoperatória do que o sangramento venoso porque é mais fácil de controlar cirurgicamente.

ÁREAS DE INCERTEZA

Qualquer estudo legitimando os efeitos da técnica anestésica sobre a perda sanguínea cirúrgica deve a priori descrever e utilizar uma técnica validada, acurada, de medir a quantidade de sangue realmente perdida. Infelizmente, grande parte dos dados disponíveis sobre técnica anestésica e perda sanguínea é descrita como uma variável de resultado secundária; entretanto, a análise de subgrupos de uma recente metanálise de ensaios de anestesia regional intraoperatória versus anestesia geral demonstrou que o uso de anestesia regional neuraxial diminuiu as necessidades transfusionais perioperatórias em 50%.[3] Perda sanguínea e necessidades transfusionais diminuídas foram confirmadas por ambas as metanálises recentes, embora a análise por Richman e colegas[5] tenha mostrado transfusão diminuída apenas com raquianestesia, e a diminuição em transfusão observada no estudo de Guay[6] fosse anulada se o efeito de artroplastia total de quadril fosse removido. Não obstante, os métodos usados para calcular a perda sanguínea muitas vezes são suspeitos. Outros autores escolheram não medir absolutamente a perda sanguínea, mas usaram a necessidade transfusional como ponto final substituto.[29] Embora a necessidade de transfusão possa representar um marcador clinicamente importante da eficácia de uma técnica para minimizar a perda sanguínea, ela está sujeita à variação individual nos critérios para transfusão.

Várias técnicas para medir acuradamente a perda sanguínea intraoperatória e pós-operatória foram estabelecidas, mas nenhuma ganhou aceitação uniforme. A técnica mais comumente empregada é o método "gravimétrico", que consiste em somar o volume estimado a partir do peso das compressas cirúrgicas àquele nos cilindros de aspiração. Métodos fotométricos mais sofisticados foram desenvolvidos para cirurgia transuretral, durante a qual essencialmente todo o sangue perdido é convenientemente coletado através da porta de aspiração do ressectoscópio operatório.[37,38]

O problema metodológico mais constante nos estudos de anestesia regional versus geral e perda sanguínea tem sido a padronização da pressão arterial média (PAM) e da pressão venosa central (PVC). Hipotensão arterial deliberada demonstrou reduzir a perda sanguínea em uma variedade de contextos, inclusive artroplastia total de quadril.[39-41] Por outro lado, hipotensão venosa central deliberada demonstrou diminuir a perda sanguínea durante ressecção hepática.[42] Outro estudo, no entanto, questiona os efeitos da hipotensão profunda (45-55 mm Hg) sobre a perda sanguínea, embora esta possa ter sido o resultado de imprecisão na técnica de medição (como em todos os estudos) ou um platô em benefício de hipotensão deliberada na diminuição da perda sanguínea.[43] Uma vez que grande bloqueio de condução é bem conhecido pela sua capacidade de induzir hipotensão arterial e venosa, qualquer estudo dos efeitos de anestesia regional versus geral sobre a perda sanguínea deve, idealmente, incluir uma descrição das respostas hemodinâmicas à anestesia.

A capacidade da anestesia regional de diminuir a perda sanguínea perioperatória não seria predita com base nos efeitos hematológicos conhecidos dos anestésicos locais. Estudos tentando elucidar os mecanismos por trás do risco diminuído de eventos tromboembólicos subsequentes à anestesia regional em comparação com a anestesia geral mostraram que os anestésicos locais exercem numerosos efeitos anticoagulantes. Eles incluem (1) atividade fibrinolítica aumentada produzida por meio da prevenção de aumentos pós-operatórios no inibidor ativador do plasminogênio 1 (PAI-1); (2) retorno mais rápido dos níveis de antitrombina III de valores aumentados para normais; (3) atenuação de aumentos pós-operatórios na agregação das plaquetas; e (4) anestésicos locais periduralmente administrados atingindo concentração plasmática suficiente para prejudicar a agregação das plaquetas e reduzir a viscosidade sanguínea diretamente.[44] Apesar da sugestão de que a anestesia regional intraoperatória diminuirá a perda sanguínea perioperatória e as necessidades transfusionais, a presença de problemas metodológicos nos estudos randomizados que examinam o efeito da anestesia regional sobre a perda sanguínea torna difícil tirar conclusões claras. Os dados das metanálises recentemente publicadas confirmam os benefícios esperados de perda sanguínea e transfusão diminuídas com anestesia neuraxial quando não combinada com anestesia geral; entretanto, o mecanismo exato para isso ainda não está claro. Se a perda sanguínea reduzida for relacionada principalmente ao efeito da ventilação espontânea, em vez de ventilação com pressão positiva, em última análise pode ser provado que não há ligação definitiva entre perda sanguínea diminuída e anestesia neuraxial.

DIRETRIZES

Não há diretrizes para a prática concernente ao uso de anestesia regional, em uma tentativa de diminuir a perda sanguínea perioperatória.

Capítulo 54 *A Anestesia Regional Intraoperatória Diminui a Perda Sanguínea Perioperatória?*

RECOMENDAÇÕES DOS AUTORES

- Com base na evidência disponível, o bloqueio neuraxial induz hipotensão arterial e venosa abaixo do nível de bloqueio. Essa hipotensão relativa parece resultar em perda sanguínea diminuída durante a cirurgia e enquanto o bloqueio for mantido pós-operatoriamente.
- Os efeitos benéficos da anestesia neuraxial sobre a hemorragia podem ser perdidos quando se emprega ventilação com pressão positiva. Portanto, se for usada uma técnica combinada de anestesia regional/geral, a ventilação espontânea deve ser mantida quando possível e se não houver riscos adicionais para o paciente (com uso de ventilação espontânea) *versus* ventilação controlada.
- Não existe evidência de alta qualidade atual para suportar uma associação entre bloqueio nervoso periférico e redução na perda sanguínea.

REFERÊNCIAS

1. Goodnough LT, Brecher ME, Kanter MH, AuBuchon JP: Transfusion medicine: First of two parts: Blood transfusion. *N Engl J Med* 1999;340:438-447.
2. Salo M: Immunosuppressive effects of blood transfusion in anaesthesia and surgery. *Acta Anaesthesiol Scand Suppl* 1988;32: 26-34.
3. Rodgers A, Walker N, Schug S, et al: Reduction of postoperative mortality and morbidity with epidural or spinal anaesthesia: Results from overview of randomised trials. *BMJ* 2000;321: 1493-1496.
4. Modig J, Borg T, Karlstrom G, et al: Thromboembolism after total hip replacement: Role of epidural and general anesthesia. *Anesth Analg* 1983;62:174-180.
5. Richman JM, Rowlingson AJ, Maine DN, et al: Does neuraxial anesthesia reduce intraoperative blood loss? A meta-analysis. *J Clin Anesth* 2006;18:427-435.
6. Guay J: The effect of neuraxial blocks on surgical blood loss and blood transfusion requirements: A meta-analysis. *J Clin Anesth* 2006;18:124-128.
7. Stevens RD, Van Gessel E, Flory N, Fournier R, Gamulin Z: Lumbar plexus block reduces pain and blood loss associated with total hip arthroplasty. *Anesthesiology* 2000;93:115-121.
8. Singelyn FJ, Ferrant T, Malisse MF, Joris D: Effects of intravenous patient-controlled analgesia with morphine, continuous epidural analgesia and continuous femoral nerve sheath block on rehabilitation after unilateral total-hip arthroplasty. *Reg Anesth Pain Med* 2005;30(5):452-457.
9. Sorenson R, Pace N: Anesthetic techniques during surgical repair of femoral neck fractures. *Anesthesiology* 1992;77:1095-1104.
10. Juelsgaard P, Sand NP, Felsby S, et al: Perioperative myocardial ischaemia in patients undergoing surgery for fractured hip randomized to incremental spinal, single-dose spinal or general anaesthesia. *Eur J Anaesthesiol* 1998;15:656-663.
11. Mackenzie A: Influence of anaesthesia on blood loss in transurethral prostaectomy. *Scottish Med J* 1990;35:14-16.
12. Abrams PH, Shah PJ, Bryning K, et al: Blood loss during transurethral resection of the prostate. *Anaesthesia* 1982;37:71-73.
13. Madsen RE, Madsen PO: Influence of anesthesia form on blood loss in transurethral prostatectomy. *Anesth Analg* 1967;46:330-332.
14. Kirollos MM, Campbell N: Factors influencing blood loss in transurethral resection of the prostate (TURP): Auditing TURP. *Br J Urol* 1997;80:111-115.
15. Smyth R, Cheng D, Asokumar B, Chung F: Coagulopathies in patients after transurethral resection of the prostate: Spinal versus general anesthesia. *Anesth Analg* 1995;81:680-685.
16. Nielsen KK, Andersen K, Asbjorn J, Vork F, Ohrt-Nissen A: Blood loss in transurethral prostatectomy: Epidural versus general anaesthesia. *Int Urol Nephrol* 1987;19:287-292.
17. McGowan SW, Smith GF: Anaesthesia for transurethral prostatectomy. A comparison of spinal intradural analgesia with two methods of general anaesthesia. *Anaesthesia* 1980;35:847-853.
18. Salonia A, Suardi N, Crescenti A, et al: General versus spinal anaesthesia with different forms of sedation in patients undergoing radical retropubic prostatectomy: Results of a prospective, randomized study. *Int J Urol* 2006;13(9):1185-1190.
19. O'Connor PJ, Hanson J, Finucane BT: Induced hypotension with epidural/general anesthesia reduces transfusion in radical prostate surgery. *Can J Anaesth* 2006;53(9):873-880.
20. Salonia A, Crescenti A, Suardi N, et al: General versus spinal anesthesia in patients undergoing radical retropubic prostatectomy: Results of a prospective, randomized study. *Urology* 2004;64(1):95-100.
21. Hendolin H, Mattila MA, Poikolainen E: The effect of lumbar epidural analgesia on the development of deep vein thrombosis of the legs after open prostatectomy. *Acta Chir Scand* 1981;147: 425-429.
22. Hendolin H, Alhava E: Effect of epidural versus general anaesthesia on peroperative blood loss during retropubic prostatectomy. *Int Urol Nephrol* 1982;14:399-405.
23. Hendolin H, Lansimies E: Skin and central temperatures during continuous epidural analgesia and general anaesthesia in patients subjected to open prostatectomy. *Ann Clin Res* 1982;14: 181-186.
24. Hendolin H, Penttila IM: Liver enzymes after retropubic prostatectomy in patients receiving continuous lumbar epidural analgesia or general anaesthesia. *Ann Clin Res* 1982;14:1-6.
25. Shir Y, Raja SN, Frank SM, Brendler CB: Intraoperative blood loss during radical retropubic prostatectomy: Epidural versus general anesthesia. *Urology* 1995;45:993-999.
26. Stevens RA, Mikat-Stevens M, Flanigan R, et al: Does the choice of anesthetic technique affect the recovery of bowel function after radical prostatectomy? *Urology* 1998;52:213-218.
27. Mallinder PA, Hall JE, Bergin FG, Royle P, Leaper DJ: A comparison of opiate- and epidural-induced alterations in splanchnic blood flow using intra-operative gastric tonometry. *Anaesthesia* 2000;55:659-665.
28. Bredtmann RD, Herden HN, Teichman W, et al: Epidural analgesia in colonic surgery: Results of a randomized prospective study. *Br J Surg* 1990;77:638-642.
29. Kanazi GE, Thompson JS, Boskovski NA: Effect of epidural analgesia on postoperative ileus after ileal pouch-anal anastamosis. *Am Surg* 1995;62:499-502.
30. Jensen M, Stokke D: Perioperative haemorrhage and epidural anaesthesia in major abdominal surgery. *Acta Anaesthesiol Scand* 1978;22:153-157.
31. Modig J: Beneficial effects on intraoperative and postoperative blood loss in total hip replacement when performed under lumbar epidural anesthesia. An explanatory study. *Acta Chir Scand Suppl* 1989;550:95-100.
32. Norris EJ, Beattie C, Perler BA, et al: Double-masked randomized trial comparing alternate combinations of intraoperative anesthesia and postoperative analgesia in abdominal aortic surgery. *Anesthesiology* 2001;95:1054-1067.
33. Davies MJ, Silbert BS, Mooney PJ, Dysart RH, Meads AC: Combined epidural and general anaesthesia versus general anaesthesia for abdominal aortic surgery: A prospective randomized trial. *Anaesth Intens Care* 1993;21:790-794.
34. Cao P, Zannetti S, Parlani G, et al: Epidural anesthesia reduces length of hospitalization after endoluminal abdominal aortic aneurysm repair. *J Vasc Surg* 1999;30:651-657.
35. Cook PT, Davies MJ, Cronin KD, Moran P: A prospective randomised trial comparing spinal anaesthesia using hyperbaric cinchocaine with general anaesthesia for lower limb vascular surgery. *Anaesth Intens Care* 1986;14:373-380.
36. Modig J: Regional anesthesia and blood loss. *Acta Anaesthesiol Scand Suppl* 1998;32:44-48.
37. Jansen H, Berseus O, Johansson JE: A simple photometric method for determination of blood loss during transurethral surgery. *Scand J Urol Nephrol* 1978;12:1-5.
38. Desmond J: A method of measuring blood loss during transurethral prostatic surgery. *J Urol* 1973;109:453-456.
39. Sharrock N, Mineo M, Urquhart B, Salvati E: The effect of two levels of hypotension on intraoperative blood loss during total hip arthroplasty performed under lumbar epidural anesthesia. *Anesth Analg* 1993;76:580-584.
40. Rosberg B, Fredin H, Gustafson C: Anesthetic techniques and surgical blood loss in total hip arthroplasty. *Acta Anaesthesiol Scand* 1982;26:189-193.
41. Niemi T, Pitkanen M, Rosenberg P: Comparison of hypotensive epidural anaesthesia and spinal anaesthesia on blood loss and coagulation during and after total hip arthroplasty. *Acta Anaesthesiol Scand* 2000;44:457-464.
42. Jones RM, Moulton CE, Hardy KJ: Central venous pressure and its effect on blood loss during liver resection. *Br J Surg* 1998;85:1058-1060.
43. Williams-Russo P, Sharrock N, Mattis S, et al: Randomized trial of hypotensive epidural anesthesia in older adults. *Anesthesiology* 1999;91:926-935.
44. Liu S, Carpenter R, Neal JM: Epidural anesthesia and analgesia: Their role in postoperative outcome. *Anesthesiology* 1995;82:1474-1506.

55 | Qual é o Tratamento Ótimo da Cefaleia Pós-punção Dural?

David Wlody, MD

INTRODUÇÃO

Apesar dos avanços no equipamento e técnicas anestésicas regionais, a cefaleia pós-punção dural (CPPD) permanece um problema persistente. Em muitos casos, a cefaleia é branda em intensidade e breve em duração, sem sequelas importantes. Entretanto, este nem sempre é o caso. A CPPD ocasionalmente é suficientemente grave para deixar os pacientes confinados ao leito, e muitas vezes retarda a alta hospitalar. A CPPD pode ser prolongada, com relatos de sintomas durante meses ou mesmo anos.[1] A CPPD não tratada pode levar ao desenvolvimento de paralisias persistentes de nervos cranianos e mesmo hematoma subdural.[2,3] Finalmente, apesar da percepção entre os médicos de que a CPPD é meramente um aborrecimento, ela é uma fonte de litígio judicial surpreendentemente frequente e às vezes angustiantemente custoso.[4]

Ampla variedade de tratamentos conservadores e invasivos para CPPD foi descrita na literatura, às vezes com escasso apoio científico. Nesta revisão, a fundamentação para os tratamentos mais comuns de CPPD será discutida com base na nossa compreensão atual da fisiopatologia da CPPD. A evidência que suporta essas técnicas será descrita quando essa evidência existir. Uma vez que há tão poucos estudos bem controlados sobre o tratamento da CPPD, no entanto, muitas das recomendações de tratamento serão baseadas em relatos de casos, estudos de observação e experiência pessoal. Um século depois que August Bier descreveu pela primeira vez a CPPD, o seu tratamento ótimo é uma pergunta que permanece não respondida.[5]

FISIOPATOLOGIA

Limitações de extensão exigem que esta revisão lide principalmente com o tratamento da CPPD. Não deve ser esquecido, porém, que o nosso objetivo principal deve ser a prevenção da CPPD; tal como em muitas outras áreas da medicina, a prevenção está longe de ser preferível ao tratamento. Há numerosos fatores de risco da CPPD que não podem ser modificados, mas os dois mais importantes podem ser a forma e o tamanho da agulha. O uso de agulhas pequenas com ponta tipo lápis para raquianestesia (agulhas de Whitacre, Sprotte ou Gertie Marx calibre 25 ou 27) reduzirá a incidência de cefaleia após punção dural a 1% ou menos, mesmo em populações de alto risco.[6] Se for usada uma agulha cortante (p. ex., de Quincke), sua inserção com o bisel paralelo ao eixo longitudinal do corpo diminuirá significativamente o risco de cefaleia.[7] Ao efetuar anestesia peridural, a opção de usar essas agulhas pequenas não é possível; precisamos em vez disso confiar em técnica meticulosa. O uso da técnica combinada raquiperidural pode reduzir o risco de punção dural acidental; a incidência de cefaleia exigindo tampão sanguíneo peridural autólogo foi descrita como não mais alta com essa técnica do que com a anestesia peridural tradicional.[8]

Uma compreensão da fisiopatologia da CPPD é essencial quando se considera o seu tratamento. Há duas teorias em competição, embora um pouco complementares. A primeira é baseada na crença de que o vazamento continuado de líquor cefalorraquidiano (LCR) a partir de punção dural leva a uma perda de líquido do compartimento intracraniano. A perda do efeito de acolchoamento do LCR permite que o cérebro fique frouxo dentro do crânio, colocando tração sobre as meninges sensíveis à dor, um efeito que se torna mais aparente na posição ereta. Isso sugere que o tratamento da CPPD deve ser baseado na minimização do vazamento de LCR, aumento da produção de LCR ou translocação do LCR do compartimento espinhal para o intracraniano.

A segunda teoria postula que a perda de LCR causa hipotensão intracraniana, o que leva à vasodilatação cerebral compensadora. Isso sugere que a CPPD é semelhante à enxaqueca, uma teoria suportada pela incidência similarmente aumentada de enxaqueca e CDDP em mulheres, e também por estudos de imagem de ressonância magnética (IRM) que demonstram fluxo sanguíneo cerebral aumentado na CPPD.[9] Essa teoria sugere que a CPPD será aliviada pela restauração do volume do LCR intracraniano, mas também que vasoconstritores cerebrais poderiam prover alívio sintomático.

OPÇÕES

O tratamento da CPPD é tradicionalmente dividido em tratamento conservador e, à falta de melhor termo, tratamento agressivo. Eles serão descritos no texto.

Tratamento Conservador

Repouso no leito
Hidratação
Posição prona

Enfaixamento abdominal
Cafeína, oral ou parenteral
Triptanos
Hormônio adrenocorticotrópico (ACTH)/corticosteroides

Tratamento Agressivo

Injeção de soro fisiológico intratecal
Cateter intratecal
Soro fisiológico peridural
Tampão sanguíneo peridural
Tampão sanguíneo peridural profilático
Dextran peridural

EVIDÊNCIA

Repouso no Leito

Repouso no leito fornecerá alívio sintomático da CPPD. Entretanto, uma revisão da literatura demonstrou que o repouso no leito após punção dural não reduziu o risco de desenvolvimento de cefaleia; de fato, houve uma tendência a cefaleia aumentada em pacientes colocados em repouso.[10] Não houve evidência de que prolongar a duração do repouso no leito após punção dural diminuísse a probabilidade de cefaleia. Deambulação precoce após punção dural deve ser encorajada; pacientes com cefaleia estabelecida devem deambular tanto quanto forem capazes.

Hidratação

Apesar do entusiasmo generalizado pela hidratação agressiva após punção dural, há apenas um único estudo de suplementação de líquido após punção lombar; não houve nenhuma evidência de qualquer diminuição na incidência de CPPD.[11]

Posição Prona

A posição de pronação pode aliviar a cefaleia em alguns pacientes com CPPD, mas não há estudos publicados suportando essa prática comum. Presumivelmente, a pressão intra-abdominal aumentada transloca o LCR da coluna lombar para o compartimento intracraniano. A posição prona pode ser valiosa em pacientes cuja incisão cirúrgica não impeça essa postura.

Enfaixamento Abdominal

Um único estudo sugeriu que o enfaixamento abdominal evita o desenvolvimento de cefaleia pós-punção dural.[12] Ele pode proporcionar alívio sintomático pelo mesmo mecanismo que a posição prona. Novamente, isso pode não ser exequível em pacientes com incisão abdominal.

Cafeína, Oral ou Parenteral

Um estudo de 41 pacientes com cefaleia não responsiva a medidas conservadoras demonstrou que cafeína intravenosa 500 mg levou à resolução permanente dos sintomas em 70% dos pacientes.[13] O pequeno tamanho do estudo e a ausência de grupo-controle lançam dúvida sobre o uso de rotina dessa terapia. Uma vez que a cafeína intravenosa é indisponível em muitos hospitais, o uso de cafeína oral foi proposto como substituto. Cafeína oral, 300 mg, produz diminuição mais significativa na cefaleia do que placebo; entretanto, o efeito é de curta duração e não há redução na porcentagem de pacientes que necessitam de tampão sanguíneo peridural.[14]

Sumatriptano

O agonista da serotonina sumatriptano é um vasoconstritor cerebral usado para tratar enxaqueca. Um estudo relatou alívio da CPPD em quatro de seis pacientes tratados com 6 mg de sumatriptano subcutâneo.[15] Um estudo subsequente não reproduziu esses resultados, e esse tratamento deve ser considerado não provado.[16]

Corticosteroides/ACTH

Vários relatos de casos sugeriram um papel terapêutico dos corticosteroides ou do hormônio adrenocorticotrópico. Um único estudo randomizado demonstrou que a hidrocortisona em alta dose reduziu a gravidade da CPPD em comparação com o placebo.[17] Um estudo randomizado não logrou demonstrar qualquer benefício da administração de ACTH.[18]

Soro Fisiológico Intratecal

Injeção de 10 mL de soro fisiológico isento de preservativo pela agulha de Tuohy após punção dural acidental diminuiu a incidência de cefaleia de 62% para 32%. Injeção de soro fisiológico através de cateter intratecal colocado depois de punção dural acidental também pareceu diminuir a cefaleia, mas o número de pacientes nesse grupo foi demasiado pequeno para alcançar significância estatística.[19]

Cateter Intratecal

Depois de punção dural acidental durante tentativa de colocação peridural, um cateter pode ser colocado no espaço subaracnoideo para fornecer raquianestesia contínua. Alguns estudos sugeriram que essa técnica reduzirá a incidência de cefaleia pós-punção dural subsequente.[20] Esse resultado não foi constantemente demonstrado, no entanto, talvez por causa de diferentes durações da cateterização subaracnoidea nos diferentes estudos.[21] De fato, um estudo mostrou resultados melhorados quando o cateter permaneceu no lugar durante 24 horas depois do parto.[22] Se um cateter subaracnoideo for colocado, é crítico manter a esterilidade do cateter. Também é imperativo que todos os profissionais de anestesia sejam conhecedores da localização subaracnoidea do cateter, a fim de evitar a injeção de grandes doses (peridurais) de anestésico local.

Soro Fisiológico Peridural

Infusões peridurais contínuas de soro fisiológico foram descritas como prevenindo ou aliviando os sintomas de CPPD após punção dural acidental durante colocação peridural.[23] Infelizmente, a descontinuação da infusão usualmente leva à recorrência da cefaleia. Essa técnica pode ser útil em pacientes que recusam tampão sanguíneo peridural, fornecendo alívio sintomático até que a punção se cure espontaneamente.

Tampão Sanguíneo Peridural

O tampão sanguíneo peridural (TSP) foi proposto como o padrão ouro para o tratamento da CPPD, com os relatos iniciais sugerindo uma taxa de sucesso (alívio permanente e completo da cefaleia) tão alto quanto 95%. Infelizmente, a grande maioria desses estudos não foi prospectiva, e uma metanálise sugere que está faltando evidência da eficácia do TSP.[24] Adicionalmente, relatos mais recentes sugerem que a taxa de sucesso do TSP pode na realidade ser tão baixa quanto 65%.[25] TSP tende menos a ter sucesso em pacientes com punções durais maiores, os próprios pacientes nos quais a cefaleia mais tende a ser grave e persistente. Nos pacientes com recorrência de cefaleia após TSP, um procedimento repetido usualmente tem sucesso. Falha de um segundo TSP deve encorajar a pesquisa de outras causas possíveis da cefaleia.

Há aspectos técnicos de um tampão sanguíneo que aumentam a probabilidade do seu sucesso. O espaço intervertebral escolhido para o remendo sanguíneo deve ser tão próximo quanto possível do local da punção inicial, mas se o volume de sangue injetado for suficiente o espalhamento de sangue no espaço epidural é usualmente extenso o bastante para alcançar o local de punção dural a partir de qualquer espaço intervertebral lombar. Se lombalgia importante não se desenvolver durante a injeção, um volume de 15-20 mL de sangue é ótimo. A taxa de sucesso do TSP é aumentada se o paciente for deixado em posição supina durante pelo menos uma hora, possivelmente durante duas horas.[26] O paciente deve ser aconselhado a evitar levantar peso ou fazer força durante pelo menos 48 horas porque uma manobra de Valsalva forte pode deslocar o tampão, levando à recorrência da cefaleia.

A decisão de realizar um TSP pode ser influenciada por outras considerações. O procedimento é obviamente contraindicado em pacientes considerados bacteriêmicos, mas febre de baixo grau provavelmente não constitui contraindicação, especialmente se antibioticoterapia tiver sido iniciada. Apesar das preocupações iniciais de que o comprometimento do sistema nervoso central seria acelerado nos pacientes infectados com vírus de imunodeficiência humana (HIV) que receberam tampão sanguíneo, não há evidência de que este seja o caso, e TSP não é contraindicado nesses pacientes.[27] Finalmente, nos pacientes Testemunhas de Jeová que recusam TSP por razões religiosas, o emprego de dextran peridural pode ser uma alternativa efetiva, embora a experiência publicada com essa técnica seja limitada, e o paciente deve ser completamente informado sobre a natureza especulativa dessa terapia.

TSP Profilático

TSP administrado por cateter peridural colocado subsequentemente à punção dural acidental foi descrito como diminuindo a incidência de CPPD até pela metade, de 70% para 30%.[28] Trabalho mais recente sugere que a utilidade do TSP profilático foi significativamente exagerada,[29] embora haja evidência de que, embora o TSP profilático não previna a cefaleia, pode diminuir sua duração.[30] Uma vez que nem todos os pacientes desenvolverão CPPD depois de punção dural, um número substancial daqueles que recebem TSP profilático será tratado de uma complicação que poderiam nunca ter desenvolvido mesmo na ausência do tratamento. Portanto, é essencial que os pacientes sejam completamente informados das complicações potenciais do TSP e que todo esforço seja feito para prevenir essas complicações, particularmente infecção.

Dextran Epidural

Nos pacientes que não podem receber TSP por causa de febre ou que recusam TSP por razões religiosas, dextran epidural tem sido usado com algum sucesso.[31] Essa modalidade nunca foi estudada de maneira prospectiva, e permanecem preocupações acerca do potencial de neurotoxicidade e do risco de reação alérgica. Infusões epidurais de dextran devem ser consideradas terapia não padrão no momento presente.

ÁREAS DE INCERTEZA

Tratamento Farmacológico

Em vista dos resultados mistos de intervenções, como cafeína, sumatriptan e ACTH, todavia reconhecendo a natureza benigna desses tratamentos, há qualquer valor em uma experiência desses agentes ou deve o TSP ser oferecido cedo na evolução da CPPD?

Colocação de Cateter Intratecal após Punção Dural Acidental

A evidência quanto ao valor profilático dessa técnica é suficientemente heterogênea, e os riscos potenciais do cateterismo intratecal (superdose de fármacos, infecção) são suficientemente grandes para que a utilização dessa técnica ou a colocação de cateter peridural em um nível diferente possam ser justificadas.

Neuroimageamento

Há considerável superposição entre a sintomatologia da CPPD e a trombose venosa intracraniana. No contexto de um TSP inicial falho, não está claro se estudos de neuroimageamento devem ser obtidos antes da repetição do TSP.[32]

DIRETRIZES

O Therapeutics and Technology Assessment Subcommittee da American Academy of Neurology concluiu que o uso de uma agulha espinhal atraumática diminui a incidência de CPPD em pacientes adultos, do mesmo modo que o uso de agulhas de tamanho menor.[33]

As Diretrizes de Prática para Anestesia Obstétrica da American Society of Anesthesiologists recomendam que agulhas espinhais tipo ponta de lápis devem ser usadas em lugar de agulhas com bisel cortante, a fim de diminuir o risco de CPPD.[34]

RECOMENDAÇÕES DO AUTOR

Deve estar claro da discussão precedente que a CPPD pode ser debilitante, pode causar séria morbidade e pode, de fato, resultar em importante litígio. Em vista das múltiplas consequências da CPPD, o anestesiologista deve fazer todos os esforços para minimizar o risco de cefaleia otimizando os fatores que podem ser controlados, a saber: o tamanho e a forma da agulha. Apesar dos nossos melhores esforços, essas cefaleias continuarão a ocorrer, e continuaremos a ser chamados a tratá-las. Infelizmente, apesar de muitos anos de pesquisa, ainda não está claro qual é o tratamento ótimo da CPPD. O que se segue, então, é uma conduta sugerida de tratamento, baseada na literatura, mas também na experiência pessoal.

Em pacientes que desenvolvem cefaleia espinhal, a deambulação não deve ser restringida porque o repouso no leito não tem efeito demonstrado sobre a duração da cefaleia espinhal. O paciente deve portanto deambular tanto quanto seja capaz de tolerar. Embora hidratação forçada não tenha probabilidade de aumentar a produção de LCE em qualquer grau significante, a desidratação piorará a cefaleia, e líquidos intravenosos devem ser fornecidos aos pacientes que forem incapazes de manter ingestão oral adequada. Analgésicos orais devem ser postos à disposição; na cefaleia grave, analgésicos narcóticos podem ser necessários e devem ser providos 24 horas por dia.

Em pacientes que recusam ou não podem receber tampão sanguíneo epidural, a terapia farmacológica deve ser considerada. A única terapia que parece ser constantemente eficaz é a cafeína; se a preparação intravenosa for disponível, uma ou duas doses de cafeína benzoato 500 mg devem ser administradas. De outro modo, 300 mg de cafeína oral podem ser administrados a cada seis horas. Até que mais evidência suportiva seja disponível, o uso de rotina de sumatriptan não pode ser recomendado.

Minha prática é aguardar pelo menos 24 horas depois do início dos sintomas antes de considerar um tampão sanguíneo porque algumas cefaleias podem se resolver dentro desse tempo, e eu prefiro evitar as possíveis complicações de remendo sanguíneo peridural em cefaleias que se resolvem assim rapidamente. Há exceções, no entanto; em pacientes com cefaleia debilitante devida à punção dural acidental com agulha peridural grande, a probabilidade de resolução espontânea rápida é pequena, e eu efetuarei um tampão sanguíneo logo após o desenvolvimento de sintomas. Manter em mente, no entanto, que remendo sanguíneo peridural executado dentro de 24 horas de punção dural tem taxa mais baixa de sucesso; não está claro se isso é porque cefaleias tratadas dentro de 24 horas são mais graves e, assim, mais tendentes a levar a uma falha do tampão sanguíneo ou se há uma taxa aumentada intrínseca de falha com tampão sanguíneo precoce.

No contexto de uma punção dural acidental durante colocação peridural, a probabilidade de cefaleia é tão alta que medidas profiláticas devem ser consideradas. Uma vez que a evidência de que a colocação de um cateter intratecal através de punção dural diminui a incidência de cefaleia é inconstante, a decisão de usar uma raquianestesia espinhal contínua deve ser tomada com base em outras considerações, como via aérea difícil ou obesidade mórbida, além do possível efeito sobre o desenvolvimento de cefaleia. Se isso for feito, é importante que todos os cuidadores sejam notificados da localização intratecal do cateter, a fim de evitar a administração, para dentro do espaço subaracnoideo, da que seria uma dose peridural apropriada. Se um cateter for colocado no espaço peridural subsequentemente a uma punção dural, uma infusão de soro fisiológico epidural (20-30 mL/h) frequentemente evitará o desenvolvimento de cefaleia; entretanto, cefaleia usualmente se desenvolve depois que a infusão é interrompida. Finalmente, um tampão sanguíneo imediato realizado por meio de cateter epidural pode prevenir o desenvolvimento de cefaleia. Evidentemente, até 50% dos pacientes com punção dural mesmo de uma agulha de Tuohy calibre 17 não desenvolverão cefaleia, e esses pacientes, portanto, seriam tratados desnecessariamente; por essa razão, reservo o tampão sanguíneo peridural imediato para os pacientes nos quais suspeito que um procedimento peridural repetido seria tecnicamente difícil. Também reservo tampão sanguíneo imediato para os pacientes cujos cateteres epidurais foram tratados de maneira estéril estrita depois da punção dural inicial porque as consequências de injetar sangue através de um cateter contaminado são potencialmente catastróficas.

REFERÊNCIAS

1. Gerritse BM, Gielen MJ: Seven months delay for epidural blood patch in post-dural puncture headache. *Eur J Anaesthesiol* 1999;16:650-651.
2. Bechard P, Perron G, et al: Case report: Epidural blood patch in the treatment of abducens palsy after a dural puncture. *Can J Anesth* 2007;54:146-150.
3. Zeiden A, Farhat O et al: Does postdural puncture headache left untreated lead to subdural hematoma? Case report and a review of the literature. *Int J Obstet Anesth* 2006;15:50-58.
4. Chadwick HS: An analysis of obstetric anesthesia cases from the American Society of Anesthesiologists closed claims project database. *Int J Obstet Anesth* 1996;5:258-263.
5. Bier A: Versucheu¨ber cocainisirung des ru¨ckenmarkes. *Dtsch Zeitschr Chir* 1899;51:361-369.
6. Landau R, Ciliberto CF, et al: Complications with 25-gauge and 27-gauge Whitacre needles during combined spinal-epidural analgesia in labor. *Int J Obstet Anesth* 2001;10:168-171.
7. Richman JM, Joe EM, et al: Bevel direction and postdural puncture headache: A meta-analysis. *Neurologist* 2006;12:224-228.
8. Albright GA: The safety and efficacy of combined spinal and epidural analgesia/anesthesia (6002 blocks) in a community hospital. *Reg Anesth Pain Med* 1999;24:117-125.
9. Bakshi R, Mechtler LL, et al: MRI findings in lumbar puncture headache syndrome: Abnormal dural-meningeal and dural venous sinus enhancement. *Clin Imaging* 1999;23:73-76.
10. Sudlow C, Warlow C: Posture and fluids for preventing post-dural puncture headache. *Cochrane Database of Systematic Reviews* 2001, Issue 2. Art. no.: CD001790. DOI: 10.1002/14651858.CD001790.
11. Dieterich M, Brandt T: Incidence of post-lumbar puncture headache is independent of daily fluid intake. *Eur Arch Psychiatr Neurol Sci* 1988;237:194-196.
12. Mosavy SH, Shafei M: Prevention of headache consequent upon dural puncture in obstetric patient. *Anaesthesia* 1975;30:807-809.
13. Sechzer PH, Abel L: Post-spinal anesthesia headache treated with caffeine. Evaluation with demand method. Part I. *Curr Therap Res* 1978;24:307-312.
14. Camann WR, Murray RS, et al: Effects of oral caffeine on postdural puncture headache: A double-blind, placebo-controlled trial. *Anesth Analg* 1990;70:181-184.
15. Carp H, Singh PJ, et al: Effects of the serotonin-receptor agonist sumatriptan on postdural puncture headache: Report of six cases. *Anesth Analg* 1994;79:180-182.
16. Connelly NR, Parker RK, et al: Sumatriptan in patients with postdural puncture headache. *Headache* 2000;40:316-319.
17. Noyan Ashraf MA, Sadeghi A, et al: Hydrocortisone in postdural puncture headache. *Middle East J Anesthesiol* 2007;19:415-422.
18. Rucklidge MW, Yentis SM, Paech MJ: Synacthen depot for the treatment of postdural puncture headache. *Anaesthesia* 2004;59:138-141.
19. Charsly MM, Abram SE: The injection of intrathecal normal saline reduces the severity of postdural puncture headache. *Reg Anesth Pain Med* 2001;26:301-305.
20. Dennehy KC, Rosaeg OP: Intrathecal catheter insertion during labour reduces the risk of post-dural puncture headache. *Can J Anaesth* 1998;45:42-45.
21. Liu N, Montefiore A, et al: Prolonged placement of spinal catheters does not prevent postdural puncture headache. *Reg Anesth* 1993;18:110-113.
22. Ayad S, Demian Y, et al: Subarachnoid catheter placement after wet tap for analgesia in labor: Influence on the risk of headache in obstetric patients. *Reg Anesth Pain Med* 2003;28:512-515.
23. Shah JL: Epidural pressure during infusion of saline in the parturient. *Int J Obstet Anesth* 1993;2:190-192.
24. Sudlow C, Warlow C: Epidural blood patching for preventing and treating post-dural puncture headache. *Cochrane Database of Systematic Reviews* 2001, Issue 2. Art. no.: CD001791. DOI:10.1002/14651858.CD001791.
25. Safa-Tisseront V, Thormann F, et al: Effectiveness of epidural blood patch in the management of post-dural puncture headache. *Anesthesiology* 2001;95:334-339.

376 Seção IV ANESTESIA REGIONAL

26. Martin R, Jourdain S, et al: Duration of decubitus position after epidural blood patch. *Can J Anaesth* 1994;41:23-25.
27. Tom DJ, Gulevich SJ, et al: Epidural blood patch in the HIVpositive patient. Review of clinical experience. *Anesthesiology* 1992;76:943-947.
28. Cheek TG, Banner R, et al: Prophylactic extradural blood patch is effective. A preliminary communication. *Br J Anaesth* 1988;61:340-342.
29. Vasdev GM, Southern PA: Postdural puncture headache: The role of prophylactic epidural blood patch. *Curr Pain Headache Rep* 2001;5:281-283.
30. Scavone BM, Wong CA, et al: Efficacy of a prophylactic epidural blood patch in preventing post dural puncture headache in parturients after inadvertent dural puncture. *Anesthesiology* 2004;101:1422-1427.

31. Barrios-Alarcon J, Aldrete JA, Paragas-Tapia D: Relief of postlumbar puncture headache with epidural dextran 40: A preliminary report. *Reg Anesth* 1989;14:78-80.
32. Lockhart EM, Baysinger CL: Intracranial venous thrombosis in the parturient. *Anesthesiology* 2007;107:652-658.
33. Armon C, Evans RW: Addendum to assessment: Prevention of postlumbar puncture headaches. *Neurology* 2005;65:510-512.
34. American Society of Anesthesiologists Task Force on Obstetric Anesthesia: Practice guidelines for obstetric anesthesia. *Anesthesiology* 2007;106:843-863.

56 Deve Ser Usada Orientação por Ultrassom para Bloqueio de Nervo Periférico?

Michael Aziz, MD

INTRODUÇÃO

A orientação por ultrassom para bloqueio nervoso periférico está ganhando popularidade entre os anestesiologistas por várias razões, incluindo maiores índices de sucesso e potencialmente menos complicações por lesão nervosa/parestesia, toxicidade de anestésico local, pneumotórax, estimulação muscular dolorosa e anestesia neuraxial. Historicamente, bloqueios de nervos periféricos eram colocados usando-se uma técnica que provocava parestesia ao contato da agulha com um nervo. Adicionando aparelhos de estimulação nervosa, conseguimos localizar mais precisamente os nervos periféricos, com base em padrões de contração produzida pelos nervos. A resolução aperfeiçoada dos modernos aparelhos de ultrassom agora nos permite visualizar os nervos periféricos que esperamos anestesiar e/ou suas estruturas circunvizinhas e dirigir com sucesso nossa colocação da agulha. Finalmente, no crescente número de procedimentos em pacientes externos, as técnicas de direcionamento ultrassônico podem aperfeiçoar o controle da dor pós-operatória.

Algum conhecimento básico da física da tecnologia do ultrassom pode ser útil aqui. Uma imagem ultrassonográfica é produzida passando-se voltagem elétrica através de um cristal piezoelétrico, dirigindo o pulso para dentro do tecido e registrando sua reflexão (ecos) de volta do tecido. Os tecidos são visualizados como imagens das estruturas, e suas interfaces possuem diferente impedância acústica, de modo que o pulso é refletido, refratado ou dispersado. Um transdutor que envia um sinal de alta frequência pode ganhar mais alta resolução, porém muitas vezes apenas para estruturas muito superficiais porque a resolução diminui à medida que a penetração (profundidade) aumenta. As máquinas mais novas de ultrassom, no entanto, são capazes de produzir mais alta resolução a penetrações mais profundas.

TÉCNICA

A técnica dirigida por ultrassom envolve vários passos. Para começar, a orientação do *probe* explorador é crítica para identificação precisa das estruturas; assim, o anestesiologista precisa saber que extremidade do *probe* está orientando em qual direção. Para manter a orientação correta, alguns aparelhos são equipados com um ponto palpável no lado do *probe* que corresponde a um ponto na tela. O *probe* adequado é escolhido com base no tamanho do paciente, o nervo a ser bloqueado e a resolução necessária. Para visualizar estruturas neurais profundas, recomendamos usar um *probe* de arranjo curvo (*curved array*).

Um imageamento pré-bloqueio deve ser realizado para identificar o nervo e, talvez mais importante, as estruturas vizinhas, como osso, músculo, estruturas vasculares, neuroeixo e pleura. Para otimizar a imagem, o anestesiologista ajusta o transdutor deslizando-o ao longo da pele, rodando-o e inclinando-o. Depois de preparação estéril, incluindo manga estéril em torno do transdutor ultrassônico, uma agulha é avançada próximo do nervo sem fazer contato direto. Uma agulha mantida no plano do *probe* permite que o seu trajeto inteiro seja seguido. Erros são descritos com essa técnica quando o médico perde de vista a ponta da agulha.[1] Com agulha, nervo e estruturas circundantes dentro da visão, um cateter pode ser colocado para infusão perineural contínua ou anestésico local pode ser colocado em torno do nervo. O anestésico local deve ser visto rodeando completamente o nervo;[2] entretanto, se o nervo for injetado diretamente, ele aparecerá intumescido.[3-5] Para o plexo braquial, anestésico local deve ser visto circundando todos os elementos relevantes do plexo.

EVIDÊNCIA

Globalmente, os dados apoiam o uso do direcionamento com ultrassom como um adjunto seguro às técnicas de estimulação nervosa ou como uma substituição completa da estimulação nervosa. A pergunta mais difícil de responder é se a orientação por ultrassom melhora as taxas de sucesso e diminui as complicações. Os estudos usaram diversos critérios para demonstrar taxas mais altas de sucesso da orientação ultrassônica em comparação com as técnicas convencionais. Entretanto, sendo tão baixa a taxa de complicações importantes da anestesia regional, apenas experiências multicêntricas muito grandes ou metanálises seriam capazes de mostrar que a orientação ultrassônica acrescenta segurança à anestesia regional;[6,7] até agora tais estudos não existem. Embora suas medidas de resultados variem, experiências randomizadas demonstraram vários benefícios do ultrassom sobre as técnicas de estimulação nervosa ou outras técnicas com pontos de referência.

Tentativas, Tempo e Conforto do Procedimento

Os achados indicam que menos tempo e menor número de tentativas são necessários para executar com sucesso um bloqueio usando direcionamento ultrassônico e que o conforto do paciente é melhorado. Três estudos randomizados demonstraram tempos mais rápidos de procedimento, pela medição dos intervalos de tempo desde a primeira punção da pele até a remoção da agulha.[8-10] O tempo decorrido desde a colocação do *probe* até o completamento da injeção também foi mais curto, em comparação com as técnicas de estimulação nervosa.[11] Embora essas técnicas de ultrassom sejam aproximadamente 2-6 minutos mais rápidas que as técnicas de pontos de referência ou de estimulação nervosa, elas não levam em conta o pré-imageamento e a preparação da máquina e o sensor de ultrassom, o que poderia alongar o tempo de procedimento. Menor número de tentativas foi descrito em bloqueios de nervo ciático dirigidos por ultrassom.[12] Todos esses achados indicam que o conforto do paciente tende a melhorar porque a agulha está em contato com o paciente durante um período mais curto de tempo. De fato, crianças expressaram escores mais baixos de dor durante execução de bloqueio com ultrassom em comparação com estimulação nervosa.[13] Houve também incidência mais baixa de parestesia, em comparação com as técnicas de pontos de referência anatômicos.[14] Em pacientes com fraturas da extremidade, contrações musculares dolorosas que ocorrem com estimulação nervosa podem ser evitadas com bloqueio de nervo orientado por ultrassom.[15]

Tempo de Início do Bloqueio

Em várias experiências randomizadas, os tempos de instalação foram mais curtos com bloqueios dirigidos por ultrassom do que com bloqueios colocados com técnicas convencionais. Mais especificamente, tempos de início mais curtos foram documentados em bloqueios de plexo braquial em crianças e em bloqueios femorais (três em um) em adultos.[13,16-18] Casati e colegas[19] demonstraram início mais rápido do bloqueio sensitivo do plexo braquial axilar, mas não encontraram diferença no início do bloqueio motor ou no tempo de preparação global para cirurgia.[19] Similarmente, o início do bloqueio sensitivo foi mais rápido com bloqueios supraclaviculares do plexo braquial, enquanto a velocidade de início do bloqueio motor ficou inalterada.[20] Os tempos de início também foram mais rápidos com bloqueios interescalênico e axilar do plexo braquial sob ultrassom em comparação com estimulação nervosa,[17] embora nenhuma diferença no tempo de início tenha sido detectado com bloqueio do nervo ciático.[12] A explicação para os tempos de início mais curtos não está clara. Entretanto, com orientação por ultrassom, podemos ver que o anestésico está rodeando completamente o nervo, o que pode não estar ocorrendo com as técnicas de estimulação nervosa.

Volume de Anestésico Local

O ultrassom também pode proporcionar o meio para reduzir a dose de anestésico local necessária para alcançar os pontos finais em um bloqueio nervoso. Por exemplo, volume mais baixo de anestésico local foi requerido para circundar nervos ciáticos (metade do volume) e nervos femorais (um terço do volume) em crianças usando-se direcionamento ultrassônico, em comparação com a dose ajustada usada para estimulação nervosa. O grupo dirigido por ultrassom alcançou bloqueios bem-sucedidos que também duraram mais tempo que o grupo de estimulação nervosa.[21] Em bloqueios de nervos ilioinguinal/ílio-hipogástrico, as crianças necessitaram de menos anestésico local usando-se ultrassom do que usando técnicas convencionais de "estalido fascial" (0,19 mL/kg *versus* 0,3 mL/kg). O grupo ultrassônico de crianças também teve bloqueios de melhor qualidade, com base em um exame físico da distribuição do bloqueio sensitivo e motor.[22] Um grupo dirigido por ultrassom que recebeu 20 mL de anestésico local para bloqueio de nervo femoral experimentou um bloqueio de mais alta qualidade do que um grupo de estimulação nervosa que recebeu 30 mL de anestésico local.[16] Casati e colegas[19] usaram o método de escadaria para cima e para baixo a fim de determinar a quantidade de anestésico necessária para obter bloqueio sensitivo e motor de nervo femoral. O volume efetivo mínimo de ropivacaína 0,5% foi 15 mL no grupo dirigido por ultrassom e 26 mL no grupo de estimulação nervosa.[23] A orientação por ultrassom provavelmente reduz a posologia de anestésico local porque a visualização confiável do espalhamento do anestésico local em torno de um nervo é possível para confirmar o bloqueio. Dose total mais baixa de anestésico local pode ser um meio de reduzir a incidência de toxicidade sistêmica por anestésico local.

Qualidade e Sucesso do Bloqueio

As taxas de sucesso dos bloqueios nervosos podem ser difíceis de avaliar, e os critérios variam dependendo da finalidade do bloqueio. Por exemplo, se um bloqueio for colocado para alívio da dor pós-operatória, a efetividade pode ser medida pelo consumo de opiáceo ou a distribuição da analgesia sensitiva. Se a finalidade do bloqueio for anestesia cirúrgica, medidas de bloqueios completos sensitivo e motor, suplementação do bloqueio ou a taxa de conversão para anestesia geral podem ser necessárias para determinar o sucesso. Analgesia intraoperatória e pós-operatória mais baixa foi necessária em crianças que receberam bloqueios nervosos ilioinguinal/ílio-hipogástrico com colocação por ultrassom, em comparação com a técnica convencional de "estalido fascial".[22]

Os estudos clínicos favorecem o ultrassom em relação às técnicas convencionais para qualidade melhorada do bloqueio conforme avaliado por medidas de exame físico. Diversos estudos randomizados demonstraram sensibilidade reduzida a estímulos dolorosos após bloqueios femorais (três em um) dirigidos por ultrassom em adultos e bloqueios infraclaviculares do plexo braquial em crianças.[13,16,18] Bloqueios interescalênicos e axilares dirigidos por ultrassom do plexo axilar também produziram bloqueios sensitivos e motores mais completos.[17] Incidência mais alta de bloqueio completo do nervo ciático e melhor tolerância a torniquete foram encontradas com ultrassom comparado com a estimulação nervosa. Taxas de sucesso são também mais altas em ultrassom orientando bloqueios do plexo braquial axilares comparado ao acesso transarterial.[10] Metade das falhas no acesso transarterial resulta da incapacidade de localizar a artéria axilar, e as restantes são causadas por analgesia intraoperatória inadequada. Em um estudo de qualidade, Chan e colegas[11] randomizaram três grupos para receberem bloqueio axilar do plexo braquial usando (1) orientação por ultrassom, (2) estimulação nervosa ou (3) ambas; o

Capítulo **56** *Deve Ser Usada Orientação por Ultrassom para Bloqueio de Nervo Periférico?* **379**

sucesso foi definido como bloqueio sensitivo complexo dos nervos radial, mediano e ulnar. Orientação ultrassônica com ou sem estimulação nervosa foi superior à estimulação nervosa unicamente, e adicionar um estimulador nervoso à técnica de ultrassom não forneceu qualquer benefício adicional. Entretanto, outro estudo envolvendo bloqueios supraclaviculares do plexo braquial não relatou sucesso melhorado ou taxa reduzida de conversão para anestesia geral com as técnicas de orientação ultrassônica e de estimulação nervosa, em comparação com estimulação nervosa unicamente.[8]

Dois estudos foram publicados a respeito da duração da analgesia e os benefícios da orientação ultrassônica em comparação com a estimulação nervosa. Em um estudo pediátrico,

o tempo até a primeira medicação analgésica foi mais longo com bloqueios infraclaviculares de plexo braquial dirigidos por ultrassom em crianças.[13]

Prevenção de Injeção Intraneural

O ultrassom pode reduzir a incidência de injeção intraneural de anestésico local. A maioria dos peritos em anestesia regional concorda em que a injeção intraneural é associada com disfunção neurológica pós-operatória e deve ser evitada. Antes da tecnologia de ultrassom, os únicos indicadores de colocação intraneural da agulha eram parestesia muito dolorosa, altas pressões de injeção ou muito baixa corrente

Tabela 56-1	Sumário de Experiências Controladas Randomizadas (ECRs) Comparando Bloqueios Nervosos Periféricos Guiados por Ultrassom com os Guiados por Estimulação Nervosa				
Estudo, Ano	**Local (n)**	**Desenho do Estudo**	**Intervenção**	**Controle**	**Resultados**
Chan et al.,[11] 2007	Plexo braquial axilar (188)	ECR duplo-cega	Ultrassom unicamente ou ultrassom e estimulação nervosa	Estimulação nervosa com múltipla injeção	Incidência melhorada de bloqueio sensitivo completo
Casati et al.,[23] 2007	Femoral (60)	Método de escada para cima e para baixo para volume mínimo efetivo	Guiado por ultrassom	Estimulação nervosa	Reduz volume efetivo mínimo de anestésico
Dingemans et al.,[9] 2007	Plexo braquial infraclavicular (73)	ECR prospectiva	Ultrassom	Ultrassom e estimulação nervosa	Início mais rápido
Casati et al.,[19] 2007	Plexo braquial axilar (60)	ECR prospectiva	Ultrassom	Estimulação nervosa com múltiplas injeções	Início mais rápido
Domingo-Triado et al.,[12] 2007	Ciático (61)	ECR prospectiva	Ultrassom	Estimulação nervosa	Melhor qualidade do bloqueio sensitivo. Melhor tolerância ao torniquete, tentativas reduzidas
Oberndorfer et al.,[21] 2007	Femoral e ciático pediátricos (46)	ECR prospectiva	Ultrassom	Estimulação nervosa	Volume reduzido de anestésico local e duração mais longa da analgesia
Sites et al.,[10] 2006	Plexo braquial axilar (56)	ECR prospectiva	Ultrassom	Técnica perivascular	Conversão à anestesia geral, reduzida, tempo de execução reduzido
Willschke et al.,[22] 2005	Ilioinguinal/ ilio-hipogástrico pediátrico (100)	ECR prospectiva	Ultrassom	Estalido fascial	Volume mais baixo de anestésico local, necessidades mais baixas de analgésico adicional
Marhofer et al.,[13] 2004	Plexo braquial infraclavicular (40)	ECR prospectiva	Ultrassom	Estimulação nervosa	Tempo de início mais curto, mais baixos escores de dor durante execução, bloqueio sensitivo mais longo, melhor qualidade do bloqueio sensitivo e motor
Williams et al.,[8] 2003	Plexo braquial supraclavicular (80)	ECR prospectiva	Ultrassom e estimulação nervosa	Estimulação nervosa unicamente	Tempo mais curto de execução do bloqueio, melhor distribuição do bloqueio
Marhofer et al.,[16] 1998	Bloqueio de nervo femoral 3:1 (60)	ECR prospectiva	Ultrassom	Estimulação nervosa em diferentes volumes	Tempo de início reduzido, qualidade melhorada do bloqueio sensitivo
Marhofer et al.,[18] 1997	Bloqueio de nervo femoral 3:1 (40)	ECR prospectiva	Ultrassom	Estimulação nervosa	Tempo de início reduzido, qualidade melhorada do bloqueio sensitivo

380 Seção IV ANESTESIA REGIONAL

de estimulação necessária para atingir uma contração. Em um estudo ultrassonográfico em porcos, Chan e colegas[3] produziram claras diferenças de imagem entre uma injeção perineural e uma injeção direta em um nervo no plexo braquial axilar. De acordo com essas imagens, uma injeção intraneural é facilmente detectada com ultrassom. O exame histológico dos nervos injetados revelou infiltração do injetado dentro do epineuro ou perineuro. Curiosamente, durante bloqueios axilares do plexo braquial, injeção intraneural de baixos volumes de anestésico local usando orientação por ultrassom pode não causar disfunção neurológica.[4] Nesse estudo, parece que Bigeleisen[4] procurou obter injeção intraneural de anestésicos a baixos volumes e mostrar que o ultrassom pode ajudar a dirigir essas injeções intraneurais. A relação entre disfunção neurológica e injeção intraneural ainda não está esclarecida, mas imageamento ultrassônico é capaz de mostrar quando um nervo está sendo injetado e pode ajudar a evitar injetar altos volumes de anestésico local diretamente em um nervo (Tab. 56-1).

CONTROVÉRSIAS

Os estudos referenciados suportam uma argumentação favorável ao direcionamento ultrassônico em anestesia regional. Esses investigadores têm extensa experiência com orientação por ultrassom e reconhecem que a ultrassonografia leva bastante tempo para dominar. Isso deve ser levado em conta ao rever os dados porque não está claro, a partir da literatura, como se desempenharia um novato não supervisionado. Para boa realização de qualquer anestesia regional sob orientação de ultrassom, a anatomia deve ser reaprendida, o imageamento deve ser praticado repetidamente e as imagens devem ser revistas por peritos. Por essas razões, parece improvável que um novato seja capaz de rapidamente incorporar orientação por ultrassom na sua prática e obter benefícios ótimos. Sites e colegas[1] descrevem os comportamentos de residentes novatos durante a revisão das imagens de ultrassonografia. Com base nessas observações, eles criaram alguns pontos-alvo para treinamento e simulação.

O treinamento em ultrassonografia se tornou um tópico controverso. Alguns peritos acreditam que treinamento e subsequente certificação nessa habilidade melhorarão a prática da anestesia regional e evitarão erros e complicações. Outros argumentam que os programas de treinamento e certificação desencorajam o uso do ultrassom e que mesmo o novato pode oferecer alguns benefícios aos nossos pacientes em relação à estimulação nervosa isolada. Apesar dos claros benefícios do ultrassom, a ausência de dados definitivos mostrando redução do risco pode desencorajar o considerável investimento na máquina e treinamento. Embora as máquinas estejam se tornando menos caras, poucos grupos menores de anestesiologia podem suportar a despesa, especialmente considerando-se o baixo volume de casos de anestesia regional.

Embora o direcionamento com ultrassom tenha se tornado comum nos grandes centros acadêmicos e instituições de treinamento, muitos se preocupam com o fato de que os residentes graduando-se em anestesiologia não sejam mais proficientes nas técnicas convencionais de anestesia regional, as quais eles bem podem necessitar se aceitarem trabalhar em clínicas menores de comunidade que não possuem o benefício da tecnologia de ultrassom. Eu sustento que o ultrassom aumenta o conhecimento do residente sobre a anatomia tridimensional e assim aperfeiçoa o desempenho, pelo residente, das técnicas convencionais.

DIRETRIZES

Atualmente não foram lançadas diretrizes por organizações de anestesiologia ou de medicina da dor para o uso de ultrassom durante anestesia regional. Os dados apresentados aqui são exemplos de achados recentes a respeito do benefício de incorporar orientação por ultrassom na prática da anestesia regional. A segurança da anestesia regional antes do uso do ultrassom está bem estabelecida.

RECOMENDAÇÕES DO AUTOR

- Em comparação com a estimulação nervosa periférica, bloqueios nervosos guiados por ultrassom são mais rápidos de executar, menos dolorosos e mais bem-sucedidos. Eles também têm um tempo de início mais curto, resultam em bloqueio de melhor qualidade e duram mais tempo.
- Admite-se que a orientação ultrassônica possa reduzir complicações pela evitação de estruturas perineurais como vasos, pleura e neuroeixo, mas não há dados confirmando essas suposições.
- Os dados sugerem que o direcionamento ultrassônico também pode reduzir complicações ao reduzir a dose de anestésico local, diminuir parestesia dolorosa durante a execução e evitar ou limitar a injeção intraneural.
- Com base nos dados apresentados, pode ser difícil predizer o desempenho bem-sucedido da anestesia regional guiada por ultrassom por novatos.
- Para os interessados em anestesia regional dirigida por ultrassom, eu recomendo que eles façam treinamento ou tenham um mentor para adquirir essa habilidade. Agora diversos cursos de treinamento são disponíveis, e um processo de certificação poderá em breve ser oferecido.
- Com as técnicas de orientação ultrassônica, os anestesiologistas estão ganhando confiança para realizar a colocação bem-sucedida de bloqueios nervosos. À medida que esse índice de sucesso aumente, pacientes e cirurgiões serão incentivados, e o número de casos de anestesia regional muito provavelmente aumentará.

REFERÊNCIAS

1. Sites BD, Spence BC, Gallagher JD, Wiley CW, Bertrand ML, Blike GT: Characterizing novice behavior associated with learning ultrasound-guided peripheral regional anesthesia. *Reg Anesth Pain Med* 2007;32:107-115.
2. Sandhu NS, Capal LM: Ultrasound-guided infraclavicular brachial plexus block. *Br J Anaesth* 2002;89:254-259.
3. Chan VWS, Brull R, McCartney CJL, XU D, Abbas S, Shannon P: An ultrasonographic and histological study of intraneuronal injection and electrical stimulation in pigs. *Anesth Analg* 2007;104:1281-1284.

4. Bigeleisen PE: Nerve puncture and apparent intraneural injection during ultrasound-guided axillary block does not invariably result in neurologic injury. *Anesthesiology* 2006;105:779-783.
5. Chan VW: Ultrasound evidence of intraneural injection. *Anesth Analg* 2005;101:610-611.
6. Auroy Y, Benhamou D, Bargues L, Ecoffey C, Falissard B, Mercier F, et al: Major complications of regional anesthesia in France: The SOS Regional Anesthesia Hotline Service. *Anesthesiology* 2002;97:1274-1280.
7. Brull R, McCartney CJ, Chan VW, El Beheiry H: Neurological complications after regional anesthesia: Contemporary estimates of risk. *Anesth Analg* 2007;104:965-974.
8. Williams SR, Chouinard P, Arcand G, Harris P, Ruel M, Boudreault D, Girard F: Ultrasound guidance speeds execution and improves the quality of supraclavicular block. *Anesth Analg* 2003;97:1518-1523.
9. Dingemans E, Williams SR, Arcand G, Chouinard P, Harris P, Ruel M, Girard F: Neurostimulation in ultrasound-guided infraclavicular block: A prospective randomized trial. *Anesth Analg* 2007;104:1275-1280.
10. Sites BD, Beach ML, Spence BC, Wiley CW, Shiffrin J, Hartman GS, Gallagher JD: Ultrasound guidance improves the success rate of a perivascular axillary plexus block. *Acta Anaesthesiol Scand* 2006;50:678-684.
11. Chan VW, Perlas A, McCartney CJ, Brull R, Xu D, Abbas S: Ultrasound guidance improves success rate of axillary brachial plexus block. *Can J Anesth* 2007;54:176-182.
12. Domingo-Triado V, Selfa S, Martinez F, Sanchez-Contreras D, Reche M, Teclas J, et al: Ultrasound guidance for lateral midfemoral sciatic nerve block: A prospective, comparative, randomized study. *Anesth Analg* 2007;104:1270-1274.
13. Marhofer P, Sitzwohl C, Greher M, Kapral S: Ultrasound guidance for infraclavicular brachial plexus anaesthesia in children. *Anaesthesia* 2004;59:642-646.
14. Soeding PE, Sha S, Royse CE, Marks P, Hoy G, Royse AG: A randomized trial of ultrasound-guided brachial plexus anaesthesia in upper limb surgery. *Anaesth Intensive Care* 2005;33:719-725.
15. Plunkett AR, Brown DS, Rogers JM, Buckenmaier CC: Supraclavicular continuous peripheral nerve block in a wounded soldier: When ultrasound is the only option. *Br J Anaesth* 2006;97:715-717.
16. Marhofer P, Schrogendorfer K, Wallner T, Koinig H, Mayer N, Kapral S: Ultrasonographic guidance reduces the amount of local anesthetic for 3-in-1 blocks. *Reg Anesth Pain Med* 1998;23:584-588.
17. Soeding PE, Sha S, Royse CE, Marks P, Hoy G, Royse AG: A randomized trial of ultrasound-guided brachial plexus anaesthesia in upper limb surgery. *Anaesth Intensive Care* 2005;33:719-725.
18. Marhofer P, Schro¨gendorfer K, Koinig H, Kapral S, Weinstabl C, Mayer N: Ultrasonographic guidance improves sensory block and onset time of three-in-one blocks. *Anesth Analg* 1997;85:854-857.
19. Casati A, Danelli G, Baciarello M, Corradi M, Leone S, Di Canni S, Fanelli G: A prospective, randomized comparison between ultrasound and nerve stimulation guidance for multiple injection axillary brachial plexus block. *Anesthesiology* 2007;106:992-996.
20. Chan VW, Perlas A, Rawson R, Odukoya O: Ultrasound-guided supraclavicular brachial plexus block. *Anesth Analg* 2003;97:1514-1517.
21. Oberndorfer U, Marhofer P, Bosenberg A, Willschke H, Felfernig M, Weintraud M, et al: Ultrasonographic guidance for sciatic and femoral nerve blocks in children. *Br J Anaesth* 2007;98(6): 797-801.
22. Willschke H, Marhofer P, Bosenberg A, Johnston S, Wanzel O, Cox SG, et al: Ultrasonography for ilioinguinal/iliohypogastric nerve blocks in children. *Br J Anaesth* 2005;95:226-230.
23. Casati A, Baciarello M, Cianni S, Danelli G, DeMarco G, Leone S, et al: Effects of ultrasound guidance on the minimum effective anaesthetic volume required to block the femoral nerve. *Br J Anaesth* 2007;98:823-827.

SEÇÃO V

MONITORIZAÇÃO

57 Cateter de Artéria Pulmonar Influencia o Resultado em Cirurgia Não Cardíaca?

Glenn S. Murphy, MD e Jeffery S. Vender, MD

O cateter de artéria pulmonar (CAP) dirigido pelo fluxo é um monitor usado para guiar o tratamento de pacientes criticamente doentes. Estima-se que aproximadamente 25% dos CAPs sejam colocados para o tratamento de pacientes cirúrgicos e traumatizados de alto risco.[1] O CAP fornece ao clínico acesso a dados hemodinâmicos que podem não ser obtidos pela avaliação clínica de rotina.[2] O cateterismo cardíaco direito (CCD) à beira do leito permite a determinação imediata de pressões intracardíacas, débito cardíaco, saturação de oxigênio venoso misto e parâmetros hemodinâmicos derivados (resistência vascular sistêmica e pulmonar).

Muitos clínicos acreditam que a detecção e o tratamento precoces de anormalidades hemodinâmicas no paciente criticamente doente melhorarão os resultados. Apesar de aproximadamente 30 anos de uso na sala de operações, ainda há vigoroso debate sobre o impacto do cateterismo de artéria pulmonar (AP) sobre as taxas de morbidade e mortalidade no contexto perioperatório. Esse debate foi intensificado pela recente publicação de várias experiências randomizadas, em grande escala, demonstrando ausência de benefício no resultado de CAPs em pacientes com insuficiência cardíaca congestiva, síndrome de angústia respiratória aguda (SARA) ou choque, ou em uma população heterogênea de pacientes em unidade de terapia intensiva (UTI).[3-6] Experiências clínicas em populações de pacientes cirúrgicos demonstraram que os desfechos pós-operatórios são melhorados, piorados ou inalterados com o uso de monitoramento com CAP (Tab. 57-1). Em resposta à falta de evidência clara suportando um efeito benéfico do monitoramento CAP sobre os resultados, o uso de CAP em pacientes clínicos e cirúrgicos declinou. Uma diminuição de 63% no uso de cateterismo de AP em todas as admissões cirúrgicas ocorreu entre 1993 e 2004.[7] Apesar da publicação de experiências controladas randomizadas, a interpretação da maioria dos estudos publicados permanece limitada por importantes deficiências no desenho do estudo. Incerteza relacionada às e terapias alvos hemodinâmicos ótimos, população apropriada de pacientes a derivar benefício do uso de CAP e métodos para controlar quanto ao conhecimento e experiência do usuário complicam o desenho de investigações adequadas sobre resultados.

OPÇÕES

O CAP é simplesmente um dispositivo de monitorização. O cateter de pressão venosa central (PVC) também é capaz de medir pressão central, mas não fornece informação sobre pressão na artéria pulmonar ou débito cardíaco. Para que o CAP influencie o resultado, a informação fornecida pelo cateter tem de modificar o tratamento do paciente. A aquisição de dados hemodinâmicos não afetará os resultados clínicos a não ser que o tratamento do paciente cirúrgico seja significantemente alterado por essa informação. Diversas experiências clínicas examinaram os benefícios clínicos e riscos do monitoramento CAP sem definir como a estratégia terapêutica foi alterada pelos dados de CAP. Na maioria dos estudos, no entanto, o tratamento dos pacientes foi modificado pelo CAP para atingir pontos finais hemodinâmicos definidos (terapia dirigida para objetivo). Experiências de CAP dirigido para objetivo usam administração de volume e fármacos vasoativos para alcançar "ótimas" pressões de enchimento cardíaco, débitos cardíacos e/ou distribuição de oxigênio.

Pacientes cirúrgicos de alto risco podem ir para a sala de operações com importantes anormalidades fisiológicas. Usando monitorização invasiva, Del Guercio e Cohn[8] determinaram que apenas 13,5% dos pacientes idosos submetidos a grande cirurgia tinham função hemodinâmica e respiratória normais. Em diversas experiências de resultado com CAP, terapia dirigida para objetivo foi usada para normalizar pressões de enchimento e débitos cardíacos em pacientes cirúrgicos com hemodinâmica anormal. Além disso, os investigadores observaram que os sobreviventes de grandes operações tinham constantemente mais altos débitos cardíacos e distribuição de oxigênio do que os não sobreviventes.[9,10] Terapia dirigida para objetivo, guiada pelo CAP, também pode ser usada para atingir valores hemodinâmicos supranormais em pacientes cirúrgicos criticamente enfermos. Embora essa terapia seja controvertida,[11] aumentar o índice cardíaco e a distribuição de oxigênio para níveis característicos dos sobreviventes da cirurgia de alto risco tem sido o objetivo de muitas investigações.

Outros métodos para medir o débito cardíaco e prover terapia dirigida para objetivo incluem aparelhos Doppler

Tabela 57-1 Efeitos da Monitorização com CAP

Estudo	Número de Pacientes	População de Pacientes	Desenho da Experiência	Terapia Dirigida para Objetivo	Resultados
EXPERIÊNCIAS QUE DEMONSTRARAM RESULTADO MELHORADO					
Whittemore et al.[5] (1980)	110	Coorte de cirurgia vascular	Prospectiva, controle retrospectivo, otimização pré-op.	Sim	Taxa de mortalidade reduzida grupo CAP *versus* controle histórico
Rao et al.[20] (1983)	1.097	Coorte de pacientes cirúrgicos	Prospectiva, controle retrospectivo, CAP periop.	Não	Taxa reduzida de reinfarto grupo CAP após IM
Hesdorffer et al.[16] (1987)	61	Coorte de cirurgia vascular	Prospectiva, controle retrospectivo, otimização pré-op.	Sim	Taxas reduzidas de disfunção renal e mortalidade no grupo CAP *versus* controle histórico
Shoemaker et al.[12] (1988)	88	Cirúrgicos de alto risco	ECR CAP periop.	Sim	Taxas reduzidas de morbidade/mortalidade no grupo protocolo CAP *versus* grupo-controle CAP e grupo PVC
Berlauk et al.[17] (1991)	89	Cirurgia vascular	ECR otimização pré-op.	Sim	Morbidade cardíaca e trombose do enxerto reduzidas no grupo CAP *versus* grupo-controle
Boyd et al.[14] (1993)	107	Cirúrgicos de alto risco	ECR otimização pré-op.	Sim	Taxas reduzidas de morbidade/mortalidade no grupo protocolo CAP *versus* grupo-controle CAP
Wilson et al.[13] (1999)	138	Cirurgia eletiva de grande porte	ECR otimização pré-op.	Sim	Taxa reduzida de mortalidade grupo protocolo CAP *versus* grupo-controle CAP
EXPERIÊNCIAS QUE DEMONSTRARAM AUSÊNCIA DE EFEITO SOBRE O RESULTADO					
Joyce et al.[24] (1990)	40	Cirurgia vascular	ECR CAP periop.	Não	Nenhuma diferença em taxas de morbidade/mortalidade grupo CAP *versus* grupo PVC
Isaacson et al.[23] (1990)	102	Cirurgia vascular	ECR CAP periop.	Não	Nenhuma diferença em taxas de morbidade/mortalidade grupo CAP *versus* grupo PVC
Yu et al.[27] (1993)	67	Pacientes de UTI (subconjunto cirúrgico)	ECR CAP pós-op.	Sim	Nenhuma diferença em taxas de morbidade/mortalidade grupo protocolo CAP *versus* grupo-controle CAP
Gattinoni et al.[25] (1995)	762	Pacientes de UTI (subconjunto cirúrgico)	ECR CAP pós-op.	Sim	Nenhuma diferença em taxas de morbidade/mortalidade grupo protocolo CAP *versus* grupo-controle CAP
Bender et al.[19] (1997)	104	Cirurgia vascular	ECR, otimização pré-op.	Sim	Nenhuma diferença em taxas de morbidade/mortalidade grupo CAP *versus* grupo PVC
Sandham et al.[30] (2003)	1.994	Cirurgia de alto risco	ECR	Sim	Nenhuma diferença em taxas de morbidade/mortalidade grupo CAP *versus* grupo terapia padrão
EXPERIÊNCIAS QUE DEMONSTRARAM RESULTADO PIORADO					
Hayes et al.[26] (1994)	109	Pacientes de UTI (subconjunto cirúrgico)	ECR CAP pós-op.	Sim	Taxa de mortalidade aumentada grupo protocolo CAP *versus* grupo-controle CAP
Connors et al.[29] (1996)	5.735	Coorte (subconjunto cirúrgico) de pacientes de UTI	Prospectiva CAP pós-op.	Não	Taxa de mortalidade aumentada em pacientes recebendo CAP
Valentine et al.[18] (1998)	120	Cirurgia vascular	ECR otimização pré-op.	Sim	Eventos adversos intraoperatórios aumentados no grupo CAP *versus* grupo PVC
Sandison et al.[22] (1998)	145	Cirurgia vascular	Retrospectiva CAP periop.	Não	Taxa de mortalidade aumentada no hospital usando mais CAPs
Polanczyk et al.[21] (2001)	4.059	Coorte de cirurgia não cardíaca de grande porte	Prospectiva CAP periop	Não	Risco aumentado de grandes complicações cardíacas e não cardíacas em pacientes recebendo CAP

ECR, ensaio controlado randomizado; *IM*, infarto do miocárdio; *intraop.*, intraoperatório/a; *periop.*, perioperatório/a; *pós-op.*, pós-operatório/a; *pré-op.*, pré-operatório/a.

transesofágicos, ecocardiografia transesofágica e impedância transtorácica.

EVIDÊNCIA

Monitorização Pré-operatória

O papel do CAP na otimização hemodinâmica antes de cirurgia não cardíaca de grande porte permanece controverso. Shoemaker e colegas[12] randomizaram pacientes de cirurgia geral em três grupos: um grupo de PVC, um grupo-controle com CAP (hemodinâmica normal) e um grupo de protocolo com CAP (índice cardíaco e transporte de oxigênio supranormais). Reduções significantes na taxa de mortalidade, complicações e duração da hospitalização foram observadas quando líquidos e inotrópicos foram usados para aumentar a distribuição de oxigênio pré-operatoriamente no grupo do protocolo de CAP. Dois estudos britânicos em pacientes cirúrgicos gerais de alto risco relataram resultados semelhantes.[13,14] Pacientes randomizados para os grupos de protocolo tiveram fornecimento de oxigênio aumentado para mais de 600 mL/min/m^2 usando-se CAP, líquidos e inotrópicos antes da cirurgia. Quando comparados com os grupos-controle recebendo o melhor tratamento perioperatório padrão, uma redução de mais de 75% na taxa de mortalidade foi observada nos grupos de protocolo.

Ensaios de otimização pré-operatória em pacientes de cirurgia vascular forneceram resultados conflitantes. Dois estudos relataram que reduções significantes na taxa de mortalidade[15,16] e disfunção renal[16] ocorreram quando os valores hemodinâmicos foram normalizados antes da cirurgia usando-se CAP. Entretanto, ambos os estudos envolveram grupos-controles históricos. Três ensaios prospectivos randomizados de otimização pré-operatória em pacientes de cirurgia vascular foram publicados.[17-19] Aos pacientes nos grupos de CAP foram administrados líquidos e fármacos vasoativos até que valores "ótimos" de pressão encunhada, resistência vascular sistêmica e índice cardíaco foram obtidos antes da cirurgia. Pacientes nos grupos-controle receberam monitoramento por PVC. Nenhuma diferença na taxa de mortalidade ou duração da hospitalização foi observada entre os grupos CAP e controle em qualquer estudo. No grupo CAP, a morbidade foi descrita como diminuída (menos morbidade cardíaca e trombose de enxerto),[17] aumentada (maior número de eventos adversos intraoperatórios)[18] ou inalterada.[19]

Monitorização Intraoperatória e Pós-operatória

Em um estudo que marcou época por Rao e colegas,[20] os autores avaliaram 733 pacientes com história de infarto do miocárdio submetendo-se a cirurgia não cardíaca. Uso agressivo de monitoramento invasivo e pronta correção das anormalidades hemodinâmicas foram associados com taxa mais baixa de reinfarto do miocárdio nesses pacientes em comparação com um grupo-controle histórico. Aperfeiçoamentos nas técnicas anestésicas ou tratamento em UTI que ocorreram com o tempo podem ter se responsabilizado pela morbidade cardíaca reduzida no grupo da coorte prospectiva. Polanczyk e colegas[21] examinaram a associação entre uso de CAP e complicações cardíacas pós-operatórias em pacientes submetendo-se a cirurgia não cardíaca de grande porte. Nesse estudo observacional prospectivo, 4.059 pacientes (221 tinham CAP e 3.838

não tinham) foram acompanhados quanto a grandes eventos cardíacos pós-operatórios. Pacientes monitorizados com CAP tiveram aumento ao triplo nos eventos cardíacos. Os investigadores também efetuaram uma análise de casos-controles usando um escore de propensão para combinar pacientes que receberam e não receberam cateterismo de AP. Nessa análise de pares combinados, o uso de CAP foi associado com risco aumentado de insuficiência cardíaca congestiva e grandes eventos não cardíacos pós-operatórios.

Diversas experiências clínicas compararam resultados em pacientes monitorizados com cateteres de PVC *versus* de AP. Sandison e colegas[22] examinaram as taxas de morbidade e mortalidade em pacientes submetidos a reparo urgente ou emergente de aneurisma aórtico abdominal (AAA) em dois hospitais sob os cuidados de um único cirurgião vascular. Os autores observaram que as taxas de morbidade e mortalidade foram significantemente aumentadas no hospital que usava CAP rotineiramente. Duas experiências randomizadas (CAP *versus* PVC) foram efetuadas em pacientes de AAA de baixo risco.[23,24] Nenhuma diferença significante em taxa de mortalidade, complicações perioperatórias ou duração da hospitalização foi encontrada entre pacientes monitorizados com cateteres de PVC ou de AP.

Monitorização Pós-operatória

Consumo e distribuição de oxigênio são aumentados em pacientes criticamente enfermos que sobrevivem a cirurgia de grande porte. Quatro ensaios clínicos randomizados avaliaram o efeito de usar CAP para alcançar valores supranormais de distribuição de oxigênio em pacientes de UTI criticamente doentes. Líquidos e inotrópicos foram administrados para atingir objetivos definidos de tratamento. Pacientes pós-operatórios de alto risco constituíram uma parte de cada população de estudo. Na maior experiência, envolvendo 762 pacientes em 56 UTIs, os pacientes foram atribuídos a um de três tratamentos: um índice cardíaco normal, um índice cardíaco ≥4,5 L/min ou uma saturação venosa mista ≥70%.[25] Nenhuma diferença em taxa de mortalidade, número de órgãos disfuncionais ou duração da permanência na UTI foi encontrada entre os três grupos. Três estudos adicionais randomizaram pacientes para um grupo de tratamento (fornecimento de oxigênio acima de 600 mL/min/m^2) ou um grupo-controle (distribuição de oxigênio ou débito cardíaco "normais").[26-28] Em cada experiência, nenhuma melhora na sobrevida intra-hospitalar foi observada no grupo de tratamento.

Connors e colegas[29] realizaram um estudo de coorte prospectivo envolvendo 5.735 pacientes adultos criticamente doentes em cinco centros médicos. Pacientes pós-operatórios satisfazendo critérios de gravidade e outros critérios de entrada foram inscritos na experiência. Os investigadores avaliaram a associação entre monitorização com CAP e resultado dos pacientes usando um escore de propensão. O escore de propensão foi usado para casar pacientes tratados com e sem CAP quanto a uma variedade de características demográficas e fisiológicas. Análise de combinação de casos revelou que os pacientes tratados com CAPs tiveram taxas de mortalidade constantemente mais altas aos 30, 60 e 180 dias depois da entrada no estudo. Análise de subgrupos revelou que o risco relativo de morte com monitoramento por CAP foi mais alto nos pacientes recebendo tratamento pós-operatório.

388 Seção V MONITORIZAÇÃO

No maior ensaio controlado randomizado inscrevendo pacientes cirúrgicos, Sandham e colegas[30] compararam os resultados em 1.994 pacientes recebendo terapia dirigida para objetivo guiada por CAP com tratamento padrão sem o uso de CAP. Os pacientes eram de alto risco (classe III ou IV da ASA com idade maior que 60 anos) submetidos a procedimentos operatórios de grande porte. Os objetivos hemodinâmicos no grupo de CAP incluíram índice de distribuição de oxigênio de 550-600 mL/min/m², índice cardíaco de 3,5-4,5 L/min/m² e pressão encunhada de 18 mm Hg, usando-se líquidos e medicações vasoativas. As taxas de mortalidade intra-hospitalar e de um ano foram semelhantes entre os grupos. Nenhuma diferença em morbidade pós-operatória foi observada entre os grupos, com a exceção de uma incidência mais alta de embolia pulmonar no grupo de CAP.

Resumo

Os estudos que examinaram o impacto da monitorização com CAP sobre os desfechos clínicos produziram resultados conflitantes. Com base nas experiências atualmente disponíveis, é difícil tirar conclusões significativas sobre a segurança e a eficácia do cateterismo de AP no contexto perioperatório. Presentemente há evidência insuficiente para determinar se CAPs melhoram ou pioram os resultados em pacientes cirúrgicos de alto risco.

Há necessidade de pesquisa adicional para responder a essa importante questão. Limitações importantes de desenho estão presentes em todos os estudos publicados. Infelizmente, quase todas as experiências randomizadas tiveram força inadequada para detectar resultados clínicos significativos como a taxa de mortalidade. Combinar dados de ensaios clínicos menores efetuando uma metanálise pode fornecer informação sobre efeitos adversos infrequentes relacionados à monitorização com CAP. Uma metanálise dos dados de estudos controlados randomizados foi publicada em 1997. Nenhuma melhora significativa na sobrevida global foi observada.[31] Entretanto, uma metanálise de dados de morbidade revelou reduções significantes na grande morbidade usando estratégias guiadas por CAP.[32] Mais recentemente, uma metanálise Cochrane Collaboration (emendada em 2006) de experiências controladas randomizadas revelou ausência de efeito do monitoramento CAP sobre as taxas de mortalidade em pacientes cirúrgicos de alto risco (*odds ratio* de 0,98 [IC 95% 0,73-1,33]).[33] Ensaios controlados randomizados em grande escala usando intervenções de tratamento cuidadosamente desenhadas e medidas de resultado clinicamente relevantes são necessárias para determinar os benefícios e danos associados com cateterismo de artéria pulmonar.

ÁREAS DE INCERTEZA/CONTROVÉRSIA

A informação proporcionada pelo CAP deve ser precisamente interpretada a fim de influenciar as estratégias de tratamento e resultados. Interpretação errada desses dados pode alterar decisões acerca da terapia dos pacientes de maneira a aumentar os riscos de morbidade e mortalidade. Vários estudos avaliaram o conhecimento do CAP pelos médicos. Iberti e colegas[34] administraram um exame de 31 questões a 496 médicos norte-americanos para avaliar sua compreensão do cateterismo da AP. Deficiências importantes foram identificadas na capacidade dos médicos de interpretar dados de CAP; 47% dos que responderam foram incapazes de determinar a pressão de oclusão da artéria pulmonar (POAP) a partir de um traçado claramente marcado. Quando uma pesquisa foi aplicada a membros médicos da Society of Critical Care Medicine nos Estados Unidos, um terço dos respondedores foram incapazes de medir a POAP em um traçado claramente marcado ou identificar os principais componentes do transporte de oxigênio.[35] Resultados quase idênticos foram obtidos quando um exame semelhante de múltipla escolha foi aplicado a intensivistas europeus e enfermeiras de CTI americanas.[36,37] Uma pesquisa em corte transversal de anestesiologistas cardiovasculares demonstrou que a maioria deles não tem confiança na sua capacidade de determinar a POAP a partir de uma amostra de traçado de artéria pulmonar.[38]

Os resultados não serão melhorados a não ser que os médicos demonstrem competência nos aspectos técnicos e cognitivos básicos do cateterismo de AP. No momento presente, não foram publicadas diretrizes específicas relacionadas ao treinamento, credenciamento ou requisitos de educação médica continuada para médicos que usam CAPs. Alguns autores sugeriram que cateterismo de AP deveria ser restringido a indivíduos que demonstraram *expertise* na inserção do cateter e aplicação dos dados.[34,36] A Força-Tarefa sobre Cateterismo de Artéria Pulmonar da American Society of Anesthesiologists (ASA) recomenda que todos os indivíduos que usam CAPs recebam treinamento supervisionado e que programas de melhoria da qualidade devem estar em operação nos centros onde esses cateteres são usados.[39,40] Variabilidade na competência do usuário pode se responsabilizar pela falta de melhoria nos resultados demonstrada em várias experiências com CAP.

Estudos randomizados são necessários para determinar a utilidade clínica do monitoramento com CAP em pacientes cirúrgicos. Entretanto, há questões éticas envolvidas em randomizar a designação de CAPs em pacientes de alto risco porque muitos clínicos acreditam que cateterismo com CAP melhora os resultados. O Ontario Intensive Care Study Group abandonou uma experiência randomizada de CAP depois que 35% dos sujeitos elegíveis foram excluídos porque o médico primário acreditava que monitorização com CAP era eticamente obrigatório.[41] Randomização em uma experiência clínica é eticamente apropriada em contextos nos quais há incerteza sobre os benefícios e danos de uma terapia particular. Experiências randomizadas futuras devem examinar populações de pacientes nas quais a opinião dos peritos é dividida sobre a utilidade clínica do cateterismo de AP (p. ex., cirurgia cardíaca de baixo risco).[1]

Em algumas experiências clínicas, desfechos piorados ocorreram em pacientes monitorizados com CAP. A informação fornecida pelo CAP frequentemente produz uma conduta mais agressiva no tratamento do paciente. Indivíduos randomizados para grupos de CAP tipicamente recebem mais líquidos e fármacos vasoativos do que os pacientes nos grupos-controle. Uma estratégia de tratamento mais invasiva e agressiva pode beneficiar alguns pacientes ao melhorar a distribuição de oxigênio. Outros pacientes podem ser lesados usando-se essa conduta porque o risco de sobrecarga hídrica, insuficiência cardíaca congestiva, arritmias e isquemia miocárdica pode ser aumentado.

DIRETRIZES

Vários grupos publicaram declarações que lidam com a utilidade clínica do cateterismo de AP no contexto perioperatório. O Relatório do Grupo de Trabalho sobre Cateterismo de Artéria Pulmonar e Resultados Clínicos do National Heart, Lung, and Blood Institute e da Food and Drug Administration observou que não houve experiências randomizadas que demonstrem claramente que o uso de CAP melhora resultados cirúrgicos globais.[1] O grupo de trabalho recomendou que métodos para padronizar e medir a educação de médicos e enfermeiras sejam estabelecidos e que experiências randomizadas adicionais em certas populações cirúrgicas sejam efetuadas. Um relatório da Conferência de Consenso sobre Cateter de Artéria Pulmonar enfatizou que há dados limitados para suportar o uso de cateterismo de AP em pacientes cirúrgicos e que a qualidade global das experiências clínicas publicadas foi precária.[42] Os participantes da conferência recomendaram que os clínicos devem ponderar cuidadosamente os riscos e benefícios do monitoramento com CAP em cada paciente.

Em 1993, a ASA publicou diretrizes sobre o papel do CAP no cenário perioperatório.[39] Essas diretrizes foram atualizadas em 2003.[40] A força-tarefa da ASA reconheceu que havia deficiências importantes nos desenhos dos estudos de toda a pesquisa publicada examinando o impacto da monitorização com CAP sobre os resultados. Por essa razão foi difícil determinar a segurança e a eficácia do cateterismo de AP baseando-se em evidência científica. A opinião perita da força-tarefa, no entanto, foi que o acesso aos dados de CAP, "acoplado com tratamento acurado e apropriado, adaptado à situação hemodinâmica, pode reduzir a mortalidade e a morbidade perioperatórias". Os pacientes em risco aumentado de complicações relacionadas a perturbações hemodinâmicas devem ser considerados candidatos a cateterismo de AP. Três variáveis inter-relacionadas devem ser avaliadas ao determinar os riscos e benefícios do monitoramento com CAP.

1. *Fatores do paciente:* Os pacientes devem ser avaliados quanto a condições clínicas preexistentes que possam aumentar o risco de instabilidade hemodinâmica (*i. e.*, doença cardiovascular, pulmonar ou renal).
2. *Fatores do procedimento:* Grandes procedimentos cirúrgicos podem ser associados com flutuações hemodinâmicas importantes, as quais podem danificar sistemas de órgãos.
3. *Fatores do contexto de prática:* Complicações de perturbações hemodinâmicas podem ser aumentadas se as habilidades técnicas e cognitivas dos médicos e enfermeiras que tratam do paciente forem precárias.

Cateterismo de artéria pulmonar não é necessário quando o paciente, o procedimento e o contexto de prática impuserem baixo risco de complicações hemodinâmicas.

Em 2007, o American College of Cardiology (ACC) e a American Heart Association (AHA) publicaram conjuntamente as "Diretrizes do ACC/AHA sobre Avaliação e Tratamento Cardiovasculares para Cirurgia Não Cardíaca".[43] Depois de realizarem uma revisão formal da literatura, a evidência suportando o uso de CAPs no contexto de cirurgia não cardíaca foi ponderada e graduada. Os revisores concluíram que "o uso de um CAP pode ser razoável em pacientes em risco de perturbações hemodinâmicas importantes que podem ser facilmente detectadas por um CAP; entretanto, a decisão deve ser baseada

em três parâmetros: doença do paciente, procedimento cirúrgico e contexto de prática porque a interpretação incorreta dos dados de um CAP pode causar dano (Classe IIb [Benefício ≥ Risco; Procedimento/Tratamento pode ser considerado], Nível de Evidência: B [Eficácia da recomendação menos bem estabelecida; Evidência conflitante a partir de única experiência randomizada ou de estudos não randomizados])". Ademais, as diretrizes afirmam que o uso *de rotina* de um CAP no contexto perioperatório não é recomendado, particularmente em pacientes de baixo risco (Classe III [Risco ≥ Benefício; Procedimento não deve ser realizado desde que não seja útil], Nível de Evidência: A [Evidência suficiente a partir de múltiplas experiências randomizadas ou metanálise]).

RECOMENDAÇÕES DOS AUTORES

- No momento presente, a influência da monitorização do CAP sobre os resultados perioperatórios permanece incerta porque deficiências importantes de desenho estão presentes em todas as experiências publicadas. Pesquisa adicional é necessária para documentar claramente a efetividade ou a falta de efetividade de CAPs em pacientes cirúrgicos.
- Opinião perita sugere que cateterismo de AP pode beneficiar pacientes que estão em alto risco de complicações relacionadas a instabilidade hemodinâmica durante os períodos intraoperatório e pós-operatório. Reduções nas taxas de morbidade e mortalidade não serão observadas se médicos e enfermeiras usando CAPs não possuírem competência em habilidades técnicas e cognitivas básicas.
- O conhecimento dos clínicos sobre o uso de CAP em pacientes cirúrgicos de alto risco deve ser melhorado e estabelecidos níveis de referência do conhecimento do usuário.

REFERÊNCIAS

1. Bernard GR, Sopko G, Cerra F, et al: Pulmonary artery catheterization and clinical outcomes: National Heart, Lung, and Blood Institute and Food and Drug Administration Workshop Report. *JAMA* 2000;283(19):2568-2572.
2. Eisenberg PR, Jaffe AS, Schuster DP: Clinical evaluation compared to pulmonary artery catheterization in the hemodynamic assessment of critically-ill patients. *Crit Care Med* 1984;12:549-553.
3. Binanay C, Califf RM, Hasselblad V, et al: Evaluation study of congestive heart failure and pulmonary artery catheterization effectiveness: The ESCAPE trial. *JAMA* 2005;294:1625-1633.
4. Wheeler AP, Bernard GR, Thompson BT, et al: Pulmonary artery versus central venous catheter to guide treatment of acute lung injury. *N Engl J Med* 2006;354:2213-2224.
5. Richard C, Warszawski J, Anguel N, et al: Early use of the pulmonary artery catheter and outcomes in patients with shock and acute respiratory distress syndrome: A randomized controlled trial. *JAMA* 2003;290:2713-2720.
6. Harvey S, Harrison DA, Singer M, et al: Assessment of the clinical effectiveness of pulmonary artery catheters in management of patients in intensive care (PAC-Man): A randomized controlled trial. *Lancet* 2005;366:472-477.
7. Wiener RS, Welch HG: Trends in the use of the pulmonary artery catheter in the United States, 1993-2004. *JAMA* 2007;298:423-429.
8. Del Guercio LRM, Cohn JD: Monitoring operative risk in the elderly. *JAMA* 1980;243(13):1350-1355.
9. Shoemaker WC, Appel PL, Bland RD: Use of physiologic monitoring to predict outcomes and to assist in clinical decisions in critically ill postoperative patients. *Am J Surg* 1983;146:43-50.

390 Seção V MONITORIZAÇÃO

10. Bland RD, Shoemaker WC: Common physiologic patterns in general surgical patients. *Surg Clin North Am* 1985;65:793-809.
11. Russell J: Adding fuel to the fire. The supranormal oxygen delivery trials controversy. *Crit Care Med* 1998;26(6):981-983.
12. Shoemaker WC, Appel PL, Kram HB, et al: Prospective trial of supranormal values of survivors as therapeutic goals in high-risk surgical patients. *Chest* 1988;94:1176-1186.
13. Wilson J, Woods I, Fawcett J, et al: Reducing the risk of major elective surgery: Randomized controlled trial of preoperative optimization of oxygen delivery. *BMJ* 1999;318(7191):1099-1103.
14. Boyd O, Grounds RM, Bennett ED: A randomized clinical trial of the effect of deliberate perioperative increase of oxygen delivery on mortality in high-risk surgical patients. *JAMA* 1993;270(22):2699-2707.
15. Whittemore AD, Clowes AW, Hechtman HB, Mannick JA: Aortic aneurysm repair: Reduced operative mortality associated with maintenance of optimal cardiac performance. *Ann Surg* 1980;192(3):414-421.
16. Hesdorffer CS, Milne JF, Meyers AM, et al: The value of Swan-Ganz catheterization and volume loading in preventing renal failure in patients undergoing abdominal aneurysmectomy. *Clin Nephrol* 1987;28(6):272-276.
17. Berlauk JF, Abrams JH, Gilmour IJ, et al: Preoperative optimization of cardiovascular hemodynamics improves outcome in peripheral vascular surgery. A prospective, randomized clinical trial. *Ann Surg* 1991;214(3):289-299.
18. Valentine RJ, Duke ML, Inman MH, et al: Effectiveness of pulmonary artery catheters in aortic surgery: A randomized trial. *J Vasc Surg* 1998;27(2):203-212.
19. Bender JS, Smith-Meek MA, Jones CE: Routine pulmonary artery catheterization does not reduce morbidity and mortality of elective vascular surgery. Results of a prospective, randomized trial. *Ann Surg* 1997;226(3):229-237.
20. Rao TLK, Jacobs KH, El-Etr AA: Reinfarction following anesthesia in patients with myocardial infarction. *Anesthesiology* 1983;59:499-505.
21. Polanczyk CA, Rohde LE, Goldman L, et al: Right heart catheterization and cardiac complications in patients undergoing noncardiac surgery: An observational study. *JAMA* 2001;286(3):309-314.
22. Sandison AJ, Wyncoll DL, Edmondson RC, et al: ICU protocol may affect the outcome of non-elective abdominal aortic aneurysm repair. *Eur J Vasc Endovasc Surg* 1998;16:356-361.
23. Isaacson IJ, Lowdon JD, Berry AJ, et al: The value of pulmonary artery and central venous monitoring in patients undergoing abdominal aortic reconstructive surgery: A comparative study of two selected, randomized groups. *J Vasc Surg* 1990;12(6):754-760.
24. Joyce WP, Provan JL, Ameli FM, et al: The role of central hemodynamic monitoring in abdominal aortic surgery. A prospective randomized study. *Eur J Vasc Surg* 1990;4(6):633-636.
25. Gattinoni L, Brazzi L, Pelosi P, et al: A trial of goal-oriented hemodynamic therapy in critically ill patients. *N Engl J Med* 1995;333(16):1025-1032.
26. Hayes MA, Timmins AC, Yau EHS, et al: Elevation of systemic oxygen delivery in the treatment of critically ill patients. *N Engl J Med* 1994;330(24):1717-1722.

27. Yu M, Levy MM, Smith P, et al: Effect of maximizing oxygen delivery on morbidity and mortality rates in critically ill patients: A prospective, randomized, controlled study. *Crit Care Med* 1993;21(6):830-838.
28. Yu M, Takanishi D, Myers SA, et al: Frequency of mortality and myocardial infarction during maximizing oxygen delivery: A prospective, randomized trial. *Crit Care Med* 1995;23(6):1025-1032.
29. Connors AF, Speroff T, Dawson NV, et al: The effectiveness of right heart catheterization in the initial care of critically ill patients. *JAMA* 1996;276(11):889-897.
30. Sandham JD, Hull RD, Brant RF, et al: A randomized, controlled trial of the use of pulmonary-artery catheters in high-risk surgical patients. *N Engl J Med* 2003;348:5-14.
31. Ivanov R, Allen J, Sandham D, et al: Pulmonary artery catheterization: A narrative and systematic critique of randomized controlled trials and recommendations for the future. *New Horizons* 1997;5:268-276.
32. Ivanov R, Allen J, Calvin J: The incidence of major morbidity in critically ill patients managed with pulmonary artery catheters: A meta-analysis. *Crit Care Med* 2000;28(3):615-619.
33. Harvey S, Young D, Brampton W, et al: Pulmonary artery catheters for adult patients in intensive care. *Cochrane Database Syst Rev* 2006;(3):CD003408.
34. Iberti TJ, Fischer EP, Leibowitz, AB, et al: A multicenter study of physicians' knowledge of the pulmonary artery catheter. *JAMA* 1990;264(22):2928-2932.
35. Trottier SJ, Taylor RW: Physicians' attitudes toward and knowledge of the pulmonary artery catheter: Society of Critical Care Medicine membership survey. *New Horizons* 1997;5(3):201-206.
36. Gnaegi A, Feihl F, Perret C: Intensive care physicians' insufficient knowledge of right heart catheterization at the bedside: Time to act? *Crit Care Med* 1997;25(2):213-220.
37. Burns D, Burns D, Shively M: Critical care nurses' knowledge of pulmonary artery catheters. *Am J Crit Care* 1996;5:49-54.
38. Jacka MJ, Cohen MM, To T, et al: Pulmonary artery occlusion pressure estimation: How confident are anesthesiologists? *Crit Care Med* 2002;30(6):1197-1203.
39. Practice guidelines for pulmonary artery catheterization. A report by the American Society of Anesthesiologists Task Force on Pulmonary Artery Catheterization. *Anesthesiology* 1993;78:380-394.
40. Practice guidelines for pulmonary artery catheterization. An updated report by the American Society of Anesthesiologists Task Force on Pulmonary Artery Catheterization. *Anesthesiology* 2003;99:988-1014.
41. Guyatt G: A randomized controlled trial of right-heart catheterization in critically ill patients. Ontario Intensive Care Study Group. *J Intensive Care Med* 1991;6:91-95.
42. Pulmonary Artery Consensus Conference: Consensus statement. Pulmonary Artery Catheter Consensus Conference participants. *Crit Care Med* 1997;25(6):910-924.
43. Fleisher LA, Beckman JA, Brown KA, et al: ACC/AHA guidelines on perioperative cardiovascular evaluation and care for noncardiac surgery: Executive summary. A report of the ACC/AHA Task Force on Practice Guidelines. *Circulation* 2007;116:1971-1996.

58 Qual é o Melhor Método para Diagnosticar Infarto do Miocárdio Perioperatório?

Martin J. London, MD

INTRODUÇÃO

O infarto miocárdico perioperatório (IMP) é a causa principal de morbidade e mortalidade pós-operatória em pacientes submetidos a cirurgia não cardíaca.[1] Apesar de parecer que sua incidência e associada taxa de mortalidade tem declinado substancialmente nos últimos 10-15 anos, provavelmente devido às melhorias na estratificação pré-operatória, manejo perioperatório e profilaxia (por exemplo betabloqueadores e outras estratégias simpaticolíticas) em conjunto, permanece uma complicação cara e largamente evitável. Revisões prévias têm estimado custos associados em bilhões de dólares em decorrência dos recursos consumidos e resultado adverso.[2] Contudo, essas estimativas são pobremente apoiadas por dados concretos e, até agora, nenhuma análise econômica prospectiva em larga escala, definitiva, foi relatada.

Estudos datados dos anos 50 relataram que os IMPs tendiam a ocorrer com um pico de incidência de vários dias após a cirurgia (no 2.º e 3.º dias pós-operatórios); metade tinha uma variedade de onda Q, com o restante não onda Q; raramente causavam dor torácica clássica (embora fossem comuns outros sinais cardíacos associados, como edema pulmonar, redução no débito cardíaco, novas arritmias ventriculares etc.); e taxa de mortalidade associada elevada, em média, 50%. Os pacientes submetidos a cirurgia vascular ou aqueles com IM prévio eram os que tinham risco mais elevado, com a incidência excedendo 5% e em alguns subgrupos (por exemplo cirurgia vascular de alto risco) chegando a 20%. Os pacientes sofrendo IMP têm mostrado substancialmente ter uma taxa de mortalidade cardiovascular a longo prazo elevada durante 1-2 anos após a cirurgia.[3,4] Os relatos mais recentes, em geral, têm reportado taxas mais baixas de IM perioperatório com desvio temporal na incidência do pico mais cedo, próximo ao primeiro dia pósoperatório e, em alguns estudos, na noite da cirurgia.[5-7] Predominância distinta de IMs sem onda Q é relatada e a associada taxa de mortalidade a curto prazo é apreciavelmente menor, apesar das taxas de morbidade e mortalidade a longo prazo manterem-se mais elevadas que na população não IM.[8]

Na metade final dos anos 90 um maior desvio ocorreu nos clássicos paradigmas para diagnosticar infarto.[9,10] A elevação da importância das troponinas, marcadores da proteína estrutural cardíaca com elevada sensibilidade e de particular interesse no perioperatório, especificidade próxima a 100%, modificou radicalmente as práticas cardiológicas e as implicações epidemiológicas desse diagnóstico. Muito disso é baseado primariamente nos estudos clínicos em pacientes com síndrome coronariana aguda (SCA), nos quais a necessidade de rápida decisão em relação à trombólise e estratégias de revascularização é crítica. Vários estudos em pacientes com SCA apoiam a eficácia clínica da troponina sobre o prévio "padrão ouro", a enzima citoplasmática menos específica, creatinoquinase (CK) (e sua fração MB). Estudos mais antigos usaram elevações de CK-MB (determinada por um método de massa que superou métodos mais antigos baseados na atividade) usualmente excedendo 5% do total como diagnóstico de IM quando acompanhado de pelo menos um dos seguintes sinais ou sintomas: dor torácica associada ou alterações no ECG (alterações da onda Q ou ST-T), como é definido pela Organização Mundial da Saúde (OMS).[11] Esses critérios da OMS vêm sendo usados em estudos epidemiológicos avaliando modelos temporários em doença arterial coronariana (DAC), e alterações deles têm substanciais implicações.[12] Perioperatoriamente têm sido percebidos a baixa especificidade da massa total CK (devido a lesão muscular) e até CK-MB (devido a expressão genética no músculo lesado), a ausência da clássica dor torácica (atribuída em parte ao uso de analgésico embora não completamente explicada) e problemas com diagnóstico através do ECG (incluindo questões de sensibilidade/especificidade devido ao elevado tônus simpático em repouso, mudanças no estado eletrolítico e ácido-básico, e pacientes com ECGs basais de repouso anormais) complicando enormemente a determinação do IM usando o critério padrão.[13] Apesar dessas dificuldades, é importante estimar que quase todos os estudos bem aceitos na estratificação do risco clínico baseiam-se, pelo menos em parte, no diagnóstico de IMP usando adaptações dos critérios da OMS.[14]

No final do outono de 2007, logo após a liberação oficial das Diretrizes Perioperatórias Atualizadas da Associação Americana de Cardiologia e Colégio de Cardiologia Americano (AHA/ACC) e uma força-tarefa conjunta de várias entidades médicas (Joint ESC/ACCF/AHA/WHF Task Force) para redefinição do infarto do miocárdio liberou sua vasta documentação fornecendo a longamente esperada "Definição Universal do Infarto do Miocárdio".[15] Essa força-tarefa essencialmente atualizou um relato prévio influente e amplamente citado que avaliava as mudanças no diagnóstico de IM devido à expansão rápida do uso de troponinas no final dos anos 90.[16] O relato anterior ressaltava recomendações para duas categorias: (1) IM agudo, expandi-

392 Seção V MONITORIZAÇÃO

Tabela 58-1 Definição Universal de Infarto Miocárdico

CRITÉRIOS PARA IM AGUDO (UM DOS SEGUINTES)

1. Elevação e/ou queda dos biomarcadores cardíacos (troponina é preferida) com pelo menos um valor acima do percentil 99 do limite mais alto de referência, com pelo menos um dos seguintes:
   a. Sintomas isquêmicos
   b. Desenvolvimento de ondas Q patológicas
   c. Alterações no ECG indicativas de isquemia (alterações ST-T ou novo bloqueio de ramo esquerdo [BRE])
   d. Evidência de perda de miocárdio viável por imagem (inclui anormalidade de movimentação da parede por eco regional)
2. Morte súbita ou parada cardíaca com sintomas sugestivos de isquemia acompanhados por novas alterações no ECG, evidência de trombo na angiografia ou autópsia (na situação em que o óbito ocorre antes da amostra de sangue).
3. Para ICP: elevação do biomarcador 5 vezes acima do valor do percentil 99 (URL)
4. Para CRM: elevação do biomarcador 5 vezes acima do valor do percentil 99 (URL) mais novas ondas Q ou BRE ou evidência angiográfica de oclusão do vaso nativo ou da ponte ou perda de miocárdio viável por imagem
5. Achados patológicos de IM agudo

CRITÉRIOS PARA IM PRÉVIO (UM DOS SEGUINTES)

1. Desenvolvimento de novas ondas Q patológicas
2. Evidência por imagem de uma região com perda de miocárdio viável que é mais adelgaçado e falha em contrair
3. Achados patológicos de cicatriz ou infarto do miocárdio cicatrizando

Adaptada de Joint ESC/ACCF/AHA/WHF Task Force for Redefinition of Myocardial Infarction (2007).

do ou recente e (2) IM estabelecido (Tab. 58-1), especificamente incorporando o uso de troponina I ou T, critérios que têm em algumas instâncias aumentado drasticamente a sensibilidade na síndrome coronariana aguda (SCA), enquanto parecem manter a especificidade. A atualização recente "Diretrizes da ACC/AHA para o Manejo de Pacientes com Angina Instável/Infarto Miocárdico sem Elevação do Segmento ST" usou esses critérios, definindo *necrose* como elevação da troponina acima do percentil 99º do normal e *infarto* como este último juntamente com um achado clínico, como alterações isquêmicas de ST e onda T, novo bloqueio de ramo esquerdo, novas ondas Q, intervenção coronariana percutânea (ICP) relacionada à elevação do marcador ou imagem mostrando nova perda de miocárdio.[17] Embora essas diretrizes afirmem que CK-MB e mioglobina possam ser úteis para o diagnóstico da extensão de um infarto precoce ou IM periprocedimento, é possível que a introdução de testes de troponina I mais sensíveis agora disponíveis comercialmente irão eventualmente suplantar essa recomendação.[18] A maior mudança nas novas diretrizes universais (ESC Universal Guidelines) é a adoção de um sistema de classificação clínica para diferentes tipos de IM em cinco tipos maiores: tipo 1, IM espontâneo relacionado a isquemia devida a evento coronário primário; tipo 2, IM secundário a isquemia devida a demanda aumentada ou oferta diminuída; tipo 3, morte cardíaca súbita; tipo 4a, IM associado a ICP; tipo 4b, IM associado com trombose no *stent*; e tipo 5, IM associado com cirurgia de revascularização

miocárdica (CRM).[15] As novas definições para diagnóstico são apresentadas na Tabela 58-1.

Apesar do entusiasmo resultante da ampla disponibilidade de troponina I, foi rapidamente percebido pelos clínicos e técnicos de laboratório que existia uma substancial variabilidade nos níveis de detecção (percentil 99) e variabilidade na mensuração (coeficiente de variação) entre diferentes vendedores. Ists tem levado prontamente a esforços em andamento em direção à padronização, apesar dessa área ainda ser instável.[19,20] Porque a troponina T é disponível somente de um vendedor, a variabililidade não é problema.

Evidências vêm se acumulando de que outros marcadores bioquímicos podem aumentar a sensibilidade para IM ou melhorar a estratificação em pacientes com SCA. Em particular, a proteína C reativa (PCR) (um marcador da inflamação que é progressivamente valorizado com o processo fisiológico agudo primário levando à ruptura da placa e trombose) e o peptídeo natriurético procérebro N terminal (NT-proBNP), uma resposta sensível mas inespecífica à pressão ventricular esquerda ou sobrecarga de volume causada por grave isquemia ou insuficiência cardíaca são de intenso interesse na arena da SCA. Perioperatoriamente, é possível que a PCR tenha valor muito limitado dada sua frequente elevação em condições cirúrgicas. Contudo, várias publicações recentes têm proposto um forte valor para NT-proBNP na estratificação de risco dos resultados adversos a curto e longo prazo na cirurgia vascular e outras cirurgias não cardíacas com base nas mensurações pré-operatória ou pós-operatória isoladas.[21-24]

OPÇÕES/TERAPIAS

Uma variedade de abordagens diagnósticas está disponível para detectar IM. O vigor e as limitações das modalidades mais comumente usadas são apresentadas na Tabela 58-2. As enzimas mais antigas previamente usadas para detectar IM, incluindo CK total (sem a fração MB), isoenzimas lacto-desidrogenase e transaminases glutâmica e oxaloacética, não são mais recomendadas para o uso clínico devido à sua pobre especificidade. Critérios específicos para IM recomendados pelo Joint Committee ACC/ESC são apresentados na Tabela 58-1.

EVIDÊNCIA

Estudos contemporâneos para avaliação da eficácia da troponina e de CK-MB na detecção do IM perioperatório são apresentados na Tabela 58-3.[5,8,9,25-32] Em geral, eles notaram uma especificidade mais elevada das troponinas em relação à CK-MB (apesar de a demonstração conclusiva de diferenças significativas na sensibilidade para IM serem limitadas), correlação aparente de perda de troponina com resultados de curto ou intermediário prazos (embora não conclusivos em todos os estudos). As taxas deficientes de resultados da maioria desses estudos em centros isolados limitam o vigor estatístico e, assim, os valores preditivos positivos da maioria dos marcadores estudados são muito limitados.

Capítulo 58 *Qual é o Melhor Método para Diagnosticar Infarto do Miocárdio Perioperatório?*

Tabela 58-2 Forças e Limitações das Modalidades para Detectar IMP

	Forças	Limitações	Recomendações
ECG	Novas ondas Q, elevação do segmento ST "tumular", depressão da alça descendente do segmento ST ou horizontalização, ondas T acuminadas, inversão simétrica profunda da onda T, envolvimento de múltiplas derivações contíguas	Ondas Q inferiores ou septais estreitas, HVE, BRE, anormalidades de repolarização do segmento ST, depressão da alça ascendente do segmento ST, anormalidades da linha de base do segmento ST, achatamento difuso da onda T, inversão da onda T assimétrica	No momento do evento suspeito, por vários dias durante a resolução clínica, com reinfarto suspeitado
Marcadores Bioquímicos			
CK-MB	Elevação e queda características, curso de tempo mais curto que as troponinas, proporção CK/CK-MB >5%, curva de atividade do tempo de AUC relaciona-se ao tamanho do infarto	Patologia cardíaca não relacionada à DAC ou outra patologia não cardíaca, elevação sustentada, expressão gênica no músculo esquelético lesionado, falência renal	Útil para detectar infarto recorrente com amostras seriadas
Troponina I	Pico tardio, duração mais sustentada, prognóstico significativo com pequeno nível de elevação	Patologia cardíaca não relacionada à DAC, elevação sustentada, elevação de longa duração, perda de mensuração basal, múltiplos testes em uso, limite de detecção variável	Todos os pacientes com IMP suspeitado
Troponina T	Semelhante à troponina I, somente um teste disponível, limites de detecção bem padronizados	Liberada em patologias cardíacas não isquêmicas, elevação de longa duração, ausência de mensuração basal, elevação crônica em baixos níveis na IRT	Todos os pacientes com IMP suspeitado, troponina I é preferível para pacientes com IRT
Modalidade de Imagens			
ETT	Piora ou novas anormalidades no movimento segmentar de parede, acinesia, discinesia, redução na fração de ejeção, regurgitação mitral isquêmica, mudança em relação a ETT prévio	IM com pequena onda Q, IM sem onda Q, IM prévio com anormalidades no movimento segmentar de parede, isquemia reversível, miocárdio adormecido, miocárdio hibernante	Todos os pacientes com suspeita de IMP, tamanho documentado do IM, impacto na função ventricular
Imagem de Perfusão	Análise quantitativa, mudanças no fluxo	IM prévio, isquemia reversível, miocárdio adormecido, miocárdio hibernante, artefatos técnicos e anatômicos	Caro, não recomendado exceto em pacientes com imagens pobres no ETT

AUC, área sob a curva; *BRE*, bloqueio de ramo esquerdo; *DAC*, doença arterial coronariana; *ETT*, ecocardiografia transtorácica; *HVE*, hipertrofia ventricular esquerda; *IMP*, infarto miocárdico perioperatório; *IRT*, insuficiência renal terminal.

ÁREAS DE INCERTEZA

Dados os contínuos avanços diagnósticos (especialmente nos marcadores bioquímicos), estabelecer uma simples (por exemplo, binária) definição para IM perioperatório capaz de uma categorização rigorosa e padronização entre centros permanece problemático. Isso complica os relatos uniformes dos resultados usados como teste de desempenho de um sistema dos resultados entre hospitais. Contudo, estabelecer um índice quantitativo aproximado do dano usando elevação da troponina, alterações no ECG, níveis de NT-proBNP e índices de função ventricular é um objetivo clínico necessário e razoável. A comparação de estudos perioperatórios tem sido difícil por causa das definições variáveis de IM e diferentes períodos de tempo utilizados para amostragem e detecção do evento final. Os estudos recentes contemporâneos são mais bem planejados, apesar de também sofrerem de definições variadas ou imprecisas e faltar um claro padrão ouro no qual se possam avaliar os valores preditivos de novos marcadores. O valor da vigilância perioperatória olhando para perda de troponina assintomática clinicamente, que poderia indicar pacientes com maior risco para morbidade e mortalidade no período intermediário, é controverso. É possível que considerações de custo na nossa crescente restrição de recursos nos sistemas de saúde e nos temas de confidencialidade relacionados às companhias de seguro, com potencial adverso de acordo com o impacto econômico do nível do paciente, irão limitar essa abordagem apesar do seu apelo intelectual.

394 Seção V MONITORIZAÇÃO

Tabela 58-3 Estudos Contemporâneos Avaliando os Marcadores Bioquímicos do IMP

Referência	Coorte	Variáveis	Padrão Ouro	Achados Perioperatórios	Mortalidade/ Longo Prazo	Comentários
Adams (1994)	108 pacientes, cirurgia vascular ou coluna vertebral	ECG, CK total, CK-MB e Tn-I	Acinesia ou discinesia novas na ETT pós-op	8 pacientes com IM; sensibilidade Tn-I 100% *versus* CK-MB 75%; especificidade: Tn-I 99% *versus* CK-MB 81%; CK-MB/CKtotal >2,5: sensibilidade 63%	Três óbitos, todos com Tn-1 elevada; somente seguimento periop	Primeiro grande estudo para avaliar o uso de Tn-I periop
Lee (1996)	1.175 CNC em pacientes acima de 50 anos	ECG, CK total, CK-MB e Tn-T	Alterações em CK, CK-MB e ECG	17 pacientes com IM; Tn-T (>0,1 ng/mL); sensibilidade 87%; especificidade 84%; análise COR para IM: sem diferença entre Tn-T *versus* CK-MB; análise COR para complicações: TnT foi superior	Uma morte súbita sem elevação de nenhum marcador, somente seguimento periop	Tn-T com VPP muito baixo, 90% dos pacientes com elevações sem complicações
Lopez-Jimenez (1997)	772 CNC em pacientes acima de 50 anos	Similar à de Lee (1996)	Similar à de Lee (1996), Tn-T >0,1 ng/mL pós-op como fator de risco para resultado a longo prazo	12% de coorte teve elevação de Tn-T no pós-op, taxas mais elevadas no pós-op de ICC e novas arritmias	2,5% tiveram consequências cardíacas em 6 meses, VPP 9%, RR 5,4;CK-MB não se correlacionou com o desfecho	Tn-T é preditor indepedente dos resultados cardíacos em 6 meses
Metzler (1997)	67 pacientes, DAC ou fatores de risco conhecidos, cirurgia vascular ou outras CNC	ECG, Tn-T CK-MB e Tn-I para pacientes com elevada Tn-T	CK-MB >12 UI/L e ondas Q	13 pacientes com Tn-T e Tn-I elevadas, elevação precoce da Tn-I, Tn-T >0,6 ng/mL, VPP 87%, VPN 98%, CK-MB elevada em14 pacientes (7 pacientes discordantes)	Nenhum óbito periop somente seguimento periop	Favorece Tn-T com valor de corte de 0,6 ng/mL
Badner (1998)	323 CNC em pacientes acima de 50 anos com DAC confirmada	ECG, CK total, CK-MB e Tn-T	CK total >174 U/L e 2 do CK-MB >5%, novas ondas Q, Tn-I >0,2 mcg/L, (+) scan de pirofosfato	18 pacientes com IM, 14 no DPO 0-1, o uso de Tn-T isolado poderia duplicar os IMs	Seguimento de 1 ano: 2/15 óbito em pacientes com IM ou angina instável	Tn-T não foi usado nos primeiros 92 pacientes, taxa menor de complicações a longo prazo que em outros estudos
Neill (2000)	80 pacientes vasculares ou ortopédicos		CK-MB >5 mcg/L e troponinas >1 mcg/L, alterações no ECG	Especificidade de Tn-T e I para complicações maiores 96/97%, sensibilidade 29/43%	Seguimento de 3 meses: Tn-T correlaciona-se melhor com complicações	Nenhuma correlação de marcadores séricos com isquemia do segmento ST
Godet (2000)	329 pacientes vasculares	Tn-I	Depressão ST >2 dias ou novas ondas Q ou Tn-I >1,5 ng/mL	13 pacientes com complicações cardíacas, pico de Tn-1 no DPO 1, 27 pacientes com Tn-I >1,5 ng/mL, 75% sensibilidade e especificiadade de 89%	Seguimento de 1 ano: 9 pacientes (3%) com complicações cardíacas	Seguimento de 1 ano: sem correlação com Tn-I
Haggart (2001)	59 pacientes vasculares, 24 de emergência	Tn-I	Critérios da OMS	Eletiva: 10/35 Tn-I detectada, nenhuma CK-MB >5%; emergência: 14/24 Tn-I detectada, 4 CK-MB >5%	Seguimento periop somente: 0 óbito na eletiva; 8 óbitos no grupo da emergência: 3 Tn-I elevada	CK-MB teve baixa sensibilidade
Jules-Elysee (2001)	85 pacientes com DAC ou fatores de risco, cirurgia ortopédica	CK-MB, Tn-I	Tn-I >3,1 ng/mL e índice de CK-MB > 3,0	11 pacientes (+)CK-MB; 5/11 (+)Tn-I; todos outros ( )Tn-I, todos os pacientes com ( )Tn-I tiveram um curso sem eventos	Nenhum óbito, seguimento periop somente	Tn-I teve melhor especificidade

(Continua)

Capítulo 58 — *Qual é o Melhor Método para Diagnosticar Infarto do Miocárdio Perioperatório?*

Tabela 58-3 — Estudos Contemporâneos Avaliando os Marcadores Bioquímicos do IMP – Cont.

Referência	Coorte	Variáveis	Padrão Ouro	Achados Perioperatórios	Mortalidade/ Longo Prazo	Comentários
Kim (2002)	229 pacientes vasculares	Tn-I	Critérios da OMS	Pico de Tn-I >1,5 ng/mL; 12% posop; 2/9 IRT (+)Tn-I	OR 5,9 Tn-I >1,5 ng/mL para 6 meses de mortalidade; OR 27,1 para IM; relação dose-resposta	Diabetes foi o único preditor pré-op de elevação de Tn-I
Le Manach (2005)	1.316 pacientes vasculares	Tn-I	Anormal Tn-I >0,2-0,5 ng/mL; IM periop Tn-I >1,5 ng/mL	Tn-I anormal (14%), IM periop (5%)	Mortalidade hospitalar: IM precoce 24%, IM tardio 21%, anormal 7%, normal 3%	IM precoce: aumento de Tn-I em menos de 24 horas, IM tardio >24 h período de Tn-I aumentado

CNC, cirurgia não cardíaca; *COR*, curva característica do operador receptor; *DAC*, doença arterial coronariana; *DPO*, dia pós-operatório; *DRT*, doença renal terminal; *ETT*, ecocardiografia transtorácica; *ICC*, insuficiência cardíaca congestiva; *OMS*, Organização Mundial da Saúde; *OR, odds ratio; periop*, perioperatório; *pós-op*, pós-operatório; *Tn-I*, troponina I; *Tn-T*, troponina T; *VPN*, valor preditivo negativo; *VPP*, valor preditivo positivo.

Tabela 58-4 — Recomendações das Diretrizes 2007 ACC/AHA na Avaliação Cardiovascular Perioperatória para Cirurgia não Cardíaca

Classe I
Mensuração da troponina perioperatória é recomendada em pacientes com alterações no ECG ou dor torácica típica de síndrome coronariana aguda (Nível de Evidência: C)

Classe IIb
O uso da mensuração de troponina não está bem estabelecido em pacientes que são clinicamente estáveis e se submetem a cirurgia de risco intermediário e vascular (Nível de Evidência: C)

Classe III
A mensuração da troponina pós-operatória não é recomendada em pacientes estáveis sintomáticos que se submetem a cirurgia de risco baixo (Nível de Evidência: C)
Para pacientes de risco clínico intermediário ou alto que se submetem a procedimentos cirúrgicos de risco intermediário ou alto, obter um ECG basal imediatamente após a cirurgia e diariamente após os primeiros 2 dias pós-operatórios parece ser a melhor estratégia custo/efetiva

Adaptado de Fleisher LA, J. Beckman JA, Brown KA, Calkins H, Chaikof E, Fleischmann KE et al: ACC/AHA guidelines on perioperative cardiovascular evaluation and care for noncardiac surgery. A report of the American College of Cardiology/American Heart Association Task Force on Practice Guidelines (Writing Committee to Revise the 2002 Guidelines on Perioperative Cardiovascular Evaluation for Noncardiac Surgery). Circulation 2007; 116:e418-499.

DIRETRIZES

As novas Diretrizes Perioperatórias da AHA/ACC têm se dedicado extensamente ao tema do IM perioperatório e apresentam recomendações para estratégias de vigilância em vários grupos de risco (em contraste com as diretrizes de 2002 nas quais elas não foram expressas em detalhe)[13] (Tab. 58-4).

RECOMENDAÇÕES DO AUTOR

1. O lançamento recente do documento "Diretrizes para Definição Universal do Infarto do Miocárdio"e outras diretrizes baseadas na cardiologia da ACC/AHA e National Academy of Clinical Biochemistry Laboratory Medicine proporcionam uma estrutura compreensível para o diagnóstico de IM. Esses princípios são aplicados no cenário perioperatório. Nesse ponto, a troponina I é o biomarcador mais comumente usado e é possível que se mantenha nos anos que virão. A ampla variabilidade dos limites no percentil 99 entre os fabricantes complica enormemente os valores absolutos entre os centros.
2. Existe evidência substancial de que mesmo níveis baixos de elevação da troponina em pacientes assintomáticos clinicamente estão associados com maiores taxas de morbidade e mortalidade cardíaca a longo prazo (seis meses a um ano). É incerto se isso deve mudar nosso atual padrão de vigilância perioperatória e agressividade na estratificação de risco cardíaco pós-operatório.
3. Estratégias de vigilância suplementares com mensuração pré-operatória ou pós-operatória de NT-proBNP em pacientes de elevado risco parecem ser uma abordagem promissora, apesar do seu custo-efetividade não ter sido validado.

REFERÊNCIAS

1. Devereaux PJ, Goldman L, Yusuf S, Gilbert K, Leslie K, Guyatt GH: Surveillance and prevention of major perioperative ischemic cardiac events in patients undergoing noncardiac surgery: *A review. CMAJ* 2005;173(7):779-788.
2. Mangano DT, Goldman L: Preoperative assessment of patients with known or suspected coronary disease. *N Engl J Med* 1995;333(26):1750-1756.
3. Mangano DT, Browner WS, Hollenberg M, Li J, Tateo IM: Longterm cardiac prognosis following noncardiac surgery. The Study of Perioperative Ischemia Research Group. *JAMA* 1992;268(2):233-239.
4. McFalls EO, Ward HB, Santilli S, Scheftel M, Chesler E, Doliszny KM: The influence of perioperative myocardial infarction on long-term prognosis following elective vascular surgery. *Chest* 1998;113(3):681-686.
5. Badner NH, Knill RL, Brown JE, Novick TV, Gelb AW: Myocardial infarction after noncardiac surgery. *Anesthesiology* 1998; 88(3):572-578.

6. Landesberg G, Mosseri M, Zahger D, Wolf Y, Perouansky M, Anner H, et al: Myocardial infarction after vascular surgery: The role of prolonged stress-induced, ST depression-type ischemia. *J Am Coll Cardiol* 2001;37(7):1839-1845.

7. Landesberg G: The pathophysiology of perioperative myocardial infarction: Facts and perspectives. *J Cardiothorac Vasc Anesth* 2003;17(1):90-100.

8. Kim LJ, Martinez EA, Faraday N, Dorman T, Fleisher LA, Perler BA, et al: Cardiac troponin I predicts short-term mortality in vascular surgery patients. *Circulation* 2002;106(18):2366-2371.

9. Adams JE, Sicard GA, Allen BT, Bridwell KH, Lenke LG, Da´vila-Roma´n VG, et al: Diagnosis of perioperative myocardial infarction with measurement of cardiac troponin I. *N Engl J Med* 1994;330(10):670-674.

10. Jaffe AS, Babuin L, Apple FS: Biomarkers in acute cardiac disease: The present and the future. *J Am Coll Cardiol* 2006;48(1):1-11.

11. Tunstall-Pedoe H, Kuulasmaa K, Amouyel P, Arveiler D, Rajakangas AM, Pajak A: Myocardial infarction and coronary deaths in the World Health Organization MONICA Project. Registration procedures, event rates, and case-fatality rates in 38 populations from 21 countries in four continents. *Circulation* 1994;90(1): 583-612.

12. Luepker RV, Apple FS, Christenson RH, Crow RS, Fortmann SP, Goff D, et al: Case definitions for acute coronary heart disease in epidemiology and clinical research studies: A statement from the AHA Council on Epidemiology and Prevention; AHA Statistics Committee; World Heart Federation Council on Epidemiology and Prevention; the European Society of Cardiology Working Group on Epidemiology and Prevention; Centers for Disease Control and Prevention; and the National Heart, Lung, and Blood Institute. *Circulation* 2003;108(20):2543-2549.

13. Fleisher LA, Beckman JA, Brown KA, Calkins H, Chaikof E, Fleischmann KE, et al: ACC/AHA 2007 guidelines on perioperative cardiovascular evaluation and care for noncardiac surgery. A report of the American College of Cardiology/American Heart Association Task Force on Practice Guidelines (Writing Committee to Revise the 2002 Guidelines on Perioperative Cardiovascular Evaluation for Noncardiac Surgery). *Circulation* 2007 Sep 27.

14. Devereaux PJ, Ghali WA, Gibson NE, Skjodt NM, Ford DC, Quan H, et al: Physician estimates of perioperative cardiac risk in patients undergoing noncardiac surgery. *Arch Intern Med* 1999;159(7):713-717.

15. Thygesen K, Alpert JS, White HD: Joint ESC/ACCF/AHA/WHF Task Force for the Redefinition of Myocardial Infarction. Universal definition of myocardial infarction. *Eur Heart J* 2007;28:2525-2538.

16. Myocardial infarction redefined—a consensus document of the Joint European Society of Cardiology/American College of Cardiology Committee for the redefinition of myocardial infarction. *J Am Coll Cardiol* 2000;36(3):959-969.

17. Anderson JL, Adams CD, Antman EM, Bridges CR, Califf RM, Casey DE Jr, et al: ACC/AHA 2007 guidelines for the management of patients with unstable angina/non-ST-elevation myocardial infarction— Executive summary. A report of the American College of Cardiology/ American Heart Association Task Force on Practice Guidelines (Writing Committee to Revise the 2002 Guidelines for the Management of Patients with Unstable Angina/Non-ST-Elevation Myocardial Infarction) developed in collaboration with the American College of Emergency Physicians, the Society for Cardiovascular Angiography and Interventions, and the Society of Thoracic Surgeons Endorsed by the American Association of Cardiovascular and Pulmonary Rehabilitation and the Society for Academic Emergency Medicine. *J Am Coll Cardiol* 2007;50(7):652-726.

18. Melanson SE, Morrow DA, Jarolim P: Earlier detection of myocardial injury in a preliminary evaluation using a new troponin I assay with improved sensitivity. *Am J Clin Pathol* 2007;128(2):282-286.

19. Christenson RH, Duh SH, Apple FS, Bodor GS, Bunk DM, Panteghini M, et al: Toward standardization of cardiac troponin I measurements part II: Assessing commutability of candidate reference materials and harmonization of cardiac troponin I assays. *Clin Chem* 2006;52(9):1685-1692.

20. Apple FS, Jesse RL, Newby LK, Wu AH, Christenson RH: National Academy of Clinical Biochemistry and IFCC Committee for Standardization of Markers of Cardiac Damage Laboratory Medicine Practice Guidelines: Analytical issues for biochemical markers of acute coronary syndromes. *Circulation* 2007;115(13):e352-e355.

21. Cuthbertson BH, Amiri AR, Croal BL, Rajagopalan S, Alozairi O, Brittenden J, et al: Utility of B-type natriuretic peptide in predicting perioperative cardiac events in patients undergoing major non-cardiac surgery. *Br J Anaesth* 2007;99(2):170-176.

22. Feringa HH, Bax JJ, Elhendy A, de Jonge R, Lindemans J, Schouten O, et al: Association of plasma N-terminal pro-B-type natriuretic peptide with postoperative cardiac events in patients undergoing surgery for abdominal aortic aneurysm or leg bypass. *Am J Cardiol* 2006;98(1):111-115.

23. Feringa HH, Schouten O, Dunkelgrun M, Bax JJ, Boersma E, Elhendy A, et al: Plasma N-terminal pro-B-type natriuretic peptide as long-term prognostic marker after major vascular surgery. *Heart* 2007;93(2):226-231.

24. Mahla E, Baumann A, Rehak P, Watzinger N, Vicenzi MN, Maier R, et al: N-terminal pro-brain natriuretic peptide identifies patients at high risk for adverse cardiac outcome after vascular surgery. *Anesthesiology* 2007;106(6):1088-1095.

25. Lee TH, Thomas EJ, Ludwig LE, Sacks DB, Johnson PA, Donaldson MC, et al: Troponin T as a marker for myocardial ischemia in patients undergoing major noncardiac surgery. *Am J Cardiol* 1996;77(12):1031-1036.

26. Lopez-Jimenez F, Goldman L, Sacks DB, Thomas EJ, Johnson PA, Cook EF, et al: Prognostic value of cardiac troponin T after noncardiac surgery: 6-month follow-up data. *J Am Coll Cardiol* 1997;29(6):1241-1245.

27. Metzler H, Gries M, Rehak P, Lang T, Fruhwald S, Toller W: Perioperative myocardial cell injury: The role of troponins. *Br J Anaesth* 1997;78(4):386-390.

28. Neill F, Sear JW, French G, Lam H, Kemp M, Hooper RJ, et al: Increases in serum concentrations of cardiac proteins and the prediction of early postoperative cardiovascular complications in noncardiac surgery patients. *Anaesthesia* 2000;55(7):641-647.

29. Godet G, Dumerat M, Baillard C, Ben Ayed S, Bernard MA, Bertrand M, et al: Cardiac troponin I is reliable with immediate but not medium-term cardiac complications after abdominal aortic repair. *Acta Anaesthesiol Scand* 2000;44(5):592-597.

30. Haggart PC, Adam DJ, Ludman PF, Bradbury AW: Comparison of cardiac troponin I and creatine kinase ratios in the detection of myocardial injury after aortic surgery. *Br J Surg* 2001;88(9):1196-1200.

31. Jules-Elysee K, Urban MK, Urquhart B, Milman S: Troponin I as a diagnostic marker of a perioperative myocardial infarction in the orthopedic population. *J Clin Anesth* 2001;13(8):556-560.

32. Le Manach Y, Perel A, Coriat P, Godet G, Bertrand M, Riou B: Early and delayed myocardial infarction after abdominal aortic surgery. *Anesthesiology* 2005;102(5):885-891.

59 A Monitorização Neurológica Eletrofisiológica Afeta o Resultado?

Michael L. McGarvey, MD e Steven R. Messé, MD

INTRODUÇÃO

Lesão neurológica por cirurgia resulta em morbidade, mortalidade e custo substancialmente aumentados e, o que é mais importante, é devastadora para os pacientes e sua família. Assim, são muito valiosas as técnicas para diminuir, reverter e mesmo evitar lesão neurológica. A monitorização eletrofisiológica neurológica intraoperatória (MENI) permite a identificação precoce de lesão intraoperatória iminente ou em evolução, assim possibilitando intervenções. As alterações dos traçados básicos eletrofisiológicos do paciente durante o procedimento alertam a equipe operatória de que uma lesão potencial pode estar ocorrendo. O objetivo da MENI é detectar disfunção causada por isquemia, efeito de massa, estiramento, calor e lesão direta em tempo real antes que ela cause lesão neurológica permanente. A monitorização também pode ser útil para identificar e preservar estruturas neurológicas durante um procedimento no qual elas estão em risco (mapeamento).

Há vários desafios para estabelecer a eficácia da MENI. O primeiro é que não houve experiências cegas ou randomizadas para avaliar a eficácia da MENI em humanos. Infelizmente, é provável que nunca haja uma experiência substancial examinando essa questão.[1] A razão por trás da falta de evidência de alto nível é que a monitorização está bem estabelecida e aceita na prática clínica. Além disso, ela é geralmente de risco extremamente baixo para o paciente. O consenso geral na comunidade cirúrgica é que a monitorização é útil e haveria dilemas éticos e médico-legais em restringi-la em pacientes que estão em risco potencial de lesão. Uma segunda limitação para estabelecer resultados da MENI é que o objetivo da monitorização é reverter uma alteração significativa se ela for vista durante um procedimento. Assim, a monitorização pode detectar uma lesão iminente, a qual é revertida, mas o benefício nunca pode ser confirmado porque o paciente acorda com um exame normal. A utilidade do monitoramento é baseada em estudos em animais e séries de casos com comparações com controles históricos. A utilidade da MENI pode ser suportada estabelecendo-se que a monitorização pode de fato detectar lesão em casos nos quais a lesão ocorreu (verdadeiro-positivos) e limitar os resultados falso-negativos (lesão ocorreu e não foi detectada) e resultados falso-positivos persistentes (lesão foi predita pela MENI ao término de um procedimento mas ela não ocorreu). O monitoramento por multimodalidades é possível, de modo que a capacidade de diferentes técnicas de MENI para predizer lesão pode ser comparada no mesmo paciente.

TERAPIAS

Várias partes do sistema nervoso podem ser monitorizadas usando-se diversas técnicas de MENI. Os tecidos neurológicos específicos em risco, bem como o tipo de lesão potencial, variam com diferentes procedimentos cirúrgicos. As técnicas específicas incluem eletroencefalografia (EEG) e potenciais evocados, incluindo potenciais evocados somatossensoriais (PESSs), potenciais evocados auditivos do tronco cerebral (PEATCs), potenciais evocados visuais (PEVs), eletromiografia (EMG), estudos de condução nervosa (ECNs) e potenciais evocados motores elétricos transcorticais (PEMTcs).

O EEG é uma medida da atividade cerebral elétrica espontânea registrada de eletrodos colocados segundo montagens padrões sobre o couro cabeludo de um paciente ou diretamente sobre o córtex com tiras ou grades de eletrodos estéreis. As diferenças em atividade entre eletrodos individuais são amplificadas e a seguir registradas sob a forma de pequenas ondas contínuas que possuem diferentes frequências e amplitudes. Esses dados podem ser exibidos sob a forma de EEG em estado natural em uma tela em uma série de canais ou decompostos nos componentes básicos de frequência e amplitude e exibidos sob a forma de análise espectral. Uma alteração na atividade EEG de fundo de um paciente em relação à básica durante um procedimento pode indicar isquemia do córtex cerebral, seja focalmente ou através de uma perda generalizada de atividade no córtex inteiro. Uma diminuição de 50% na amplitude do EEG é geralmente considerada uma alteração importante. O EEG é usado rotineiramente durante endarterectomia carotídea (EAC), aneurisma cerebral e cirurgia de malformação arteriovenosa ou em outros procedimentos que colocam o córtex em risco.[1-4]

Os potenciais evocados são medidas da atividade elétrica do sistema nervoso resultante de um estímulo específico que é aplicado ao paciente. Os eletrodos registram respostas a estímulos repetitivos sob a forma de ondas pequenas das quais é tirada a média em diferentes localizações no sistema nervoso à medida que essa atividade evocada se propaga ao longo do seu trajeto.

Os PESSs são produzidos pela estimulação elétrica repetitiva de um nervo periférico enquanto se registram os poten-

398 Seção V MONITORIZAÇÃO

ciais medializados ao viajarem através do sistema sensitivo. Os traçados (formas de onda) de PESS são registrados de nervo periférico, medula espinhal, tronco cerebral e córtex somatossensitivo primário. O registro de traçados em localizações sequenciais ao longo do sistema sensitivo aferente completo permite a localização da disfunção durante os procedimentos. Essa disfunção poderia ser causada por isquemia, efeito de massa ou lesão local. PESSs registrados por estimulação do nervo mediano são usados intraoperatoriamente durante endarterectomia carotídea e cirurgia intracraniana das lesões vasculares na circulação anterior.[5,6] PESSs registrados por estimulação do nervo tibial posterior na perna são usados durante cirurgias intracranianas envolvendo lesões vasculares na circulação cerebral posterior.[7] A monitorização de PESSs das extremidades superiores e inferiores durante procedimentos que colocam a medula espinhal em risco pode ser útil em procedimentos para tratar escoliose, tumores espinhais ou reparos da aorta descendente. O critério aceito para alteração significativa do PESS, sugerindo lesão potencial, é uma diminuição das amplitudes corticais em 50% ou um aumento na latência em 10% da linha basal.

Os PEATCs são ondas pequenas geradas pelo nervo auditivo e tronco cerebral em resposta a estalidos (cliques) repetitivos aplicados ao ouvido. Tipicamente, cinco ondículas são registradas de eletrodos colocados próximo do ouvido, com a primeira ondícula representando a resposta do nervo coclear periférico, enquanto as quatro ondículas seguintes são geradas a partir de estruturas ascendentes no tronco cerebral. Alterações na latência e amplitude dessas cinco ondas são usadas para avaliar a integridade da via auditiva durante procedimentos que as põem em risco.[8] PEATCs são comumente usados em procedimentos neurocirúrgicos da fossa posterior, como ressecção de neuroma acústico, que colocam o oitavo nervo em risco de lesão por isquemia ou estiramento. PEATCs também podem ser úteis para identificar e prevenir lesão em procedimentos, como ressecções de tumores ou reparos de malformações arteriovenosas (MAV), que colocam em risco o próprio tronco cerebral por causa de isquemia ou efeito de massa.

Os PEVs são ondículas geradas pelo córtex occipital em resposta a estímulos visuais (tipicamente luzes lampejantes aplicadas com óculos de diodo emissor de luz [LED] no contexto operatório). Os PEVs são registrados de eletrodos sobrejacentes ao córtex occipital e fornecem informação sobre a integridade da via visual durante os procedimentos. PEVs têm sido monitorizados durante procedimentos neurocirúrgicos envolvendo lesões de massa e vasculares perto do nervo e quiasma óticos.

EMG e ECNs podem ser realizados em nervos periféricos e cranianos para avaliar sua integridade e para localizar esses nervos registrando potenciais de ação motores compostos (PAMCs) a partir dos músculos que eles suprem. A monitorização é efetuada colocando-se agulhas ou eletrodos nos músculos e a seguir identificando o nervo que supre o músculo pela sua estimulação durante o procedimento (mapeamento). Os ECNs também podem ser efetuados determinando se uma extensão específica do nervo conduzirá atividade elétrica entre um eletrodo estimulador e um registrador. Se um nervo não conduzir o sinal, isso pode indicar que ele foi significativamente lesado ao longo do seu trajeto. Nervos periféricos estão em ris-

co de esmagamento, estiramento, ligadura, lesão isquêmica e hipertermia durante muitos procedimentos cirúrgicos devido a mau posicionamento, eletrocautério ou lesão direta. A monitorização também é efetuada observando-se atividade espontânea a partir do músculo, o que pode indicar que o nervo que o supre está sofrendo lesão inesperada. Nervos motores cranianos frequentemente são monitorizados dessa maneira. O nervo craniano VII é muitas vezes monitorizado durante procedimentos na fossa posterior, onde ele está em alto risco de lesão, e também durante procedimentos na glândula parótida ou outros procedimentos de ouvido/nariz/garganta (ORL) envolvendo face, orelha ou seios. Todos os nervos periféricos nas extremidades e tronco podem ser similarmente monitorizados. A monitorização de nervos periféricos pode ajudar a localizar e proteger tecido nervoso durante reparos de nervos ou ressecções de tumores.

Os PEMTcs são realizados aplicando-se corrente elétrica ao córtex motor a partir de eletrodos sobre o couro cabeludo e registrando-se traçados de potencial evocado motor (PEM) (ondas D e I) a partir de eletrodos peridurais próximo à própria coluna vertebral ou registrando-se potenciais evocados miogênicos de músculos (PAMCs) nas extremidades superior e inferior. Potenciais evocados motores também podem ser registrados por estimulação direta do córtex motor após craniotomia (como um meio de mapeamento funcional do córtex motor) ou através de estimulação magnética transcortical. O PEMTc fornece uma avaliação em tempo real da via motora descendente desde o córtex até o músculo durante procedimentos que colocam em risco os tratos corticoespinhais. O PEMTc está se tornando cada vez mais usado em centros avançados neurocirúrgicos, aórticos e ortopédicos para monitorizar vias motoras do cérebro e medula espinhal durante procedimentos. Os PEMs parecem ter uma resolução temporal superior para detecção de isquemia, em comparação com os PESSs (menos de cinco minutos *versus* 30 minutos). Isso acontece provavelmente porque o PEMTc mede substância cinzenta espinhal, que é muito sensível a isquemia, além dos tratos mielinizados motores espinhais. Um inconveniente é que não existem critérios claros na literatura para definir uma advertência de alteração crítica de que está ocorrendo lesão. Os estudos usaram diferentes perdas em amplitude do PAMC (25% *versus* 50% *versus* 80%) ou alterações limiares (i. e., a quantidade de corrente de estimulação que é necessária para obter o PAMC) para significar uma alteração crítica.[9,10] A capacidade de efetuar PEMTc é também limitada pela sua sensibilidade a anestésicos, agentes paralisantes e temperatura. O uso de agentes paralisantes é desaconselhado e, se forem usados, deve ser extremamente limitado e mantido relativamente constante (em menos de 40% de bloqueio neuromuscular). Isso também significa que os pacientes estão em risco mais alto de lesão devido a movimentos espontâneos ou estimulação durante os seus procedimentos. Outra limitação é a grande preocupação de que os PEMTcs são frequentemente difíceis de obter da perna. Se isso é por causa de limitações técnicas da modalidade ou lesão preexistente nos pacientes, não está claro.[9-13] As complicações preocupam mais que em outras modalidades, por causa da intensidade de estímulo requerida para induzir a resposta, e podem incluir raros casos de convulsões e lacerações linguais.[11,14,15] Finalmente, o estabelecimento da eficácia do PEMTc tem sido limitado pela falta de equipamento aprovado e experiência na execução da técnica.

EVIDÊNCIA

Evidência Apoiando o Uso do Eletroencefalograma em Endarterectomia Carotídea

Um dos usos mais comuns da MENI é o EEG durante EAC e outros procedimentos vasculares intracranianos nos quais o cérebro está em risco de lesão isquêmica por hipoperfusão. Embora comumente usado para monitorizar EACs, poucos dados existem para apoiar seu uso, incluindo ausência de ensaios randomizados. Acidente vascular cerebral (AVC) intraoperatório é raro, ocorrendo em aproximadamente 2-3% das EACs com grande proporção desses AVCs devida ao embolismo.[2-4] Apesar disso, está claro que uma pequena proporção desses AVCs é devida a hipoperfusão, e é sabido, a partir de estudos em animais e estudos de fluxo sanguíneo humano, que a perda de atividade EEG reflete uma redução do fluxo sanguíneo no cérebro.[16,17] Em uma grande série de 1.152 EACs, uma alteração significativa persistente no EEG intraoperatório (12 casos) teve valor preditivo de 100% para uma complicação neurológica intraoperatória.[3] Um ponto crítico durante EAC é o clampeamento da artéria carótida a fim de efetuar a endarterectomia. Se for detectada isquemia, pode ser usada elevação da pressão arterial ou colocação de *shunt* carotídeo para aliviar a isquemia. Alterações EEG importantes podem ocorrer em até 25% dos casos durante clampeamento carotídeo; entretanto, AVCs não ocorrem na maioria desses casos mesmo sem colocação de *shunt*.[3,17-19] Em duas séries separadas com um total de 469 pacientes submetidos a EAC com monitoramento EEG mas sem *shuntagem*, 44 pacientes sofreram alterações EEG importantes e seis sofreram derrames intraoperatórios.[17-19] Embora nem todos os pacientes que experimentaram alterações EEG durante EAC nessa coorte tenham sofrido AVC, é possível que os AVCs pudessem ter sido evitados com o uso de *shunt* seletivo baseado no EEG. O uso de *shunt* seletivo baseado no EEG é adicionalmente corroborado por uma série de 369 pacientes na qual 73 pacientes receberam *shunt* com base em alterações importantes do EEG e nenhum AVC intraoperatório ocorreu, e outro estudo de 172 pacientes no qual o uso de EEG e *shunt* seletivo reduziu complicações neurológicas de 2,3% para 1,1% em 93 pacientes.[2,21]

Evidência Apoiando o Uso de Potenciais Evocados Somatossensoriais para Detectar Lesão Cerebral e Espinhal

O uso de PESSs para identificar lesão inicial de medula espinhal tornou-se amplamente difundido. O risco de lesão espinhal varia com diferentes cirurgias, mas foi descrito ocorrendo em 1-2% dos reparos de escoliose. Alterações significativas nos PESSs foram preditivas de lesão em várias pequenas séries de casos em procedimentos complexos de coluna cervical e torácica, mas falso-positivos e falso-negativos ocorrem.[22-27] O risco de lesão em casos envolvendo lesões espinhais intramedulares, como tumores, foi descrito como sendo de até 65,4%.[28,29] Em um estudo de coorte prospectivo e retrospectivo de 19 pacientes com sinais basais adequados de PESS submetidos a ressecções de tumor intramedular, os PESSs predisseram com sucesso um déficit motor pós-operatório em cinco pacientes sem falso-negativos.[30] Em uma grande pesquisa de 242 grupos cirúrgicos experientes efetuando grande cirurgia espinhal, complicações neurológicas ocorreram duas vezes mais frequentemente em casos não monitorizados do que nos casos monitorizados (51.263 casos totais).[31] Nos casos monitorizados, houve 184 complicações neurológicas das quais 150 (81%) foram preditas por PESSs, embora 34 não fossem identificadas, resultando em taxa de falso-negativo de apenas 0,063%.[31] Os autores concluíram que monitorização com PESS detectou mais de 90% das lesões neurológicas com sensibilidade de 92% e especificidade de 98,9%. Em uma segunda grande série pelos mesmos investigadores, 33.000 casos espinhais monitorizados com PESS foram revistos retrospectivamente.[32] Nessa pesquisa, taxa de 0,75% de falso-positivo, 0,48% de verdadeiro-positivo e 0,07% de falso-negativo foi descrita para sensibilidade de 86,5% e especificidade de 99,2%. Dados específicos foram coligidos sobre 77 pacientes que foram lesados nesse grupo (30 lesões foram graves): houve 17 falso-negativos e 60 verdadeiro-positivos. Das lesões graves, cinco não foram detectadas pela monitorização PESS.

Perda permanente de sinais de PESS em reparos aórticos descendentes indicando isquemia espinhal predisse acuradamente paraplegia. Além disso, bons resultados foram descritos quando alteração de PESS espinhal foi revertida com manobras que melhoram a perfusão espinhal em pequenas séries de casos.[33-37] Há uma correlação direta entre o tempo de perda de PESSs (40-60 minutos) e a incidência de paraplegia.[38] Entretanto, outros dados em um estudo prospectivo não cego de 198 pacientes submetidos a reparo de aneurisma de aorta torácica (AAT) e aneurisma de aorta toracoabdominal (AATA) (99 pacientes submeteram-se à cirurgia com *bypass* de arterial distal e monitorização PESS *versus* 99 pacientes sem *bypass* e monitorização) demonstrou ausência de diferenças significativas nos resultados neurológicos entre os dois grupos (8% de taxa de complicação no grupo de PESS *versus* 7% no grupo não monitorizado).[39] Não houve diferença estatística na análise de regressão logística entre os dois grupos.

PESSs de extremidades superiores têm sido usados para monitorização durante EAC. Um benefício do uso dos PESSs sobre o EEG na EAC é que eles permitem monitoração de estruturas subcorticais, embora o EEG forneça informação neurofisiológica sobre uma área muito maior do córtex. Em uma metanálise de sete grandes estudos avaliando o uso de PESSs durante EAC em 3.028 pacientes, alterações significativas nos PESS centrais indicaram isquemia em 170 pacientes (5,6%).[40] Embora alguns desses 170 casos empregassem *shuntagem* de carótida para reverter alterações importantes no PESS, 34 pacientes sofreram complicação isquêmica. Oito falso-negativos foram descritos nessa análise, mas nem todo estudo na análise relatou falso-negativos. Os autores concluíram que PESSs e EEG tiveram sensibilidades e especificidades semelhantes para detectar isquemia durante EAC. Outra metanálise de 15 estudos de 3.036 pacientes identificou 10 pacientes falso-negativos. Digno de nota é que há alguma superposição entre essa análise e a revisão precedente de sete grandes estudos. Esse estudo também examinou o valor preditivo de alteração importante no PESS e concluiu que ele é pobre para predizer resultado e determinar a necessidade de utilização de *shunt* carotídeo. Isso foi baseado em comparação de resultados semelhantes nos pacientes submetidos a *shuntagem* seletiva com monitorização de PESS e 317 pacientes que receberam monitorização mas não foram *shuntados* independentemente das alterações vistas no PESS.[41]

400 Seção V MONITORIZAÇÃO

A utilidade da monitorização com PESS durante reparo de aneurisma intracraniano também foi estudada. Em reparos de aneurisma intracraniano, a oclusão temporária de um vaso proximal como a carótida pode ser necessária para aumentar a segurança da colocação de clipe de aneurisma. Durante esses períodos, a monitorização com PESSs pode possibilitar períodos mais longos de isquemia temporária, identificação de fluxo colateral inadequado ou identificação de mau posicionamento de clipes no aneurisma. Em uma série de 67 clipagens de aneurismas, 24 alterações significativas de PESS foram notadas durante clipagem temporária, todavia só um paciente acordou com déficit.[42] Em um estudo semelhante envolvendo 58 reparos de aneurismas intracranianos, 13 alterações significativas de PESS foram demonstradas, apenas uma das quais foi persistente e resultou em déficit neurológico.[7] Todas as alterações transitórias nesse estudo se resolveram com intervenção, incluindo remoção de clipes temporários, ajuste do clipe permanente, aumento na pressão sistêmica ou ajuste de afastadores.[7]

Evidência Apoiando o Uso de Potencial Evocado Auditivo do Tronco Cerebral em Procedimentos Neurocirúrgicos na Fossa Posterior

Monitoramento de PEATC pode ser usado para monitorizar procedimentos cirúrgicos envolvendo o tronco cerebral e a fossa posterior que põem em risco o oitavo nervo craniano e a via auditiva. Em uma série de 144 ressecções de neuroma acústico, a presença normal da onda V ao término da ressecção, independentemente de ter havido alteração transitória durante o procedimento, foi compatível com preservação de audição útil.[43] Em um estudo de 46 procedimentos de fossa posterior, quatro procedimentos tiveram perda operatória importante de PEATC, cada uma das quais coincidiu com perda significativa de audição. Os pacientes restantes sem alterações significativas do PEATC demonstraram audição normal. Um estudo retrospectivo de 70 pacientes submetidos a descompressão microvascular do nervo trigêmeo com monitorização de PEATC foi comparado com 150 pacientes não monitorizados. No grupo monitorizado, nenhum dos pacientes experimentou perda auditiva, enquanto 10 pacientes desenvolveram perda auditiva no grupo não monitorizado.[44] Em um estudo retrospectivo de 156 pacientes submetidos a procedimentos na fossa posterior, a perda permanente da onda V foi significativamente associada com perda auditiva.[45] Finalmente, em um estudo de 90 ressecções de neuroma acústico com monitorização de PEATC em comparação com 90 controles históricos pareados sem monitorização, a perda auditiva foi significativamente menor nos pacientes com tumores menores que 1,1 cm que foram monitorizados.[46]

Evidência Apoiando o Uso de Eletromiografia e Estudos de Condução Nervosa

O monitoramento de nervos cranianos é empregado em operações da fossa posterior e tronco cerebral. Em uma série de 104 ressecções de neuroma acústico nas quais apenas 29 receberam monitorização de nervo facial com EMG, houve resultados significativamente melhores, após 1 ano, nos pacientes monitorizados.[47] Em um estudo que comparou 56 pacientes com monitorização do nervo facial com EMG durante parotidectomia com 61 pacientes que não receberam monitorização, fraqueza facial inicial foi significativamente mais baixa no grupo moni-

torizado, 43,6% *versus* 62,3%, embora a incidência de fraqueza facial permanente não fosse significativamente diferente.[48] Não houve grandes estudos publicados avaliando a utilidade da monitorização de outros nervos cranianos e periféricos.

Evidência Apoiando o Uso de Monitorização de Potencial Evocado Visual

A evidência suportando monitoramento de PEV é esparsa devido à dificuldade para obter sinais na sala de operação.[49,50] Um grupo de 22 pacientes submetidos à monitorização de PEV durante ressecção de macroadenoma em comparação com 14 pacientes submetidos ao procedimento sem monitorização demonstrou ausência de diferença significativa no resultado visual.[51] Outras pequenas séries de casos clínicos também não relataram benefícios claros da monitorização de PEV.[52]

Evidência Apoiando o Uso de Potencial Evocado Motor do Tronco Cerebral em Cirurgia Espinhal e da Aorta Descendente

A conduta ótima para monitorizar a medula espinhal durante procedimentos de alto risco é controversa e não está claro se PESS ou PEMTc é superior. Procedimentos que podem se beneficiar com monitorização da medula espinhal incluem procedimentos ortopédicos envolvendo lesões estruturais ou vasculares, bem como reparos da aorta descendente, que colocam a medula espinhal em risco de isquemia.[53,54] Monitorização com PESS tem sido o padrão tradicional e foi empregado na prática clínica de rotina para procedimentos espinhais desde os anos 80.[1] Entretanto, PESSs teoricamente monitoram apenas os tratos de substância branca sensorial da medula espinhal, as colunas posteriores em particular. A questão que surge é se os PESSs são adequadamente sensíveis para lesão dos tratos corticoespinhais na medula, o que é de importância capital durante esses procedimentos. Múltiplos estudos descreveram resultados melhorados com monitorização de PESS durante cirurgia aórtica e da coluna.[32,34,35,55] Conforme assinalado previamente, há desafios importantes associados com o uso de PEMTc. Assim, a questão é se o PEMTc fornece maior sensibilidade para lesão de estruturas da medula espinhal que são mais significativas para o resultado, desse modo justificando o seu uso em relação ao PESS nos procedimentos que colocam em risco a medula espinhal.[11,14,56]

Em um estudo de 142 pacientes submetidos a reparos complexos de deformidade espinhal com monitorização de PEMTc, 16 pacientes tiveram alterações importantes indicando disfunção de tratos motores da medula espinhal durante o seu procedimento.[10] Nesses 16 casos, 11 das alterações de PEMTc foram revertidas durante o procedimento e nenhum déficit ocorreu, enquanto os cinco pacientes com modificações persistentes acordaram com déficit motor. Em uma coorte de 100 ressecções de tumores espinhais intramedulares, os PEMTcs foram detectáveis em todos os pacientes não paraplégicos. Os PEMTcs foram 100% sensíveis e 91% específicos, e nenhum paciente com sinais PEM estáveis durante todo o caso acordou com déficit.[57] Similarmente, um estudo de 50 pacientes monitorizados com PEMTc e PESS durante ressecção de tumor intramedular foi comparado com um grupo de 50 pacientes pareados sem monitorização de uma coorte histórica de 301 pacientes.[58] Os resultados neurológicos foram avaliados por ocasião da alta e aos três meses e demonstraram forte tendência no momento da alta e melhora importante nos resultados aos três meses no grupo monitorado. Séries de casos mostraram baixa taxa de paraplegia em procedimentos de AATA quando os PEMTc são empregados para monitorização. Em um estudo de 75 reparos de AATA, todos os pacientes com PEMTc normal acordaram sem paraparesia, enquanto oito de nove pacientes com alterações importantes compatíveis com lesão da medula espinhal acordaram com déficit.[59] Vinte pacientes nesse estudo tiveram alterações significativas no PEM que se resolveram intraoperatoriamente e nenhum desses pacientes acordou com déficit. Outros pesquisadores demonstraram que alterações significativas de PEMTc durante cirurgia aórtica podem ser revertidas com técnicas que aumentam a perfusão espinhal, incluindo reimplante de intercostais e aumento da pressão sistêmica.[60]

Várias séries foram operadas nas quais PEMTcs e PESSs foram monitorizados durante o mesmo procedimento (Tab. 59-1). Esse é um caso raro no qual comparações "cabeça a cabeça" foram efetuadas entre duas técnicas de monitorização, embora haja deficiências ao analisar os dados. Em todos os casos, a anestesia foi adaptada para otimizar o PEMTc. Agentes paralisantes não foram usados, os quais aumentam a dificuldade de monitorizar otimamente os PESSs por causa dos artefatos motores gerados pela execução da estimulação.

Em uma série de cirurgias complexas da coluna, 104 pacientes foram monitorizados com PEMTcs e PESSs simultaneamente.[13] Noventa pacientes não tiveram alteração significativa e nenhum desses pacientes acordou com déficit novo. Em sete dos restantes 14 casos, alterações foram vistas em ambas as modalidades: cinco pacientes tiveram alterações transitórias e acordaram sem déficit, enquanto os restantes dois pacientes tiveram alterações persistentes de PESS ou PEMTc que predisseram déficit motor e déficit sensitivo. Nos sete casos restantes, apenas alterações de PEMTc ocorreram: quatro pacientes tiveram alterações transitórias e acordaram sem déficit. Um paciente teve uma alteração permanente de PEMTc e acordou com déficit, e outro teve uma alteração transitória de PEMTc e acordou com fraqueza da perna direita. Um paciente teve uma alteração persistente de PEMTc sem déficit neurológico. Em uma coorte de 427 pacientes submetidos a reparos de coluna cervical anterior ou posterior com PESSs e PEMTcs, a monitorização identificou 12 pacientes que desenvolveram perda significativa de sinais indicando lesão espinhal.[12] Todos os 12 desenvolveram alterações significativas de PEMTc, com quatro também tendo alterações significativas de PESS. Sete dos pacientes com alterações apenas de PEMTc e três dos pacientes com alterações de PEMTc e PESS foram revertidos com ajustes intraoperatórios. Dos restantes dois pacientes com déficits motores pós-operatórios, um teve decréscimos persistentes de PEMTc e o outro teve alterações persistentes de PEMTc e PESS, resultando em um paciente na coorte que teve lesão intraoperatória que não foi identificada por PESSs. Em um estudo de 118 pacientes submetidos a reparos de AATA usando ambas as modalidades, 42 pacientes tiveram alterações significativas de PEMTc enquanto apenas cinco pacientes tiveram alterações significativas de PESS.[61] Medidas agressivas foram tomadas para reverter as alterações na monitorização intraoperatória, mas apesar dessas intervenções, 18 pacientes tiveram alterações persistentes de PEMTc e quatro pacientes tiveram alterações persistentes de PESS no momento do fechamento da pele. Cinco pacientes acordaram com paraplegia; quatro deles foram preditos por PEMTcs e um por PESSs. Há várias séries menores de casos que parecem confirmar os achados desses maiores estudos de casos, exceto por um aumento nos falso-positivos em ambas as modalidades.[9,58,62-65] Os PEMTcs parecem ter sensibilidade aumentada para predizer lesão motora, em relação ao PESS.[9,12,13,61-63]

Controvérsias e Áreas de Incerteza

Embora haja uma preocupação legítima a respeito do benefício não provado da MENI por causa da falta de ensaios randomizados, há diversas situações nas quais a monitorização parece ter uma utilidade estabelecida. Especificamente, os resultados melhorados em grandes séries de casos apoiam o uso continuado do EEG na EAC, PESS em cirurgia espinhal, PEATC em procedimentos na fossa posterior e EMG em procedimentos que colocam em risco o nervo facial. Há várias áreas nas quais a evidência ou não apoiou o uso de monitorização ou nas quais pesquisa clínica adicional necessita ser realizada para demonstrar um claro benefício antes de recomendar que essas técnicas se tornem o padrão de tratamento na prática clínica. Essas técnicas incluem monitorização com PEV, monitorização com PESS e PEATC em procedimentos que colocam em risco o tronco cerebral, EEG em procedimentos vasculares neurocirúrgicos, PESS em EAC e EMG em casos que colocam em risco outros nervos periféricos e cranianos que não o sétimo nervo.

Há claramente evidência suportando o uso de PEMTc em procedimentos complexos espinhais cervicais e torácicos, e procedimentos aórticos descendentes. Parece que o PEMTc pode ser mais sensível que o PESS para detectar e predizer déficits motores em pacientes submetidos a procedimentos que colocam sua medula espinhal em risco de déficits motores. Esse benefício precisa agora ser ponderado em relação aos riscos potenciais de usar PEMTc antes que ele se torne o padrão sobre PESS para monitorizar esses procedimentos. Os riscos incluem lesão potencial da pele, restrições anestésicas, custo, sensibilidade excessiva e necessidade de supervisão profissional aumentada. Pesquisa clínica adicional no uso de PEMTc é necessária para estabelecer essa técnica promissora. A exceção neste momento pode ser um claro benefício do uso de PEMTc no tratamento de tumores intramedulares da medula espinhal.

A dificuldade de avaliar o benefício das técnicas de monitorização intraoperatória de modo isolado levanta a questão de que o uso de múltiplas técnicas eletrofisiológicas ou técnicas não elétricas durante procedimentos de alto risco acrescenta qualquer benefício. Adicionar múltiplas técnicas durante um procedimento pode ajudar a identificar lesão, mas também pode acrescentar confusão quando as modalidades não se correlacionam, bem como acrescentar custo. Outro benefício da dupla monitorização é que, se uma modalidade falhar por razões técnicas, a outra modalidade ainda está disponível.

DIRETRIZES

Em 1990, o Subcomitê de Terapêutica e Tecnologia da American Academy of Neurology (AAN) determinou que as seguintes técnicas eram úteis e não investigacionais: EEG e PESSs como adjuntos em cirurgias de EAC e cerebrais quando o flu-

402   Seção V   MONITORIZAÇÃO

Tabela 59-1   Resultados Motores de Procedimentos Espinhais e Aórticos Usando PEMTc e PESS e uma Comparação de Modalidades

Estudo, Ano (Tipo de Cirurgia: Coluna Cervical/Torácica,[1] AATA[2])	Número de Pacientes	Número de Indivíduos com Alterações Intraoperatórias Significativas de PESS/PEMTc			Número de Indivíduos com Alterações Significativas Persistentes que Acordaram com Déficit Motor (Adicionais Falso-Negativos em Negrito, Falso-Positivos em *Itálico*)				Sensibilidade de Ter uma Alteração Significativa e Ter um Déficit Motor (%)		Especificidade de Ter uma Alteração Significativa e Ter um Déficit Motor	
		PESS/ PEMTc	PEMTc Somente	PESS Somente	Total	PESS/ PEMTc	PEMTc	PESS	PEMTc	PESS	PEMTc	PESS
Pelosi, 2002[1]	104	7	7	0	3	1	2(1) *(1)*	1(2)	67	33	99	100
Hilibrand, 2004[1]	427	4	8	0	2	1	2	1(1)	100	50	100	100
Van Donegan, 2001[2]	118	5	37	0	5	1(4)	4(1) *(14)*	1(4)	80	20	88	100
Weinzierl, 2007[1]	69	6	12	2	10	2(1) *(1)*	8(2) *(1)*	2(8) *(2)*	80	20	98	97
Meylaerts, 1999[2]	38	5	13	11	0	0	0	0(15)	N/D	N/D	60	100
Costa, 2007[1]	38	3	0	1	1	1	1	1(1)	100	100	100	97
Total	794	30	77	14	21	6(1) *(5)*	17(4) *(16)*	6(16) *(18)*	81	27	98	98

N/D, não disponível.

Capítulo 59 *A Monitorização Neurológica Eletrofisiológica Afeta o Resultado?*

xo sanguíneo fosse comprometido, monitorização com PESS efetuado em procedimentos envolvendo isquemia ou trauma mecânico à coluna vertebral e PEATC e monitorização de nervos cranianos em cirurgias efetuadas na região do tronco cerebral ou orelha são benéficos.[1] Não houve recomendações adicionais da AAN a respeito de MENI.

RECOMENDAÇÕES DOS AUTORES

Estas recomendações servem como um guia apenas e são baseadas na interpretação, pelos autores, dos dados disponíveis, e não devem substituir o julgamento clínico. Deve haver uso judicioso da monitorização neurofisiológica. Ela deve ser reservada para casos cirúrgicos nos quais o sistema nervoso está em risco importante. Quando é prevista lesão neurológica, monitorização neurofisiológica se torna obrigatória.

1. Embora seja relativamente rara, a lesão neurológica devida a hipoperfusão pode ocorrer durante endarterectomia carotídea. O EEG pode identificar essa complicação e parece melhorar os resultados ao indicar quando é necessária *shuntagem* carotídea. Os dados disponíveis apoiam seu uso em relação a outras modalidades nesse momento, embora uma experiência randomizada comparando modalidades como ultrassom Doppler transcraniano (DTC), PESS, pressão de coto e *shuntagem* não seletiva seja necessária. O uso de EEG em outros procedimentos nos quais o córtex cerebral está em risco pode ser benéfico, mas há falta de dados para suportá-lo.
2. PESSs são úteis para identificar isquemia no cérebro durante procedimentos vasculares neurocirúrgicos complexos, lesão da medula espinhal em procedimentos espinhais complexos cervicais e torácicos, e isquemia em reparos aórticos descendentes. Não está claro se PESS ou PEMTc é superior para detectar lesão potencial na medula espinhal segundo os dados disponíveis. Isso é merecedor de estudo adicional. É a recomendação atual, baseada nesta revisão, de que o PESS seja usado durante todos os procedimentos complexos na coluna cervical e torácica, e aórticos descendentes que colocam a medula espinhal sob qualquer risco.
3. Neste momento, o PEMTc deve ser considerado como um adjunto útil para monitorizar a medula espinhal durante procedimentos que a colocam em risco de lesão, porém mais dados clínicos necessitam ser coligidos antes que o PEMTc seja considerado o padrão. Os PESSs devem também ser monitorados em todos os casos nos quais os PEMTcs são tentados. Um ensaio controlado randomizado comparando monitoração espinhal com PEMTc e PESS pode ser possível de uma perspectiva ética e deve ser considerado.
4. Os PEATCs são úteis para identificar lesão e melhorar resultados durante procedimentos neurocirúrgicos envolvendo a fossa posterior que colocam o oitavo nervo craniano em risco e devem ser usados. Isso é especialmente verdadeiro em ressecções de neuroma acústico quando o tumor tem menos de 2 cm de diâmetro. Não está claro se a monitorização com PEATC e PESS durante procedimentos que colocam em risco o tronco cerebral é útil, mas dado o benefício potencial durante esses procedimentos ele deve ser continuado enquanto mais dados de desfechos são coletados.
5. Monitorização do sétimo nervo craniano em cirurgias efetuadas na região do tronco cerebral ou orelha usando EMG espontânea e mapeamento com estimulação direta dos sétimos nervos cranianos melhora os desfechos e deve ser usada. Se há um benefício da monitorização de outros nervos cranianos ou periféricos durante procedimentos que os põem em risco não está claro, mas um potencial benefício existe, de modo que a monitorização, nesse caso, deve ser continuada enquanto dados adicionais de resultados são coligidos.
6. Não está claro se a monitorização de PEV pode identificar adequadamente lesão da via visual e melhorar os resultados em procedimentos que os colocam em risco, e o seu uso provavelmente deve ser limitado a protocolos de pesquisa.

REFERÊNCIAS

1. Assessment: Intraoperative neurophysiology. Report of the Therapeutics and Technology Assessment Subcommittee of the American Academy of Neurology. *Neurology* 1990;40(11):1644-1646.
2. Sundt TM Jr, Sharbrough FW, Anderson RE, Michenfelder JD: Cerebral blood flow measurements and electroencephalograms during carotid endarterectomy. *J Neurosurg* 1974;41(3):310-320.
3. Sundt TM Jr, Sharbrough FW, Piepgras DG, Kearns TP, Messick JM Jr, O'Fallon WM: Correlation of cerebral blood flow and electroencephalographic changes during carotid endarterectomy: With results of surgery and hemodynamics of cerebral ischemia. *Mayo Clin Proc* 1981;56(9):533-543.
4. Sharbrough FW, Messick JM Jr, Sundt TM Jr: Correlation of continuous electroencephalograms with cerebral blood flow measurements during carotid endarterectomy. *Stroke* 1973;4(4):674-683.
5. Schramm J, Koht A, Schmidt G, Pechstein U, Taniguchi M, Fahlbusch R: Surgical and electrophysiological observations during clipping of 134 aneurysms with evoked potential monitoring. *Neurosurgery* 1990;26(1):61-70.
6. Buchthal A, Belopavlovic M: Somatosensory evoked potentials in cerebral aneurysm surgery. *Eur J Anaesthesiol* 1992;9(6):493-497.
7. Lopez JR, Chang SD, Steinberg GK: The use of electrophysiological monitoring in the intraoperative management of intracranial aneurysms. *J Neurol Neurosurg Psychiatry* 1999;66(2):189-196.
8. Manninen PH, Patterson S, Lam AM, Gelb AW, Nantau WE: Evoked potential monitoring during posterior fossa aneurysm surgery: A comparison of two modalities. *Can J Anaesth* 1994;41(2):92-97.
9. Weinzierl MR, Reinacher P, Gilsbach JM, Rohde V: Combined motor and somatosensory evoked potentials for intraoperative monitoring: Intra- and postoperative data in a series of 69 operations. *Neurosurg Rev* 2007;30(2):109-116, discussion 116.
10. Langeloo DD, Lelivelt A, Louis Journee H, Slappendel R, de Kleuver M: Transcranial electrical motor-evoked potential monitoring during surgery for spinal deformity: A study of 145 patients. *Spine* 2003;28(10):1043-1050.
11. Legatt AD: Current practice of motor evoked potential monitoring: Results of a survey. *J Clin Neurophysiol* 2002;19(5):454-460.
12. Hilibrand AS, Schwartz DM, Sethuraman V, Vaccaro AR, Albert TJ: Comparison of transcranial electric motor and somatosensory evoked potential monitoring during cervical spine surgery. *J Bone Joint Surg Am* 2004;86-A(6):1248-1253.
13. Pelosi L, Lamb J, Grevitt M, Mehdian SM, Webb JK, Blumhardt LD: Combined monitoring of motor and somatosensory evoked potentials in orthopaedic spinal surgery. *Clin Neurophysiol* 2002; 113(7):1082-1091.
14. MacDonald DB: Safety of intraoperative transcranial electrical stimulation motor evoked potential monitoring. *J Clin Neurophysiol* 2002;19(5):416-429.
15. Macdonald DB: Intraoperative motor evoked potential monitoring: Overview and update. *J Clin Monit Comput* 2006;20(5):347-377.
16. Algotsson L, Messeter K, Rehncrona S, Skeidsvoll H, Ryding E: Cerebral hemodynamic changes and electroencephalography during carotid endarterectomy. *J Clin Anesth* 1990;2(3):143-151.
17. Zampella E, Morawetz RB, McDowell HA, et al: The importance of cerebral ischemia during carotid endarterectomy. *Neurosurgery* 1991;29(5):727-730, discussion 730-731.
18. Blume WT, Ferguson GG, McNeill DK: Significance of EEG changes at carotid endarterectomy. *Stroke* 1986;17(5):891-897.
19. Redekop G, Ferguson G: Correlation of contralateral stenosis and intraoperative electroencephalogram change with risk of stroke during carotid endarterectomy. *Neurosurgery* 1992;30(2):191-194.
20. Ballotta E, Dagiau G, Saladini M, et al: Results of electroencephalographic monitoring during 369 consecutive carotid artery revascularizations. *Eur Neurol* 1997;37(1):43-47.
21. Cho I, Smullens SN, Streletz LJ, Fariello RG: The value of intraoperative EEG monitoring during carotid endarterectomy. *Ann Neurol* 1986;20(4):508-512.
22. Luders H, Lesser RP, Hahn J, et al: Basal temporal language area demonstrated by electrical stimulation. *Neurology* 1986;36(4): 505-510.
23. Minahan RE, Sepkuty JP, Lesser RP, Sponseller PD, Kostuik JP: Anterior spinal cord injury with preserved neurogenic "motor" evoked potentials. *Clin Neurophysiol* 2001;112(8):1442-1450.

404 Seção V MONITORIZAÇÃO

24. More RC, Nuwer MR, Dawson EG: Cortical evoked potential monitoring during spinal surgery: Sensitivity, specificity, reliability, and criteria for alarm. *J Spinal Disord* 1988;1(1):75-80.

25. Mostegl A, Bauer R, Eichenauer M: Intraoperative somatosensory potential monitoring. A clinical analysis of 127 surgical procedures. *Spine* 1988;13(4):396-400.

26. Szalay EA, Carollo JJ, Roach JW: Sensitivity of spinal cord monitoring to intraoperative events. *J Pediatr Orthop* 1986;6(4):437-441.

27. Jones SJ, Edgar MA, Ransford AO, Thomas NP: A system for the electrophysiological monitoring of the spinal cord during operations for scoliosis. *J Bone Joint Surg Br* 1983;65(2):134-139.

28. Constantini S, Miller DC, Allen JC, Rorke LB, Freed D, Epstein FJ: Radical excision of intramedullary spinal cord tumors: Surgical morbidity and long-term follow-up evaluation in 164 children and young adults. *J Neurosurg* 2000;93(2 suppl):183-193.

29. Cristante L, Herrmann HD: Surgical management of intramedullary spinal cord tumors: Functional outcome and sources of morbidity. *Neurosurgery* 1994;35(1):69-74, discussion 76.

30. Kearse LA Jr, Lopez-Bresnahan M, McPeck K, Tambe V: Loss of somatosensory evoked potentials during intramedullary spinal cord surgery predicts postoperative neurologic deficits in motor function [corrected]. *J Clin Anesth* 1993;5(5):392-398.

31. Nuwer MR, Dawson EG, Carlson LG, Kanim LE, Sherman JE: Somatosensory evoked potential spinal cord monitoring reduces neurologic deficits after scoliosis surgery: Results of a large multicenter survey. *Electroencephalogr Clin Neurophysiol* 1995;96(1):6-11.

32. Dawson EG, Sherman JE, Kanim LE, Nuwer MR: Spinal cord monitoring. Results of the Scoliosis Research Society and the European Spinal Deformity Society survey. *Spine* 1991;16(8 suppl):S361-S364.

33. Galla JD, Ergin MA, Lansman SL, et al: Use of somatosensory evoked potentials for thoracic and thoracoabdominal aortic resections. *Ann Thorac Surg* 1999;67(6):1947-1952, discussion 1953-1958.

34. Grabitz K, Sandmann W, Stuhmeier K, et al: The risk of ischemic spinal cord injury in patients undergoing graft replacement for thoracoabdominal aortic aneurysms. *J Vasc Surg* 1996; 23(2):230-240.

35. Griepp RB, Ergin MA, Galla JD, et al: Looking for the artery of Adamkiewicz: A quest to minimize paraplegia after operations for aneurysms of the descending thoracic and thoracoabdominal aorta. *J Thorac Cardiovasc Surg* 1996;112(5):1202-1213, discussion 1213–1215.

36. Laschinger JC, Cunningham JN Jr, Nathan IM, Knopp EA, Cooper MM, Spencer FC: Experimental and clinical assessment of the adequacy of partial bypass in maintenance of spinal cord blood flow during operations on the thoracic aorta. *Ann Thorac Surg* 1983;36(4):417-426.

37. Robertazzi RR, Cunningham JN Jr: Monitoring of somatosensory evoked potentials: A primer on the intraoperative detection of spinal cord ischemia during aortic reconstructive surgery. Semin *Thorac Cardiovasc Surg* 1998;10(1):11-17.

38. Sloan TB, Jameson LC: Electrophysiologic monitoring during surgery to repair the thoraco-abdominal aorta. *J Clin Neurophysiol* 2007;24(4):316-327.

39. Crawford ES, Mizrahi EM, Hess KR, Coselli JS, Safi HJ, Patel VM: The impact of distal aortic perfusion and somatosensory evoked potential monitoring on prevention of paraplegia after aortic aneurysm operation. *J Thorac Cardiovasc Surg* 1988;95(3):357-367.

40. Fisher RS, Raudzens P, Nunemacher M: Efficacy of intraoperative neurophysiological monitoring. *J Clin Neurophysiol* 1995;12(1):97-109.

41. Wober C, Zeitlhofer J, Asenbaum S, et al: Monitoring of median nerve somatosensory evoked potentials in carotid surgery. *J Clin Neurophysiol* 1998;15(5):429-438.

42. Mizoi K, Yoshimoto T: Intraoperative monitoring of the somatosensory evoked potentials and cerebral blood flow during aneurysm surgery—safety evaluation for temporary vascular occlusion. *Neurol Med Chir (Tokyo)* 1991;31(6):318-325.

43. Nadol JB Jr, Chiong CM, Ojemann RG, et al: Preservation of hearing and facial nerve function in resection of acoustic neuroma. *Laryngoscope* 1992;102(10):1153-1158.

44. Radtke RA, Erwin CW, Wilkins RH: Intraoperative brainstem auditory evoked potentials: Significant decrease in postoperative morbidity. *Neurology* 1989;39(2 pt 1):187-191.

45. James ML, Husain AM: Brainstem auditory evoked potential monitoring: When is change in wave V significant? *Neurology* 2005;65(10):1551-1555.

46. Harper CM, Harner SG, Slavit DH, et al: Effect of BAEP monitoring on hearing preservation during acoustic neuroma resection. *Neurology* 1992;42(8):1551-1553.

47. Niparko JK, Kileny PR, Kemink JL, Lee HM, Graham MD: Neurophysiologic intraoperative monitoring: II. Facial nerve function. *Am J Otolaryngol* 1989;10(1):55-61.

48. Terrell JE, Kileny PR, Yian C, et al: Clinical outcome of continuous facial nerve monitoring during primary parotidectomy. *Arch Otolaryngol Head Neck Surg* 1997;123(10):1081-1087.

49. Cedzich C, Schramm J, Mengedoht CF, Fahlbusch R: Factors that limit the use of flash visual evoked potentials for surgical monitoring. *Electroencephalogr Clin Neurophysiol* 1988;71(2):142-145.

50. Sasaki T, Ichikawa T, Sakuma J, et al: [Intraoperative monitoring of visual evoked potentials]. *Masui* 2006;55(3):302-313.

51. Chacko AG, Babu KS, Chandy MJ: Value of visual evoked potential monitoring during trans-sphenoidal pituitary surgery. *Br J Neurosurg* 1996;10(3):275-278.

52. Herzon GD, Zealear DL: Intraoperative monitoring of the visual evoked potential during endoscopic sinus surgery. *Otolaryngol Head Neck Surg* 1994;111(5):575-579.

53. McGarvey ML, Cheung AT, Szeto W, Messe SR: Management of neurologic complications of thoracic aortic surgery. *J Clin Neurophysiol* 2007;24(4):336-343.

54. McGarvey ML, Mullen MT, Woo EY, et al: The treatment of spinal cord ischemia following thoracic endovascular aortic repair. *Neurocrit Care* 2007;6(1):35-39.

55. Schepens MA, Boezeman EH, Hamerlijnck RP, ter Beek H, Vermeulen FE: Somatosensory evoked potentials during exclusion and reperfusion of critical aortic segments in thoracoabdominal aortic aneurysm surgery. *J Card Surg* 1994;9(6):692-702.

56. Legatt AD, Ellen R: Grass lecture: Motor evoked potential monitoring. *Am J Electroneurodiagnostic Technol* 2004;44(4):223-243.

57. Kothbauer KF, Deletis V, Epstein FJ: Motor-evoked potential monitoring for intramedullary spinal cord tumor surgery: Correlation of clinical and neurophysiological data in a series of 100 consecutive procedures. *Neurosurg Focus* 1998;4(5):e1.

58. Sala F, Palandri G, Basso E, et al: Motor evoked potential monitoring improves outcome after surgery for intramedullary spinal cord tumors: A historical control study. *Neurosurgery*. 2006;58(6):1129-1143, discussion 1143.

59. Kawanishi Y, Munakata H, Matsumori M, et al: Usefulness of transcranial motor evoked potentials during thoracoabdominal aortic surgery. *Ann Thorac Surg* 2007;83(2):456-461.

60. Jacobs MJ, Elenbaas TW, Schurink GW, Mess WH, Mochtar B: Assessment of spinal cord integrity during thoracoabdominal aortic aneurysm repair. *Ann Thorac Surg* 2002;74(5):S1864-S1866,discussion S92-S98.

61. van Dongen EP, Schepens MA, Morshuis WJ, et al: Thoracic and thoracoabdominal aortic aneurysm repair: Use of evoked potential monitoring in 118 patients. *J Vasc Surg* 2001;34(6): 1035-1040.

62. Costa P, Bruno A, Bonzanino M, et al: Somatosensory- and motor-evoked potential monitoring during spine and spinal cord surgery. *Spinal Cord* 2007;45(1):86-91.

63. Meylaerts SA, Jacobs MJ, van Iterson V, De Haan P, Kalkman CJ: Comparison of transcranial motor evoked potentials and somatosensory evoked potentials during thoracoabdominal aortic aneurysm repair. *Ann Surg* 1999;230(6):742-749.

64. Dong CC, MacDonald DB, Janusz MT: Intraoperative spinal cord monitoring during descending thoracic and thoracoabdominal aneurysm surgery. *Ann Thorac Surg* 2002;74(5):S1873-S1876;discussion S92-S98.

65. DiCindio S, Theroux M, Shah S, et al: Multimodality monitoring of transcranial electric motor and somatosensory-evoked potentials during surgical correction of spinal deformity in patients with cerebral palsy and other neuromuscular disorders. *Spine* 2003;28(16):1851-1855, discussion 1855–1856.

SEÇÃO VI

ANESTESIA CARDIOVASCULAR

60 A Anestesia Regional é Superior à Anestesia Geral para Revascularização Infrainguinal?

R. Yan McRae, MD e Grace L. Chien, MD

INTRODUÇÃO

A revascularização infrainguinal inclui o *bypass* da artéria femoral ou de seus ramos. Todos os pacientes submetidos a uma cirurgia vascular apresentam risco elevado de complicações cardíacas, de acordo com as diretrizes do American College of Cardiology para avaliação perioperatória para cirurgias não cardíacas. Pacientes que possuem enxerto vascular em uma extremidade inferior correm risco de apresentar complicações perioperatórias, que incluem insuficiência do enxerto, infarto do miocárdio, insuficiência respiratória e morte.[1] Em um estudo conduzido em grande grupo, pacientes submetidos ao *bypass* infrainguinal apresentavam uma taxa de mortalidade de 30 dias igual a 5,8% e uma taxa de mortalidade de 1 ano igual a 16,3%.[2] Cerca de metade de todas as mortes perioperatórias nesta população foi causada por complicações cardíacas.[3] Pacientes submetidos a esse tipo de cirurgia muitas vezes têm diabetes, histórias de fumo abusivo ou hipertensão, que são fatores associados à doença periférica e arterial coronariana. Os fatores de risco para a doença da artéria coronária têm sido associados ao aumento do risco de morbidade cardíaca perioperatória em inúmeros estudos.[1]

Dois tipos de benefícios podem ser proporcionados aos pacientes que recebem anestesia no neuroeixo. Primeiro, eles podem ser beneficiados dos resultados relacionados às doenças concomitantes que apresentam, por exemplo, redução do infarto do miocárdio, complicações respiratórias ou infecções. Segundo, os pacientes podem ser beneficiados quanto aos resultados diretamente relacionados à cirurgia, por exemplo, redução da falha do enxerto vascular que leva a um segundo procedimento ou até mesmo uma amputação. Por outro lado, a anestesia neuraxial também pode causar danos aos pacientes. O aspecto mais óbvio é a lesão neurológica, tal como pode ocorrer no hematoma peridural ou subdural. Evidências a favor e contra tais benefícios são fornecidas neste capítulo.

OPÇÕES TERAPÊUTICAS

As opções anestésicas típicas para pacientes com enxerto vascular em uma extremidade inferior são anestesia geral (AG), anestesia peridural, raquianestesia e combinações destas. É importante considerar que as práticas clínicas empregadas em qualquer hospital ou estudo podem diferir quanto às escolhas básicas, que por sua vez podem influenciar os resultados de forma semelhante ou até mais significativa que a variável estudada. Ao interpretar os estudos destinados a tratar da escolha do anestésico e dos resultados da revascularização infrainguinal, a utilização de infusão peridural pós-operatória, a otimização hemodinâmica invasiva orientada por monitorização e a terapia antitrombose são exemplos de escolhas terapêuticas "padronizadas" que de fato variam entre os estudos. O anestesiologista deve avaliar tais escolhas em sua própria prática, bem como no corpo de evidências publicadas, para determinar a melhor maneira de atender a seus pacientes.

EVIDÊNCIA

Benefícios

Mortalidade e Morbidade em Populações Cirúrgicas Mistas

Rodgers e cols.[4] realizaram uma grande metanálise de 141 ensaios randomizados comparando a anestesia no neuroeixo com a anestesia geral para todos os tipos de pacientes. A anestesia neuraxial foi associada a uma redução significativa (aproximadamente 30%) da mortalidade pós-operatória. Quando as chances de morte foram analisadas conforme o tipo de cirurgia, o bloqueio no neuroeixo pareceu mais salutar para a cirurgia ortopédica em comparação aos procedimentos vascular, geral ou urológico. Quando as chances de morte foram examinadas de acordo com o tipo de anestesia, o bloqueio no neuroeixo isolado foi superior à anestesia geral (AG) isolada. Morbidades operatórias não fatais, como trombose venosa profunda, embolia pulmonar, transfusão perioperatória, pneumonia e depressão respiratória foram reduzidas em pacientes randomizados para bloqueio no neuroeixo. Houve uma possível redução do infarto do miocárdio (*odds ratio* [OR] = 0,67; intervalo de confiança de 95% [IC] = 0,45 a 1,00) em pacientes submetidos ao bloqueio no neuroeixo.

O Multicentre Australian Study of Epidural Anesthesia (o ensaio de anestesia MASTER) incluiu 888 pacientes com comorbidades de alto risco submetidos a uma cirurgia abdominal de

407

408 Seção VI ANESTESIA CARDIOVASCULAR

grande porte ou a uma esofagectomia, randomizados entre AG e anestesia/analgesia peridural ou AG com opioides endovenosos no pós-operatório.[5,6] As pontuações de dor foram menores em repouso no primeiro dia de pós-operatório (DPO), sendo que o grupo peridural apresentou tosse no DPO 1 a 3. A insuficiência respiratória também foi reduzida, mas não foram encontradas diferenças significativas quanto às taxas de mortalidade ou de morbidade cardiovascular. A taxa de mortes ou de pelo menos uma complicação importante foi de 57,1% no grupo peridural e de 60,7% no grupo de AG. Para demonstrar um benefício de anestesia/analgesia regional estatisticamente significativo de 3,6% seria necessário realizar um estudo com cerca de 6.000 pacientes. Por fim, ainda restam controvérsias sobre a existência de algum pequeno, porém importante, benefício produzido pela anestesia regional em populações cirúrgicas mistas de alto risco.

Bode e cols.[7] testaram a hipótese de que a anestesia regional reduz a morbidade cardiovascular operatória e a taxa de mortalidade associada à revascularização infrainguinal. Quatrocentos e vinte e três pacientes foram aleatoriamente designados para receber anestesia geral (138), peridural (149) ou raqui (136) para uma cirurgia de *bypass* arterial distal. Os cateteres peridurais foram removidos no momento da alta da unidade de cuidados pós-anestésicos (UCPA), porém alguns pacientes receberam morfina peridural antes da remoção do cateter. Todos os pacientes foram monitorizados durante pelo menos 48 horas após a cirurgia com linhas arteriais e cateteres na artéria pulmonar (sem utilizar o protocolo padronizado de tratamento). Os pacientes receberam heparina por via subcutânea em DPO 1 até a deambulação, seguida de 81 mg de aspirina no dia deste momento em diante. Não houve nenhuma redução significativa de infarto do miocárdio, angina ou insuficiência cardíaca congestiva, nem da taxa de mortalidade em todas as causas, comparando-se AG (16,7%), anestesia peridural (15,4%) ou raquianestesia (21,3%). Em função do modelo do estudo, potenciais benefícios da infusão peridural pós-operatória não foram considerados. Em suma, as atuais evidências de uma redução significativa da taxa de mortalidade e do risco *cardíaco* com o uso de anestesia regional durante a revascularização infrainguinal são limitadas. Caso seja favorável, o benefício da anestesia regional é pequeno.

Falha do Enxerto na Revascularização de Extremidade Inferior

Em dois estudos randomizados, em que um deles (Christopherson e cols.[8]) compara a anestesia peridural à AG para pacientes submetidos a enxertos de extremidade inferior, e o outro (Tuman e cols.[9]) compara a anestesia geral suplementada pela peridural à AG sem suplementação para pacientes submetidos tanto a uma cirurgia aórtica como a uma cirurgia vascular de extremidade inferior, a falha de enxerto vascular foi reduzida nos pacientes que receberam peridurais. Ambos os estudos relataram taxas elevadas de falência de enxerto vascular e ambos continuaram a analgesia peridural no período pós-operatório. No estudo de Christopherson e cols.[8], a aspirina pré-operatória foi suspensa e a heparina foi continuada no período pós-operatório somente em caso de suspeita de insuficiência do enxerto. Poucos pacientes neste estudo foram monitorizados com cateteres na artéria pulmonar.[8] No estudo de Tuman e cols.[9], a heparina intraoperatória foi revertida com protamina no final da cirurgia. As elevadas taxas de falha de enxerto nesses dois estudos poderiam ter sido reduzidas se diferentes estratégias antitrombóticas tivessem sido utilizadas. Contudo, taxas elevadas de resultados adversos permitiram que esses estudos mostrassem uma redução significativa da falha do enxerto nos pacientes que receberam anestesia peridural.

Em uma revisão focada e retrospectiva, Kashyap e cols.[10] também mostraram os possíveis benefícios da anestesia regional. Essa revisão examinou a sobrevida de enxertos após a revascularização poplítea com enxerto de material em politetrafluoroetileno (PTFE) para isquemia crítica. Tais critérios restringiram os resultados para 77 pacientes, das 1.500 cirurgias de revascularização de membros realizadas no período de 1978–1998 e dos funcionalmente selecionados para um estudo de população de alto índice de falha de enxerto, fortalecendo assim a capacidade para detectar um efeito pequeno. A anestesia geral correspondeu a 75% destes casos enquanto a anestesia regional, em sua maior parte anestésicos raquídeos, contribuiu com 25% do total de casos. Houve 11 incidentes de trombose aguda de enxerto, todos pertencentes ao grupo de AG. O grupo regional apresentou patência primária de enxerto prolongada em 36 meses (35%), em comparação ao grupo AG (15%). Separação específica de quais pacientes tiveram analgesia no neuroeixo continuada no período pós-operatório não foi relatada. O uso de warfarina não foi estatisticamente associado à melhora da perviedade do enxerto, embora apenas alguns dos pacientes tenham recebido warfarina neste estudo retrospectivo não randomizado.

Em contraste, em um quadro de revisão realizado por Schunn e cols.[11] foram examinadas 294 cirurgias de *bypass* femoral-poplíteo-tibial primário realizadas entre 1989–1994, não sendo encontrada nenhuma diferença significativa nas taxas de trombose em enxerto precoces entre apenas AG (9,4%) e apenas peridural (14%). Entretanto, o artigo não diz se a analgesia peridural foi sempre continuada no período pós-operatório ou se foi seletivamente continuada em certos casos e, como quadro de revisão, não houve randomização entre os dois grupos. Em dois ensaios randomizados prospectivos, um (Cook e cols.[12]) comparando a raquianestesia à AG e o outro (Pierce e cols.[13]) no qual os pacientes foram randomizados para raquianestesia, peridural ou AG, a analgesia no neuroeixo não foi continuada no período pós-operatório. Não houve nenhum benefício associado à anestesia regional. Em geral os índices de falha de enxerto foram menores, na verdade tão baixos no estudo de Pierce e cols.[13] que o estudo perdeu força para que fosse encontrada uma diferença nos índices de insuficiência de enxerto. No estudo de Pierce e cols.[13] não foi encontrada nenhuma diferença na frequência de amputação pós-operatória. Todos os pacientes receberam aspirina e/ou heparina subcutânea ou Coumadin® oral. Além disso, todos os pacientes foram monitorizados com linhas arteriais e cateteres na artéria pulmonar durante 24 a 48 horas após a cirurgia.[13] Foi mostrado que pacientes submetidos à cirurgia vascular em membro inferior sob AG conseguem uma sobrevida melhor do enxerto vascular se forem monitorizados e tratados adequadamente com a utilização de cateteres na artéria pulmonar.[14] Assim, nenhum outro benefício relativo à perviedade do enxerto poderá ser obtido com o uso de anestesia no neuroeixo se a terapia antitrombose for empregada e se a hemodinâmica for otimizada. Além disso, parece haver poucas evidências que sustentem uma melhora na patência do enxerto vascular após a anestesia no neuroeixo sem que a analgesia neuraxial seja continuada durante o período pós-operatório.

Riscos

A terapia antitrombose é importante na manutenção da perviedade do enxerto vascular. Em algumas instituições, a aspirina é administrada rotineiramente antes da cirurgia. Quase sempre é feita a administração de heparina por via endovenosa no intraoperatório, antes de clipar as artérias a serem enxertadas. Dessa forma, uma agulha de raqui ou peridural poderia ser empregada em um paciente que apresenta comprometimento da função plaquetária por ação da aspirina, e subsequentemente à introdução de um cateter peridural quase sempre é administrado um anticoagulante. Além disso, a administração de heparina por via endovenosa pode ser continuada durante o período pós-operatório, ou pode ser realizada a administração subcutânea de heparina de baixo peso molecular. Por causa das doenças concomitantes que apresentam, os pacientes submetidos à cirurgia vascular podem estar sob terapia antiplaquetária ou com Coumadina.

A American Society of Regional Anesthesia and Pain Medicine (ASRA) revisou recentemente as evidências de risco de hematoma para pacientes que receberam bloqueio no neuroeixo sob efeito anticoagulante.[15] Recomendações pertinentes relacionadas à heparina e a agentes antiplaquetários estão sumarizadas a seguir. Para obtenção de mais detalhes ou para manuseio com base em evidências da anestesia no neuroeixo para pacientes sob efeito de outros anticoagulantes, o leitor deve ler o documento de consenso da ASRA que está disponível no site www.asra.com.

1. Heparina não fracionada: pacientes submetidos à cirurgia vascular, que receberão heparina no intraoperatório, não devem receber anestesia no neuroeixo se possuírem outras coagulopatias. Se for difícil ou se houver sangramento durante a introdução da agulha, o risco de hematoma no neuroeixo pode ser maior. A questão da continuação ou cancelamento do caso deve ser discutida com o cirurgião. Em geral, a heparina não deve ser administrada pelo menos até uma hora após a colocação da agulha. No período pós-operatório, o status neurológico deve ser cuidadosamente monitorizado e as concentrações de anestésicos locais devem ser limitadas àquelas que permitam avaliação da força motora. Cateteres peridurais devem ser removidos pelo menos depois de duas a quatro horas de uma dose de heparina. Pacientes tratados com heparina por quatro dias ou mais correm risco de desenvolver trombocitopenia induzida por heparina. Por isso, é preciso realizar uma contagem de plaquetas antes da realização do bloqueio no neuroeixo.

2. Heparina de baixo peso molecular (HBPM): deve-se considerar que pacientes que receberam HBPM no pré-operatório apresentam coagulação comprometida. O tempo e o tipo de anestesia mais seguro são mais provavelmente uma única injeção de anestésico espinhal administrada depois de pelo menos 10 a 12 horas da última dose tromboprofilática de HBPM. Pacientes que receberam doses maiores (tratamento) de HBPM não devem receber anestesia no neuroeixo por pelo menos 24 horas. Se houver intenção de iniciar a administração de HBPM no pós-operatório, a dosagem e a remoção do cateter peridural devem ser cronometradas. Cuidados extras devem ser tomados, como também é preciso considerar os riscos e benefícios das técnicas regionais quando o paciente for tratado com outros fármacos que podem agir em sinergia com a HBPM.

3. Medicações antiplaquetárias: a terapia isolada de fármacos anti-inflamatórios não esteroidais não é uma contraindicação a técnicas regionais. Antes da anestesia regional no neuroeixo, é sugerido um intervalo de 14 dias para a ticlopidina e de sete dias para o clopidogrel. A família de inibidores de glicoproteínas (GP) plaquetárias IIb/IIIa merece atenção especial. A agregação plaquetária fica comprometida por 24 a 48 horas após a administração de abciximab, e por quatro a oito horas após a de eptifibatide e tirofiban.

ÁREAS DE INCERTEZA

Até onde sabemos, não existem estudos publicados que determinem se a raquianestesia afeta a sobrevida do enxerto, como ocorre com a anestesia peridural em alguns estudos.

DIRETRIZES

Recomendamos duas diretrizes publicadas por sociedades nacionais para tratar dos aspectos discutidos neste capítulo. Ambas podem ser encontradas em websites, em que são atualizadas de tempos em tempos, à medida que novas informações são disponibilizadas. Em relação às taxas de morbidade e mortalidade perioperatória cardíaca, indicamos ao leitor o website do American College of Cardiology (www.acc.org). Com respeito ao manuseio do bloqueio no neuroeixo para pacientes sob efeito de anticoagulantes, o leitor deve acessar o website da American Society of Regional Anesthesia and Pain Medicine (www.asra.com).

RECOMENDAÇÕES DOS AUTORES

Pacientes com doença vascular periférica apresentam taxas significativas de mortalidade perioperatória e morbidade cardíaca. Por isso qualquer redução de riscos pode proporcionar uma redução relativamente grande do número absoluto de complicações operatórias. A literatura revela estudos contraditórios, que apenas sugerem que técnicas neuroaxiais podem trazer pequenos benefícios às taxas de mortalidade e eventos cardíacos em uma população mista de pacientes cirúrgicos. Especificamente na prática atual de anestesia regional, além das considerações usuais relativas à anatomia, risco de infecção e preferência do paciente, a utilização crescente de terapia antitrombótica perioperatória adiciona complexidade tanto à análise de potenciais riscos e benefícios como ao tratamento atual do paciente.

A sobrevida do enxerto pode ser semelhante à anestesia geral e ao bloqueio no neuroeixo, especialmente se os pacientes recebem terapia hemodinâmica otimizada e/ou terapia antitrombose perioperatória. Quando a anestesia peridural é empregada, a analgesia peridural deve ser continuada no período pós-operatório, uma vez que os únicos estudos randomizados que demonstraram redução de falha de enxerto foram realizados diante da continuação da terapia peridural no período pós-operatório.

Em nosso hospital, observamos um índice muito baixo de falha do enxerto. Nossos pacientes recebem aspirina antes da cirurgia. Cateteres arteriais, venosos centrais e de artéria pulmonar são utilizados apenas em casos de indicação médica e a maioria dos pacientes não recebe esses monitores. Quando consideradas seguras e viáveis, as técnicas de anestesia regional são oferecidas como opções a pacientes submetidos à revascularização infrainguinal, embora reconheçamos que o benefício mais provável é a analgesia pós-operatória superior.

REFERÊNCIAS

1. Eagle et al: Perioperative cardiovascular evaluation for noncardiac surgery update. American College of Cardiology, 2002. Available at www.acc.org/clinical/guidelines/perio/update.htm.
2. Fleisher LA, Eagle KA, Shaffer T, Anderson GF: Perioperative and long-term mortality rates after major vascular surgery: The relationship to preoperative testing in the Medicare population. *Anesth Analg* 1999;89:849-855.
3. Hertzer NR: Basic data concerning associated coronary disease in peripheral vascular patients. *Ann Vasc Surg* 1987;1:616-620.
4. Rodgers A, Walker N, Schug S, McKee A, Kehlet H, van Zundert A, et al: Reduction of postoperative mortality and morbidity with epidural or spinal anaesthesia: Results from overview of randomised trials. *BMJ* 2000;321:1-12.
5. Peyton PJ, Myles PS, Silbert BS, Rigg JRA, Jamrozik K, Parsons R: Perioperative epidural analgesia and outcome after abdominal surgery in high-risk patients. *Anesth Analg* 2003;96:548-554.
6. Rigg JRA, Jamrozik K, Myles PS, Silbert BS, Peyton PJ, Parsons RW, Collins KS: Epidural anaesthesia and analgesia and outcome of major surgery: A randomized trial. *Lancet* 2002;359:1276-1282.
7. Bode RH, Lewis KP, Zarich SW, Pierce ET, Roberts M, Kowalchuck GJ, et al: Cardiac outcome after peripheral vascular surgery: Comparison of general and regional anesthesia. *Anesthesiology* 1996;84:3-13.
8. Christopherson R, Beattie C, Frank SM, Norris EJ, Meinert CL, Gottlieb SO, et al: Perioperative morbidity in patients randomized to epidural or general anesthesia for lower extremity vascular surgery. *Anesthesiology* 1993;79:422-434.
9. Tuman KJ, McCarthy RJ, March RJ, DeLaria GA, Patel RV, Ivankovich AD: Effects of epidural anesthesia and analgesia on coagulation and outcome after major vascular surgery. *Anesth Analg* 1991;73:696-704.
10. KashyapMS,Ahn SS, Quinones-Baldrich WJ, Byung-Uk C, Dorey F, Reil TD, et al: Infrapopliteal-lower extremity revascularization with prosthetic conduit: A 20-year experience. *Vasc Endovascular Surg* 2002;36:255-262.
11. Schunn CD, Hertzer NR, O'Hara PJ, Krajewski LP, Sullivan TM, Beven EG: Epidural versus general anesthesia: Does anesthetic management influence early infrainguinal graft thrombosis? *Ann Vasc Surg* 1998;12:65-69.
12. Cook PT, Davies MJ, Cronin KD, Moran P: A prospective randomized trial comparing spinal anaesthesia using hyperbaric cinchocaine with general anesthesia for lower limb vascular surgery. *Anaesth Intensive Care* 1986;14:373-380.
13. Pierce ET, Pomposelli FB, Stanley GD, et al: Anesthesia type does not influence early graft patency or limb salvage rates of lower extremity arterial bypass. *J Vasc Surg* 1997;25:226-233.
14. Berlauk JF, Abrams JH, Gilmour IJ, O'Connor SR, Knighton DR, Cerra FB: Preoperative optimization of cardiovascular hemodynamics improves outcome in peripheral vascular surgery. *Ann Surg* 1991;289-297.
15. American Society of Regional Anesthesia and Pain Medicine: Regional anesthesia in the anticoagulated patient—defining the risks. 2002. Available at www.asra.com.

61 A Prática Baseada em Evidência para Anestesia de Agilização Cardíaca é Segura?

Daniel Bainbridge MD, FRCPC e Davy Cheng, MD, MSc, FRCPC, FCAHS

INTRODUÇÃO

A cirurgia cardíaca "fast-track" (agilização) foi proposta pela primeira vez em 1977.[1] No entanto, uma vez que problemas de custo e utilização de recursos tornaram-se cada vez mais importantes, o conceito de anestesia fast-track ressurgiu em destaque na década de 1990, e desde então transformou-se em uma técnica generalizada. A anestesia fast-track cardíaca (AFTC) pode ser considerada como um protocolo de manuseio que envolve o cuidado perioperatório dos pacientes com o objetivo de permitir uma rápida recuperação após a cirurgia.

Em um protocolo de agilização, o tratamento perioperatório dos pacientes compreende várias etapas. Uma pesquisa pré-operatória e a otimização dos pacientes constituem o primeiro passo de um programa de agilização bem-sucedido. Segundo o estudo de Wong e cols.[2] os riscos de atraso na extubação traqueal durante o pré-operatório incluem idade e sexo feminino. Os fatores de risco pós-operatórios incluem sangramento, uso de inotrópicos, uso de bomba de balão intra-aórtico (BBIA) e disritmias atriais.[2] Durante o intraoperatório, o tratamento consiste em baixas doses de narcóticos balanceados com um agente inalatório e/ou propofol para proporcionar um estado reversível mais rapidamente que facilite a extubação precoce. Esse procedimento também requer atenção à temperatura do paciente e ao manejo associado da coagulação e do status hemodinâmico a fim de prevenir complicações, as quais podem retardar a extubação. Os cuidados de pós-operatório envolvem uma vigilância contínua e monitorização constante de qualquer complicação (sangramento, disritmias etc.) e o suporte de enfermagem para a realização da agilização nestes pacientes. É importante reconhecer que todos os pacientes são candidatos à agilização potenciais e assim, quando clinicamente indicados, podem ser extubados dentro de quatro horas da admissão.

Os benefícios potenciais de tal protocolo são claros. A extubação precoce na unidade de tratamento intensivo (UTI) leva à alta precoce para o andar. Isto, por sua vez, leva a uma alta precoce do hospital, o que, por fim, proporciona redução de custos, redução da utilização de recursos ou ambas.[3-6]

OPÇÕES

A Figura 61-1 destaca os modelos de recuperação de cirurgia pós-cardíaca para o manuseio dos pacientes. A utilização de narcóticos em altas doses com uma estadia na UTI de 16 a 24 horas constitui a abordagem tradicional para manejo dos pacientes de cirurgia cardíaca. A recuperação dos pacientes submetidos ao protocolo fast-track (PFT) pode envolver três modelos de recuperação cardíaca que têm sido propostos para maximizar os benefícios de um PFT na cirurgia cardíaca: um modelo no qual a área de recuperação cardíaca (ARC) é isolada da UTI (modelo independente), um modelo no qual a ARC é adjacente à UTI (modelo paralelo) e um modelo integrado, no qual a ARC e a UTI estão fisicamente interligadas. O que tem sido demonstrado a partir dos estudos que envolvem PFT para pacientes cardíacos é que a extubação por si proporciona apenas uma redução marginal dos custos. As maiores economias de custo são conseguidas somente com a adoção de estruturas de recuperação diferentes. O melhor benefício de um PFT está em sua capacidade de reduzir os custos, pois essa capacidade requer uma alteração na estrutura da recuperação do paciente. Dessa forma, a mudança para uma abordagem com PFT deve ser acompanhada por uma mudança na prática de recuperação do paciente.

EVIDÊNCIA

Para mudar a prática, três questões fundamentais devem ser direcionadas. A primeira delas diz respeito à segurança. Esta prática aumenta os riscos de mortalidade ou morbidade? Para a cirurgia cardíaca, os pontos finais de morbidade incluem acidente vascular cerebral, declínio cognitivo, infarto do miocárdio, pneumonia, suporte ventilatório de longo prazo e insuficiência renal. A segunda questão diz respeito a quão aplicável é esta prática a todos os pacientes cardíacos e, em particular, se a evidência sustenta o uso desta técnica em subgrupos de alto risco. Em terceiro, qual é o benefício proporcionado pelo uso da anestesia cardíaca fast-track?

A melhor evidência disponível para a cirurgia de agilização provém de uma revisão sistemática e de uma meta-análise de ensaios distribuídos aleatoriamente que comparam a anes-

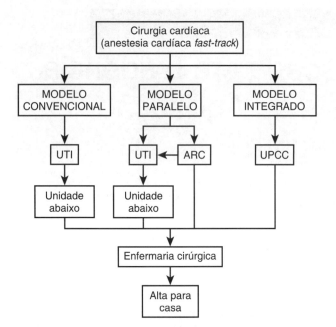

Figura 61-1. Modelos de recuperação pós-cirurgia cardíaca. UTI, unidade de tratamento intensivo; ARC, área de recuperação cardíaca; UPCC, unidade pós-cirúrgica cardíaca. (*De Cheng, DC: Fast track cardiac surgery pathways: Early extubation, process of care, and cost containment. Anesthesiology 1998; 88:1429-1433.*)

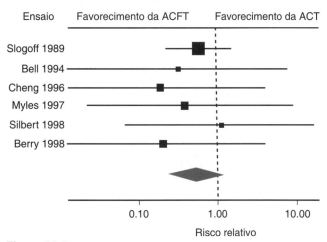

Figura 61-2. Uma revisão sistemática da segurança e efetividade da anestesia cardíaca fast-track. *ACFT*: anestesia cardíaca fast-track; *ACT*: anestesia cardíaca tradicional. (*De Myles PS, Daly DJ, Djaiani G et al.: Anesthesiology 2003; 99:982-987.*)

tesia cardíaca fast-track à anestesia convencional utilizando-se regimes de altas doses de narcóticos[7] (Fig. 61-2). Essa revisão identificou dez ensaios envolvendo cerca de 1.800 pacientes. Os pacientes incluídos na revisão tinham em média 59 a 64 anos de idade e a maioria era do sexo masculino. Muitos dos experimentos excluíram pacientes idosos, aqueles com doença respiratória e aqueles com pobre funcionamento do ventrículo esquerdo (VE). A maioria dos pacientes foi submetida a uma cirurgia eletiva de revascularização do miocárdio (RM). Ao tratar da questão de segurança, a análise agrupada não foi capaz de demonstrar uma diferença significativa nos resultados em termos de taxa de mortalidade (risco relativo [RR], 0,51 [intervalo de confiança de 95% (IC): 0,23 a 1,13]), infarto do miocárdio (RR, 1,00 [IC 95% 0,52 a 1,94]), acidente vascular cerebral 0,74 (0,05 a 10,56) ou insuficiência renal aguda 2,92 (0,32 a 27,1). Isto sugere que, comparado à anestesia convencional, a anestesia de agilização cardíaca é segura. Contudo, ainda é possível que existam pequenas diferenças, uma vez que os eventos mais adversos foram raros, de modo que a revisão não teve poder suficiente para detectar as pequenas diferenças. Apenas um paciente em todas as triagens necessitou de reintubação. Entretanto, muitos pacientes nos grupos de extubação precoce não foram extubados precocemente e este resultado não foi mencionado na meta-análise. Outro resultado de interesse, a consciência, também não foi tratado na meta-análise.

Para tratar a questão da consciência, Down e cols.[8] relataram os resultados do estudo prospectivo observacional que realizaram com 608 pacientes submetidos à ACFT. Todos os participantes foram entrevistados 18 horas após a cirurgia para determinar se os pacientes tinham permanecido conscientes durante o procedimento cirúrgico. Somente dois pacientes (0,3%) relataram ter permanecido conscientes durante a cirurgia, o que é consistente com os relatos de procedimentos cirúrgicos gerais.[9]

Ovrum e cols.[10] publicaram um estudo prospectivo observacional com 5.658 pacientes submetidos à ACFT entre 1989 e 1997. A média da idade dos pacientes era de 63 anos e 16,9% eram do sexo feminino. A média da fração de ejeção foi 70%, com 70% relatando sintomatologia de classe III ou IV, segundo a classificação da New York Heart Association (NYHA). O tempo médio de extubação foi de 1,5 hora, com 99,3% dos pacientes extubados dentro de quatro horas. Um total de 1,09% dos pacientes necessitou de reintubação em seus grupos, sendo que o motivo para a reintubação foi sangramento em 0,62% dos casos e instabilidade hemodinâmica em 0,46%. A taxa de reintubação é semelhante a outros relatos de taxas de reintubação durante cirurgias cardíacas (seja convencional ou técnica fast-track), com uma variação de 1% a 6%. As taxas de infarto do miocárdio e mortalidade intra-hospitalar foram de 2,53% e 0,41%, respectivamente. Apesar de não ser um ensaio de distribuição aleatória, ele incluiu grupos de pacientes de alto e baixo risco, e incluiu um tamanho da amostra suficiente para determinar com precisão o risco absoluto de eventos adversos associados à ACFT. Tal estudo sugere que a aplicação ampla do protocolo de agilização é segura e efetiva.

Myles e cols.[7], além de examinarem os eventos adversos, também examinaram os potenciais benefícios de uma ACFT em reduzir a duração da ventilação, da estadia na UTI e da estadia no hospital. Destas, a duração da intubação foi estatisticamente diferente (diferença média ponderada [DMP] 8,1 horas; IC 95%: 3,7 a 12,5; $p = 0,001$), bem como a duração da estadia na UTI (DMP 5,4 horas; IC 95%: 0,3 a 10,5; $p = 0,039$). Infelizmente, isto não resultou em redução geral da duração da estadia no hospital (DMP 0,61 dias; IC 95%: 028 a 1,5; $p = 0,18$). Uma das prováveis razões pelas quais os tempos de alta foram reduzidos apenas moderadamente é a relutância que existe na maioria das UTIs em liberar pacientes que alcançaram os critérios de alta necessários durante o período noturno ou de madrugada.[9]

Tomados coletivamente, esses artigos sustentam a segurança dos protocolos de agilização para pacientes de RM eletiva. Pacientes com mau funcionamento ventricular esquerdo, doença respiratória e idosos (com mais de 75 anos) não foram incluídos na maioria destes estudos. Dessa forma, é preciso ter cautela com tais grupos ao tomar decisões sobre a adequação da anestesia cardíaca fast-track.

CONTROVÉRSIAS

Atualmente, as duas áreas mais ativas de pesquisa são o tipo de narcótico intraoperatório que mais facilita a ACFT e o método de controle da dor durante o período de recuperação. Existem vários ensaios randomizados que avaliam a eficácia de remifentanil, fentanil e sufentanil como anestésicos de agilização cardíaca. As doses de fentanil variaram de 7 a 15 mcg/kg com titulação para controlar a estimulação desde a cirurgia. As doses de sufentanil variaram entre 1 a 4 mcg/kg, novamente com titulação para controlar a estimulação desde a cirurgia. As doses de remifentanil variaram de 0,5 a 1 mcg/kg com manutenção das infusões até 1 mcg/kg/min. Os tempos de extubação não diferiram entre os estudos.[3,11,12]

O uso de anestesia regional também se tornou uma área de interesse renovado, seja para auxiliar a extubação precoce, seja para proporcionar o controle adequado da dor no período pós-operatório. Liu e cols.[13] produziram uma revisão sistemática com meta-análise, na qual avaliaram pacientes que tinham recebido anestesia peridural torácica (APT) *versus* pacientes controle, ou pacientes que receberam narcóticos espinhais *versus* o grupo controle. Para o grupo de APT, um total de 15 ensaios foi incluídos, englobando 1.178 pacientes. A APT reduziu as complicações pulmonares (OR 0,41, IC 95% 0,27 a 0,60), disritmias (OR 0,52, IC 95% 0,29 a 0,93), tempo para extubação traqueal (DMP 4,5 horas; IC 95%: –7 a –2) e pontuações de dor segundo a escala visual analógica (EVA) (DMP 7,8 mm; IC 95%: –15 a –0,6). Para a utilização de narcóticos intratecais foi incluído um total de 17 ensaios que envolveram 668 pacientes. Nenhum benefício foi proporcionado em termos de extubação traqueal. A pontuação de dor da EVA melhorou e o consumo total de narcóticos foi reduzido. Em um subconjunto de ensaios, naqueles que utilizam doses de narcóticos intratecais inferiores a 7 mcg/kg de morfina, observou-se uma redução no tempo de extubação traqueal (DMP 1,2 horas; IC 95%: –1,8 a –0,7). Ainda existe, todavia, preocupações quanto ao uso de técnicas regionais em pacientes cardíacos e o risco de hematoma peridural. Este risco tem sido difícil de ser determinado.[14]

Outra meta-análise revisou o benefício da administração de narcóticos analgésicos controlada pelo paciente (ACP) comparado à administração de narcóticos pela enfermagem em pacientes submetidos a cirurgias cardíacas.[15] A revisão abrangeu 10 ensaios que envolveram 666 pacientes. Não houve diferenças quanto à pontuação de dor da EVA em 24 horas (DMP 0,19 hora; IC 95%: –0,61 a 0,24). Em 48 horas, a pontuação de dor da EVA foi reduzida em 25% (DMP 0,73 hora; IC 95%: –1,19 a –0,27). O consumo de narcóticos aumentou 7 mg em 24 horas de pós-operatório. Este estudo sugere que o uso de ACP proporciona poucos benefícios aos pacientes submetidos a cirurgia cardíaca.

Anti-inflamatórios não esteroidais (AINEs) têm sido comumente utilizados em cirurgias não cardíacas como parte de um regime anestésico multimodal para reduzir a dor que se segue à cirurgia. Uma recente meta-análise revisou 20 ensaios envolvendo 1.065 pacientes submetidos a cirurgia torácica ou cardíaca e que receberam AINEs ou não (controle).[16] Os resultados mostraram uma redução de 1 ponto na EVA em 24 horas e uma redução de 5 mg no consumo de morfina nas primeiras 24 horas em pacientes de cirurgia cardíaca. Apesar de os índices de disfunção renal e insuficiência renal não diferirem nestes experimentos, a maioria dos ensaios excluiu pacientes com elevações pré-operatórias dos níveis de creatinina.

RECOMENDAÇÕES DOS AUTORES

As recomendações a seguir baseiam-se nos estudos supracitados e na experiência pessoal dos autores, e devem ser vistas como um guia para ajudar no processo de tomada de decisão. Toda a equipe de assistência cardíaca deve estar envolvida na substituição do tratamento convencional dos pacientes cardíacos pela abordagem fast-track. Os pacientes elegíveis para um programa de CFT devem ser identificados no pré-operatório. O anestésico deve ser titulado adequadamente. Além disso, é preciso estar atento ao perfil de coagulação, à temperatura e ao padrão hemodinâmico do paciente para tratar as complicações que poderão impedir a extubação precoce. Por fim, os cuidados pós-operatórios devem ser adaptados às necessidades dos pacientes. Os benefícios primários da ACFT são a redução dos custos e o aperfeiçoamento da utilização de recursos. Tais benefícios são bastante melhorados por modificações no modelo de recuperação basal. Adotando-se áreas de recuperação cardíaca, é possível obter o máximo de economia.

- Identificação de candidatos adequados no pré-operatório. Pacientes com menos de 75 anos e com boa função VE (fração de ejeção [FE] maior que 40%) são candidatos à ACFT. Entretanto, pacientes com mais de 75 anos ou com FE inferior a 40% não devem necessariamente ser excluídos do manuseio sob ACFT. Em vez disso, deve ser admitido que a probabilidade de sucesso é menor nestes casos e que um número maior destes pacientes necessitará de ventilação pós-operatória prolongada.
- A não ser que a situação clínica não permita, todos os pacientes devem ser tratados com baixas doses de narcóticos (10 a 15 mcg/kg de fentanil, 2 a 6 mcg/kg de sufentanil, 0,5 a 1,5 mcg/kg/min de remifentanil) para permitir extubação precoce na área de recuperação.
- É preciso estar atento ao status de coagulação, à temperatura e à estabilidade hemodinâmica do paciente. Sangramento, hipotermia e instabilidade cardíaca impedem a extubação precoce.
- Analgesia com narcóticos administrados pela enfermagem ou paciente, suplementada com analgesia proporcionada por AINEs (se não houver contraindicações).
- Seguindo-se à cirurgia, o status do paciente fast-track deve ser comunicado à equipe de cuidados de recuperação.

REFERÊNCIAS

1. Prakash O, Jonson B, Meij S, Bos E, Hugenholtz PG, Nauta J, Hekman W: Criteria for early extubation after intracardiac surgery in adults. *Anesth Analg* 1977;56:703-708.
2. Wong DT, Cheng DC, Kustra R, Tibshirani R, Karski J, Carroll-Munro J, Sandler A: Risk factors of delayed extubation, prolonged length of stay in the intensive care unit, and mortality in patients undergoing coronary artery bypass graft with fasttrack cardiac anesthesia: A new cardiac risk score. *Anesthesiology* 1999;91:936-944.

414 Seção VI   ANESTESIA CARDIOVASCULAR

3. Cheng DC, Newman MF, Duke P, Wong DT, Finegan B, Howie M, et al: The efficacy and resource utilization of remifentanil and fentanyl in fast-track coronary artery bypass graft surgery: A prospective randomized, double-blinded controlled, multi-center trial. *Anesth Analg* 2001;92:1094-1102.

4. Cheng DC, Karski J, Peniston C, Raveendran G, Asokumar B, Carroll J, et al: Early tracheal extubation after coronary artery bypass graft surgery reduces costs and improves resource use. A prospective, randomized, controlled trial. *Anesthesiology* 1996;85:1300-1310.

5. Cheng DC: Fast track cardiac surgery pathways: Early extubation, process of care, and cost containment. *Anesthesiology* 1998;88:1429-1433.

6. Hadjinikolaou L, Cohen A, Glenville B, Stanbridge RD: The effect of a "fast-track" unit on the performance of a cardiothoracic department. *Ann R Coll Surg Engl* 2000;82:53-58.

7. Myles PS, Daly DJ, Djaiani G, Lee A, Cheng DC: A systematic review of the safety and effectiveness of fast-track cardiac anesthesia. *Anesthesiology* 2003;99:982-987.

8. Dowd NP, Cheng DC, Karski JM, Wong DT, Munro JA, Sandler AN: Intraoperative awareness in fast-track cardiac anesthesia. *Anesthesiology* 1998;89:1068-1073, discussion 9A.

9. Liu WH, Thorp TA, Graham SG, Aitkenhead AR: Incidence of awareness with recall during general anaesthesia. *Anaesthesia* 1991;46:435-437.

10. Ovrum E, Tangen G, Schiott C, Dragsund S: Rapid recovery protocol applied to 5,658 consecutive "on-pump" coronary bypass patients. *Ann Thorac Surg* 2000;70:2008-2012.

11. Engoren M, Luther G, Fenn-Buderer N: A comparison of fentanyl, sufentanil, and remifentanil for fast-track cardiac anesthesia. *Anesth Analg* 2001;93:859-864.

12. Mollhoff T, Herregods L, Moerman A, Blake D, MacAdams C, Demeyere R, et al: Comparative efficacy and safety of remifentanil and fentanyl in "fast track" coronary artery bypass graft surgery: A randomized, double-blind study. *Br J Anaesth* 2001;87:718-726.

13. Liu SS, Block BM, Wu CL: Effects of perioperative central neuraxial analgesia on outcome after coronary artery bypass surgery: A meta-analysis. *Anesthesiology* 2004;101:153-161.

14. Ho AM, Chung DC, Joynt GM: Neuraxial blockade and hematoma in cardiac surgery: Estimating the risk of a rare adverse event that has not (yet) occurred. *Chest* 2000;117:551-555.

15. Bainbridge D, Martin JE, Cheng DC: Patient-controlled versus nurse-controlled analgesia after cardiac surgery—a metaanalysis. *Can J Anaesth* 2006;53:492-499.

16. Bainbridge D, Cheng DC, Martin JE, Novick R: NSAIDanalgesia, pain control and morbidity in cardiothoracic surgery [L'analgesie avec des AINS, le controle de la douleur et la morbidite en chirurgie cardiothoracique]. *Can J Anaesth* 2006;53:46-59.

62 Há uma Técnica Melhor para Reduzir a Perda Sanguínea e Transfusão Após a Revascularização do Miocárdio?

John G. T. Augoustides, MD, FASE

INTRODUÇÃO

A importância da perda de sangue excessiva após a realização de revascularização do miocárdio (RM) por meio de *bypass* arterial coronariano (BAC) está significativamente associada a um resultado perioperatório deletério, o que inclui todos os riscos de uma transfusão sanguínea.[1-3] Uma transfusão sanguínea após a RM aumenta significativamente o risco de mortalidade, morbidade isquêmica (acidente vascular cerebral, infarto do miocárdio e insuficiência renal), infecções (ferida, pneumonia e sepse), estadia hospitalar e custos gerais com saúde.[3-5]

As técnicas para reduzir sangramento e transfusão devem focar coletivamente todos os pacientes de RM, particularmente os subgrupos de alto risco. As recentes diretrizes de prática clínica sobre transfusão e conservação sanguínea em cirurgias cardíacas da Society of Thoracic Surgeons (STS) e da Society of Cardiovascular Anesthesiologists (SCA) identificou seis fatores importantes para o aumento do risco de sangramento e transfusão: idade avançada, baixo volume de células vermelhas no pré-operatório, fármacos antitrombóticos ou antiplaquetárias no pré-operatório, procedimentos reoperatórios ou combinados, cirurgia de emergência e comorbidades em paciente não cardíaco.[4,5] Esses fatores identificam subgrupos de RM de alto risco que necessitam de intervenção agressiva para limitar o risco perioperatório em função de sangramento e transfusão.

Além disso, é essencial seguir as diretrizes na realização de transfusão de componentes do sangue a fim de otimizar a relação custo/benefício desta intervenção. As diretrizes da prática para terapia de componentes do sangue estabelecida pela American Society of Anesthesiologists (ASA) identifica quatro considerações a serem realizadas para a transfusão de concentrados de hemácias (CH) em adultos: (1) hemoglobina ≤ 6,0g/dL durante o *bypass* cardiopulmonar; (2) hemoglobina ≤ 7,0g/dL em pacientes com mais de 65 anos ou com doença cardíaca ou respiratória crônica; (3) perda de sangue aguda maior que 1.500 mL ou 30% do volume sanguíneo; e (4) perda de sangue rápida e descontrolada.[6] Essas diretrizes da ASA sugerem ainda que em pacientes estáveis com concentração de hemoglobina entre 7 e 10g/dL, é possível considerar uma transfusão de CH, embora os benefícios desta abordagem sejam desconhecidos.[6] É importante observar que tais diretrizes da ASA não são específicas para cirurgias cárdicas e que não se baseiam em ensaios controlados de distribuição aleatória (randomizados).

OPÇÕES PARA DIMINUIR PERDAS E TRANSFUSÕES SANGUÍNEAS APÓS RM

As opções perioperatórias para limitação de perdas e transfusões sanguíneas após uma RM são mostradas na Tabela 62-1. A evidência para cada opção será revisada para avaliar sua qualidade e para determinar uma recomendação, de acordo com o esquema da American Heart Association, como destacado nas Tabelas 62-2A (classes de recomendações) e 62-2B (níveis de evidência). As classes de recomendação e os níveis de evidência foram resumidos para uma rápida revisão na Tabela 62-3 (recomendações de classe I), Tabelas 62-4A (recomendações de classe IIa), 62-4B (recomendações de classe IIb) e 62-5 (recomendações de classe III). A discussão da evidência dará ênfase a referências representativas selecionadas. Uma lista completa de referências com mais de 750 citações está disponível a partir das diretrizes abrangentes STS/SCA dedicadas a este tópico (disponíveis no site www.sts.org, acessado em 24 de fevereiro de 2008).[4]

EVIDÊNCIAS

1. Hemostasia Farmacológica por Recuperação Pré-operatória da Coagulação

Anticoagulantes pré-operatórios potentes com frequência intensificam sangramentos e transfusões após uma ECAC. Por isso, quando clinicamente possível, devem ser descontinuados para permitir a recuperação do sistema de coagulação

415

416 Seção VI ANESTESIA CARDIOVASCULAR

Tabela 62-1 — Opções Perioperatórias para Minimizar Perda e Transfusão de Sangue após a RM

Opções	Exemplos
Intervenção pré-operatória Eritropoetina	Doação autóloga
Hemostasia farmacológica Acetato de desmopressina Fator recombinante VIIa Descontinuação da anticoagulação pré-operatória	Agentes antifibrinolíticos
Hemostasia com ventilação mecânica	Pressão expiratória final positiva
Evitar o *bypass* cardiopulmonar	Revascularização do miocárdio sem circulação extracorpórea
Bipass cardiopulmonar Tipo de bomba Circuitos cobertos com heparina Circulação extracorpórea minimizada (*low-prime*) Manejo da heparina Manejo da protamina	Modelo de oxigenador
Manejo do sangue	Hemodiluição normovolêmica aguda
Autotransfusão intraoperatória Preservação de hemácias (*cell salvage*) *Priming* autólogo retrógrado Filtração de leucócitos Plaquetaférese Plasmaférese Hemofiltração Protocolo de transfusão perioperatório	

Tabela 62-2A — Definição do Esquema de Classificação para Recomendações Clínicas

Recomendações Clínicas	Definição da Classe de Recomendação
Classe I	O procedimento/tratamento deve ser realizado (o benefício supera em muito o risco).
Classe IIa	É razoável realizar o procedimento/tratamento (benefício ainda supera claramente o risco).
Classe IIb	Não é razoável realizar o procedimento/tratamento (o benefício provavelmente supera o risco).
Classe III	O procedimento/tratamento não deve ser executado porque não é útil e pode ser até prejudicial (o risco pode suplantar o benefício).

Retirado de The American Heart Association/American Council of Cardiology Manual for Guideline Writing Committees, no site http://www.circ.ahajournals.org/manual/manual_IIstep6.shtml (acessado em 25 de fevereiro de 2008).

Tabela 62-2B — Definição do Esquema de Classificação para Apoiar Evidências para Recomendações Clínicas

Nível de Evidência	Definição da Classe de Recomendação
Nível A	Evidência suficiente de ensaios randomizados múltiplos ou meta-análises
Nível B	Evidência limitada de um único ensaio randomizado ou de estudos não randomizados múltiplos
Nível C	Estudos de caso e opinião de especialistas

Retirado de The American Heart Association/American Council of Cardiology Manual for Guideline Writing Committees, no site http://www.circ.ahajournals.org/manual/manual_IIstep6.shtml (acessado em 25 de fevereiro de 2008).

Tabela 62-3 — Recomendações Multimodais de Classe I para Minimizar Sangramento e Transfusão após RM

Recomendação	Classe de Evidência
Uma abordagem de múltiplas modalidades baseada em evidência irá limitar o sangramento e promover a conservação de sangue após RM. Múltiplas partes interessadas, apoio institucional, algoritmos de transfusão e testes de cuidado rápido são componentes importantes.	I (nível A)
Análogos da lisina, tais como ácido épsilon-aminocaproico e ácido tranexâmico, reduzem perda e transfusão de sangue.	I (nível A)
A preservação de células vermelhas de rotina limita a transfusão sanguínea na RM. Não é indicada para pacientes com infecção ou malignidade.	I (nível A)

Adaptado das seguintes diretrizes: Society of Thoracic Surgeons Blood Conservation Guideline Task Force, Ferraris VA, Ferraris SP, Saha SP, Hessel EA 2nd, Haan CK, Royston D et al.: Perioperative blood transfusion in cardiac surgery: The Society of Thoracic Surgeons and the Society of Cardiovascular Anesthesiologists clinical practice guideline. *Ann Thorac Surg* 2007; S27-S86.

(recomendação de classe IIb; nível de evidência C). O tempo de descontinuação depende da meia-vida do agente em particular e da possibilidade de reversibilidade. Uma exceção a este princípio é a heparina não fracionada, a qual pode ser descontinuada pouco antes da RM ou pode não ser completamente descontinuada.

Capítulo 62 Há uma Técnica Melhor para Reduzir a Perda Sanguínea

Tabela 62-4A	Recomendações Multimodais de Classe IIa para Minimizar Sangramento e Transfusão após RM	
Recomendação		**Classe de Evidência**
RM sem circulação extracorpórea é razoável para conservação do sangue, desde que a conversão emergente para CEC seja improvável de ser baseada na experiência do cirurgião ou nas características do paciente.		IIa (nível A)
O manuseio da qualidade global, incluindo contínua avaliação de técnicas de conservação de sangue já existentes ou emergentes, é razoável para implementar um programa de conservação de sangue completo.		IIa (nível B)
Um programa de conservação de sangue abrangente e de modalidades múltiplas na unidade de tratamento intensivo é um modo razoável de limitar sangramento e transfusão.		IIa (nível B)
Pacientes com defeitos plaquetários qualitativos conhecidos ou com trombocitopenia grave (< 50.000/mm²) apresentam risco elevado de sangramento e devem ser submetidos a procedimentos multimodais de máxima conservação de sangue.		IIa (nível B)
É razoável interromper a terapia com tienopiridina (p. ex., clopidogrel) cinco a sete dias antes da cirurgia, a fim de limitar a perda e a transfusão de sangue. É preciso ter cuidado diante da presença de *stents* coronarianos farmacológicos, pois a remoção aguda da terapia antiplaquetária pode precipitar uma trombose no *stent*. As opções para manter a patência do *stent* devem ser consideradas, incluindo a hospitalização pré-operatória para converter a terapia substituta de tienopiridina por uma terapia com inibidor GP 2b/3a de curta duração.		IIa (nível B)
É razoável parar a terapia antiplaquetária de baixa intensidade (p. ex., aspirina) no pré-operatório em pacientes eletivos que não possuam síndromes coronarianas agudas, para reduzir perda e transfusão de sangue.		IIa (nível A)
É razoável fazer uma transfusão de produtos hemostáticos do sangue com base em evidências clínicas de sangramento, de preferência seguindo orientação temporal e o teste de assistência rápida.		IIa (nível C)
A doação de sangue autólogo no período pré-operatório em pacientes selecionados é uma etapa razoável para a conservação do sangue.		IIa (nível A)
É razoável utilizar a eritropoetina recombinante para estimular o volume de hemácias para pacientes submetidos à doação de sangue autólogo no pré-operatório.		IIa (nível A)
A eritropoetina recombinante é razoável para pacientes eletivos anêmicos que apresentam baixo risco (hemoglobina <13g/dL), uma vez que é administrada juntamente com ferro vários dias antes da cirurgia.		IIa (nível A)

Adaptado das seguintes diretrizes: Society of Thoracic Surgeons Blood Conservation Guideline Task Force, Ferraris VA, Ferraris SP, Saha SP, Hessel EA 2nd, Haan CK, Royston D et al.: Perioperative blood transfusion in cardiac surgery: The Society of Thoracic Surgeons and the Society of Cardiovascular Anesthesiologists clinical practice guideline. *Ann Thorac Surg* 2007; S27-S86.

O bloqueio de plaquetas de alta intensidade com trienopiridinas, tais como clopidogrel, pode estar associado ao sangramento prejudicial à vida após a RM.[7] É razoável descontinuar este potente bloqueio plaquetário cinco a sete dias antes da cirurgia, a fim de limitar perda e transfusão sanguínea (recomendação de classe IIa; nível de evidência B).[4] Diante de *stents* coronários, sejam metálicos não recobertos ou liberadores de fármaco, a interrupção aguda da terapia antiplaquetária pode precipitar trombose do *stent*.[8] As opções para manter a perviedade do *stent* devem ser consideradas, incluindo a hospitalização pré-operatória em substituição à terapia de tienopiridina com bloqueio plaquetário endovenoso de curto alcance.[8-10]

É razoável interromper a terapia antiplaquetária de baixa intensidade (p. ex., aspirina) no pré-operatório em pacientes elegíveis que não possuam síndromes coronárias agudas, a fim de reduzir a perda de sangue e as transfusões após a RM (recomendação de classe IIa; nível de evidência A).[11] No cenário da RM emergente, a aspirina deve ser continuada, uma vez que o risco de pequenos sangramentos é sobrepujado pelos benefícios gerais que proporciona (recomendação de classe IIa; nível de evidência A).[12]

2. Limitar Sangramentos e Transfusões com Doação Autóloga e Eritropoetina

É razoável fazer uma doação de ao menos duas unidades de sangue autólogo no pré-operatório, especialmente quando combinada a uma terapia apropriada de eritropoetina e ferro (recomendação de classe IIa; nível de evidência A). Essa prática está associada a uma redução significativa da transfusão de sangue alogênico.[13-15] Também há indicação de eritropoetina combinada à terapia de ferro para estimular a massa de células vermelhas em pacientes anêmicos (hemoglobina inferior a 13g/dL) ao menos vários dias antes de uma RM eletiva (recomendação de classe IIa; nível de evidência B).[14] Tal aplicação de eritropoetina é especialmente útil no tratamento perioperatório de Testemunhas de Jeová, que são pacientes para os quais a transfusão de sangue alogênico deve ser evitada.[16] O aumento da massa de hemácias no período pré-operatório provavelmente será mais detalhadamente explorado através de amplos ensaios randomizados, dada a recente evidência de alta qualidade que a anemia pré-operatória independentemente prediz para morte, AVC e insuficiência renal pós RM.[17,18]

3. Hemostasia Farmacológica com Agentes Antifibrinolíticos

A aprotinina, um agente antifibrinolítico, foi recentemente retirada do mercado de consumo mundial devido a aspectos relacionados à segurança do paciente, identificados há pouco tempo a partir de uma análise dos resultados interinos da triagem BART (detalhes disponíveis no site www.trasylol.com, acessado em 19 de fevereiro de 2008). BART é o acrônimo de um ensaio de múltiplos centros registrados e conduzido no Canadá: "Blood Conservation using Antifibrinolytics: A Randomized Trial in High-risk Cardiac Surgery Patients" (número de ensaio controlado randomizado padrão internacional ISRCTN15166455; detalhes disponíveis no registro de ISRCTN no site http://isrctn.org, acessado em 24 de fevereiro de 2008).

418 Seção VI ANESTESIA CARDIOVASCULAR

Tabela 62-4B — Recomendações Multimodais Classe IIb para Minimizar Sangramento e Transfusão após RM

Recomendação	Classe de Evidência
A maioria dos anticoagulantes de alta intensidade aumenta o sangramento após RM. É razoável parar a administração de tais agentes no pré-operatório, levando-se em consideração a meia-vida e a potencial perda de reversibilidade. A heparina não fracionada constitui uma exceção, já que pode ser descontinuada pouco antes da cirurgia ou de forma incompleta.	IIb (nível C)
No *bypass* cardiopulmonar, não é um despropósito manter a concentração de hemoglobina ≥ 7g/dL em pacientes que apresentam risco de lesão crítica de órgão terminal.	IIb (nível C)
Em pacientes com isquemia não cardíaca de órgão terminal crítica, é razoável manter a concentração de hemoglobina ≥ 10g/dL.	IIb (nível C)
A terapia com acetato de desmopressina é razoável para atenuar o sangramento excessivo em pacientes que possuem disfunção plaquetária secundária à uremia, ao *bypass* cardiopulmonar e a doença de von Willebrand de tipo I.	IIb (nível B)
A terapia com fator recombinante VIIa é razoável para tratar sangramentos não cirúrgicos incuráveis, irresponsivos à terapia hemostática de rotina.	IIb (nível B)
Um teste terapêutico com pressão expiratória final positiva para melhorar sangramentos excessivos não é um despropósito.	IIb (nível B)
Sistemas oxigenadores de membrana com reservatório venoso aberto durante o *bypass* cardiopulmonar é razoável para diminuir a utilização de sangue.	IIb (nível C)
Todas as bombas de *bypass* cardiopulmonar proporcionam níveis aceitáveis de conservação de sangue. Não é um despropósito preferir bombas centrífugas em função de seus aspectos de segurança.	IIb (nível B)
É razoável manter as concentrações de heparina mais elevadas para durações de BCP > 2 horas, a fim de reduzir a ativação do sistema hemostático, a perda de sangue e a transfusão.	IIb (nível B)
Titulação de protamina ou regimes empíricos de baixas doses (p. ex., 50% da dose total de heparina) para diminuir a dose total de protamina ao final da BCP, a fim de diminuir o sangramento e a transfusão.	IIb (nível B)
Circuitos cobertos com heparina são razoáveis na promoção de conservação de sangue.	IIb (nível B)
A terapia com baixas doses de heparina para BCP (TCA de cerca de 300 segundos) não é um despropósito na promoção da conservação de sangue, contudo os aspectos relacionados à segurança ainda não foram suficientemente estudados.	IIb (nível B)
É razoável que circuitos de BCP de baixo *prime* minimizado façam parte do programa de conservação de sangue de modalidades múltiplas.	IIb (nível B)
A hemodiluição normovolêmica aguda é razoável para a conservação de sangue em cirurgias cardíacas.	IIb (nível B)
A autotransfusão intraoperatória, diretamente a partir de uma sucção de cardiotomia ou reciclada a partir de um dispositivo de preservação celular, não é um despropósito na intensificação da conservação de sangue.	IIb (nível C)
Após a BCP, é razoável realizar uma transfusão de sangue de bomba como forma de conservação de sangue.	IIb (nível C)

Adaptado das seguintes diretrizes: Society of Thoracic Surgeons Blood Conservation Guideline Task Force, Ferraris VA, Ferraris SP, Saha SP, Hessel EA 2nd, Haan CK, Royston D et al.: Perioperative blood transfusion in cardiac surgery: The Society of Thoracic Surgeons and the Society of Cardiovascular Anesthesiologists clinical practice guideline. *Ann Thorac Surg* 2007; S27-S86.

Tabela 62-5 — Recomendações Multimodais Classe III para Minimizar Sangramento e Transfusão após RM

Recomendação	Classe de Evidência
Não é recomendado realizar transfusão quando a concentração de hemoglobina é maior que 10g/dL.	III (nível C)
A profilaxia de rotina com acetato de desmopressina não é recomendada para a redução de sangramento e transfusões.	III (nível A)
A pressão expiratória final positiva de profilaxia não diminui o sangramento	III (nível B)
A administração intraoperatória de plaquetas de rotina ou a plasmaférese não são recomendadas para a conservação de sangue.	III (nível A)
A realização de filtração leucocitária durante o *bypass* cardiopulmonar não é indicada para conservação de sangue no perioperatório.	III (nível B)
Não é indicado realizar uma infusão direta de sangue mediastínico derramado a partir do tubo de drenagem peitoral pós-operatório para conservação de sangue perioperatório.	III (nível B)
Não é recomendado fazer ultrafiltração para conservação do sangue em cirurgias de RM em adulto.	III (nível B)

Adaptado das seguintes diretrizes: Society of Thoracic Surgeons Blood Conservation Guideline Task Force, Ferraris VA, Ferraris SP, Saha SP, Hessel EA 2nd, Haan CK, Royston D et al.: Perioperative blood transfusion in cardiac surgery: The Society of Thoracic Surgeons and the Society of cardiovascular Ansthesiologists clinical practice guideline. *Ann Thorac Surg* 2007; S27-S86.

O estudo de BART foi suspenso até que todos os dados do ensaio fossem completamente analisados quanto ao aparente aumento na taxa de mortalidade causado pela aprotinina, em comparação ao ácido tranexâmico e ao ácido aminocaproico. Antes deste desenvolvimento, os aspectos que envolvem segurança relacionados à anafilaxia e à disfunção renal já haviam limitado significativamente a aplicação clínica da aprotinina.[19] Duas análises de resultados importantes recentes de aprotinina em RM (*N* cumulativo = 88.474) também documentaram um aumento significativo da taxa de mortalidade em pacientes com RM expostos à aprotinina no perioperatório, em comparação ao ácido aminocaproico.[20,21] A partir de agora novas discussões sobre antifibrinolíticos para RM serão limitadas ao ácido tranexâmico e ao ácido aminocaproico, os dois antifibrinolíticos remanescentes na prática clínica.

Meta-análises de alta qualidade recentes de ensaios randomizados sustentam consistentemente a segurança e a eficácia de análogos de lisina, ácido tranexâmico e ácido aminocaproico para redução do sangramento e da transfusão após RM.[22-24] Tais agentes reduziram significativamente o sangramento e a transfusão de hemoderivados (*p* < 0,05) em múltiplos ensaios randomizados. Como resultado, a aplicação desses agentes especialmente em subgrupos de RM de alto risco tem recebido recomendação de classe I (nível de evidência A).

4. Hemostasia Farmacológica com Desmopressina e Fator Recombinante VIIa

A profilaxia de rotina com acetato de desmopressina não reduz o sangramento nem a transfusão após RM (recomendação de classe III; nível de evidência A).[25] A terapia com acetato de desmopressina não é razoável para atenuação do sangramento excessivo em pacientes com disfunção plaquetária secundária à uremia, *bypass* cardiopulmonar e doença de von Willebrand de tipo I (recomendação de classe IIb; nível de evidência B).[4] Além disso, muitas vezes a terapia de desmopressina pode reverter a disfunção plaquetária pré-operatória detectável através do teste de assistência rápida.[26,27] Assim, a desmopressina é indicada no perioperatório em casos seletos, com evidência de disfunção plaquetária.

A terapia com fator recombinante VIIa mostrou ser eficiente no tratamento do sangramento médico maciço e refratário após RM (recomendação de classe IIb; nível de evidência B).[28] Essa eficácia baseia-se em uma tendência consistente de múltiplas séries de casos sistematicamente revisadas há pouco tempo.[28] Atualmente ensaios randomizados controlados estão em andamento para avaliar a segurança e a eficácia desta intervenção na redução de sangramentos e transfusões após RM.

5. Hemostasia Mecânica com Pressão Expiratória Final Positiva

A pressão expiratória final positiva (PEEP, do inglês *positive end-expiratory pressure*) exerce uma pressão mecânica sobre o coração, podendo limitar o sangramento depois de RM. Dois estudos clínicos, realizados sem grupo controle, registraram o controle de sangramento excessivo com níveis ascendentes de PEEP a um máximo de 20 cm de H_2O.[29,30] Um ensaio de pressão expiratória final positiva terapêutico para melhorar a incidência de sangramento excessivo não é despropositado (recomendação de classe IIb; nível de evidência B). Uma PEFP profilática não reduz o sangramento (recomendação de classe III; nível de evidência B).[31] Quando a PEFP é efetiva, torna-se aparente dentro de uma hora. Novos estudos são necessários para avaliar os riscos de comprometimento cardiovascular de uma PEFP realizada imediatamente após RM.

6. Limitação de Sangramento e Transfusão com Vacância do *Bypass* Cardiopulmonar

A realização de RM sem *bypass* cardiopulmonar (BCP) está associada à diminuição do sangramento e da transfusão (*odds ratio* 0,43; IC 95% 0,29 a 0,65) quando comparada através da meta-análise de ensaios randomizados de RM com BCP.[32] A RM com bomba desligada é razoável para conservação de sangue, uma vez que a conversão emergente para o *bypass* com bomba ligada é improvável, de acordo com a experiência do cirurgião e as características do paciente (recomendação de classe IIa; nível de evidência A). A conversão emergente para RM com BCP está associada ao aumento do sangramento e à transfusão.[33]

7. Limitação de Sangramento e Transfusão com *Bypass* Cardiopulmonar Modificado

A condução de um *bypass* cardiopulmonar pode afetar significativamente o sangramento e a transfusão após RM. O planejamento do circuito de BCP é a primeira grande consideração a ser feita. As possibilidades hemostáticas no projeto de hardware de BCP incluem um projeto de oxigenador (bolha ou membrana), o tipo de bomba (centrífuga ou rolo) e o tipo de circuito (cobertura com heparina e/ou baixo *prime* minimizado). A segunda consideração mais importante é a terapia de anticoagulação para CEC com heparina e protamina. As evidências e recomendações para cada uma dessas considerações serão, agora, revistas.

O uso de um oxigenador de membrana durante a realização do *bypass* cardiopulmonar não é um despropósito em termos de redução da utilização de sangue (recomendação de classe IIb; nível de evidência C).[4] Oxigenadores de membrana têm sido amplamente substituídos por oxigenadores de bolha na prática clínica contemporânea por estarem associados a reduções do aparecimento de êmbolos cerebrais e transfusões de sangue.[34,35] O planejamento da bomba de *bypass* cardiopulmonar, contudo, possui um papel menor na conservação de sangue perioperatória após RM. Todos os projetos de bombas, centrífugas ou de rolo, proporcionam um desempenho hemostático aceitável. As vantagens teóricas do projeto centrífugo em relação ao projeto de rolo são a redução da ativação do complemento e a preservação da função plaquetária.[4,36] Tais vantagens, entretanto, não foram traduzidas em reduções clínicas consistentes no sangramento e na transfusão pós RM em ensaios randomizados.[37] É razoável, contudo, preferir bombas centrífugas por causa da maior segurança que proporcionam, com menor risco de embolismo maciço de ar (recomendação de classe IIb; nível de evidência B).[4]

Circuitos BCP cobertos com heparina são razoáveis para promoção da conservação de sangue (recomendação de classe IIb; nível de evidência B).[38,39] Apesar de custarem mais caro, os circuitos cobertos com heparina mostraram melhorar significativamente os resultados perioperatórios em uma meta-análise recente (41 ensaios randomizados: *N* total = 3.434), inclusive a transfusão sanguínea (*odds ratio* 0,8; IC 95% 0,6 a 0,9; *p* = 0,004) e a exploração mediastinal para sangramentos (*odds ratio* 0,6; IC 95% 0,4 a 0,8; *p* = 0,002).[39] Tais benefícios, contudo, dependem do nível de terapia com heparina utilizado para o BCP (veja a discussão na próxima seção).[40] Além disso, a falta de uma análise definitiva de custo/benefício continua resul-

420 Seção VI ANESTESIA CARDIOVASCULAR

tando em debates sobre sua aplicação rotineira no BCP para RM.[40,41]

Circuitos de BCP de baixo *prime* minimizados não constituem um despropósito ao fazerem parte de um programa de conservação do sangue de modalidades múltiplas (recomendação de classe IIb; nível de evidência B). Ensaios clínicos recentes registraram reduções significativas de sangramento e transfusão pós-RM com o emprego do circuito BCP baixo *prime* comparado ao BCP convencional.[42,43] Há, ainda, evidências emergentes de alta qualidade de que tais efeitos benéficos de resultados sejam semelhantes em magnitude ao benefício hemostático de uma RM sem BCP.[44]

A anticoagulação para RM com BCP é utilizada para limitar a ativação de fatores celulares e de coagulação e para prevenir trombose de circuito. Heparina não fracionada é o anticoagulante de escolha por causa de sua efetividade, reversibilidade por protamina, boa tolerância em geral e baixo custo. O tempo de coagulação ativada (TCA) é o teste padrão de assistência rápida para monitorizar o efeito da heparina durante o BCP. Um tempo de TCA maior que 400 segundos é o padrão tradicional de um BCP seguro, originalmente baseado em um estudo realizado em 1.978 primatas com oxigenadores de bolha.[45] Não existe um valor isolado de TCA que possa ser considerado o melhor ou o padrão, com base na literatura disponível até o momento. A terapia com baixas doses de heparina para manter um TCA de 300 segundos combinada a circuitos de BCP cobertos com heparina tem sido avaliada como uma intervenção hemostática para limitar sangramento e transfusão após o RM. Essa intervenção foi considerada razoável para promoção de conservação sanguínea, porém aspectos relacionados à segurança, como trombose, ainda não foram bem estudados (recomendação de classe IIb; nível de evidência B).[4] Apesar dos resultados de múltiplos ensaios não concordarem totalmente, a tendência das evidências sugere que essa intervenção proporciona uma rede de benefícios para a redução de sangramentos e promoção da conservação de sangue após RM.[39]

No cenário de um BCP prolongado, a terapia de doses elevadas de heparina diminui a produção de trombina, a atividade fibrinolítica e a ativação de plaquetas.[46,47] A terapia de doses elevadas de heparina preserva bastante a coagulação durante o BCP e pode diminuir sangramentos e transfusões. Entretanto, não há uma plena concordância entre os múltiplos ensaios clínicos que avaliaram esta lógica. Um ensaio prospectivo randomizado importante demonstrou que uma terapia individualizada de doses elevadas de heparina, monitorizada pelo teste de assistência rápida (concentração de heparina e TCA), reduziu significativamente o sangramento e a transfusão de hemoderivados após o RM.[48] Considerando todas as evidências em conjunto, é razoável utilizar a terapia de doses elevadas de heparina monitorizada pelo teste de assistência rápida para reduzir a ativação hemostática, a perda de sangue e a realização de transfusões em pacientes de alto risco, que provavelmente podem necessitar de BCP prolongada para RM (recomendação de classe IIb; nível de evidência B).

A reversão da heparina com protamina pode afetar o sangramento e a transfusão pós-RM com BCP porque o excesso de protamina atua como anticoagulante. Titulações de protamina ou regimes empíricos com doses baixas não apenas diminuem a dose total de protamina como também têm reduzido san-

gramento e transfusão em experiências clínicas, ainda que não seja de forma consistente.[49,50] Os oito ensaios publicados que tratam desta questão estão uniformemente divididos: quatro deles mostram benefício hemostático enquanto os outras quatro não mostram. Embora a titulação de protamina ou a terapia empírica de baixas doses de protamina não sejam um despropósito (recomendação de classe IIb; nível de evidência B), evidências mais consistentes de benefícios são necessárias antes que uma classe de recomendação mais alta possa ser atribuída.

8. Limitação de Sangramento e Transfusão com Terapia Sanguínea Modificada

A conservação do volume de células vermelhas do paciente por meio de uma abordagem multimodal é o primeiro princípio de uma terapia modificada do sangue para limitação de sangramento e transfusão após RM. A preservação rotineira de células vermelhas limita a transfusão sanguínea na RM com BCP (recomendação de classe I; nível de evidência A).[4] Em virtude dos aspectos relacionados à segurança, a mesma não é indicada para pacientes com infecção (a preocupação é uma septicemia) ou malignidade (a preocupação é a existência de metástase). A autotransfusão intraoperatória, diretamente de uma sucção de cardiotomia ou reciclada a partir de um dispositivo de preservação celular, também é razoável para aumentar a conservação do sangue (recomendação de classe IIb; nível de evidência C). Por outro lado, uma extensa preservação celular leva à perda de fatores de coagulação e plaquetas, a qual pode resultar em diátese com sangramento.[51] Este efeito deletério da preservação celular extensiva pode ser compensado após o BCP por meio de uma transfusão direta de sangue da bomba, a qual é considerada uma forma razoável de conservação de sangue (recomendação de classe IIb; nível de evidência C). A heparina administrada com sangue coagulado de bomba deve ser revertida com protamina adequada.

A hemodiluição normovolêmica aguda é razoável para a conservação de sangue na cirurgia cardíaca (recomendação de classe IIb; nível de evidência B). A prática típica envolve a remoção de uma a duas unidades de sangue autólogo imediatamente antes do início do BCP. Para manter o volume de sangue circulante, o volume de sangue removido é reposto na proporção de 1:1 com cristaloide ou coloide. Uma das vantagens desta técnica é permitir que a função plaquetária seja preservada, já que o BCP com sangue autólogo é evitado. Durante o BCP, a transfusão é determinada pelo hematócrito medido. Contraindicações relativas a essa técnica incluem choque cardiogênico, anemia pré-operatória e uma baixa fração de ejeção (inferior a 30%).[52]

O *priming* autólogo retrógrado é uma intervenção para conservação de sangue que, da mesma forma que a hemodiluição normovolêmica aguda, é instituída logo antes do início do BCP. Tipicamente, o membro arterial do circuito de BCP é eliminado retrogradamente com o retorno do sangramento a partir da cânula aórtica, enquanto o membro venoso é eliminado anterogradamente com a utilização de uma bomba de sangue. Ensaios clínicos têm fornecido resultados conflitantes.[53,54] Apesar desta limitação, o *priming* autólogo retrógrado é razoável para a conservação de sangue após RM, principalmente

Capítulo 62 Há uma Técnica Melhor para Reduzir a Perda Sanguínea 421

se combinada a um protocolo perioperatório multimodal (recomendação de classe IIb; nível de evidência B).

Uma férese plaquetária intraoperatória de rotina antes do BCP não é recomendada para conservação de sangue (recomendação de classe III; nível de evidência A).[55,56] Embora haja o benefício teórico da preservação e da proteção das plaquetas quando o BCP é evitado, uma meta-análise de ensaios clínicos não foi capaz de mostrar reduções perioperatórias significativas de sangramento e transfusão.[55,56] Plasmaférese também tem apresentado um destino semelhante em avaliações clínicas (recomendação de classe III; nível de evidência A).[4]

Em virtude de a ativação leucocitária que ocorre durante o BCP ser a responsável por muitos dos efeitos prejudiciais do BCP, a realização de uma filtração de leucócitos durante esse procedimento teoricamente pode melhorar o sangramento e a transfusão após RM. Ensaios clínicos desta intervenção não têm sido capazes de mostrar um benefício hemostático consistente após RM.[57] Além disso, existe evidência de que uma depleção de leucócitos durante o BCP pode causar ativação de células brancas.[58] Devido à falta de benefícios clínicos e à possibilidade de prejuízos, não é possível recomendar a filtração de leucócitos durante o BCP para conservação de sangue no ECAC (recomendação de classe III; nível de evidência B).

A realização de ultrafiltração durante o BCP pode remover o volume de cristaloide de preparação do circuito e resultar em hemoconcentração e potencial conservação de sangue perioperatório. Os ensaios clínicos em cirurgia cardíaca realizadas até o momento não têm mostrado benefícios hemostáticos consistentes proporcionados por essa intervenção.[59,60] Consequentemente, a ultrafiltração de rotina não é recomendada para conservação de sangue no RM adulto (recomendação de classe III; nível de evidência B).

Embora a transfusão pós-operatória do sangue mediastinal perdido possa limitar a transfusão sanguínea, múltiplos ensaios clínicos falharam em demonstrar benefícios consistentes. Além disso, há potencial de danos, que incluem infecção do esterno e sistêmica.[61,62] Dada a falta de benefícios clínicos consistentes e diante das evidências de danos, uma infusão direta de sangue mediastínico perdido a partir do tubo de drenagem peitoral de pós-operatório não é indicada para conservação de sangue perioperatório após a RM (recomendação de classe III; nível de evidência B).

O segundo princípio de supervisão modificada do sangue para limitação de sangramento e transfusão após o RM é o protocolo de transfusão perioperatória para a máxima padronização possível da prática institucional de transfusão. Todas as recomendações a seguir estão relacionadas a este princípio: atualmente, todas são baseadas na opinião e no consenso de especialistas.[4]

É razoável realizar a transfusão de hemoderivados com base nas evidências clínicas de sangramento, orientadas preferencialmente por testes de assistência rápida (recomendação de classe IIa; nível de evidência C). No *bypass* cardiopulmonar é razoável manter a concentração de hemoglobina $\geq 7g/dL$ em pacientes que apresentam risco de injúria crítica de órgão terminal (recomendação de classe IIb; nível de evidência C). Em pacientes com isquemia de órgão terminal não cardíaca crítica, é razoável manter a concentração de hemoglobina $\geq 10g/dL$ (recomendação de classe IIb; nível de evidência C).

ÁREAS DE INCERTEZA

As controvérsias atuais em relação à segurança e à eficácia da aprotinina aguardam uma resolução com a publicação de dados prospectivos randomizados da triagem BART. As evidências acumuladas até o momento sustentam a retirada da aprotinina do mercado de consumo mundial até que a questão da sua segurança seja esclarecida. A segunda área de incerteza diz respeito à possibilidade de um aumento pré-operatório da massa de células vermelhas ser capaz de melhorar resultados após RM, dadas as recentes evidências de alta qualidade de que uma anemia pré-operatória pode ser independentemente preditiva de morte, AVC e insuficiência renal após RM.[17,18] Essa hipótese deve ser testada com ensaios clínicos controlados randomizados com nível adequado de poder.

DIRETRIZES E RECOMENDAÇÕES DO AUTOR

A recente diretriz STS/SCA para transfusão sanguínea perioperatória e conservação de sangue em cirurgias cardíacas é abrangente e atualizada em termos de redução de sangramento e transfusão pós-RM baseadas em evidência.[4] Assim como por esta diretriz, este autor endossa uma abordagem de modalidades múltiplas para minimizar sangramentos e transfusão após RM (recomendação de classe I; nível de evidência A). Esta abordagem de modalidades múltiplas deve envolver todas as partes interessadas perioperatórias na sala de operações e na unidade de tratamento intensivo, e deve ter total apoio institucional. Todas as intervenções baseadas em evidência mencionadas anteriormente devem estar adequadamente integradas e devem dar ênfase ao paciente que apresenta alto risco de sangramento e transfusão após RM, conforme mencionado na introdução. Deve haver um protocolo de transfusão perioperatória suplementado com um teste de assistência rápida onde houver indicação. Uma completa supervisão da qualidade, com contínua avaliação das técnicas de conservação de sangue emergentes ou previamente existentes, é fortemente recomendada para implementação deste programa completo de conservação de sangue (recomendação de classe IIa; nível de evidência B).

REFERÊNCIAS

1. Karthik S, Gravson AD, McCarron EE, Pullan DM, Desmond MJ: Reexploration for bleeding after coronary artery bypass surgery: Risk factors, outcomes, and effect of time delay. *Ann Thorac Surg* 2004;78:527-534.
2. Moulton MJ, Creswell LL, Mackey ME, Cox JL, Rosenbloom M: Reexploration for bleeding is a risk factor for adverse outcomes after cardiac operations. *J Thorac Cardiovasc Surg* 1996;111:1037-1046.
3. Murphy GJ, Reeves BC, Rogers CA, Rizvi SIA, Culliford L, Angelini GD: Increased mortality, postoperative morbidity, and cost after red blood cell transfusion in patients having cardiac surgery. *Circulation* 2007;116:2544-2552.
4. Society of Thoracic Surgeons Blood Conservation Guideline Task Force: Ferraris VA, Ferraris SP, Saha SP, et al; The Society of Cardiovascular Anesthesiologists Special Task Force on Blood Transfusion: Spiess BD, Shore-Lesserson L, Stafford-Smith M, et al: Perioperative blood transfusion and blood conservation in cardiac surgery: The Society of Thoracic Surgeons and the Society of Cardiovascular Anesthesiologists clinical practice guideline. *Ann Thorac Surg* 2007;S27-S86.

422 Seção VI ANESTESIA CARDIOVASCULAR

5. Ranucci M, Pazzaglia A, Bianchini C, Bozzetti G, Isgro G: Body size, gender, and transfusions as determinants of outcome after coronary operations. *Ann Thorac Surg* 2008;85:481-487.

6. American Society of Anesthesiologists: Practice guidelines for blood component therapy: A report by the American Society of Anesthesiologists's Task Force on Blood Component Therapy. *Anesthesiology* 1996;84:732-747.

7. Hongo RH, Lev J, Dick SE, Yee RR: The effect of clopidogrel in combination with aspirin when given before coronary artery bypass grafting. *J Am Coll Cardiol* 2002;40:231-237.

8. Grines Cl, Bonow RO, Casey DF Jr, et al: American Heart Association; American College of Cardiology; Society for Cardiovascular Angiography and Interventions; American College of Surgeons; American Dental Association; American College of Physicians. Prevention of premature discontinuation of dual antiplatelet therapy in patients with coronary artery stents: A science advisory from the American Heart Association, American College of Cardiology, Society for Cardiovascular Angiography and Interventions, American College of Surgeons, and American Dental Association, with representatives from the American College of Physicians. *Circulation* 2007;15:813-818.

9. Brilakis ES, Banerjee S, Berger PB. Perioperative management of patientswith coronary stents. *J AmColl Cardiol* 2007;49: 2145-2150.

10. Augoustides JG: Perioperative thrombotic risk of coronary stents: Possible role of intravenous platelet blockade. *Anesthesiology* 2007;107:516.

11. Ferraris VA, Ferraris SP, Joseph O, Wehner P, Mentzer RM Jr: Aspirin and postoperative bleeding after coronary artery bypass grafting. *Ann Surg* 2002;235:820-827.

12. Ferraris VA, Ferraris SP, Moliterno DJ, et al: The Society of Thoracic Surgeons practice guidelines series: Aspirin and other antiplatelet agents during operative coronary revascularization (executive summary). *Ann Thorac Surg* 2005;79:1454-1461.

13. Yoda M, Nonoyama M, Shimakura T: Autologous blood donation before elective off-pump coronary artery bypass grafting. *Surg Today* 2004;34:21-23.

14. Dietrich W, Thuermel K, Heyde S, Busley R, Berger K: Autologous blood donation in cardiac surgery: Reduction of allogeneic blood transfusion and cost-effectiveness. *J Cardiothorac Vasc Anesth* 2005;20:513-518.

15. Alghamdi AA, Albanna MJ, Guru V, Brister SJ: Does the use of erythropoietin reduce the risk of exposure to allogeneic blood transfusion in cardiac surgery? A systematic review and meta-analysis. *J Card Surg* 2006;21:320-326.

16. Sowade O, Warnke H, Scigalla P, et al: Avoidance of allogeneic blood transfusions by treatment with epoetin beta (recombinant human erythropoietin) in patients undergoing open-heart surgery. *Blood* 1997;89:411-418.

17. Kulier A, Levin J, Moser R, et al for the Investigators of the Multicenter Study of Perioperative Ischemia Research Group and the Ischemia Research and Education Foundation: Impact of preoperative anemia on outcome in patients undergoing coronary artery bypass graft surgery. *Circulation* 2007;116:471-479.

18. Karkouti K, Wijeysundera DN, Beattie WS for the Reducing bleeding in Cardiac Surgery Investigators: Risk associated with preoperative anemia in cardiac surgery: A multicenter cohort study. *Circulation* 2008;117:478-484.

19. Augoustides JG: Con: Aprotinin should not be used in cardiac surgery with cardiopulmonary bypass. *J Cardiothorac Vasc Anesth* 2007;21:302-304.

20. Schneeweiss S, Seeger JD, Landon J, Walker AM: Aprotinin during coronary artery bypass grafting and the risk of death. *N Engl J Med* 2008;158:771-783.

21. Shaw AD, Stafford-Smith M, White WD, et al: The effect of aprotinin on outcome after coronary artery bypass grafting. *N Engl J Med* 2008;158:784-793.

22. Henry DA, Carless PA, Moxey AJ, et al: Antifibrinolytic use for minimizing perioperative allogeneic blood transfusion. *Cochrane Database Syst Rev* 2007;17:CD001886.

23. Umscheid CA, Kohl BA, Williams K: Antifibrinolytic use in adult cardiac surgery. *Curr Opin Hematol* 2007;14:455-467.

24. Brown JR, Birkmeyer NJ, O'Connor GT: Meta-analysis comparing the effectiveness and adverse outcomes of antifibrinolytic agents in cardiac surgery. *Circulation* 2007;115:2801-2813.

25. Pleym H, Stenseth R, Wahba A, et al: Prophylactic treatment with desmopressin does not reduce postoperative bleeding after coronary surgery in patients treated with aspirin before surgery. *Anesth Analg* 2004;98:578-584.

26. Despotis GJ, Levine V, Saleem R, Spitznagel E, Joist JH: Use of point-of-care test in identification of patients who can benefit from desmopressin during cardiac surgery. *Lancet* 1999;354:106-110.

27. Koscielny J, Ziemer S, Radtke H, et al: A practical concept for preoperative identification of patients with impaired primary hemostasis. *Clin Appl Thromb Hemost* 2004;10:195-204.

28. Warren O, Mandal K, Hadjianastassiou V, et al: Recombinant activated factor VII in cardiac surgery: A systematic review. *Ann Thorac Surg* 2007;83:707-714.

29. Ilabaca PA, Ochsner JL, Mills NL: Positive end-expiratory pressure in the management of a patient with a postoperative bleeding heart. *Ann Thorac Surg* 1980;30:281-284.

30. Hoffman WS, Tomasello DN, MacVaugh H: Control of postcardiotomy bleeding with PEEP. *Ann Thorac Surg* 1982;34:71-73.

31. Collier B, Kolff J, Devineni R, Gonzalez LS III: Prophylactic positive end-expiratory pressure and reduction of postoperative blood loss in open-heart surgery. *Ann Thorac Surg* 2002;74:1191-1194.

32. Cheng DC, Bainbridge D, Martin JE, Novick RJ for the Evidence-Based Perioperative Clinical Outcomes Research Group: Does off-pump coronary artery bypass reduce mortality, morbidity, and resource utilization when compared with conventional coronary artery bypass? A meta-analysis of randomized trials. *Anesthesiology* 2005;102:188-203.

33. Jin R, Hiratzka LF, Grunkemeier GL, Krause A, Page US: Aborted off-pump coronary artery bypass patients have much worse outcomes than on-pump or successful off-pump patients. *Circulation* 2005;112:I332-I337.

34. Lim MW: The history of extracorporeal oxygenators. *Anaesthesia* 2006;61:984-995.

35. Parker JL, Hackett JE, Clark D, Crane TN, Reed CC: Membrane versus bubble oxygenators: A clinical comparison of postoperative blood loss. *Cardiovasc Dis* 1979;6:78-84.

36. Salama A, Hugo F, Heinrich D, et al: Deposition of terminal C5b-9 complement complexes on erythrocytes and leukocytes during cardiopulmonary bypass. *N Engl J Med* 1988;318:408-414.

37. Scott DA, Silbert BS, Blyth C, O'Brien J, Santamaria J: Blood loss in elective coronary artery surgery: A comparison of centrifugal versus roller pump heads during cardiopulmonary bypass. *J Cardiothorac Vasc Anesth* 2001;15:322-325.

38. Kreisler KR, Vance RA, Cruzzavala J, Mahnken JD: Heparinbonded cardiopulmonary bypass circuits reduce the rate of red blood cell transfusion during elective coronary artery bypass surgery. *J Cardiothorac Vasc Anesth* 2005;19:608-611.

39. Mangoush O, Purkayastha S, Haj-Yahia S, et al: Heparin-bonded circuits versus nonheparin-bonded circuits: An evaluation of their effect on clinical outcome. *Eur J Cardiothorac Surg* 2007;31:1058-1069.

40. Jessen ME: Pro: Heparin-coated circuits should be used for cardiopulmonary bypass. *Anesth Analg* 2006;103:1365-1369.

41. Taneja R, Cheng DC. Con: Heparin-bonded cardiopulmonary bypass circuits should be routine for all cardiac surgical procedures. *Anesth Analg* 2006;103:1370-1372.

42. Remadi JP, Rakotoarivelo Z, Marticho P, Benamar A: Prospective randomized study comparing coronary artery bypass grafting with the new mini-extracorporeal circulation Jostra System or with a standard cardiopulmonary bypass. *Am Heart J* 2006;151:198e1-198e7.

43. Immer FF, Ackermann A, Gygax E, et al: Minimal extracorporeal circulation is a promising technique for coronary artery bypass grafting. *Ann Thorac Surg* 2007;1515-1521.

44. Mazzel V, Nasso G, Salamone G, Castorino F, Tommasini A, Anselmi A: Prospective randomized comparison of coronary artery bypass grafting with minimal extracorporeal circulation system (MECC) versus off-pump coronary surgery. *Circulation* 2007;116:1761-1767.

45. Young JA, Kisker CT, Doty DB: Adequate anticoagulation during cardiopulmonary bypass determined by the activated clotting time and the appearance of fibrin monomer. *Ann Thorac Surg* 1978;26:231-240.

46. Gravlee GP, Haddon WS, Rothberger HK, et al: Heparin dosing and monitoring. A comparison of techniques with measurement of subclinical plasma coagulation. *J Thorac Cardiovasc Surg* 1990;99:518-527.

47. Okita Y, Takamoto S, Ando M, et al: Coagulation and fibrinolysis system in aortic surgery under deep hypothermic circulatory arrest with aprotinin: The importance of adequate heparinization. *Circulation* 1997;96(suppl 2):376-381.

48. Despotis GJ, Joist JH, Hogue CW Jr, et al: The impact of heparin concentration and activated clotting time monitoring on blood conservation. A prospective, randomized evaluation in patients undergoing cardiac operation. J Thorac Cardiovasc Surg 1995;110:46-54.

Capítulo 62 *Há uma Técnica Melhor para Reduzir a Perda Sanguínea* 423

49. Jobes DR, Aitken GL, Shaffer GW: Increased accuracy and precision of heparin and protamine dosing reduces blood loss and transfusion in patients undergoing primary cardiac operations. *J Thorac Cardiovasc Surg* 1995;110:36-45.

50. Shore-Lesserson L, Reich DL, DePerio M: Heparin and protamine titration do not improve haemostasis in cardiac surgical patients. *Can J Anaesth* 1998;45:10-18.

51. Despotis GJ, Filos KS, Zoya TN, Hogue CW Jr, Spitznagel E, Lappas DG: Factors associated with excessive postoperative blood loss and hemostatic transfusion requirements; a multivariate analysis in cardiac surgical patients. *Anesth Analg* 1996;82:13-21.

52. Jamnicki M, Kocian R, van der Linden P, Zaugg M, Spahn DR: Acute normovolemic hemodilution: Physiology, limitations, and clinical uses. *J Cardiothorac Vasc Anesth* 2003;17:747-754.

53. Dalrymple-Hay MJ, Dawkins S, Pack L, et al: Autotransfusion decreases blood usage following cardiac surgery—a prospective randomized trial. *Cardiovasc Surg* 2001;9:184-187.

54. Murphy GS, Szokol JW, Nitsun M, et al: The failure of retrograde autologous priming of the cardiopulmonary bypass circuit to reduce blood use after cardiac surgical procedures. *Anesth Analg* 2004;98:1201-1207.

55. Rubens FD, Fergusson D, Wells PS, Huang M, McGowan JL, Laupacia A: Platelet-rich plasmapharesis in cardiac surgery: A meta-analysis of the effect on transfusion requirements. *J Thorac Cardiovasc Surg* 1998;116:641-647.

56. Carless PA, Rubens FD, Anthony DM, O'Connell D, Henry DA: Platelet-rich plasmapharesis for minimizing perioperative allogeneic blood transfusion. *Cochrane Database Syst Rev* 2003;2:CD004172.

57. Efstathiou A, Vlachveis M, Tsonis G, Asteri T, Psarakis A, Fessatidis IT: Does leukodepletion during elective cardiac surgery really influence the overall clinical outcome? *J Cardiovasc Surg (Torino)* 2003;44:197-204.

58. Ilmakunnas M, Pesonen EJ, Ahonen J, Ramo J, Siitonen S, Repo H: Activation of neutrophils and monocytes by a leukocyte-depleting filter used throughout cardiopulmonary bypass. *J Thorac Cardiovasc Surg* 2005;129:851-859.

59. Babka RM, Petress J, Briggs R, Helsal R, Mack J: Coventional haemofiltration during routine coronary bypass surgery. *Perfusion* 1997;12:187-192.

60. Grunenfelder J, Zund G, Schoeberlein A, et al: Modified ultrafiltration lowers adhesion molecules and cytokine levels after cardiopulmonary bypass without clinical relevance in adults. *Eur J Cardiothorac Surg* 2000;17:77-83.

61. Dial S, Nguyen D, Menzies D: Autotransfusion of shed mediastinal blood: A risk factor for mediastinitis after cardiac surgery? Results of a cluster investigation. *Chest* 2003;124:1847-1851.

62. Body SC, Birmingham J, Parks R, et al: Safety and efficacy of shed mediastinal blood transfusion after cardiac surgery: A multicenter observational study. Multicenter Study of Perioperative Ischemia Research Group. *J Cardiothorac Vasc Anesth* 1999;13:410-416.

63 A Analgesia Peridural Torácica/ Raquidiana Deve ser Utilizada para Revascularização do Miocárdio?

Mark A. Chaney, MD

INTRODUÇÃO

Analgesia pós-operatória adequada previne o desconforto desnecessário ao paciente, pode reduzir a morbidade e a duração da estadia hospitalar pós-operatória e, dessa forma, também pode diminuir os gastos. Talvez seja difícil alcançar o alívio ótimo da dor após uma cirurgia cardíaca. A dor pode estar associada a muitas intervenções, como esternotomia, toracotomia, coleta da veia da perna, pericardiotomia ou inserção de dreno torácico, entre outros. Analgesia inadequada durante o período pós-operatório pode aumentar a morbidade ao causar alterações hemodinâmicas, metabólicas, imunológicas e hemostáticas adversas. Assim, o controle agressivo da dor pós-operatória pode melhorar o resultado em pacientes de alto risco após uma cirurgia não cardíaca[1,2] ou cardíaca.[3,4] A analgesia pós-operatória pode ser conseguida por meio de várias técnicas (infiltração anestésica local, bloqueios nervosos, opioides, fármacos anti-inflamatórios não esteroidais, fármacos alfa-adrenérgicos etc.). Tradicionalmente, a analgesia após a cirurgia cardíaca tem sido obtida com opioides endovenosos. Contudo, o uso de opioides endovenosos está associado a efeitos colaterais detrimentais, e opioides de ação mais prolongada podem atrasar a extubação traqueal durante o período pós-operatório imediato. Na era atual de extubação precoce (agilização ou "fast-tracking") e das técnicas cirúrgicas minimamente invasivas (incluindo cirurgia sem circulação extracorpórea), os anestesiologistas estão explorando opções de analgesia únicas que não os tradicionais opioides endovenosos para controle da dor pós-operatória em pacientes submetidos a cirurgia cardíaca. Durante a última década, técnicas intratecais e peridurais foram utilizadas com mais frequência em resposta a esta atmosfera de mudanças cirúrgicas.[5] As técnicas intratecais e peridurais produzem claramente uma analgesia segura nos pacientes submetidos a cirurgia cardíaca. Entre os potenciais benefícios adicionais estão a atenuação da resposta de estresse e a simpatectomia cardíaca torácica. A qualidade da analgesia obtida com as técnicas peridurais torácicas é suficiente para permitir que a cirurgia cardíaca seja realizada com o paciente acordado, sem necessidade de anestesia geral endotraqueal. Entretanto, a aplicação de técnicas de anestesia regional a pacientes submetidos a cirurgia cardíaca apresenta alguns riscos. Os efeitos colaterais de anestésicos locais (hipotensão) e opioides (prurido, náusea/vômitos, retenção urinária, depressão respiratória), quando utilizados dessa maneira, podem complicar o manuseio perioperatório. O risco aumentado de formação de hematoma neste cenário gerou muitos debates vívidos sobre a proporção aceitável de risco/benefício para a aplicação de técnicas de anestesia regional a pacientes submetidos a cirurgia cardíaca.

OPÇÕES/TERAPIAS

Analgesia inadequada (relacionada a uma resposta não inibida a um estresse) durante o período pós-operatório pode levar a muitas alterações hemodinâmicas (taquicardia, hipertensão, vasoconstrição), metabólicas (aumento do catabolismo), imunológicas (comprometimento da resposta imune) e hemostáticas (ativação plaquetária) adversas. Nos pacientes submetidos a cirurgias cardíacas, a isquemia miocárdica perioperatória é observada mais frequentemente durante o período imediato pós-operatório, e parece ser associada ao resultado. No intraoperatório, o início de *bypass* cardiopulmonar causa aumento substancial nas respostas hormonais de estresse (norepinefrina, epinefrina etc.) que persistem no período pós-operatório imediato e que podem contribuir (juntamente com a analgesia inadequada) para a isquemia do miocárdio durante este período. Além disso, isquemia miocárdica pós-operatória pode ser agravada pela ativação nervosa simpática cardíaca, que rompe o equilíbrio entre o fluxo sanguíneo coronariano e a demanda de oxigênio miocárdica. Assim, durante o período pós-operatório imediato essencial, após cirurgia cardíaca, uma analgesia adequada (acoplada à atenuação da resposta ao estresse) pode potencialmente diminuir a morbidade e aumentar a qualidade de vida em termos de saúde.

Está claro que técnicas peridurais e intratecais produzem analgesia pós-operatória segura nos pacientes após a cirurgia cardíaca. Embora inúmeras técnicas tenham sido descritas com sucesso (várias combinações de opioides intratecais, anestésicos locais intratecais, opioides peridurais, anestésicos locais peridurais),[5] a técnica que se tornou mais popular foi o uso de opioides peridurais/anestésicos locais (talvez, em função da flexibilidade das opções de administração dos fármacos analgésicos). Potenciais vantagens extras do uso de técnicas intratecais e peridurais nesta situação incluem a atenuação da resposta ao estresse e a simpatectomia cardíaca torácica.

Técnicas intratecais ou peridurais podem inibir a resposta de estresse associada a procedimentos cirúrgicos.[6] Anestésicos locais são mais efetivos que opioides para atenuar a resposta ao estresse, talvez devido ao seu exclusivo mecanismo de ação. Apesar de ainda haver controvérsias, a atenuação da resposta perioperatória ao estresse com anestésicos locais peridurais ou opioides em pacientes de alto risco após uma cirurgia não cardíaca importante pode potencialmente melhorar o resultado. Em pacientes submetidos a uma cirurgia cardíaca, o início do *bypass* cardiopulmonar causa aumentos significativos na resposta hormonal ao estresse, que persiste ao longo do período pós-operatório imediato. A atenuação deste componente da resposta ao estresse com uma contínua infusão endovenosa de opioides no pós-operatório também pode diminuir as taxas de morbidade e mortalidade nestes pacientes. Técnicas peridurais e intratecais (particularmente com anestésicos locais) constituem alternativas atraentes aos opioides endovenosos para pacientes submetidos a cirurgias cardíacas, em virtude de seu potencial de atenuar a resposta perioperatória ao estresse, permitindo ainda a realização da extubação traqueal no período pós-operatório imediato.

O miocárdio e a vasculatura coronariana são densamente inervados por fibras nervosas simpáticas torácicas provenientes de T1 a T5 e profundamente influenciam a distribuição e o fluxo sanguíneo coronariano total. A ativação do nervo simpático cardíaco dá início à vasoconstrição da artéria coronária e vasoconstrição coronariana paradoxal em resposta a vasodilatadores intrínsecos. Em pacientes com doença arterial coronariana, a ativação do nervo simpático cardíaco rompe a correspondência normal entre o fluxo sanguíneo coronariano e a demanda de oxigênio miocárdica. Além disso, a isquemia miocárdica dá início a um reflexo cardiocárdico mediado por fibras nervosas simpáticas, o que aumenta o processo isquêmico. A ativação nervosa simpática cardíaca provavelmente desempenha um papel central na iniciação da isquemia miocárdica pós-operatória ao diminuir o suprimento de oxigênio miocárdico por meio dos mecanismos listados previamente.[6] A anestesia peridural torácica com anestésicos locais bloqueia efetivamente o nervo simpático cardíaco aferente e fibras eferentes. Opioides, administrados de modo semelhante, não são efetivos em bloquear esta atividade nervosa simpática cardíaca. Pacientes com doença arterial coronariana sintomática podem ser clinicamente beneficiados por uma simpatectomia cardíaca, visto que a aplicação do bloqueio simpático torácico no tratamento da angina pectoris já foi descrita em 1965.[7] A anestesia epidural torácica com anestésicos locais aumenta o diâmetro de segmentos arteriais coronarianos epicárdicos estenóticos sem causar dilatação de arteríolas coronarianas, reduz os determinantes da demanda de oxigênio miocárdico, melhora a função ventricular esquerda e diminui os sintomas anginosos. Além disso, a simpatectomia cardíaca aumenta a relação fluxo sanguíneo endocárdio para epicárdio, afeta de forma benéfica

o fluxo sanguíneo colateral durante a isquemia miocárdica, diminui a vasoconstrição coronariana pós-estenótica e atenua o reflexo cardiocárdico induzido por isquemia miocárdica. Em um modelo normal, a anestesia peridural torácica com anestésicos locais diminuiu o tamanho do infarto miocárdico após oclusão da artéria coronária. Assim, as técnicas torácicas peridurais com anestésicos locais podem beneficiar pacientes submetidos a cirurgia cardíaca ao bloquear efetivamente a atividade nervosa simpática cardíaca e melhorar o equilíbrio entre o suprimento e a demanda de oxigênio miocárdico.

Em resumo, o uso de técnicas peridurais/intratecais em pacientes submetidos a cirurgias cardíacas oferece três benefícios clínicos potenciais: aumento da analgesia pós-operatória, atenuação da resposta ao estresse e simpatectomia cardíaca torácica. As muitas investigações clínicas que envolvem técnicas intratecais indicam que a administração de morfina intratecal produz uma analgesia pós-operatória segura após uma cirurgia cardíaca. As técnicas intratecais não atenuam de forma segura a resposta perioperatória ao estresse associada à cirurgia cardíaca que persiste durante o período pós-operatório imediato. Embora grande quantidade de anestésicos intratecais locais possa induzir simpatectomia cardíaca torácica, as alterações hemodinâmicas (hipotensão, bradicardia) associadas a uma "raqui total" tornam a técnica inaceitável para pacientes com doença cardíaca. As muitas investigações clínicas que envolvem técnicas peridurais indicam que a administração de opioides ou anestésicos locais peridurais torácicos produz uma analgesia pós-operatória segura após a cirurgia cardíaca. Além disso, a administração de anestésicos locais peridurais torácicos pode tanto atenuar confiavelmente a resposta perioperatória ao estresse associada à cirurgia cardíaca como pode induzir simpatectomia cardíaca torácica. Dessa forma, a técnica escolhida (intratecal, peridural, opioides, anestésicos locais) depende de objetivos clínicos específicos. Se o objetivo é conseguir uma maior analgesia pós-operatória, isto pode ser alcançado através de uma ampla variedade de opções: morfina intratecal ou opioides peridurais e/ou anestésicos locais. O único caminho para alcançar com segurança a atenuação da resposta ao estresse ou a simpatectomia cardíaca torácica é através da administração peridural de anestésicos locais.

EVIDÊNCIA

Técnicas Raquidianas

A maioria dos investigadores usou morfina intratecal (administrada antes da indução da anestesia geral) na esperança de promover uma analgesia pós-operatória prolongada. Alguns investigadores utilizaram fentanil, sufentanil ou anestésicos locais intratecais para a anestesia intraoperatória (com atenuação da resposta ao estresse) ou para simpatectomia cardíaca torácica.

Dois estudos clínicos, controlados por placebo, encobertos, distribuídos aleatoriamente, recentes, revelaram a habilidade da morfina intratecal em induzir uma significativa analgesia pós-operatória após a cirurgia cardíaca.[8,9] Vanstrum e cols.[8] distribuíram aleatória e prospectivamente 30 pacientes para receber morfina intratecal (0,5 mg) ou placebo intratecal

426 Seção VI   ANESTESIA CARDIOVASCULAR

antes da indução de anestesia. Os pacientes que receberam morfina intratecal requereram menos morfina endovenosa que os controles tratados com placebo nas primeiras 30 horas após a injeção intratecal. Associada a essa maior analgesia, observou-se uma substancial diminuição da necessidade de medicações anti-hipertensivas durante o período pós-operatório imediato. Entretanto, o tempo de extubação traqueal e as gasimetrias arteriais não foram afetados de forma significativa. Chaney e cols.[9] distribuíram aleatória e prospectivamente 60 pacientes para receber morfina intratecal (4,0 mg) ou placebo intratecal antes da indução de anestesia. O tempo de extubação traqueal foi semelhante entre os pacientes. Os pacientes que receberam morfina intratecal necessitaram de uma quantidade bem menor de morfina endovenosa que os controles placebo durante o período pós-operatório inicial. Entretanto, apesar da maior analgesia, não houve diferenças significativas entre os grupos quanto às taxas pós-operatórias de morbidade e mortalidade, nem quanto à duração da estadia hospitalar pós-operatória.

A metade da década de 1990 assistiu ao surgimento da cirurgia de agilização cardíaca ("fast-track") com o objetivo de realizar a extubação traqueal no período pós-operatório imediato. Chaney e cols.[10,11] foram os primeiros a estudar os potenciais benefícios clínicos da morfina intratecal quando empregada em pacientes submetidos a cirurgias cardíacas e à extubação traqueal precoce. Nestes dois estudos clínicos distribuídos aleatoriamente, encobertos e controlados por placebo, o uso de morfina intratecal (10 g/kg) antes da indução de anestesia foi associado a tempos significativamente prolongados de extubação traqueal. Além disso, os pacientes que receberam morfina intratecal apresentaram requerimentos similares de morfina endovenosa durante o período pós-operatório imediato, em comparação aos controles placebo. Não houve diferenças clínicas entre os grupos quanto às taxas pós-operatórias de morbidade e mortalidade, nem quanto à duração da estadia hospitalar pós-operatória. Desde este momento, contudo, outros investigadores clínicos revelaram que certas combinações de técnicas anestésicas intraoperatórias (quantidades reduzidas de anestésicos/analgésicos endovenosos), acoplados à doses adequadas de morfina intratecal, permitirão a realização da extubação traqueal após a cirurgia cardíaca dentro do período pós-operatório imediato e a melhor analgesia.[5] Entretanto, nenhum benefício clínico adicional (redução das taxas de morbidade/mortalidade), além da maior analgesia pós-operatória, foi demonstrado.

Inúmeras outras investigações clínicas não distribuídas aleatoriamente (retrospectivas, observacionais etc.) atestam a habilidade da morfina intratecal em produzir uma substancial analgesia pós-operatória em pacientes submetidos a cirurgia cardíaca,[5] cuja qualidade não depende apenas da dose administrada, mas também do tipo e da quantidade de fármacos endovenosos utilizados como anestésicos basais intraoperatórios. Contudo, nenhum outro benefício clínico além da analgesia tem sido obtido de modo confiável. Não se sabe ao certo qual é a dose ótima de morfina intratecal para obter analgesia pós-operatória máxima com o mínimo de efeitos indesejáveis do fármaco. Naturalmente, quando doses maiores de morfina intratecal são empregadas, uma analgesia pós-operatória mais intensa e prolongada é produzida à custa de mais efeitos indesejáveis do fármaco.

Apenas algumas poucas investigações examinaram a habilidade da morfina intratecal em causar uma atenuação potencial da resposta intraoperatória ao estresse associada ao *bypass* cardiopulmonar.[5] Os resultados desses escassos estudos indicam que a morfina intratecal (mesmo em doses relativamente maiores) não é capaz de atenuar com segurança a resposta perioperatória de estresse (avaliada através dos níveis sanguíneos de certos mediadores) associada à cirurgia cardíaca e ao *bypass* cardiopulmonar.

A maior parte das tentativas clínicas de indução da simpatectomia cardíaca torácica em pacientes submetidos a cirurgias torácicas utiliza anestesia peridural torácica com anestésicos locais. Entretanto, houve algumas tentativas de simpatectomia cardíaca neste cenário, com injeção intratecal de uma grande quantidade de anestésicos locais. Tipicamente, uma grande quantidade de anestésico hiperbárico local é distribuído intratecalmente e, numa tentativa de produzir uma "raqui total" (simpatectomia cardíaca torácica), a posição de Trendelenburg é mantida por um curto espaço de tempo. Embora tenha sido sugerida uma atenuação da resposta de estresse, nenhum efeito real sobre as variáveis do resultado clínico foi observado. Hipotensão ou bradicardia (ou ambos) é também comumente observada.

Em resumo, as muitas investigações que envolvem técnicas intratecais indicam que a administração de morfina intratecal antes da indução de anestesia geral produz uma analgesia pós-operatória segura após cirurgias cardíacas. Entretanto, permanece controverso se tal analgesia verdadeiramente afeta o resultado clínico. Técnicas intratecais não podem atenuar com segurança a resposta perioperatória ao estresse associada à cirurgia cardíaca que persiste durante o período pós-operatório imediato. Embora grande quantidade de anestésicos locais intratecais possa induzir simpatectomia cardíaca torácica, as alterações hemodinâmicas associadas à "raqui total" tornam esta técnica inaceitável para pacientes com doença cardíaca.

Técnicas Peridurais

A maioria dos investigadores utilizou anestésicos locais peridurais torácicos na esperança de promover analgesia, atenuação da resposta ao estresse ou simpatectomia cardíaca torácica. Alguns investigadores empregaram opioides peridurais torácicos para promover analgesia intra e pós-operatória. Enquanto alguns clínicos inserem o cateter peridural imediatamente antes da indução de anestesia geral, a maior parte realiza esta manôbra no dia anterior ao da cirurgia (na espera de reduzir o risco de aparecimento de hematoma).

Técnicas peridurais torácicas com opioides ou anestésicos locais produzem uma analgesia pós-operatória significativa em pacientes depois de cirurgias cardíacas. Inúmeros estudos clínicos atestam esse fato.[5] A qualidade da analgesia obtida com as técnicas peridurais torácicas é suficiente para permitir que a cirurgia cardíaca seja realizada com o paciente acordado, sem necessidade de anestesia endotraqueal geral.[12] Entretanto, apesar da maior analgesia pós-operatória proporcionada pelas técnicas peridurais torácicas, tal analgesia não reduz a incidência de uma dor persistente após a cirurgia cardíaca.

Muitas investigações clínicas provaram que as técnicas peridurais torácicas com anestésicos locais atenuam significativamente a resposta ao estresse (avaliada através dos níveis

Capítulo 63 *A Analgesia Peridural Torácica/ Raquidiana Deve ser Utilizada para Revascularização do Miocárdio?* **427**

sanguíneos de certos mediadores) em pacientes submetidos a cirurgias cardíacas. Os pacientes distribuídos de forma aleatória para receber anestésicos locais peridurais torácicos durante e após a cirurgia cardíaca têm exibido níveis sanguíneos diminuídos de epinefrina, norepinefrina e cortisol (bem como outros mediadores), em comparação aos pacientes manuseados de modo semelhante sem cateteres peridurais torácicos. Outros estudos clínicos sugerem que as técnicas peridurais torácicas, juntamente com anestésicos locais, têm a habilidade de ajudar a promover a estabilidade hemodinâmica (otimizar a frequência cardíaca, resistência vascular sistêmica) em pacientes submetidos a cirurgia cardíaca, o que sugere atenuação da resposta ao estresse. Contudo, ainda é controverso se tal atenuação da resposta ao estresse verdadeiramente afeta ou não o resultado clínico.

A simpatectomia cardíaca perioperatória induzida com técnicas peridurais torácicas com anestésicos locais pode clinicamente beneficiar os pacientes submetidos a cirurgia cardíca e aumentar o suprimento de oxigênio miocárdico (através de vasodilatação coronariana). A simpatectomia cardíaca também pode oferecer benefícios extras aos pacientes submetidos a cirurgias cardíacas. Estudos clínicos demonstraram que as técnicas peridurais torácicas com anestésicos locais diminuem significativamente a frequência cardíaca e a necessidade de administrar bloqueadores beta-adrenérgicos. Os estudos clínicos também demonstraram que o uso de técnicas peridurais torácicas com anestésicos locais reduz significativamente a resistência vascular sistêmica. Pacientes submetidos a uma cirurgia cardíaca que receberam anestésicos locais peridurais torácicos podem também exibir reduções na evidência eletrocardiográfica pós-operatória de isquemia miocárdica. Por outro lado, permanece controverso se tal simpatectomia verdadeiramente afeta o resultado clínico.

Em 2001, uma investigação clínica relativamente ampla destacou os benefícios clínicos potenciais das técnicas peridurais torácicas (juntamente com as dificuldades para determinar a relevância clínica de tais estudos) em pacientes cirúrgicos cardíacos. Scott e cols.[13] distribuíram aleatória e prospectivamente (não encoberto) 420 pacientes submetidos a cirurgias cardíacas para receber bupivacaína/clonidina peridural torácica e anestesia geral ou apenas anestesia geral (grupo controle). As infusões peridurais continuaram por 96 horas após a cirurgia (tituladas de acordo com a necessidade). Nos pacientes do grupo controle, a analgesia pós-operatória foi obtida com opioides endovenosos. Após a cirurgia, foram observadas diferenças clínicas surpreendentes entre os dois grupos. No pós-operatório, as peridurais apresentaram diminuição de disritmia supraventricular, infecção do trato respiratório, insuficiência renal e confusão aguda, em comparação aos pacientes do grupo controle. Entretanto, os dados desta investigação devem ser vistos com cuidado. Algo surpreendente, o protocolo clínico ditou que os bloqueadores beta-adrenérgicos não poderiam ser utilizados durante ou após a cirurgia nos cinco dias do período do estudo. Como cerca de 90% dos pacientes deste estudo tomavam bloqueadores beta-adrenérgicos antes da cirurgia, apenas este manuseio perioperatório (interrupção de bloqueadores beta-adrenérgicos) obscurece a interpretação dos dados relacionados à disritmia supraventricular pós-operatória. Também, apesar da randomização prospectiva, um número substancialmente menor de pacientes que receberam

cateteres peridurais torácicos era de fumantes ativos antes da cirurgia, em comparação ao grupo controle, o que obscurece a interpretação dos dados de infecção do trato respiratório no período pós-operatório. Esses investigadores também observaram que os volumes expiratórios pulmonares máximos na pré-extubação, durante o pós-operatório, haviam aumentado nos pacientes peridurais torácicos, nos quais a extubação traqueal foi facilitada (ainda que pacientes peridurais torácicos e pacientes do grupo controle tenham sido tratados de modo um pouco diferente durante o período pós-operatório imediato). A analgesia pós-operatória não foi definitivamente avaliada nesta investigação clínica. Embora tais resultados sejam intrigantes, ainda não é possível estabelecer conclusões definitivas sobre o uso de técnicas peridurais torácicas para pacientes submetidos a cirurgias cardíacas, em virtude das limitações substanciais do estudo.

Desde a publicação dos achados encorajadores de Scott e cols.[13] em 2001, três investigações não encobertas, distribuídas aleatoriamente e prospectivas revelaram que o uso de técnicas peridurais torácicas para pacientes submetidos a cirurgia cardíaca pode não oferecer benefícios clínicos substanciais.[14-16] Priestley e cols.[14] distribuíram de forma aleatória e prospectivamente 100 pacientes submetidos a cirurgia cardíaca eletiva, que receberam ropivacaína/fentanil peridural torácica e anestesia geral ou apenas anestesia geral (grupo controle). Os pacientes peridurais torácicos foram extubados antes que os do grupo controle, ainda que esta diferença possa ter sido secundária a diferentes quantidades de opioides endovenosos administrados no intraoperatório. As pontuações de dor pós-operatória foram menores para os pacientes peridurais apenas nos dias 0 e primeiro de pós-operatório (equivalente ao segundo e ao terceiro dia). Durante o pós-operatório, não houve diferenças entre os dois grupos quanto à saturação de oxigênio no ar do quarto, alterações radiográficas peitorais, espirometria, objetivos de mobilização pós-operatória, fibrilação atrial, ou alta hospitalar. Em resumo, essa investigação revelou que uma peridural torácica pode promover uma maior analgesia pós-operatória (embora breve) e melhorar a extubação traqueal pós-operatória, ainda que não exerça efeito sobre variáveis clínicas importantes. Royse e cols.[15] distribuíram de forma aleatória e prospectivamente 80 pacientes submetidos a cirurgia cardíaca para receber ropivacaína/fentanil peridural torácica e anestesia geral ou apenas anestesia geral (grupo controle). Mais uma vez, os pacientes peridurais torácicos foram extubados antes que os do grupo controle, ainda que esta diferença possa ter sido secundária a diferentes quantidades de opioides endovenosos administrados no intraoperatório. As pontuações de dor pós-operatória em repouso e com tosse foram significativamente menores para os pacientes peridurais torácicos aos primeiro e segundo dias de pós-operatório (equivalentes a três dias de pós-operatório). Como na investigação de Priestley e cols.,[14] não houve diferenças substanciais entre ambos os grupos relacionadas a variáveis clínicas de pós-operatório importantes (função respiratória, função renal, fibrilação atrial, duração da estadia hospitalar). Por fim, uma investigação clínica recentemente publicada (2006) por Hansdottir e cols.[16] fornece evidências adicionais de que as técnicas peridurais torácicas não oferecem benefícios clínicos reais para os pacientes submetidos a cirurgias cardíacas. Este ensaio prospectivo relativamente amplo (113 pacientes) distribuiu

428 Seção VI ANESTESIA CARDIOVASCULAR

aleatoriamente pacientes submetidos a cirurgia cardíaca eletiva para receber analgesia peridural torácica controlada pelo paciente (cateter inserido no dia anterior ao da cirurgia, com emprego de bupivacaína, fentanil e adrenalina) ou analgesia com morfina endovenosa controlada pelo paciente durante o período pós-operatório imediato. A assistência perioperatória foi padronizada (todos os pacientes foram submetidos a anestesia geral e receberam uma esternotomia mediana). Ao comparar os dois grupos, a única diferença observada foi um tempo menor de extubação traqueal pós-operatória para os pacientes que receberam analgesia peridural torácica. Absolutamente nenhuma diferença foi observada em relação à analgesia pós-operatória (em repouso e durante a tosse), ao grau de sedação, a volumes pulmonares (capacidade vital forçada, capacidade vital forçada em 1 segundo, pico de fluxo expiratório), ao grau de deambulação, à pontuação de qualidade global de recuperação (que inclui todos os cinco domínios), à morbidade cardíaca, à morbidade renal, ao desfecho neurológico, à estadia na unidade de tratamento intensivo ou à duração da estadia hospitalar.

Uma meta-análise recentemente publicada (2004) por Liu e cols.[17] avaliou os efeitos das técnicas neuraxiais centrais perioperatórias sobre o resultado após a cirurgia de *bypass* arterial coronariano. Esses autores, através do MEDLINE e de outras bases de dados, realizaram uma busca de ensaios controlados e distribuídos aleatoriamente de pacientes submetidos à cirurgia de *bypass* arterial coronariano com circulação extracorpórea. Quinze ensaios com 1.178 pacientes inscritos foram incluídos na análise peridural torácica, e 17 ensaios com 668 pacientes inscritos foram incluídos para análise intratecal. As técnicas peridurais torácicas não afetaram as incidências de mortalidade ou infarto miocárdico, ainda que tenham parecido reduzir o risco de disritmias (fibrilação atrial e taquicardia), complicações pulmonares (pneumonia e atelectasia), o tempo para extubação traqueal e os escores de dor analógicos. As técnicas intratecais não afetaram as incidências de mortalidade, o infarto do miocárdio, as disritmias nem o tempo para extubação traqueal, e pareceram apenas modestamente diminuir o uso sistêmico de morfina e as pontuações de dor (enquanto aumentaram a incidência de prurido). Esses autores concluíram que as técnicas neuraxiais centrais não afetam as taxas de mortalidade nem de infarto miocárdico após a revascularização, ainda que possam estar associadas a melhorias, tais como extubação traqueal realizada com maior rapidez, diminuição de complicações pulmonares e disritmias cardíacas e escores de dor reduzidos. Contudo, os autores também notaram que a maior parte dos benefícios clínicos potenciais proporcionados por estas técnicas (extubação precoce, diminuição das disritmias, aumento da analgesia) pode ser alcançada de outros modos (mais seguros?), como por meio da utilização de protocolos de *fast-track* bloqueadores beta-adrenérgicos ou amiodarona, ou com a utilização de analgésicos endovenosos alternativos.

Em resumo, as muitas investigações clínicas que envolvem técnicas peridurais indicam que a administração de opioides peridurais torácicos ou anestésicos locais produz uma analgesia pós-operatória segura após a cirurgia cardíaca. A administração de anestésicos locais peridurais torácicos tanto pode atenuar com segurança a resposta pós-operatória ao estresse associada à cirurgia cardíaca como também induzir

uma simpatectomia cardíaca torácica. Contudo, permanece controverso se tal analgesia, atenuação da resposta ao estresse e simpatectomia cardíaca torácica verdadeiramente afetam o resultado clínico.

CONTROVÉRSIAS

Os problemas clínicos associados ao uso de anestésicos locais peridurais/intratecais (hipotensão) e opioides peridurais/intratecais (prurido, náusea e vômito, retenção urinária e depressão respiratória) são bem conhecidos. Além disso, a analgesia peridural torácica pode mascarar uma isquemia miocárdica (angina) através de analgesia ou pode dar início a uma isquemia miocárdica promovendo alterações na atividade do sistema nervoso autonômico. Dentre os poucos pacientes que receberam quantidade grande de anestésicos intratecais locais para produzir uma "ráqui total" para cirurgia cardíaca, a maioria necessitou da administração de fenilefrina endovenosa durante a cirurgia para aumentar a pressão sanguínea arterial, o que indica que a hipotensão constitui um problema substancial desta técnica. A ocorrência de hipotensão também parece ser relativamente comum quando são empregados anestésicos peridurais torácicos locais nesta situação. A reposição de volume, agonistas beta-adrenérgicos e agonistas alfa-adrenérgicos são requeridos por uma proporção razoável de pacientes, visto que a pressão de perfusão coronariana pode diminuir nos pacientes suscetíveis após o *bypass* cardiopulmonar. O efeito mais indesejável dos opioides peridurais e intratecais é a depressão respiratória, a qual pode retardar a extubação traqueal.

A suplementação peridural torácica da anestesia geral para pacientes submetidos a cirurgia cardíaca também pode produzir déficits neurológicos temporários no período pós-operatório imediato que podem complicar o manuseio. Chakravarthy e cols.[18] descreveram dois pacientes para os quais foi utilizada suplementação da anestesia geral com anestésico local peridural torácico alto para cirurgia cardíaca. Em ambos os pacientes foi observada uma paresia focal da extremidade superior (unilateral) durante o período pós-operatório imediato, a qual foi resolvida com o reposicionamento do cateter peridural. Os déficits podem ter sido causados por uma irritação nervosa direta a partir do cateter peridural ou por uma disseminação inesperada de anestésico local para o plexo braquial. Seja qual for o motivo, tais déficits neurológicos focais observados nos pacientes logo após a cirurgia cardíaca requerem um esforço clínico extra para que sua origem seja determinada.

Embora a maioria dos investigadores concorde com o fato de que o risco de aparecimento de hematoma aumenta quando uma instrumentação peridural ou intratecal é realizada no paciente antes da heparinização requerida para cirurgias cardíacas, o grau absoluto de aumento do risco permanece controverso. Uma extensa análise matemática realizada por Ho e cols.[19] em pacientes submetidos a heparinização sistêmica requerida para o *bypass* cardiopulmonar (sem um único episódio de formação de hematoma), relatada na literatura como publicada no ano 2000, estimou que a ocorrência do risco máximo pode ser tão frequente quanto 1:2.400, na técnica de anestesia raquidiana. De modo semelhante, no caso da instrumentação peridural, a ocorrência do risco máximo pode ser

Capítulo 63 A Analgesia Peridural Torácica/ Raquidiana Deve ser Utilizada para Revascularização do Miocárdio? 429

tão frequente quanto 1:1.000. Por outro lado, certas precauções podem diminuir o risco. A maioria dos estudos clínicos utiliza a técnica somente após a demonstração de evidências laboratoriais de variáveis de coagulação normais, atraso da cirurgia em evento de punção traumática ou requerem que o tempo desde o bloqueio até a heparinização sistêmica exceda a 60 minutos. Enquanto a maior parte dos estudos que investiga o uso de técnicas peridurais realize a inserção de cateteres no dia anterior ao da cirurgia, recentemente os investigadores têm realizado a instrumentação no mesmo dia da cirurgia. Essas técnicas não devem ser utilizadas para pacientes com coagulopatias conhecidas, qualquer que seja a causa. Adicionalmente, o efeito da heparina sistêmica e sua reversão devem ser muito bem controlados (a menor concentração de heparina utilizada pelo menor período que seja compatível com os objetivos terapêuticos), uma vez que os pacientes devem ser monitorizados de perto quanto ao aparecimento de sinais e sintomas de formação de hematoma após a cirurgia.

À medida que a utilização das técnicas peridurais torácicas em pacientes submetidos a cirurgia cardíaca tem aumentado, relatos de formação de hematoma têm vindo à tona. Em 2004, foi publicado o primeiro relato de formação de hematoma associado à instrumentação peridural no dia anterior ao da cirurgia cardíaca.[20] O primeiro relato de formação de hematoma durante o período pós-operatório imediato seguindo-se à cirurgia cardíaca (com o cateter inserido imediatamente antes da cirurgia, após a indução de anestesia geral) ocorreu no mesmo ano.[21] Mais recentemente, no ano de 2006, uma carta ao editor detalha uma paraplegia permanente em dois pacientes submetidos a cirurgia cardíaca com suplementação peridural torácica e faz uma alusão a dois outros pacientes adicionais que apresentaram formação de hematoma associada à inserção de cateter no dia anterior ao da cirurgia cardíaca.[22] Além disso, este autor tem conhecimento de pelo menos mais três casos adicionais de formação catastrófica (paralisia permanente) de hematoma peridural em pacientes que possuíam cateteres inseridos para cirurgia cardíaca eletiva nos últimos anos, apenas nos Estados Unidos (nenhum publicado).

Enquanto a formação de hematoma é sempre preocupante, também podem ocorrer complicações tromboembólicas durante o período pós-operatório, quando a normalização das variáveis de coagulação (em um paciente que requer anticoagulação) é alcançada para remover o cateter peridural com segurança. Chaney & Labovsky[23] detalham tal caso, no qual um paciente possuía um cateter peridural torácico inserido antes da cirurgia cardíaca eletiva (sem eventos durante o curso intraoperatório e pós-operatório imediato) e que necessitou de anticoagulação pós-operatória ativa para uma válvula aórtica mecânica e para fibrilação atrial. No sétimo dia de pós-operatório, os parâmetros de coagulação foram normalizados para remover com segurança o cateter peridural. No mesmo dia, em seguida à normalização dos parâmetros de coagulação, o paciente sofreu um derrame no lobo temporal esquerdo (verificado através de exame clínico e varredura de tomografia computadorizada), o qual foi resolvido gradualmente ao longo dos quatro dias subsequentes.

ÁREAS DE INCERTEZA

Ainda é preciso determinar se as técnicas peridurais e intratecais realmente afetam os riscos de morbidade (função cardíaca, função pulmonar etc.) e mortalidade em pacientes submetidos a cirurgias cardíacas. Todos os relatos clínicos relacionados à utilização de técnicas intratecais e peridurais torácicas para cirurgia cardíaca envolvem um número pequeno de pacientes e poucos (se houver algum) são bem planejados.[5] Apenas poucos estudos clínicos relacionados a técnicas intratecais são controlados com placebo, encobertos, distribuídos de forma aleatória e prospectivos.[5] Não existem estudos clínicos controlados com placebo encobertos que envolvam técnicas peridurais torácicas em pacientes submetidos a cirurgia cardíaca.[5] Além disso, nenhum desses estudos clínicos emprega desfecho clínico como ponto final primário (a maioria foca inteiramente sobre a analgesia pós-operatória). Quando revisado de forma crítica, este corpo de literatura sugere que essas técnicas são capazes de induzir com segurança uma maior analgesia pós-operatória, ainda que (atualmente) não exerça nenhum efeito importante clinicamente sobre os riscos de morbidade e mortalidade.

A cirurgia cardíaca é única e, por causa disso, envolve riscos únicos que não estão rotineiramente associados a cirurgias não cardíacas. Além disso, como é do conhecimento de todos os médicos, devido a uma ampla variedade de razões, os pacientes submetidos a cirurgia cardíaca continuam envelhecendo e "adoecendo mais" (mais comorbidades: disfunção neurológica, disfunção miocárdica, disfunção pulmonar, disfunção renal etc.). Múltiplos fatores interagem de forma complexa durante o período perioperatório, o que pode afetar o resultado e a qualidade de vida após uma cirurgia cardíaca (Tab. 63-1). Embora outros possam discordar, os fatores listados na Tabela 63-1 estão organizados em ordem descendente de importância, conforme observado por este autor. Obviamente, dependendo de situações clínicas específicas, certos fatores serão mais importantes que outros. É extremamente difícil (se não impossível) determinar exatamente o quão importante é realmente alcançar uma analgesia pós-operatória adequada ou de "alta qualidade" em relação a todos esses importantes fatores clínicos que cercam o paciente submetido a uma cirurgia cardíaca. Por exemplo, qual a importância de se obter uma analgesia pós-operatória de "alta qualidade" para um paciente com 80 anos de idade que apresenta disfunção miocárdica pré-operatória, disfunção renal e intensa calcificação da aorta após a substituição de uma válvula dupla? Poderia ser argumentado que outros fatores, que não a qualidade da analgesia pós-operatoria, determinarão o desfecho clínico neste paciente. Por outro lado, qual é a importância de se obter uma analgesia pós-operatória de "alta qualidade"

Tabela 63-1	Fatores que Afetam o Resultado após uma Cirurgia Cardíaca
Tipo e qualidade de intervenção cirúrgica	
Extensão da disfunção neurológica pós-operatória	
Extensão da disfunção miocárdica pós-operatória	
Extensão da disfunção pulmonar pós-operatória	
Extensão da disfunção renal pós-operatória	
Extensão das anormalidades de coagulação no pós-operatório	
Extensão da resposta inflamatória sistêmica	
Qualidade da analgesia pós-operatória	

430 Seção VI ANESTESIA CARDIOVASCULAR

em um paciente com 50 anos de idade após a realização de uma revascularização do miocárdio de rotina? É provável que o resultado clínico deste paciente seja satisfatório mesmo se a analgesia pós-operatória for subótima.

Em resumo, a utilização de técnicas peridurais/raquidianas para pacientes submetidos a cirurgia cardíaca permanece extremamente controversa.[24-29] Quando se faz uma avaliação consciente e crítica da literatura publicada, torna-se claro que o único benefício clínico substancial conseguido é a analgesia pós-operatória. Entretanto, esta "analgesia pós-operatória aumentada" (conseguida com qualquer método) jamais esteve ligada à melhora do resultado do paciente. Por outro lado, existem claras desvantagens associadas a essas técnicas, incluindo a intensidade do trabalho, os problemas com anestésicos locais peridurais/intratecais, os problemas com opioides peridurais/intratecais, as complicações potenciais da avaliação pós-operatória, o risco de hematoma, o risco de tromboembolismo, a taxa elevada de falha (técnicas peridurais) e nenhum efeito benéfico clinicamente comprovado.

DIRETRIZES

Nenhuma diretriz de prática formal foi publicada com respeito ao uso de técnicas peridurais ou intratecais para pacientes submetidos a cirurgia cardíaca. O único benefício clínico substancial obtido foi o aumento da analgesia pós-operatória (embora este nunca tenha estado relacionado a um resultado melhorado do paciente). Por outro lado, existem riscos e desvantagens claras associados a essas técnicas nesta população de pacientes. Cabe ao anestesiologista decidir de forma consciente se este benefício (analgesia) tem ou não mérito diante das desvantagens e dos riscos em cada paciente específico que é submetido a uma cirurgia cardíaca.

RECOMENDAÇÕES DO AUTOR

A utlização de técnicas peridurais/raquidianas em pacientes submetidos a cirurgia cardíaca permanece extremamente controversa. Na opinião do autor, no momento presente, as desvantagens e os riscos associados à utilização de técnicas peridurais/intratecais em pacientes submetidos à cirurgia cardíaca superam em muito o único e substanciado benefício clínico (maior analgesia) conseguido. A analgesia pós-operatória para esses pacientes pode ser conseguida com métodos mais simples e seguros. Portanto, o autor considera que as técnicas peridurais/intratecais não devem ser utilizadas em pacientes submetidos a cirurgia cardíaca.

REFERÊNCIAS

1. Tuman, KJ, McCarthy RJ, March RJ, et al: Effects of epidural anesthesia and analgesia on coagulation and outcome after major vascular surgery. *Anesth Analg* 1991;73:696-704.
2. Yeager MP, Glass DD, Neff RK, Brinck-Johnsen T: Epidural anesthesia and analgesia in high-risk surgical patients. *Anesthesiology* 1987;66:729-736.
3. Mangano DT, Siliciano D, Hollenberg M, et al: Postoperative myocardial ischemia: Therapeutic trials using intensive analgesia following surgery. *Anesthesiology* 1992;76:342-353.

4. Anand KJS, Hickey PR: Halothane-morphine compared with high-dose sufentanil for anesthesia and postoperative analgesia in neonatal cardiac surgery. *N Engl J Med* 1992;326:1-9.
5. Chaney MA: Intrathecal and epidural anesthesia and analgesia for cardiac surgery (review article). *Anesth Analg* 2006;102:45-64.
6. Liu S, Carpenter RL, Neal MJ: Epidural anesthesia and analgesia: Their role in postoperative outcome (review article). *Anesthesiology* 1995;82:1474-1506.
7. Birkett DA, Apthorp GH, Chamberlain DA, et al: Bilateral upper thoracic sympathectomy in angina pectoris: Results in 52 cases. *BMJ* 1965;2:187-190.
8. Vanstrum GS, Bjornson KM, Ilko R: Postoperative effects of intrathecal morphine in coronary artery bypass surgery. *Anesth Analg* 1988;67:261-267.
9. Chaney MA, Smith KR, Barclay JC, Slogoff S: Large-dose intrathecal morphine for coronary artery bypass grafting. *Anesth Analg* 1996;83:215-222.
10. Chaney MA, Furry PA, Fluder EM, Slogoff S: Intrathecal morphine for coronary artery bypass grafting and early extubation. *Anesth Analg* 1997;84:241-248.
11. Chaney MA, Nikolov MP, Blakeman BP, Bakhos M: Intrathecal morphine for coronary artery bypass graft procedure and early extubation revisited. *J Cardiothorac Vasc Anesth* 1999;13:574-578.
12. Aybek T, Kessler P, Dogan S, et al: Awake coronary artery bypass grafting: Utopia or reality? *Ann Thorac Surg* 2003;75:1165-1170.
13. Scott NB, Turfrey DJ, Ray DAA, et al: A prospective randomized study of the potential benefits of thoracic epidural anesthesia and analgesia in patients undergoing coronary artery bypass grafting. *Anesth Analg* 2001;93:528-535.
14. Priestley MC, Cope L, Halliwell R, et al: Thoracic epidural anesthesia for cardiac surgery: The effects on tracheal intubation time and length of hospital stay. *Anesth Analg* 2002;94:275-282.
15. Royse C, Royse A, Soeding P, et al: Prospective randomized trial of high thoracic epidural analgesia for coronary artery bypass surgery. *Ann Thorac Surg* 2003;75:93-100.
16. Hansdottir V, Philip J, Olsen MF, et al: Thoracic epidural versus intravenous patient-controlled analgesia after cardiac surgery: A randomized controlled trial on length of hospital stay and patient-perceived quality of recovery. *Anesthesiology* 2006;104:142-151.
17. Liu SS, Block BM, Wu CL: Effects of perioperative central neuraxial analgesia on outcome after coronary artery bypass surgery: A meta-analysis. *Anesthesiology* 2004;101:153-161.
18. Chakravarthy M, Nadiminto S, Krishnamuthy J, et al: Temporary neurologic deficits in patients undergoing cardiac surgery with thoracic epidural supplementation. *J Cardiothorac Vasc Anesth* 2004;18:512-520.
19. Ho AMH, Chung DC, Joynt GM: Neuraxial blockade and hematoma in cardiac surgery: Estimating the risk of a rare adverse event that has not (yet) occurred. *Chest* 2000;117:551-555.
20. Sharma S, Kapoor MC, Sharma VK, et al: Epidural hematoma complicating high thoracic epidural catheter placement intended for cardiac surgery. *J Cardiothorac Vasc Anesth* 2004;18:759-762.
21. Rosen DA, Hawkinberry DW, Rosen KR, et al: An epidural hematoma in an adolescent patient after cardiac surgery. *Anesth Analg* 2004;98:966-969.
22. Ho AMH, Li PTY, Karmakar MK: Risk of hematoma after epidural anesthesia and analgesia for cardiac surgery. *Anesth Analg* 2006;103:1327-1328.
23. Chaney M, Labovsky J: Case report of thoracic epidural anesthesia and cardiac surgery: Balancing postoperative risks associated with hematoma formation and thromboembolic phenomenon. *J Cardiothorac Vasc Anesth* 2005;19:768-771.
24. O'Connor CJ, Tuman KJ: Editorial: Epidural anesthesia and analgesia for coronary artery bypass graft surgery: Still forbidden territory? *Anesth Analg* 2001;93:523-525.
25. Schwann NM, Chaney MA: Editorial: No pain, much gain? *J Thorac Cardiovasc Surg* 2003;126:1261-1264.
26. Mora Mangano CT: Editorial: Risky business. *J Thorac Cardiovasc Surg* 2003;125:1204-1207.
27. Castellano JM, Durbin CG: Editorial: Epidural analgesia and cardiac surgery: Worth the risk? *Chest* 2003;117:305-307.
28. Chaney MA. Editorial: Cardiac surgery and intrathecal/epidural techniques: At the crossroads? *Can J Anaesth* 2005;52:783-788.
29. Chaney MA. Editorial: How important is postoperative pain after cardiac surgery? *J Cardiothorac Vasc Anesth* 2005;19:705-707.

SEÇÃO VII

ANESTESIA NEUROCIRÚRGICA

64 Há uma Técnica Melhor no Paciente com Hipertensão Intracraniana?

Kristin Engelhard, MD, PhD; Nicole Forster, MD e Adrian W. Gelb, MBChB

O conteúdo do crânio pode ser dividido em três compartimentos. O cérebro ou compartimento tecidual se responsabiliza por mais de 85% do volume intracraniano total, o líquido cefalorraquidiano (LCR) contribui com aproximadamente 10% e o sangue na vasculatura contribui com aproximadamente 2% a 5%. A maior parte do volume sanguíneo cerebral (VSC) reside no sistema venoso de baixa pressão, enquanto apenas 15% do VSC são encontrados nas artérias e 15% nos seios venosos.

A pressão intracraniana (PIC) é estreitamente regulada, mesmo na presença de uma lesão com efeito de massa, contanto que os mecanismos de compensação estejam operacionais e o processo patológico evolua lentamente. Qualquer aumento no volume intracraniano deve ser compensado pela redução de volume de um dos outros compartimentos para manter PIC normal. O sistema do LCR tem a maior capacidade de amortecimento através do desvio de LCR do crânio para o espaço subaracnóideo espinhal. A redução do volume sanguíneo cerebral ocorre primeiro por compressão do sistema venoso de baixa pressão, seguida pelo colapso capilar e pela compressão arterial, o que leva à isquemia cerebral. O impacto da PIC sobre o desfecho reside no seu papel de determinar a pressão de perfusão cerebral (PPC) (PPC = pressão arterial média [PAM] – PIC). Há evidência, pelo menos em traumatismo cranioencefálico, de que uma PPC menor que 50 mm Hg se associa a mau desfecho.[1] Entretanto, um desfecho melhor não resulta necessariamente de uma PPC mais alta. Para o cálculo da PPC, o transdutor de pressão arterial deve estar ao nível da orelha.

A PIC aumentada pode ser causada por alterações no volume de qualquer um ou uma combinação dos compartimentos intracranianos, que inclui hematomas causados por ruptura vascular, aumentos nos volumes cerebral e intersticial causados por tumores e edema vasogênico e citotóxico secundário a hipoxia e infecção. A PIC aumentada também pode resultar da obstrução das vias do LCR e alteração da produção ou reabsorção de LCR.

OPÇÕES

As estratégias de tratamento incluem decisões sobre a escolha de (1) fármacos anestésicos, (2) ventilação, (3) terapia hiperosmolar, (4) posição da cabeça e corpo e (5) craniectomia descompressiva (Tab. 64-1). Os efeitos são influenciados conforme o aumento da PIC tenha sido agudo ou tenha se desenvolvido lentamente, o que usualmente permite que ocorra alguma compensação.

EVIDÊNCIA

Quais São as Metas de PIC e PCC?

A pressão intracraniana deve ser mantida abaixo de 20 mm Hg, porque valores mais altos são associados a pior desfecho neurológico.[1] Uma PCC acima de 70 mm Hg deve ser evitada se ela exigir infusão maciça de líquido e catecolaminas em altas doses, porque hipervolemia e terapia com catecolaminas aumentam a incidência de síndrome de angústia respiratória aguda.[2] Um aumento espontâneo da PPC acima de 70 mm Hg pode ser aceito desde que a autorregulação cerebrovascular esteja intacta ou o estado neurológico pareça se beneficiar clinicamente. Quando a autorregulação está intacta, um aumento na PPC é associado à vasoconstrição autorreguladora e, desse modo, a uma redução do VSC e da PIC. O limiar inferior crítico da PPC reside entre 50 e 60 mm Hg. Portanto, uma PPC abaixo de 50 mm Hg deve ser evitada.[1]

Quais São os Efeitos dos Anestésicos sobre a PIC?

A escolha dos agentes anestésicos e dos fármacos adjuntivos é baseada na consideração dos seus efeitos sobre o fluxo sanguíneo cerebral (FSC), no VSC, na taxa metabólica cerebral de oxigênio ($TMCO_2$), na PIC, na autorregulação vascular cerebral e na reatividade ao dióxido de carbono (CO_2). A maioria das experiências randomizadas focalizou estes parâmetros representativos ou substitutos, em vez de desfechos clínicos ou neurológicos dos pacientes.

Os anestésicos voláteis deprimem o metabolismo cerebral de uma maneira dose-dependente enquanto induzem diretamente a vasodilatação cerebral, o que resulta em aumentos no VSC e na PIC. Sevoflurano causa menos vasodilatação cerebral em comparação com isoflurano ou desflurano.[3] A autorregulação vascular cerebral e a resposta ao CO_2 permanecem intactas com sevoflurano até uma concentração alveolar mí-

434 Seção VII ANESTESIA NEUROCIRÚRGICA

| Tabela 64-1 | Manejo da Pressão Intracraniana (PIC) Agudamente Aumentada |

PADRÃO

Sem hiperventilação profilática

DIRETRIZES

Monitoramento da PIC
Infusão de barbitúrico para PIC aumentada intratável
Uso de manitol

OPÇÕES

Pressão de perfusão cerebral 50-70 mm Hg
Breve hiperventilação para deterioração neurológica aguda
Infusão de propofol
Posicionar o paciente com cefaloaclive

nima (CAM), e por essa razão ele é adequado para pacientes neurocirúrgicos desde que a PIC não seja acentuada ou agudamente aumentada.

O óxido nitroso é um potente vasodilatador cerebral com resultante aumento na PIC. Embora não haja estudos de resultados para demonstrar um efeito deletério, o óxido nitroso não deve ser usado em pacientes com PIC agudamente elevada.

A anestesia intravenosa total tem recebido atenção em neuroanestesia como um meio de evitar os efeitos vasodilatadores do óxido nitroso e anestésicos voláteis. Agentes intravenosos como propofol e etomidato produzem vasoconstrição cerebral e uma redução no FSC, no VSC e na PIC secundária a uma diminuição na $TMCO_2$ enquanto preserva a autorregulação.[4] O propofol deve ser utilizado no intraoperatório em pacientes com PIC acentuada ou agudamente aumentada. Na unidade de terapia intensiva o propofol pode ser utilizado durante até sete dias com uma posologia máxima de 4 mg/kg/h. Propofol administrado durante tempo mais longo ou em concentrações mais altas poderia induzir a "síndrome da infusão de propofol", que inclui hiperpotassemia, lipemia, acidose metabólica, insuficiência miocárdica, rabdomiólise e insuficiência renal potencialmente resultando em morte.[5]

Os barbitúricos exercem similarmente seus efeitos na redução da PIC através de vasoconstrição, com uma redução do FSC e do VSC secundária à supressão do metabolismo cerebral. Barbitúricos podem produzir controle da PIC e melhora da PPC em pacientes com traumatismo cranioencefálico grave quando outros tratamentos falharam, mas não há evidência de que terapia barbitúrica profilática melhore o desfecho.[6,7] Além disso, altas doses de barbitúricos diminuem a função imune e podem causar hipopotassemia. A lenta depuração plasmática dos barbitúricos é outra desvantagem, porque causa um retardo substancial no acordar. Coma barbitúrico deve ser titulado para obter uma razão de supressão de ondas no eletroencefalograma (EEG) de 5% a 10% ou controle da PIC.

Propofol e barbitúricos reduzem a PAM, e podem ser necessários líquidos e vasopressores intravenosos (IV). Etomidato causa menos depressão cardiovascular e pode ser o fármaco de escolha em doença cardiovascular ou hipovolemia, mas seu uso deve ser limitado à indução porque ele suprime a resposta adrenocortical ao estresse.

Tem havido controvérsia sobre o efeito dos opioides sobre a PIC. Em um estudo, aumentos transitórios na PIC sem alterações na velocidade de fluxo sanguíneo na artéria cerebral média ocorreram concomitantemente com diminuições na PAM, enquanto em pacientes com pressão arterial estável a PIC ficou inalterada.[8] Isto sugere que aumentos na PIC vistos com sufentanil e outros opioides podem ser causados pela vasodilatação autorreguladora secundária à hipotensão sistêmica. Isto é compatível com um estudo mais recente de remifentanil em pacientes com trauma craniano.[9]

Relaxantes neuromusculares não despolarizantes não têm nenhum efeito sobre o FSC, a $TMCO_2$ e a PIC, enquanto succinilcolina pode aumentar transitoriamente a PIC. O aumento na PIC ocorreu durante períodos de FSC elevado, que coincidiram com evidência EEG de estimulação cerebral em cães.[10] Esses efeitos foram relacionados principalmente a aumentos induzidos pela succinilcolina na atividade aferente muscular e não à presença ou ausência de fasciculações.[10,11] Os aumentos na PIC foram muito reduzidos nos animais com lesão cerebral. Quando é necessária intubação em sequência rápida, a succinilcolina permanece o fármaco de escolha. Entretanto, rocurônio em altas doses pode ser uma alternativa adequada.

Qual é o Efeito da Hiperventilação sobre a PIC?

A tensão arterial de dióxido de carbono é um modulador potente do tônus cerebrovascular e do FSC. A hipercapnia arterial dilata os vasos sanguíneos cerebrais, diminui a resistência vascular cerebral e aumenta o FSC, o VSC e a PIC, enquanto a hipocapnia tem o efeito oposto. A hiperventilação é usada muitas vezes em pacientes com PIC aumentada para reduzir o VSC. Uma vez que a hiperventilação reduz a PIC através de vasoconstrição, isto poderia afetar criticamente a distribuição de oxigênio e glicose a áreas cerebrais vulneráveis.

A hiperventilação moderada reduz o FSC global dos hemisférios, mas não altera a $TMCO_2$. Este desequilíbrio entre FSC baixo e $TMCO_2$ normal ou elevada, causado por hiperventilação após traumatismo cranioencefálico grave, pode levar à isquemia cerebral, o que poderia comprometer ainda mais o desfecho neuronal.[12]

Resta muita controvérsia sobre os efeitos benéficos ou deletérios da hiperventilação. Embora a hiperventilação possa produzir uma redução rápida na PIC, e uma PIC elevada seja um dos precursores mais comuns de morte ou incapacidade neurológica, há pouca evidência sugerindo que a hiperventilação melhore resultados clinicamente relevantes. De fato um estudo muito citado observou um efeito deletério. Pacientes com traumatismo cranioencefálico grave foram randomizados para um grupo hiperventilado ($PaCO_2$ de 25 ± 2 mm Hg) ou um grupo normoventilado ($PaCO_2$ de 35 ± 2 mm Hg) por cinco dias.[13] Os pacientes no grupo de hiperventilação tiveram um desfecho significantemente pior aos três meses do que aqueles no grupo normocápnico.

Na craniotomia supratentorial eletiva, a hiperventilação agressiva ($PaCO_2$ de 25 ± 2 mm Hg) demonstrou em uma experiência randomizada multicêntrica reduzir a PIC e melhorar as condições operatórias conforme avaliado por cirurgiões de maneira cega quanto ao grupo de tratamento.[14] Este efeito foi independente do uso de anestesia intravenosa total com propofol ou menos de 0,8 CAM de isoflurano. A hiperventilação não foi mantida por toda a duração da cirurgia, e o estudo não tentou determinar se a hiperventilação alterou os desfechos neurológicos. Portanto, curtos períodos de hiperventilação para tratar aumento agudo na PIC podem ser recomendados.

Qual é o Efeito da Ventilação Mecânica sobre a PIC?

O efeito da pressão positiva expiratória final (PEEP) sobre a PIC foi descrito por muitos investigadores sem um consenso claro. A ventilação mecânica e a PEEP podem aumentar a pressão intratorácica, podem aumentar a PIC ao impedirem a drenagem venosa, ou poderiam reduzir a PPC ao reduzirem a pressão arterial. Estudos sugerem que se a PPC for mantida, a PEEP (até 15 cm H$_2$O) parece não ter efeito adverso significante.[15] Se um efeito adverso da PEEP sobre a PIC ocorrer, ele pode ser superado colocando-se o paciente na posição de cefaloaclive.

Manobras de recrutamento alveolar com altos picos de pressão intratorácica reduzem a PAM, aumentam a PIC e diminuem a PPC. Essa técnica afeta a hemodinâmica cerebral e só pode ser recomendada quando uma lesão pulmonar grave leva à hipoxia, a qual por sua vez pode aumentar a lesão neuronal. Manobras de recrutamento devem ser efetuadas cuidadosamente e sob controle contínuo da PIC e da PPC.

Qual é o Efeito da Terapia Hiperosmolar sobre a PIC?

A administração de manitol (0,25 a 1,0 g/kg) tornou-se a principal ferramenta no manejo da PIC. Em virtude de efeitos colaterais (p. ex., necrose tubular renal), uma dose de 4 g/kg/dia não deve ser excedida e a osmolaridade sérica tem que ser mantida abaixo de 320 mOsm/L. Embora haja muitos dados a respeito do seu mecanismo de ação, poucos estudos validam o emprego do manitol.[16]

O manitol tem um efeito imediato de expansão do plasma que reduz a viscosidade sanguínea e desse modo aumenta o FSC, o que por sua vez induz a vasoconstrição autorreguladora. Esse efeito reológico poderia explicar a diminuição precoce da PIC. Os agentes osmóticos retiram mais água do tecido cerebral que de outros órgãos porque a barreira hematoencefálica (BHE) impede a penetração do agente osmótico no cérebro, e assim mantém um gradiente de difusão osmótica. Diuréticos osmóticos também podem reduzir a PIC retardando a formação de LCR. Em circunstâncias normais, os agentes hipertônicos penetram lentamente na BHE. Quando a BHE é rompida, eles podem entrar e elevar a osmolalidade cerebral, o que puxa água de volta para dentro do cérebro. A acumulação intersticial de manitol é mais marcada com infusões contínuas, e por essa razão recomenda-se que o manitol seja administrado sob a forma de bolos repetidos em vez de infusão contínua.[17]

A administração de manitol tornou-se prática comum no tratamento de pacientes com traumatismo cranioencefálico com PIC elevada, mas ela nunca foi submetida a uma experiência clínica controlada em relação a placebo. Há apenas três experiências controladas randomizadas que avaliam o uso de manitol em lesão cranioencefálica.[16] Um estudo em pacientes de trauma craniano comparou o manitol a barbitúricos para controle da PIC. O manitol foi superior aos barbitúricos para melhorar a PPC, a PIC e o desfecho. Um estudo adicional comparou uma dose em bolo de manitol dada antes da admissão hospitalar com a administração de um volume semelhante de soro fisiológico. Houve uma ligeira redução na taxa de mortalidade com manitol. Em 22 pacientes que receberam drenagem por ventriculostomia, o manitol ou a hiperventilação foram usados para controlar PIC alta. O manitol foi constatado ser mais

eficaz que a hiperventilação em reduzir a PIC.

Solução salina hipertônica também reduz o conteúdo de água cerebral, e o seu efeito sobre a PIC parece ser igual ou superior ao manitol.[18,19] Embora o uso de solução salina hipertônica ainda não esteja incluído nos protocolos de tratamento, ele pode ser usado em casos nos quais o manitol não for efetivo.[20]

A evidência que suporta o manitol é suficientemente forte para justificar *status* de diretriz. Um bolo de manitol também é recomendado em pacientes com herniação transtentorial ou deterioração neurológica progressiva não atribuível a causas extracranianas.[1]

Qual é o Efeito da Posição do Paciente sobre a PIC?

Flexão ou torção do pescoço pode obstruir a drenagem venosa cerebral e aumentar o volume cerebral e a PIC. Uma alteração simples na posição da cabeça pode diminuir imediatamente a PIC. Entre 30° e 40° de cefaloaclive ou posição de Trendelenburg reverso também é eficaz para reduzir a PIC, contanto que a PAM seja mantida.[21]

Qual é o Efeito da Craniectomia Descompressiva sobre a PIC?

Craniectomia descompressiva e abertura da dura-máter podem ser uma opção útil quando tratamento clínico máximo falhou em controlar a PIC.[22] Em crianças, a craniotomia descompressiva é recomendada como terapia de controle da PIC.[22] O prognóstico depois da descompressão depende dos sinais e sintomas clínicos no momento da admissão, da idade do paciente e da existência de grandes lesões extracranianas.[23,24] Uma crítica à craniectomia descompressiva é que mais pacientes sobrevivem em um estado vegetativo. Para evitar isto, a craniectomia descompressiva deve ser restringida a pacientes com menos de 50 anos sem politraumatismo e pacientes com menos de 30 anos na presença de grandes lesões extracranianas; ela *nunca* deve ser usada em pacientes com uma lesão primária de tronco cerebral. Dois estudos grandes estão atualmente em evolução para caracterizar a eficácia e o momento ideal para a intervenção (DECRAN e RescueICP).

RECOMENDAÇÕES DOS AUTORES

- No paciente com PIC agudamente elevada, o propofol fornece a maior margem de segurança e capacidade de reduzir a PIC. Cuidado deve ser tomado para não comprometer a PPC através de hipotensão. Terapia barbitúrica em altas doses pode ser considerada em pacientes com traumatismo cranioencefálico grave hemodinamicamente estáveis com hipertensão intracraniana refratária a outras terapias de redução da PIC.
- O manitol é efetivo para controlar PIC elevada após traumatismo cranioencefálico grave. Dados limitados sugerem que bolos intermitentes são mais efetivos que infusão contínua. A faixa posológica eficaz é 0,25 a 1,0 mg/kg. A osmolalidade sérica deve ser mantida abaixo de 320 mOsm/L, e deve ser evitada hipovolemia.
- O uso de hiperventilação crônica profilática (PaCO$_2$ menor que 30 mm Hg) durante as primeiras 24 horas após lesão cerebral traumática grave deve ser evitado porque pode comprometer o FSC. A hiperventilação pode ser usada por curtos períodos em deterioração neurológica aguda ou craniotomia supratentorial eletiva.

436 Seção VII ANESTESIA NEUROCIRÚRGICA

REFERÊNCIAS

1. Bullock M, Povlishock J: Guidelines for the management of severe traumatic brain injury. *J Neurotrauma* 2007;24(suppl 1):S1-S95.
2. Robertson GS, Valadka AB, Hannay HJ, Contant CF, Gopinath SP, Cormio M, et al: Prevention of secondary ischemic insults after severe head injury. *Crit Care Med* 1999;27:2086-2095.
3. Holmstro¨m A, Akeson J: Desflurane increases intracranial pressure more and sevoflurane less than isoflurane in pigs subjected to intracranial hypertension. *J Neurosurg Anesthesiol* 2004;16:136-143.
4. Alkire MT, Haier RJ, Barker SJ, Shah NK, Wu JC, Kao YJ: Cerebral metabolism during propofol anesthesia in humans studied with positron emission tomography. *Anesthesiology* 1995;82:393-403.
5. Cremer OL, Moons KG, Bouman EA, Kruijswijk JE, De Smet AM, Kalkman CJ: Long-term propofol infusion and cardiac failure in adult head-injured patients. *Lancet* 2001;357:117-118.
6. Roberts I: Barbiturates for acute traumatic brain injury (Cochrane Review). *Cochrane Library* 2002;2.
7. Cormino M, Gopinath S, Valadka AB, Robertson CS: Cerebral hemodynamic effects of pentobarbital coma in head-injured patients. *J Neurotrauma* 1999;16:927-936.
8. Werner C, Hoffman WE, Baughman VL, Albrecht RF, Schulte AM, Esch J: Effects of sufentanil on cerebral blood flow, cerebral blood flow velocity, and metabolism in dogs. *Anesth Analg* 1991;72:177-181.
9. Engelhard K, Reeker W, Kochs E, Werner C: Effect of remifentanil on intracranial pressure and cerebral blood flow velocity in patients with head trauma. *Acta Anaesthesiol Scand* 2004;48:396-399.
10. Lanier W, Milde J, Michenfelder J: Cerebral stimulation following succinylcholine in dogs. *Anesthesiology* 1986;64:551-559.
11. Lanier W, Iaizzo P, Milde J: Cerebral function and muscle afferent activity following intravenous succinylcholine in dogs anesthetized with halothane: The effects of pretreatment with a defasciculating dose of pancuronium. *Anesthesiology* 1989;71:87-95.
12. Coles JP, Fryer TD, Coleman MR, Smielewski P, Gupta AK, Minhas PS, et al: Hyperventilation following head injury: Effect on ischemic burden and cerebral oxidative metabolism. *Crit Care Med* 2007;35:568-578.
13. Muizelaar JP, Marmarou A, Ward JD: Adverse effects of prolonged hyperventilation in patients with severe head injury: A randomized clinical trial. *J Neurosurg* 1991;75:731-739.
14. Gelb AW, Craen R, Rao G, Reddy K, Megyesi J, Mohanty B, et al: Does hyperventilation improve operating condition during supratentorial craniotomy? A multicenter randomized crossover trial. *Anesth Analg* 2008;106:585-594.
15. McGuire G, Crossley D, Richards J, Wong D: Effects of varying levels of positive end-expiratory pressure on intracranial pressure and cerebral perfusion pressure. *Crit Care Med* 1997;25:1059-1062.
16. Shierhout G, Roberts I: Mannitol for acute traumatic brain injury (Cochrane Review). *Cochrane Library* 2002.
17. Mendelow AD, Teasdale GM, Russell T, Flood J, Patterson J, Murray GD: Effect of mannitol on cerebral blood flow and cerebral perfusion pressure in human head injury. *J Neurosurg* 1985;63:43-48.
18. Vialet R, Albane`se J, Thomachot L, Antonini F, Bourgouin A, Alliez B, Martin C: Isovolume hypertonic solutes (sodium chloride or mannitol) in the treatment of refractory posttraumatic intracranial hypertension: 2 ml/kg 7.5% saline is more effective than 2 ml/kg 20% mannitol. *Crit Care Med* 2003;31:1683-1687.
19. Battison C, Andrews PJ, Graham C, Petty T: Randomized, controlled trial on the effect of a 20% mannitol solution and a 7.5% saline/6% dextran solution on increased intracranial pressure after brain injury. *Crit Care Med* 2005;33:196-202.
20. White H, Cook D, Venkatesh B: The use of hypertonic saline for treating intracranial hypertension after traumatic brain injury. *Anesth Analg* 2006;102:1836-1846.
21. Mavrocordatos P, Bissonette B, Ravussin P: Effects of neck position and head elevation on intracranial pressure in anaesthetized neurosurgical patients. *J Neurosurg Anesthesiol* 2000;12:10-14.
22. Sahuquillo J, Arikan F: Decompressive craniectomy for the treatment of refractory high intracranial pressure in traumatic brain injury. *Cochrane Database Syst Rev* 2006.
23. Meier U, Gra¨we A: The importance of decompressive craniotomy for the management of severe head injuries. *Acta Neurochir* 2003;86 (suppl):367-371.
24. Ruf B, Heckmann M, Schroth I, Hugens-Penzel M, Reiss I, Borkhardt A, et al: Early decompressive craniectomy and duraplasty for refractory intracranial hypertension in children: Results of a pilot study. *Crit Care* 2003;7:R133-138.

65 O que Funciona para Proteção Cerebral?

Izumi Harukuni, MD e Stephen T. Robinson, MD

INTRODUÇÃO

Apesar de recentes avanços nas técnicas anestésicas e na monitorização, eventos neurológicos intraoperatórios e pós-operatórios são ainda as complicações mais devastadoras e continuam a preocupar os anestesiologistas. Mesmo sem qualquer evento intraoperatório, há risco considerável de isquemia cerebral em populações cirúrgicas específicas, tais como as de cirurgia cardíaca e vascular.

As sequelas neurológicas variam de franco acidente vascular cerebral (AVC) até disfunção cognitiva. Relata-se incidência de AVC perioperatório de 1,6% a 5,2% em cirurgia de revascularização do miocárdio (RVM) e de 0,25% a 7% em endarterectomia da carótida (EAC),[1] ao passo que a incidência de disfunção cognitiva varia de 24% a 57% em seis meses após cirurgia cardíaca.[2]

Há muito interesse em pesquisas para identificar estratégias neuroprotetoras; entretanto, os resultados da maior parte dos estudos clínicos foram desapontadores, e não há protocolos formais embasados em evidências clínicas mais fortes. Acredita-se que tal seja por causa da complexidade do mecanismo da isquemia cerebral.

A maioria dos anestesistas está plenamente de acordo quanto a adequada manutenção da oxigenação cerebral e da pressão de perfusão ser a estratégia mais eficaz e importante para a neuroproteção. Há também evidências clínicas históricas que defendem que sejam evitados os fatores deletérios em caso de isquemia cerebral em curso ou em populações de alto risco.

OPÇÕES

As estratégias neuroprotetoras são classificadas segundo dois conceitos: o passivo, pelo qual se evitam os fatores deletérios; e o ativo, que se refere à aplicação de intervenções benéficas. Hans e Bonhomme[3] propuseram categorizar as medidas neuroprotetoras em fisiológicas, anestésicas, agentes farmacológicos não anestésicos e pré-condicionamento. Juntamente com essas estratégias, os autores discutem a função da monitorização em populações cirúrgicas específicas.

1. *Fisiológicas:* Evitar hipertermia, hiperglicemia, hipóxia cerebral e hipoperfusão.
2. *Anestésicas:* O uso de certos anestésicos que são potencialmente neuroprotetores por causa da redução das necessidades energéticas.
3. *Farmacológicas:* O uso de agentes potencialmente neuroprotetores, que podem bloquear as vias da morte celular neuronal. Incluem-se dentre eles os antagonistas dos receptores de *N*-metil-D-aspartato (NMDA), antagonistas dos receptores de aminoácidos excitatórios (EAA) e eritropoietina.
4. *Pré-condicionamento:* O uso de alterações fisiológicas ou farmacológicas que podem simular o pré-condicionamento para populações de alto risco.
5. *Monitoramento:* O uso de ecocardiografia epiaórtica para controlar doença aterosclerótica grave e espectroscopia de reflectância infravermelha íntima (NIRS) para avaliação da saturação de oxigênio cortical regional bifrontal (rSO_2) na cirurgia cardíaca.

EVIDÊNCIAS (TAB. 65-1)

Fisiologia

Para garantir oxigenação cerebral e perfusão cerebral adequadas, sabe-se que medidas que reduzem a taxa metabólica cerebral (TMC) são benéficas. Ao longo de décadas sugeriu-se que a hipotermia proporcionava efeito neuroprotetor, mas em um recente estudo clínico de maior monta com pacientes portadores de lesão traumática aguda, a hipotermia não melhorou o desfecho neurológico.[4,5] O efeito da hipotermia leve (32°C a 35°C) sobre a TMC é insignificante e apenas uma hipotermia mais acentuada (18°C a 22°C), empregada em determinadas cirurgias cardíacas, é neuroprotetora. Entretanto, dois estudos prospectivos randomizados em sobreviventes comatosos de parada cardíaca ocorrida fora do hospital demonstraram resultados neurológicos melhores nos pacientes tratados com hipotermia leve.[6,7] Relatou-se também que a hipertermia intraisquêmica ou retardada piora o resultado.[8] Grigore e cols.[9] relataram que a taxa de reaquecimento mais lento com menores temperaturas de pico cerebral resulta em um desempenho cognitivo significativamente melhor após cirurgia cardíaca com circulação extracorpórea hipotérmica.

O rígido controle glicêmico está associado à redução das taxas de mortalidade e morbidade em pacientes criticamente doentes e em pacientes após cirurgia cardíaca.[10] Mostrou-se que hiperglicemia persistente após AVC aumenta o tamanho da lesão cerebral isquêmica e piora o desfecho clínico. Existe um estudo retrospectivo que demonstrou redução da taxa de

438 Seção VII ANESTESIA NEUROCIRÚRGICA

Tabela 65-1 Visão Geral dos Principais Estudos Clínicos Avaliando Estratégias Neuroprotetoras e Desfechos

Estudo (Ano)	Número de Pacientes	População de Pacientes	Desenho do Estudo	Intervenção	Controle	Desfecho
FISIOLOGIA						
Bernard (2002)	273	Sobreviventes comatosos de parada cardíaca ocorrida fora do hospital	Prospectivo randomizado	Hipotermia leve	Normotermia	Desfecho neurológico favorável
Kammersgaard (2002)	390	AVC agudo	Observacional	Hipotermia (≤37°C)	Hipertermia (>37°C)	Temperatura baixa à admissão é um preditor independente de desfecho favorável a curto prazo
Grigore (2001)	165	RVM com CEC	Prospectivo não randomizado	Taxa mais lenta de reaquecimento	Reaquecimento convencional	Melhor desempenho cognitivo em seis semanas
Gentile (2006)	960	AVC isquêmico agudo	Retrospectivo	Normalização da GS (<130 mg/dL) durante as primeiras 48 horas	Hiperglicemia (GS ≥130 mg/dL)	Associado à redução de 4,6 vezes no risco de mortalidade
Vicek (2003)	372	AVC isquêmico agudo	Retrospectivo	Redução da PAD maior que 25% do valor da admissão	Manutenção da PAD	Associado a um aumento ajustado de 3,8 vezes da chance de desfecho neurológico desfavorável no quinto dia
Ahmed (2003)	201	AVC isquêmico agudo	Retrospectivo	Redução da PAD com nimodipina	Manutenção da PAD	Piora do desfecho neurológico em infarto circulatório anterior não total
Gold (1995)	251	RVM com CEC	Prospectivo randomizado	PAM elevada (80-100 mm Hg) durante CEC	PAM 50-60 mm Hg durante CEC	Menos complicações cardíacas e neurológicas
ANESTÉSICOS						
Michenfelder (1987)	2.223	Endarterectomia da carótida	Revisão retrospectiva de prontuário	Isoflurano	Enflurano, halotano	FSC criticamente baixo (10 mL/100 g/min) vs. 15 com enflurano e 20 com halotano; menor incidência de alterações isquêmicas ao EEG (18% vs. 26% com enflurano e 25% com halotano)
Messick (1987)	6	Endarterectomia da carótida	Prospectivo de braço único	Isoflurano	Halotano	FSC criticamente baixo (menor que 10 mL/100 g/min) vs. 18-20 com halotano
Kanbak (2004)	20	RVM com CEC	Prospectivo randomizado	Isoflurano	Propofol	Aumento atenuado da proteína S-100 beta
Hoffman (1998)	12	Oclusão da artéria cerebral média	Prospectivo randomizado	Desflurano	Etomidato	Aumento da PO_2 no tecido cerebral e alterações acidóticas atenuadas
Mitchell (1999)	65	Cirurgia da válvula cardíaca esquerda	Prospectivo randomizado	Lidocaína intravenosa	Placebo	Menores incidências de diminuição do desempenho neuropsicológico
Wang (2002)	118	RVM com CEC	Prospectivo randomizado	Lidocaína intravenosa	Soro fisiológico	Redução das ocorrências de disfunção congnitiva precoce no pós-operatório

(Continua)

Capítulo 65 *O que Funciona para Proteção Cerebral?* **439**

FARMACOLOGIA						
Arrowsmith (1998)	171	RVM com CEC	Prospectivo randomizado	Remacemida	Placebo	Alterações pós-operatórias em geral (que refletem a capacidade de aprendizado e redução dos déficits) foram favoráveis no grupo tratado
Mathew (2004)	914	RVM com CEC	Prospectivo randomizado	Pexelizumab	Placebo	Redução do déficit funcional visuoespacial, mas não do déficit cognitivo em geral
Ehrenreich (2002)	40	AVC isquêmico agudo	Prospectivo randomizado	Eritropoietina recombinante humana	Soro fisiológico	Melhora no resultado clínico em um mês
MONITORIZAÇÃO						
Royse (2000)	46	RVM com CEC	Prospectivo não randomizado	Ecocardiografia epiaórtica e enxerto exclusivo em Y	Palpação digital e cirurgias aortocoronarianas	Menor incidência de disfunção neuropsicológica tardia
Murkin (2007)	200	RVM com CEC	Prospectivo randomizado	Monitorização da saturação de oxigênio cerebral regional e protocolo de tratamento	Ausência de intervenção	Evita dessaturação cerebral profunda e está associado a menores incidências de disfunção de grandes órgãos

AVC, acidente vascular cerebral; *CEC*, circulação extracorpórea; *EEG*, eletroencefalograma; *FSC*, fluxo sanguíneo cerebral; *GS*, glicose sérica; *PAD*, pressão arterial diastólica; *PAM*, pressão arterial média; *RVM*, revascularização do miocárdio.

mortalidade ao normalizar os níveis glicêmicos após AVC isquêmico agudo.[11] Deve-se ter em mente que o rígido controle glicêmico (80 a 110 mg/dL) está associado à maior incidência de hipoglicemia.[12] Não obstante, com base nesses dados clínicos, deve-se evitar hiperglicemia perioperatória.

Não se defende o uso de corticosteroides na lesão cerebral isquêmica ou traumática porque não há fortes evidências que mostrem benefício com tratamento com corticosteroides.[13] Existe um dano potencial de hiperglicemia induzida pela administração desses fármacos.[14]

A manutenção da pressão arterial basal é uma medida essencial que garante a perfusão do órgão vital, inclusive do cérebro. A pressão de perfusão cerebral é calculada subtraindo-se o valor pressórico intracraniano da pressão arterial média (PAM). Dois estudos clínicos demonstraram que a redução da pressão arterial diastólica (PAD) na fase aguda do AVC isquêmico piora o desfecho neurológico.[15,16]

Outro estudo retrospectivo em pacientes que apresentaram parada cardíaca súbita demonstrou que uma boa recuperação neurológica foi independente e diretamente relacionada à PAM durante as duas primeiras horas após retorno da circulação espontânea.[17] Gold e cols.[18] verificaram menos complicações neurológicas e cardíacas após cirurgia de revascularização do miocárdio quando a PAM alvo durante circulação extracorpórea esteve entre 80 e 100 mm Hg em vez de entre 50 e 60 mm Hg. Nesse estudo, a incidência de disfunção cognitiva em seis meses após a cirurgia foi baixa e não houve relação entre pressão arterial e resultado cognitivo. Entretanto, a manutenção de uma PAM alvo "mais alta" é considerada aceitável, segura e útil para pacientes em alto risco de complicações neurológicas.[19]

Anestésicos

Acumulam-se evidências experimentais que confirmam o efeito neuroprotetor dos anestésicos inalatórios em casos de isquemia focal e global. O mecanismo envolve a inibição da neurotransmissão excitatória e a potencialização dos receptores inibitórios, que resulta na supressão das necessidades energéticas. Propõe-se o pré-condicionamento com agentes inalatórios como um mecanismo de neuroproteção adicional. A tolerância contra a isquemia é aumentada em evento futuro pela ativação dos canais de potássio dependentes da adenosina trifosfato (ATP) e dos receptores de adenosia A_1.[1,20] Em contraste com a multiplicidade de estudos experimentais, evidências clínicas dos efeitos neuroprotetores dos anestésicos inalatórios são muito escassas. Hoffman e cols.[21] relataram que o desflurano, comparativamente ao etomidato, aumentou a pressão de oxigênio no tecido cerebral e reduziu a acidose em pacientes que apresentaram oclusão temporária da artéria cerebral média. Outro estudo prospectivo em pacientes submetidos à EAC determinou que o fluxo cerebral regional, que é a taxa de fluxo quando sinais eletroencefálicos de isquemia estão evidentes, durante anestesia com isoflurano foi muito menor que com anestesia com halotano ou enflurano.[22] Em um estudo retrospectivo, a incidência de alterações isquêmicas foi menor com anestesia com isoflurano comparativamente com halotano ou enflurano, e não houve diferença nos resultados neurológicos apesar do fato de o grupo do isoflurano ter apresentado um risco maior para desfechos adversos.[23] Estudos controlados prospectivos randomizados mais extensos para avaliar resultados neurológicos com a utilização de objetivos finais apropriados, como a função neurocognitiva a longo

440 Seção VII ANESTESIA NEUROCIRÚRGICA

prazo, são ainda necessários. Entretanto, o uso de anestésicos voláteis pode ser considerado como parte de um plano anestésico quando se prevê o risco de lesão neuronal.

Um estudo *in vivo* mostrou que a lidocaína apresenta efeito neuroprotetor, por causa da redução do consumo de energia pelo retardamento da despolarização de membrana induzida pela isquemia e também alivia a apoptose.[24-26] Há um pequeno estudo clínico no qual a infusão de lidocaína em dose antiarrítmica demonstrou melhor desempenho neuropsicológico a longo prazo em 65 pacientes submetidos a procedimentos na válvula cardíaca esquerda.[27] Mais recentemente, Wang e cols.[28] relataram que a administração intraoperatória de lidocaína reduziu a ocorrência de disfunção cognitiva precoce no pós-operatório em pacientes submetidos à cirurgia de revascularização do miocárdio. Nenhum desses estudos teve o poder de concluir que a infusão de lidocaína deve ser usada de rotina como agente neuroprotetor. São necessários estudos clínicos maiores com regime de dose ótimo e resultados de longo prazo.

Há um longo histórico de se postular a capacidade neuroprotetora dos barbitúricos, que se considerou decorrente da redução da TMC e do bloqueio dos receptores de glutamato. Entretanto, os resultados foram conflitantes e a sua eficácia clínica perioperatória permanece controversa.[29,30] Um dos problemas do uso dos barbitúricos é o seu prolongado tempo de ação, o que provoca retardamento do despertar. Como os anestésicos voláteis mostraram ter efeitos semelhantes aos dos barbitúricos, exceto pelo menor tempo de recuperação, a popularidade dos barbitúricos declinou.

Também se postulou que propofol e a cetamina seriam agentes neuroprotetores; entretanto, nenhum deles proporcionou melhora no desempenho cognitivo a longo prazo.[31-33]

Farmacologia

Alguns estudos clínicos com resultados encorajadores merecem ser mencionados. Mostrou-se que a remacemida, um antagonista dos receptores de NMDA, melhora algumas medidas do desempenho psicométrico pós-operatório em pacientes de cirurgia cardíaca.[34]

Mathew e cols.[35] relataram que o pexelizumab, um anticorpo monoclonal humanizado contra o componente do complemento C5, proporcionou menor deficiência visuoespacial em até um mês após RVM, mas não reduziu a incidência geral de disfunção cognitiva.

A eritropoietina (EPO) foi utilizada para o tratamento da anemia e é sabidamente segura. Ela bloqueia a apoptose, bloqueia a inflamação e induz à vasculogênese e a fatores neurotróficos. Em um estudo clínico, mostrou-se que altas doses de EPO intravenosa melhoraram o resultado clínico em um mês de pacientes de AVC isquêmico agudo.[36]

Vários agentes farmacológicos tiveram sua capacidade potencial de limitar lesão neuronal investigada. Apesar dos dados promissores coletados em investigações laboratoriais, todos eles apresentaram resultados clínicos desapontadores. Isso se deve, principalmente, à complexidade dos mecanismos de lesão neuronal e à dificuldade no controle dos fatores fisiológicos. A combinação de múltiplas estratégias, como o uso de compostos para diferentes vias e o controle de variáveis fisiológicas, pode proporcionar resultados mais significativos na neuroproteção perioperatória.

Pré-condicionamento

O pré-condicionamento é um conceito novo de neuroproteção pelo qual uma exposição anterior a insultos menores induzirá uma maior tolerância a uma lesão mais grave.[1] O mecanismo de pré-condicionamento é a ativação dos canais de potássio ATP dependentes e dos receptores de adenosina A_1.[1] Além da história de um ataque isquêmico transitório antes de um AVC agudo promover tolerância isquêmica no cérebro humano, muitos fatores e vários fármacos podem simular pré-condicionamento, tais como hiperoxia, hipotermia, eletroconvulsoterapia, anestésicos voláteis, o abridor de canal de cálcio diazóxido e eritromicina.[3]

Monitorização

Em alguns procedimentos cirúrgicos, o uso de medidas de monitorização específicas pode influenciar o desfecho neurológico. Um grande estudo de observação mostrou que a alteração da abordagem cirúrgica em função da ecocardiografia epiaórtica intraoperatória reduz a incidência de disfunção neurológica tardia,[37] o que também foi corroborado em um estudo caso-controle menor.[38] Essa estratégia está classificada como de classe IIb (aceitável, segura e útil) para pacientes submetidos à RVM em alto risco de lesão neurológica em uma classificação baseada em evidência feita por Hogue e cols.[19]

O uso de espectroscopia de reflectância infravermelha íntima (NIRS) para avaliação da saturação de oxigênio cortical regional bifrontal (rSO_2) demonstrou haver correlação entre pacientes submetidos à RVM com baixos níveis de rSO_2 e disfunção cognitiva, tempo prolongado de hospitalização e acidente cerebrovascular. Um recente estudo-controle randomizado, conduzido por Murkin e cols.[39] demonstrou que o tratamento da queda de rSO_2 preveniu dessaturações prolongadas e foi associado a um menor tempo de permanência na unidade de terapia intensiva (UTI) e incidência significativamente reduzida de morbidade perioperatória em órgãos nobres e mortalidade. Esse resultado pode ter sido o reflexo da boa prática clínica para otimizar perfusão dos órgãos em vez de efeito direto da monitorização da rSO_2. Entretanto, a monitorização permitiria uma detecção precoce e rápida melhora do comprometimento do órgão-alvo.

ÁREAS DE INCERTEZA

Uma causa importante da variação de resultados nos estudos clínicos para avaliar desfechos neurológicos perioperatórios é a complexidade do mecanismo de lesão neuronal. Diferentes camadas de vias e vários transmissores e seus receptores estão envolvidos. O mecanismo de isquemia global difere do da isquemia focal. Por exemplo, evitar a hipóxia e a hipoperfusão é essencial para a proteção cerebral perioperatória, e a rápida restauração do suprimento de oxigênio é crítico após insultos isquêmicos; entretanto, hiperoxia e hipertensão excessiva devem ser evitadas pela maior preocupação relativa à piora dos resultados com hiperoxia após isquemia global.[14]

O problema na interpretação dos resultados na maioria dos estudos clínicos é que os objetivos desses estudos não são uniformes. Como o mecanismo da lesão neuronal precoce é mais provavelmente necrose e o da lesão retardada é apoptose, a manifestação clínica seria diferente. Deve-se ter cautela em termos do momento apropriado do tratamento e dos exames neurocomportamentais quando se avaliam os resultados desses estudos.

DIRETRIZES

Não existem diretrizes formais de prática para a neuroproteção perioperatória. As evidências clínicas da maioria das estratégias neuroprotetoras são fracas pela falta de grandes estudos controlados prospectivos, randomizados. O Internal Liaison Committee on Resuscitation publicou uma recomendação em 2003 relativa à hipotermia após uma parada cardíaca com base em dois estudos randomizados que mostraram resultados promissores com melhor desfecho neurológico no grupo da hipotermia. Além da fibrilação ventricular na parada cardíaca ocorrida fora do hospital, sugere que o resfriamento a 32°C a 34°C por 12 a 24 horas após o insulto pode também ser benéfico para outros ritmos ou parada cardíaca em hospital.[40]

RECOMENDAÇÕES DOS AUTORES

Atualmente, não existem estratégias neuroprotetoras definitivas embasadas por evidências clínicas de peso. Os dados disponíveis não atestam a comprovação de benefícios, mesmo para algumas estratégias historicamente utilizadas para proporcionar neuroproteção. Um exemplo é o uso de tiopental e esteroides na cirurgia cardíaca com profunda parada circulatória hipotérmica. Além disso, algumas estratégias mostraram-se prejudiciais. Com base nas evidências clínicas muito limitadas, anteriormente mencionadas, as recomendações a seguir podem ser feitas quando se prevê um insulto isquêmico em pacientes de alto risco ou na conduta de pacientes após sofrerem insulto significativo. Essas recomendações consistem fundamentalmente em se evitar intervenções deletérias, mais que na tomada de medidas benéficas.

- Hipertermia, hiperglicemia, hipoxemia e hipoperfusão devem ser evitadas sempre. A indução de hipotermia leve (32°C a 34°C) pode ser benéfica após recuperação de parada cardíaca ocorrida fora do hospital ou no hospital. A insulinoterapia deve ser usada para manter o nível glicêmico normal. Deve-se evitar hiperoxemia em casos de isquemia global. Após restauração da circulação espontânea, a saturação de oxigênio deve ser mantida entre 94% e 96%.
- Anestésicos voláteis podem ser usados no período intraoperatório para se obter o benefício de redução da necessidade energética e pré-condicionamento potencial.
- O uso de corticosteroides deve ser evitado na isquemia global.
- No controle da circulação extracorpórea em pacientes com alto risco para lesão neurológica (p. ex., idade avançada, AVC prévio, aterosclerose da aorta ascendente), deve-se manter uma pressão arterial média mais elevada.
- Na cirurgia de revascularização do miocárdio, o uso de ecocardiografia epiaórtica e a alteração da abordagem cirúrgica podem ser necessárias para prevenir macroembolismo pela manipulação da aterosclerose na aorta.

REFERÊNCIAS

1. Kitano H, Kirsch JR, Hurn, PD, Murphy SJ: Inhalational anesthetics as neuroprotectants or chemical preconditioning agents in ischemic brain. *J Cereb Blood Flow Metab* 2007;27:1108-1128.

2. Sanders RD, Ma D, Maze M: Anaesthesia induced neuroprotection. *Best Practice and Research Clinical Anaesthesiology* 2005;19:461-474.
3. Hans P, Bonhomme V: The rationale for perioperative brain protection. *Eur J Anesth* 2004;21:1-5.
4. Clifton GC, Miller ER, Choi SC, Levin HS, McCauley GC, Smith KR, et al: Lack of effect of induction of hypothermia after acute brain injury. *N Engl J Med* 2001;344:556-563.
5. Peterson K, Carson S, Carney N: Hypothermia treatment for traumatic brain injury: A systematic review and meta-analysis. *J Neurotrauma* 2008;25:62-71.
6. Hypothermia after Cardiac Arrest Study Group: Mild therapeutic hypothermia to improve the neurologic outcome after cardiac arrest. *N Engl J Med* 2002;346:549-556.
7. Bernard SA, Gray TW, Buist MD, Jones, BM, Silvester W, Gutteridge G, Smith K: Treatment of comatose survivors of outof-hospital cardiac arrest with induced hypothermia. *N Engl J Med* 2002;346:557-563.
8. Kammersgaard LP, Jrgensen HS, Rungby JA, Reith J, Nakayama H, Weber UJ, et al: Admission body temperature predicts long-term mortality after acute stroke. *Stroke* 2002;33:1759-1762.
9. Grigore AM, Grocott HP, Mathew JP, Phillips-Bute B, Stanley TO, Butler A, et al, and the Neurologic Outcome Research Group of the Duke Heart Center: The rewarming rate and increased peak temperature alter neurocognitive outcome after cardiac surgery. *Anesth Analg* 2002;94:4-10.
10. Van den Berghe G, Wouters P, Weekers F, Verwaest C, Bruyninckx F, Schetz M, et al: Intensive insulin therapy in critically ill patients. *N Engl J Med* 2001;345:1359-1367.
11. Gentile NT, Seftchick MW, Huynh T, Kruus LK, Gaughan J: Decreased mortality by normalizing blood glucose after acute ischemic stroke. *Acad Emerg Med* 2006;13:174-180.
12. Preiser JC, Devos P: Clinical experience with tight glucose control by intensive insulin therapy. *Crit Care Med* 2007;35:S503-S507.
13. CRASH Trial Collaborators: Final results of MRC CRASH, a randomized placebo-controlled trial of intravenous corticosteroid in adults with head injury—outcomes at 6 months. *Lancet* 2005;365:1957-1959.
14. Fukuda S, Warner DS: Cerebral protection. *Br J Anesth* 2007;99:10-17.
15. Vicek M, Schillinger M, Lang W, Lalouschek W, Bur A, Hirchl MM: Association between course of blood pressure within the first 24 hours and functional recovery after acute ischemic stroke. *Ann Emerg Med* 2003;42:619-626.
16. Ahmed N, Wahlgren NG: Effect of blood pressure lowering in the acute phase of total anterior circulation infarcts and other stroke subtypes. *Cerebrovasc Dis* 2003;15:235-243.
17. Mu¨llner M, Sterz F, Binder M, Hellwagner K, Meron G, Herkner H, Laggner A: Arterial blood pressure after human cardiac arrest and neurological recovery. *Stroke* 1996;27:59-62.
18. Gold JP, Charlson ME, Williams-Russo P, Szatrowski TP, Peterson JC, Pirraglia PA, et al: Improvement of outcomes after coronary artery bypass. A randomized trial comparing intraoperative high versus low mean arterial pressure. *J Thorac Cardiovasc Surg* 1995;110:1302-1314.
19. Hogue CW, Palin CA, Arrowsmith JE: Cardipulmonary bypass management and neurologic outcome: An evidence-based appraisal of current practices. *Anesth Analg* 2006;103:21-37.
20. Koerner IP, Brambrink AM: Brain protection by anesthetic agents. *Curr Opin Anesthesiol* 2006;19:481-486.
21. Hoffman WE, Charbel FT, Edelman G, Mukesh M, Ausman JI: Comparison of the effect of etomidate and desflurane on brain tissue gasses and pH during prolonged middle cerebral artery occlusion. *Anesthesiology* 1998;88:1188-1194.
22. Messick JM, Casement B, Sharbrough FW, Milde LN, Michenfekder JD, Sundt TM: Correlation of regional cerebral blood flow (rCBF) with EEG changes during isofurane anesthesia for carotid endarterectomy: Critical rCBF. *Anesthesiology* 1987;66:344-349.
23. Michenfelder JD, Sundt TM, Fode N, Sharbrough FW: Isoflurane when compared to enflurane and halothane decreases the frequency of cerebral ischemia during carotid endarterectomy. *Anesthesiology* 1987;67:336-340.
24. Lei B, Cottrell JE, Kass IS: Neuroprotective effect of low-dose lidocaine in rat model of transient focal verebral ischemia. *Anesthesiology* 2001;95:445-451.
25. Lei B, Popp S, Capuano-Waters C, Cottrell JE, Kass IS: Lidocaine attenuates apoptosis in the ischemic penumbra and reduces infarct size after transient focal cerebral ischemia in rats. *Neuroscience* 2004;125:691-701.

26. Seyfried FJ, Adachi N, Arai T: Suppression of energy requirement by lidocaine in the ischemic mouse brain. *J Neurosurg Anesthesiol* 2005;17:75-81.

27. Mitchell S, Pellet O, Gorman DF: Cerebral protection by lidocaine during cardiac operations. *Ann Thorac Surg* 1999;67:1117-1124.

28. Wang D, Wu X, Ki J, Xiao F, Liu X, Meng M: The effect of lidocaine on early postoperative cognitive dysfunction after coronary artery bypass surgery. *Anesth Analg* 2002;95:1134-1141.

29. Nussmeier NA, Arlund C, Slogoff S: Neuropsychiatric complications after cardiopulmonary bypass: Cerebral protection by a barbiturate. *Anesthesiology* 1986;64:165-170.

30. Zaidan JR, Klochany A, Martin WM, Ziegler JS, Harless DM, Andrews RB: Effect of thiopental on neurologic outcome following coronary artery bypass grafting. *Anesthesiology* 1991;74: 406-411.

31. Roach GW, Newman MF, Murkin JM, Martzke J, Ruskin A, Li J, et al: Ineffectiveness of burst suppression therapy in mitigating perioperative cerebrovascular dysfunction. Multicenter Study of Perioperative Ischemia (McSPI) Research Group. *Anesthesiology* 1999;90:1255-1264.

32. Kanbak M, Saricaoglu F, Avci A, Ocal T, Koray Z, Aypar U: Propofol offers no advantage over isuflurane anesthesia for cerebral protection during cardiopulmonary bypass: A preliminary study of S-100 protein levels. *Can J Anesth* 2004;51:712-717.

33. Nagles W, Demeyere R, Van Hemelrijck J, Vandenbussche E, Gijbels K, Vandermeersch E: Evaluation of neuroprotective effects of S(þ)-ketamine during open-heart surgery. *Anesth Analg* 2004;98:1595-1603.

34. Arrowsmith JE, Harrison MJG, Newman SP, Stygall J, Timberlake N, Pugsley WB: Neuroprotection of brain during cardiopulmonary bypass. A randomized trial of remacemide during coronary artery bypass in 171 patients. *Stroke* 1998;29:2357-2362.

35. Mathew JP, Sherman SK, White WD, Fitch JCK, Chen JC, Bell L, Newman MF: Preliminary report of the effects of complement suppression with pexelizumab on neurocognitive decline after coronary artery bypass graft surgery. *Stroke* 2004;35:2335-2339.

36. Ehrenreich H, Hasselblatt M, Dembowski C, Cepek L, Lewczuk P, Stiefel M, et al: Erythropoietin therapy for acute stroke is both safe and beneficial. *Molec Med* 2002;8:495-505.

37. Wareing TH, Da´vila-Roma´n VG, Barzilia B, Murphy SF, Kouchoukos NT: Management of the severely atherosclerotic ascending aorta during cardiac operations. A strategy for detection and treatment. *J Thorac Cardiovasc Surg* 1992;103:453-462.

38. Royse AG, Royse CF, Ajani AE, Symes E, Maruff P, Karagiannis S, et al: Reduced neuropsychological dysfunction using epiaortic echocardiography and the exclusive Y graft. *Ann Thorac Surg* 2000;69:1431-1438.

39. Murkin JM, Adams SJ, Novick RJ, Quantz M, Bainbridge D, Iglesias I, et al: Monitoring brain oxygen saturation during coronary bypass surgery: A randomized, prospective study. *Anesth Analg* 2007;104:51-58.

40. International Liaison Committee on Resuscitation: Therapeutic hypothermia after cardiac arrest. An advisory statement by the Advanced Life Support Task Force of the International Liaison Committee on Resuscitation. *Circulation* 2003;108:118-121.

SEÇÃO VIII

ANESTESIA OBSTÉTRICA

66 Anestesia para Cesariana — Regional ou Geral?

Yaakov Beilin, MD

INTRODUÇÃO

A taxa de cesariana tem aumentado firmemente e em 2005 subiu acima de 30%.[1] As indicações mais comuns para cesariana incluem cesariana prévia, distócia, apresentação de nádegas, gestação múltipla e sofrimento fetal. A taxa de cesariana tende a aumentar ainda mais à medida que as mulheres estão pedindo um parto por cesariana eletiva mesmo no seu primeiro parto, também conhecida como "cesariana a pedido". Embora controverso, o American College of Obstetricians and Gynecologists (ACOG) opinou que é ético um obstetra efetuar um parto cesáreo eletivo se acreditar que o parto cesáreo promove a saúde da mãe e do feto mais do que um parto vaginal.[2] A seleção de anestesia regional ou geral para parto cesáreo depende da experiência do anestesiologista, da história médica pregressa da paciente e da indicação e urgência da cesariana. As considerações anestésicas serão discutidas separadamente para o caso eletivo, no qual há pouca controvérsia de que anestesia regional é a técnica preferida, e o caso de emergência, no qual há controvérsia.

OPÇÕES/TERAPIAS

Ao escolher anestesia regional ou geral para cesariana, deve-se considerar o resultado materno e neonatal. Os estudos do resultado materno focalizaram principalmente a mortalidade materna, e os estudos de resultado neonatal focalizaram o pH do sangue do cordão umbilical, o escore Apgar, a necessidade de assistência ventilatória ao nascimento e escores de neuro-comportamento.

EVIDÊNCIA

Cesariana Eletiva

O desfecho materno é melhor com anestesia regional que com anestesia geral. Hawkins e cols.[3] observaram que a taxa de fatalidade de casos da cesariana foi 32 por milhão quando anestesia geral foi empregada, mas apenas dois por milhão quando foi utilizada anestesia regional. A razão para esta diferença é relacionada principalmente ao sistema respiratório da parturiente. Intubação traqueal difícil é dez vezes mais dificultosa na parturiente que na população geral,[4] hipoxemia se desenvolve rapidamente durante períodos de apneia e a parturiente está em risco aumentado de aspiração pulmonar. Além disso, a experiência com manuseio da via aérea está diminuindo entre os médicos treinados nos E.U.A. Em uma pesquisa recente de residentes de anestesiologia em treinamento nos Estados Unidos, 13% nunca tinham intubado a traqueia de uma parturiente durante seu treinamento em residência e 65% efetuaram menos de três intubações traqueais.[5] Hawthorne e cols.[6] reviram a incidência de intubação falhada na sua unidade de maternidade. Eles observaram que a incidência de intubação traqueal falhada, definida como a incapacidade de intubar com sucesso a traqueia com uma dose de succinilcolina, exigindo a iniciação do protocolo de intubação falhada, aumentou de 1 em 250 em 1984 para 1 em 300 em 1994. Em uma revisão recente de causas de mortalidade materna, Mhyre e cols.[7] observaram que "problemas da via aérea" ainda são a causa principal de mortalidade materna, mas que os problemas ocorreram durante o acordar ou a extubação traqueal e não durante a intubação traqueal.

O desfecho neonatal também é melhor quando é usada anestesia regional. Vários estudos retrospectivos avaliaram o efeito da técnica anestésica sobre o resultado neonatal, e essencialmente todos encontraram os mesmos resultados.[8–12] Em um dos maiores estudos, Roberts e cols.[10] reviram os prontuários médicos de mulheres que se submeteram a uma cesariana eletiva. Havia 1.601 mulheres no seu banco de dados, das quais 371 receberam uma anestesia geral, 286 receberam uma anestesia peridural, 231 receberam uma anestesia raquidiana e 659 receberam uma anestesia combinada raquiperidural. Eles constataram que o pH da artéria umbilical foi maior no recém-nascido partejado com anestesia geral, mas os parâmetros clínicos (p. ex., escore Apgar e necessidade de ventilação assistida) foram melhores quando foi utilizada anestesia regional. A acidemia encontrada nos grupos de anestesia regional foi a maior de todas no grupo raquidiano e a menor de todas no grupo peridural. Entretanto, deve ser assinalado que a acidemia foi quase sempre (80%) de natureza respiratória, que não é associada a um aumento nas complicações neonatais. Por essas razões, a maioria das cesarianas eletivas nos Estados Unidos atualmente é efetuada sob anestesia regional.[13] Uma deficiência com este estudo e a maioria dos outros retrospectivos foi que a quantidade de pré-hidratação antes da anestesia regional,[14] a duração da hipotensão[15] e a duração desde a incisão uterina até o parto,[16] todas variáveis importantes no que concerne ao desenvolvimento de acidemia fetal, não foram controladas.

446 Seção VIII ANESTESIA OBSTÉTRICA

Este autor tem conhecimento de quatro estudos distribuídos de forma aleatória, prospectivos que avaliam técnica anestésica em relação ao desfecho neonatal.[17-20] Em apenas um destes estudos o pH fetal foi mais baixo no grupo de anestesia regional *versus* geral, mas mesmo nesse estudo não houve lactentes com acidemia fetal, conforme definida por um pH abaixo de 7,20.[20] Nos outros três estudos, o estado acidobásico foi melhor no grupo de raquianestesia[17,18] ou inalterado.[19] Todos os investigadores não acharam diferença nos escores de Apgar ou acharam escores de Apgar maiores no grupo de anestesia regional (Tab. 66-1).

Anestesia raquidiana é comumente utilizada em vez de anestesia peridural para cesariana eletiva porque com a ráqui o tempo de latência é mais rápido e a taxa de falha é mais baixa. Riley e cols.[21] observaram que raquianestesia leva a uma utilização mais eficiente do tempo de sala de operações do que anestesia peridural, porque o tempo desde a entrada na sala até a incisão na pele é mais rápido com anestesia subaracnóidea. A complicação mais comum com a raquianestesia é hipotensão, o que pode explicar o pH diminuído na artéria umbilical em comparação com a anestesia peridural e geral.[15]

Tabela 66-1 Resultados de Estudos Comparando Técnicas Anestésicas para Cesariana Eletiva

Autor	Desenho	pH AU Médio	pH AU < 7,20	Apgar 1 min Média	Apgar 5 min Média	Apgar 1 min <7	Apgar 5 min < 7	Comentário
		Rq/Peri/AG	Rq/Peri/AG %	Rq/Epid/AG	Rq/Peri/AG	Rq/Peri/AG %	Rq/Peri/AG %	
Evans[8] (1989)	Retrosp.	NA/7,28/7,28	NA/4,8/3,9	NA/NA/NA	NA/NA/NA	NA/4,0/22	NA/0/6	
Ratcliffe[9] (1993)	Retrosp.	7,25/7,29/7,3	NA/NA/NA	NA/NA/NA	NA/NA/NA	7/4/25	0/0/9	
Roberts[10] (1995)	Retrosp.	NA/NA/NA	34/10/4	8/8/9‡	9/9/9‡	0/0/1†	0/0/0†	Ventilação assistida ao nascimento necessária mais frequentemente com AG
Mueller[11] (1997)	Retrosp.	NA/NA/NA	13,9/14,0/7,8	NA/NA/NA	NA/NA/NA	NA/NA/NA	2,2/2,9/4,5*	Ventilação assistida ao nascimento necessária mais frequentemente com AG
Sendag[12] (1999)	Retrosp.	NA/7,32/7,35	NA/5/0	NA/8,9/8,4	NA/9,9/9,8	NA/0/0†	NA/0/0	
Dick[17] (1992)	Prosp.	NA/7,30/7,27	NA/NA/NA	NA/NA/NA	NA/NA/NA	NA/38/13	NA/8/0	Ventilação assistida ao nascimento necessária mais frequentemente com AG
Kolatat[18] 1999)	Prosp.	7,30/7,31/7,29	NA/NA/NA	8,2/8,3/6,7	9,8/9,7/9,2	NA/NA/NA	NA/NA/NA	Apgar de 1 e 5 min similares mas números não relatados
Kavak[19] (2001)	Prosp.	7,24/NA/7,25	7,2/NA/7,2	8,9/NA/8,7	9,9/NA/9,9	NA/NA/NA	0/NA/0	
Petropoulos[20] (2003)	Prosp.	7,26/7,28/7,29	0/0/0	NA/NA/NA	NA/NA/NA	5/4/6	3/3/4	

*Apgar < 8.
†Apgar < 4.
‡Média.

AG, anestesia geral; AU, artéria umbilical; NA, não aplicável; Peri, peridural; Prosp., prospectivo; Retrosp., retrospectivo; Rq, ráqui; min, minuto.

Capítulo **66** *Anestesia para Cesariana — Regional ou Geral?*

Numerosas técnicas foram tentadas para prevenir hipotensão após anestesia subaracnóidea, com variado sucesso. A medida preventiva mais importante é assegurar desvio do útero para a esquerda de modo a evitar a síndrome hipotensiva supina.[22] Pré-hidratação não é necessariamente uma medida eficaz para prevenir hipotensão. Rout e cols.[23] distribuíram aleatoriamente mulheres para não receber nenhuma pré-hidratação ou para receber 20 mL/kg de um cristaloide antes do parto cesáreo. Eles encontraram uma incidência menor de hipotensão no grupo pré-hidratado (55%) em comparação com o grupo controle (71%), mas a quantidade total de líquido, a quantidade total de efedrina e a gravidade da hipotensão não diferiram entre os grupos. Por outro lado, ainda houve uma quantidade regular de hipotensão no grupo pré-hidratado. Park e cols.[24] distribuíram aleatoriamente mulheres para receber 10, 20 ou 30 mL/kg de cristaloide antes da cesariana. Eles encontraram menos hipotensão à medida que a quantidade de pré-hidratação aumentou (67% *versus* 56% *versus* 47% nos grupos de 10, 20 e 30 mL/kg, respectivamente) e que não alcançou significância estatística. Porém mesmo naquelas que receberam 30 mL/kg de cristaloide como pré-hidratação, houve uma incidência de quase 50% de hipotensão. A pré-hidratação ainda é recomendada porque o resultado neonatal, o escore Apgar e a porcentagem de recém-nascidos com um balanço acidobásico normal é melhorada quando a mãe é pré-hidratada.[14] Pré-hidratação com coloide pode ser mais promissora e merece mais estudo. Ueyama e cols.[25] distribuíram aleatoriamente mulheres que se submeteram à cesariana para receber 1.500 mL de Ringer lactato ou 500 mL ou 1.000 mL de uma solução coloide (hidroxietilamido). A incidência de hipotensão foi 75% naquelas que receberam Ringer lactato, 58% naquelas que receberam 500 mL de hidroxietilamido e apenas 17% naquelas que receberam 1.000 mL de hidroxietilamido. Efedrina[26] ou fenilefrina[27] intravenosa profilática antes da colocação do anestésico espinhal foi estudada para prevenir hipotensão e geralmente não é recomendada por causa do risco de hipertensão reativa.[28]

Cesariana de Emergência

O resultado materno também é melhorado quando a anestesia regional é usada para uma cesariana de emergência em comparação com uma cesariana eletiva em virtude da dificuldade com a intubação traqueal. De fato, as preocupações com a via aérea durante uma cesariana de emergência são ainda maiores que em um cenário eletivo. Endler e cols.[29] reviram as mortes maternas no estado de Michigan de 1972 a 1984. Constataram que a situação de emergência foi um fator de risco para intubação traqueal difícil e que em 11 de 15 pacientes a incapacidade de intubar com sucesso a traqueia foi a causa principal da morte.

O resultado neonatal da cesariana de emergência também é melhor com anestesia regional que com anestesia geral. O autor tem conhecimento de quatro estudos, três estudos retrospectivos[30–32] e um estudo prospectivo,[33] que examinaram a técnica anestésica durante cesariana de emergência. Os autores dos três estudos retrospectivos encontraram, todos, a incidência de baixos escores Apgar aos primeiro e quinto minutos, e a incidência maior de recém-nascidos que necessitaram de ventilação assistida naqueles que receberam anestesia geral. Bowring e cols.[32] também observaram que o pH do cordão umbilical foi o mesmo (pH = 7,22) naqueles que receberam anestesia regional e geral. No único estudo prospectivo e parcialmente randomizado, Marx e cols.[33] avaliaram o resultado neonatal em mulheres submetidas à cesariana por sofrimento fetal. A escolha da anestesia geral, ráqui ou prolongamento da anestesia a partir de um cateter peridural existente foi feita pela mãe imediatamente antes da administração da anestesia. Houve 126 mulheres no estudo, das quais 71 escolheram anestesia geral, 33 escolheram raquianestesia e 22 escolheram prolongamento do seu anestésico peridural. O tempo desde a decisão de efetuar uma cesariana imediatamente até a incisão na pele foi menos de 20 minutos em todas as pacientes. Entretanto, o tempo desde a decisão de efetuar a cesariana até a incisão na pele foi maior nos grupos de anestesia regional em

Tabela 66-2	Resultados de Estudos Comparando Técnicas Anestésicas para Cesariana de Emergência					
Autor	**Desenho**	***n***	**pH AU Média**	**Apgar 1 min <8**	**Apgar 5 min <8**	**Comentário**
		Rq/Peri/AG	*Rq/Peri/AG %*	*Rq/Peri/AG %*	*Rq/Peri/AG %*	
Gale[30] (1982)	Retrosp.	NA/NA/NA	NA/NA/NA	NA/NA/NA	NA/NA/NA	Ventilação assistida ao nascimento necessária mais frequentemente com AG
Ong[31] (1989) Bowring[32] (2006)	Retrosp. Retrosp.	Total = 390 Com poucas espinhais Regional = 57 Geral = 17	NA/NA/NA Regional = 7,22 Geral = 7,22	NA/18/43*	NA/3/8* Regional = 12% Geral = 5%	Intubação traqueal ao nascimento e morte neonatal mais frequentes com AG; admissão na UTI maior no grupo de AG
Marx[33] (1984)	Prosp.	33/22/71	Regional = 7,22 Geral = 7,22	21/23/49	3/0/15	Estudo apenas parcialmente randomizado

*Apgar <5.
AG, anestesia geral; *AU*, artéria umbilical; *Peri*, epidural; *Prosp.*, prospectivo; *Retrosp.*, retrospectivo; *Rq*, raqui; *UTI*, unidade de terapia intensiva.

comparação com o grupo de anestesia geral. Apesar desta diferença no tempo de início, eles não encontraram uma diferença significante nos escores de Apgar de cinco minutos ou no pH arterial ou venoso umbilical entre os três grupos, mas o escore Apgar de um minuto foi mais alto nos grupos de anestesia regional que no grupo de anestesia geral (Tab. 66-2).

Uma deficiência potencial com o estudo de Marx é que muitos dos casos que foram classificados como "imediatos" não foram emergências verdadeiras, e por essa razão os resultados não devem ser extrapolados para emergência verdadeira. De fato, os achados de Marx e cols.[33] são controversos e muitos sustentam que anestesia geral é a técnica preferida para uma cesariana de emergência verdadeira. A preocupação é relacionada ao tempo mais longo que pode levar para administrar uma anestesia regional, em comparação com uma anestesia geral em um caso no qual o tempo é essencial.

ÁREAS DE INCERTEZA

A maioria dos médicos concorda em que, para cesariana eletiva, a anestesia regional é mais segura que a anestesia geral para a mãe e o feto e por essa razão constitui a técnica preferida. A área de incerteza é a respeito da cesariana de emergência. Há duas preocupações ao administrar uma raquianestesia para parto cesáreo de emergência. Uma é que a colocação de uma anestesia subaracnóidea possa levar "tempo demais", e a segunda é que a hipotensão de uma raquianestesia possa piorar ainda mais o fluxo sanguíneo uteroplacentário e o desfecho neonatal. Entretanto, escolher uma anestesia geral não deve ser tomado levianamente, porque a principal causa de morbidade e mortalidade materna permanece a falha da intubação endotraqueal e pneumonia de aspiração.

Os obstetras tendem a usar a terminologia "cesariana de emergência" para descrever muitos cenários diferentes nos quais há preocupação com o feto. Uma classificação mais útil pode ser classificar adicionalmente a emergência como "urgente" ou "imediata". Uma cesariana urgente é aquela na qual há alguma preocupação com o feto e o bebê deve ser tirado antes que haja mais deterioração, como quando há desacelerações variáveis com recuperação pronta da frequência cardiofetal. Uma cesariana "imediata" é aquela na qual o tempo é essencial, como um prolapso de cordão com frequência cardiofetal baixa ou hemorragia materna. A escolha anestésica diferirá com base na indicação da cesariana de emergência, urgente ou imediata.

DIRETRIZES

Há duas diretrizes publicadas pelo American College of Obstetricians and Gynecologists (ACOG), uma em conjunção com a American Academy of Pediatrics (AAP), que lida com a questão das cesarianas de emergência.[34,35] A primeira diretriz[34] declara que os hospitais devem ter a capacidade de iniciar uma cesariana dentro de 30 minutos. A segunda diretriz[35] afirma em parte que (1) intubação falhada e aspiração pulmonar são a principal causa de morbidade e mortalidade para a mãe; (2) o obstetra deve ser capaz de identificar os fatores que colocam a paciente em maior risco para anestesia geral e deve pedir no pré-parto um parecer

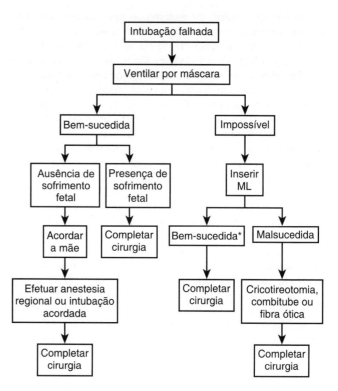

Figura 66-1. Manejo da via aérea difícil imprevista. ML, máscara laríngea. *Considerar intubação endotraqueal através da ML.

do anestesiologia; (3) estratégias para reduzir a necessidade de indução de emergência de anestesia geral devem ser desenvolvidas, incluindo a colocação precoce de um anestésico peridural; (4) o termo *sofrimento fetal* é impreciso, e um termo melhor é *padrão de frequência cardíaca fetal não tranquilizadora*; e (5) uma cesariana para um padrão cardiofetal não tranquila não exclui o uso de anestesia regional. A American Society of Anesthesiologists desenvolveu "Diretrizes de Prática para Manejo da Via Aérea Difícil".[36] Esses parâmetros são um excelente guia para o manejo da intubação endotraqueal difícil imprevista e um plano baseado nestas diretrizes é resumido na Figura 66-1.

RECOMENDAÇÕES DO AUTOR

CESARIANA ELETIVA (TAB. 66-3)
Anestesia subaracnóidea pode ser usada para a maioria das cesarianas eletivas. Bupivacaína hiperbárica 0,75%, 1,5 mL, confiavelmente dará um nível de anestesia em T-4. De Simone e cols.[37] compararam duração, mais alto nível de dermátomo obtido e taxa de sucesso de 1,5 mL de bupivacaína 0,75% *versus* 2 mL do mesmo fármaco. Observaram que a qualidade da analgesia foi satisfatória em todas as pacientes, mas a duração da anestesia foi mais longa naquelas que receberam 2 mL em comparação com as que receberam 1,5 mL (162 *versus* 140 minutos). O mais alto nível dermatomérico alcançado foi em média 2,2 segmentos espinhais mais alto naquelas que receberam a dose de 2 mL, com 7 de 12 nesse mesmo grupo alcançando um nível cervical de anestesia. Níveis cervicais de anestesia não são necessários para uma cesariana e podem ser desconfortáveis para a paciente, sendo a razão pela qual este autor usa 1,5 mL de bupivacaína hiperbárica.

Continua

RECOMENDAÇÕES DO AUTOR – CONT.

Alguns optam por usar a técnica combinada ráqui peridural para cesariana para o caso de o procedimento ser prolongado. Essa decisão deve ser tomada em base individual levando em conta a velocidade do cirurgião e fatores específicos do paciente, por exemplo, cesariana de repetição ou procedimentos abdominais prévios.

Anestesia peridural geralmente é reservada para a parturiente que tem uma peridural *in situ*, ou quando pode haver um benefício da titulação lenta de anestesia local, tal como uma mulher com hipertensão grave ou cardiopatia valvar. Lidocaína 2% com epinefrina é um esquema anestésico peridural comumente usado. Anestesia geral nunca é usada a não ser que a paciente recuse uma técnica anestésica regional.

CESARIANA DE EMERGÊNCIA

Quando a indicação é urgente (não imediata), este autor usa uma raquianestesia ou uma peridural *in situ*. Ao administrar uma anestesia subaracnoidea para cesariana urgente, o traçado fetal deve ser continuamente monitorizado na sala de operações. Não aguardar pré-hidratação completa antes de utilizar uma raquianestesia. Bupivacaína 0,75% (1,5 mL) conferirá analgesia adequada e rápida para cesariana. Este autor aconselha colocação precoce de um anestésico peridural em uma mulher tendente a necessitar de uma cesariana ou em uma mulher na qual anestesia geral pode ser deletéria (história de via aérea difícil). Lidocaína 2% com epinefrina 1:200.000 ou 2-cloroprocaína 3% pode ser usada para fornecer anestesia segura e rápida para a cesariana.

Quando confrontado com uma cesariana imediata (tempo é essencial), o anestesiologista deve realizar a anestesia rápida e eficientemente e deve levar em consideração a mãe e o feto. Preocupações maternas incluem qualquer condição médica preexistente e uma avaliação completa da via aérea. Um antiácido não particulado deve ser administrado. A avaliação da via aérea deve começar com um exame externo da cabeça e do pescoço. Uma mandíbula recuada (micrognatia) e outras anomalias externas devem ser anotadas. Dificuldade para extensão e flexão do pescoço pode predizer alinhamento subótimo dos eixos oral, faríngeo e laríngeo. A relação do tamanho da língua para a cavidade oral pode ser estimada usando-se a classificação de Mallampati. A combinação de todas essas informações ajudará o clínico a decidir se uma intubação difícil é previsível. Experiência clínica é a chave para tomar esta decisão. Se a mãe tiver uma via aérea difícil conhecida ou suspeitada, deve ser efetuada uma intubação acordada ou deve ser usada uma raquianestesia. Entretanto, em *nenhuma* circunstância deve a paciente receber uma anestesia geral antes que a via aérea esteja garantida. Se a mãe não tiver uma suspeita de via aérea difícil, este autor prosseguiria com uma anestesia geral.

Anestesia endotraqueal geral deve ser realizada de uma maneira em sequência rápida (Tab. 66-4). Depois de pré-oxigenação e aplicação de pressão na cricoide, anestesia geral prossegue com um agente de indução e succinilcolina para paralisia. Embora existam diferenças sutis entre os agentes de indução no que concerne ao desfecho materno e neonatal, eles são essencialmente seguros. Este autor usa comumente tiopental ou etomidato. Anestesia é mantida com N_2O 50% em O_2 e 0,3% a 0,5% de um agente anestésico inalatório potente para assegurar amnésia.

Tabela 66-3 Técnica Sugerida para Efetuar Anestesia Regional para Cesariana Eletiva

1. Checar o aparelho de anestesia. Preparar equipamento e fármacos de ressuscitação.
2. Administrar um antiácido não particulado via oral.
3. Transportar para a sala de operações com desvio uterino para a esquerda.
4. Pré-hidratar com 1.000-1.500 mL de solução cristaloide intravenosamente.
5. Colocar monitores de rotina incluindo manguito de pressão arterial, eletrocardiograma (ECG) e oxímetro de pulso.
6. Administrar oxigênio por máscara facial.
7. **Para raquianestesia:** Usar agulha ponta de lápis calibre pequeno (25-27). Administrar 1,5 mL de bupivacaína hiperbárica 0,75% com 0,1-0,5 mg de sulfato de morfina sem preservativo.
8. **Para anestesia peridural:** Após colocar cateter peridural, administrar 3 mL de lidocaína 2% com epinefrina 1:200.000 como dose teste. Aguardar cinco minutos, observando quanto a sinais de injeção intravascular ou subaracnóidea. Depois de confirmar posição do cateter, injetar mesma medicação em incrementos de 5 mL, não mais frequentemente que a cada cinco minutos, até ser atingido nível torácico 4 de anestesia.
9. Monitorizar sinais vitais a cada dois minutos durante os primeiros 20 minutos e a seguir a cada cinco minutos daí em diante, se estável.
10. Se ocorrer hipotensão, administrar bolos de 250-500 mL de cristaloide adicional, efedrina em incrementos de 5 mg ou fenilefrina em doses de 50 mcg até a pressão arterial retornar ao normal

---

Tabela 66-4 Técnica Sugerida para Efetuar Anestesia Geral para Cesariana Imediata

1. Checar o aparelho de anestesia. Preparar o equipamento e os fármacos de ressuscitação.
2. Administrar um antiácido não particulado via oral.
3. Pré-hidratar rapidamente com 1.000-1.500 mL de cristaloide.
4. Transportar para a sala de operações com desvio uterino para a esquerda.
5. Colocar monitores de rotina incluindo manguito de pressão arterial, ECG e oxímetro de pulso.
6. Administrar oxigênio por máscara facial.
7. Depois de desnitrogenação induzir anestesia com tiamilal 4 mg/kg seguido por succinilcolina, 100 mg, com pressão na cricoide. Não administrar uma dose desfasciculadora de um agente não despolarizante.
8. Manter anestesia com N_2O 50%, O_2 e isoflurano 0,3 - 0,5% ou enflurano 0,5 - 0,7% até o feto ser tirado. Depois do parto do feto, administrar fentanil 100 mcg e aumentar concentração de N_2O para 70%. Manter concentração de agente halogenado abaixo de 0,5 CAM para evitar relaxamento uterino.
9. Administrar neostigmina 0,04-0,07 mg/kg e glicopirrolato 0,01-0,15 mg/kg para antagonizar bloqueio neuromuscular residual.
10. Extubar a traqueia da paciente quando completamente acordada.

REFERÊNCIAS

1. Ecker JL, Frigoletto FD Jr: Cesarean delivery and the risk-benefit calculus. *N Engl J Med* 2007;356:885-888.
2. American College of Obstetricians and Gynecologists: Surgery and patient choice. In *Ethics in obstetrics and gynecology*, ed 2. Washington, DC, American College of Obstetricians and Gynecologists, 2004, pp 21-25.
3. Hawkins JL, Koonin LM, Palmer SK, Gibbs CP: Anesthesiarelated deaths during obstetric delivery in the United States, 1979-1990. *Anesthesiology* 1997;86:277-284.
4. Samsoon GL, Young JR: Difficult tracheal intubation: A retrospective study. *Anaesthesia* 1987;42:487-490.
5. Bhavani-Shankar K, Camann W: General anesthesia for cesarean delivery. The status of current resident training and experience. *Anesthesiology* 2001;94:A31.
6. Hawthorne L, Wilson R, Lyons G, Dresner M: Failed intubation revisited: 17-yr experience in a teaching maternity unit. *Br J Anaesth* 1996;76:680-684.
7. Mhyre JM, Riesner MN, Polley LS, Naughton NN: A series of anesthesia-related maternal deaths in Michigan, 1985-2003. *Anesthesiology* 2007;106:1082-1084.
8. Evans CM, Murphy JF, Gray OP, Rosen M: Epidural versus general anaesthesia for elective caesarean section. Effect on Apgar score and acid-base status of the newborn. *Anaesthesia* 1989;44:778-782.
9. Ratcliffe FM, Evans JM: Neonatal well being after elective caesarean delivery with general, spinal, and epidural anaesthesia. *Eur J Anaesthesiol* 1993;10:175-181.
10. Roberts SW, Leveno KJ, Sidawi JE, et al: Fetal acidemia associated with regional anesthesia for elective cesarean delivery. *Obstet Gynecol* 1995;85:79-83.
11. Mueller MD, Bruhwiler H, Schupfer GK, Luscher KP: Higher rate of fetal acidemia after regional anesthesia for elective cesarean delivery. *Obstet Gynecol* 1997;90:131-134.
12. Sendag F, Terek C, Oztekin K, Sagol S, Asena U: Comparison of epidural and general anaesthesia for elective caesarean delivery according to the effects of Apgar scores and acid-base status. *Aust N Z J Obstet Gynaecol* 1999;39:464-468.
13. Hawkins JL, Gibbs CP, Orleans M, et al: Obstetric anesthesia work force survey, 1981 versus 1992. *Anesthesiology* 1997;87:135-143.
14. Caritis SN, Abouleish E, Edelstone DI, Mueller-Heubach E: Fetal acid-base state following spinal or epidural anesthesia for cesarean section. *Obstet Gynecol* 1980;56:610-615.
15. Corke BC, Datta S, Ostheimer GW, Weiss JB, Alper MH: Spinal anaesthesia for caesarean section. The influence of hypotension on neonatal outcome. *Anaesthesia* 1982;37:658-662.
16. Datta S, Brown WU Jr, Ostheimer GW, Weiss JB, Alper MH: Epidural anesthesia for cesarean section in diabetic parturients: Maternal and neonatal acid-base status and bupivacaine concentration. *Anesth Analg* 1981;60:574-578.
17. Dick W, Traub E, Kraus H, Tollner U, Burghard R, Muck J: General anaesthesia versus epidural anaesthesia for primary caesarean section—a comparative study. *Eur J Anaesthesiol* 1992; 9:15-21.
18. Kolatat T, Somboonnanonda A, Lertakyamanee J, Chinachot T, Tritrakarn T, Muangkasem J: Effects of general and regional anesthesia on the neonate (a prospective, randomized trial). *J Med Assoc Thai* 1999;82:40-45.
19. Kavak ZN, Basgul A, Ceyhan N: Short-term outcome of newborn infants: Spinal versus general anesthesia for elective cesarean section. A prospective randomized study. *Eur J Obstet Gynecol Reprod Biol* 2001;100:50-54.
20. Petropoulos G, Siristatidis C, Salamalekis E, Creatsas G: Spinal and epidural versus general anesthesia for elective cesarean section at term: Effect on the acid-base status of the mother and newborn. *J Matern Fetal Neonatal Med* 2003;13:260-266.
21. Riley ET, Cohen SE, Macario A, et al: Spinal versus epidural anesthesia for cesarean section: A comparison of time efficiency, costs, charges, and complications. *Anesth Analg* 1995;80:709-712.
22. Scott DB: Inferior vena caval occlusion in late pregnancy and its importance in anaesthesia. *Br J Anaesth* 1968;40:120-128.
23. Rout CC, Rocke DA, Levin J, et al: A reevaluation of the role of crystalloid preload in the prevention of hypotension associated with spinal anesthesia for elective cesarean section. *Anesthesiology* 1993;79:262-269.
24. Park GE, Hauch MA, Curlin F, et al: The effects of varying volumes of crystalloid administration before cesarean delivery on maternal hemodynamics and colloid osmotic pressure. *Anesth Analg* 1996;83:299-303.
25. Ueyama H, He YL, Tanigami H, et al: Effects of crystalloid and colloid preload on blood volume in the parturient undergoing spinal anesthesia for elective cesarean section. *Anesthesiology* 1999;91:1571-1576.
26. Kee WD, Khaw KS, Lee BB, et al: A dose-response study of prophylactic intravenous ephedrine for the prevention of hypotension during spinal anesthesia for cesarean delivery. *Anesth Analg* 2000;90:1390-1395.
27. Kee WD, Khaw KS, Ng FF: Prevention of hypotension during spinal anesthesia for cesarean delivery: An effective technique using combination phenylephrine infusion and crystalloid cohydration. *Anesthesiology* 2005;103:744-750.
28. Beilin Y: The treatment should not be worse than the disease. *Anesthesiology* 2006;104:1348-1349.
29. Endler GC, Mariona FG, Sokol RJ, Stevenson LB: Anesthesiarelated maternal mortality in Michigan, 1972 to 1984. *Am J Obstet Gynecol* 1988;159:187-193.
30. Gale R, Zalkinder-Luboshitz I, Slater PE: Increased neonatal risk from the use of general anesthesia in emergency cesarean section. A retrospective analysis of 374 cases. *J Reprod Med* 1982;27:715-719.
31. Ong BY, Cohen MM, Palahniuk RJ: Anesthesia for cesarean section—effects on neonates. *Anesth Analg* 1989;68:270-275.
32. Bowring J, Fraser N, Vause S, Heazell AE: Is regional anaesthesia better than general anaesthesia for caesarean section? *J Obstet Gynaecol* 2006;26:433-434.
33. Marx GF, Luykx WM, Cohen S: Fetal-neonatal status following caesarean section for fetal distress. *Br J Anaesth* 1984;56:1009-1013.
34. Hauth JC, Merenstein GB, editors: *Guidelines for perinatal care*, ed 4. Elk Grove Village, IL: American Academy of Pediatrics and American College of Obstetricians and Gynecologists, 1997, p 112.
35. American College of Obstetricians and Gynecologists Committee on Obstetrics: Maternal and fetal medicine. Anesthesia for emergency deliveries. ACOG Committee Opinion no. 104. Washington, DC, 1992. (This opinion was reaffirmed in 1998.)
36. Task Force Members: Practice guidelines for management of the difficult airway. A report by the American Society of Anesthesiologists Task Force on Management of the Difficult Airway. *Anesthesiology* 1993;78:597-602.
37. De Simone CA, Leighton BL, Norris MC: Spinal anesthesia for cesarean delivery. A comparison of two doses of hyperbaric bupivacaine. *Reg Anesth* 1995;20:90-94.

67 Quando Deve ser Usada a Anestesia Combinada Raquiperidural (CRP)?

Rolf A. Schlichter, MD e Valerie A. Arkoosh, MD

INTRODUÇÃO

A técnica ráqui-peridural combinada (CRP) produz o início confiável e rápido da anestesia subaracnóidea combinado com a flexibilidade para estender a altura e duração de um bloqueio fornecido pela anestesia peridural contínua. A CRP tornou-se uma técnica popular em obstetrícia e cirurgia ortopédica. A CRP foi descrita originalmente em 1979 por Curelaru,[1] e em 1981 por Brownridge,[2] como uma técnica de dois segmentos com os procedimentos peridural e raquídeo efetuados em diferentes espaços intervertebrais na coluna lombar. Avanços no desenho da agulha levaram à mais popular e prática técnica de segmento único (TSU) em uso hoje em dia. Em 1982 clínicos descreveram o uso da TSU para cirurgia de membro inferior e em 1984 para cesariana.[3,4]

A TSU envolve localizar o espaço peridural com uma agulha padrão ou uma peridural especializada com a utilização da técnica de perda de resistência. Uma vez o espaço peridural tenha sido identificado, uma agulha de ráqui de pequeno calibre é introduzida pela agulha peridural para dentro do fluido cerebroespinhal. Uma dose espinhal de opioide ou anestésico local (ou ambos) é dada através da agulha raquídea, e a seguir esta agulha espinhal é removida. Um cateter peridural é então inserido através da agulha peridural até a profundidade apropriada. Existe disponível uma agulha peridural especializada com um furo dorsal que capacita a agulha raquídea a sair da agulha peridural no plano horizontal perpendicular à dura, em vez de através da extremidade curva de uma agulha peridural padrão. A técnica pode ser efetuada na posição lateral ou sentada.

OPÇÕES/TERAPIAS

A técnica CRP é amplamente utilizada para analgesia em trabalho de parto, anestesia para cesariana, cirurgia ortopédica de extremidades inferiores e procedimentos urológicos. Outrora popular, o papel da CRP em procedimentos vasculares nas extremidades inferiores declinou secundariamente ao uso de terapias antitrombóticas e antiplaquetárias para o tratamento de doença vascular.

A CRP produz início rápido de analgesia para a mulher em trabalho de parto avançado, enquanto simultaneamente man-

tém a capacidade materna de fazer força durante o segundo período.[5] No trabalho de parto inicial, uma dose de opioide intratecal mantém a mobilidade materna e pode aumentar a velocidade da dilatação cervical.[6,7] A colocação concomitante do cateter peridural possibilita que doses adicionais de anestésico local com ou sem opioide produzam analgesia prolongada para trabalho de parto ou anestesia para cesariana.

A CRP para cesariana provê o benefício de uma instalação rápida de bloqueio neuraxial com a capacidade de usar a peridural se o bloqueio raquídeo se desvanece ou se a cirurgia for inesperadamente prolongada. Secundariamente, a peridural pode ser utilizada para aplicar analgesia pós-operatória com anestésicos locais em baixa dose e opioides peridurais.

Em procedimentos ortopédicos, a técnica CRP é utilizada em cirurgia das extremidades inferiores, como artroplastias total de quadril e total de joelho. A técnica pode ser tão eficiente quanto uma anestesia geral,[8] pode reduzir a incidência de trombose venosa profunda pós-operatória[9] e pode ser utilizada para analgesia pós-operatória na ausência de terapia antitrombótica.

A técnica de CRP sequencial com baixa dose é uma modificação da técnica original que usa uma dose intratecal deliberadamente subanestésica com a previsão de estender a altura do bloqueio pela injeção peridural subsequente de anestésico local ou soro fisiológico. Essa técnica demonstrou aumentar a estabilidade cardiovascular em casos de alto risco, inclusive grávidas com pré-eclâmpsia grave.[10,11]

CONTRAINDICAÇÕES

Pacientes que recebem uma CRP devem ser candidatos apropriados para uma técnica no neuroeixo. As contraindicações incluem recusa do paciente, coagulopatia e algumas infecções. As diretrizes da American Society of Regional Anesthesia (ASRA) recomendam que um paciente tenha coagulação normal antes de se submeter à instrumentação do neuroeixo.[12] Terapia com aspirina ou agente anti-inflamatório não esteroide não é uma contraindicação; entretanto, outras terapias antiplaquetas como clopidogrel exigem cessação sete dias antes de se submeterem ao procedimento. Pacientes que tomam Coumadin devem passar cinco dias sem terapia ou ter um tempo

452 Seção VIII ANESTESIA OBSTÉTRICA

de protrombina (TP) e razão normalizada internacional (RNI) normais atuais. Pacientes que recebem doses profiláticas de heparina de baixo peso molecular (HBPM), como enoxaparina 30 a 40 UI ou dalteparina 5000 UI cada 24 horas, devem aguardar 12 horas depois da última dose antes de se submeterem a bloqueio no neuroeixo. Pacientes que recebem doses terapêuticas de HBPM, como enoxaparina 1 mg/kg cada 12 horas, enoxaparina 1,5 mg/kg diariamente, dalteparina 120 U/kg cada 12 horas, dalteparina 200 U/kg diariamente ou tinzaparina 175 U/kg diariamente, devem aguardar 24 horas desde a última dose antes de receberem um bloqueio no neuroeixo. Heparina subcutânea não é uma contraindicação à anestesia regional.[12]

A avaliação do *status* da coagulação da paciente obstétrica pode apresentar um desafio especial. A gravidez pode ser complicada por condições que baixam o número de plaquetas ou inibem a função das plaquetas tais como préeclâmpsia, eclâmpsia ou a síndrome de hemólise, enzimas hepáticas elevadas e baixas plaquetas (síndrome HELLP). Dada a condição hipercoagulável da gravidez, a contagem absoluta de plaquetas é menos preocupante do que a tendência nos números de plaquetas. Não há evidência de uma contagem específica de plaquetas abaixo das quais técnicas no neuroeixo sejam contraindicadas na paciente obstétrica. Assim parece, do ponto de vista prático, que uma avaliação de risco/benefício deve ser efetuada em qualquer mulher grávida com uma contagem de plaquetas menor que $75.000/mm^3$ ou com uma queda súbita, substancial, do seu valor basal, e se deve chegar a uma decisão individualizada sobre a segurança de uma técnica no neuroeixo. Pacientes com uma contagem de plaquetas menor que $75.000/mm^3$ devem ser examinadas quanto a estigmas de coagulopatia (equimoses fáceis, petéquias, sangramento do local intravenoso ou cateter de Foley) antes da instrumentação. Um TP, um tempo de trombina parcial e uma contagem de plaquetas devem ser revistos antes de se prosseguir. Se qualquer um dos testes citados anteriormente for anormal, um nível de fibrinogênio e um nível de dímero d são úteis para avaliar a paciente quanto à presença de coagulação intravascular disseminada.

Pacientes obstétricas podem estar recebendo terapia anticoagulação para uma variedade de indicações obstétricas ou não obstétricas. Idealmente, mulheres sob anticoagulantes de longa ação (p. ex., profilaxia de trombose venosa profunda ou válvula cardíaca protética) devem ser convertidas das suas terapias de ação longa (p. ex., HBPM) para heparina subcutânea a 36 semanas de idade gestacional. Uma paciente sob HBPM terapêutica que esteja em trabalho de parto deve aguardar um mínimo de 24 horas desde a última dose antes de receber analgesia ou anestesia CRP.

Pacientes com infecção no local de inserção da agulha, suspeita de meningite (bacteriana ou viral) ou sepse não devem receber bloqueio no neuroeixo. Pacientes com suspeita de corioamnionite podem receber anestesia regional em seguida à administração de antibióticos intravenosos adequados.[13,14] Parturientes com um surto de herpes simplex primário estão em risco aumentado de meningite herpética com técnicas aplicadas no neuroeixo. Vírus de imunodeficiência humana/síndrome de imunodeficiência adquirida (HIV/AIDS) não constitui uma contraindicação à CRP.[12]

EVIDÊNCIA QUE FAVORECE O USO DE CRP

CRP para Analgesia no Trabalho de Parto

Os benefícios da CRP para analgesia no trabalho de parto foram descritos em comparação com analgesia peridural tradicional ou moderna peridural de baixa dose. Esses benefícios incluem início mais rápido da analgesia, melhor alívio da dor no trabalho avançado, melhor mobilidade materna e menor probabilidade de um parto instrumentado. Uma vez que não há esquema padrão de fármacos para CRP, analgesia peridural tradicional ou com baixa posologia, é difícil comparar e contrastar os estudos. Não obstante, uma *Cochrane Systematic Review*, que incluiu dados de 19 experiências distribuídas de forma aleatória (2.568 mulheres em trabalho de parto), tentou avaliar a evidência por trás de alguns dos benefícios declarados da CRP.[15] Essa análise observou que o início analgésico é mais rápido com CRP em comparação com analgesia peridural em baixa dose, com a probabilidade de conforto da paciente em dez minutos e aproximadamente duas vezes mais alta em pacientes que receberam CRP. Este achado é importante para a mulher em trabalho aproximando-se rapidamente do segundo período do trabalho, para o qual o conforto e a manutenção de adequada força motora para fazer força constituem objetivos terapêuticos importantes.

Dois estudos sugeriram que a técnica CRP não tem nenhuma influência negativa sobre o desfecho obstétrico quando administrada bem no começo do trabalho de parto. O primeiro, um estudo distribuído de forma aleatória da combinação de sufentanil e bupivacaína intratecais comparados com bupivacaína peridural para analgesia inicial (dilatação do colo menos de 5 cm), demonstrou uma velocidade mais rápida de dilatação cervical em parturientes que receberam analgesia por CRP (2,1 cm/h *versus* 1 cm/h; $p = 0,0008$).[5] As parturientes que receberam analgesia por CRP também tiveram um início analgésico mais rápido e escores de dor superiores durante 110 minutos em comparação com as mulheres com analgesia peridural. Não houve diferença na frequência de cesariana ou parto instrumental entre os dois grupos.[5] Uma experiência distribuída aleatoriamente de fentanil intratecal (25 mcg) comparado com hidromorfona sistêmica (1 mg via intravenosa [IV] e 1 mg via intramuscular [IM]) para analgesia no trabalho de parto inicial (dilatação média do colo 2 cm) seguidos por analgesia peridural em ambos os grupos demonstrou que o grupo de CRP experimentou analgesia superior, início analgésico mais rápido e um intervalo mais curto até dilatação cervical completa (295 *versus* 385 minutos; $p = 0,001$), e deu à luz lactentes com escores Apgar mais altos ($p < 0,01$). Não houve diferença na taxa de cesariana ou parto instrumental entre os dois grupos.[6] A análise Cochrane comparou a probabilidade de um parto vaginal instrumental em pacientes que receberam CRP, analgesia peridural tradicional e analgesia peridural em baixa posologia. Não houve diferença entre CRP e peridurais de baixa dose, mas o risco relativo de 0,82 (intervalo de confiança [IC] de 95% 0,67 a 1,00) ficou à beira de favorecer CRP sobre peridurais tradicionais.[15]

CRP para Cesariana

A técnica CRP foi associada a resultados positivos e baixas taxas de falha quando usada como a técnica anestésica para cesariana. Um estudo controlado de bupivacaína intratecal comparada com bupivacaína peridural demonstrou que 100% das mulheres

Capítulo 67 Quando Deve ser Usada a Anestesia Combinada Raquiperidural (CRP)?

que receberam uma anestesia CRP tiveram anestesia adequada, em comparação com 74% das mulheres que receberam anestesia peridural.[16] A dose total de bupivacaína usada foi três vezes mais alta em mulheres com anestesia peridural (125 mg), em comparação com aquelas que usaram a técnica CRP (40 mg). As concentrações de bupivacaína no sangue materno e fetal foram mais altas nas mulheres com anestesia peridural (604 mg e 186 mg, respectivamente), em comparação com as mulheres com anestesia intratecal (205 mg e 45 mg, respectivamente). Não houve diferença nos escores Apgar, gasometria do cordão umbilical ou no exame neurocomportamental entre os dois grupos.[16]

Um estudo prospectivo aleatório de 120 mulheres comparando CRP com anestesia peridural avaliou resultados objetivos e experiência materna subjetiva.[17] As mulheres que receberam bupivacaína e fentanil intratecais tiveram início mais rápido de um nível T4 de anestesia (10 versus 16 minutos), um tempo mais curto até a incisão cirúrgica (29 versus 36 minutos) e bloqueio motor mais confiável (54% versus 11%) do que as mulheres que receberam lidocaína com epinefrina e fentanil peridural. Significativamente mais mulheres no grupo CRP relataram ausência de dor, ansiedade mais baixa e mais satisfação do que o grupo peridural. Não houve diferenças significativas na incidência de hipotensão, náusea, prurido, cefaleia pós-punção dural (CPPD) ou resultados neonatais entre os dois grupos.[17]

A hipotensão pode ser um efeito colateral importante da anestesia subaracnóidea para cesariana. A técnica CRP capacita ao uso bem-sucedido de pequenas doses de medicações subaracnóideas acopladas com suplementação peridural, se necessário.[10,11] Um estudo recente comparou a administração raquidiana de 6,5 mg de bupivacaína hiperbárica combinada com sufentanil 2,5 mcg versus 9,5 mg de bupivacaína hiperbárica com sufentanil 2,5 mcg para anestesia CRP para cesariana. As pacientes no grupo de alta dose experimentaram significativamente mais hipotensão do que o grupo de baixa dose (68% versus 16%, $p < 0,05$), e significativamente mais pacientes necessitaram de tratamento. A duração anestésica foi mais curta no grupo de baixa dose, o que indica a necessidade de ter um cateter peridural no lugar.[18]

CRP para Cirurgia Ortopédica

Pacientes que se submetem a procedimentos ortopédicos também podem se beneficiar com a técnica CRP. Uma revisão retrospectiva dos prontuários de 62 artroplastias totais de quadril observou que pacientes submetidos à técnica CRP, raquianestesia de única injeção ou anestesia geral tiveram o mesmo intervalo de tempo desde o início da anestesia até a incisão cirúrgica (59 minutos), enquanto aqueles que receberam anestesia peridural tiveram um intervalo mais longo (73 minutos).[8] Um estudo controlado aleatório de pacientes que se submeteram à artroplastia de quadril comparou o tempo para bloqueio adequado e a adequação do relaxamento muscular em pacientes que receberam bupivacaína intratecal como injeção única, como parte da técnica CRP ou através de uma anestesia peridural.[19] O tempo até o bloqueio adequado foi significativamente mais curto nos dois grupos intratecais, 11 minutos para ráqui de injeção única e 14 minutos para a técnica CRP, em comparação com 36 minutos para o grupo peridural. Da mesma maneira, o relaxamento muscular foi adequado em 100% daqueles que receberam bupivacaína intratecal, em comparação com 12% daqueles que receberam bupivacaína peridural. Quatro dos 25 pacientes que receberam bupivacaína peridural foram conver-

tidos para anestesia geral por causa de anestesia inadequada, enquanto nenhum dos pacientes que receberam bupivacaína intratecal foi convertido. Quatro dos 25 pacientes com a técnica CRP receberam bupivacaína suplementar pelo cateter peridural. Não houve diferenças demonstradas em termos de alterações hemodinâmicas ($p < 0,005$) entre os três grupos.[19]

CONTROVÉRSIAS

Controvérsias com a técnica CRP geralmente têm se centrado na incidência e importância dos efeitos colaterais. Por exemplo, pacientes que recebem um opioide lipossolúvel como parte de uma técnica CRP experimentam mais prurido que pacientes que recebem um anestésico local unicamente ou o mesmo opioide pela via peridural.[20] Esse efeito colateral mediado pelos receptores mu não é perigoso, mas pode ser incômodo para o paciente individualmente. A incidência de prurido pode ser reduzida com doses mais baixas de opioide intratecal.[21]

Maior preocupação é a observação por alguns autores de uma incidência aumentada de bradicardia fetal após a técnica CRP para analgesia no trabalho de parto. Uma meta-análise de 2002 de estudos realizados nos anos 1990, que administraram doses mais altas de opioides intratecais do que as que estão geralmente em uso hoje em dia, encontrou um risco relativo de 1,8 para ocorrência de bradicardia fetal dentro dos primeiros 60 minutos da administração de opioide intratecal versus analgesia no neuroeixo sem opioides intratecais. Entretanto, esses episódios não resultaram em um aumento na frequência de cesarianas.[21] Também são tranquilizadores os resultados da Cochrane Systematic Review de 2007, que encontrou ausência de diferença nos resultados neonatais, conforme medidos pelo escores Apgar neonatais ou necessidade de admissão na unidade de terapia intensiva neonatal, entre as técnicas CRP e peridural.[15] A dose de medicação intratecal parece ter um impacto sobre a incidência de bradicardia fetal. Um estudo controlado de distribuição aleatória (grupo peridural baixa dose) de 7,5 mcg de sufentanil intratecal, unicamente, comparado com 1,5 mcg de sufentanil intratecal combinado com 2,5 mg de bupivacaína observou que a combinação de dose mais baixa de sufentanil e bupivacaína foi associada a uma incidência de 12% de bradicardia fetal, o grupo peridural de baixa dose com uma incidência de 11% e o grupo de sufentanil de dose mais alta com uma incidência de 24%. Não houve diferenças nos escores de dor ou na mobilidade maternos entre os dois grupos.[21]

Peridural não bem-sucedida é outra preocupação teórica com a técnica CRP. Os dados de quatro estudos controlados aleatórios nos quais a taxa de falha de peridural foi medida demonstraram um índice de falha igual ou mais baixo de uma peridural quando inserida como parte da técnica CRP (0,7% a 1,49%), em comparação com inserção peridural única (0,7% a 3,18%).[22-24]

Meningite, incluindo viral, bacteriana e asséptica foi descrita após instrumentação do espaço peridural e intratecal. Com técnica estéril adequada, a incidência foi demonstrada em 0% a 0,04%.[25,26] Não há dados que demonstrem uma taxa aumentada de meningite em seguida à técnica CRP em comparação com outras técnicas neuraxiais.[14]

Uma vez que a técnica CRP exige punção dural, CPPD é um efeito possível desta técnica. O uso de uma agulha de pequeno calibre e em formato de ponta de lápis, no entanto, reduz este risco. Em dois estudos controlados, a frequência

454 Seção VIII ANESTESIA OBSTÉTRICA

de CPPD depois da técnica CRP foi constatada em 0,44% a 1,7%. Houve uma incidência de 0,65% a 1,6% de punção dural com a utilização de uma agulha peridural calibre 17; entretanto, essa punção dural foi associada a uma incidência de 38% de CPPD.[27,28] Parece que a punção com a agulha peridural de maior tamanho é associada a um risco aumentado de CPPD *versus* a agulha menor com ponta de lápis utilizada atualmente para a ráqui.

DIRETRIZES

Atualmente não há diretrizes formais publicadas por sociedades nacionais que lidem especificamente com as indicações da CRP. Entretanto, diretrizes mais amplas de duas organizações incluem informação sobre a CRP, e muitas das questões levantadas neste capítulo. As "Diretrizes para a Prática de Anestesia Obstétrica" da American Society of Anesthesiologists constituem um excelente recurso sobre as melhores práticas no cuidado da paciente obstétrica e suportam o uso da CRP para analgesia no trabalho de parto e cesariana.[29] Em 2002, a American Society of Regional Anesthesia and Pain Medicine publicou os resultados de uma conferência de consenso, "Anestesia Regional no Paciente Anticoagulado — Definição dos Riscos".[12] Este documento está em processo de ser atualizado a partir dos resultados da conferência de consenso reunida em 2007. Finalmente, a American Society of Regional Anesthesia and Pain Medicine recentemente publicou uma série de artigos baseados na "Conferência sobre Complicações Infecciosas do Bloqueio no Neuroeixo" de 2004.[30]

RECOMENDAÇÕES DOS AUTORES

A CRP pode desempenhar um papel em qualquer procedimento no qual um início rápido de analgesia ou anestesia é desejável e a duração do procedimento previsto provavelmente durará mais que uma única dose de medicação raquídea, ou no qual está justificado tratamento da dor pós-operatória com um cateter peridural. A melhor evidência que suporta o uso da CRP é derivada da meta-análise de numerosos estudos aleatórios relativamente pequenos realizados em instituições isoladas. Essa evidência suporta o uso de CRP para as indicações a seguir. Deve ser mantido em mente, no entanto, que há dados inadequados para demonstrar a diferença, se alguma houver, entre CRP e analgesia peridural quanto a alguns eventos extremamente raros, como meningite.

- Analgesia no trabalho de parto — a CRP demonstrou ser vantajosa tanto muito inicialmente no trabalho quanto no trabalho avançado. No começo do trabalho, pequenas doses de opioides subaracnóideos, com ou sem anestésico local, foram associadas a um excelente alívio da dor materna e a resultados obstétricos favoráveis. No trabalho avançado, a CRP produz confiavelmente analgesia materna enquanto simultaneamente mantém a capacidade materna de participar do segundo período do trabalho.
- Cesariana — a CRP é vantajosa em qualquer contexto no qual a cesariana possa demorar mais que a duração de uma única injeção de medicação subaracnóidea. A CRP com baixa dose também pode ser considerada em pacientes nas quais a estabilidade hemodinâmica constitui uma preocupação particular.
- Cirurgia ortopédica — a CRP pode ser considerada para procedimentos longos, bem como para pacientes que se beneficiariam com analgesia peridural pós-operatória.
- A CRP pode ser associada a um risco aumentado de bradicardia fetal na paciente em trabalho de parto. Assim, na situação em que uma mãe em trabalho tem um feto que já tem episódios de bradicardia fetal, uma peridural isolada pode ser preferível.

REFERÊNCIAS

1. Curelaru I: Long duration of subarachnoid anesthesia with continuous epidural blocks. 1979.
2. Brownridge P: Epidural and subarachnoidal analgesia for elective cesearean section. *Anaesthesia* 1981;36.
3. Coates MB: Combined subarachnoid and epidural techniques. *Anaesthesia* 1982;89-90.
4. Mumtaz MH: Another single space technique for orthopedic surgery. *Anaesthesia* 1982;90.
5. Abouleish A, Abouleish E, Camann W: Combined spinal-epidural analgesia in advanced labour. *Can J Anaesth* 1994;41:575-578.
6. Tsen L et al: Is combined spinal-epidural analgesia associated with more rapid cervical dilatation in nulliparous patients when compared to conventional epidural analgesia? *Anesthesiology* 1999;91:920-925.
7. Wong C et al: The risk of cesarean delivery with neuraxial analgesia given early versus late in labor. *N Engl J Med* 2005;352 (7):655-665.
8. Rosenblatt MA, Czuchlewski D, Hossain S: Combined spinal-epidural anesthesia is an efficient technique for conserving operating room time during total joint replacement. ASA abstract.
9. McNaught, AF, Stocks GM: Epidural volume extension and lowdose sequential combined spinal-epidural blockade: Two ways to reduce spinal dose requirement for caesarean section. *Int J Obstet Anesth* 2007;16:346-353.
10. Rodgers et al: Reduction of postoperative mortality and morbidity with epidural or spinal anaesthesia: Results from overview of randomized trials. *BMJ* 2000;321:1-9.
11. Van de Veld et al: Combined spinal-epidural anesthesia for cesarean delivery: Dose-dependent effects of hyperbaric bupivacaine on maternal hemodynamics. *Anesth Analg* 2006;100:187-190.
12. American Society of Regional Anesthesia and Pain Medicine Consensus Conference: Regional anesthesia in the anticoagulated patient—Defining the risks. American Society of Regional Anesthesia and Pain Medicine, 2002. Available at www.asra.com/consensus-statements/2.html.
13. Carp H, Bailey S: The association between meningitis and dural puncture in bacteremic rats. *Anesthesiology* 1992;76:739-742.
14. Loo CC, Dahlgren G, Irestedt L: Neurological complications in obstetric regional anaesthesia. *Int J Obstet Anesth* 2000;9:99-124.
15. Simmons SW, Cyna AM, Dennis AT, Hughes D: Combined spinal-epidural versus epidural analgesia in labour. *Cochrane Database of Systematic Reviews* 2007, issue 3. Art. no.: CD003401. DOI:10.1002/14651858.CD003401.pub2.
16. Narinder R et al: Epidural versus combined spinal epidural for cesarean section. *Acta Anaesthesiol Scand* 1988;32:61-66.
17. Davies S et al: Maternal experience during epidural or combined spinal-epidural anesthesia for cesarean section: A prospective, randomized trial. *Anesth Analg* 1997;85:607-613.
18. Van De Velde M et al: Intrathecal sufentanil and fetal heart rate abnormalities: A double blind, double placebo-controlled trial comparing two forms of combined spinal epidural analgesia with epidural analgesia in labor. *Anesth Analg* 2004;98:1153-1159.
19. Holmstrom B: Combined spinal epidural versus spinal and epidural block for orthopaedic surgery. *Can J Anesth* 1993;40:601-606.
20. Norris M et al: Complications of labor analgesia: Epidural versus combined spinal epidural techniques. *Anesth Analg* 1994;79:529-537.
21. Mardirosoff C, Dumont L, Boulvain M, Tramer MR: Fetal bradycardia due to intrathecal opioids for labour analgesia: A systematic review. *Br J Obstet Gynaecol* 2002;109:274-281.
22. Eappen S, Blinn A, Segal S: Incidence of epidural catheter replacement in parturients, a retrospective chart review. *Int J Obstet Aneth* 1998;7:220-225.
23. D'Angelo R et al: Intrathecal sufentanil compared to epidural bupivicaine for labor analgesia. *Anesthesiology* 1994;80:1209-1215.
24. Correl DJ, Visicusi ER, Witkowski TA, et al: Success of epidural catheters placed for postoperative analgesia: Comparison of a combined spinal-epidural vs. a standard epidural technique. *Anesthesiology* 1998;89:A1095.
25. Bouhemad B et al: Bacterial meningitis following combined spinal-epidural analgesia for labour. *Anaesthesia* 1998;53:290-295.
26. Harding SA et al: Meningitis after combined spinal-extradural anaesthesia in obstetrics. *Br J Anaesth* 1994;73:545-547.
27. Van De Velde M et al: Post dural puncture headache following combined spinal epidural or epidural anaesthesia in obstetric patients. *Anaesth Intensive Care* 2001;29:595-599.
28. Felsby S et al: Combined spinal and epidural anesthesia. *Anesth Analg* 1995;80:821-826.
29. Practice guidelines for obstetric anesthesia: An updated report by the American Society of Anesthesiologists Task Force on Obstetric Anesthesia. *Anesthesiology* 2007;106:843-863.
30. American Society of Regional Anesthesia and Pain Medicine: Conference on infectious complications of neuraxial blockade, 2004. Available at www.asra.com/consensus-statements/3.html.

68 Analgesia no Trabalho de Parto Afeta o Resultado?

B. Scott Segal, MD

INTRODUÇÃO

Em 1847, meses apenas depois da primeira demonstração da anestesia, James Simpson, um obstetra, administrou éter a uma mulher em trabalho de parto. Ele ficou muito impressionado com a analgesia que o novo fármaco induziu, do mesmo modo que sua paciente. Entretanto, suas anotações de diário sobre o caso indicaram sua preocupação com os possíveis efeitos adversos da anestesia sobre o trabalho de parto e o parto:[1]

Será necessário averiguar o efeito exato da anestesia, tanto sobre a ação do útero quanto sobre os músculos abdominais auxiliares; sua influência, se alguma, sobre o feto; e se tem uma tendência a hemorragia ou outras complicações.

Assim começou, há mais de um século e meio, talvez a controvérsia de mais longa duração na história da anestesia obstétrica, e que continua até hoje nos círculos acadêmicos e leigos.

OPÇÕES

O debate moderno tem se centrado em várias questões principais:

1. Analgesia regional para trabalho de parto afeta a duração do trabalho ou a velocidade de dilatação do colo? Em particular, a cronologia do início da analgesia peridural desempenha um papel?
2. Analgesia regional para trabalho de parto aumenta o risco de parto vaginal instrumental?
3. Analgesia regional para trabalho de parto aumenta o risco de cesariana?

Nenhum estudo definitivo analisou adequadamente qualquer dessas questões, e problemas metodológicos têm atormentado toda evidência disponível. A principal dificuldade é que os fatores de risco para trabalho de parto disfuncional também predispõem uma mulher a pedir uma peridural. Este capítulo reverá a literatura disponível, focalizando ensaios controlados randomizados (distribuição aleatória) (ECRs) mas considerando outras formas de evidência, e enfatizará as diferentes conclusões alcançadas pelos desenhos randomizados prospectivos e observacionais.

EVIDÊNCIA

Evidência sobre a Velocidade de Dilatação Cervical e a Cronologia de Início

O conhecimento convencional sustenta que, se começada cedo demais no trabalho de parto (durante a fase latente), a analgesia peridural pode retardar acentuadamente ou mesmo parar a progressão do trabalho. Surpreendentemente, esse dogma clínico amplamente aceito nunca foi provado em estudos cuidadosamente efetuados. Sua origem pode ser rastreada às primeiras séries de casos de anestesia caudal ou peridural para trabalho de parto, que provavelmente resultavam em bloqueios sacrais densos, bem como lombares. Nestes relatos não controlados, embora algumas mulheres nas quais os bloqueios foram iniciados possam não ter progredido através do trabalho de parto, não está claro se elas teriam progredido mais rapidamente sem o bloqueio.[2]

Alguns estudos não randomizados encontraram uma associação entre colocação peridural mais cedo e distócia. Thorp e cols.[3] compararam vários grupos de mulheres nulíparas definidos pela sua velocidade de dilatação cervical inicial, sua dilatação cervical no momento do início da analgesia e a escolha de analgesia peridural ou alternativa. Entre as mulheres com dilatação menor que 5 cm e velocidade de dilatação menor que 1 cm/h, a analgesia peridural foi associada a um aumento ao sêxtuplo nas cesarianas por distócia. Outras comparações demonstraram riscos relativos menores ou nenhuma diferença. Em uma análise secundária da experiência randomizada do mesmo grupo,[4] o risco aumentado de cesariana foi o maior de todos nas mulheres que solicitaram analgesia mais cedo, embora as mulheres não tenham sido designadas e distribuídas aleatoriamente quanto à dilatação no momento do início da analgesia. Ao utilizarem uma metodologia de casos controles, Malone e cols.[5] identificaram início de peridural com dilatação de menos de 2 cm como um fator significativo de risco para trabalho de parto prolongado em nulíparas (*odds ratio* [OR] 42,7). Em um sofisticado estudo observacional utilizando uma variedade de regressão multivariada (análise de escore de propensão) para controlar quanto a múltiplos confundidores simultâneos, Lieberman e cols.[6] identificaram tanto dilatação cervical de menos de 5 cm quanto apresentação menor que 0 no momento do início da peridural como fortes fatores de risco para cesariana.

Evidência de ECRs não confirmou este achado (Tab. 68-1). Chestnut e cols.[7] randomizaram mulheres que solicitaram

456 Seção VIII ANESTESIA OBSTÉTRICA

Tabela 68-1 Ensaios Randomizados que Comparam Começo da Peridural Inicial *versus* Tardia

| Autor, Ano | Resultado | DILATAÇÃO CERVICAL EM CM (*N*) | | RESULTADOS | | |
		Inicial	Tardia	Inicial	Tardia	*p*
Chestnut, 1994[7]*	Primeiro estágio (min)	4 (172)	5 (162)	329	359	NS
	Segundo estágio (min)			85	88	NS
	C (%)			10	8	NS
	PVI (%)			37	43	NS
Chestnut, 1994[8]†	Primeiro estágio (min)	3,5 (74)	5 (75)	318	273	NS
	Segundo estágio (min)			91	77	NS
	C (%)			18	49	NS
	PVI (%)			43	19	NS
Luxman, 1998[9]	Primeiro estágio (min)	2,5 (30)	4,5 (30)	342	317	NS
	Segundo estágio (min)			41	38	NS
	C (%)			7	10	NS
	PVI (%)			13	17	NS
Ohel, 2006[10]	Primeiro estágio (min)	2,4 (221)	4,6 (228)	354	396	0,04
	Segundo estágio (min)			95	105	0,12
	C (%)			13	11	0,77
	PVI (%)			17	19	0,63
Wong, 2005[11]‡	Primeiro estágio (min)	< 4 (366)	> 4 (362)	295	385	< 0,001
	Segundo estágio (min)			71	82	0,67
	C (%)			18	21	0,31
	PVI (%)			20	16	0,13

*Trabalho de parto espontâneo; dilatação cervical dada como média.
†Pacientes que receberam oxitocina; dilatação cervical dada como média.
‡Pacientes randomizadas a <4 cm para fentanil intratecal 25 mcg ou hidromorfona IM + IV; todas as pacientes receberam analgesia peridural ao segundo pedido de analgesia (grupo sistêmico) ou >4 cm ou ao terceiro pedido de analgesia (grupo intratecal).
C, Cesariana; *NS*, não significativo; *PVI*, parto vaginal instrumental.

analgesia peridural para grupos inicial ou tardio (aproximadamente 4 e 5 cm de dilatação). Não foram vistas diferenças no resultado do trabalho de parto, seja em trabalhos espontâneos[7] seja em trabalhos de parto induzidos.[8] Entretanto, os grupos inicial e tardio nestes estudos não foram acentuadamente diferentes na sua dilatação cervical no momento da colocação peridural. Três experiências mais recentes randomizaram mulheres para colocação precoce de peridural ou opioides até mais tarde no trabalho[9,10] ou para opioides intratecais seguidos por início mais tardio de peridural.[11] Em cada caso o progresso através do primeiro período do trabalho foi equivalente ou mais rápido no grupo inicial do que no segundo grupo. Nenhuma diferença na duração do segundo período ou no modo do parto foi encontrada em qualquer dos ensaios. A diferença entre os ECRs e os estudos retrospectivos pode ser caudada por viés de seleção, pelo fato de que as mulheres que solicitaram analgesia mais cedo no trabalho podem estar experimentando dor por causa de fatores anatômicos ou fisiológicos que as predispõem a distócia.

O efeito da analgesia peridural sobre a dilatação cervical no trabalho de parto estabelecido provavelmente é mínimo. Alguns estudos retrospectivos mais antigos que encontraram dilatação cervical mais lenta provavelmente foram dificultados por viés de seleção. Meta-análises de experiências aleatórias de analgesia peridural *versus* analgesia opioide concluíram que o primeiro período do trabalho de parto não é prolongado pela analgesia peridural.[12-14]

Evidência sobre o Risco de Parto Vaginal Instrumental

A incidência de parto vaginal instrumental pode ser aumentada pela analgesia peridural, embora esta prática varie enormemente entre os obstetras e os hospitais. A Tabela 68-2 mostra os resultados de 15 ensaios distribuídos de forma aleatória, publicados em inglês como trabalhos completos, que comparam analgesia peridural com opioides sistêmicos. Sete das experiências encontraram uma diferença significativa nas taxas. Entretanto, o uso global de fórceps variou de 0% a 55% nos grupos de opioides e de 2% a 80% nos grupos de peridural, o que indica substancial variação no estilo da prática. De fato, meta-análise de ensaios randomizados observou que a taxa total de parto instrumental foi 1,38 a 2,19 vezes mais provável em pacientes que receberam analgesia peridural, mas com um intervalo de confiança muito largo indicativo da variação entre os estudos.[12] Além disso, há forte evidência de que muitos partos instrumentais em pacientes sob analgesia peridural são feitos por razões outras que não distócia, talvez para finalidades de ensino.[17] Mais recentemente, Sharma e cols.[18] demonstraram, em um dos melhores ensaios distribuídos aleatoriamente efetuados até a data presente, que a taxa de parto instrumental foi aumentada de 3% em um grupo que recebeu opioides intravenosos para 12% no grupo peridural entre 459 mulheres nulíparas. Cuidadosas normas escritas para o uso de fórceps foram estabelecidas antes do estudo.

Capítulo **68** *Analgesia no Trabalho de Parto Afeta o Resultado?* **457**

Tabela 68-2		Ensaios Randomizados que Comparam o Modo de Parto com Analgesia Peridural ou Analgesia com Opioide						
		TAXA DE PARTO A FÓRCEPS[a]			**TAXA DE CESARIANA POR DISTÓCIA[b]**			
Autor, Ano	**Paridade**	**Grupo Peridural**	**Grupo Opioide**	**p**	**Grupo Peridural**	**Grupo Opioide**	**p**	
Robinson, 1980[54]	Nulíparas Multíparas	17/28 (51%) 5/17 (30%)	8/30 (27%) 1/18 (6%)	< 0,02 NS	0	0	–	
Philipsen, 1989[55]	Nulíparas	1/57 (2%)	0/54 (0%)	NS	10/57 (17%)	6/54 (11%)	NS	
Thorp, 1993[4]	Nulíparas	4/48 (8,3%)	3/45 (6,7%)	NS	8/48 (16,7%)	1/45 (2,2%)	< 0,05	
Ramin, 1995[19c]	Misturadas	41/432 (10%)	13/437 (3%)	< 0,0001	43/664 (6%)	37/666 (6%)	NS	
Bofill, 1997[17]	Nulíparas	39/49 (80%)	28/51 (55%)	0,004	4/49 (4%)	3/51 (3%)	NS	
Sharma, 1997[56]	Misturadas	26/358 (7%)	15/357 (4%)	NS	13/358 (4%)	16/357 (5%)	NS	
Clark, 1998[57]	Nulíparas	24/156 (15%)	20/162 (12%)	NS	15/156 (9,6%)	22/162 (14%)	NS	
Gambling, 1998[58d]	Misturadas Nulíparas	51/616 (8%) 37/336 (13%)	34/607 (6%) 32/314 (13%)	0,08 NS	39/616 (6%) 30/336 (10%)	34/607 (6%) 25/314 (9%)	NS NS	
Loughnan, 2000[59]	Nulíparas	88/304 (29%)	81/310 (26%)	NS	36/304 (12%)	40/310 (13%)	NS	
Howell, 2001[60]	Nulíparas	55/184 (30%)	36/185 (19%)	0,03	13/184 (7%)	17/185 (9%)	NS	
Lucas, 2001[61e]	Misturadas	51/372 (14%)	27/366 (7%)	0,005	46/372 (12%)	54/366 (15%)	NS	
Dickinson, 2002[62f]	Nulíparas	169/493 (34%)	148/499 (30%)	NS	85/493 (17%)	71/499 (14%)	NS	
Sharma, 2002[18]	Nulíparas	26/226 (12%)	7/233 (3%)	< 0,001	13/226 (6%)	17/233 (7%)	NS	
Head, 2002[65e]	Misturadas	3/56 (5%)	3/60 (5%)	NS	7/53 (13%)	6/52 (12%)	NS	
Jain, 2003[63]	Nulíparas	12/43 (28%)	8/83 (10%)	< 0,01	9/45 (20%)	12/83 (14%)	NS	
Long, 2003[64]	Misturadas				1/30 (3%)	6/50 (12%)	NS	

[a]Taxa total de fórceps (estreito inferior + "baixo") quando relatada separadamente.
[b]Taxa de cesariana por distócia se analisada separadamente, caso contrário taxa total de cesariana.
[c]Ramin et al. foi originalmente relatado em 1995 apenas como uma análise em conformidade com protocolo, o que é inapropriado em análise primária de ensaios randomizados. Os dados apresentados na tabela são tirados da reanálise publicada pelos autores em 2000 por intenção de tratar, o método correto, para cesariana.[9] Somente análise conforme protocolo foi descrita para fórceps.
[d]Combinada raqui-peridural *versus* opioide.
[e]Pacientes com hipertensão gravídica.
[f]Grupo controle recebeu assistência contínua de parteira e uma variedade de analgésicos não peridurais; a transposição para grupo epidural foi 61,3%.

Evidência sobre o Risco de Cesariana

Evidência sobre cesariana representa o aspecto mais importante da questão do efeito da analgesia peridural sobre o trabalho de parto. Foram descritos ensaios clínicos randomizados (distribuição aleatória) e um tipo importante de estudo observacional. Dados de 15 ensaios randomizados descritos em forma final, nos quais analgesia peridural foi comparada com opioides sistêmicos, estão apresentados na Tabela 68-2. Apenas uma experiência, quando analisada em uma base com intenção de tratar, encontrou uma diferença no risco de cesariana.[4] Outra, por Ramin e cols.,[19] foi originalmente descrita com base em conformidade a protocolo, depois de excluir da análise aproximadamente um terço das pacientes randomizadas. Nesta forma, uma diferença estatística significativa foi observada nas taxas de cesariana. Infelizmente, as razões para abandono não foram dadas. É provável que algumas pacientes excluídas no grupo peridural fossem pacientes de baixo risco que pariram rapidamente sem necessidade de analgesia. Em contraposição, algumas pacientes com opioides provavelmente necessitaram de analgesia peridural por causa de analgesia inadequada durante um trabalho de parto doloroso, prolongado (*i.e.*, de alto risco). Portanto a análise com conformidade a protocolo provavelmente exagerou a diferença entre os grupos. De fato, os autores publicaram uma análise revista em bases com intenção de tratar que encontrou ausência de diferença nas cesarianas, e está apresentada na Tabela 68-2.[20]

Diversas meta-análises de vários grupos destas ECRs, e algumas vezes incluindo algumas relatadas apenas como resumos ou em outros idiomas que não inglês, estão mostradas na Tabela 68-3. Apesar da inclusão de diferentes estudos, essas análises constantemente não mostraram nenhuma diferença na taxa total de parto cesáreo ou na taxa de cesariana por distócia.[12–16]

458 Seção VIII ANESTESIA OBSTÉTRICA

Tabela 68-3 Meta-análise de ECRs que Comparam Analgesia Peridural com Não Peridural

Autor, Ano	Número de Ensaios	Resultado	Número de Pacientes (Peridural/ Não Peridural)	Peridural	Não Peridural	OR, RR ou DMP (IC 95%) Peridural vs. Não Peridural
Halpern, 1998[12]	10	Primeiro estágio (min)	524/555	8,2	5,6	+42 min (17-68)
	5	Segundo estágio (min)	581/609	15,5	8,9	+14 min (5-23)
	6	C (%)	1.183/1.186	12,2	17,1	1,50 (0,81-2,76)
	7	PVI (%)	1.155/1.164			2,19 (1,32-7,78)*
	9	PVI distócia (%)	106/105			0,68 (0,31-1,49)
	2					
Zhang, 1999[16*]	4	Primeiro estágio (min)	397/409			1,19 (1,01-1,39)*
		Segundo estágio (min)				1,37 (1,07-1,76)*
		C (%)				1,66 (0,59-4,68)
		PVI (%)				1,57 (0,92-2,68)
Liu, 2004[15]	7	Segundo estágio (min)	1.473/1.489	64,5	49,3	+15 min (2,1-28,2)*
	4	C (%)	1.473/1.489	12,1	11,3	1,18 (0,71-1,48)
	7	PVI (%)	1.276/1.300	27,8	22,2	1,63 (1,12-2,37)*
	6	PVI não eletivo (%)	1.071/1.087	27,3	22,2	1,56 (0,99-2,46)
	4		538/542			
Leighton, 2002[13]	14	Primeiro estágio (min)	2.161/2.136	7,7	8,0	+26 min (-8-60)
	7	Segundo estágio (min)	1.012/1.050	19,0	12,3	+15 min (9-22)*
	8	C (%)	1.068/1.103	7,2	4,2	1,0 (0,77-1,28)
	14	PVI (%)	2.161/2.136			2,08 (1,48-2,93)*
	12	C distócia (%)	1.813/1.840			1,53 (0,29-8,08)
	3					
Anim-Somuah, 2005[14]	21	Primeiro estágio (min)	1.165/1.163	11,0	10,2	+24 min (−19-67)
	9	Segundo estágio (min)	1.796/1.784	6,3	7,0	+16 min (7,5-24)*
	11	C (%)	3.326/3.308	19,3	14,2	1,07- (0,93-1,23)
	20	C distócia (%)	2.311/2.295			0,90 (0,73-1,12)
	11	PVI (%)	3.044/3.118			1,38 (1,24-1,53)*
	17					

*Também analisou estudos observacionais e comparações de peridurais continuadas ou descontinuadas durante o segundo estágio. Somente ensaios que comparam analgesia peridural com analgesia não peridural estão incluídos na tabela. Estimativas acumuladas de vários parâmetros não foram relatadas.

C, Cesariana; DMP, diferença média ponderada; OR, odds ratio; PVI, parto vaginal instrumental; RR, risco relativo

Tabela 68-4 Estudos de Eventos Sentinela que Comparam Taxa de Cesariana Antes e Depois de uma Mudança Rápida na Disponibilidade de Peridural

Autor, Ano	TAXA DE CESARIANA (TAXA DE PERIDURAL)		p
	Período de Baixo Uso de Peridural	Período de Alto Uso de Peridural	
Bailey, 1983[21]	7,1 (0%)	9,3% (27%)	NS
Gribble, 1991[22]	9,0% (0%)	8,2% (47%)	NS
Larson, 1992[23]	27,5% (0%)	22,9% (32%)	NS
Mancuso, 1993[24]	14,9% (19%)	12,3% (67%)	NS
Johnson, 1995[25]	18,4% (21%)	17,2% (71%)	NS
Lyon, 1997[26]	11,8% (13%)	10,0% (59%)	NS
Fogel, 1998[27]	9,1% (1%)	9,7% (29%)	NS
Yancey, 1999[29]	19,4% (1%)	19,0% (59%)	NS
Impey, 2000[28]	3,8% (10%)	4,0% (57%)	NS
Zhang, 2001[30*]	14,4% (1%)	12,1% (84%)	NS
Vahratian, 2004[31*]	18% (2%)	18% (92%)	NS

*Zhang e Vahratian estudaram a mesma instituição em períodos de tempo ligeiramente diferentes e Vahratian limitou a análise a nulíparas admitidas em trabalho de parto espontâneo e que receberam analgesia peridural com dilatação ≤ 4 cm.

NS, Não significativo.

Capítulo **68** *Analgesia no Trabalho de Parto Afeta o Resultado?* **459**

Outro corpo de evidência refere-se aos estudos nos quais a disponibilidade de analgesia peridural em uma instituição mudou subitamente.[21-31] Os resultados de 11 desses estudos estão apresentados na Tabela 68-4. Nenhum encontrou uma associação entre utilização mais alta de analgesia peridural e uma taxa mais alta de cesariana. Não surpreendentemente, as meta-análises não mostraram nenhuma associação entre maior disponibilidade de analgesia peridural e cesariana.[32] Embora não randomizados, esses estudos de "evento sentinela" ou "experimento natural" oferecem algumas percepções únicas. As investigações abrangem duas décadas e estudaram contextos de prática amplamente variados. Todas as pacientes no hospital são incluídas, de modo que a validade externa não é um problema como pode ser com ECRs. Uma pressuposição nestes estudos é que a população de pacientes e os estilos de prática obstétrica tendem a mudar pouco, ou pelo menos lentamente, quando comparados com a súbita disponibilidade de analgesia peridural. Essa suposição geralmente se comprovou válida, mas nem todos os estudos de evento sentinela examinaram-na diretamente, e algumas documentaram mudanças sutis na população de pacientes.[28-31]

Estilo da Prática Obstétrica

À medida que se acumulou evidência que reduz o efeito direto da analgesia peridural sobre o trabalho de parto, maior ênfase tem sido posta no papel do profissional de saúde obstétrico como o determinante básico do risco de cesariana. Um estudo bem inicial demonstrou que depois de nuliparidade, o maior fator de risco de cesariana em uma coorte de mulheres foi a identidade do obstetra individualmente.[33] Outros investigadores descreveram variação nas taxas de cesariana entre pacientes indigentes e aquelas com seguro-saúde particular, apesar de taxas semelhantes de uso de analgesia peridural.[34,35] Esses estudos relataram diminuições de 50% nas taxas de cesariana em termos hospitalares pela revisão por pares, educação médica e publicação das taxas de operação dos obstetras individuais, enquanto simultaneamente houve duplicação da taxa de uso de analgesia peridural.[36-38] Outro não achou correlação entre as taxas de cesariana de 110 obstetras individuais e as taxas de utilização de analgesia peridural em suas pacientes.[39] Dois outros documentaram ausência de relação entre as taxas de peridural e taxas de cesariana através de hospitais na Bélgica e Suécia.[40,41]

Entretanto, os efeitos indiretos da presença de um bloqueio analgésico regional podem afetar a tomada de decisão obstétrica sobre o modo do parto. Por exemplo, é bem sabido que pacientes com bloqueios peridurais experimentarão uma elevação gradual na temperatura durante o curso do trabalho de parto.[42] Febre materna ou suas consequências (p.ex. taquicardia fetal) pode ser um dos fatores que levam um obstetra a decidir fazer uma cesariana.[43] Similarmente, a maioria dos anestesiologistas pede que as pacientes permaneçam no leito depois que um bloqueio peridural é iniciado. Alguns cuidadores obstétricos acreditam que a deambulação acelera a progressão do trabalho de parto e por essa razão a presença de um bloqueio peridural poderia indiretamente retardar o ritmo de dilatação do colo. Entretanto, ensaios controlados falharam em confirmar um efeito benéfico do andar no trabalho de parto, em pacientes com ou sem analgesia regional.[44,45] Finalmente, foi também sugerido que uma paciente que deseja analgesia peridural pode ser uma mais suscetível a um tratamento mais intervencionista do seu trabalho de parto, incluindo modos de parto vaginal assistido ou operação cesariana.

CONTROVÉRSIAS

Dificuldades Metodológicas Gerais

Há concordância geral de que o estudo clínico ideal é prospectivo, distribuído de forma aleatória, duplamente encoberto e controlado por placebo. Nenhum estudo do efeito da analgesia peridural sobre trabalho e parto satisfez ainda este padrão, e nenhum provavelmente jamais o fará. A imensa maioria dos estudos não satisfaz nenhum destes critérios, mas eles são, em vez disso, comparações retrospectivas de mulheres que autosselecionaram analgesia peridural com aquelas que não o fizeram. Essas comparações introduzem viés de seleção. Viés é introduzido ao comparar dois grupos de pacientes que não compartilham risco equivalente para o resultado estudado. Neste caso, os resultados de interesse podem incluir a duração do trabalho de parto, a necessidade de oxitocina ou o risco de cesariana. Problemas semelhantes surgem ao se olhar retrospectivamente para resultados tais como avaliações de trauma perineal, febre materna ou sepse neonatal.

De fato, os investigadores identificaram muitas características de pacientes que solicitam analgesia peridural que independentemente predizem trabalho de parto mais longo e parto não espontâneo. Elas são mais frequentemente nulíparas, tendem a vir para o hospital mais cedo no trabalho de parto e com apresentação fetal mais alta, têm dilatação cervical mais lenta antes da analgesia, mais frequentemente já estão recebendo oxitocina para indução ou aumento do trabalho, dão à luz bebês maiores e podem ter recebido analgesia peridural em virtude de outros fatores de risco percebidos para parto operatório tais como mau estado fetal ou doença sistêmica materna.[3,46-48] Floberg e cols.[49] usaram pelvimetria radiográfica para demonstrar que as mulheres que solicitam analgesia peridural têm pequenas dimensões pélvicas, um fator óbvio de risco para parto operatório.

Outra diferença importante e frequentemente desprezada é a dor do próprio trabalho de parto. Dor no começo do trabalho é associada a trabalho mais lento e parto a fórceps ou cesáreo.[50] Evidentemente, mais dor no trabalho de parto é associada a uma probabilidade mais alta de selecionar analgesia peridural. Investigadores também relacionaram as necessidades continuadas de analgésicos das pacientes que já estão recebendo analgesia peridural a trabalho de parto disfuncional. Esses estudos sugerem que as mulheres que pedem bloqueios mais densos ou mais doses "uma em cima da outra" de anestésico local têm trabalhos mais lentos e estão em risco aumentado de parto vaginal operatório ou cesariana.[51] Panni e Segal[52] estenderam ainda mais esta observação ao demonstrarem uma maior necessidade de anestésico local em mulheres nulíparas em começo de trabalho que mais tarde irão necessitar de cesariana para distócia do que naquelas que já deram à luz por via vaginal. Outros demonstraram achados semelhantes em mulheres que receberam meperidina intravenosa controlada pela paciente para analgesia no trabalho de parto.[53]

Vários ensaios prospectivos e distribuídos aleatoriamente que comparam analgesia peridural com uma alternativa (usualmente opioides parenterais) apareceram.[4,17-19,54-65] Embora esses estudos representem uma abordagem muito melhor do que comparações retrospectivas, ainda há problemas potenciais com eles. Primeiro, em nenhum deles foi empregado um controle com placebo. Efetuar experiências prospectivas randomizadas com controles por placebo pode suscitar preocupações éticas, ou pelo menos pode ser muito difícil conseguir que as pacientes

460 Seção VIII ANESTESIA OBSTÉTRICA

deem seu consentimento e minimizem a transposição entre os grupos. Uma vez que opioides parenterais podem afetar o curso do trabalho de parto,[66] essas experiências não podem definir especificamente a influência da analgesia peridural relacionada ao parto natural. Não obstante, a analgesia é consistentemente melhor com analgesia peridural do que opioide sistêmico. Consequentemente, um segundo problema, essencialmente intransponível, é imposto pela impossibilidade prática de encobrir pacientes e obstetras, enfermeiras e anestesiologistas para a presença ou ausência de um bloqueio peridural funcionante. Uma vez que a decisão de prosseguir com parto operatório é em última análise uma decisão clínica subjetiva tomada pelo obstetra, a ausência de cegamento pode ser muito importante. Obstetras e parteiras podem não tratar suas pacientes com analgesia peridural da mesma maneira que tratam aquelas sem ela. Por exemplo, parto assistido a fórceps pode ser mais comum em pacientes com analgesia peridural em parte porque os obstetras sabem que suas pacientes estarão confortáveis e terão musculatura pélvica relaxada para o procedimento.[17]

Terceiro, vários ensaios randomizados foram gravemente de baixa potência. Detectar uma diferença moderada nas taxas de cesariana típicas de 10% a 20% exige várias centenas de pacientes por grupo. Muitas das experiências que concluíram que analgesia epidural não afeta a taxa de cesariana estudaram apenas uma pequena fração deste número. Portanto, suas conclusões poderiam, pelo menos teoricamente, ser consequência do pequeno tamanho das amostras envolvidas.

Quarto, o abandono do protocolo tem sido um problema persistente. Aproximadamente um terço das pacientes na maioria das experiências randomizadas em última análise não recebe o tratamento atribuído randomicamente. Análise apenas de pacientes com conformidade a protocolo introduz tendências, porque as pacientes excluídas de um grupo peridural podem ser pacientes de baixo risco que progridem facilmente através do trabalho de parto com mínima dor, enquanto aquelas excluídas de um grupo opioide podem ser pacientes de alto risco que experimentam trabalho de parto lento, doloroso. Análise com intenção de tratar, embora correta, é complicada quando esse grande número de paciente não recebe o analgésico designado, e pelo menos reduz ainda mais a força estatística do estudo. Um ensaio recente teve, ao mesmo tempo, força estatística suficiente e alcançou baixa transposição (8%).[18]

Finalmente, pode não ser fácil extrapolar os achados de ensaios randomizados bem conduzidos para a população geral de trabalho de parto e parto (i.e., validade externa). A maioria das parturientes tem opiniões fortes sobre o seu desejo de analgesia para trabalho de parto. Pacientes que consentem em ensaios distribuídos de forma aleatória (nos quais elas têm uma probabilidade de 50% de serem designadas para não receber analgesia epidural) podem constituir um subconjunto de pacientes ambivalentes acerca de analgesia no trabalho de parto, e assim não são representativas da população geral de trabalho de parto e parto.

DIRETRIZES

O American College of Obstetricians and Gynecologists (ACOG) revisou recentemente suas diretrizes para serviços de anestesia obstétrica. Previamente, o ACOG tinha sugerido que a analgesia peridural seja retardada até ser atingida uma dilatação cervical de 4 a 5 cm. Os anestesiologistas não estiveram bem representa-

dos na formação dessas diretrizes e a evidência citada em suporte a elas foi incompleta.[67] Recentemente, o ACOG atualizou esta declaração, não mais aprovando um retardo e explicitamente desaprovando consideração do temor de aumentar o risco do parto cesáreo.[68] O ACOG e a American Society of Anesthesiologists também aprovaram conjuntamente uma declaração de que "solicitação materna constitui uma indicação médica suficiente para alívio da dor durante o trabalho de parto" e de que a analgesia peridural constitui usualmente o método preferido.[69]

RECOMENDAÇÕES DO AUTOR

- Problemas metodológicos provavelmente continuarão a tornar fugidias as respostas definitivas às controvérsias sobre os efeitos da analgesia peridural sobre o trabalho de parto.
- Administração anterior de analgesia peridural não causa trabalho de parto mais longo ou um aumento no parto operatório. Na ausência de uma contraindicação, as mulheres devem receber o oferecimento de uma peridural sempre que a dor do trabalho de parto for suficientemente intensa para provocar um pedido de analgesia.
- Analgesia peridural afeta minimamente o progresso do trabalho de parto estabelecido. O segundo período é prolongado aproximadamente 15 minutos; o primeiro período pode não ser prolongado em todas, ou a maioria com menos de 30 minutos.
- Parto vaginal instrumental provavelmente é aumentado pela analgesia peridural eficaz. No entanto, variação no estilo da prática obstétrica torna difícil avaliar a magnitude deste risco para qualquer paciente.
- O risco de cesariana não é aumentado pela analgesia peridural.
- A apreciação dos efeitos indiretos da presença de uma peridural sobre o estilo de prática dos obstetras ou o processo de tomada de decisão das pacientes pode aperfeiçoar nossa compreensão dos possíveis efeitos da analgesia epidural sobre o resultado do trabalho de parto.

REFERÊNCIAS

1. Simpson J: In Simpson W, editor: *The works of Sir J. Y. Simpson*. Edinburgh, Adam & Charles Black, 1871.
2. Siever JM, Mousel LH: Continuous caudal anesthesia in three hundred unselected obstetric cases. *JAMA* 1943;122:424-426.
3. Thorp JA, Eckert LO, Ang MS, Johnston DA, Peaceman AM, Parisi VM: Epidural analgesia and cesarean section for dystocia: Risk factors in nulliparas. *Am J Perinatol* 1991;8:402-410.
4. Thorp JA, Hu DH, Albin RM, McNitt J, Meyer BA, Cohen GR, Yeast JD: The effect of intrapartum epidural analgesia on nulliparous labor: A randomized, controlled, prospective trial. *Am J Obstet Gynecol* 1993;169:851-858.
5. Malone FD, Geary M, Chelmow D, Stronge J, Boylan P, D'Alton ME: Prolonged labor in nulliparas: Lessons from the active management of labor. *Obstet Gynecol* 1996;88:211-215.
6. Lieberman E, Lang JM, Cohen A, D'Agostino R Jr, Datta S, Frigoletto FD Jr: Association of epidural analgesia with cesarean delivery in nulliparas. *Obstet Gynecol* 1996;88:993-1000.
7. Chestnut DH, McGrath JM, Vincent RD Jr, Penning DH, Choi WW, Bates JN, McFarlane C: Does early administration of epidural analgesia affect obstetric outcome in nulliparous women who are in spontaneous labor? *Anesthesiology* 1994;80:1201-1208.
8. Chestnut DH, Vincent RD Jr, McGrath JM, Choi WW, Bates JN: Does early administration of epidural analgesia affect obstetric outcome in nulliparous women who are receiving intravenous oxytocin? *Anesthesiology* 1994;80:1193-1200.
9. Luxman D, Wolman I, Groutz A, Cohen JR, Lottan M, Pauzner D, David MP: The effect of early epidural block administration on the progression and outcome of labor. *Int J Obstet Anesth* 1998;7:161-164.
10. Ohel G, Gonen R, Vaida S, Barak S, Gaitini L: Early versus late initiation of epidural analgesia in labor: Does it increase the risk of cesarean section? A randomized trial. *Am J Obstet Gynecol* 2006;194:600-605.
11. Wong CA, Scavone BM, Peaceman AM, McCarthy RJ, Sullivan JT, Diaz NT, et al: The risk of cesarean delivery with neuraxial analgesia given early versus late in labor. *N Engl J Med* 2005;352:655-665.

12. Halpern SH, Leighton BL, Ohlsson A, Barrett JF, Rice A: Effect of epidural vs parenteral opioid analgesia on the progress of labor: A meta-analysis. *JAMA* 1998;280:2105-2110.
13. Leighton BL, Halpern SH: Epidural analgesia: Effects on labor progress and maternal and neonatal outcome. *Semin Perinatol* 2002;26:122-135.
14. Anim-Somuah M, Smyth R, Howell C: Epidural versus non-epidural or no analgesia in labour. *Cochrane Database Syst Rev* 2005:CD000331.
15. Liu EH, Sia AT: Rates of caesarean section and instrumental vaginal delivery in nulliparous women after low concentration epidural infusions or opioid analgesia: Systematic review. *BMJ* 2004;328:1410.
16. Zhang J, Klebanoff MA, DerSimonian R: Epidural analgesia in association with duration of labor and mode of delivery: A quantitative review. *Am J Obstet Gynecol* 1999;180:970-977.
17. Bofill JA, Vincent RD, Ross EL, Martin RW, Norman PF, Werhan CF, Morrison JC: Nulliparous active labor, epidural analgesia, and cesarean delivery for dystocia. *Am J Obstet Gynecol* 1997;177:1465-1470.
18. Sharma SK, Alexander JM, Messick G, Bloom SL, McIntire DD, Wiley J, Leveno KJ: Cesarean delivery: A randomized trial of epidural analgesia versus intravenous meperidine analgesia during labor in nulliparous women. *Anesthesiology* 2002;96:546-551.
19. Ramin SM, Gambling DR, Lucas MJ, Sharma SK, Sidawi JE, Leveno KJ: Randomized trial of epidural versus intravenous analgesia during labor. *Obstet Gynecol* 1995;86:783-789.
20. Sharma SK, Leveno KJ: Update: Epidural analgesia during labor does not increase cesarean births. *Curr Anesth Rep* 2000;2:18-24.
21. Bailey PW, Howard FA: Forum. Epidural analgesia and forceps delivery: Laying a bogey. *Anaesthesia* 1983;38:282-285.
22. Gribble RK, Meier PR: Effect of epidural analgesia on the primary cesarean rate. *Obstet Gynecol* 1991;78:231-234.
23. Larson DD: The effect of initiating an obstetric anesthesiology service on rate of cesarean section and rate of forceps delivery. *Abstracts of the 24th Annual meeting of the Society for Obstetric Anesthesia and Perinatology* 1992;13.
24. Mancuso JJ: Epidural analgesia in an army medical center: Impact on cesarean and instrumental vaginal deliveries. *Abstracts of the 25th Annual meeting of the Society for Obstetric Anesthesia and Perinatology* 1993;13.
25. Johnson S, Rosenfeld JA: The effect of epidural anesthesia on the length of labor. *J Fam Pract* 1995;40:244-247.
26. Lyon DS, Knuckles G, Whitaker E, Salgado S: The effect of instituting an elective labor epidural program on the operative delivery rate. *Obstet Gynecol* 1997;90:135-141.
27. Fogel ST, Shyken JM, Leighton BL, Mormol JS, Smeltzer JS: Epidural labor analgesia and the incidence of cesarean delivery for dystocia. *Anesth Analg* 1998;87:119-123.
28. Impey L, MacQuillan K, Robson M: Epidural analgesia need not increase operative delivery rates. *Am J Obstet Gynecol* 2000;182:358-363.
29. Yancey MK, Pierce B, Schweitzer D, Daniels D: Observations on labor epidural analgesia and operative delivery rates. *Am J Obstet Gynecol* 1999;180:353-359.
30. Zhang J, Yancey MK, Klebanoff MA, Schwarz J, Schweitzer D: Does epidural analgesia prolong labor and increase risk of cesarean delivery? A natural experiment. *Am J Obstet Gynecol* 2001;185:128-134.
31. Vahratian A, Zhang J, Hasling J, Troendle JF, Klebanoff MA, Thorp JM Jr: The effect of early epidural versus early intravenous analgesia use on labor progression: A natural experiment. *Am J Obstet Gynecol* 2004;191:259-265.
32. Segal S, Su M, Gilbert P: The effect of a rapid change in availability of epidural analgesia on the cesarean delivery rate: A metaanalysis. *Am J Obstet Gynecol* 2000;183:974-978.
33. Goyert GL, Bottoms SF, Treadwell MC, Nehra PC: The physician factor in cesarean birth rates. *N Engl J Med* 1989;320:706-709.
34. Neuhoff D, Burke MS, Porreco RP: Cesarean birth for failed progress in labor. *Obstet Gynecol* 1989;73:915-920.
35. Cary AJ: Intervention rates in spontaneous term labour in low risk nulliparous women. *Aust N Z J Obstet Gynaecol* 1990;30:46-51.
36. Iglesias S, Burn R, Saunders LD: Reducing the cesarean section rate in a rural community hospital. *Can Med Assoc J* 1991;145:1459-1464.
37. Socol ML, Garcia PM, Peaceman AM, Dooley SL: Reducing cesarean births at a primarily private university hospital. *Am J Obstet Gynecol* 1993;168:1748-1754, discussion 1754-1758.
38. Lagrew DC Jr, Morgan MA: Decreasing the cesarean section rate in a private hospital: Success without mandated clinical changes. *Am J Obstet Gynecol* 1996;174:184-191.
39. Segal S, Blatman R, Doble M, Datta S: The influence of the obstetrician in the relationship between epidural analgesia and cesarean section for dystocia. *Anesthesiology* 1999;91:90-96.
40. Cammu H, Martens G, Van Maele G: Epidural analgesia for low risk labour determines the rate of instrumental deliveries but not that of caesarean sections. *J Obstet Gynaecol* 1998;18:25-29.
41. Eriksson SL, Olausson PO, Olofsson C: Use of epidural analgesia and its relation to caesarean and instrumental deliveries—a population-based study of 94,217 primiparae. *Eur J Obstet Gynecol Reprod Biol* 2006;128:270-275.

42. Camann WR, Hortvet LA, Hughes N, Bader AM, Datta S: Maternal temperature regulation during extradural analgesia for labour. *Br J Anaesth* 1991;67:565-568.
43. Lieberman E, Cohen A, Lang J, Frigoletto F, Goetzl L: Maternal intrapartum temperature elevation as a risk factor for cesarean delivery and assisted vaginal delivery. *Am J Public Health* 1999;89:506-510.
44. Nageotte MP, Larson D, Rumney PJ, Sidhu M, Hollenbach K: Epidural analgesia compared with combined spinal-epidural analgesia during labor in nulliparous women. *N Engl J Med* 1997;337:1715-1719.
45. Bloom SL, McIntire DD, Kelly MA, Beimer HL, Burpo RH, Garcia MA, Leveno KJ: Lack of effect of walking on labor and delivery. *N Engl J Med* 1998;339:76-79.
46. Studd JW, Crawford JS, Duignan NM, Rowbotham CJ, Hughes AO: The effect of lumbar epidural analgesia on the rate of cervical dilatation and the outcome of labour of spontaneous onset. *Br J Obstet Gynaecol* 1980;87:1015-1021.
47. Willdeck-Lund G, Lindmark G, Nilsson BA: Effect of segmental epidural analgesia upon the uterine activity with special reference to the use of different local anaesthetic agents. *Acta Anaesthesiol Scand* 1979;23:519-528.
48. Moore J, Murnaghan GA, Lewis MA: A clinical evaluation of the maternal effects of lumbar extradural analgesia for labour. *Anaesthesia* 1974;29:537-544.
49. Floberg J, Belfrage P, Ohlsen H: Influence of the pelvic outlet capacity on fetal head presentation at delivery. *Acta Obstet Gynecol Scand* 1987;66:127-130.
50. Wuitchik M, Bakal D, Lipshitz J: The clinical significance of pain and cognitive activity in latent labor. *Obstet Gynecol* 1989;73:35-42.
51. Hess PE, Pratt SD, Soni AK, Sarna MC, Oriol NE: An association between severe labor pain and cesarean delivery. *Anesth Analg* 2000;90:881-886.
52. Panni MK, Segal S: Local anesthetic requirements are greater in dystocia than in normal labor. *Anesthesiology* 2003;98:957-963.
53. Alexander JM, Sharma SK, McIntire DD, Wiley J, Leveno KJ: Intensity of labor pain and cesarean delivery. *Anesth Analg* 2001;92:1524-1528.
54. Robinson JO, Rosen M, Evans JM, Revill SI, David H, Rees GA: Maternal opinion about analgesia for labour. A controlled trial between epidural block and intramuscular pethidine combined with inhalation. *Anaesthesia* 1980;35:1173-1181.
55. Philipsen T, Jensen NH: Epidural block or parenteral pethidine as analgesic in labour; a randomized study concerning progress in labour and instrumental deliveries. *Eur J Obstet Gynecol Reprod Biol* 1989;30:27-33.
56. Sharma SK, Sidawi JE, Ramin SM, Lucas MJ, Leveno KJ, Cunningham FG: Cesarean delivery: A randomized trial of epidural versus patient-controlled meperidine analgesia during labor. *Anesthesiology* 1997;87:487-494.
57. Clark A, Carr D, Loyd G, Cook V, Spinnato J: The influence of epidural analgesia on cesarean delivery rates: A randomized, prospective clinical trial. *Am J Obstet Gynecol* 1998;179:1527-1533.
58. Gambling DR, Sharma SK, Ramin SM, Lucas MJ, Leveno KJ, Wiley J, Sidawi JE: A randomized study of combined spinalepidural analgesia versus intravenous meperidine during labor: Impact on cesarean delivery rate. *Anesthesiology* 1998;89:1336-1344.
59. Loughnan BA, Carli F, Romney M, Dore CJ, Gordon H: Randomized controlled comparison of epidural bupivacaine versus pethidine for analgesia in labour. *Br J Anaesth* 2000;84:715-719.
60. Howell CJ, Kidd C, Roberts W, Upton P, Lucking L, Jones PW, Johanson RB: A randomised controlled trial of epidural compared with non-epidural analgesia in labour. *Br J Obstet Gynaecol* 2001;108:27-33.
61. Lucas MJ, Sharma SK, McIntire DD, Wiley J, Sidawi JE, Ramin SM, et al: A randomized trial of labor analgesia in women with pregnancy-induced hypertension. *Am J Obstet Gynecol* 2001;185:970-975.
62. Dickinson JE, Paech MJ, McDonald SJ, Evans SF: The impact of intrapartum analgesia on labour and delivery outcomes in nulliparous women. *Aust N Z J Obstet Gynaecol* 2002;42:59-66.
63. Jain S, Arya VK, Gopalan S, Jain V: Analgesic efficacy of intramuscular opioids versus epidural analgesia in labor. *Int J Gynaecol Obstet* 2003;83:19-27.
64. Long J, Yue Y: Patient controlled intravenous analgesia with tramadol for labor pain relief. *Chin Med J (Engl)* 2003;116:1752-1755.
65. Head BB, Owen J, Vincent RD Jr, Shih G, Chestnut DH, Hauth JC: A randomized trial of intrapartum analgesia in women with severe preeclampsia. *Obstet Gynecol* 2002;99:452-457.
66. Kowalski WB, Parsons MT, Pak SC, Wilson L Jr: Morphine inhibits nocturnal oxytocin secretion and uterine contractions in the pregnant baboon. *Biol Reprod* 1998;58:971-976.
67. American College of Obstetricians and Gynecologists, Committee on Obstetric Practice: Evaluation of cesarean delivery. Washington, DC, American College of Obstetricians and Gynecologists, 2000.
68. American College of Obstetricians and Gynecologists, Committee on Obstetrical Practice: ACOG committee opinion. No. 339: Analgesia and cesarean delivery rates. *Obstet Gynecol* 2006;107:1487-1488.
69. American College of Obstetricians and Gynecologists, Committee on Obstetrical Practice. ACOG *committee opinion No. 231: Pain relief in labor*. Washington, DC, American College of Obstetricians and Gynecologists, 2000.

69 A Anestesia Aumenta o Risco para a Grávida ao se Submeter à Cirurgia Não Obstétrica?

Donald H. Penning, MD, MS, FRCP

Anestesia durante a gravidez é um evento bastante comum. Estima-se que até 2% das grávidas serão submetidas à cirurgia durante a gravidez, mas esse número provavelmente é baixo em virtude de a comunicação insuficiente ser comum, ou a paciente não saber que está grávida no momento da cirurgia.[1] Um estudo de pacientes adolescentes documentou uma taxa global de 1,2% de gravidez, a qual aumentou para 2,4% em pacientes com mais de 15 anos de idade.[2] Apendicectomia e colecistectomia são os procedimentos cirúrgicos mais comuns executados.[3,4] As considerações anestésicas incluem segurança materna, toxicidade fetal como teratologia, asfixia fetal e trabalho de parto prematuro.[5] Os efeitos deletérios independentes da anestesia isoladamente são pouco compreendidos. Isto é compreensível porque anestesia materna raramente, ou jamais, ocorre sem cirurgia (e vice-versa). O estresse da cirurgia; a duração, localização e natureza do evento cirúrgico; e a fisiopatologia subjacente da condição cirúrgica, além dos efeitos dos anestésicos, desempenham um papel no risco global para a mãe. Embora não seja um risco para a parturiente por si mesma, alguma informação nova sobre a toxicidade fetal da anestesia é incluída nesta edição.

As implicações anestésicas da cirurgia não obstétrica constituem um tópico bem revisto, e muitos dos textos padrão lidam bem com ela.[6,7] Este capítulo explora áreas nas quais há literatura confusa ou recente e em que ainda existe controvérsia. Tópicos específicos incluem como, quando e por que monitorizar o feto durante e depois de cirurgia; o risco para o feto da exposição aos agentes anestésicos, incluindo exposição ocupacional materna a gases vestigiais; e uma discussão do efeito do modo da cirurgia abdominal (*i.e.,* laparoscópica *versus* laparotomia aberta) sobre o desfecho fetal.

EVIDÊNCIA

Monitorização do Feto durante Cirurgia

Monitorização da frequência cardiofetal (FCF) e da contração uterina são dilemas frequentes em cirurgia não obstétrica. Os problemas usuais são logísticos e médicos. O local proposto da cirurgia pode interferir com a monitorização. Sensores vaginais de ultrassom foram usados quando a parede abdominal não pôde ser utilizada. A questão de quem efetuará e avaliará

o traçado fetal também é um problema comum. A maioria dos anestesiologistas fica desconfortável neste papel e não quer que sua atenção seja desviada da mãe. Na maioria dos hospitais, uma enfermeira de trabalho de parto e sala de parto permanece com a paciente para interpretar o traçado de FCF e a contração uterina na sala de operações (SO) e durante o período de recuperação. Comumente, essas pessoas habilitadas são um suprimento escasso, de modo que pode haver considerável pressão para reduzir, ou em alguns casos omitir, a monitorização por completo.

Os principais objetivos da monitoração são identificar comprometimento fetal e trabalho de parto prematuro. Esses objetivos são problemáticos. Monitorização eletrônica da FCF tem sido utilizada pelos obstetras por muitos anos para avaliar o bem-estar fetal no trabalho de parto. A utilização de monitorização eletrônica da FCF não foi demonstrada superior à auscultação intermitente, na avaliação do feto.[8,9] Não obstante, a monitorização da FCF combinada com o atual clima médico-legal constitui a principal razão para o aumento na taxa de parto cesáreo nos Estados Unidos e outros países. Estima-se que a taxa de falso-positivo de efetuar uma cesariana para prevenir um caso de paralisia cerebral com a utilização de monitorização eletrônica da FCF seja 99,8%.[10] Com isto em mente, é razoável ignorar a monitorização da FCF para cirurgia não obstétrica? Não necessariamente. Muitas vezes é incorretamente argumentado que a monitorização da FCF é desnecessária ou complicada em uma dada paciente porque "não faríamos uma cesariana, de qualquer modo" se uma anormalidade da FCF fosse detectada, porque a cirurgia seria impraticável ou porque o feto seria pré-viável. Entretanto, embora a cesariana imediata possa não ser útil ou exequível, há muitas opções terapêuticas possíveis, menores que uma cesariana, que podem ser empregadas. Mudanças na posição da paciente, manipulações cardiovasculares maternas para melhorar o fluxo sanguíneo placentário e aumento da oxigenação fetal por meio do aumento da oxigenação materna (pela manipulação da ventilação ou da concentração de hemoglobina) podem ter um efeito salutar sobre o feto. A detecção de contrações uterinas poderia levar o anesthesiologista a intensificar a profundidade anestésica, o que diminui o tônus uterino e melhora a circulação uteroplacentária para o feto. Alternativamente, a monitorização da FCF pode ser útil para definir os limites das manipulações que podem com segurança ser empregadas. Por

Capítulo **69** *A Anestesia Aumenta o Risco para a Grávida ao se Submeter à Cirurgia Não Obstétrica?* **463**

exemplo, hipoventilação permissiva, hemodiluição ou hipotensão poderiam ser necessárias, e a FCF serve como um guia rude quanto aos valores limiares que são permissíveis. Não existem valores absolutos que gozem de acordo geral nestas circunstâncias. Em vez de expressar "valores limiares" em termos de saúde fetal, a maioria dos médicos prefere termos tais como "ausência de anormalidades não tranquilizadoras da FCF". Essas frases de cuidadoso palavreado refletem a realidade do pobre valor preditivo da análise da FCF e o ambiente médico-legal nos Estados Unidos e outros lugares.

A confiabilidade da monitorização da FCF é dependente da idade gestacional. Ela muitas vezes é possível tão cedo como em18 semanas de gestação, mas em geral só é confiável depois de 22 semanas.[11,12] Os tipos de cirurgia que se prestam ao monitoramento são geralmente casos não abdominais, mas, conforme mencionamos, ultrassom vaginal tem sido utilizado mesmo nestas situações. A interpretação do traçado da FCF requer conhecimento dos efeitos dos agentes anestésicos. Exceto sob situações de sedação muito leve, a maioria dos narcóticos e anestésicos gerais diminui ou oblitera a variabilidade da FCF a longo e curto prazo,[11] por isso somos deixados com a interpretação das alterações na FCF basal. Assim, taquicardia (acima de 160 batimentos/min), bradicardia (menos de 100 batimentos/min) ou desacelerações em conjunção com contrações uterinas constituem os principais critérios diagnósticos que restam sob anestésicos gerais. A questão de durante quanto tempo se deve medir a FCF subsequentemente à cirurgia também é controversa. O período mais comum de monitoramento é 12 a 24 horas, mas, novamente, faltam dados.

Toxicidade Anestésica para o Feto, Inclusive Teratologia

A maioria dos agentes anestésicos atravessa a placenta e entra na circulação fetal. A principal exceção são os relaxantes musculares, que são altamente ionizados e em geral não atravessam para o feto em quantidades clinicamente importantes. Anestésicos gerais halogenados, como isoflurano ou halotano, cruzam rapidamente a placenta, mas as concentrações fetais permanecem mais baixas que as maternas durante um período de tempo significativo.[5] Pelo menos em ovelhas, os valores de concentração alveolar mínima (CAM) parecem ser mais baixos no feto que na mãe.[13] Níveis excessivos de anestésicos inalatórios podem deprimir o débito cardíaco no feto, possivelmente levando à acidose fetal progressiva. O nível exato com o qual isto pode ocorrer foi estudado no feto do cordeiro, mas está muito menos bem compreendido em humanos. Na ovelha, a administração materna de halotano 1,5% reduziu a pressão arterial fetal mas foi desprovida de efeito significativo sobre o débito cardíaco, equilíbrio acidobásico ou fluxo sanguíneo cerebral fetais.[14,15] Isto deve ser contrastado com um estudo mais antigo no feto do cordeiro que mostrou que halotano 1,5% ou isoflurano 2% reduziram a pressão arterial fetal e levaram à acidose fetal progressiva.[17] Não fosse isto suficientemente confuso, o que dizer da exposição a agentes anestésicos no feto já comprometido? Novamente há dados conflitantes. Em um experimento não houve efeitos deletérios,[18] mas em outro houve agravamento da acidose fetal.[19] Esses experimentos fetais não são fáceis de realizar, e eles exibem um grande grau de variabilidade. As variações individuais na metodologia experimental explicam grande parte dos resultados confli-

tantes sem na realidade esclarecer o que é "certo". Fatores tais como idade gestacional, agentes anestésicos adjuntos e outras razões incontroladas de comprometimento fetal tornam difícil a predição dos efeitos anestésicos e sua extrapolação para pacientes humanos. Entretanto, parece provável que exposição longa a 1 CAM ou menos de um agente inalatório seja segura.

Para que um fármaco tenha um efeito teratogênico ele deve ser dado a uma espécie suscetível, a uma dose crítica e em um período crítico do desenvolvimento.[20] Estudos em animais podem ser muito úteis para estabelecer risco potencial em humanos, mas os resultados podem ser enganadores. Por exemplo, benzodiazepinas em altas doses podem ser associadas a fendas palatinas em animais, mas não em humanos em dosagens clinicamente relevantes.[21,22]

O efeito real dos próprios agentes anestésicos sobre o desenvolvimento fetal, particularmente na gestação mais inicial, constitui uma área de grande interesse, mas também grande controvérsia. Os próprios fármacos novos quase nunca são testados quanto a efeitos fetais deletérios em humanos antes da liberação. Elas usualmente levam advertências gerais na bula tais como "uso na gravidez não é recomendado a não ser que os benefícios potenciais justifiquem os riscos para o feto".[21] Na fase mais inicial da gestação há alguma informação incompleta sobre os efeitos dos agentes anestésicos. Por exemplo, existem dados em humanos de que técnicas de reprodução assistida como fertilização *in vitro* (FIV) têm mais sucesso em casos de CAM de narcótico do que alguns anestésicos gerais.[23,24] Entretanto, informação abrangente, baseada em evidência, sobre anestesia e tecnologia de FIV é em grande parte incompleta.

As consequências fetais que resultam da exposição ambiental ou no local de trabalho a agentes anestésicos constituem um tópico importante, porém difícil de estudar. Vecchio e cols.[25] recentemente sumariaram um grande volume de trabalho nesta área. Houve numerosos estudos epidemiológicos efetuados em profissionais de saúde. Por exemplo, pessoal de SO exposto a níveis vestigiais de óxido nitroso e isoflurano teve anormalidades cromossômicas e linfocíticas aumentadas em comparação com pessoal não exposto.[26] Os autores graduaram o risco genético como igual ao de fumar 11 a 20 cigarros diariamente. O mesmo grupo estudou testes *in vitro* de exposição ocupacional. A genotoxicidade foi avaliada pela formação de linfócitos micronucleados em 25 anestesistas e enfermeiras de anestesia, em comparação com um grupo de pessoal não exposto do mesmo hospital. Houve uma fração aumentada de linfócitos micronucleados por 1.000 células binucleadas no grupo de alto nível de exposição (média 14,0, variação 9,0 a 26,7 *versus* média 11,3, variação 3,2 a 19,4; $p < 0,05$) mas não no grupo de baixo nível de exposição (média 9,8, variação 4,2 a 20,0 *versus* média 10,5, variação 5,0 a 20,5). Eles concluíram que uma exposição de alto nível a anestésicos inalados é associada a um aumento no dano cromossômico. Além disso, um alto nível de exposição ocupacional a anestésicos inalados foi associado à genotoxicidade (conforme definida pela formação de linfócitos micronucleados), enquanto um baixo nível de exposição (dentro dos limites do National Institute of Occupational Safety and Health [NIOSH]) não o foi.[27]

Vários grandes estudos epidemiológicos reviram esta questão. Em um grande estudo retrospectivo (por questionário), 8.032 pessoas expostas a gases anestésicos em salas de operação

464 Seção VIII ANESTESIA OBSTÉTRICA

e salas de recuperação em hospitais de Ontário (Canadá) foram comparadas com 2.525 pessoas que trabalham em hospitais não expostas. A resposta foi 78,8% do pessoal exposto e 87,2% do não exposto durante o período do estudo (1981–1985). A análise de regressão logística, com idade e fumo padronizados, mostrou que as mulheres no grupo exposto tiveram frequências significativamente aumentadas de abortos espontâneos, e seus filhos tiveram significantemente mais anormalidades congênitas (p <0,05). Nenhuma doença crônica foi significativamente associada ao grupo exposto. Os autores concluíram que é prudente minimizar a exposição a gases anestésicos residuais.[28] Um grande estudo foi efetuado por Boivin[29] para determinar a associação entre exposição ocupacional materna a gases anestésicos e risco de aborto espontâneo. Ele efetuou uma meta-análise de estudos epidemiológicos publicados identificados de revisões da literatura, exame não sistemático de listas de referência de publicações relevantes, e duas pesquisas no Medline (1984–1992, palavras-chave: gases anestésicos; anestésicos; anestésicos, local; salas de operações; enfermagem da sala de operações; gravidez; aborto; 1985-1992, palavras-chave: anestésicos; efeitos adversos; exposição ocupacional; anestesia, inalação; enfermagem de sala de operações; gravidez; aborto). Todos os estudos revistos por pares foram retidos. Teses de estudantes foram excluídas, do mesmo modo que resumos de conferências, material não publicado e dois estudos nos quais dados sobre exposições ocupacionais paternas e maternas foram acumuladas. Globalmente, 24 comparações entre mulheres expostas e não expostas foram obtidas de 19 relatos. A partir destas, o risco relativo de aborto espontâneo foi estimado. O risco relativo global foi 1,48 (intervalo de confiança [IC] de 95%, 1,4 a 1,58). Para testar se este resultado foi influenciado pela qualidade dos estudos, a validade dos papéis revistos foi graduada com base em três critérios: adequação do grupo de comparação não exposto, controle quanto a variáveis confundidoras não ocupacionais e taxa de resposta. A estimativa do risco aumentou para 1,9 (IC 95%, 1,72 a 2,09) quando a análise foi restringida às seis comparações graduadas como as mais rigorosas. Em suma, o autor achou que os estudos epidemiológicos baseados em dados obtidos na era pré-remoção de gases residuais indicam um risco aumentado de aborto espontâneo. Apesar das limitações de uma meta-análise, os resultados deste grande estudo indicam que a SO pode ser um ambiente perigoso. Alguns dos estudos prévios indicam que atenção à remoção de gases conforme os padrões do NIOSH pode ajudar a reduzir o risco para o pessoal exposto e sua prole. A contribuição global de fatores de risco à parte os gases anestésicos é mais difícil de controlar. As pessoas na SO comumente estão sujeitas a um ambiente estressante, rodeado por patógenos e trabalhando longas horas em que um prêmio é conferido à resistência. Resta ser visto se estudos subsequentes identificarão riscos na SO além ou em conjunção com agentes anestésicos. Neste momento, parece prudente obedecer ou fazer melhor do que obedecer aos padrões publicados pelo NIOSH.

De preocupação recente são os efeitos de muitos anestésicos sobre o desenvolvimento cerebral fetal e neonatal. Um neurocientista proeminente sugeriu recentemente que os agentes anestésicos fazem os neurônios em desenvolvimento cometer suicídio.[30] A maioria dos anestésicos gerais estudados pode, em condições experimentais em animais de laboratório neonatais ou fetais, matar células cerebrais ou aumentar os processos apoptóticos. Isto inclui fármacos como isoflurano,

benzodiazepinas, óxido nitroso, etanol, fenciclidina, propofol, cetamina e mesmo barbitúricos.[31] A cetamina e o propofol receberam muita atenção como agentes neurotóxicos. A controvérsia da cetamina foi assunto de uma revisão e a conclusão foi de que a cetamina permanece um fármaco valioso que não deve ser abandonado.[32] A U.S. Food and Drug Administration (FDA) produziu uma revisão da literatura disponível para avaliar risco em pacientes pediátricos que necessitam de anestesia.[33] Os autores afirmam: "A FDA vê esta comunicação como a abertura de um diálogo com a comunidade de anestesia para examinar esta questão." A revisão salienta a falta de dados humanos corroborando os achados laboratoriais, mas estes são suficientemente convincentes para justificar preocupação e pesquisa adicional. Um volume de uma importante revista anestésica recente foi em grande parte devotado ao assunto. McGowan e Davis[34] resumiram as questões em um editorial acompanhante. Esta claramente será uma área-assunto acalorada de pesquisa nos próximos anos.

Cirurgia Abdominal Laparoscópica na Gravidez

O uso de cirurgia laparoscópica na gravidez aumentou com a experiência global e a evolução de aperfeiçoamentos na técnica e no equipamento laparoscópicos. O que não está claro é se esta conduta confere qualquer benefício ou risco para a mãe ou o feto. O tópico da segurança e riscos da laparoscopia na gravidez foi revisto recentemente.[35] Vantagens bem documentadas da cirurgia laparoscópica incluem perda diminuída de sangue, necessidades diminuídas de analgesia pós-operatória, hospitalização mais curta e um retorno mais rápido às atividades normais.[36] Uma vez que muitos problemas cirúrgicos agudos (p. ex., apendicite) são mais difíceis de diagnosticar durante a gravidez, procedimentos diagnósticos laparoscópicos podem tornar possível excluir um problema com morbidade diminuída materna e fetal. A mobilização mais precoce após procedimentos laparoscópicos pode diminuir eventos tromboembólicos, aos quais as grávidas são mais propensas.[37]

Possíveis desvantagens incluem lesão direta uterina ou fetal pela inserção de trocarte, alterações nos gases sanguíneos maternos ou fetais através da absorção direta de CO_2 e hipoventilação secundária à interferência com a excursão diafragmática. Adicionalmente, pressão abdominal excessiva pode levar a fluxo sanguíneo uterino diminuído por redução do retorno venoso e diminuição do débito cardíaco ou restrição da drenagem venosa uterina, o que diminui o gradiente para fluxo uterino, a menos que haja um aumento concomitante na pressão arterial uterina média.

A operação laparoscópica tem sido utilizada com sucesso durante a gravidez em muitos procedimentos abdominais comuns, inclusive alguns no primeiro trimestre.[38] Aplicações menos comuns, todavia bem-sucedidas, durante a gravidez incluem uma esplenectomia laparoscópica em uma mulher morbidamente obesa[39] e várias pacientes submetidas a procedimentos transabdominais de cerclagem cervical.[36] Embora esses casos bem-sucedidos demonstrem o valor potencial da laparoscopia, não existe nenhuma grande série que demonstre sua clara superioridade, para a mãe ou o feto, sobre os procedimentos abertos. Uma série de casos descreve sete pacientes submetidas à apendicectomia ou colecistectomia entre 12 e 33 semanas de idade gestacional.[40] Todas as pacientes receberam anestesia geral e insuflação de CO_2 a 12 mm Hg. A cirurgia teve sucesso em todos os casos, e cada gravidez terminou em um bebê de termo, sadio. Não foi informado acompanhamento a longo prazo. Rizzo[40] publicou o acompanhamento de um a oito anos de 11 casos laparoscópicos na gravidez. Todos os casos foram efetuados entre a décima sexta e a vigésima oitava semanas de gravidez. A pressão de insuflação de CO_2 foi mantida em 10 mm Hg e a duração do caso variou de 25 a 90 minutos. Cirurgia foi realizada para apendicectomia (três pacientes), colecistectomia (cinco pacientes) ou laparotomia diagnóstica com diagnóstico intraoperatório de obstrução do intestino delgado (dois pacientes). Outra paciente foi convertida para laparotomia aberta porque a aderência não pôde ser atacada por causa do excessivo tamanho uterino. Todas as cirurgias tiveram sucesso e todas as pacientes submetidas à cirurgia laparoscópica tiveram alta em menos de 48 horas. A única paciente de laparotomia aberta passou cinco dias no hospital. Todas as pacientes, mesmo as pré-viáveis à cirurgia, foram monitorizadas durante 24 horas pós-operatoriamente. Todas as grávidas alcançaram o termo, e todos os bebês foram sadios ao nascer. A revisão de prontuário e o acompanhamento por telefone por um a seis anos não revelou problema médico ou falta de desenvolvimento na prole. Não foram fornecidos detalhes a respeito da qualidade ou extensão do acompanhamento. A opinião dos autores foi que "a cirurgia laparoscópica na gravidez está agora se comprovando segura e eficaz". À medida que mais experiência seja obtida, a laparoscopia pode se tornar o padrão de tratamento.

Diversas tentativas foram feitas para explorar a fisiologia maternofetal da laparoscopia na gravidez. Um estudo explorou a resposta fetal ao pneumoperitônio de CO_2 com a utilização do feto de ovelha instrumentado. O estudo foi efetuado em ovinos fetais com 110 dias de gestação, o que é considerado o meio da gestação (o termo é 147 dias). Isto é importante porque os resultados podem não se aplicar mais tarde quando o útero estiver maior e a complacência abdominal for reduzida. A laparoscopia foi efetuada com anestesia geral sob ventilação controlada. O abdome foi insuflado a 20,7 mm Hg. Gases sanguíneos maternos e fetais e fluxos sanguíneos de órgãos (com a utilização de microsferas radioativas) foram determinados a intervalos estabelecidos. Foi calculado que a pressão de perfusão materna diminuiu 22%, a pressão na veia cava inferior subiu 53% e o fluxo sanguíneo maternoplacentário diminuiu 61% das medidas de controle após uma hora de insuflação. Apesar destes achados, o fluxo sanguíneo fetoplacentário, a pressão de perfusão e os gases sanguíneos fetais ficaram inalterados, do mesmo modo que os gases sanguíneos maternos. Nenhuma menção foi feita do fluxo sanguíneo cerebral fetal. Esses resultados levaram os autores a concluir que o feto de cordeiro possui reservas suficientes para tolerar uma hora de insuflação a 20 mm Hg. Isto não deve ser extrapolado para o feto humano, idade gestacional mais tardia ou fetos que podem ser cronicamente estressados ou com reservas diminuídas. Dois estudos por um diferente grupo cirúrgico analisaram os efeitos cerebrais fetais da laparoscopia na gravidez. Ambos os estudos foram efetuados em cobaias prenhes pré-termo. O primeiro estudo mediu histologia cerebral fetal três a cinco dias depois de uma exposição *in utero* à insuflação laparoscópica de CO_2 de 40 minutos.[41] Os animais foram divididos em três grupos: anestesia unicamente, pneumoperitônio com CO_2 (5 mm Hg) ou laparoto-

mia. Os cérebros fetais foram colhidos três a cinco dias mais tarde e fixados para exame histológico. Um animal separado foi submetido à laparotomia e 20 minutos de oclusão total da artéria uterina como controle positivo. Houve dois achados principais: não houve nenhum aumento na morbidade materna/fetal em qualquer dos grupos e pneumoperitônio de CO_2 a 5 mm Hg durante 40 minutos não produziu qualquer lesão cerebral fetal detectável. Este mesmo grupo fez um estudo adicional para examinar déficits comportamentais pós-natais precoces que possam existir, mas não se manifestar por evidência histológica de lesão cerebral.[42] Os experimentos foram semelhantes, exceto que o pneumoperitônio foi de 7 mm Hg durante 45 minutos. O grupo experimental exibiu hiperatividade significativamente maior que o grupo controle nos dias pós-natais 10 e 20. O que isto significa para humanos é incerto, mas levanta preocupações potenciais. O emprego da cirurgia laparoscópica na gravidez está em ascensão e oferece muitas vantagens potenciais. Entretanto, é necessária mais pesquisa fisiológica para avaliar adequadamente os riscos potenciais.

DIRETRIZES

Não há diretrizes autorizadas para anestesia para cirurgia não obstétrica. É preciso confiar nos capítulos abrangentes nos principais textos citados anteriormente e levar em conta as alterações fisiológicas normais da gravidez para determinar o risco da anestesia para a grávida que se submete à cirurgia não obstétrica. Em geral, deve-se evitar compressão aortocaval depois de 20 semanas, limitar fármacos àqueles com demonstrado registro de uma trajetória de segurança na gravidez e ver cada mulher grávida como um risco potencial de aspiração. A monitorização fetal deve ser empregada se a disponibilidade de pessoal e o local cirúrgico permitirem. A duração da monitorização dentro do período de recuperação e o uso de agentes tocolíticos não estão esclarecidos. As instalações da sala de operações e de recuperação devem ser periodicamente monitorizadas quanto à exaustão de gases residuais e observados os padrões adequados do Instituto Nacional de Segurança e Saúde Ocupacional (NIOSH) norte-americano. Em relação à cirurgia laparoscópica durante a gravidez, os benefícios provavelmente superam os riscos, mas cuidado deve ser tomado para evitar lesão de trocarte e devem ser usadas as mais baixas pressões de insuflação possíveis.

RECOMENDAÇÕES DO AUTOR

- Lembrar de checar teste de gravidez quando disponível antes de anestesia e cirurgia.
- Longas exposições a 1 CAM ou menos de agentes inalatórios são seguras para mãe e feto, provavelmente.
- Grávidas devem evitar exposições desnecessárias a agentes anestésicos no local de trabalho, mas se isso for inevitável os padrões do NIOSH provavelmente são seguros e o risco, se algum, é muito pequeno.
- Cirurgia laparoscópica durante gravidez é provavelmente uma modalidade útil que continuará a encontrar um lugar na conduta cirúrgica para algumas condições. Cuidado escrupuloso deve ser tomado para evitar pressões excessivas de distensão abdominal (acima de 20 mm Hg é sugerido, embora faltem dados definitivos). Se a cirurgia for prevista para ser muito longa ou difícil, parece razoável a consideração precoce da laparotomia aberta.

Continua

466 Seção VIII ANESTESIA OBSTÉTRICA

- Monitorização da FCF e das contrações uterinas pode ser útil e não deve ser reservada para gestações viáveis apenas. Se a monitorização for exequível, é possível à equipe cirúrgica e anestésica ajustar suas ações, levando em conta as respostas fetais.
- Anestésicos tornam não confiável a variabilidade de batimento a batimento da FCF, e apenas alterações na FCF basal devem ser consideradas. A monitorização da FCF geralmente não é confiável antes de 18 semanas de gestação e é mais útil com 22 semanas de gestação ou além.

REFERÊNCIAS

1. Cohen SE: Nonobstetric surgery during pregnancy. In Chestnut DH, editor: *Obstetric anesthesia: Principles and practice*, ed 2. St Louis, 1999, Mosby.
2. Azzam FJ, Padda GS, DeBoard JW, Krock JL, Kolterman SM: Preoperative pregnancy testing in adolescents. *Anesth Analg* 1996;82(1):4-7.
3. Barnard JM, Chaffin D, Droste S, Tierney A, Phernetton T: Fetal response to carbon dioxide pneumoperitoneum in the pregnant ewe. *Obstet Gynecol* 1995;85(5 pt 1):669-674.
4. Allen JR, Helling TS, Langenfeld M: Intraabdominal surgery during pregnancy. *Am J Surg* 1989;158(6):567-569.
5. Rosen MA: Anesthesia for fetal procedures and surgery. *Yonsei Med J* 2001;42(6):669-680.
6. Chestnut DH: *Obstetric anesthesia: Principles and practice*, ed 2. St Louis, 1999, Mosby.
7. Hughes SC, Levinson G, Rosen MA, editors: *Shnider and Levinson's anesthesia for obstetrics*, ed 4. Philadelphia, 2002, Lippincott Williams & Wilkins.
8. Friedman EA: The obstetrician's dilemma: How much fetal monitoring and cesarean section is enough? *N Engl J Med* 1986;315(10):641-643.
9. Leveno KJ, Cunningham FG, Nelson S, et al: A prospective comparison of selective and universal electronic fetal monitoring in 34,995 pregnancies. *N Engl J Med* 1986;315(10):615-619.
10. Hankins GD, Erickson K, Zinberg S, Schulkin J: Neonatal encephalopathy and cerebral palsy: A knowledge survey of Fellows of the American College of Obstetricians and Gynecologists. *Obstet Gynecol* 2003;101(1):11-17.
11. Liu PL, Warren TM, Ostheimer GW, Weiss JB, Liu LM: Foetal monitoring in parturients undergoing surgery unrelated to pregnancy. *Can Anaesth Soc J* 1985;32(5):525-532.
12. Biehl DR: Foetal monitoring during surgery unrelated to pregnancy. *Can Anaesth Soc J* 1985;32(5):455-459.
13. Gregory GA, Wade JG, Beihl DR, Ong BY, Sitar DS: Fetal anesthetic requirement (MAC) for halothane. *Anesth Analg* 1983;62(1):9-14.
14. Biehl DR, Cote J, Wade JG, Gregory GA, Sitar D: Uptake of halothane by the foetal lamb in utero. *Can Anaesth Soc J* 1983;30(1):24-27.
15. Biehl DR, Tweed WA, Cote J, Wade JG, Sitar D: Effect of halothane on cardiac output and regional flow in the fetal lamb in utero. *Anesth Analg* 1983;62(5):489-492.
16. Biehl DR, Yarnell R, Wade JG, Sitar D: The uptake of isoflurane by the foetal lamb in utero: Effect on regional blood flow. *Can Anaesth Soc J* 1983;30(6):581-586.
17. Palahniuk RJ, Shnider SM: Maternal and fetal cardiovascular and acid-base changes during halothane and isoflurane anesthesia in the pregnant ewe. *Anesthesiology* 1974;41(5):462-472.
18. Yarnell R, Biehl DR, Tweed WA, Gregory GA, Sitar D: The effect of halothane anaesthesia on the asphyxiated foetal lamb in utero. *Can Anaesth Soc J* 1983;30(5):474-479.
19. Palahniuk RJ, Doig GA, Johnson GN, Pash MP: Maternal halothane anesthesia reduces cerebral blood flow in the acidotic sheep fetus. *Anesth Analg* 1980;59(1):35-39.

20. Levinson G: Anesthesia for surgery during pregnancy. In Hughes SC, Levinson G, Rosen MA, editors: *Shnider and Levinson's anesthesia for obstetrics*, ed 4. Philadelphia, 2001, Lippincott Williams & Wilkins.
21. Koren G, Pastuszak A, Ito S: Drugs in pregnancy. *N Engl J Med* 1998;338(16):1128-1137.
22. Rosenberg L, Mitchell AA, Parsells JL, Pashayan H, Louik C, Shapiro S: Lack of relation of oral clefts to diazepam use during pregnancy. *N Engl J Med* 1983;309(21):1282-1285.
23. Wilhelm W, Hammadeh ME, White PF, Georg T, Fleser R, Biedler A: General anesthesia versus monitored anesthesia care with remifentanil for assisted reproductive technologies: Effect on pregnancy rate. *J Clin Anesth* 2002;14(1):1-5.
24. Vincent RD Jr, Syrop CH, Van Voorhis BJ, et al: An evaluation of the effect of anesthetic technique on reproductive success after laparoscopic pronuclear stage transfer. Propofol/nitrous oxide versus isoflurane/nitrous oxide. *Anesthesiology* 1995;82(2):352-358.
25. Vecchio D, Sasco AJ, Cann CI. Occupational risk in healthcare and research. *Am J Ind Med* 2003;43:364–369.
26. Hoerauf KH, Wiesner G, Schroegendorfer KF, et al: Waste anaesthetic gases induce sister chromatid exchanges in lymphocytes of operating room personnel. *Br J Anaesth* 1999;82(5): 764–766.
27. Wiesner G, Hoerauf K, Schroegendorfer K, Sobczynski P, Harth M, Ruediger HW: High-level, but not low-level, occupational exposure to inhaled anesthetics is associated with genotoxicity in the micronucleus assay. *Anesth Analg* 2001;92(1):118-122.
28. Guirguis SS, Pelmear PL, Roy ML, Wong L: Health effects associated with exposure to anaesthetic gases in Ontario hospital personnel. *Br J Ind Med* 1990;47(7):490-497.
29. Boivin JF: Risk of spontaneous abortion in women occupationally exposed to anaesthetic gases: A meta-analysis. *Occup Environ Med* 1997;54(8):541-548.
30. Olney JW, Young C, Wozniak DF, Jevtovic-Todorovic V, Ikonomidou C: Do pediatric drugs cause developing neurons to commit suicide? *Trends Phamacol Sci* 2004;25(3):135-139.
31. Soriano SG, Anand KJS, Rovnaghi CR, Hickey PR: Of mice and men: Should we extrapolate rodent experimental data to the care of human neonates? *Anesthesiology* 2005;102:866-868.
32. Bhutta AT, Venkatesan AK, Rovnaghi CR, Anand KJS: Anesthetic neurotoxicity in rodents: Is the ketamine controversy real? Foundation/ *Acta Paediatrica* 2007;96:1554-1556.
33. Mellon RD, Simone AF, Rappaport BA: Use of anesthetic agents in neonates and young children. *Anesth Analg* 2007;104(3):509–520.
34. McGowan FX, Davis PJ: Anesthetic-related neurotoxicity in the developing infant: Of mice, rats, monkeys and, possibly, humans. *Anesth Analg* 2008;106:1599-1602.
35. Al-Fozan H, Tulandi T: Safety and risks of laparoscopy in pregnancy. *Curr Opin Obstet Gynecol* 2002;14(4):375-379.
36. Lemaire BM, van Erp WF: Laparoscopic surgery during pregnancy. *Surg Endosc* 1997;11(1):15-18.
37. Schwartzberg BS, Conyers JA, Moore JA: First trimester of pregnancy laparoscopic procedures. *Surg Endosc* 1997;11(12):1216-1217.
38. Allran CF Jr, Weiss CA 3rd, Park AE: Urgent laparoscopic splenectomy in a morbidly obese pregnant woman: Case report and literature review. *J Laparoendosc Adv Surg Tech A* 2002;12(6):445-447.
39. Gallot D, Savary D, Laurichesse H, Bournazeau JA, Amblard J, Lemery D: Experience with three cases of laparoscopic transabdominal cervico-isthmic cerclage and two subsequent pregnancies. *Br J Obstet Gynecol* 2003;110(7):696-700.
40. Rizzo AG: Laparoscopic surgery in pregnancy: Long-term followup. *J Laparoendosc Adv Surg Tech A* 2003;13(1):11-15.
41. Garcia-Oria M, Ali A, Reynolds JD, et al: Histologic evaluation of fetal brains following maternal pneumoperitoneum. *Surg Endosc* 2001;15(11):1294-1298.
42. Fuente SG, Pinheiro J, Gupta M, Eubanks WS, Reynolds JD: Early postnatal behavior deficits after maternal carbon dioxide pneumoperitoneum during pregnancy. *Surg Endosc* [E-pub June 17] 2003.

SEÇÃO IX

ANESTESIA PEDIÁTRICA

70 Quão Jovem é o Mais Jovem Lactente para Cirurgia Ambulatorial?

Lucinda L. Everett, MD

INTRODUÇÃO/HISTÓRICO

Cirurgia ambulatorial se responsabiliza por uma porcentagem importante das anestesias administradas anualmente nos Estados Unidos. Muitos procedimentos pediátricos, como miringotomia e tubos, endoscopia, circuncisão e reparo de hérnia, são efetuados em lactentes e podem ocorrer em uma base ambulatorial.

Apneia é o evento adverso sério mais comum após anestesia geral em um lactente. Lactentes prematuros e ex-prematuros estão em mais alto risco de apneia do que bebês de termo sadios; há pouca evidência a respeito do risco de apneia em pacientes de termo. Além disso, os lactentes (com menos de um ano) estão em mais alto risco de parada cardíaca anestésica intraoperatória e outras complicações[1] e necessitam de manuseio anestésico cuidadoso por médicos com treinamento e experiência existente nesta população.

FISIOPATOLOGIA

Apneia de prematuridade é encontrada em 50% dos lactentes prematuros, e é quase universal em lactentes com 1.000 g ao nascer. Apneia clinicamente importante em lactentes é definida como pausas da respiração de 20 segundos, ou 10 segundos com bradicardia e dessaturação de oxigênio. Entretanto, não há consenso sobre o que é patológico em termos de duração da apneia, grau de alteração na saturação de oxigênio e gravidade da bradicardia, e a relação com condições como refluxo gastroesofágico não está clara.[2]

No contexto perioperatório, a publicação de Steward em 1982 de uma pequena série de lactentes submetidos à herniorrafia, mostrou que os lactentes prematuros eram mais propensos a apneia e outras complicações das vias aéreas.[3] Um estudo prospectivo maior de lactentes submetidos à anestesia geral para uma variedade de procedimentos observou que uma proporção muito mais alta de lactentes prematuros necessitou de ventilação pós-operatória.[4] Os autores postularam que "anestésicos podem desmascarar um defeito no controle ventilatório de lactentes nascidos prematuramente mais jovens que 41-46 semanas de idade conceptual com história pré-anestésica de apneia idiopática". A apneia de prematuri-

dade e a apneia pós-operatória são de natureza principalmente central, embora uma minoria de crianças tenha um padrão obstrutivo ou misto.

EVIDÊNCIA

Risco Global em Anestesia Pediátrica

Poucos estudos analisam especificamente o risco em lactentes para cirurgia ambulatorial. Patel e Hannallah[5] avaliaram as complicações anestésicas em uma grande série de pacientes externos pediátricos e não observaram quaisquer problemas específicos em aproximadamente 350 pacientes pediátricos com menos de seis meses de idade.

A avaliação adicional do risco global exige extrapolação a partir de estudos de populações particulares de pacientes ou de resultados adversos em lactentes que não são necessariamente pacientes ambulatoriais. Diversos estudos demonstraram uma incidência aumentada de complicações em lactentes (menos de um ano de idade), em comparação com outros grupos etários pediátricos. Uma pesquisa prospectiva de 40.240 anestesias em lactentes e crianças de 1978 a 1982 encontrou uma taxa global de complicação de 4,3% em lactentes, em comparação com 0,5% em crianças de 1 a 14 anos de idade; a frequência de parada cardíaca foi 1,9% em lactentes, em comparação com 0,2% nos pacientes mais velhos.[6] O risco aumentou com estado ASA crescente e em procedimentos de emergência; a maioria dos "acidentes" no grupo lactente ocorreu durante a manutenção da anestesia e foi iniciada por eventos respiratórios. Análise de anestesias realizadas em mais de 29.000 crianças de 1982 a 1987 observou uma alta incidência de eventos adversos em lactentes muito pequenos (menos de um mês), mas os pacientes tenderam mais a ter uma classificação ASA mais alta e/ou a estar se submetendo a uma grande cirurgia cardíaca ou intra-abdominal.[7] Uma grande auditagem prospectiva francesa refletindo os fármacos e técnicas de monitorização atualmente disponíveis mostrou que eventos respiratórios foram responsáveis por 53% de todos os eventos intraoperatórios, e que permanece um risco mais alto de eventos adversos nos lactentes, em comparação com crianças mais velhas.[8]

Análise de informação de processos fechados conforme publicado em 1993 mostrou que as reclamações pediátricas

470 Seção IX ANESTESIA PEDIÁTRICA

foram mais frequentemente relacionadas a eventos respiratórios, e a taxa de mortalidade foi mais alta que em adultos.[9] As complicações em casos pediátricos foram mais frequentemente consideradas para serem evitáveis com melhor monitorização. A análise de processos fechados pediátricos de 1990 a 2000 mostrou uma diminuição na proporção de reclamações respiratórias, particularmente aqueles por oxigenação e ventilação inadequadas, em comparação com as reclamações pediátricas do período anterior.[10]

As observações iniciais dos dados de processos fechados levaram à criação do Pediatric Perioperative Cardiac Arrest (POCA) Registry.[1] A informação demográfica básica a partir das instituições participantes foi submetida juntamente com relatos de casos de parada cardíaca. Embora dados globais de denominador sejam disponíveis, informações mais específicas, como a composição dos agentes anestésicos em todos os casos ou as qualificações dos profissionais de anestesia, não são. A incidência de parada cardíaca nas instituições estudadas no primeiro relatório (1994 a 1997) foi 1,4 por 10.000 anestesias, com uma taxa de mortalidade de 26%. Parada cardíaca ocorreu mais frequentemente em pacientes com menos de um ano de idade e em pacientes com doença subjacente grave. Pacientes com doenças concomitantes e aqueles que receberam cirurgia de emergência foram os mais tendentes a ter um desfecho fatal. Em pacientes que eram classe 1 ou 2 da ASA, 64% das paradas cardíacas foram relacionadas à medicação; dois terços das paradas relacionadas à medicação foram causados por depressão cardiovascular por halotano isolado ou em combinação com outros fármacos. Os casos do registro POCA dos anos 1998 a 2004 demonstraram uma proporção declinante de parada cardíaca relacionada a medicações, em paralelo com a transição de halotano para sevoflurano na prática clínica.[11]

Risco de Apneia

Lactentes a Termo

Há relativamente pouca evidência específica sobre risco de apneia após anestesia em lactentes a termo. Alguma evidência existe quanto a procedimentos individuais, a qual não é generalizável, mas pode ajudar a estabelecer limites para cirurgia em pacientes ambulatoriais. Lactentes com estenose pilórica necessitam de admissão por causa da necessidade de reidratação pré-operatória e o risco de apneia pós-operatória (relacionado a anormalidades metabólicas). Dados de 60 recém-nascidos a termo completo e lactentes que se submeteram à piloromiotomia mostraram uma incidência significativa de apneia (27% pré-operatoriamente e 16% pós-operatoriamente), alguma em pacientes com pneumogramas pré-operatórios normais.[12] Embora atualmente não considerada apropriada para cirurgia em pacientes externos por causa de preocupações com a via aérea, Stephens e colegas[13] relatam uma análise retrospectiva de 50 recém-nascidos (três a 56 dias; 11 ex-prematuros de menos de 45 semanas de idade pós-concepcional) que se submeteram a reparo de fenda labial que tiveram mínimas complicações respiratórias.[13] No entanto, reavaliação continuada da prática e do refinamento das técnicas continuam a fazer com que procedimentos adicionais sejam feitos em um contexto de curta permanência ou cirurgia-dia em pacientes selecionados: admissão de 23 horas foi descrita para pacientes não sindrômicos, sadios sob os demais aspectos que recebe-

ram cirurgia primária de fenda palatina nas idades de seis a 20 meses.[14] Estudos em grandes populações são necessários para avaliar verdadeiramente o risco.

Lactentes Prematuros

O volume de evidência a respeito do risco de apneia após anestesia se relaciona a lactentes ex-prematuros em vez de bebês a termo. Diversas pequenas séries de casos tentaram definir mais acuradamente o risco; os dados de vários destes foram acumulados em uma "análise combinada" em 1995 por Coté e colaboradores.[15] A série combinada contém dados de 255 lactentes ex-prematuros submetidos à anestesia geral para reparo de hérnia inguinal; lactentes que receberam cafeína foram excluídos. Com a utilização de definição padronizada de apneia (mais de 15 segundos sem bradicardia, ou menos de 15 segundos quando acompanhada por bradicardia), eles procuraram fatores associados de risco para melhor definir a população em risco. Houve considerável variação entre as instituições na incidência descrita, o que foi considerado relacionado a diferenças nas técnicas de monitorização. A análise combinada mostrou que a apneia foi forte e inversamente relacionada com a idade gestacional e a idade pós-concepcional, e que a apneia continuada em casa e anemia também foram fatores de risco. Nenhuma associação foi encontrada com vários outros fatores históricos ou variáveis anestésicas, mas isto pode ter ocorrido por causa dos números relativamente pequenos.

A análise combinada de Coté não define uma idade de corte estrita para todos os pacientes, mas em vez disso define intervalos de confiança para o risco de apneia em várias combinações de idade gestacional e idade pós-concepcional. Em lactentes não anêmicos livres de apneia de sala de recuperação, a probabilidade de apneia foi não menos de 1% até idade pós-concepcional de 56 semanas com idade gestacional de 32 semanas, ou idade pós-concepcional de 54 semanas com idade gestacional de 35 semanas. Os autores observam que os médicos individualmente têm de decidir sobre o risco aceitável em um dado contexto de prática.

Alguns questionam a relevância clínica da apneia detectada apenas por técnicas sofisticadas de monitorização, e um grupo publicou uma série de 124 lactentes ex-prematuros, incluindo 67 pacientes com menos de 46 semanas de idade pós-concepcional, na qual aqueles que tiveram anestesia não complicada tiveram alta depois de uma permanência na sala de recuperação de 94 minutos sem nenhuma consequência adversa aparente.[16] Um episódio de apneia, responsivo à estimulação, foi notado em um lactente com monitor de apneia em casa. Uma revisão retrospectiva de complicações respiratórias em 57 lactentes ex-prematuros submetidos a reparo de hérnia observou que todos os casos de apneia/bradicardia e laringospasmo pós-operatórios ocorreram dentro das primeiras quatro horas pós-operatoriamente.[17] Cautela é aconselhada ao generalizar estes achados sem que estudos maiores demonstrem a segurança do tratamento ambulatorial nesta população de pacientes.

Metilxantinas. Um ensaio prospectivo distribuído aleatoriamente de cafeína *versus* placebo para apneia de prematuridade em 2.006 lactentes com pesos ao nascimento de 500 a 1.250 g mostrou que menor número de lactentes tratados com cafeína necessitou de oxigênio suplementar (36% *versus* 47%) e que os lactentes tratados tiveram a pressão positiva na via aérea

Capítulo 70 Quão Jovem é o Mais Jovem Lactente para Cirurgia Ambulatorial?

Tabela 70-1	Sumário da Meta-Análise sobre Cafeína Profilática para Prevenção de Apneia Pós-operatória após Anestesia Geral em Lactentes Ex-prematuros				
Estudo, Ano	Número de Ensaios	Número de Pacientes	Intervenção	Controle	Resultados
Ref. 21, 2001	3	78	Cafeína (10 mg/kg em dois estudos, 5 mg/kg em um)	Placebo	Apneia/bradicardia ocorreu em menor número de lactentes tratados. Em dois estudos foi avaliada a dessaturação de oxigênio; menor número de episódios ocorreu no grupo de tratamento.

descontinuada em média uma semana mais cedo.[18] A fase de acompanhamento do mesmo estudo mostrou uma melhora modesta na sobrevida e uma diminuição modesta na incidência de paralisia cerebral e disfunção cognitiva nos lactentes de muito baixo peso ao nascimento tratados com cafeína.[19]

A cafeína demonstrou diminuir o risco de apneia em lactentes ex-prematuros submetidos à anestesia geral, mas os estudos são relativamente pequenos. Welborn e cols.[20] distribuíram de forma aleatória 32 lactentes ex-prematuros (37 a 44 semanas de idade pós-concepcional) para receber cafeína 10 mg/kg ou placebo em conjunção com anestesia geral para reparo de hérnia inguinal. Nenhum paciente no grupo de cafeína teve bradicardia pós-operatória, apneia prolongada, respiração periódica ou saturação de oxigênio pós-operatória menor que 90%; 81% dos pacientes no grupo controle tiveram apneia prolongada às quatro a seis horas pós-operatoriamente.[20] Revisão sistemática dos estudos disponíveis concluiu que a evidência suporta que a cafeína reduz o risco de apneia, mas que em virtude dos pequeno número e significância clínica questionável dos episódios nas experiências clínicas até agora, cautela deve ser usada ao aplicar esses resultados à prática clínica de rotina[21] (Tab. 70-1).

Técnica Anestésica e Risco de Apneia. Em uma comparação prospectiva por Welborn e colegas,[22] a raquianestesia isolada teve uma incidência mais baixa de apneia e bradicardia pós-operatórias em lactentes ex-prematuros quando comparada com ráqui mais sedação ou anestesia geral. Outros estudos confirmaram uma incidência mais baixa de dessaturação de oxigênio e bradicardia,[23] embora Krane e cols.[24] não tenham achado uma diferença na incidência de apneia central, sugerindo que a obstrução da via aérea pode também desempenhar um papel em eventos clínicos pós-operatórios. A incidência de apneia após a raquianestesia não suplementada em lactentes ex-prematuros é baixa;[25] entretanto, eventos cardiopulmonares ocorrem frequentemente nesta população[26] para justificar observação pós-operatória como para anestesia geral. Uma revisão de Cochrane analisou quatro experiências pequenas

ao comparar anestesia subaracnóidea com anestesia geral no reparo de hérnia inguinal em lactentes ex-prematuros[27] (Tab. 70-2). Os autores não encontraram nenhuma diferença estatística significativa na proporção de lactentes que tiveram apneia/bradicardia ou dessaturação de oxigênio pós-operatórias. Uma meta-análise suportou uma redução na apneia pós-operatória em lactentes que receberam raquianestesia sem sedação, bem como uma diminuição significante marginal no uso de ventilação assistida pós-operatória.

A maioria dos estudos de raquianestesia em lactentes ex-prematuros usou comparação com agentes voláteis mais antigos, principalmente halotano; entretanto, uma comparação com sevoflurano ainda mostrou uma incidência mais baixa de complicações cardiorrespiratórias pós-operatórias com anestesia subaracnóidea.[28] Uma vez que ambos os grupos receberam analgesia caudal suplementar, este estudo na realidade examinou se uma anestesia geral "leve" com bloqueio caudal baixaria o risco ao mesmo nível que com uma ráqui não suplementada, e constatou que não o fez.

A clonidina tem boa segurança e eficácia em crianças para bloqueio caudal, mas diversos relatos de casos sugeriram que ela é associada à apneia pós-operatória.[29,30] Uma série prospectiva de lactentes a termo e pré-termo recebendo anestesia raquidiana com bupivacaína e clonidina observou um aumento significativo nos episódios apneicos pós-operatoriamente, mas nenhuma alteração na incidência de dessaturação;[31] não houve um grupo de estudo sem clonidina.

A respeito de anestésicos gerais, um estudo que comparou halotano com remifentanil em lactentes submetidos à piloromiotomia observou que nenhum dos 38 pacientes que receberam remifentanil desenvolveu novas anormalidades no pneumograma após anestesia, enquanto três de 22 lactentes que receberam halotano o fizeram.[32] Coté e cols.[15] não encontraram uma influência específica dos opioides sobre a apneia pós-operatória, mas assinalam que poucos dos lactentes no seu estudo receberam opioides. Em uma comparação de técnicas de anestesia geral em lactentes a

Tabela 70-2	Sumário da Meta-Análise sobre Anestesia Regional *versus* Geral em Lactentes Prematuros				
Estudo, Ano	Número de Ensaios	Número de Pacientes	Intervenção	Controle	Resultados
Ref. 27, 2003	4	108	Raquianestesia (anestésico local somente)	Geral volátil mais relaxante muscular	Redução significativa na apneia pós-operatória com raquianestesia não suplementada

ANESTESIA PEDIÁTRICA

termo e ex-prematuros com menos de 60 semanas de idade pós-concepcional que se submeteram a reparo de hérnia, pacientes que receberam indução com tiopental ou halotano com manutenção com desflurano tiveram tempos significativamente mais curtos até a extubação do que aqueles que receberam a anestesia inteira com halotano ou sevoflurano. Nenhum dos 40 lactentes neste estudo teve apneia pós-operatória importante.[33] Uma comparação prospectiva de sevoflurano e desflurano em lactentes ex-prematuros submetidos a reparo de hérnia não encontrou nenhuma diferença na incidência de eventos respiratórios e nenhuma diferença entre a incidência pré-operatória e pós-operatória de apneia em qualquer dos dois grupos.[34]

Expertise dos Provedores de Anestesia

Embora não extensamente estudado, alguma evidência sugere menor número de resultados adversos nas mãos de anestesiologistas com frequente experiência continuada em anestesiar crianças. Keenan e colegas[35] observaram uma incidência mais baixa de bradicardia em lactentes quando um anestesiologista pediátrico estava presente. Mamie e cols.[36] mostraram uma incidência mais baixa de complicações respiratórias nas mãos de anestesiologistas pediátricos. A definição exata de um anestesiologista pediátrico, e como melhor equilibrar a prática continuada adequada com ampla disponibilidade, permanece controversa.[37] A American Academy of Pediatrics Section on Anesthesiology[38] declarou que anestesiologistas "que aplicam ou supervisionam diretamente o tratamento anestésico de pacientes nas categorias designadas pelo Departamento de Anestesia da instituição como em risco aumentado à anestesia devem ser graduados de um programa de treinamento em estágio de anestesiologia pediátrica do ACGME (Accreditation Council for Graduate Medical Education) ou seu equivalente ou ter competência continuada e histórica demonstrada documentada no tratamento desses pacientes". (Ver a seguir em Diretrizes.)

CONTROVÉRSIAS

A evidência atual não define uma idade "segura" exata para lactentes ex-prematuros terem alta após anestesia geral, nem descreve completamente a duração apropriada da monitorização pós-operatória para anestesia geral com ou sem cafeína, ou para raquianestesia. Há uma falta de consenso sobre o que constitui um evento de apneia pós-operatória "significativo", e diferentes estudos relatam apneia de diferentes maneiras (*i. e.*, número absoluto de episódios *versus* alteração do pré-operatório). Embora a evidência suporte uma vantagem do uso de anestesia subaracnóidea em lactentes ex-prematuros, o esquema anestésico/analgésico ótimo para todos os lactentes não é conhecido.

Além disso, o risco pós-operatório global em lactentes a termo sadios que se submetem a cirurgia como pacientes externos não está bem delineado, embora o risco de apneia após procedimentos pequenos pareça ser baixo.

DIRETRIZES

Não há diretrizes de prática formais das principais organizações de anestesia ou pediátricas a respeito de cirurgia ambulatorial em lactentes. Entretanto, muitos hospitais individuais elaboraram essas diretrizes, particularmente para lactentes ex-prematuros. Essas diretrizes frequentemente estabelecem uma idade de corte de 50 a 56 semanas de idade pós-concepcional nos lactentes nascidos antes de 37 semanas e podem também considerar fatores tais como anemia, apneia precedente e doença coexistente. As recomendações de monitorização pós-operatória variam de admissão durante 12 a 24 horas para observação cardiorrespiratória a incluir saturação de oxigênio, frequência cardíaca e pneumografia de impedância. Algumas instituições também restringem a idade inferior para procedimentos de cirurgia-dia a acima de 44 a 46 semanas de idade pós-concepcional em lactentes a termo, ou exigem um período mais longo de observação (p. ex., quatro horas) na fase II da recuperação.

Uma diretriz de prática da American Academy of Pediatrics Section on Anesthesiology tem implicações para instituições que proveem anestesia para lactentes. O documento "Guidelines for the Pediatric Perioperative Anesthesia Environment" ("Diretrizes para o Ambiente Perioperatório de Anestesia Pediátrica") apresenta recomendações sobre instalações, equipamento e considerações sobre o prestador ao tratar de várias classes de pacientes pediátricos, e recomenda que os pacientes considerados pela instituição como de "alto risco", incluindo lactentes pequenos, sejam assistidos por anestesiologistas com treinamento em estágio ou *expertise* baseada em experiência continuada.[38] A American Society of Anesthesiologists fez recomendações semelhantes.

RECOMENDAÇÕES DO AUTOR

ACHADO CHAVE COM BASE EM DADOS

- Apneia pós-operatória em lactentes ex-prematuros é inversamente proporcional à idade gestacional e idade pós-concepcional.
- Cafeína diminui o risco de apneia pós-operatória em lactentes ex-prematuros.
- Raquianestesia sem sedação tem uma incidência mais baixa de apneia pós-operatória em lactentes prematuros do que anestesia geral ou raqui com sedação.
- Nenhum agente ou esquema anestésico geral específico foi demonstrado superior para minimizar complicações em lactentes ex-prematuros.
- Anestesia para lactentes a termo sadios que se submetem a procedimentos cirúrgicos simples parece ser segura em termos ambulatoriais, embora haja poucos dados.

RECOMENDAÇÕES CLÍNICAS ESPECÍFICAS

- Agentes anestésicos apropriados de ação curta podem facilitar o acordar e a alta.
- Quando possível, devem ser usadas técnicas anestésicas regionais e analgésicos não opioides em vez de opioides.
- Uma dose de carga de citrato de cafeína de 20 mg/kg pode diminuir a apneia pós-operatória em lactentes ex-prematuros.
- Se o procedimento cirúrgico é adequado, considere raquianestesia sem sedação em lactentes ex-prematuros; entretanto, a monitorização pós-operatória ainda é recomendada nesta faixa etária em risco.

Continua

- Lactentes ex-prematuros devem ser admitidos para observação a não ser que eles tenham mais de 54 a 56 semanas de idade pós-concepcional (dependendo do grau de prematuridade) e estejam sem anemia, apneia continuada ou outros problemas médicos importantes. Lactentes que satisfazem esses critérios necessitam também ter uma anestesia e evolução na sala de recuperação tranquilas para permitirem consideração da alta. Recomendações mais refinadas a respeito da idade pós-concepcional exata podem ser feitas na base do paciente individual com a utilização dos dados da análise combinada de Coté.[15]
- Lactentes a termo são aceitáveis para procedimentos como pacientes ambulatoriais contanto que sejam sadios sob todos os demais aspectos, o procedimento não tenda a resultar em alterações fisiológicas importantes ou dor pós-operatória que exige medicações opioides e a anestesia proceda tranquilamente. Pode ser prudente monitorizar esses pacientes na área de recuperação por várias horas pós-operatoriamente (Fig. 70-1).
- Todos os lactentes devem ser assistidos em uma instalação com equipamento adequado e de tamanho apropriado, e equipe médica e de enfermagem com *expertise* apropriada e experiência continuada adequada em tratar deste grupo etário.

REFERÊNCIAS

1. Morray JP, Geiduschek J, Ramamoorthy C, et al: Anesthesiarelated cardiac arrest in children: Initial findings of the Pediatric Perioperative Cardiac Arrest (POCA) Registry. *Anesthesiology* 2000;93:6-14.
2. Finer NN, Higgins R, Kattwinkel J, et al: Summary proceedings from the Apnea of Prematurity Group. *Pediatrics* 2006;117:S47-S51.
3. Steward DJ: Preterm infants are more prone to complications following minor surgery than are term infants. *Anesthesiology* 1982;56:304-306.
4. Liu LMP, Coté CJ, Goudsouzian NG, et al: Life-threatening apnea in infants recovering from anesthesia. *Anesthesiology* 1983;59:506-510.
5. Patel RI, Hannallah RS:, Anesthetic complications following pediatric ambulatory surgery: A 3-yr study. *Anesthesiology* 1988;69:1009-1012.
6. Tiret L, Nivoche Y, Hatton F, et al: Complications related to anaesthesia in infants and children. *Br J Anaesth* 1988;61: 263-269.
7. Cohen MM, Cameron CB Duncan PG, Pediatric anesthesia morbidity and mortality in the perioperative period. *Anesth Analg* 1990;70:160-167.
8. Murat I, Constant I, Maud'huy H, et al: Perioperative anaesthetic morbidity in children: A database of 24 165 anaesthetics over a 30-month period. *Pediatr Anesth* 2004;14:158-166.
9. Morray JP, Geiduschek JM, Caplan RA, et al: A comparison of pediatric and adult anesthesia closed malpractice claims. *Anesthesiology* 1993;78:461-467.
10. Jimenez N, Posner KL, Cheney FW, et al: An update on pediatric anesthesia liability: A closed claims analysis. *Anesth Analg* 2007;104:147-153.
11. Bhananker SM, Ramamoorthy C, Geiduschek JM, et al: Anesthesiarelated cardiac arrest in children: Update from the pediatric Perioperative Cardiac Arrest Registry. *Anesth Analg* 2007;105: 344-350.
12. Galinkin JL, Davis PJ, McGowan FX, et al: A randomized multicenter study of remifentanil compared with halothane in neonates and infants undergoing pyloromyotomy. II. Perioperative breathing patterns in neonates and infants with pyloric stenosis. *Anesth Analg* 2001;93:1387-1392.
13. Stephens P, Saunders P, Bingham R: Neonatal cleft lip repair: A retrospective review of anaesthetic complications. *Paediatr Anaesth* 1997;7:33-36.
14. Cronin ED, Williams JL, Shayani P, et al: Short stay after cleft palate surgery. *Plast Reconstr Surg* 2001;108:838-840.
15. Coté CJ, Zaslavsky A, Downes JJ, et al: Postoperative apnea in former preterm infants after inguinal herniorrhaphy. *Anesthesiology* 1995;82:809-821.
16. Melone JH, Schwartz MZ, Tyson RT, et al: Outpatient inguinal herniorrhapy in premature infants: Is it safe? *J Pediatr Surg* 1992;27:203-208.
17. Allen GS, Cox CS, White N: Postoperative respiratory complications in ex-premature infants after inguinal hemiorrhaphy. *J Pediatr Surg* 1998;39:1095-1099.

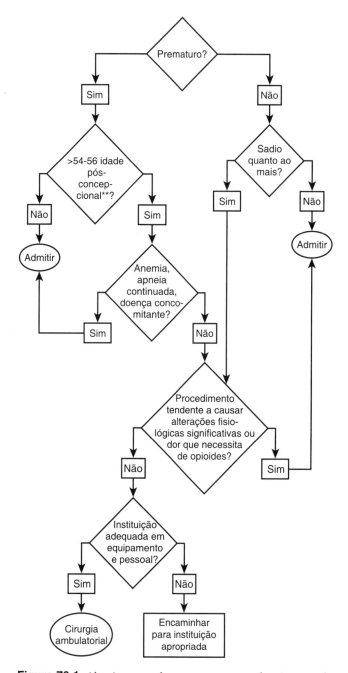

Figura 70-1. Algoritmo para lactentes com menos de seis meses de idade que se submeteram à cirurgia como pacientes externos.

18. Schmidt B, Roberts RS Davis P, et al: Caffeine therapy for apnea of prematurity. *N Engl J Med* 2006;354:2112-2121.
19. Schmidt B, Roberts RS Davis P, et al: Long-term effects of caffeine therapy for apnea of prematurity. *N Engl J Med* 2007;357:1893-1902.
20. Welborn LG, Hannallah RS, Fink R, et al: High-dose caffeine suppresses postoperative apnea in former preterm infants. *Anesthesiology* 1989;71:347-349.
21. Henderson-Smart DJ, Steer P: Prophylactic caffeine to prevent postoperative apnea following general anesthesia in preterm infants. *Cochrane Database of Systematic Reviews* 2001;4:CD000048.
22. Welborn LG, Rice LJ, Hannallah RS, et al: Postoperative apnea in former preterm infants: Prospective comparison of spinal and general anesthesia. *Anesthesiology* 1990;72:838-842.

474 Seção IX ANESTESIA PEDIÁTRICA

23. Somri M, Gaitin L, Vaida S, et al: Postoperative outcome in highrisk infants undergoing herniorrhaphy: Comparison between spinal and general anaesthesia. *Anaesthesia* 1998;53:762-766.

24. Krane EJ, Haberkern CM, Jacobson LE: Postoperative apnea, bradycardia, and oxygen desaturation in formerly premature infants: Prospective comparison of spinal and general anesthesia. *Anesth Analg* 1995;80:7-13.

25. Frumiento C, Abajian JC, Vane DW: Spinal anesthesia for preterm infants undergoing inguinal hernia repair. *Arch Surg* 2000;135: 445-451.

26. Shenkman Z, Hopperstein D, Litmanowitz I, et al: Spinal anesthesia in 62 premature, former-premature or young infants—technical aspects and pitfalls. *Can J Anesth* 2002;49:262-269.

27. Craven PD, Badawi N, Henderson-Smart DJ, et al: Regional (spinal, epidural, caudal) versus general anaesthesia in preterm infants undergoing inguinal herniorrhaphy in early infancy. *Cochrane Database of Systematic Reviews* 2003;6:CD003669.

28. Williams JM, Stoddart PA, Williams SAR, et al: Post-operative recovery after inguinal herniotomy in ex-premature infants: Comparison between sevoflurane and spinal anaesthesia. *Br J Anaesth* 2001;86:366-371.

29. Breschan C, Krumpholz R, Likar R, et al: Can a dose of 2mg/kg caudal clonidine cause respiratory depression in neonates? *Paediatr Anaesth* 1999;9:81-83.

30. Fellmann C, Gerber AC, Weiss M: Apnoea in a former preterm infant after caudal bupivacaine with clonidine for inguinal herniorrhaphy. *Paediatr Anaesth* 2002;12:637-640.

31. Rochette A, Troncin R, Raux O, et al: Clonidine added to bupivacaine in neonatal spinal anesthesia: A prospective comparison in 124 preterm and term infants. *Paediatr Anaesth* 2005;15:1072-1077.

32. Davis PJ, Galinkin J, McGowan FX, et al: A randomized multicenter study of remifentanil compared with halothane in neonates and infants undergoing pyloromyotomy. I. Emergence and recovery profiles. *Anesth Analg* 2001;93:1380-1386.

33. O'Brien K, Robinson DN, Morton NS: Induction and emergence in infants less than 60 weeks post-conceptual age: Comparison of thiopental, halothane, sevoflurane and desflurane. *Br J Anaesth* 1998;80:456-459.

34. Sale SM, Read JA, Stoddart PA, et al: Prospective comparison of sevoflurane and desflurane in formerly premature infants undergoing inguinal herniotomy. *Br J Anaesth* 2006;96:774-778.

35. Keenan RL, Shapiro JH, Kane FR, Simpson PM: Bradycardia during anesthesia in infants. An epidemiologic study. *Anesthesiology* 1994;80:976-982.

36. Mamie C, Habre W, Delhumeau C, et al: Incidence and risk factors of perioperative respiratory adverse events in children undergoing elective surgery. *Paediatr Anaesth* 2004;14:218-224.

37. McNicol R: Paediatric anaesthesia—who should do it? The view from the specialist hospital. *Anaesthesia* 1997;52:513-516.

38. American Academy of Pediatrics: Guidelines for the pediatric perioperative anesthesia environment. *Pediatrics* 1999;103:512-515.

71 Uma Criança com Infecção no Trato Respiratório Deve ser Submetida à Cirurgia Eletiva?

Christopher T. McKee, DO; Lynne G. Maxwell, MD e R. Blaine Easley, MD

INTRODUÇÃO

As infecções respiratórias agudas são uma das principais causas médicas para o cancelamento de cirurgia em crianças.[1] Os anestesiologistas são muitas vezes confrontados com pacientes que demonstram sintomas de infecção do trato respiratório superior (IRS: rinorreia, congestão, tosse etc.) e infecção do trato respiratório inferior (IRI: crepitações, estertores, chiados e produção de catarro) no dia da cirurgia. Outras pressões para prosseguir com a anestesia e cirurgia, apesar de os sintomas respiratórios muitas vezes envolverem questões não médicas, podem ser sociais, emocionais, até mesmo de natureza financeira; e estas premências podem vir da família do paciente, do cirurgião e do hospital.[1]

Qual é a evidência relacionada ao risco do prosseguimento da cirurgia com anestesia face aos sintomas agudos de IRS/IRI? Muitos dos grandes estudos retrospectivos têm demonstrado um risco aumentado para eventos adversos intra e perioperatórios como o crupe, o laringoespasmo e o broncoespasmo.[2,3] Os experimentos fisiológicos em animais e humanos têm demonstrado aumento da reatividade das vias aéreas pequenas durante e após a infecção viral do trato respiratório.[4-7] Embora os exatos mecanismos sejam desconhecidos, parece que as vias aéreas são afetadas por até seis semanas após uma infecção respiratória viral.

Outro problema que confunde a conduta das infecções do trato respiratório em crianças é a frequência com que ocorrem. A média registrada da criança com menos de cinco anos de idade é de cinco a seis por ano de infecções do trato respiratório superior (IRSs) com uma duração de sete a dez dias de intensa atividade de sintomas e efeitos pulmonares residuais de duas a seis semanas.[8] Isso cria um problema concreto ao se tornarem crianças reinfectadas a cada duas semanas, especialmente durante os meses de inverno. Os eventos respiratórios adversos, tais como broncoespasmo e laringoespasmo têm demonstrado que ocorrem com maior frequência em todos os pacientes pediátricos, mesmo na ausência de infecções respiratórias, especialmente em crianças menores de um ano de idade. Os pacientes pediátricos têm uma incidência de laringoespasmo de 17,4 por 1.000 nas idades de zero a nove anos, o que aumenta em pacientes com doença reativa das vias aéreas para 63,9 por 1.000. A proporção sobe para 95,8 por 1.000 quando as crianças têm uma história de infecção do trato respiratório.[3] As crianças com doenças pulmonares crônicas subjacentes (p. ex., doença reativa das vias respiratórias, asma, fibrose cística e doença pulmonar da prematuridade) têm demonstrado ter um risco aumentado de eventos perioperatórios, como intubação prolongada, reintubação, hipoxemia, broncoespasmo e laringoespasmo.[9-13] Há algumas evidências de que o risco de eventos da via aérea também é aumentado em crianças que são expostas secundariamente ao fumo, mesmo na ausência de uma história de doença ou infecção das vias aéreas reativas.[14]

OPÇÕES

Embora haja uma grande quantidade de relatos na literatura sobre efeitos adversos em crianças com infecções respiratórias,[15,16] o dilema do tratamento clínico desses pacientes que apresentam os sintomas da IRS ou IRI persiste para muitos profissionais. Numerosos estudos têm tentado elucidar os riscos de anestesia em crianças com infecções respiratórias. Os estudos seguintes e seus resultados foram revisados a fim de melhor compreender o estado atual dos cuidados anestésicos para lactentes e crianças com infecções do trato respiratório, como eles se relacionam com as questões a seguir:

1. Identificando adequadamente as crianças com infecções do trato respiratórias agudas ou recentes.
2. Evidência para continuar com um anestésico geral em crianças com e sem intubação endotraqueal.
3. Evidência para apoiar o atraso da cirurgia não urgente por duas semanas ou até seis semanas.

EVIDÊNCIAS PARA O RISCO PERIOPERATÓRIO DE CRIANÇA COM INFECÇÕES RESPIRATÓRIAS

Nenhum estudo prospectivo randomizado avaliou as diferentes opções de gestão e a relação com complicações respiratórias perioperatórias em crianças agudamente sintomáticas ou naquelas que estão se recuperando de uma infecção do trato respiratório. Os estudos realizados são limitados a pacientes

476 Seção IX   ANESTESIA PEDIÁTRICA

Tabela 71-1 Visão Geral do Modelo de Estudo e Achados dos Principais Estudos que Envolvem o Risco da Anestesia Geral em Crianças com IRS

Estudo	Modelo	Nº de Pacientes	Nº de Crianças com IRS	Nº de Crianças com IRS Recente	Intubação	ML	Máscara Facial	Eventos Adversos	Conclusões
Tait (1987)[17]	Retro	3.585	122	133	Sim	Sim		L, B, E, A	Nenhum risco aumentado de IRS, nenhuma diferença entre TET vs MF se IRS recente tem taxa três vezes maior de broncoespasmo
Tait (1987)[19]	Prosp	489	78	84	Não	Sim		L, Dy, A	Nenhum aumento da taxa de complicações no grupo com IRS agudo ou recente
DeSoto (1988)[21]	Prosp	50	25	—	Sim	Sim		D	Se IRS presente, aumentou o risco para dessaturação
Cohen (1991)[25]	Prosp	22.159	1.283	—	Sim	Sim	Sim	L, B, E, A	Se IRS, então 2 a 3 vezes mais chances de ocorrer o evento, 11 vezes mais se IRS e TET
Rolf (1992)[23]	Prosp	402	30	—	Sim	Sim	Sim	L, B, D	Se IRS, então aumenta em menor dessaturação, se IRS e TET, maior a frequência do broncoespasmo
Kinouchi (1992)[22]	Prosp	61	20	—	Não	Sim		D, A	Dessatura mais frequentemente em crianças jovens e é de longa duração
Levy (1992)[20]	Prosp	130	22	28	Não	Sim		D	Se o IRS é agudo ou recente aumenta o risco de dessaturação
Schreiner (1996)[24]	Caso controle	15.183	30	17	Sim	Sim	Sim	L	Laringoespasmo maior em IRS, crianças mais jovens, nenhuma correlação entre máscara vs TET vs ML
Skolnick (1998)[14]	Prosp	602	?	?	Sim	Sim	Sim	L, B, E, A	Risco aumentado para eventos adversos se IRS, aumento da exposição ao tabagismo
Tait (1998)[26]	Prosp	82	82	?	Sim	Sim	Sim	T, A, L, B, D	ML alternativa adequada para TET
Homer (2007)[27]	Prosp	335	?	?	Sim	Sim	Sim	D, T	
Tait (2001)[43]	Prosp	1.078	407	335	Sim	Sim	Sim	B, L, A, T, D	Criança com ativa ou recente IRS em risco aumentado para eventos adversos, mas pode ser seguramente anestesiada

A, apneia/sustentação da respiração; B, broncoespasmo; D, dessaturação; Dy, disritmia; E, estridor; IRS, infecção do trato respiratório superior L, laringoespasmo; MF, máscara facial; ML, máscara laríngea; Prosp, prospectivo; Retro, retrospectivo; T, tosse; TET, tubo endotraqueal.

Capítulo 71 *Uma Criança com Infecção no Trato Respiratório Deve ser Submetida à Cirurgia Eletiva?*

com procedimentos breves ambulatoriais. Não existem estudos para avaliar as crianças que sofrem com infecção do trato respiratório superior (IRS), que tenham se submetido a procedimentos prolongados ou invasivos, abordando a possibilidade de beneficiarem-se do adiamento *versus* o prosseguimento da cirurgia não urgente. Portanto, devemos confiar em estudos coorte existentes para determinar a evidência clínica no tratamento das crianças sintomáticas e a resolução das infecções do trato respiratório (Tab. 71-1).

Identificando Apropriadamente as Crianças com Infecções do Trato Respiratório

O diagnóstico de uma infecção do trato respiratório é feito com base nos sintomas. Não existem testes laboratoriais ou achados radiográficos que tornam o diagnóstico mais ou menos preciso. Como mencionado anteriormente, os sintomas podem envolver o trato respiratório superior, o trato respiratório inferior ou ambos (Tab. 71-2). Infelizmente, outras condições crônicas, tais como corpo estranho nasal ou rinite alérgica, podem ocorrer agudamente com sintomas semelhantes como infecção do trato respiratório. Não existem diretrizes publicadas para diagnosticar uma criança com uma infecção do trato respiratório. Os estudos têm utilizado diferentes definições que variam desde critérios rígidos ou simplesmente perguntando aos pais: "O seu filho tem uma infecção do trato respiratório superior?" Um estudo inicial feito por Tait e Knight[17] utilizou dois sintomas da lista a seguir para o diagnóstico da infecção do trato respiratório superior (IRS). Estes foram: garganta inflamada ou ferida, espirros, coriza, congestão, mal-estar, tosse, febre (superior a 38,3°C) ou laringite. Os sintomas mais prevalecentes e estatisticamente significativos para IRS foram: espirros (24,4%, $n = 78$), congestão (53,8%, $n = 78$) e tosse não produtiva (76,9%, $n = 78$), mais comuns quando comparados com controles assintomáticos. Em um estudo posterior, Tait e cols.[18] inquiriram 212 anestesiologistas pediátricos e encontraram os sintomas a seguir utilizados no diagnóstico de infecção do trato respiratório. Os únicos sintomas utilizados como contraindicações para a cirurgia foram: febre (64%, $n = 125$), tosse produtiva (62,4%, $n = 121$), sibilância (80,3%, n = 163) e estertores e/ou roncos (78,2%, $n = 151$). Além disso, as combinações de sintomas mais frequentemente citadas que resultaram no cancelamento do procedimento foram febre e tosse produtiva (45,4%) ou febre e coriza amarela/verde (40,5%). A temperatura média de corte para o cancelamento da cirurgia foi de 100,8°F (38,3°C). Depois de decidir se um paciente é perfeitamente sintomático, deve-se também considerar uma forma de gerir uma criança sintomática "recentemente". Os seguintes estudos utilizaram com frequência um período de uma para duas semanas após a resolução dos sintomas agudos como tendo IRS "recente" ou "resolvendo". Esse é um dos elementos que causam confusão na hora de lidar com estes estudos.

Evidências para Prosseguir com Anestesia Geral em Crianças que não Exigem Intubação Endotraqueal com Sintomas de Infecção do Trato Respiratório Agudo e em Resolução

Um estudo coorte prospectivo de Tait e Knight[19] com 489 pacientes investigou a prevalência de complicações respiratórias em crianças com infecção do trato respiratório superior (IRS) ou recente IRS submetidos a anestesia geral por máscara facial. Não houve aumento da taxa de complicações (laringoespasmo, disritmias ou apneia) e foi encontrado IRS nas crianças ($n = 243$), quando comparado com o grupo controle.[19]

Tait e Knight[17] também avaliaram retrospectivamente a prevalência de eventos respiratórios adversos perianestésicos (estridor, laringoespasmo e broncoespasmo) em 3.585 crianças; 122 tinham IRS ativo e 133 tiveram sintomas recentes de IRS. Nenhum aumento da taxa de complicações respiratórias durante e após a anestesia foi observado no grupo sintomático, quando comparados com controles históricos; mas um aumento triplo de laringoespasmo e broncoespasmo foi demonstrado em pacientes com uma história recente de IRS, independentemente da exigência de intubação.[17]

Levy e cols.[20] estudaram prospectivamente 130 crianças submetidas à anestesia geral por máscara, tanto com sintomas agudos como com resolução recente de IRS. Eles demonstraram um aumento da incidência de hipoxemia (apesar da administração de oxigênio) durante o transporte para a unidade de cuidados pós-anestésicos (UCPA), em ambos os grupos, agudamente infectados e recém-infectados, quando compara-

	IRS Leve	IRS Severa	IRI	Rinite Alérgica
História	Nenhuma febre Tosse mínima Rinorreia clara Espirros	Mal-estar Febre Coriza purulenta Espirros Tosse	Tosse severa Produção de catarro Chiado +/– Febre	Atopia História sazonal Espirros
Exame geral	Aparência não tóxica Rinorreia clara	Aparência tóxica Mal-estar Febre	+/– aparência tóxica Taquipneia +/– irritabilidade	Nenhuma febre Alérgico a polidores
Exame pulmonar	Pulmões limpos +/– congestão das vias aéreas superiores	Pulmões talvez limpos Congestão das vias aéreas superiores	Estertores Ronco	

Tabela 71-2 Sinais e Sintomas das Infecções do Trato Respiratório em Crianças com IRS e IRI

IRI, infecção do trato respiratório inferior; *IRS* infecção do trato respiratório superior; +/–, pode estar presente ou ausente.

478 Seção IX ANESTESIA PEDIÁTRICA

dos com crianças sem IRS. O aumento das taxas de dessaturação persistiu no grupo agudamente infectado durante a sua permanência na UCPA.

Embora ainda ocorram alguns eventos respiratórios em crianças com infecção do trato respiratório superior (IRS) submetidas a anestesia geral por máscara, o risco de laringoespasmo e broncoespasmo não parece estar aumentando significativamente; contudo, a incidência de dessaturação intra e pós-operatória pode ser maior. Parece que a decisão de prosseguir com a cirurgia eletiva pode ser feita com cautela, mas há menos risco de eventos adversos respiratórios se a intubação de crianças com sintomas de IRS for evitada.

Evidências para Prosseguir com Anestesia Geral em Crianças que Exigem Intubação Endotraqueal com Sintomas de Infecção do Trato Respiratório Agudo e em Resolução

A intubação traqueal em pacientes com sintomas agudos ou recentes de infecção do trato respiratório superior (IRS) tem sido apresentada em uma série de estudos associados à maior incidência de eventos respiratórios adversos, tais como a hipóxia perioperatória, o broncoespasmo e o laringoespasmo. Um aumento da incidência de hipoxemia intra e pós-operatória em crianças com IRS agudo é bem estudada e demonstrada em crianças.

DeSoto e cols.[21] estudaram prospectivamente 50 crianças (25 com IRS), com idades de um a quatro anos, submetidas a anestesia geral e constataram que 20% ($n = 5$) do grupo IRS tinham hipoxemia pós-operatória (definida como SpO_2 <95%) (p <0,03). Digno de nota, nenhuma suplementação de oxigênio foi administrada no período de recuperação, salvo se a dessaturação era observada. Outro estudo de hipoxemia em crianças com IRS por Kinouchi e cols.[22] constataram que o prazo de dessaturação para SpO_2 95% em crianças pré-oxigenadas foi 30% menor durante a indução naquelas com infecção respiratória aguda.

Rolf e Cote[23] conduziram um estudo prospectivo de 402 crianças com IRS, que estavam assintomáticas ($n = 372$) ou sintomáticas com coriza não purulenta ($n = 30$) submetidas a anestesia geral. Eles compararam eventos perioperatórios tais como dessaturação, laringoespasmo e broncoespasmo, entre os dois grupos, e verificaram uma frequência maior de dessaturações menores (SpO_2 <95% por 60 segundos ou mais) e uma frequência mais elevada de broncoespasmo em pacientes com IRS que tinham tubos endotraqueais colocados para a cirurgia.[23] Schreiner e cols.[24] realizaram um estudo de caso controle para verificar se as crianças que tiveram laringoespasmo foram mais suscetíveis de ter uma IRS no dia da cirurgia. Os sintomas da infecção do trato respiratório superior (IRS) foram avaliados por questionário em 15.183 crianças. O laringoespasmo foi encontrado mais frequentemente em crianças com IRSs ativos, naquelas de tenra idade (menos de um ano de idade) e em crianças cuja anestesia foi manuseada por anestesiologistas atendentes menos experientes.[24]

Cohen e Cameron[25] conduziram um grande estudo prospectivo que envolveu 22.159 crianças. Os sintomas da IRS estiveram presentes em 1.283 dessas crianças com uma incidência duas a sete vezes maior de eventos respiratórios intra e pós-operatórios, quando comparada com crianças assintomáticas. Eles também descobriram que o uso de um tubo endotraqueal em uma criança com sintomas de IRS aumenta o risco de eventos respiratórios adversos em onze vezes.[25]

Com base nestes estudos e a forte correlação demonstrada entre os eventos adversos e os sintomas de IRS no cenário de intubação endotraqueal, a decisão para adiar a cirurgia eletiva que requeira anestesia geral com intubação endotraqueal parece prudente até que os efeitos adversos da infecção sejam resolvidos.

Evidências para Prosseguir com Anestesia Geral em Crianças Utilizando uma Máscara Laríngea com Sintomas de Infecção do Trato Respiratório Agudo e em Resolução

Alguns procedimentos cirúrgicos que necessitam de intubação podem ser propícios ao uso de uma máscara laríngea das vias aéreas (ML). Em uma série de 82 pacientes, Tait e cols.[26] em um estudo observacional demonstraram que a utilização da ML ($n = 41$), em substituição da intubação ($n = 41$) apresentou uma incidência significativamente menor de broncoespasmo leve (12,2% *versus* 0%, p <0,05). Não houve diferença estatística significativa no laringoespasmo, na tosse, na sustentação da respiração ou na dessaturação de oxigênio.[26] A tosse observada na emergência após o uso de ML foi subjetivamente considerada menos grave do que com o tubo endotraqueal utilizado neste estudo. Além disso, os autores demonstraram não haver diferença na incidência de complicações com extubação endotraqueal sob anestesia profunda *versus* despertos, apesar de a incidência de complicações ser maior para os grupos com o tubo endotraqueal em comparação com ML (eventos adversos 40,5% *versus* 24,2%, p <0,05). Não há ensaios randomizados controlados que comparam os efeitos da vigília profunda *versus* extubação endotraqueal em pacientes com infecção do trato respiratório superior (IRS).

Homer e cols.[27] utilizaram os dados coletados a partir de vários estudos prospectivos que demonstraram que o manejo das vias aéreas tinha um impacto sobre as complicações respiratórias pós-anestésicas, tais como laringoespasmo, dessaturação e tosse ($p = 0,003$). Quando comparada com a remoção da ML, no nível de anestesia profunda, a extubação endotraqueal tinha uma maior incidência de eventos respiratórios adversos (*odds ratio* [OR] = 2,39). O efeito protetor da ML foi minimizado quando o dispositivo foi retirado das vias aéreas com o paciente desperto. Esse mesmo estudo demonstrou que o uso de máscara isolado diminuiu tais eventos (OR = 0,15).[27]

Com base nas evidências disponíveis, pode haver um papel para o uso de máscara laríngea (ML) na anestesia em crianças com sintomas de infecção do trato respiratório superior (IRS). Em pacientes, nos quais a anestesia por máscara seria incômodo, a ML pode ser uma alternativa adequada. Apesar de não levar a mais risco de laringoespasmo, broncoespasmo e dessaturação, quando comparado com a máscara, parece ter uma incidência mais baixa em comparação com a intubação endotraqueal, independentemente da circunstância (quer seja removido desperto ou durante a anestesia profunda).

Evidências para Adiar a Cirurgia Duas a Seis Semanas após uma Infecção Respiratória Aguda

A maioria dos anestesiologistas que optam por adiar uma cirurgia eletiva irá estabelecer um período de tempo, até que

Capítulo **71** *Uma Criança com Infecção no Trato Respiratório Deve ser Submetida à Cirurgia Eletiva?*

possam acreditar que a criança estará "segura" ou com "baixo risco" para se submeter à anestesia. A duração exata do tempo é desconhecida. Estudos fisiológicos realizados em animais sobre infecções respiratórias e anestesia demonstraram alterações na tensão arterial de oxigênio, distribuição da ventilação e perfusão, *shunt* e capacidade residual funcional, antes e após a infecção viral. O mecanismo exato é desconhecido. Talvez seja a convergência de múltiplos processos, tais como mudanças nas secreções das vias respiratórias,[28] responsividade da musculatura lisa à taquicinina[29] e receptores muscarínicos alterados.[30] Os estudos em adultos que avaliam os testes de função pulmonar antes e após uma infecção do trato respiratório apresentaram alterações na hiper-reatividade nas pequenas vias aéreas, hiper-reatividade que persiste por até sete semanas[31] e fraqueza muscular respiratória geral por até 12 dias.[32] Alterações similares do teste de função pulmonar foram demonstradas em crianças com idade de seis anos e mais velhas com infecções respiratórias superiores.[6]

Skolnick e cols.[14] estudaram prospectivamente 499 crianças, das quais 26,8% tinham alguma história de exposição ao fumo passivo e que receberam anestesia geral. Os eventos ou complicações respiratórias adversos foram identificados como tosse severa na indução/emergência, dessaturação para SpO_2 inferior a 95% na sala de operação, respiração sustentada, tosse grave na sala de recuperação e laringoespasmo. A incidência de complicações respiratórias foi de 44% em crianças expostas ao fumo em comparação com 25,5% nas não expostas. No entanto, nas crianças com uma ativa infecção do trato respiratório superior (IRS), não foi encontrado risco aumentado de eventos, enquanto nos pacientes com uma recente IRS e exposição ao fumo passivo havia uma maior incidência de eventos. A presença de uma IRS neste estudo foi determinada apenas pelo exame parental. Como mencionado anteriormente, Tait e Knight[17] constataram que um triplo aumento do laringoespasmo e broncoespasmo foi demonstrado em pacientes com uma história recente da IRS independentemente da necessidade de intubação. Esses achados sugerem que a espera eliminaria o risco mais elevado destes eventos adversos. Infelizmente, nenhum estudo tem determinado uma correlação entre a duração da cirurgia demorada, a gravidade dos sintomas do trato respiratório e a diminuição da incidência de complicações respiratórias.

Em resumo, esses estudos não conseguem gerar um consenso.[33-39] Eles sugerem um maior risco de desenvolver laringoespasmo, broncoespasmo e eventos de dessaturação com colocação do tubo endotraqueal em crianças infectadas agudamente ou recentemente. Além disso, tanto os estudos fisiológicos como os baseados em pacientes fornecem evidências que apoiam a decisão de adiar a cirurgia para duas a seis semanas após uma infecção do trato respiratório em crianças, especialmente na presença de fatores de risco elevado (p. ex. doença reativa das vias aéreas e presença de aumento da congestão nasal/catarro).

CONTROVÉRSIAS

Uma área de dificuldade levantada por esses estudos é definir e diferenciar os sintomas da fase aguda e da recente infecção do trato respiratório. A tentativa de definir condição é fácil, porém os sintomas usados para fazer o diagnóstico e atribuir a gravi-

dade deles é difícil dentro de um único estudo. Mais importante ainda, a definição da "infecção do trato respiratório" e a "resolução da infecção do trato respiratório" diferem significativamente entre os estudos, o que torna a comparação mais difícil.

Uma crítica que existe para todos os estudos mencionados é a incapacidade para identificar as causas alternativas da "rinorreia" e da "tosse". As crianças podem ter outras doenças subjacentes que simulam os sintomas de uma "infecção do trato respiratório superior (IRS) aguda". Por exemplo, as rinites alérgicas ou de corpo estranho podem causar uma secreção nasal e devem ser investigadas como possíveis etiologias e não incorretamente diagnosticadas como IRS.

Embora muitos textos e artigos citem um aumento da incidência de complicações pulmonares em crianças com doença subjacente, concomitante com doença crônica e IRS, não há dados na literatura que apoiam esse conceito. As crianças com condições tais como a doença cardíaca congênita, asma e fibrose cística são frequentemente identificadas com o risco aumentado de complicações anestésicas. Se a presença de uma infecção do trato respiratório aguda ou recente promove o aumento do risco anestésico, ainda não foi bem estudado. Um estudo em crianças com asma e sintomas de IRS submetidas a anestesia e sem a colocação de tubo endotraqueal não demonstrou um aumento na incidência de eventos adversos.[10] Outro estudo em crianças com cardiopatias congênitas submetidas a cirurgia cardíaca que tinham sintomas de IRS avaliou a incidência de eventos respiratórios adversos em comparação com crianças assintomáticas em processos análogos e não encontraram o aumento da incidência, mas na verdade uma melhora nos sintomas.[39] Mais estudos precisam ser realizados para melhor compreender se o risco anestésico é aumentado nas crianças com doenças crônicas, como asma, fibrose cística, cardiopatia congênita e que sofrem IRS. No entanto, os atuais vieses e as percepções na prática anestésica podem tornar difícil a realização dos estudos.

DIRETRIZES

Não existem diretrizes práticas formais em relação ao manuseio dos doentes com infecções do trato respiratório de qualquer sociedade pediátrica ou de anestesia. A dificuldade de proporcionar um consenso de declaração ou orientação prática é talvez acentuada pelo estudo feito por Tait e cols.,[18] que enviaram 400 questionários aos membros da Society for Pediatric Anesthesia (SPA). Dos 212 respondentes, 35% relataram raramente cancelar casos secundários para os sintomas de IRS *versus* 20% que indicaram que normalmente cancelam no caso de uma IRS. Os fatores considerados de grande importância foram: a urgência da cirurgia, a asma subjacente, o procedimento que exige intubação, o medo de complicações perioperatórias e a experiência passada em anestesiar pacientes com IRS. O atraso da cirurgia foi de quatro semanas para os sintomas de IRS e superior a quatro semanas para os sintomas de IRI. Os sintomas identificados como contraindicação da cirurgia foram febre, tosse produtiva, chiado e estertores ou roncos. Atualmente a única publicação de "orientações" é para os médicos pediatras gerais quando avaliam crianças imediatamente antes da cirurgia, mas estas "diretrizes", por motivos declarados anteriormente, não são baseadas em evidência.[40]

RECOMENDAÇÕES DOS AUTORES

As sugestões a seguir foram derivadas de estudos citados anteriormente. Estas recomendações não são diretrizes clínicas nem uma declaração de consenso e não deverão substituir o julgamento clínico, mas elas servirão como um guia para auxiliar os anestesiologistas a tomar uma decisão racional com os pais, médicos e pacientes. Tal como acontece com todas as crianças, a avaliação perioperatória pode servir como um momento importante para o rastreamento de crianças com os fatores de risco para complicações anestésicas e começar a educar os pais sobre o processo anestésico e operatório.[41-43] No entanto, a ausência de uma visita de avaliação pré-operatória não elimina a necessidade de troca de informações entre as famílias e o centro médico, que deverá ocorrer antes do dia da cirurgia. Deverão ser envidados esforços para tornar os pais conscientes dos problemas com infecções do trato respiratório e da anestesia; incentivados e convocados antes do dia da cirurgia para discutir os sintomas e a eventual necessidade do adiamento, com o anestesista e o cirurgião. Pode haver um papel para os pediatras e outros profissionais de cuidados primários no processo de avaliação perioperatória e na educação.

Em primeiro lugar, no caso de emergência é mandatório um manuseio criterioso das vias aéreas, que, logicamente, deve prosseguir independentemente da presença ou ausência de sintomas respiratórios. Nos pacientes submetidos a cirurgia eletiva (não urgente), a consideração inicial deverá ser feita com relação à gravidade dos sintomas do trato respiratório (Fig. 71-1). Os sintomas agudos, tais como a secreção nasal e tosse, devem ser diferenciados dos crônicos relacionados a doenças subjacentes, como a rinite alérgica (rinorreia clara) e asma (tosse). Muitas vezes, o cuidado de questionar os pais pode diferenciar os sintomas agudos dos crônicos. Os pacientes com sintomas graves como febre superior a 38,4 ° C, mal-estar, tosse produtiva, sibilos ou roncos devem ser considerados e avaliados para o adiamento das cirurgias eletivas. Um período razoável de atraso seria de quatro a seis semanas. Se estiverem presentes sintomas leves como tosse não produtiva, espirros e congestão nasal leve, a cirurgia pode prosseguir para aqueles com anestesia geral ou regional, sem colocação de tubo endotraqueal. O plano intraoperatório deve incluir o uso precoce de oximetria de pulso, a decisão de usar máscara ou máscara laríngea (ML) e a cuidadosa aspiração nasal e da orofaringe sob a anestesia profunda, antes da emergência anestésica. As considerações adicionais para os pacientes com infecção do trato respiratório superior (IRS) ou infecção do trato respiratório inferior (IRI) submetidos a anestesia, incluem o estado de hidratação, o uso de umidificação das vias aéreas e os benefícios potenciais dos agentes farmacológicos para auxiliar com as secreções e hiper-reatividade (p. ex. anticolinérgicos e beta-agonistas). No entanto, para aqueles pacientes que necessitam de anestesia e de colocação de tubo endotraqueal, principalmente crianças com menos de um ano de idade, é importante identificar fatores de risco como a exposição ao fumo passivo e as condições subjacentes (asma, doença pulmonar crônica etc.), pois essas crianças podem beneficiar-se de um ligeiro atraso a partir de duas a quatro semanas. Finalmente, os pacientes com resolução dos sintomas graves das infecções do trato respiratório, com sintomas severos ou leves devem ter a mesma relação quanto ao período de espera, cumprido para minimizar os riscos de continuar com a cirurgia, ou seja, duas a quatro semanas após a resolução da infecção do trato respiratório superior (IRS) e menos de duas a seis semanas após a resolução das graves infecções do trato respiratório superior (IRS) ou do trato respiratório inferior (IRI).

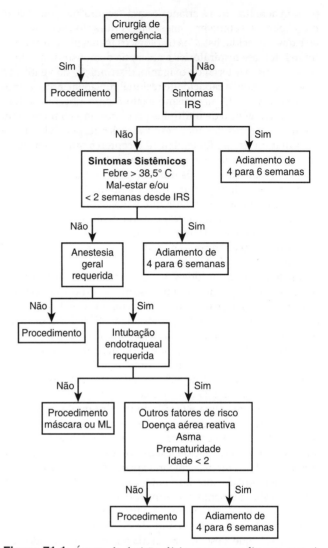

Figura 71-1. Árvore de decisão clínica para procedimento com cirurgia nas crianças com infecções do trato respiratório.

REFERÊNCIAS

1. Tait AR, Voepel-Lewis T, Munro HM, et al: Cancellation of pediatric outpatient surgery: Economic and emotional implications for patients and their families. *J Clin Anesthesiol* 1997;9:213-219.
2. Olsson GL: Bronchospasm during anaesthesia. A computer-aided incident study in 136,929 patients. *Acta Anesthesiol Scand* 1987;31:244-252.
3. Olsson GL, Hallen B: Laryngospasm during anaesthesia. A computer-aided incident study in 136,929 patients. *Acta Anesthesiol Scand* 1984;28:567-575.
4. Campbell NN: Respiratory tract infection and anaesthesia. *Anaesthesia* 1990;45:561.
5. Fridy WW Jr, Ingram RH Jr, Hierholzer JC, et al: Airway function during mild viral respiratory illnesses. *Ann Intern Med* 1974;80:150.
6. Collier AM, Pimmel RL, Hasselblad V, et al: Spirometric changes in normal children with upper respiratory infections. *Ann Rev Respir Dis* 1978;117:47-53.
7. Hirshman CA: Airway reactivity in humans: Anesthetic implications. *Anesthesiology* 1983;58:170-177.
8. Monto AS, Ullman BM: Acute respiratory illness in an American community. The Tecumseh study. *JAMA* 1974;227:164-169.
9. Morray JP, Geiduschek JM, Caplan RA, et al: A comparison of pediatric and adult anesthesia closed malpractice claims. *Anesthesiology* 1993;461-467.
10. Pradal M, Vialet R, Soula F, Dejode JM, Lagier P: The risk of anesthesia in the asthmatic child. *Pediatr Pulmonol* 1995;11(suppl):51-52.
11. Harnik EV, Hoy GR, Potolicchio S, et al: Spinal anesthesia in premature infants recovering from respiratory distress syndrome. *Anesthesiology* 1986;64:95-99.

12. Warner DO, Warner WA, Barnes RD, Offord KP, Schroeder DR, Gray DT, Yunginger JW: Peri-operative respiratory complications in patients with asthma. *Anesthesiology* 1996;85:460-467.
13. Stringer DA, Spragg A, Joudis E, et al: The association of cystic fibrosis, gastroesophageal reflux, and reduced pulmonary function. *Can Assoc Radiol J* 1988;39:100.
14. Skolnick ET, Vomvolakis MA, Buck KA, Mannino SF, Sun LS: Exposure to environmental tobacco smoke and the risk of adverse events in children receiving general anesthesia. *Anesthesiology* 1998;88:1144-1153.
15. Konarzewski WH, Ravindran N, Findlow D, Timmis PK: Anaesthetic death of a child with a cold. *Anaesthesia* 1992;47:624.
16. Williams OA, Hills R, Goddard JM: Pulmonary collapse during anaesthesia in children with respiratory tract symptoms. *Anaesthesia* 1992;47:411.
17. Tait AR, Knight PR: Intraoperative respiratory complications in patients with upper respiratory tract infections. *Can J Anaesth* 1987;34:300-303.
18. Tait AR, Reynolds PI, Gutstein HB: Factors that influence an anesthesiologist's decision to cancel elective surgery for the child with an upper respiratory tract infection. *J Clin Anesth* 1995;7:491-499.
19. Tait AR, Knight PR: The effect of general anesthesia on upper respiratory tract infections in children. *Anesthesiology* 1987;67:930-935.
20. Levy L, Pandit UA, Randel GI, Lewis IH, Tait AR: Upper respiratory infections and general anaesthesia in children. Peri-operative complications and oxygen saturation. *Anaesthesia* 1992;47: 678-682.
21. DeSoto H, Patel RI, Soliman IE, Hannallah RS: Changes in oxygen saturation following general anesthesia in children with upper respiratory infection signs and symptoms undergoing otolaryngological procedures. *Anesthesiology* 1988;68:276-279.
22. Kinouchi K, Tanigami H, Tashiro C, et al: Duration of apnea in anesthetized infants and children required for desaturation of hemoglobin to 95%: The influence of respiratory infection. *Anesthesiology* 1992;77:1105-1107.
23. Rolf N, Cote CJ: Frequency and severity of desaturation events during general anesthesia in children with and without upper respiratory infections. *J Clin Anesth* 1992;200-203.
24. Schreiner MS, O'Hara I, Markakis DA, Politis GD: Do children who experience laryngospasm have an increased risk of upper respiratory tract infection? *Anesthesiology* 1996;3:475-480.
25. Cohen MM, Cameron CB: Should you cancel the operation when a child has an upper respiratory tract infection? *Anesth Analg* 1991;72:282-288.
26. Tait AR, Pandit UA, Voepel-Lewis T, et al: Use of larygneal mask airway in children with upper respiratory tract infections: A comparison with endotracheal intubation. *Anesth Analg* 1998;86:706-711.
27. Homer JR, Elwood T, Peterson D, Rampersad S: Risk factors for adverse events in children with colds emerging from anesthesia: A logistic regression. *Pediatr Anesth* 2007;17:154-161.
28. Dueck R, Prutow R, Richman D: Effect of parainfluenza infection on gas exchange and FRC response to anesthesia in sheep. *Anesthesiology* 1991;74:1044-1051.
29. Dusser DJ, Jakoby DB, Djokic TD, Rubenstein I, et al: Virus induces airway hyperresponsiveness to tachykinins: Role of neutral endopeptidase. *J Appl Physiol* 1989;67:1504-1511.
30. Fryer AD, Jacoby DB: Parainfluenza virus infection damages inhibitory M2 muscarinic receptors on pulmonary parasympathetic nerves in the guinea pig. *Br J Pharmacol* 1991;102:267-271.
31. Empey DW, Laitinen LA, Jacobs L, et al: Mechanisms of bronchial hyperreactivity in normal subjects following upper respiratory tract infection. *Am Rev Respir Dis* 1976;113:131-139.
32. Mier-Jedrzejowicz A, Brophy C, Green M. Respiratory muscle weakness during upper respiratory tract infections. *Am Rev Respir Dis* 1988;138:5.
33. Martin LD: Anesthetic implications of an upper respiratory infection in children. *Pediatr Clin North Am* 1994;41:121-130.
34. Rice LJ: Common problems in pediatric ambulatory surgery: Upper respiratory infection, heart murmur, or sickle-cell disease. *J Clin Anesth* 1993;5(suppl 1):34S-38S.
35. Fennelly ME, Hall GM. Anaesthesia and upper respiratory tract infections—a nonexistent hazard? *Br J Anaesth* 1990;64:535-536.
36. Jacoby DB, Hirshman CA: General anesthesia in patients with viral respiratory infections: An unusual sleep? *Anesthesiology* 1991;74:969-972.
37. Goresky GV: Respiratory complications in patients with upper respiratory tract infections. *Can J Anesth* 1987;34:655
38. Hinkle AJ: What wisdom is there in administering elective general anesthesia to children with active upper respiratory tract infections? *Anesth Analg* 1989;68:413.
39. Malviya S, Voepel-Lewis T, Siewert M, et al: A prospective evaluation of the risks of upper respiratory infections in children undergoing open heart surgery. *Anesthesiology* 1997;87:A1073.
40. Means LJ, Ferrari LR, Fisher QA, Kingston HGG, Schreirner MS: Evaluation and preparation of pediatric patients undergoing anesthesia. *Pediatrics* 1996;98:502-508.
41. Maxwell LG, Yaster M: Peri-operative management issues in pediatric patients. *Anesthesiol Clin North Am* 2000;18(3):601-632.
42. Tait AR, Malviya S: Anesthesia for the child with an upper respiratory tract infection: Still a dilemma? *Anesth Analg* 2005;100:59-65.
43. Tait AR, Malviya S, Voepel-Lewis T, et al: Risk factors for perioperative adverse respiratory events in children with upper respiratory tract infections. *Anesthesiology* 2001;95:283-285.

SEÇÃO X

TRATAMENTO DA DOR

72 Analgesia Pós-operatória Ótima

Michael A. Ashburn, MD, MPH e Jane C. Ballantyne, MD, FRCA

INTRODUÇÃO

Por várias décadas antes dos anos 1980, a conduta para o controle da dor no pós-operatório, nos Estados Unidos, era razoavelmente padronizada. A dor leve a moderada era tratada com acetaminofen ou anti-inflamatório não esteroide (AINE), e a dor moderada a severa era tratada, intermitentemente, com opioides por via intramuscular, quando necessário. Na década de 1980, aumentaram as opções para o controle da dor pós-operatória. Quando os opioides endógenos e seus receptores foram identificados, no final dos anos 1970, percebeu-se a importância dos opioides administrados no neuroeixo, e a analgesia peridural tornou-se popular. Durante as décadas de 1980 e 1990, a tecnologia das bombas de infusão melhorou drasticamente; microprocessadores tornaram-se cada vez mais miniaturizados, e as bombas de infusão tornaram-se portáteis. Como resultado, a analgesia controlada pelo paciente (PCA, na sigla em inglês) tornou-se prática e passou a ser amplamente utilizada.

Brian Ready e cols. introduziram o conceito de um serviço para dor aguda formal para prestar uma assistência coordenada, interdisciplinar à dor aguda.[1] Isso desencadeou uma investigação sobre o processo de cuidados com o paciente e o seu impacto nos resultados quanto à dor.[2] Também houve interesse sobre o uso de analgesia multimodal, em vez de se confiar apenas em uma única modalidade de tratamento. Isso abriu a porta para outras investigações sobre o uso de analgésicos não opioides, incluindo AINEs, acetaminofen e gabapentina no período perioperatório.[3] O objetivo do tratamento não foi necessariamente o de substituir os opioides por essas medicações, mas melhorar o controle da dor aguda e reduzir a incidência e severidade da dor crônica após determinados procedimentos cirúrgicos.

Verificamos um interesse renovado no uso perioperatório de anestesia regional para o controle da dor aguda, o que se tornou possível pelo desenvolvimento de técnicas guiadas por ultrassom que parecem melhorar a eficácia e segurança desses bloqueios.[4] A tendência para o controle pós-operatório da dor parece se distanciar da utilização sistêmica de opioides e se direcionar para técnicas de analgesia multimodal.

Quando a era da medicina baseada em evidência teve seu amanhecer, ao final do século XX, a maioria dos estudos existentes sobre o controle pós-operatório da dor comparou abordagens mais recentes (analgesia peridural, PCA e uso adjuvante de AINEs) com analgesia convencional, geralmente definida como opioides sistêmicos. Assim, as tentativas iniciais de se formular uma abordagem baseada em evidência

no controle pós-operatório da dor concentravam-se em avaliar se essas novas abordagens ofereciam analgesia superior, ou um melhor efeito no resultado cirúrgico comparativamente à analgesia convencional. Como resultado, nossas primeiras tentativas na formulação de recomendações baseadas em evidência enfocaram os resultados associados ao uso de uma única abordagem ao controle da dor no pós-operatório.[5]

Há muitos fatores, alguns dos quais não são óbvios, que podem afetar os resultados observados nos estudos clínicos. As decisões tomadas por profissionais de saúde ao longo do processo cirúrgico podem afetar os resultados de várias maneiras, da escolha do paciente para o procedimento cirúrgico, para a condução da anestesia e cirurgia, para os cuidados prestados no período do pós-operatório imediato. Portanto, existe variabilidade dentro e fora do contexto do controle da dor, e essa variabilidade pode influenciar os resultados de estudos clínicos relacionados à dor. Essa variabilidade pode também dificultar a documentação dos resultados relacionados apenas à terapêutica para a dor em investigação.

Muitos especialistas defendem o uso de reabilitação perioperatória, geralmente definida como o emprego de um processo integrado, interdisciplinar para o cuidado a pacientes submetidos ao mesmo tipo de procedimento cirúrgico.[6] Para a reabilitação perioperatória, recomenda-se uma abordagem de equipe. O controle da dor está integrado a esses cuidados, e é frequentemente multimodal, não mais valendo-se apenas de uma única terapia para o tratamento da dor. Portanto, o modo como se aplica o tratamento da dor pode também ser outra variável terapêutica que deve ser considerada quando se avaliam os resultados do tratamento da dor.

OPÇÕES DE TRATAMENTO

É difícil imaginar que há 20 anos pacientes submetidos a cirurgias maiores ficavam internados por até duas semanas (às vezes mais); permaneciam na cama, imóveis, por dias a fio, incapazes de se mover por causa de dor severa; e não receberiam água ou alimentos até o retorno da peristalse. Não é de surpreender que a incidência de trombose, êmbolos, infarto e infecção era bem maior do que é hoje. O aperfeiçoamento da terapêutica para a dor teve papel significativo nos esforços para melhorar os resultados perioperatórios.

O impulso nos cuidados pós-operatórios mudou ao passar de uma espera passiva pela recuperação para um incentivo ativo que visa a um rápido retorno às funções normais. Apesar de o controle da dor ser fundamental para uma rápida recu-

486 Seção X TRATAMENTO DA DOR

peração, o médico deve sopesar o risco de dano com o potencial de benefício. Apesar de a dor não controlada retardar o retorno às funções normais ao deixar o paciente com medo de se mover, respirar fundo ou tossir, opioides sistêmicos podem retardar a recuperação ao alentecer o ritmo intestinal, o que provoca sedação e (raramente) compromete a ventilação de maneira clinicamente significativa.

Uma função importante do controle pós-operatório da dor é maximizar o alívio da dor minimizando os efeitos colaterais. As opções de tratamento são avaliadas não apenas pela sua capacidade de proporcionar uma analgesia satisfatória, mas também de acordo com sua capacidade de promover recuperação e reabilitação. Neste capítulo, consideramos as evidências que fundamentam o uso de analgesia intravenosa controlada pelo paciente, analgesia peridural e AINEs.

Os resultados associados à modalidade de tratamento da dor variam conforme as características específicas do paciente bem como com o procedimento ao qual o paciente será submetido. A discussão neste capítulo enfoca as evidências que apoiam a utilização de cada uma das técnicas analgésicas anteriormente especificadas. Entretanto, recentemente foram publicadas diretrizes relativamente a evidências para o uso de técnicas analgésicas multimodais em procedimentos cirúrgicos específicos,[7] e mais diretrizes estão ainda em elaboração.[8]

EVIDÊNCIAS

Analgesia Peridural

A analgesia peridural pode ser feita com a infusão de uma diversidade de fármacos (geralmente baixas doses de anestésicos locais e opioides) no espaço peridural. Deve-se diferenciar *analgesia* peridural de *anestesia* peridural, que implica bloqueio anestésico peridural local denso e é geralmente reservada para uso intraoperatório. Conceitualmente, a administração de analgesia peridural é um meio atraente de minimizar a necessidade de opioides ao mesmo tempo em que se proporciona uma analgesia excelente, que promove assim a recuperação após a cirurgia. As doses de opioides epidurais são muito menores que as doses necessárias para aplicação sistêmica (na ordem de um décimo), e baixas doses de anestésicos peridurais locais, além de produzir analgesia sem franco bloqueio sensório/motor ou efeitos adversos associados a opioides, podem ter efeitos benéficos adicionais sobre a peristalse. Será que as evidências apoiam a eficácia analgésica superior da analgesia peridural e sua capacidade de promover a recuperação após cirurgia?

É importante separar os potenciais benefícios das peridurais intraoperatórias dos benefícios da analgesia peridural pós-operatória. Há diferenças significativas na maneira como as peridurais são usadas durante a cirurgia: às vezes se administra uma anestesia peridural completa, às vezes apenas analgesia peridural, em outras vezes a peridural não é absolutamente utilizada no intraoperatório, e é claro que existe uma gama de possibilidades entre esses extremos. Alguns benefícios são, muito provavelmente, causados pela realização de bloqueio profundo durante a cirurgia (p. ex., menor incidência de eventos tromboembólicos, menor incidência de enxerto malsucedido em caso de cirurgia vascular de maior porte, menos hemorragia, menor resposta metabólica ao estresse,

menor incidência de dor crônica). Este capítulo concentra-se nos benefícios possivelmente específicos da analgesia peridural pós-operatória.

Muitas das investigações iniciais sobre analgesia peridural (durante a década de 1970 e início da década de 1980) foram estudos pequenos, distribuídos de forma aleatória que tentaram confirmar a aparente superioridade clínica no pós-operatório da analgesia peridural comparativamente à analgesia convencional, com alguns deles avaliando mesmo aspectos da recuperação pós-operatória. Esses ensaios (e meta-análises) iniciais deram tremendo apoio à eficácia analgésica superior da analgesia peridural comparativamente à analgesia convencional.[9] Avaliações da recuperação pós-operatória enfocaram diferenças em morbidades menores, que inclui função pulmonar, função intestinal e mobilidade.[10-12]

O objetivo da analgesia peridural é restaurar a função fisiológica normal o mais rapidamente possível para evitar resultados adversos associados à imobilização prolongada e ao tempo de internação hospitalar. Como evidenciado por pequenos ensaios randomizados controlados (ERCs) e meta-análises subsequentes (e, em alguns casos, confirmado pelos grandes ERCs), a analgesia peridural atende a esse objetivo extremamente bem. Mostrou-se que a analgesia peridural propicia mobilização precoce e reduz o tempo de reabilitação, especialmente depois de cirurgia articular.[13-15] Além disso, mostrou-se que ela reduz a morbidade pulmonar,[11,16-19] reduz o tempo para extubação da traqueia após procedimentos torácicos e vasculares maiores,[16-18, 20-22] reduz a isquemia cardíaca e a disritimia em pacientes de alto risco[20,23] e reduz o íleo pós-operatório,[24] reduzindo assim o tempo de internação hospitalar.[25-28] Uma meta-análise de Beattie e cols.[23] verificou redução na incidência de infarto do miocárdio associada ao uso de anestesia peridural pós-operatória [*odds ratio* (OR) 0,56; intervalo de confiança (IC) 0,30 a 1,03].

Vários ensaios clínicos foram conduzidos para avaliar o impacto da analgesia peridural na taxa de mortalidade e em morbidades maiores (que inclui morbidade cardíaca maior, êmbolo pulmonar e AVC). Os resultados iniciais sugeriram que a combinação de anestesia peridural com anestesia geral (AG) seguida por analgesia peridural pós-operatória teve um efeito favorável sobre morbidades maiores, e possivelmente também sobre a taxa de mortalidade.[29,30] Os achados de Yeager e cols.[30] foram especialmente impressionantes porque mostraram reduções notáveis nas taxas de morbidade e mortalidade atribuíveis à analgesia peridural em pacientes de alto risco submetidos a procedimentos cirúrgicos de maior porte. É interessante observar que esse estudo foi interrompido pelo comitê de monitoramento após o 53º paciente porque os resultados iniciais favoreceram tão fortemente o tratamento peridural que o comitê entendeu não ser ético continuar com o estudo. Esse estudo certamente contribuiu para se acreditar que a analgesia peridural melhora o resultado cirúrgico, especialmente em pacientes doentes.

Entretanto, a validade dos resultados do estudo de Yeager foi questionada,[31] e esse ceticismo levou os pesquisadores a se preocuparem em avaliar os possíveis efeitos da analgesia peridural sobre morbidades maiores em pacientes de alto risco. Dois grandes ERCs foram publicados posteriormente. Infelizmente, nenhum deles confirmou os achados iniciais de que a analgesia peridural tem um efeito favorável sobre morbidades maiores.[16,17]

Ensaios maiores randomizados bem desenhados, tais como os de Park e cols.[16] e Rigg e cols.[17] constituem fortes evidências sobre a eficácia da analgesia peridural. (A meta-análise é considerada uma evidência mais forte, mas deve ser cuidadosamente conduzida e deve selecionar apenas estudos bem desenhados e relativamente homogêneos.) Em termos de eficácia analgésica, esses estudos corroboram os achados de estudos e meta-análises anteriores menores, que confirmaram a eficácia analgésica superior da analgesia peridural. Entretanto, esses dois estudos maiores foram desenhados especificamente para avaliar o valor de analgesia peridural em termos de sua capacidade de reduzir taxas de morbidades maiores e mortalidade em pacientes de alto risco. Com respeito a essas duas ocorrências, os resultados foram desapontadores para aqueles que acreditavam, com base nos estudos menores anteriores,[29,30] que o tratamento tem um impacto significativo sobre as taxas de morbidade e mortalidade maiores.

A analgesia peridural pode ter um papel importante após a cirurgia abdominal. Nesse contexto, relatou-se que a analgesia peridural reduz a incidência de infarto do miocárdio, acidente vascular cerebral (AVC) e morte em pacientes submetidos à cirurgia da aorta abdominal.[16] Uma meta-análise recente avaliou o impacto da analgesia peridural contra opioides sistêmicos após cirurgia da aorta abdominal.[32] Essa análise incluiu 13 estudos que englobaram 1.224 pacientes. O grupo da analgesia peridural mostrou controle da dor significativamente melhor em relação a movimento até o terceiro dia de pós-operatório. Além disso, a duração da intubação traqueal e a ventilação mecânica no pós-operatório foi cerca de 20% menor, o que é significativo. A incidência geral de complicações cardiovasculares, infarto do miocárdio, insuficiência respiratória aguda, complicações gastrointestinais e insuficiência renal foi significativamente menor no grupo da analgesia peridural, especialmente em estudos que usaram a analgesia peridural torácica. A incidência de mortalidade, entretanto, não foi reduzida.

Outro estudo forneceu evidências indiretas de que a analgesia peridural pode reduzir as taxas de mortalidade após cirurgias maiores.[33] Esse estudo investigou uma coorte de 3.501 pacientes submetidos a ressecção pulmonar. Esses pacientes representavam uma amostra aleatória de 5% de pacientes submetidos a procedimentos de ressecção pulmonar entre 1997 e 2001, e estavam relacionados no banco de dados de reclamações feitas ao Medicare. Análise de regressão multivariada mostrou que a presença de analgesia peridural foi associada a uma chance significativamente menor de morte em sete dias (OR 0,39; IC de 95% 0,19 a 0,80; $p = 0,001$) e em 30 dias (OR 0,53; IC de 95% 0,35 a 0,78; $p = 0,002$). É interessante observar que o estudo não mostrou diferenças em morbidades maiores.

É fácil esquecer que a evolução da analgesia peridural ocorreu *pari passu* à evolução das condutas pós-operatórias em geral e que as diferenças esperadas nas taxas de morbidades mais graves e mortalidade em virtude dos benefícios anteriormente mencionados talvez não sejam óbvias por causa das melhorias nos cuidados pós-operatórios em geral. Uma conduta de administração precoce de líquidos por via oral, remoção precoce de tubo nasogástrico e mobilização forçada precocemente, associadas ao controle otimizado da dor, resultou em alta hospitalar precoce e redução das taxas de mortalidade pós-operatória comparativamente há 20 anos. Pode ser impossível mostrar os benefícios da analgesia peridural pós-

operatória isoladamente, ao passo que estudos desse modo de analgesia utilizado relativamente a seus efeitos específicos em determinados resultados (p. ex., íleo pós-operatório); com atenção ao nível adequado de colocação de cateter, escolha de fármacos e dose de fármacos para se alcançar o resultado desejado; e sua associação com outros aspectos dos cuidados pós-operatórios são necessários antes de podermos descontar o valor da analgesia peridural em termos de taxas de morbidades maiores e mortalidade.[34] Ao mesmo tempo, as taxas de morbidades e mortalidade ficaram tão baixas que mesmo estudos maiores ou maior número de pacientes em meta-análises podem ser necessários para mostrar a diferença.[17]

Em suma, a eficácia analgésica superior da analgesia peridural comparada à da analgesia convencional parece absolutamente clara, e os benefícios em termos de morbidade e tempo de internação hospitalar (ao contribuir com um retorno mais rápido às funções fisiológicas normais) foram comprovados. As evidências são ainda mais fortes para cateteres peridurais torácicos. Não está claro se a analgesia peridural influencia a redução da mortalidade.

Analgesia Controlada pelo Paciente

A utilização de bombas de infusão controladas por microcomputadores para permitir que pacientes autoapliquem doses de fármacos anestésicos [analgesia controlada pelo paciente (PCA, na sigla em inglês)] ficou popular nos anos 1980, quando os microprocessadores ficaram pequenos o bastante para serem colocados em bombas portáteis. Pacientes e enfermeiros pareceram gostar da PCA – os pacientes pelo maior controle que tinham sobre sua dosagem analgésica e os enfermeiros pela conveniência desse modo de analgesia. A PCA está hoje disponível na maioria dos grandes hospitais dos Estados Unidos, bem como em muitos hospitais menores,[35] e tornou-se uma ferramenta importante para ajudar os hospitais a atenderem aos padrões estabelecidos de avaliação de tratamento da dor. Apesar de haver muitas indicações clínicas para PCA, a sua aplicação mais comum é no controle da dor no pós-operatório, habitualmente com liberação intravenosa de opioides.

A PCA intravenosa se diferencia da analgesia convencional de duas maneiras importantes: (1) dá aos pacientes a dose apropriada, os picos e vales dos níveis analgésicos séricos são menos extremos e o nível analgésico é melhor pareado com a necessidade analgésica; e (2) acaba com a ansiedade dos pacientes para obtenção de analgesia. A pergunta que devemos fazer é se esses fatores resultam em melhor analgesia, menor necessidade de opioides, maior satisfação do paciente com o tratamento, menores efeitos colaterais e melhor resultado cirúrgico. Neste capítulo comparamos PCA intravenoso com analgesia convencional. O uso de analgesia peridural controlada pelo paciente (PCEA, na sigla em inglês) no controle da dor pós-operatória está se tornando mais popular,[36] mas esse tratamento não será abordado aqui.

Três meta-análises de PCA *versus* analgesia convencional foram publicadas, uma em 1993,[37] a segunda em 2001[38] e a terceira em 2006.[39] Além de atualizar a primeira análise, a segunda incorporou estudos nos quais opioides no grupo controle foram administrados pela via subcutânea e intravenosa, bem como pela intramuscular. Quinze ensaios (787 pacientes) foram incluídos na primeira análise, 32 (2.072 pacientes) na segunda e 55 (3.861 pacientes) na terceira. À exceção de um ensaio (que usou meperidina), todos os da primeira análise

488 Seção X TRATAMENTO DA DOR

utilizaram morfina em ambos os grupos de pacientes, o experimental e o controle (699 pacientes). Na segunda e na terceira análises, a morfina foi utilizada na maioria dos estudos, mas outros opioides também foram utilizados, como hidromorfona, meperidina, piritramida, nalbufina e tramadol.

A primeira meta-análise demonstrou que pacientes preferem PCA à analgesia convencional, e que a PCA tem uma eficácia analgésica discretamente melhor. A diferença média em satisfação é 42% ($p = 0,02$), enquanto a diferença média na pontuação de dor numa escala de 0 a 100 é 5,6 ($p = 0,006$). Entretanto, não houve diferenças no uso de opioides, efeitos colaterais ou tempo de internação hospitalar.

Apesar de quase dez anos terem se passado e do acréscimo de 12 ensaios (1.000 pacientes) à primeira meta-análise, os resultados da segunda análise se diferenciam muito pouco dos da primeira. A preferência dos pacientes pela PCA está confirmada, pela sua eficácia analgésica discretamente maior. Em três ensaios com morfina e um com meperidina, a PCA é a preferida [risco relativo (RR) 1,41; IC 1,1 a 1,80]. Dados combinados sobre a intensidade e o alívio da dor de um estudo com piritramida, outro com nalbufina e oito com morfina também demonstraram a preferência pela PCA (RR 1,22; IC 1,00 a 1,50). Não houve diferença na utilização de opioide ou efeitos colaterais e não houve evidências convincentes de diferença no resultado cirúrgico, apesar de dados limitados (de 152 pacientes) sobre a função pulmonar sugerirem melhoria.

A terceira meta-análise incluiu ainda mais estudos (55) e pacientes (2.023 que receberam PCA e 1.838 que receberam analgesia convencional).[39] Mesmo com um aumento no número de estudos e pacientes, os resultados foram semelhantes, no sentido de se demonstrar que a PCA proporcionava melhor controle da dor e satisfação do paciente que a analgesia convencional. Entretanto, os pacientes que usavam PCA consumiam maior quantidade de opioides que os controles, apresentavam maior incidência de prurido, mas incidência semelhante de outros efeitos adversos. Não houve diferença no tempo de internação hospitalar.

Outra meta-análise avaliou PCA comparativamente à analgesia convencional após cirurgia cardíaca.[40] Esse estudo usou a intensidade da dor relatada pelo paciente como resultado primário, e o uso cumulativo de opioides, o tempo de permanência na unidade de terapia intensiva (UTI) e de internação hospitalar, as náuseas e os vômitos no pós-operatório, a sedação, a depressão respiratória e a taxa de mortalidade por todas as causas como medidas secundárias de resultado. Os autores identificaram dez ERCs que envolveram 666 pacientes. Comparativamente à analgesia convencional, a PCA reduz significativamente a Escala Analogovisual (EAV) em 48 horas, mas não em 24 horas após a cirurgia. A PCA *aumentou* o consumo cumulativo de opioides em 24 e 48 horas. Os tempos de ventilação, a duração de permanência na UTI, a duração de internação hospitalar, os graus de satisfação do paciente, os graus de sedação e a incidência de náusea e vômitos no pós-operatório, a depressão respiratória e a morte não foram significativamente diferentes.

Será que essas meta-análises representam as melhores evidências que temos sobre a utilidade da PCA intravenosa comparativamente à analgesia convencional? Certamente as meta-análises auxiliam, ao fornecer um resumo quantitativo dos dados existentes. Entretanto, como muitos dos ensaios que contribuem para essas meta-análises eram pequenos, os efeitos do tratamento podem ter sido distorcidos por causa das deficiências inerentes aos pequenos estudos, incluindo erro tipo 1, distorções que possivelmente poderiam ser computadas nas meta-análises.[41-45] Outro problema encontrado aqui (e, com efeito, em muitos estudos sobre analgesia peridural) é que nem pacientes nem avaliadores estavam encobertos quanto ao tratamento; assim, há uma grande probabilidade de viés do avaliador, o que pode ser esperado como um exagero nos efeitos do tratamento.[38,46] Deve-se também considerar o grau das diferenças observadas na análise. Algumas meta-análises demonstraram pequena melhora na eficácia analgésica, e possivelmente na função pulmonar, com o uso de PCA. Entretanto, precisamos questionar o significado clínico desses achados, não só pelo pequeno tamanho do efeito, mas também pela pobreza do desenho dos estudos que as integraram, como resultado do encobrimento.

Cabe também observar que na vida real há grandes variações em fatores tais como a educação do paciente e a carga da enfermagem, que afetam profundamente as doses de analgésicos efetivamente aplicadas e portanto a eficácia de um ou outro método.[47] Além disso, pode haver diferenças significativas nos resultados em pacientes que participam de ensaios clínicos de avaliação da dor comparativamente a pacientes que recebem cuidados pós-operatórios de rotina fora do contexto de um ensaio sobre analgesia. Assim, a eficácia da PCA comparada à analgesia convencional será muito provavelmente diferente entre os ensaios e a vida real, entre os pacientes individuais e entre as instituições.

A preferência dos pacientes pela PCA parece ser um motivo importante pelo qual a PCA foi determinada como o padrão para o controle de rotina de dor pós-operatória de leve a moderada. Em vista da falta de evidências de qualquer outra vantagem real da PCA que não a do discreto aumento da eficácia analgésica, parece que os motivos pelos quais os pacientes preferem PCA é que ela lhes dá uma sensação de autonomia e controle sobre sua própria analgesia.[48,49] No clima de hoje dos cuidados com a saúde, a preferência dos pacientes é uma justificativa importante e válida para a escolha do tratamento.

Em vista da falta de evidências de outros benefícios, deve-se perguntar se o custo da PCA se justifica. Análises preliminares sobre a relação custo-benefício sugerem que a analgesia pós-operatória com a utilização de PCA é mais cara que a analgesia convencional,[50–52] apesar de se esperar um menor envolvimento da enfermagem, e a redução nos custos da enfermagem compensaria o aumento de custo por causa dos equipamentos. Entretanto, os estudos de custo-benefício são geralmente baseados nos custos específicos de uma instituição em um determinado período de tempo e portanto podem não ser válidos para outras instituições ou em outros períodos de tempo.

Fármacos Anti-inflamatórios não Esteroides

Demonstrou-se que os AINEs são analgésicos efetivos para o tratamento da dor após cirurgia. Isso foi comprovado em estudos de dose única para dor leve a moderada,[53] bem como em estudos de múltiplas doses para dor moderada a severa.[54] Demonstrou-se que os AINEs têm um efeito poupador de opioides.[55,56]

Ao se cogitar do uso de AINEs no período pós-operatório, há várias questões fundamentais a serem consideradas. Primeiro, será que o acréscimo de um AINE melhora o controle da dor e/ou reduz a incidência de efeitos colaterais adversos induzidos por opioides? Segundo, será que o acréscimo de um AINE apresenta um novo risco de dano ao paciente? Terceiro, existe qualquer benefício com o uso do agente seletivo da COX-2 nesse contexto?

Depois de uma cirurgia maior, o AINE isoladamente não consegue proporcionar alívio efetivo da dor. Eles são adicionados a outras terapias analgésicas, como opioides sistêmicos. Quando combinados a outros opioides após cirurgia, os AINEs proporcionam melhor alívio da dor e menor consumo de opioides.[57,58] Uma meta-análise recente avaliou a administração de AINE com morfina pelo PCA.[59] Essa análise incluiu 33 ensaios com 1.644 pacientes. Nos ensaios que avaliaram regimes com múltiplas doses de AINEs, houve uma redução média de 19,7 mg no consumo de morfina em 24 horas, o que foi igual a 40% do efeito poupador de opioide. Além disso, o uso de AINE reduziu a intensidade da dor de aproximadamente 3 para 2 na EVA de 10 cm quando comparado com a morfina na PCA isoladamente.

O acréscimo de um AINE com a consequente redução do consumo de opioides pode não reduzir a incidência geral de eventos adversos.[55] Parece claro que a incidência e o grau de depressão respiratória são reduzidos,[58,60,61] mas melhoras na função pulmonar (menos respostas hipercápnicas induzidas por opioides) não foram demonstradas de maneira convincente.[57] O uso adjuvante de AINE reduz a incidência de náusea em vários estudos, apesar de um número igual de outros estudos não mostrar qualquer benefício.[57] A literatura é dúbia sobre se a poupança de opioides por AINE promove uma rápida recuperação. Um número limitado de estudos demonstra recuperação acelerada associada a menos náusea e sedação, maior mobilidade e retorno precoce do funcionamento intestinal,[62,63] mas outros não conseguiram mostrar qualquer benefício em termos de recuperação.[58,64,65]

Uma meta-análise recente avaliou o efeito da administração de AINE sobre os efeitos colaterais da morfina na PCA.[66] Esse estudo incluiu 22 ensaios clínicos, duplo-encobertos, distribuídos de forma aleatória publicados entre 1991 e 2003, com 1.316 pacientes que receberam AINE e 991 pacientes que receberam apenas morfina na PCA. Esse estudo demonstrou que os AINEs reduzem significativamente a incidência da náusea e vômitos no pós-operatório em 30% e a incidência de sedação em 29%. Prurido, retenção urinária e depressão respiratória não foram reduzidos significativamente pelos AINEs.

O uso de AINE pode estar associado a vários eventos adversos em potencial, como inibição da função plaquetária, alteração da função renal, ulceração péptica e alterações na cicatrização óssea.[67-71] Entretanto, parece que o uso de AINE por curto período, próximo ao momento da cirurgia, pode não estar associado a um comprometimento na cicatrização óssea.[72] O risco de eventos adversos induzidos por AINE é maior com doses maiores e duração mais prolongada da terapia. Além disso, o risco de dano é maior nos idosos.

Uma meta-análise recente avaliou os efeitos dos AINEs na função renal pós-operatória em adultos com função renal normal.[73] Essa análise incluiu 23 ensaios com 1.459 pacientes. A administração perioperatória de AINEs reduziu o *clearance* de creatinina em 16 mL/min (IC 95% 5 a 28) e o débito de potássio em 38 mmol/dia (IC 95% 19 a 56) no primeiro dia depois da cirurgia comparativamente a placebo. Entretanto, não houve diferença significativa na creatinina sérica no primeiro dia (0 µmol/L, IC 95% 3 a 4). Não houve redução significativa no volume urinário durante o período pós-operatório inicial e não houve casos de insuficiência renal pós-operatória que exigissem diálise. Outros estudos demonstraram que o risco de efeitos renais adversos é aumentado em pacientes com comprometimento preexistente da função renal, hipovolemia, hipotensão ou o uso concomitante de outros fármacos nefrotóxicos.[74]

Nos últimos anos vem crescendo a preocupação com as consequências cardiovasculares da administração de AINE.[75] Essa preocupação foi desencadeada por evidências de que os inibidores da COX-2 podem não apresentar os efeitos tromboprotetor e cardioprotetor da aspirina e de outros AINEs padrão, mas que agora estendem-se aos comprovados efeitos deletérios dos AINEs em geral sobre a função cardíaca e a pressão arterial, especialmente em pacientes suscetíveis. Uma meta-análise recente que incluiu 55 ensaios com 99.087 pacientes avaliou o impacto dos agentes seletivos da COX-2 sobre o risco de IM.[76] A *odds ratio* geral agrupada de risco de infarto do miocárdio (IM) para qualquer coxib comparado a placebo foi de 1,46 (IC 95% 1,02 a 2,09). Esse estudo concluiu que celecoxib, rofecoxib, etoricoxib, valdecoxib e lumiracoxib foram, todos, associados a um maior risco de IM comparativamente a placebo. O *odds ratio* agrupado para qualquer coxib comparado a outros AINE foi 1,45 (IC 95% 1,09 a 1,93). Outra meta-análise relatou que todos os AINEs aumentam o risco de IM e acidentes cerebrovasculares, e os agentes seletivos da COX-2 são os que conferem maior risco.[77]

Em suma, a administração de AINE no perioperatório está associada a efeitos poupadores de opioides significativos e à resultante redução de vários efeitos colaterais induzidos por opioides. Além das diferenças no efeito sobre a função plaquetária, parece haver poucas vantagens na utilização de agentes seletivos da COX-2, e o uso desses agentes pode estar associado a um maior risco de eventos cardiovasculares adversos.

ÁREAS DE INCERTEZA

O enfoque dos ensaios sobre dor no pós-operatório tem sido a avaliação de novos modos de analgesia, com ênfase tanto na sua eficácia analgésica quanto na sua capacidade de melhorar o resultado cirúrgico. Neste capítulo, ensaios que avaliam a analgesia peridural, PCA e AINEs utilizados como adjuvantes foram analisados. Os estudos não deixam dúvidas de que esses modos de analgesia proporcionam uma analgesia efetiva, e no caso da peridural e dos AINE utilizados como adjuvantes, a analgesia é melhor que a analgesia convencional.

Os efeitos poupadores de opioides da analgesia peridural e dos AINEs (não PCA) estão confirmados. A incidência de alguns efeitos colaterais adversos induzidos por opioides é mais baixa. Não está claro, entretanto, se é a poupança do opioide *per se* que na realidade melhora a recuperação, e as evidências da literatura são dúbias.

A analgesia peridural oferece vários benefícios distintos, e parece acelerar a recuperação (em grande parte por

490 Seção X TRATAMENTO DA DOR

causa dos seus efeitos benéficos sobre o intestino). Entretanto, apesar de a melhoria da morbidade estar demonstrada, a análise dos estudos atuais sugere que a analgesia peridural não oferece benefícios quanto a morbidades maiores e mortalidade.

Apesar da aparente certeza desses achados, muitas perguntas ainda estão sem resposta. Não sabemos se a melhora acentuada das taxas de morbidade e mortalidade cirúrgicas que ocorreram nas últimas décadas, por causa dos aperfeiçoamentos dos cuidados pós-operatórios em geral, mascaram os benefícios do melhor controle da dor no pós-operatório. Os ensaios tenderam a segregar os tratamentos e não avaliaram os tratamentos de dor como parte de uma abordagem multimodal, ou em termos de sua integração em programas para acelerar a recuperação. Questões tais como escolha de fármacos, dosagem e local de administração e sua relação com benefícios específicos foram em grande parte ignoradas, especialmente em ensaios sobre analgesia peridural e PCA. Esperançosamente estudos futuros examinarão o papel de anestesia na reabilitação pós-cirúrgica. A incerteza sobre os benefícios dos vários modos de analgesia vai continuar até podermos ter mais clareza sobre a importância do controle da dor para o objetivo maior de restaurar a função fisiológica ao seu normal o mais rapidamente possível.

DIRETRIZES

São abundantes as diretrizes sobre o controle da dor aguda e no pós-operatório. Uma das primeiras diretrizes abrangentes com base em evidência foi publicada pela Agência para Políticas e Pesquisa em Saúde (em inglês AHCPR, Agency for Health Care Policy and Research) em 1992. Sociedades de anestesiologia e de dor do mundo inteiro publicaram suas próprias diretrizes sobre o controle da dor aguda.[2,25,78-80] A mensagem tem sido consistente. Elas enfatizam a importância de otimizar o manuseio da dor. Elas enfatizam o valor das analgesias alternativas frente à convencional, especialmente peridurais, PCA e AINEs em termos de sua capacidade de melhorar a analgesia, reduzir as doses de opioides e melhorar o resultado cirúrgico. Elas também recomendam abordagens não clínicas como a estimulação elétrica transcutânea do nervo (TENS) e relaxamento, que não são normalmente da alçada dos anestesiologistas e não são abordadas neste capítulo.

RECOMENDAÇÕES DOS AUTORES

As evidências atuais demonstram convincentemente que as peridurais, PCA e adjuvantes AINEs melhoram a analgesia pós-operatória. A analgesia peridural, mas não o PCA, tem o benefício adicional de por vezes promover uma rápida recuperação após a cirurgia, apesar de não haver sido demonstrado um efeito sobre morbidades maiores ou mortalidade. No caso do PCA, são discretas as melhorias no controle da dor, mas é clara a sua preferência pelos pacientes. Os custos materiais da analgesia peridural e do PCA são substanciais, e o custo da mão de obra para o controle da peridural é ainda maior. As peridurais e o PCA são recomendados pela sua comprovada capacidade de proporcionar uma boa analgesia, aumentar a satisfação dos pacientes e, no caso das peridurais, acelerar a recuperação.

A utilização de AINEs para complementar a terapia sistêmica ou no neuroeixo com opioide também demonstrou benefícios em termos de melhorar a analgesia, poupar opioide e uma redução moderada em alguns efeitos adversos induzidos por opioides. Entretanto, não foi demonstrado que o efeito poupador de opioide melhora o resultado cirúrgico, e deve-se ter cuidado para se equilibrar os benefícios da administração de AINE com o risco de danos. Dito isto, parece que muitos pacientes se beneficiam da administração de AINE no perioperatório.

Uma das melhores diretrizes de prática clínica existentes para orientar condutas na dor aguda é a elaborada pelo Colégio de Anestesia e Faculdade de Dor da Austrália e Nova Zelândia.[81] Essas diretrizes são baseadas em evidência e fornecem informações claras e detalhadas das opções de tratamento para dor aguda.

Instituições individuais devem estar preparadas para dedicar os recursos necessários antes de oferecer tecnologias analgésicas avançadas. Como ainda não foi possível demonstrar melhorias em morbidades maiores e mortalidade em associação a peridurais (ou PCA), a questão de se oferecer ou não esses tratamentos de dor avançados geralmente recai sobre os custos e a viabilidade. Diferenças institucionais nos custos de fármacos e equipamento, nível do corpo clínico (especialmente o nível dos anestesiologistas) e dos pacientes (e suas expectativas) podem determinar se uma instituição vai ou não oferecer analgesia peridural ou PCA.

REFERÊNCIAS

1. Ready LB, Oden R, Chadwick HS, Benedetti C, Rooke GA, Caplan R, Wild LM: Development of an anesthesiology-based postoperative pain management service. *Anesthesiology* 1988;68:100-106.
2. Practice guidelines for acute pain management in the perioperative setting: An updated report by the American Society of Anesthesiologists Task Force on Acute Pain Management. *Anesthesiology* 2004;100:1573-1581.
3. Tiippana EM, Hamunen K, Kontinen VK, Kalso E: Do surgical patients benefit from perioperative gabapentin/pregabalin? A systematic review of efficacy and safety. *Anesth Analg* 2007;104:1545-1556, table of contents.
4. Marhofer P, Chan VW: Ultrasound-guided regional anesthesia: Current concepts and future trends. *Anesth Analg* 2007;104:1265-1269, table of contents.
5. Acute pain management: Operative or medical procedures and trauma, Part 1. Agency for Health Care Policy and Research. *Clin Pharm* 1992;11:309-331.
6. Kehlet H, Buchler MW, BeartRWJr, Billingham RP, Williamson R: Care after colonic operation—is it evidence-based? Results from a multinational survey in Europe and the United States. *J Am Coll Surg* 2006;202:45-54.
7. Fischer HB, Simanski CJ: A procedure-specific systematic review and consensus recommendations for analgesia after total hip replacement. *Anaesthesia* 2005;60:1189-1202.
8. Kehlet H, Wilkinson RC, Fischer HB, Camu F: PROSPECT: Evidence-based, procedure-specific postoperative pain management. *Best Pract Res Clin Anaesthesiol* 2007;21:149-159.
9. Ballantyne J: Acute pain management: *AHCPR guideline technical report*. Rockville, MD, Department of Health and Human Services, Agency for Health Care Policy and Research, 1995.
10. Atanassoff PG: Effects of regional anesthesia on perioperative outcome. *J Clin Anesth* 1996;8:446-455.
11. Ballantyne JC, Carr DB, deFerranti S, Suarez T, Lau J, Chalmers TC, et al: The comparative effects of postoperative analgesic therapies on pulmonary outcome: Cumulative metaanalyses of randomized, controlled trials. *Anesth Analg* 1998;86:598-612.
12. de Leon-Casasola OA, Lema MJ: Postoperative epidural opioid analgesia: What are the choices? *Anesth Analg* 1996;83:867-875.
13. Gottschalk A, Smith DS, Jobes DR, Kennedy SK, Lally SE, Noble VE, et al: Preemptive epidural analgesia and recovery from radical prostatectomy: A randomized controlled trial. *JAMA* 1998;279:1076-1082.

Capítulo 72 *Analgesia Pós-operatória Ótima* **491**

14. Singelyn FJ, Deyaert M, Joris D, Pendeville E, Gouverneur JM: Effects of intravenous patient-controlled analgesia with morphine, continuous epidural analgesia, and continuous threein-one block on postoperative pain and knee rehabilitation after unilateral total knee arthroplasty. *Anesth Analg* 1998;87:88-92.

15. Williams-Russo P, Sharrock NE, Haas SB, Insall J, Windsor RE, Laskin RS, et al: Randomized trial of epidural versus general anesthesia: Outcomes after primary total knee replacement. *Clin Orthop Relat Res* 1996:199-208.

16. Park WY, Thompson JS, Lee KK: Effect of epidural anesthesia and analgesia on perioperative outcome: A randomized, controlled Veterans Affairs cooperative study. *Ann Surg* 2001;234:560-569, discussion 569-571.

17. Rigg JR, Jamrozik K, Myles PS, Silbert BS, Peyton PJ, Parsons RW, Collins R: Epidural anaesthesia and analgesia and outcome of major surgery: A randomised trial. *Lancet* 2002;359:1276-1282.

18. Scott NB, Turfrey DJ, Ray DA, Nzewi O, Sutcliffe NP, Lal AB, et al: A prospective randomized study of the potential benefits of thoracic epidural anesthesia and analgesia in patients undergoing coronary artery bypass grafting. *Anesth Analg* 2001;93:528-535.

19. Gupta A, Fant F, Axelsson K, Sandblom D, Rykowski J, Johansson JE, Andersson SO: Postoperative analgesia after radical retropubic prostatectomy: A double-blind comparison between low thoracic epidural and patient-controlled intravenous analgesia. *Anesthesiology* 2006;105:784-793.

20. Boylan JF, Katz J, Kavanagh BP, Klinck JR, Cheng DC, DeMajoWC, et al: Epidural bupivacaine-morphine analgesia versus patientcontrolled analgesia following abdominal aortic surgery: Analgesic, respiratory, and myocardial effects. *Anesthesiology* 1998;89:585-593.

21. Norris EJ, Beattie C, Perler BA, Martinez EA, Meinert CL, Anderson GF, et al: Double-masked randomized trial comparing alternate combinations of intraoperative anesthesia and postoperative analgesia in abdominal aortic surgery. *Anesthesiology* 2001;95:1054-1067.

22. Priestley MC, Cope L, Halliwell R, Gibson P, Chard RB, Skinner M, Klineberg PL: Thoracic epidural anesthesia for cardiac surgery: The effects on tracheal intubation time and length of hospital stay. *Anesth Analg* 2002;94:275-282, table of contents.

23. Beattie WS, Badner NH, Choi P: Epidural analgesia reduces postoperative myocardial infarction: a meta-analysis. *Anesth Analg* 2001;93:853-858.

24. Taqi A, Hong X, Mistraletti G, Stein B, Charlebois P, Carli F: Thoracic epidural analgesia facilitates the restoration of bowel function and dietary intake in patients undergoing laparoscopic colon resection using a traditional, nonaccelerated, perioperative care program. *Surg Endosc* 2007;21:247-252.

25. Practice guidelines for acute pain management in the perioperative setting. A report by the American Society of Anesthesiologists Task Force on Pain Management, Acute Pain Section. *Anesthesiology* 1995;82:1071-1081.

26. Carli F, Trudel JL, Belliveau P: The effect of intraoperative thoracic epidural anesthesia and postoperative analgesia on bowel function after colorectal surgery:A prospective, randomized trial. *Dis Colon Rectum* 2001;44:1083-1089.

27. Steinbrook RA: Epidural anesthesia and gastrointestinal motility. *Anesth Analg* 1998;86:837-844.

28. Stevens RA, Mikat-Stevens M, Flanigan R, Waters WB, Furry P, Sheikh T, et al: Does the choice of anesthetic technique affect the recovery of bowel function after radical prostatectomy? *Urology* 1998;52:213-218.

29. Tuman KJ, McCarthy RJ, March RJ, DeLaria GA, Patel RV, Ivankovich AD: Effects of epidural anesthesia and analgesia on coagulation and outcome after major vascular surgery. *Anesth Analg* 1991;73:696-704.

30. Yeager MP, Glass DD, Neff RK, Brinck-Johnsen T: Epidural anesthesia and analgesia in high-risk surgical patients. *Anesthesiology* 1987;66:729-736.

31. McPeek B: Inference, generalizability, and a major change in anesthetic practice. *Anesthesiology* 1987;66:723-724.

32. Nishimori M, Ballantyne JC, Low JH: Epidural pain relief versus systemic opioid-based pain relief for abdominal aortic surgery. *Cochrane Database Syst Rev* 2006;3:CD005059.

33. Wu CL, Sapirstein A, Herbert R, Rowlingson AJ, Michaels RK, Petrovic MA, Fleisher LA: Effect of postoperative epidural analgesia on morbidity and mortality after lung resection in Medicare patients. *J Clin Anesth* 2006;18:515-520.

34. Basse L, Madsen JL, Kehlet H: Normal gastrointestinal transit after colonic resection using epidural analgesia, enforced oral nutrition and laxative. *Br J Surg* 2001;88:1498-1500.

35. Stamer UM, Mpasios N, Stuber F, Maier C: A survey of acute pain services in Germany and a discussion of international survey data. *Reg Anesth Pain Med* 2002;27:125-131.

36. Vercauteren MP: PCA by epidural route (PCEA). *Acta Anaesthesiol Belg* 1992;43:33-39.

37. Ballantyne JC, Carr DB, Chalmers TC, Dear KB, Angelillo IF, Mosteller F: Postoperative patient-controlled analgesia: Metaanalyses of initial randomized control trials. *J Clin Anesth* 1993;5:182-193.

38. Walder B, Schafer M, Henzi I, Tramer MR: Efficacy and safety of patient-controlled opioid analgesia for acute postoperative pain. A quantitative systematic review. *Acta Anaesthesiol Scand* 2001;45:795-804.

39. Hudcova J, McNicol E, Quah C, Lau J, Carr DB: Patient-controlled opioid analgesia versus conventional opioid analgesia for postoperative pain. *Cochrane Database Syst Rev* 2006;CD003348.

40. Bainbridge D, Martin JE, Cheng DC: Patient-controlled versus nurse-controlled analgesia after cardiac surgery—a meta-analysis. *Can J Anaesth* 2006;53:492-499.

41. Jadad AR, McQuay HJ: Meta-analyses to evaluate analgesic interventions: A systematic qualitative review of their methodology. *J Clin Epidemiol* 1996;49:235-243.

42. Moore RA, Gavaghan D, Tramer MR, Collins SL, McQuay HJ: Size is everything—large amounts of information are needed to overcome random effects in estimating direction and magnitude of treatment effects. *Pain* 1998;78:209-216.

43. Moore RA, Tramer MR, Carroll D, Wiffen PJ, McQuay HJ: Quantitative systematic review of topically applied non-steroidal anti-inflammatory drugs. *BMJ* 1998;316:333-338.

44. Pogue J, Yusuf S: Overcoming the limitations of current metaanalysis of randomised controlled trials. *Lancet* 1998;351:47-52.

45. Souter MJ, Signorini DF: Meta-analysis:Greater than the sum of its parts? *Br J Anaesth* 1997;79:420-421.

46. Schulz KF, Chalmers I, Hayes RJ, Altman DG: Empirical evidence of bias. Dimensions of methodological quality associated with estimates of treatment effects in controlled trials. *JAMA* 1995;273:408-412.

47. Wilder-Smith CH, Schuler L: Postoperative analgesia: Pain by choice: The influence of patient attitudes and patient education. *Pain* 1992;50:257-262.

48. Cooper DW, Turner G: Patient-controlled extradural analgesia to compare bupivacaine, fentanyl and bupivacaine with fentanyl in the treatment of postoperative pain. *Br J Anaesth* 1993;70:503-507.

49. Gil KM, Ginsberg B, Muir M, Sykes D, Williams DA: Patientcontrolled analgesia in postoperative pain: The relation of psychological factors to pain and analgesic use. *Clin J Pain* 1990;6:137-142.

50. Chan VW, Chung F, McQuestion M, Gomez M: Impact of patientcontrolled analgesia on required nursing time and duration of postoperative recovery. *Reg Anesth* 1995;20:506-514.

51. Choiniere M, Rittenhouse BE, Perreault S, Chartrand D, Rousseau P, Smith B, Pepler C: Efficacy and costs of patientcontrolled analgesia versus regularly administered intramuscular opioid therapy. *Anesthesiology* 1998;89:1377-1388.

52. Vercauteren M, Vereecken K, La Malfa M, Coppejans H, Adriaensen H: Cost-effectiveness of analgesia after caesarean section. A comparison of intrathecal morphine and epidural PCA. *Acta Anaesthesiol Scand* 2002;46:85-89.

53. Edwards JE, Loke YK, Moore RA, McQuay HJ: Single dose piroxicam for acute postoperative pain. *Cochrane Database Syst Rev* 2000;CD002762.

54. Reuben SS, Connelly NR: Postoperative analgesic effects of celecoxib or rofecoxib after spinal fusion surgery. *Anesth Analg* 2000;91:1221-1225.

55. Bainbridge D, Cheng DC, Martin JE, Novick R: NSAID-analgesia, pain control and morbidity in cardiothoracic surgery. *Can J Anaesth* 2006;53:46-59.

56. Camu F, Beecher T, Recker DP, Verburg KM: Valdecoxib, a COX-2-specific inhibitor, is an efficacious, opioid-sparing analgesic in patients undergoing hip arthroplasty. *Am J Ther* 2002;9:43-51.

57. Kehlet H, Rung GW, Callesen T: Postoperative opioid analgesia: Time for a reconsideration? *J Clin Anesth* 1996;8:441-445.

58. Moote C: Efficacy of nonsteroidal anti-inflammatory drugs in the management of postoperative pain. *Drugs* 1992;44(suppl 5):14-29-,discussion 29-30.

59. Elia N, Lysakowski C, Tramer MR: Does multimodal analgesia with acetaminophen, nonsteroidal antiinflammatory drugs, or selective cyclooxygenase-2 inhibitors and patient-controlled analgesia morphine offer advantages over morphine alone? Meta-analyses of randomized trials. *Anesthesiology* 2005;103:1296-1304.

492 Seção X   TRATAMENTO DA DOR

60. Gillies GW, Kenny GN, Bullingham RE, McArdle CS: The morphine sparing effect of ketorolac tromethamine. A study of a new, parenteral non-steroidal anti-inflammatory agent after abdominal surgery. *Anaesthesia* 1987;42:727-731.

61. Hodsman NB, Burns J, Blyth A, Kenny GN, McArdle CS, Rotman H: The morphine sparing effects of diclofenac sodium following abdominal surgery. *Anaesthesia* 1987;42:1005-1008.

62. Grass JA, Sakima NT, Valley M, Fischer K, Jackson C, Walsh P, Bourke DL: Assessment of ketorolac as an adjuvant to fentanyl patient-controlled epidural analgesia after radical retropubic prostatectomy. *Anesthesiology* 1993;78:642-648, discussion 21A.

63. Reasbeck PG, Rice ML, Reasbeck JC: Double-blind controlled trial of indomethacin as an adjunct to narcotic analgesia after major abdominal surgery. *Lancet* 1982;2:115-118.

64. Higgins MS, Givogre JL, Marco AP, Blumenthal PD, Furman WR: Recovery from outpatient laparoscopic tubal ligation is not improved by preoperative administration of ketorolac or ibuprofen. *Anesth Analg* 1994;79:274-280.

65. Thind P, Sigsgaard T: The analgesic effect of indomethacin in the early post-operative period following abdominal surgery. A double-blind controlled study. *Acta Chir Scand* 1988;154:9-12.

66. Marret E, Kurdi O, Zufferey P, Bonnet F: Effects of nonsteroidal antiinflammatory drugs on patient-controlled analgesia morphine side effects: Meta-analysis of randomized controlled trials. *Anesthesiology* 2005;102:1249-1260.

67. Goodman S, Ma T, Trindade M, Ikenoue T, Matsuura I, Wong N, et al: COX-2 selective NSAID decreases bone ingrowth in vivo. *J Orthop Res* 2002;20:1164-1169.

68. Goodman SB, Ma T, Genovese M, Lane Smith R: COX-2 selective inhibitors and bone. *Int J Immunopathol Pharmacol* 2003;16:201-205.

69. Goodman SB, Ma T, Mitsunaga L, Miyanishi K, Genovese MC, Smith RL: Temporal effects of a COX-2-selective NSAID on bone ingrowth. *J Biomed Mater Res A* 2005;72:279-287.

70. Long J, Lewis S, Kuklo T, Zhu Y, Riew KD: The effect of cyclooxygenase-2 inhibitors on spinal fusion. *J Bone Joint Surg Am* 2002;84-A:1763-1768.

71. McGlew IC, Angliss DB, Gee GJ, Rutherford A, Wood AT: A comparison of rectal indomethacin with placebo for pain relief following spinal surgery. *Anaesth Intensive Care* 1991;19:40-45.

72. Reuben SS, Ablett D, Kaye R: High-dose nonsteroidal antiinflammatory drugs compromise spinal fusion. *Can J Anaesth* 2005;52:506-512.

73. Lee A, Cooper MG, Craig JC, Knight JF, Keneally JP: Effects of nonsteroidal anti-inflammatory drugs on postoperative renal function in adults with normal renal function. *Cochrane Database Syst Rev* 2007;CD002765.

74. Tannenbaum H, Bombardier C, Davis P, Russell AS: An evidence-based approach to prescribing nonsteroidal antiinflammatory drugs. *Third Canadian Consensus Conference. J Rheumatol* 2006;33:140-157.

75. Hillis WS: Areas of emerging interest in analgesia: Cardiovascular complications. *Am J Ther* 2002;9:259-269.

76. Chen LC, Ashcroft DM: Risk of myocardial infarction associated with selective COX-2 inhibitors: Meta-analysis of randomised controlled trials. *Pharmacoepidemiol Drug Saf* 2007;16:762-772.

77. Abraham NS, El-Serag HB, Hartman C, Richardson P, Deswal A: Cyclooxygenase-2 selectivity of non-steroidal anti-inflammatory drugs and the risk of myocardial infarction and cerebrovascular accident. *Aliment Pharmacol Ther* 2007;25:913-924.

78. Walker SM, Macintyre PE, Visser E, Scott D: Acute pain management: Current best evidence provides guide for improved practice. *Pain Med* 2006;7:3-5.

79. Windsor AM, Glynn CJ, Mason DG: National provision of acute pain services. *Anaesthesia* 1996;51:228-231.

80. Laubenthal H, Becker M, Neugebauer E: [Guideline: Treatment of acute perioperative and posttraumatic pain. Updating from the S2- to the S3-level: A preliminary report]. *Anasthesiol Intensivmed Notfallmed Schmerzther* 2006;41:470-472.

81. Australian and New Zealand College of Anaesthetists: *Acute pain management: Scientific evidence.* Australian and New Zealand College of Anaesthetists, http://nhmrc.gov.au/publications/synopses/cp104syn.htm, May 22, 2008.

82. Carli F, Mayo N, Klubien K, Schricker T, Trudel J, Belliveau P: Epidural analgesia enhances functional exercise capacity and health-related quality of life after colonic surgery: Results of a randomized trial. *Anesthesiology* 2002;97:540-549.

83. de Leon-Casasola OA, Karabella D, Lema MJ: Bowel function recovery after radical hysterectomies: Thoracic epidural bupivacaine-morphine versus intravenous patient-controlled analgesia with morphine: A pilot study. *J Clin Anesth* 1996;8:87-92.

84. Jorgensen H, Wetterslev J, Moiniche S, Dahl JB: Epidural local anaesthetics versus opioid-based analgesic regimens on postoperative gastrointestinal paralysis, PONV and pain after abdominal surgery. *Cochrane Database Syst Rev* 2000;CD001893.

85. Williams BA, DeRiso BM, Figallo CM, Anders JW, Engel LB, Sproul KA, et al: Benchmarking the perioperative process: III. Effects of regional anesthesia clinical pathway techniques on process efficiency and recovery profiles in ambulatory orthopedic surgery. *J Clin Anesth* 1998;10:570-578.

86. Davies MJ, Silbert BS, Mooney PJ, Dysart RH, Meads AC: Combined epidural and general anaesthesia versus general anaesthesia for abdominal aortic surgery: A prospective randomised trial. *Anaesth Intensive Care* 1993;21:790-794.

87. Garnett RL, MacIntyre A, Lindsay P, Barber GG, Cole CW, Hajjar G, et al: Perioperative ischaemia in aortic surgery: Combined epidural/general anaesthesia and epidural analgesia vs general anaesthesia and I.V. analgesia. *Can J Anaesth* 1996;43:769-777.

88. Rodgers A, Walker N, Schug S, McKee A, Kehlet H, van Zundert A, et al: Reduction of postoperative mortality and morbidity with epidural or spinal anaesthesia: Results from overview of randomised trials. *BMJ* 2000;321:1493.

89. Capdevila X, Barthelet Y, Biboulet P, Ryckwaert Y, Rubenovitch J, d'Athis F: Effects of perioperative analgesic technique on the surgical outcome and duration of rehabilitation after major knee surgery. *Anesthesiology* 1999;91:8-15.

90. Moiniche S, Hjortso NC, Hansen BL, Dahl JB, Rosenberg J, Gebuhr P, Kehlet H: The effect of balanced analgesia on early convalescence after major orthopaedic surgery. *Acta Anaesthesiol Scand* 1994;38:328-335.

73 A Analgesia Preemptiva é Clinicamente Efetiva?

Allan Gottschalk, MD, PhD e E. Andrew Ochroch, MD

INTRODUÇÃO

O conceito de analgesia preemptiva originou-se em uma época de apreciação crescente das características dinâmicas da via da dor. Estudos experimentais tornaram claro que os estímulos nocivos eram capazes de sensibilizar ambos os componentes periféricos e centrais da via nociceptiva. Este conhecimento guiou a interpretação de vários estudos clínicos,[1-3] os quais pareceram demonstrar que pacientes que se submetiam a cirurgia tendo primeiro recebido opioides ou bloqueio regional experimentavam menos dor pós-operatória, e levantou "a possibilidade de que analgesia pré-operatória preemptiva tenha efeitos prolongados que duram mais tempo que a presença de fármacos".[4] Desde então, um número considerável de estudos laboratoriais e clínicos de analgesia preemptiva foi efetuado.

A interpretação deste crescente volume de dados é dificultada pelos conceitos em evolução sobre o que constitui analgesia preemptiva.[5] Analgesia preemptiva no sentido mais amplo reconhece que estímulos nocivos em qualquer ponto através de todo o período perioperatório podem sensibilizar o sistema nervoso. Mais recentemente, o termo analgesia *preventiva* foi aplicado a estudos clínicos e laboratoriais que procuram demonstrar um efeito benéfico de uma intervenção analgésica que dura mais tempo que a presença farmacológica da intervenção. Esses estudos tipicamente determinam se algum benefício a longo prazo é observado naqueles que receberam a intervenção analgésica, em comparação com aqueles que não o fizeram. Em contraste, analgesia preemptiva, no sentido estrito, lida apenas com uma pequena parte do período perioperatório, como o tempo da incisão ou o tempo da cirurgia. Os estudos clínicos e laboratoriais de analgesia preemptiva definida desta maneira tipicamente administram intervenções analgésicas idênticas em diferentes momentos aos grupos de teste e controle, quando os momentos típicos seriam pré-incisão e pós-incisão ou pré-operatoriamente e pós-operatoriamente. Os pacientes nessas experiências conseguiram receber considerável benefício da intervenção aplicada ao grupo controle. Ultimamente, experiências como esta são consideradas testes de analgesia *preemptiva*, em oposição à analgesia *preventiva*. As meta-análises de ensaios clínicos com uma estrutura *preemptiva*[6,7] foram conflitantes, com o mais recente suportando administração preemptiva de analgesia peridural, infiltração anestésica local e fármacos anti-inflamatórios não esteroides (AINEs) (Fig. 73-1). Outra meta-análise demonstrou que es-

tudos com um desenho *preventivo*, em oposição a um desenho *preemptivo*, tenderam mais a levar a benefícios mensuráveis, particularmente o uso de antagonistas da N-metil-D-aspartato (NMDA).[8] Ao interpretar dados de qualquer um destes desenhos de estudo, a cronologia e duração da intervenção analgésica pode significar pouco, se a intervenção não for capaz de evitar a sensibilização das vias nociceptivas.[9]

A motivação para uso de estratégias analgésicas preemptivas é dupla. Primeiro, procura-se minimizar a dor perioperatória bem como a dor durante o período de recuperação típico de um dado procedimento cirúrgico. À parte o alívio oferecido aos pacientes, há a expectativa de colher quaisquer benefícios funcionais que possam ser associados à terapia analgésica efetiva. Segundo, as condutas analgésicas preemptivas reconhecem que eventos dolorosos agudos podem levar a consequências dolorosas a longo prazo, nas quais a dor persiste mesmo quando a cura tecidual parece ser completa. Embora as síndromes dolorosas a longo prazo mais bem conhecidas sejam associadas à amputação de membro, na qual cerca de 70% dos pacientes relatam dor um ano depois da cirurgia,[10] sequelas dolorosas a longo prazo são descritas quanto a muitos outros tipos de cirurgia.[11] Em geral, experiência dolorosa prévia é preditiva de dor e uso de analgésico aumentados após cirurgia subsequente.[12,13] Mesmo cirurgia relativamente limitada pode levar a alterações a longo prazo na resposta a estímulos nocivos. Por exemplo, comportamento relacionado à dor é aumentado durante vacinação nos meninos que anteriormente foram submetidos à circuncisão, em comparação com aqueles que não o foram.[14] Dor é relatada um ano após a cirurgia em pelo menos metade dos pacientes submetidos a grande toracotomia[15-17] ou cirurgia de mama.[18] Cerca da metade dos pacientes submetidos a cirurgia abdominal inferior ainda relatarão algum grau de dor residual vários meses depois do procedimento cirúrgico.[19,20] Herniorrafia inguinal é associada a dor residual em 25% dos pacientes um ano depois da cirurgia.[21] Mesmo baixos níveis de dor residual são associados a diminuições na atividade e percepção de saúde.[20,22] Assim, alterações a longo prazo na percepção de dor ocorrem frequentemente em seguida a uma ampla variedade de procedimentos cirúrgicos, e estas alterações podem afetar a qualidade de vida. Essas alterações a longo prazo na percepção motivam o uso de analgesia preemptiva. A hipótese subjacente é que essas alterações possam ser prevenidas pelo início de um esquema analgésico efetivo antes do início do procedimento e sua manutenção por uma duração suficiente.

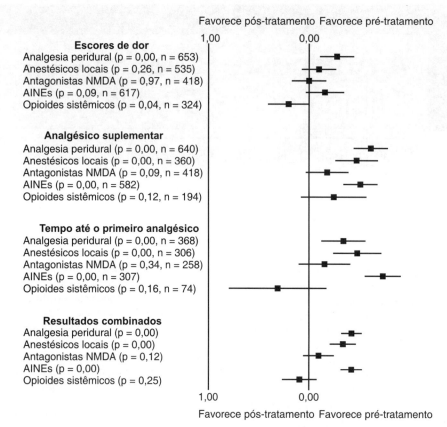

Figura 73-1. Sumário dos resultados de uma meta-análise recente de analgesia preemptiva.[7] O gráfico indica o tamanho do efeito (diferença média padronizada) do tratamento preemptivo comparado com o controle e o intervalo de confiança de 95%. Para cada intervenção e medida de resultado, está indicado o número total de pacientes incluídos na meta-análise e a significância do resultado. Resultados quando todos os três desfechos são combinados estão dados embaixo. AINE, fármaco anti-inflamatório não esteroide; NMDA, N-metil-D-aspartato. (*Adaptado de Figs. 1-4 de Ong CK, Lirk P, Seymour RA, Jenkins BJ: The efficacy of preemptive analgesia for acute postoperative pain management: A meta-analysis. Anesth Analg 2005;100:757-773, com permissão.*)

OPÇÕES

As opções terapêuticas para analgesia preemptiva podem incluir virtualmente todas as modalidades analgésicas e classes farmacológicas, individualmente e em combinação. Analgésicos podem ser administrados sistemicamente, no local da cirurgia, ao longo de um nervo periférico ou neuraxialmente. Os analgésicos incluem opioides, agonistas alfa-2, antagonistas NMDA, estimulação muscarínica pela administração de um anticolinesterásico, AINEs, anticonvulsivos e anestésicos locais.

A cronologia do início do esquema analgésico é central para o uso de analgesia preemptiva. Uma vez que a maioria dos clínicos reconhece a necessidade de analgesia pós-operatória, a maioria dos estudos de analgesia preemptiva tem enfatizado intervenções iniciadas antes do começo da cirurgia e durante alguma parte do procedimento cirúrgico. Entretanto, a qualidade da analgesia pós-operatória pode ser um fator importante. Períodos de dor intensa ao acordar ou durante a recuperação podem levar à sensibilização da via nociceptiva, dominando os benefícios de prevenir a sensibilização intraoperatória. Em contraposição, esquemas analgésicos pós-operatórios altamente efetivos poderiam mascarar os benefícios dos esforços intraoperatórios para prevenir sensibilização e mesmo limitar a sensibilização nos grupos controles. Em procedimentos caracterizados por um curso pós-operatório longo e doloroso, prevenir a sensibilização no período pós-operatório pode ser exatamente tão importante quanto fazê-lo intraoperatoriamente. Com analgésicos que podem levar algum tempo para exercer seu efeito completo (p. ex., AINEs, discussão mais adiante), é necessário iniciar o esquema analgésico bem antes do início da cirurgia para que ocorra preempção. Juntamente com a decisão de quando, no período perioperatório, iniciar a terapia analgésica, a dose e a duração necessárias da terapia analgésica para prevenir sensibilização durante cada fase do período perioperatório exigem elucidação e podem variar com o tipo de cirurgia.

EVIDÊNCIA

Evidência Laboratorial da Analgesia Preemptiva

Estudos em laboratório sugeriram a aplicabilidade clínica da analgesia preemptiva ao identificarem os mecanismos subjacentes e os fatores que podem desempenhar papéis clínicos importantes. Estímulos dolorosos podem sensibilizar os componentes periféricos e centrais do sistema nervoso.[23] Na periferia, aplicações repetidas de estímulos nocivos aumentam a magnitude da resposta a aplicações subsequentes do mesmo estímulo.[24] Há uma interação complexa entre os nociceptores periféricos e mediadores inflamatórios liberados em resposta à lesão tecidual, a qual pode intensificar a resposta dos nociceptores periféricos.[25] Essa resposta aumentada pode ser atenuada com anestésicos locais, opioides e AINEs conforme descrito mais adiante neste capítulo.

Os neurônios no corno dorsal da medula espinhal exibem uma resposta bifásica à injeção de formalina na pele.[26] Opioides intratecais são eficazes para prevenir ambas as fases desta resposta.[27] Entretanto, a segunda fase ainda é prevenida mesmo depois da administração de um antagonista dos opioides depois da resposta inicial, o que indica que a alteração do comportamento neural por um estímulo nocivo pode ser prevenida. A substância P e os transmissores aminoácidos excitatórios que atuam nos receptores à NMDA desempenham um papel crucial de sensibilizar neurônios no corno dorsal.[28-31] A infiltração de anestésico local antes da injeção de formalina pode limitar um comportamento relacionado à dor a prazo mais longo.[32] Quando são utilizados estímulos inflamatórios nocivos de mais longa duração, reduções a longo prazo no comportamento relacionado à dor são vistas somente com anestésicos locais cuja duração de ação se combina com a do estímulo nocivo.[33,34] Administração de anestésico local antes da seção do nervo pode diminuir o comportamento relacionado à dor durante um período considerável de tempo.[35] Em um modelo de laboratório de dor incisional, ratos que receberam opioide intratecal ou anestésico local antes de uma incisão na sua pata traseira exibiram hiperalgesia diminuída da ferida no dia da cirurgia, mas não durante mais tempo, em comparação com aqueles que receberam os mesmos analgésicos imediatamente após a incisão.[36]

Embora estudos laboratoriais da nocicepção tenham sugerido o potencial clínico das condutas preemptivas, muitos testes laboratoriais explícitos de analgesia preemptiva foram negativos.[37-39] Entretanto, a qualidade e a duração do analgésico administrado preemptivamente, em relação à intensidade do estímulo experimental, podem desempenhar um papel importante se a administração preemptiva de analgésico for benéfica.[40] Além disso, a extensão em que os modelos de laboratório de dor cirúrgica reproduzem o processamento nociceptivo que tem lugar durante grandes procedimentos cirúrgicos não foi completamente determinada. Todavia, um novo modelo de toracotomia no rato teve mais sucesso em demonstrar a capacidade de analgésicos sistêmicos e intratecais de diminuir a dor a longo prazo.[41]

Estudos laboratoriais também podem ajudar a delinear a contribuição dos anestésicos gerais para efeitos analgésicos preemptivos. Concentrações clinicamente efetivas de anestésicos voláteis não evitam sensibilização central,[42] mas elas podem potencializar os efeitos de opioides neuraxiais.[43] Óxido nitroso demonstrou ter um efeito analgésico preemptivo que não é observado quando um anestésico volátil também está presente.[44]

Evidência Clínica da Analgesia Preemptiva

Existem centenas de estudos que avaliam o uso clínico da analgesia preemptiva. Estes variam consideravelmente no que se refere à cronologia, à intensidade e duração da intervenção, ao analgésico utilizado no grupo controle e ao tipo de cirurgia.

Nesta seção, consideramos intervenções sistêmicas com opioides, antagonistas NMDA e AINEs, e administração regional de anestésicos locais e opioides.

Fentanil sistêmico administrado em bolo antes da incisão e mantido com uma infusão reduziu hiperalgesia da ferida 24 e 48 horas depois da cirurgia quando comparado com controles, todos os quais receberam idêntica analgesia opioide pós-operatória.[45] Consequentemente, é surpreendente que múltiplos estudos de administração preemptiva de opioide para histerectomia tenham, coletivamente, sido um pouco desapontadores, com múltiplas meta-análises que revelam ausência de benefício da administração pré-incisional de opioide (Fig. 73-1), e mesmo um efeito paradoxal de analgésicos administrados pós-operatoriamente.[6,7] Entretanto, em todos esses estudos, o mesmo bolo de opioide foi administrado antes da incisão ou à conclusão da cirurgia. Consequentemente, uma vez que muitos dos estudos empregaram opioides de ação relativamente curta, é concebível que níveis de opioides intraoperatórios fossem inadequados para prevenir sensibilização no grupo de intervenção. Além disso, o grupo que recebeu um bolo de opioide à conclusão da cirurgia teria estado relativamente confortável durante o período frequentemente doloroso imediatamente após a cirurgia quando sensibilização ainda é possível. Quando níveis de opioide intraoperatórios foram mantidos com uma infusão, dor e consumo de analgésico reduzidos foram observados durante as 48 horas subsequentes à cirurgia.[46] Um fator potencialmente confundidor adicional é que tolerância aguda a opioide poderia ter se desenvolvido no grupo que recebeu opioides antes da incisão, tornando menos efetivos os analgésicos administrados no período pós-operatório imediato.[47-49]

Os antagonistas do NMDA têm o potencial de limitar a sensibilização central[30,31] e, através de uma consequência adicional da sua ação no receptor a NMDA, diminuir a tolerância aguda que se desenvolve com administração de opioide.[50,51] Cetamina sistêmica administrada antes da cirurgia é capaz de diminuir a hiperalgesia da ferida medida 48 horas depois da cirurgia, embora isto não fosse associado a diminuições na dor.[45] Outros estudos com doses mais baixas de cetamina conflitam quanto à administração preemptiva de cetamina por si própria poder levar a reduções persistentes na dor pós-operatória.[52,53] Cetamina sistêmica utilizada em combinação com analgésicos peridurais levou a reduções persistentes na dor pós-operatória.[54,55] Dextrometorfano sistêmico pré-operatório diminuiu a dor e o consumo de analgésico de uma maneira dependente da dose[56-59] e aumentou a eficácia de efetuar cirurgia sob bloqueio peridural com uma combinação de lidocaína e morfina.[60] Uma meta-análise de oito experiências que comparou administração pré-incisional de cetamina ou dextrometorfano com administração pós-incisional não encontrou nenhum benefício constante da administração pré-incisional de cetamina, mas observou um benefício nas duas experiências de dextrometorfano que foram incluídas na meta-análise.[7] Entretanto, os estudos de antagonistas do NMDA mais *preventivos* no seu desenho foram associados a efeitos benéficos.[8] É importante que os antagonistas do NMDA sejam também capazes de aumentar os benefícios da analgesia peridural.[61-63]

A inflamação periférica em resposta à lesão tecidual é dolorosa e pode aumentar a sensibilidade dos nociceptores periféricos, os quais são eles próprios uma fonte de mediadores

496 Seção X TRATAMENTO DA DOR

proinflamatórios.[25,64] Os efeitos analgésicos das AINEs são causados tanto por sua capacidade de reduzir a descarga dos nociceptores periféricos ao modularem a resposta inflamatória quanto por seus efeitos mais centrais.[65] Por essas razões, é razoável aceitar a hipótese de que as AINEs podem complementar o uso de outros analgésicos no controle da dor perioperatória limitando a barragem dos nociceptores que pode contribuir para sensibilização central, limitando a sensibilização periférica induzida pela resposta inflamatória e através de mecanismos centrais que são aditivos ou sinergísticos. Um número considerável de estudos demonstra a capacidade das AINEs de reduzir a dor perioperatória e limitar a necessidade de outros analgésicos.[66] Embora o mecanismo de ação das AINEs sugira que administrá-las antes do início da cirurgia deve ser benéfico, os estudos disponíveis indicam que as expectativas e estratégias para o uso desses fármacos de uma maneira preemptiva necessitam de revisão.

Em uma meta-análise inicial de 19 ensaios de administração pré-incisional *versus* pós-incisional de AINEs, somente quatro estudos demonstraram alguma redução na dor, no consumo diminuído de analgésico ou no retardo até a primeira solicitação de analgésico com AINEs pré-incisionais.[6] Entretanto, uma meta-análise mais recente de 17 estudos (Fig. 73-1) suportou mais um efeito analgésico preemptivo.[7] Um estudo favorável não incluído na primeira meta-análise comparou os efeitos da administração de AINE intravenosa 30 minutos antes da indução com sua administração à conclusão da cirurgia. A administração preemptiva resultou em melhora nos escores de dor, no tempo aumentado até o primeiro pedido de analgésico e no consumo diminuído de analgésico durante o período de quatro horas de estudo.[67] Um estudo de acompanhamento demonstrou resultados semelhantes quando a mesma AINE foi administrada 30 minutos antes da indução no grupo de intervenção ou no momento da indução, em oposição à conclusão da cirurgia, no grupo controle,[68] enfatizando a importância da cronologia para observar um efeito preemptivo.[69] Mesmo supondo que AINEs sejam administradas preemptivamente no momento ótimo, estudos que enfatizam somente os períodos intraoperatório e pós-operatório imediato deixarão de perceber quaisquer benefícios a prazo mais longo de diminuição da inflamação pós-operatória.

O anticonvulsivante gabapentina parece contribuir para alívio da dor perioperatória em estudos nos quais ele foi usado de uma maneira preventiva. Dor diminuída e economia de opiáceo foram demonstradas para cirurgia da coluna lombar,[70] cirurgia da mama[71] e cirurgia laparoscópica.[72] Uso preventivo de gabapentina em combinação com anestésicos locais demonstrou uma redução na dor aguda, bem como na dor crônica, seis meses após cirurgia de mama.[73]

Infiltração de anestésico local é uma modalidade analgésica relativamente segura e simples que pode diminuir a sensibilização periférica e reduzir ou prevenir a barragem nociceptora na medula espinhal. Anestésico local administrado antes de um procedimento cirúrgico pode ter benefícios que sobrevivem à duração de ação do anestésico local. Comportamento relacionado à dor em meninos durante vacinação é reduzido naqueles que previamente se submeteram à circuncisão depois da aplicação de um creme anestésico local, em comparação com aqueles que não receberam um anestésico local para o procedimento.[74] Infiltração de anestésico local com bupivacaína antes da cirur-

gia para herniorrafia inguinal reduziu a hiperalgesia da ferida em comparação com anestesia geral isolada. Essa diferença foi vista dez dias depois da cirurgia e foi superior à raquianestesia.[75] Pacientes submetidos a herniorrafia inguinal sob anestesia geral que receberam infiltração pré-incisional do local da incisão com lidocaína aguardaram mais tempo até seu primeiro pedido de analgésico e tenderam menos a pedir analgésicos do que aqueles que receberam infiltração de lidocaína no momento do fechamento.[76] Quando herniorrafia inguinal é efetuada sob raquianestesia l, os pacientes que receberam um bloqueio de nervo ilioinguinal-ilioipogástrico experimentaram menos dor e tiveram consumo diminuído de analgésico durante os dois primeiros dias pós-operatórios.[77] Uso preemptivo incisional[78] ou peritonial[79] de anestésico local para cirurgia laparoscópica também pode ter benefícios.

Coletivamente estes estudos de anestesia local preemptiva significam que as vias da dor podem ser sensibilizadas durante as fases intraoperatória e pós-operatória do período perioperatório, e que a interrupção desta sensibilização pode levar a efeitos que duram mais tempo que a duração de ação do fármaco usado na intervenção. Uma revisão sistemática de estudos que utilizam infiltração local que contrastaram intervenções efetuadas antes da incisão com aquelas efetuadas antes da conclusão do procedimento geralmente não trouxe suporte a intervenções pré-incisionais com anestésicos locais, exceto durante herniorrafia.[80] Uma meta-análise subsequente geralmente não trouxe suporte à infiltração anestésica local pré-incisional em comparação com infiltração pós-incisional (diferença média ponderada [± intervalo de confiança (IC) de 95%] em referência a uma escala de dor análoga visual: 0 [-3,4]).[6] Outra revisão salientou a importância de se utilizar um bloqueio anestésico local de força e duração adequadas.[40] Uma meta-análise mais recente (Fig. 73-1) atribuiu mais apoio à infiltração anestésica local da ferida.[7]

Bloqueio no neuroeixo com uma única dose de anestésico colocada no espaço subaracnoideo produz bloqueio profundo, mas não completo,[81] durante a duração da cirurgia e o período pós-operatório imediato. O uso de anestesia intratecal pode conferir alguns benefícios a prazo mais longo,[2,75,82] mas quando foi comparada administração de uma raquianestesia antes do início da cirurgia ou depois da sua conclusão, apenas pequenas diferenças no uso de analgésico foram vistas às vezes.[83,84]

A utilização de cateteres peridurais para a administração no neuroeixo de anestésicos locais, opioides e outros fármacos continua a ser uma técnica importante para controle da dor perioperatória em grande cirurgia. Uma vez que cateteres peridurais são muitas vezes colocados para prover alívio da dor pós-operatória e demonstraram fazer isto eficazmente,[85] estudos que envolvem analgesia peridural preemptiva muitas vezes focalizam a questão um pouco mais estreita de haver ou não benefício a utilização intraoperatória do cateter peridural. Este debate é tornado complexo pela variação nos procedimentos estudados, a qualidade do bloqueio intraoperatório alcançado nos vários estudos e a qualidade da analgesia pós-operatória. A anestesia peridural por si própria pode conferir um benefício analgésico que sobrevive à duração do bloqueio.[1,3,86] Fentanil neuraxial administrado imediatamente antes da incisão reduziu a dor no período pós-operatório imediato em comparação com a mesma intervenção dada brevemente depois da incisão.[87] Uma única dose pré-operatória de morfina peridural parece ter benefícios analgésicos que sobrevivem à duração de ação do fármaco em certos tipos de procedimentos.[88,89] Quando anestésico local isolado ou em combinação com opioides é administrado através de cateter peridural durante cirurgia, o impacto sobre a analgesia pós-operatória é muitas vezes, mas nem sempre, benéfico,[19,90-102] conforme refletido por meta-análises (Fig. 73-1) com diferentes conclusões a respeito dos benefícios da analgesia peridural preemptiva.[6,7] Entretanto, com a exceção de estudos que analisam a dor a longo prazo após amputação ou grande toracotomia (a seguir), estudos que lidam com a dor ou a funcionalidade depois da alta são raros, porém muitas vezes favoráveis.[19,103]

Dada a anteriomente citada capacidade do anestésico local administrado preemptivamente de limitar comportamento relacionado à dor a longo prazo subsequente à seção de nervo no laboratório,[35] poderia ser previsto que uma conduta analgésica preemptiva poderia ser particularmente efetiva em prevenir as síndromes de dor a longo prazo que são associadas à toracotomia e amputação de membro. O início de bloqueio peridural antes do início da cirurgia em comparação com depois da cirurgia, e a seguir mantido por 48 horas em ambos os grupos, teve um impacto positivo a longo prazo na taxa de dor pós-toracotomia depois do procedimento.[99,101] Em contraste, um estudo que iniciou analgesia peridural antes da incisão ou ao início do fechamento, e a seguir manteve o bloqueio até remoção do dreno de toracostomia, demonstrou somente efeitos de poupança de analgésico a curto prazo ao se comparar os dois grupos.[104] Entretanto, esse estudo relatou taxas substancialmente mais baixas de dor pós-toracotomia do que os estudos precedentes. Diversos estudos iniciais de dor a longo prazo após amputação[3,86] demonstraram um benefício das condutas preemptivas que não foi observado em um estudo maior com uma intervenção um pouco mais fraca.[105] O editorial que acompanhou este último estudo revê a literatura relacionada em detalhe e conclui que a probabilidade de benefícios quando analgesia peridural é usada para prevenir dor a longo prazo em seguida à amputação de membro varia com a qualidade e duração do bloqueio.[106] Os esquemas efetivos utilizaram importante bloqueamento anestésico local até um dia antes da cirurgia, durante o procedimento cirúrgico e por vários dias daí em diante.

ÁREAS DE INCERTEZA

Conforme salientado anteriormente, analgesia preemptiva é uma área controversa com uma grande e crescente literatura experimental que pode ser seletivamente mobilizada para suportar múltiplos pontos de vista. Quer a anestesia preemptiva seja definida no sentido amplo (analgesia preventiva) ou em sentido estreito, há uma falta de estudos que examinem resultados a longo prazo, particularmente outros que não dor e uso de analgésico. Entretanto, mesmo para definições bastante estreitas de analgesia preemptiva, benefícios a longo prazo foram demonstrados em grande cirurgia abdominal[19,103] e cirurgia torácica.[99,101] À parte a cronologia da intervenção, há considerável debate sobre a magnitude da intervenção. Isto se aplica à dose inicial do fármaco e se este nível de intervenção é mantido durante toda a cirurgia e dentro do período pós-operatório. As intervenções devem ser capazes de prevenir a sensibilização das vias de dor.[9] Estudos que definem e testam analgesia preemptiva no sentido estreito geral-

mente utilizam intervenções e desenhos de estudo que permitem aos pacientes nos grupos controles e intervenção fazer uma transição confortável para o período pós-operatório. Consequentemente, mesmo os grupos controles muitas vezes recebem um esquema analgésico que poderia limitar a sensibilização periférica ou central.[9] Ao considerar resultados que não dor, permanece incerto quanto benefício da intervenção é causado por reduções na dor e quanto é consequência de outros efeitos da intervenção. Por exemplo, infiltração intra-articular de anestésico local reduz a dor pós-operatória, e esta redução da dor é associada a uma melhor oxigenação tecidual[107] Em contraste, a analgesia peridural modula diversas variáveis fisiológicas[108] que podem contribuir para desfechos favoráveis.[109-113] Finalmente, poucos dados econômicos são disponíveis para guiar a escolha de intervenções e avaliar o custo da dor inadequadamente tratada.[114]

DIRETRIZES

Os estudos que apresentam uma argumentação menos que avassaladora em favor da analgesia preemptiva geralmente a definem de modo estreito, com o uso de intervenções relativamente limitadas durante uma breve porção do período perioperatório. Esses estudos não devem obscurecer a importância de fornecer proeminente alívio da dor durante todo o período perioperatório. Há estudos suficientes que demonstram dor residual contínua uma vez que a cura tecidual pareça estar completa e que benefícios analgésicos que duram mais do que a ação da intervenção motivem o controle agressivo da dor perioperatória. No mínimo, isto envolve o uso de analgésicos sistêmicos suficientes, infiltração local, bloqueios nervosos e administração de analgésico no neuroeixo para permitir aos pacientes emergirem confortavelmente da cirurgia e permanecer confortáveis durante todo o período pós-operatório enquanto atingem os marcos de reabilitação. Uma coisa permanece clara: intervenções modestas por si próprias não tendem a ser benéficas, independentemente da cronologia da sua administração.

RECOMENDAÇÕES DOS AUTORES

Dado o estado atual da pesquisa, continuamos a recomendar anestésicos regionais isolados ou em combinação com adjuntos sistêmicos e/ou anestesia geral para suavizar a evolução da cirurgia e otimizar o controle da dor perioperatória. Adjuntos sistêmicos podem ser particularmente úteis em pacientes com dor preexistente. Analgesia peridural é frequentemente uma opção para cirurgia de grande porte. Quando possível, é necessário utilizar combinações de opioides e anestésico local administradas bem antes da incisão e manter o bloqueio com infusões ou doses em bolos frequentes das mesmas medicações durante todo o procedimento. A analgesia deve ser mantida com infusão peridural controlada pelo paciente de opioide e anestésico local iniciada antes do término da cirurgia. Cateter peridural que não funciona deve ser identificado antes da conclusão da cirurgia e/ou substituído ou suplementado com analgésicos intravenosos. Embora muitos anestesiologistas fiquem preocupados com a perda de tônus simpático que acompanha o uso de anestésicos locais intraoperatórios,[115] deve haver pouca preocupação com o uso de opioides intraoperatórios e deve ser reconhecido que a simpatectomia que acompanha o bloqueio peridural pode, na realidade, ser protetora.[116,117]

Continua

498 Seção X TRATAMENTO DA DOR

> Quando a colocação de cateter peridural não é apropriada para o procedimento cirúrgico dado, há contraindicações claras à colocação de cateter peridural, ou a colocação de cateter peridural não é tecnicamente exequível, combinamos administração pré-cirúrgica de opiáceos sistêmicos e AINEs e infiltração local do local da incisão ou bloqueio nervoso com um anestésico local de longa duração. Em procedimentos mais longos que 90 a 120 minutos, recomendamos reinfiltração da ferida com um anestésico local de ação longa à conclusão da cirurgia.

AGRADECIMENTOS

Suportado em parte pelas dotações dos National Institutes of Health 1-R01-NH-40545 e 1-K23-HD/NS-40914.

REFERÊNCIAS

1. Smith CM, Guralnick MS, Gelfand MM, Jeans ME: The effects of transcutaneous electrical nerve stimulation on post-cesarean pain. *Pain* 1986;27:181-193.
2. McQuay HJ, Carroll D, Moore RA: Postoperative orthopaedic pain—the effect of opiate premedication and local anaesthetic blocks. *Pain* 1988;33:291-295.
3. Bach S, Noreng MF, Tjellden NU: Phantom limb pain in amputees during the first 12 months following limb amputation, after preoperative lumbar epidural blockade. *Pain* 1988;33:297-301.
4. Wall PD: The prevention of postoperative pain. *Pain* 1988;33:289-290.
5. Kissin I: Preemptive analgesia: Terminology and clinical relevance. *Anesth Analg* 1994;79:809-810.
6. Moiniche S, Kehlet H, Dahl JB: A qualitative and quantitative systematic review of preemptive analgesia for postoperative pain relief: The role of timing of analgesia. *Anesthesiology* 2002;96:725-741.
7. Ong CK, Lirk P, Seymour RA, Jenkins BJ: The efficacy of preemptive analgesia for acute postoperative pain management: A meta-analysis. *Anesth Analg* 2005;100:757-773.
8. Katz J, McCartney CJ: Current status of preemptive analgesia. *Curr Opin Anaesthesiol* 2002;15:435-441.
9. Kissin I: Preemptive analgesia. Why its effect is not always obvious. *Anesthesiology* 1996;84:1015-1019.
10. Sherman RA, Devor M, Jones D, et al: Phantom pain. New York, Plenum, 1997.
11. Perkins FM, Kehlet H: Chronic pain as an outcome of surgery. A review of predictive factors. *Anesthesiology* 2000;93:1123-1133.
12. Taenzer P, Melzack R, Jeans ME: Influence of psychological factors on postoperative pain, mood and analgesic requirements. *Pain* 1986;24:331-342.
13. Bachiocco V, Scesi M, Morselli AM, Carli G: Individual pain history and familial pain tolerance models: Relationships to post-surgical pain. *Clin J Pain* 1993;9:266-271.
14. Taddio A, Goldbach M, Ipp M, et al: Effect of neonatal circumcision on pain responses during vaccination in boys. *Lancet* 1995; 345:291-292.
15. Dajczman E, Gordon A, Kreisman H, Wolkove N: Long-term postthoracotomy pain. *Chest* 1991;99:270-274.
16. Katz J, Jackson M, Kavanagh BP, Sandler AN: Acute pain after thoracic surgery predicts long-term post-thoracotomy pain. *Clin J Pain* 1996;12:50-55.
17. Gottschalk A, Cohen SP, Yang S, Ochroch EA: Preventing and treating pain after thoracic surgery. *Anesthesiology* 2006;104:594-600.
18. Wallace MS, Wallace AM, Lee J, Dobke MK: Pain after breast surgery: A survey of 282 women. *Pain* 1996;66:195-205.
19. Gottschalk A, Smith DS, Jobes DR, et al: Preemptive epidural analgesia and recovery from radical prostatectomy: A randomized controlled trial. *JAMA* 1998;279:1076-1082.
20. Haythornthwaite JA, Raja SN, Fisher B, et al: Pain and quality of life following radical retropubic prostatectomy. *J Urol* 1998;160:1761-1764.

21. Callesen T, Kehlet H: Postherniorrhaphy pain. *Anesthesiology* 1997;87:1219-1230.
22. Bay-Nielsen M, Perkins FM, Kehlet H: Pain and functional impairment 1 year after inguinal herniorrhaphy: A nationwide questionnaire study. *Ann Surg* 2001;233:1-7.
23. Fields HL: *Pain.* New York, McGraw-Hill, 1987.
24. Meyer RA, Campbell JN: Myelinated nociceptive afferents account for the hyperalgesia that follows a burn to the hand. *Science* 1981;213:1527-1529.
25. Kelly DJ, Ahmad M, Brull SJ: Preemptive analgesia I: Physiological pathways and pharmacological modalities. *Can J Anaesth* 2001;48:1000-1010.
26. Woolf CJ, King AE: Dynamic alterations in the cutaneous mechanoreceptive fields of dorsal horn neurons in the rat spinal cord. *J Neurosci* 1990;10:2717-2726.
27. Dickenson AH, Sullivan AF: Subcutaneous formalin-induced activity of dorsal horn neurones in the rat: Differential response to an intrathecal opiate administered pre or post formalin. *Pain* 1987;30:349-360.
28. Mantyh PW, Rogers SD, Honore P, et al: Inhibition of hyperalgesia by ablation of lamina I spinal neurons expressing the substance P receptor. *Science* 1997;278:275-279.
29. Malmberg AB, Chen C, Tonegawa S, Basbaum AI: Preserved acute pain and reduced neuropathic pain in mice lacking PKCg. *Science* 1997;278:279-283.
30. Liu H, Mantyh PW, Basbaum AI: NMDA-receptor regulation of substance P release from primary afferent nociceptors. *Nature* 1997;386:721-724.
31. Woolf CJ, Thompson SW: The induction and maintenance of central sensitization is dependent on N-methyl-D-aspartic acid receptor activation; implications for the treatment of post-injury pain hypersensitivity states. *Pain* 1991;44:293-299.
32. Coderre TJ, Vaccarino AL, Melzack R: Central nervous system plasticity in the tonic pain response to subcutaneous formalin injection. *Brain Res* 1990;535:155-158.
33. Fletcher D, Kayser V, Guilbaud G: Influence of timing of administration on the analgesic effect of bupivacaine infiltration in carrageenin-injected rats. *Anesthesiology* 1996;84:1129-1137.
34. Kissin I, Lee SS, Bradley EL Jr: Effect of prolonged nerve block on inflammatory hyperalgesia in rats: Prevention of late hyperalgesia. *Anesthesiology* 1998;88:224-232.
35. Gonzalez-Darder JM, Barbera J, Abellan MJ: Effects of prior anaesthesia on autotomy following sciatic transection in rats. *Pain* 1986;24:87-91.
36. Zahn PK, Brennan TJ: Incision-induced changes in receptive field properties of rat dorsal horn neurons. *Anesthesiology* 1999;91: 772-785.
37. Pogatzki EM, Zahn PK, Brennan TJ: Effect of pretreatment with intrathecal excitatory amino acid receptor antagonists on the development of pain behavior caused by plantar incision. *Anesthesiology* 2000;93:489-496.
38. Brennan TJ, Umali EF, Zahn PK: Comparison of pre- versus post-incision administration of intrathecal bupivacaine and intrathecal morphine in a rat model of postoperative pain. *Anesthesiology* 1997;87:1517-1528.
39. Zahn PK, Brennan TJ: Lack of effect of intrathecally administered N-methyl-D-aspartate receptor antagonists in a rat model for postoperative pain. *Anesthesiology* 1998;88:143-156.
40. Pasqualucci A: Experimental and clinical studies about the preemptive analgesia with local anesthetics. Possible reasons of the failure. *Minerva Anestesiol* 1998;64:445-457.
41. Buvanendran A, Kroin JS, Kerns JM, et al: Characterization of a new animal model for evaluation of persistent postthoracotomy pain. *Anesth Analg* 2004;99:1453-1460.
42. Abram SE, Yaksh TL: Morphine, but not inhalation anesthesia, blocks post-injury facilitation. The role of preemptive suppression of afferent transmission. *Anesthesiology* 1993;78:713-721.
43. O'Connor TC, Abram SE: Halothane enhances suppression of spinal sensitization by intrathecal morphine in the rat formalin test. *Anesthesiology* 1994;81:1277-1283.
44. Goto T, Marota JJ, Crosby G: Nitrous oxide induces preemptive analgesia in the rat that is antagonized by halothane. *Anesthesiology* 1994;80:409-416.
45. Tverskoy M, Oz Y, Isakson A, et al: Preemptive effect of fentanyl and ketamine on postoperative pain and wound hyperalgesia. *Anesth Analg* 1994;78:205-209.

46. Katz J, Clairoux M, Redahan C, et al: High-dose alfentanil preempts pain after abdominal hysterectomy. *Pain* 1996;68:109-118.
47. Guignard B, Bossard AE, Coste C, et al: Acute opioid tolerance: Intraoperative remifentanil increases postoperative pain and morphine requirement. *Anesthesiology* 2000;93:409-417.
48. Celerier E, Rivat C, Jun Y, et al: Long-lasting hyperalgesia induced by fentanyl in rats: Preventive effect of ketamine. *Anesthesiology* 2000;92:465-472.
49. Eisenach JC: Preemptive hyperalgesia, not analgesia? *Anesthesiology* 2000;92:308-309.
50. Mao J, Price DD, Mayer DJ: Mechanisms of hyperalgesia and morphine tolerance: A current view of their possible interactions. *Pain* 1995;62:259-274.
51. Price DD, Mayer DJ, Mao J, Caruso FS: NMDA-receptor antagonists and opioid receptor interactions as related to analgesia and tolerance. *J Pain Symptom Manage* 2000;19:S7-S11.
52. Dahl V, Ernoe PE, Steen T, et al: Does ketamine have preemptive effects in women undergoing abdominal hysterectomy procedures? *Anesth Analg* 2000;90:1419-1422.
53. Roytblat L, Korotkoruchko A, Katz J, et al: Postoperative pain: The effect of low-dose ketamine in addition to general anesthesia. *Anesth Analg* 1993;77:1161-1165.
54. Aida S, Yamakura T, Baba H, et al: Preemptive analgesia by intravenous low-dose ketamine and epidural morphine in gastrectomy: A randomized double-blind study. *Anesthesiology* 2000;92:1624-1630.
55. De Kock M, Lavand'homme P, Waterloos H: "Balanced analgesia" in the perioperative period: Is there a place for ketamine? *Pain* 2001;92:373-380.
56. Grace RF, Power I, Umedaly H, et al: Preoperative dextromethorphan reduces intraoperative but not postoperative morphine requirements after laparotomy. *Anesth Analg* 1998;87:1135-1138.
57. Helmy SA, Bali A: The effect of the preemptive use of the NMDA receptor antagonist dextromethorphan on postoperative analgesic requirements. *Anesth Analg* 2001;92:739-744.
58. Wu CT, Yu JC, Yeh CC, et al: Preincisional dextromethorphan treatment decreases postoperative pain and opioid requirement after laparoscopic cholecystectomy. *Anesth Analg* 1999;88:1331-1334.
59. Wu CT, Yu JC, Liu ST, et al: Preincisional dextromethorphan treatment for postoperative pain management after upper abdominal surgery. *World J Surg* 2000;24:512-517.
60. Weinbroum AA, Lalayev G, Yashar T, et al: Combined preincisional oral dextromethorphan and epidural lidocaine for postoperative pain reduction and morphine sparing: A randomised double-blind study on day-surgery patients. *Anaesthesia* 2001;56:616-622.
61. Kararmaz A, Kaya S, Karaman H, et al: Intraoperative intravenous ketamine in combination with epidural analgesia: Postoperative analgesia after renal surgery. *Anesth Analg* 2003;97:1092-1096.
62. Yeh CC, Jao SW, Huh BK, et al: Preincisional dextromethorphan combined with thoracic epidural anesthesia and analgesia improves postoperative pain and bowel function in patients undergoing colonic surgery. *Anesth Analg* 2005;100:1384-1389.
63. Suzuki M, Haraguti S, Sugimoto K, et al: Low-dose intravenous ketamine potentiates epidural analgesia after thoracotomy. *Anesthesiology* 2006;105:111-119.
64. Stein C: The control of pain in peripheral tissue by opioids. *N Engl J Med* 1995;332:1685-1690.
65. Yaksh TL, Dirig DM, Malmberg AB: Mechanism of action of nonsteroidal anti-inflammatory drugs. *Cancer Invest* 1998;16:509-527.
66. Jin F, Chung F: Multimodal analgesia for postoperative pain control. *J Clin Anesth* 2001;13:524-539.
67. Colbert ST, O'Hanlon DM, McDonnell C, et al: Analgesia in day case breast biopsy—the value of pre-emptive tenoxicam. *Can J Anaesth* 1998;45:217-222.
68. O'Hanlon DM, Thambipillai T, Colbert ST, et al: Timing of pre-emptive tenoxicam is important for postoperative analgesia. *Can J Anaesth* 2001;48:162-166.
69. Katz J: Pre-emptive analgesia: Importance of timing. *Can J Anaesth* 2001;48:105-114.
70. Turan A, Karamanlioglu B, Memis D, et al: Analgesic effects of gabapentin after spinal surgery. *Anesthesiology* 2004;100:935-938.
71. Dirks J, Fredensborg BB, Christensen D, et al: A randomized study of the effects of single-dose gabapentin versus placebo on postoperative pain and morphine consumption after mastectomy. *Anesthesiology* 2002;97:560-564.

72. Pandey CK, Priye S, Singh S, et al: Preemptive use of gabapentin significantly decreases postoperative pain and rescue analgesic requirements in laparoscopic cholecystectomy. *Can J Anaesth* 2004;51:358-363.
73. Fassoulaki A, Triga A, Melemeni A, Sarantopoulos C: Multimodal analgesia with gabapentin and local anesthetics prevents acute and chronic pain after breast surgery for cancer. *Anesth Analg* 2005;101:1427-1432.
74. Taddio A, Katz J, Ilersich AL, Koren G: Effect of neonatal circumcision on pain response during subsequent routine vaccination. *Lancet* 1997;349:599-603.
75. Tverskoy M, Cozacov C, Ayache M, et al: Postoperative pain after inguinal herniorrhaphy with different types of anesthesia. *Anesth Analg* 1990;70:29-35.
76. Ejlersen E, Andersen HB, Eliasen K, Mogensen T: A comparison between preincisional and postincisional lidocaine infiltration and postoperative pain. *Anesth Analg* 1992;74:495-498.
77. Bugedo GJ, Ca'rcamo CR, Mertens RA, et al: Preoperative percutaneous ilioinguinal and iliohypogastric nerve block with 0.5% bupivacaine for post-herniorrhaphy pain management in adults. *Reg Anesth* 1990;15:130-133.
78. Ke RW, Portera SG, Bagous W, Lincoln SR: A randomized, double-blinded trial of preemptive analgesia in laparoscopy. *Obstet Gynecol* 1998;92:972-975.
79. Pasqualucci A, de Angelis V, Contardo R, et al: Preemptive analgesia: Intraperitoneal local anesthetic in laparoscopic cholecystectomy. A randomized, double-blind, placebo-controlled study. *Anesthesiology* 1996;85:11-20.
80. Moiniche S, Mikkelsen S, Wetterslev J, Dahl JB: A qualitative systematic review of incisional local anaesthesia for postoperative pain relief after abdominal operations. *Br J Anaesth* 1998;81: 377-383.
81. Lang E, Erdmann K, Gerbershagen HU: High spinal anesthesia does not depress central nervous system function as measured by central conduction time and somatosensory evoked potentials. *Anesth Analg* 1990;71:176-180.
82. Wang JJ, Ho ST, Liu HS, et al: The effect of spinal versus general anesthesia on postoperative pain and analgesic requirements in patients undergoing lower abdominal surgery. *Reg Anesth* 1996;21:281-286.
83. Dakin MJ, Osinubi OY, Carli F: Preoperative spinal bupivacaine does not reduce postoperative morphine requirement in women undergoing total abdominal hysterectomy. *Reg Anesth* 1996;21:99-102.
84. Vaida SJ, Ben David B, Somri M, et al: The influence of preemptive spinal anesthesia on postoperative pain. *J Clin Anesth* 2000;12:374-377.
85. Carr DB, Cousins MJ: Spinal route of analgesia: Opioids and future options. In Cousins MJ, Bridenbaugh PO, editors: *Neural blockade in clinical anesthesia and management of pain.* New York, Lippincott-Raven, 1998, pp 915-983.
86. Jahangiri M, Jayatunga AP, Bradley JW, Dark CH: Prevention of phantom pain after major lower limb amputation by epidural infusion of diamorphine, clonidine and bupivacaine. *Ann R Coll Surg Engl* 1994;76:324-326.
87. Katz J, Kavanagh BP, Sandler AN, et al: Preemptive analgesia. Clinical evidence of neuroplasticity contributing to postoperative pain. *Anesthesiology* 1992;77:439-446.
88. Ne'gre I, Gue'neron JP, Jamali SJ, et al: Preoperative analgesia with epidural morphine. *Anesth Analg* 1994;79:298-302.
89. Aida S, Baba H, Yamakura T, et al: The effectiveness of preemptive analgesia varies according to the type of surgery: A randomized, double-blind study. *Anesth Analg* 1999;89:711-716.
90. Dahl JB, Hansen BL, Hjortso NC, et al: Influence of timing on the effect of continuous extradural analgesia with bupivacaine and morphine after major abdominal surgery. *Br J Anaesth* 1992; 69:4-8.
91. Espinet A, Henderson DJ, Faccenda KA, Morrison LM: Does pre-incisional thoracic extradural block combined with diclofenac reduce postoperative pain after abdominal hysterectomy? *Br J Anaesth* 1996;76:209-213.
92. Katz J, Clairoux M, Kavanagh BP, et al: Pre-emptive lumbar epidural anaesthesia reduces postoperative pain and patientcontrolled morphine consumption after lower abdominal surgery. *Pain* 1994;59:395-403.
93. Nakamura T, Yokoo H, Hamakawa T, Takasaki M: [Preemptive analgesia produced with epidural analgesia administered prior to surgery]. *Masui* 1994;43:1024-1028.
94. Norris EJ, Beattie C, Perler BA, et al: Double-masked randomized trial comparing alternate combinations of intraoperative anesthesia and postoperative analgesia in abdominal aortic surgery. *Anesthesiology* 2001;95:1054-1067.

500 Seção X TRATAMENTO DA DOR

95. Pryle BJ, Vanner RG, Enriquez N, Reynolds F: Can pre-emptive lumbar epidural blockade reduce postoperative pain following lower abdominal surgery? *Anaesthesia* 1993;48:120-123.
96. Richards JT, Read JR, Chambers WA: Epidural anaesthesia as a method of pre-emptive analgesia for abdominal hysterectomy. *Anaesthesia* 1998;53:296-298.
97. Rockemann MG, Seeling W, Pressler S, et al: Reduced postoperative analgesic demand after inhaled anesthesia in comparison to combined epidural-inhaled anesthesia in patients undergoing abdominal surgery. *Anesth Analg* 1997;84:600-605.
98. Rockemann MG, Seeling W, Bischof C, et al: Prophylactic use of epidural mepivacaine/morphine, systemic diclofenac, and metamizole reduces postoperative morphine consumption after major abdominal surgery. *Anesthesiology* 1996;84:1027-1034.
99. Sentu¨rk M, O¨zcan PE, Talu GK, et al: The effects of three different analgesia techniques on long-term postthoracotomy pain. *Anesth Analg* 2002;94:11-15.
100. Shir Y, Raja SN, Frank SM: The effect of epidural versus general anesthesia on postoperative pain and analgesic requirements in patients undergoing radical prostatectomy. *Anesthesiology* 1994;80:49-56.
101. Obata H, Saito S, Fujita N, et al: Epidural block with mepivacaine before surgery reduces long-term post-thoracotomy pain. *Can J Anaesth* 1999;46:1127-1132.
102. Katz J, Cohen L, Schmid R, et al: Postoperative morphine use and hyperalgesia are reduced by preoperative but not intraoperative epidural analgesia: Implications for preemptive analgesia and the prevention of central sensitization. *Anesthesiology* 2003;98:1449-1460.
103. Katz J, Cohen L: Preventive analgesia is associated with reduced pain disability 3 weeks but not 6 months after major gynecologic surgery by laparotomy. *Anesthesiology* 2004;101:169-174.
104. Ochroch EA, Gottschalk A, Augostides J, et al: Long-term pain and activity during recovery from major thoracotomy using thoracic epidural analgesia. *Anesthesiology* 2002;97:1234-1244.
105. Nikolajsen L, Ilkjaer S, Christensen JH, et al: Randomised trial of epidural bupivacaine and morphine in prevention of stump and phantom pain in lower-limb amputation. *Lancet* 1997;350:1353-1357.

106. Katz J: Prevention of phantom limb pain by regional anaesthesia. *Lancet* 1997;349:519-520.
107. Akca O, Melischek M, Scheck T, et al: Postoperative pain and subcutaneous oxygen tension. *Lancet* 1999;354:41-42.
108. Kehlet H: Modification of responses to surgery by neural blockade: Clinical implications. In Cousins MJ, Bridenbaugh PO, editors: *Clinical anesthesia and management of pain*. New York, Lippincott-Raven, 1998, pp 129-175.
109. Yeager MP, Glass DD, Neff RK, Brinck-Johnsen T: Epidural anesthesia and analgesia in high-risk surgical patients. *Anesthesiology* 1987;66:729-736.
110. Liu S, Carpenter RL, Neal JM: Epidural anesthesia and analgesia. Their role in postoperative outcome. *Anesthesiology* 1995;82:1474-1506.
111. Williams-Russo P, Sharrock NE, Haas SB, et al: Randomized trial of epidural versus general anesthesia: Outcomes after primary total knee replacement. *Clin Orthop* 1996;199-208.
112. Rodgers A, Walker N, Schug S, et al: Reduction of postoperative mortality and morbidity with epidural or spinal anaesthesia: Results from overview of randomised trials. *BMJ* 2000;321:1493.
113. Carli F, Mayo N, Klubien K, et al: Epidural analgesia enhances functional exercise capacity and health-related quality of life after colonic surgery: Results of a randomized trial. *Anesthesiology* 2002;97:540-549.
114. Carr DB: Preempting the memory of pain. *JAMA* 1998;279:1114-1115.
115. Cousins MJ, Veering B: Epidural neural blockade. In Cousins MJ, Bridenbaugh PO, editors: *Neural blockade in clinical anesthesia and management of pain*. New York, Lippincott-Raven, 1998, pp 243-322.
116. Shibata K, Yamamoto Y, Murakami S: Effects of epidural anesthesia on cardiovascular response and survival in experimental hemorrhagic shock in dogs. *Anesthesiology* 1989;71:953-959.
117. Shibata K, Yamamoto Y, Kobayashi T, Murakami S: Beneficial effect of upper thoracic epidural anesthesia in experimental hemorrhagic shock in dogs: Influence of circulating catecholamines. *Anesthesiology* 1991;74:303-308.

Índice

Observação: os números das páginas seguidos por '*f*' indicam figuras, '*t*' indicam tabelas e '*q*' indicam quadros.

A

ABAP (agente broncodilatador de ação prolongada), 63
Abciximab, 338, 339*t*, 340
Abertura da boca, 107
Abuso de cocaína
    anestesia geral, 46-47
    anestesia regional, 47
    controvérsias, 45
    efeitos cardiovasculares, 44-45
    efeitos pulmonares, 45
    evidências, 46-47
    farmacocinética, 44
    implicações anestésicas, 44-45
    interações medicamentosas, 45
    prevalência/epidemiologia, 44
    recomendações do autor, 47*b*
    sistema nervoso central, 45
ACB (angioplastia coronária com balão), 83*t*
Acebutolol, 50*t*
Acetilcolina, 138
ACFT. *Vide* Anestesia cardíaca fast-track (ACFT)
Acidente vascular cerebral perioperatório, 33
    áreas de incerteza, 40
    cirurgia da carótida, 38*t*
    endartectomia da carótida, 38*t*
    evidências, 34
    fatores de risco da cirurgia cardíaca, 36*t*
    fatores de risco da cirurgia geral, 35*t*
    fisiopatologia, 33
    interpretação dos dados, 35-38
    recomendações do autor, 40*q*-41
    RM convencional, 36*t*
    RM sem circulação extracorpórea, 36*t*
Ácido epsilon aminocaproico, (AEAC), 170, 171, 172, 173
Ácido etacrínico, 233
Ácido tranexâmico (AT), 170, 171, 172, 173
Acompanhante, 310
ACTH (hormônio adrenocorticotrópico), 184
ACV (*assist control ventilation* = ventilação assistida controlada), 148, 150, 152*t*
AEAC (ácido épsilon aminocaproico), 170, 171, 172, 173
AG, *Vide* Anestesia geral (AG)
Agência para Pesquisa e Qualidade em Saúde (AHRQI), 3
Agente broncodilatador de ação prolongada (LABA), 63
Agentes anti-hipertensivos orais, 50*t*

Agentes anti-inflamatórios não esteroides (AINEs)
    analgesia preemptiva, 494-496
    anestesia cardíaca fast-track, 413
    anestesia peridural, 485, 488-489
    COX-1, 336-337
    COX-2, 338
    evidência, 336-339
    lesão renal aguda, 228
    opções, 335-336
    recomendações dos autores, 341*q*
Agentes antiplaquetários, 169
Agentes dopaminérgicos, 233
Agonistas de receptores alfa-2, 240
    áreas de incerteza, 243
    clonidina, 240-241
    dados de ensaios, 242*t*
    dexmedetomidina, 241
    diretrizes, 243
    estudos de meta-análise, 242*t*
    evidências, 240-241
    mivazerol, 241
    opções/terapias, 240
    recomendações dos autores, 243*q*
AHRQI (Agency for Healthcare Research and Quality), 3
AINEs. *Vide* Agentes anti-inflamatórios não esteroides (AINEs)
AINEs ciclooxigenase-2 (COX-2), 335, 337, 340, 489
AINEs COX-1, 335, 336, 337, 339
AINEs COX-2, 335, 337, 340, 489
AINESs ciclooxigenase-1 (COX-1), 335, 336, 337, 339
Alergia a látex, 250
    controvérsias, 254
    diretrizes, 254-256
    evidências, 250-254
    manejo perioperatório dos pacientes, 254*t*
    opções, 250
    recomendações do autor, 254*q*
    talco de luva, 252
    tratamento de reações de hipersensibilidade, 255*t*
Alfa-2-agonistas, 51
Alfabloqueadores, 44, 52, 53*t*
Algoritmo de dificuldade das vias aéreas, 119*f*
Alta do paciente
    acompanhante, 310
    anestesia regional, 309

502 Índice

áreas de incerteza, 311
bloqueio periférico contínuo, 309
bloqueio periférico de injeção única (*single shot*), 309
critérios comuns, 306t
critérios de alta segura, 306t
cuidados pós-anestésicos, 311
EAPA (escore de alta pós-anestésica), 306, 307
escore fast-track (agilização) de White, 307t
evidências, 305
fatores de risco de retenção urinária pós-operatória, 308t
fatores que dificultam dirigir, 310t
hipertermia maligna, 310
recomendações do autor, 311q
sistema de escore de Aldrete modificado, 306t
SRPA, 305
testes psicomotores comuns, 308t
UCA, 305-306
Alta. *Vide* Alta do paciente
American Society of Anesthesiologists (ASA), 3
Amilasemia, 197
Amilorida, 50t
Amlodipina, 50t
Anafilaxia, 140, 250
Analgesia com opioide
trabalho de parto e parturição, 457t
Analgesia controlada pelo paciente (PCA), 485, 487-488, 489
Analgesia não peridural, 458t
Analgesia peridural, 486-487
analgesia não peridural, comparada, 458t
controvérsias, 459-460
trabalho de parto e parturição, 455, 456, 457t
Analgesia pós-operatória
AINEs, 488-489
analgesia peridural torácica/raquidiana, 424
áreas de incerteza, 489
controlada pelo paciente, 487-488
diretrizes, 490
evidências, 486-489
opções de tratamento, 485-486
peridural, 486-487
recomendações dos autores, 489
Analgesia preemptiva, 493
áreas de incerteza, 497
diretrizes, 497
evidência clínica, 495-497
evidência laboratorial, 494-495
opções, 494
recomendações dos autores, 497q
Analgesia preventiva, 493
Analgésicos preemptivos, 497
Anaritida, 234
Anemia, 156-157
Anestesia cardíaca fast-track (ACFT)
controvérsias, 413
evidências, 411-412

opções, 411
recomendações dos autores, 413q
Anestesia geral (AG)
anestesia regional, comparada, 361
áreas de incerteza, 132136
cesariana, 445, 447, 448
cirurgia de quadril, 364, 365
dados de ensaios, 133t
dispositivos de vias aéreas supralaríngeos, 131
inalatória *versus* TIVA, 130
opções/evidências, 130-132
opioides, 132
óxido nitroso, 131
recomendações do autor, 136q
revascularização infrainguinal, 407, 408
técnicas, 130, 132t
Anestesia inalatória, 142
Anestesia intravenosa total (TIVA), 130, 131, 142, 271
Anestesia local, 359
Anestesia pediátrica, 469-470
Anestesia peridural, 446, 486, 496
Anestesia regional
alta do paciente, 309
cesariana, 445, 447, 448
cirurgia ambulatorial, 360, 361
cirurgia de quadril, 360, 361
Anestésico inalatório, 139t
Anestésicos inalatórios, 125
áreas de incerteza, 127
cardioproteção, 126
diretrizes, 127-128
evidências, 125-127
recomendações do autor, 128q
relevância clínica, 126-127
Aneurisma roto de aorta, 45
Angioplastia coronária com balão (ACB), 79, 82, 83t
Angioplastia coronariana transluminal (PTCA), 68
Anormalidades da hemoglobina, 25t
ANP (peptídeo natriurético tipo-A), 234
Antagonistas da glicoproteína IIb/IIIa, 338-339, 340
Antagonistas da vitamina K, 247
Antagonistas do receptor 5-HT$_3$, 269, 271t
Antagonistas do receptor de dopamina, 271t
Antagonistas do receptor de neuroquinina-1 (NK-1), 270
Antangonistas do receptor NK-1, 270. 271t
Antiarrítmicos, 139t
Antibióticos, 139t, 330
Antibioticoterapia, 330-331
Anticolinérgicos, 60, 271t
Antidepressivos tricíclicos, 139t
Antiepiléticos, 139t
Antifibrinolíticos, 172, 417
Anti-histamínicos, 271t
Antioxidantes, 230t, 233
AOS. *Vide* Apneia obstrutiva do sono (AOS)

AP, 139t, 170, 171f, 172, 173, 417
Apixaban, 248
Apneia, 469
Apneia do sono. *Vide* Apneia obstrutiva do sono (AOS)
Apneia obstrutiva do sono (AOS), 300
    controvérsias, 302
    diretrizes, 302-303
    evidência, 301-302
    fisiopatologia/mecanismo de ação, 301
    opções, 300-301
    recomendações dos autores, 303q
Aprepitante, 271f
Aprotinina (AP)
    interação com BNMs (bloqueadores neuromusculares), 139t
    RM (revascularização do miocárdio), 417
    sangramento pós-operatório, 170, 171f, 172, 174
APRV (ventilação com liberação de pressão nas vias aéreas), 148, 150-151, 152t
Aquecimento ativo, 219-220
Aquecimento condutivo, 219
Aquecimento convectivo, 219
Aquecimento endovascular, 220
Aquecimento passivo, 219
Aquecimento por ar forçado
    aquecimento ativo, 219-220
    aquecimento passivo, 219
    diretrizes, 223-224
    evidências, 220-223
    monitorização da temperatura, 220
    opções, 219-220
    recomendações do autor, 224q
ARB, 53t
Áreas de incerteza
    acidente vascular cerebral perioperatório, 40
    alfa-2 agonistas, 243
    alta, 311
    analgesia pós-operatória, 489
    analgesia preemptiva, 497
    anestesia regional, 362
    anestésicos inalatórios, 127
    asma, 63
    avaliação cardíaca (teste de esforço), 70
    avaliação pré-operatória, 18
    BNMs (bloqueadores neuromusculares), 140
    cateter de artéria pulmonar, 388
    cirurgia de quadril, seleção da anestesia, 366
    consciência intraoperatória, 293-294
    CPPD (cefaleia pós-punçãodural), 374
    DCPO (disfunção cognitiva pós-operatória), 280
    dificuldades de manejo das vias aéreas, 112
    doença coronariana, 76
    exames de rotina, 13
    hemoglobina, 25
    hiperglicemia, 180-181
    hipertensão, 52-53

    indução de emergência, 122
    infarto do miocárdio perioperatório, 393
    intervenção coronariana percutânea, 84
    lesão renal aguda, 235
    líquidos IV, 199
    neuropatia periférica, 216
    NVPO (náusea e vômito pós-operatórios), 272-273
    olho aberto/estômago cheio, 298
    pacientes obesos, 261
    parar de fumar, 58
    parto cesariano, 448
    perda sanguínea, 370
    procedimentos baseados em consultório, 317
    propofol, 324-325
    proteção cerebral, 440
    provas da função pulmonar, 97
    RM, 421
    técnicas intratecais/peridurais, 429
    técnicas ventilatórias, 151-152
    terapia antifibrinolítica, 174
    teste de gravidez, 30
    transfusões de sangue, 160
    UTIs (unidades de tratamento intensivo), 286-287
Artroplastia total do joelho (ATJ), 173, 343, 351
Artroplastia total do quadril (ATQ), 173, 343, 351
ASA (American Society of Anesthesiologists), 3
Asma, 60
    anticolinérgicos, 60
    áreas de incerteza, 63
    compostos simpatomiméticos, 60
    corticosteroides, 61
    diretrizes, 63
    estratificações do risco de complicação pulmonar, 62
    evidências, 61-63
    imunoterapia anti-IgE, 61
    incidência de complicação pulmonar, 61-62
    modificadores do leucotrieno, 60
    recomendações do autor, 64q
    terapias farmacológicas, 60-61
Aspiração, 329, 331
    antibioticoterapia, 330-331
    broncoscopia/lavagem broncoalveolar, 331
    controvérsias, 330-331
    diretrizes, 331
    documentação, 330
    esteroides, 331
    estratégias de indução anestésica, 329-330
    estratégias de manejo, 317-328
    evidências, 328-330
    fatores de risco, 329
    minimizando riscos, 327
    opções terapêuticas, 327-328
    pneumonia, 328-329
    pneumonite, 328-329
    recomendações do autor, 331q
    tratamento, 330
Aspirina, 169

504 Índice

AT (ácido tranexâmico), 170, 171, 172, 173
Atenolol, 50*t*
Aterosclerose do arco aórtico, 33
ATJ (artroplastia total de joelho), 173, 343, 351
ATQ (artroplastia total de quadril), 173, 343, 351
Atracúrio, 139t
Avaliação cardíaca (teste de esforço)
    áreas de incerteza, 70
    controvérsias, 69
    diretrizes, 71
    disritmia, 66
    doença valvular, 67
    insuficiência cardíaca congestiva, 66
    isquemia, 69
    opções/estratégias de avaliação, 65
    síndrome coronariana aguda, 66
Avaliação do risco cardiovascular, 65
Avaliação pré-operatória
    áreas de incerteza, 18
    cancelamentos no mesmo dia, 17
    consultas, 17
    economia de custos, 16*t*
    estrutura clínica pré-operatória, 17
    evidências, 15-18
    exames laboratoriais, 16
    opções, 15
    processo pré-operatório, 17
    recomendações do autor, 18*q*
Azatioprina, 139t

B
Barreira hematoencefálica (BHE), 435
Bateria de testes de avaliação pré-operatória, 12*t*
BCC (bloqueadores do canal de cálcio), 234
BCP (bypass cardiopulmonar), 419, 420
Benzamidas, 271*t*
Benzapril, 70*t*
Benzodiazepinas, 130
Betabloqueadores, 44, 51, 53*t*
BHE (barreira hematoencefálica), 435
BiPAP (*biphasic positive airway pressure* = pressão positiva bifásica nas vias aéreas), 150-151, 152*t*
Bisoprolol, 50*t*
Bloqueadores do canal de cálcio (BCCs)
    BNMs, 139t
    hipertensão, 51, 53*t*
    lesão renal aguda, 230*t*, 234
Bloqueadores do receptor da angiotensina (BRA), 53*t*
Bloqueadores neuromusculares (BNMs), 138
    agentes despolarizantes, 138
    agentes não despolarizantes, 138
    anafilaxia, 140
    áreas de incerteza, 140
    diretrizes, 140-141
    evidência, 138
    interações com estados patológicos signicativos, 140
    interações medicamentosas, 139t

    recomendações do autor, 141q
    recomendações posológicas, 139t
Bloqueio neuraxial, 496
Bloqueio neuraxial central (BNC), 345
Bloqueio periférico com injeção única (*single shot*), 309
BMSs, 79, 82
BNC (bloqueio neuroaxial central), 345
BNMs, 138
BNMs não despolarizantes, 138
BNMs, recomendações posológicas, 139t
Broncoscopia, 331
Bumetanida, 50*t*, 233
Butirofenonas, 271*t*
Bypass cardiopulmonar (CPB), 419, 420

C
Cafeína, 470
Cancelamentos no mesmo dia, 17
Candesartan, 50*t*
CAPs. *Vide* Cateteres de artéria pulmonar (CAPs)
Captopril, 50*t*
Cardioproteção, 126
Cardioversores desfibriladores implantáveis (CDIs), 87. *Vide* Marca-passos/cardioversores desfibriladores implantáveis
CART (cocaína-anfetamina-regulada transcrita), 45
Carvedilol, 50*t*
Cateteres de artéria pulmonar (CAPs)
    áreas de incerteza/controvérsia, 388
    avaliação cardíaca (teste de esforço), 67
    diretrizes, 389
    efeitos de monitorização do CAP, 386*t*
    evidências, 387-388
    monitorização intraoperatória, 387
    monitorização pós-operatória, 387-388
    monitorização pré-operatória, 387
    opções, 38
    recomendações dos autores, 389*q*
    SARA, 205
CCORs (curvas características operacionais do receptor), 102
CDIs. *Vide* Marca-passos/cardioversores/desfibriladores implantáveis
Cefaleia pós-punção dural (CPPD)
    alta do paciente, 305
    áreas de incerteza, 374
    CRP, 453
    diretrizes, 374-375
    evidências, 373-374
    fisiopatologia, 372
    opções, 372-373
    recomendações do autor, 375*q*
Cesariana de emergência, 447-448
Cetamina, 45, 122
    analgesia preemptiva, 495
    cirurgia não obstétrica, 464
CFQ (cirurgia de fratura de quadril), 344

CHCT, 263
CHM (crise de hipertermia maligna), 263, 264, 265, 266
Ciclizina, 270, 271*t*
Ciclofosfamida, 139*t*
Cininogênio de alto peso molecular (HMWK), 344
Cirurgia ambulatorial, 359, 469
Cirurgia de fratura de quadril (CFQ), 343
Cirurgia de quadril, 364, 365
Cirurgia de quadril, comparação da anestesia, 365*t*
Cirurgia de revascularização miocárdica (RM)
    áreas de incerteza, 421
    diretrizes/recomendações do autor, 421
    reduzindo as perdas sanguíneas/transfusão, 415
Cirurgia laparoscópica, 464, 465
Cirurgia não obstétrica, 462, 465
    cirurgia abdominal laparoscópica, 464-465
    diretrizes, 465
    evidência, 462-465
    FCF, 463-465
    recomendações do autor, 465*q*
    toxicidade anestésica ao feto, 463-464
Cirurgia ortopédica, 453
Cisatracúrio, 139*t*
CK (creatino fosfoquinase), 266
CK-MB, 391, 392
Classificação de Mallampati (CM), 104
Classificação modificada de Mallampati, 103*f*, 104
Classificação RIFLE, 227*t*
Clonidina
    alfa-2 agonistas, 240-241, 241*t*
    hipertensão, 50*t*, 51, 53*t*
    pediatria, 471
Clopidrogel, 169, 338
Clorotiazida, 50*t*
CM (Classificação de Mallampati), 104
CNP (peptídeo natriurético do tipo C), 234
Cobertores elétricos de aquecimento, 219
Cocaína-anfetamina-regulada transcrita (CART), 45
Código de desfibrilador genérico NASPE/BPEG, 90*t*
Código de marca-passo genérico NASPE/BPEG, 89*t*
Colchões de água circulante, 219
Combinada raquiperidural (CRP)
    analgesia no trabalho de parto, 452
    cesariana, 452-453
    cirurgia ortopédica, 453
    contraindicações, 451-452
    controvérsias, 453
    diretrizes, 454
    opções/terapias, 451
    recomendações dos autores, 454*q*
Complicações cardiovasculares, 56
Complicações cirúrgicas, 56
Complicações das vias aéreas, 55-56
Complicações pulmonares. *Ver também* Provas da função pulmonar

asma, 61-62
exames pré-operatórios, 95
suspensão do fumo, 55
Concentração de hemoglobina, 24, 156
    anemia, 156-157
    anormalidades, 25*t*
    áreas de incerteza, 25, 160
    dados de ensaios, adultos, 158*t*
    dados de ensaios, crianças, 161*t*
    diretrizes, 160-161
    evidências, 24-25, 156-160
    recomendações dos autores, 26*q*, 161*q*
    terapias, 24, 156
Consciência intraoperatória
    áreas de incerteza, 293-294
    diretrizes, 294
    evidências, 292-293
    opções, 292-292
    recomendações do autor, 294*q*
Consultas, 17
Contraceptivos orais, 139*t*
Controle glicêmico, 177-178
Controvérsias
    abuso de cocaína, 45
    alergia a látex, 254
    anestesia cardíaca fast-track, 413
    apneia obstrutiva do sono, 302
    aspiração, 330-331
    avaliação cardíaca (teste de esforço), 69
    cateter de artéria pulmonar, 388
    CRP, 453
    exames de rotina, 13
    indução de emergência, 122
    infecções respiratórias em crianças, 479
    marca-passo/ICD, 91-92
    orientação por ultrassom, 380
    pacientes pediátricos, 472
    SARA, 206-207
    técnicas intratecais/peridurais, 428-429
    trabalho de parto e expulsão, 459-460
    transfusões de plaquetas/sangue, 165-166
    tromboembolismo venoso, 248
Corticosteroides
    asma
    aspiração, 331
    BNMAs, 139*t*
    NVPO, 271*t*
Corticosteroides inalados (CSIs), 62
Cortisona, 184
COURAGE, 69
CPAP, 203*t*, 259, 260*t*, 302
CPPD. *Vide* Cefaleia pós-punção dural (CPPD)
Creatina fosfoquinase (CK), 266
CRH (hormonio liberador de corticotrofina, 184
Crianças, 475, 477, 478, 480

506 Índice

Crise de hipertermia maligna (CHM), 263, 264, 265, 266
Critérios de alta segura, 306t
CSE. *Vide* Combinada raquiperidural (CRP)
CSIs (corticoesteroides inalados), 62
Cuidados pós-anestésicos, 311
Curvas características operacionais do receptor (CCORs), 102

D
Dabigatran, 247
DAC. *Vide* Doença coronariana (DAC)
Dantrolene, 265
DCPO. *Vide* Disfunção cognitiva pós-operatória (DCPO)
DDAVP (desmopressina), 170, 171, 172, 419
DECREASE, 67
DECREASE-II, 80, 81
DECREASE-V, 69, 75, 80, 81
Delírio, 276
DEM (distancia esternomentoniana), 107
Demência, 276
Desfechos Clínicos Utilizando Revascularização e Avaliação Farmacológica Agressiva (COURAGE), 69
Desflurano, 132t, 133t, 144-145
Desflurano-remifentanil-N$_2$O, 133t
Desmopressina (DDAVP), 170, 171, 172, 419
DESs (*drug-eluting stent*), 79, 83
Dexametasona, 189t, 270, 271t
Dexmedetomidina, 241
Dextran peridural, 374
Dextrometorfano, 495
DHM (distância hiomentoniana), 107
Diabetes melito, (DM), 177
Diabetes melito insulino dependente (DMID), 177
Diabetes melito não insulino dependente (DMNID), 177
Difenidramina, 270
Dificuldade de ventilação sob máscara (DVM), 102, 111
Dificuldade de ventilação sob máscara laríngea (DVML), 102
Dificuldades de manejo das vias aéreas, 101
    algoritmo de via aérea difícil, 119f
    alternativas anestésicas, 115-116
    áreas de incerteza, 112
    classificação de Mallampati (CM), 104
    descrição de termos, 101-102
    dificuldade de ventilação l com máscara (DVM), 111
    diretrizes, 112-113, 118-119
    distância esternomentoniana (DEM), 107
    distância hiomentoniana (DHM), 107
    distância tireomentoniana (DTM), 104-107
    evidências, 103-111, 116-118
    exame físico, 104-111
    movimento do pescoço/abertura da boca, 107
    NINV ("não intubo, não ventilo"), 111
    peso, 107-108
    previsões, 102-103
    recomendações do autor, 112q, 120q
Digoxina, 139t

Dilatação cervical, 455, 456
Diltiazem, 50t
Dimenidrinato, 270, 271t
Dióxido de carbono expirado (ETCO$_2$), 322
DIP (dipiridamol), 170t, 172
Dipiridamol (DIP), 170t, 172
Disfunção cognitiva pós-operatória (DCPO)
    áreas de incerteza, 280
    evidências, 277-280
    fundamentos, 276
    intervenções de redução, 277
    mecanismos potenciais, 276
    recomendações dos autores, 276
    resultados de ensaios, 277, 277t, 278t
    técnicas anestésicas, 279
    técnicas cirúrgicas, 279
Disfunção do nervo fibular, 214
Disfunção do nervo mediano, 213
Dispositivos de via aérea supralaríngea, 131
Dissecção aórtica, 45
Distância esternomentoniana (DEM), 107
Distância hiomentoniana (DHM), 107
Distância tireomentoniana (DTM), 104-107
Diuréticos de alça, 233-235
Diuréticos, 52, 53t, 230t
DM, 177
DMID (diabetes melito insulino dependente), 177
DMNID (diabetes mellitus não insulino dependente), 177
Doação sanguínea autóloga, 122
Doença arterial coronariana (DAC), 65
    áreas de incerteza, 76
    diretrizes, 76-77
    evidências, 74-75
    opções, 73-74
    recomendações do autor, 77q
Doença pulmonar obstrutiva crônica (DPOC), 151
Doença renal crônica (DRC), 227
Doença valvular, 67
Dolasentrona, 271t
Dopamina, 230t, 233
Doxazosina, 50t
DPOC, 151
DRC (doença renal crônica), 227
Drogas hemostáticas, 171f
Droperidol, 271t
Drug-eluting stents (stents liberadores de fármaco) (DESs), 79, 83
DTM, 104-107
Dutch Echocardiographic Cardiac Risk Evaluation Applying Stress Echocardiografy Study Group (Grupo de Estudo Holandês da Aplicação de Ecocardiografia de Esforço na Avaliação do Risco Cardíaco Ecocardiográfico (DECREASE), 67
DVM, 102, 111
DVML, 102

E

EA (estenose aórtica), 66

EACs (endarterectomias carotídeas), 398

EAPA (escore de alta pós-anestésica), 305, 307t

ECG, 20

ECG de 12 derivações

diretrizes ACC/AHA, 22-23

evidências, 20-22

fatores de risco, 21

idade, 21-22

opções, 20

pacientes assintomáticos, 21

recomendações do autor, 23q

ECMO (*extracorporeal membranous oxygenation*), 202, 203t

ECNs (estudos de condução nervosa), 397, 398

ECRs, 16

EEG. *Vide* Eletroencefalografia (EEG)

Eletrocardiografia (EEG)

consciência intraoperatória, 292

MENI (monitorização eletrofisiológica neurológica intraoperatória), 397, 398

técnicas intratecais/peridurais, 434

Eletrocardiograma (ECG) pré-operatório, 13t

Eletromiografia (EMG), 397, 398

Embolia de artéria renal ateromatosa, 227

Embolia pulmonar (EP), 343, 344

Êmbolos, 33

EMG, 397, 398

Enalapril, 50t

Endartectomia da carótida, 38t

Ensaio CARP (profilaxia da revascularização coronariana), 74, 79, 81

Ensaios controlados e randomizados (ECRs), 16

Ensaios farmacológicos/esteroides, 204t

EP (embolismo pulmonar), 343, 344

Eplerenona, 50t

EPO (eritropoietina), 417, 440

Eprosartan, 50t

Eritropoietina, (EPO), 417, 440, 310

Escalas analógicas visuais (EAVs), 142, 413

Escalas de sedação, 319t

Escopolamina, 270, 271t

Escore de alta pós-anestesia (EAPA), 305

Escore *fast-track* (agilização) de White, 307t

Esmolol, 44

Espasmo ou rigidez do músculo masseter (RMM), 265

Especialista em cuidados intensivos, 283-284

Especificidade, 102

Espironolactona, 50t

Estenose aórtica (EA), 67

Esteroides, 330, 331

Estimativas de perda sanguínea, 368t

Estômago cheio. *Vide* Pacientes de olho aberto/estômago cheio

Estratégia de proteção pulmonar, 149

Estrutura clínica pré-operatória, 17

Estudos de acidente vascular cerebral perioperatório, 35t

Estudos de condução nervosa (ECNs), 397, 398

Estudos de fatores de risco de acidente vascular cerebral perioperatório, 36t

Etanolaminas, 270

$ETCO_2$, 322

Etomidato, 122, 189

Evidência direcional, 4

Evidências, 11-13

abuso de cocaína, 46-47

acidente vascular cerebral perioperatório, 34

AINEs COX-1/COX-2, 336-339

alergia a látex, 250-254

alfa-2 agonistas, 240-241

alta, 305

analgesia controlada pelo paciente, 487-488

analgesia peridural, 486-489

analgesia preemptiva, 486-489

anestesia cardíaca fast-track, 411-412

anestesia inalatória, 143-144

anestesia regional, 360-361

anestésicos inalatórios, 125-127

apneia obstrutiva do sono, 301-302

asma, 61-63

aspiração, 328-330

avaliação pré-operatória, 15-18

BNMs, 138

cateter de artéria pulmonar, 387-388

Cesariana, 445-448

cirurgia de quadril, 364-365

cirurgia não obstétrica, 462-465

consciência intraoperatória, 292-293

CRP, 452-453

DCPO, 277-280

dificuldades de manejo das vias aéreas, 103-111, 116-118

doença arterial coronariana, 74-75

ECG de 12 derivações, 20-22

hemoglobina, 24-25

hipertensão, 49-51

hipotermia, 220-223

indução de emergência, 120-122

infarto do miocárdio perioperatório, 392

infecções respiratórias, 475-479

intervenção coronariana percutânea, 80-85

lesão renal aguda, 229-235

lesões em olho aberto, 297-298

líquidos IV, 192-198

marca-passos/CDIs, 87-88

MENI, 399-401

neuropatia periférica, 210-216

níveis de glicose, 178-180

NVPO, 269-271

obesidade, 258-261

orientação por ultrassom, 377-380

pacientes SHM, 264-265

508 Índice

parar de fumar, 55-57
pediatria, 469-472
perda de sangue perioperatória, 367-370
pressão intracraniana, 433-435
procedimentos baseados em consultório, 315
propofol, 318-324
proteção cerebral, 437-439
provas de função pulmonar, 96-97
reposição de glicocorticoide, 185
revascularização infrainguinal, 407-409
RM, 415-421
técnicas anestésicas gerais, 130-132
técnicas raquidianas/peridurais, 433
técnicas ventilatórias, 149-151
teste de gravidez, 29-30
TIVA, 143-144
trabalho de parto e parturição, 455-459
transfusões de plaquetas/plasma, 164-165
transfusões de sangue, 156-160
tromboembolismo venoso, 246-248
TSP, 374
UTIs, 283-285
Evidências para parâmetros práticos, 4*t*
Exames de rotina
áreas de incerteza, 13
bateria de exames para rastreio pré-operatório, 12*t*
centro de avaliação pré-operatória (PEC), 13*t*
controvérsias, 13
evidências, 11-13
recomendações do autor, 13*q*
Exames laboratoriais, 16

F
FA (fibrilação atrial), 33, 66
Fator de von Willebrand (vWF), 193
Fator-1 do crescimento semelhante à insulina (FCI-1), 230*t*
Fatores de risco cardiovascular (CV), 21
Fatores de risco CV, 21
Fatores de risco da cirurgia TEV, 246*t*
Fatores de risco de insuficiência renal, 227*t*
Fatores de risco de retenção urinária pós-operatória, 308*t*
Fatores de risco de trombose, 246*t*
Fatores de risco de trombose do stent coronariano, 80*t*
Fatores do crescimento, 235
Fatores que prejudicam a direção, 310*t*
Felodipina, 50*t*
Fenoldopam, 230*t*, 233
Fenotiazinas, 271*t*
Fenoxibenzamina, 50*t*
Fentanil, 133t, 496
Fibrilação atrial (FA), 33, 66
Fludrocortisona, 189*t*
Fluxo sanguíneo renal (FSR), 227
Fondaparinux, 247
Fosinopril, 50*t*
FRA (falência renal aguda), 226
Frequência cardíaca fetal (FCF), 462, 463
FSC (fluxo sanguíneo cerebral), 434, 435
FSR (fluxo sanguíneo renal), 227

Função do trato gastrointestinal, 196-197
Furosemida, 50*t*, 230*t*, 233
Fusão espinhal, 173
G
Gabapentina, 496
Glicocorticoides
controvérsias, 187-188
duração/gravidade, 187
eixo hipotalâmico-hipofisário-suprarrenal (HHSR), 186-187
etomidato, 189
insuficiência suprarrenal (ISR), 185*t*
meningite/TCE/ lesão medular aguda, 188
pacientes que devem ser tratados, 186
potência dos esteroides, 189*t*
recomendações dos autores, 190*q*
reposição de esteroide perioperatório, 185
resposta ao estresse cirúrgico, 186
SARA, 188
sepse grave/choque séptico, 187-188
Glicocorticoides endógenos, 184
Granisetrona, 271*f*
Gravidez, 462, 465

H
Haloperidol, 271*t*
Halotano, 45
HBPM. *Vide* Heparina de baixo peso molecular (HBPM)
Hematoma espinhal, 346
Hemodiluição normovolêmica aguda (HNA), 170
Heparina de baixo peso molecular (HBPM)
AINEs COX-1/COX-2, 335
CRP, 451, 452
profilaxia de TVP, 345, 347, 348, 350, 351, 352, 353, 354, 355
revascularização infrainguinal, 409
tromboembolismo venoso, 247
Heparina Não fracionada (HNF), 247, 345, 349, 350, 351
Heparinas, 247
HES (hidroxietil amido), 192, 193, 194*t*, 195*t*, 196, 197
HFJV (ventilação por jato de alta frequência), 202, 203*t*
HFOV (ventilação oscilatória de alta frequência), 148, 151, 152*t*, 202
Hidralazina, 50*t*
Hidratação, 229-233
Hidrocortisona, 189*t*
Hidroxietil amido (HES), 192, 193, 194*t*, 195*t*, 196, 197
Hidroxizina, 270
Hioscina, 270
Hiperamilasemia, 197
Hiperglicemia, 228
áreas de incerteza, 180-181
diretrizes, 181
esquemas de controle glicêmico, 177-178
evidências, 178-180
infusão GIK, 178

liberação de insulina IV, 178

opções, 177-178

recomendações dos autores, 181*q*

Hipertensão, 49

agentes anti-hipertensivos orais, 50*t*

alfa-2 agonistas, 51

alfabloqueadores, 52

áreas de incerteza, 52-53

betabloqueadores, 51

bloqueadores do canal de cálcio, 51

classificação da pressão arterial, 50*t*

diretrizes, 53

evidências, 49-52

inibidores do sistema angiotensina, 52

opções, 49

recomendações do autor, 53*q*

Hipertensão do avental branco, 50

Hipertermia maligna (MH), 309

Hipertrofia ventricular esquerda (HVE), 50

Hipoperfusão, 34

Hipopotassemia, 52

Hipotensão, 452

Hipotermia, 219, 222, 223

HMWK (cininogênio de alto peso molecular), 344

HNA (hemodiluição normovolêmica aguda), 170

HNF IV (heparina não fracionada intravenosa), 351

HNF (heparina não fracionada), 247, 345, 349, 351

Homeostase da glicose, 228

Hormônio adrenocorticotrópico (ACTH), 184

Hormônio de liberação de corticotropina (CRH), 184

HVE (hipertrofia ventricular esquerdaa), 50

I

ICCAD (insuficiência cardíaca congestiva aguda descompensada), 234

ICP (intervenção coronária percutânea), 79

ID (intubação traqueal difícil), 101

FCI-1 (fator-1 de crescimento semelhante à insulina), 230*t*

IHA (índice de hipopnéia apnéia), 300

IM, 391, 392*t*

IMC (índice de massa corporal), 258, 259

IMP (infarto do miocárdio perioperatório), 33, 391, 393*t*, 394

Imunoterapia anti-IgE, 61

Indapamida, 50*t*

Indicações de cardioversores desfibriladores implantáveis (CDIs), 88*t*

Indicações de CDI, 88*t*

Indicações de marca-passo, 88*t*

Índice de hipopneia-apneia (IHA), 300

Índice de massa corporal (IMC), 258, 259

Índice de Risco de Via Aérea Simplificado (IRVAS), 107

Índice do risco cardíaco, 66*t*

Indução de emergência

áreas de incerteza, 122

controvérsias, 122

diretrizes, 122-123

evidências, 120-122

intubação traqueal de emergência, 124*f*

opções/terapias, 120

recomendações do autor, 123q

Infarto do miocárdio (IM), 391, 392*t*

Infarto do miocárdio perioperatório (IMP), 33, 391

áreas de incerteza, 393

definição universal, 392*t*

diretrizes, 395

evidências, 392

marcadores bioquímicos, 394*t*

opções/terapias, 392

recomendações do autor, 393*q*

Infecções do trato respiratório inferior (IRIs), 475, 480

Infecções do trato respiratório superior (IRSs), 475, 477, 478, 479, 480

Infecções do trato respiratório superior, riscos da anestesia geral, 476*t*

Infecções respiratórias, 475-479

Infusão de glicose-insulina-potássio (GIK), 178

Infusão glicose-insulina-potássio (GIK), 178

Inibidores da calcineurina, 228

Inibidores da ECA, 52, 53*t*, 228, 230*t*

Inibidores da enzima conversora da angiotensina (IECA), 52, 53*t*, 228, 230*t*

Inibidores do sistema da angiotensina, 52

iNO, 202, 203*t*

Insuficiência adrenal (IA), 184, 185*t*

Insuficiência adrenal aguda, 185-186

Insuficiência cardíaca congestiva agudamente descompensada (ICCAD), 234

Insuficiência cardíaca congestiva, 66

Insuficiência renal aguda (IRA), 226

Interação paciente-ventilador, 150

Interações medicamentosas , 45

Intervenção coronariana percutânea (ICP), 79

angioplastia com balão, 82

angioplastia coronariana com balão (CBA), 83*t*

áreas de incerteza, 85

diretrizes/recomendações dos autores, 85

educação/colaboração, 84

evidências, 80-85

fatores de risco de trombose do stent coronariano, 80*t*

recomendações de classe II, 82*t*

stents coronarianos metálicos não recobertos, 82

stents liberadores de fármaco, 83

terapia antiplaquetária perioperatória, 83-84

trombose perioperatória do stent, 84

Intubação acordada por fibra ótica, 122

Intubação em sequência rápida, 122

Intubação endotraqueal, 478

Intubação falha, 101

Intubação traqueal difícil (ID), 101

Irbesartan, 50*t*

IRIs, 475, 480

IRSs, 475, 477, 478, 479, 480

IRSs, riscos da anestesia geral, 476*t*

IRVAS (Índice de Risco de Via Aérea Simplificado), 107

Isoflurano remifentanil-N$_2$O, 133t

510 Índice

Isoflurano, 132t, 133t, 143, 144
Isquemia cerebral, 437
Isquemia do miocárdio perioperatória, 424
Isquemia do miocárdio pós-operatória, 424
Isquemia miocárdica, 424
Isquemia, 69
ISR (insuficiência suprarrenal), 184, 185t

L
Labetalol, 44, 50t
Lactentes
    controvérsias, 472
    diretrizes, 472
    evidências, 469-472
    fisiopatologia, 469
    nascidos a termo, 470
    prematutos, 470-471
    recomendações do autor, 472q
    risco de apneia, 470-471
Lactentes a termo, 470
Lactentes prematuros 471t
Lactentes prematuros, 470-471, 472
Laringoscopia dificil (LD), 101
Látex de borracha natural (NRL), 250, 251, 253
Lavagem broncoalveolar, 331
Lavagem, 331
LCR (líquido cefalorraquidiano), 371, 433
LD 101
Lembrança. *Vide* Consciência intraoperatória
Lesão a nervos periféricos, 210
    áreas de incerteza, 216
    dano ao nervo torácico longo, 213
    disfunção do nervo fibular, 214
    disfunção do nervo mediano, 213
    evidências, 210-216
    lesão do nervo radial, 213
    lesão do plexo braquial, 212-213
    neuropatia do obturador, 214
    neuropatia femoral, 214
    neuropatia isquiática, 214
    neuropatia ulnar, 210-212, 212t
    posição de decúbito lateral, 213
    posição de decúbito ventral, 212-213
    posição do braço, 212
    recomendações dos autores, 216q
    suportes de ombro, 212
    terapias, 210
Lesão cerebral, 437
Lesão de nervos periféricos, 361
Lesão do nervo radial, 213
Lesão do nervo torácico longo, 213
Lesão do plexo braquial, 212-213
Lesão laringotraqueal, 124f
Lesão renal
    agentes dopaminérgicos, 233

    áreas de incerteza, 236
    classificação RIFLE, 227t
    diuréticos da alça, 233-235
    estratégias protetoras, cirurgia de alto risco, 230t
    evidências, 229-235
    fatores de risco, 227t
    hidratação, 229-233
    lesão renal aguda, 226-235
    opções/terapias, 229
    peptídios natriuréticos, 234-235
    recomendações dos autores, 235t
Lesão renal aguda (LRA), 226, 227
Lesões do olho aberto, 296
Liberação de insulina intravenosa, 178
Lidocaína, 308t, 309, 440
Líquido cefalorraquidiano (LCR), 372, 433
Líquido IV. *Vide* Líquido intravenoso (IV)
Líquidos de hidratação, 230t
Líquidos intravenosos (IV), 199
    áreas de incerteza, 199
    dados de ensaios, 194t
    débito urinário/função renal, 178
    estudos de referência, pacientes de UTI, 198
    evidências, 192-198
    função do trato gastrointestinal, 196-197
    opções, 192
    perfusão esplênica, 196-197
    recomendações dos autores, 199q
Lítio, 139t
Losartan, 50t
LRA (lesão renal aguda), 226, 227
Luvas de borracha, 251
Luvas medicinais de látex, 251

M
Magnésio, 139t
Manejo térmico, 219
Manitol, 230t, 233, 435
Marca-passos/desfibriladores cardioversores implantáveis, 87
    código de desfibrilador genérico NASPE/BEPG, 90t
    código de marca-passo genérico NASPE/BEPG, 89t
    controvérsias, 91-92
    evidências, 87-88
    mecânica, 88-91
    recomendações do autor, 92q
Máscara laríngea (ML), 131, 478
Meclizina, 270
Medicação anti-hipertensiva, 49
Medicações antiplaquetárias, 338
Medicina de emergência, 322-323
Meios de radiocontraste, 229
MENI. *Vide* Monitorização eletrofisiológica neurológica intra-operatória (MENI)
Metanálise, 5
Metazina, 271t

Índice **511**

Metildopa, 50*t*
Metilprednisolona, 189*t*
Metilxantinas, 470-471
Metoclopramida, 139t, 271*t*
Metolazona, 50*t*
Metoprolol, 50*t*
MH (hipertermia maligna), 309
Minoxidil, 50*t*
Mivazerol, 241
ML, 131, 478
Modificadores do leucotrieno, 60
Mola de choque, 88*f*
Monitor do índice biespectral (BIS), 292, 293, 294, 323
Monitorização da temperatura, 220
Monitorização eletrofisiológica neurológica intraoperatória (MENI)
    controvérsias/áreas de incerteza, 401
    diretrizes, 401-403
    evidência, 399-401
    recomendações dos autores, 401*q*
    terapias, 397-398
Monitorização de CAP, 386*t*
Monitorização de PEV, 400
Monitorização de rSO$_2$ (saturação do oxigênio cortical regional bifrontal), 440
Monitorização do índice biespectral (BIS), 130, 131, 322
Montelucaste, 60
Morfina, 425, 426
Morfina intratecal, 425, 426
Movimento do pescoço, 107
MPs (marca-passos), 87

N
N$_2$O, 131, 434
NAC (*N*-acetilcisteína), 230*t*, 233
N-acetilcisteína (NAC), 230*t*, 233
Nadolol, 50*t*
Não intubo, não ventilo (NINV), 111
Nascimento, 455
Náuseas e vômitos pós-alta (NVPA), 311
Náuseas e vômitos pós-operatórios (NVPO), 269, 271, 272
    anestesia geral, 130, 131, 132
    áreas de incerteza, 272-273
    evidências, 269-272
    fatores de risco, 270*t*, 273*f*
    recomendações dos autores, 273*q*
    terapias, 269
Necrose tubular aguda (NTA), 227
Nefrotoxinas, 228
Nesiritida, 234
Neuropatia da extremidade inferior, 214
Neuropatia do obturador, 214
Neuropatia femoral, 214
Neuropatia isquiática, 214
Neuropatia ulnar, 210-212, 211*t*

Neuropatias da extremidade inferior, 213
Nicardipina, 50*t*
Nifedipina, 50*t*
NINV, 111
NIPPV (ventilação com pressão positiva não invasiva), 202
Nisoldipina, 50*t*
NIV (ventilação não invasiva), 151
NMDA, 493-495, 494*f*, 497
N-metil-D-aspartato (NMDA), 493-495, 494*f*, 497
Normotermia, 219, 222, 223
NRL (*natural rubber látex*), 250, 251, 253
NTA (necrose tubular aguda), 227
NVPO. *Vide* Náuseas e vômitos pós-operatórios (NVPO)

O
Obesidade, 258
Odontologia, 323-324
Omalizumab, 61
Ondansetrona, 271*t*
Opióides, 132
Orientação por ultrassom
    bloqueios de nervo periférico guiados por estimulação nervosa, comparados a, 379*t*
    controvérsias, 377-380
    evidências, 377-380
    injeção intraneural, 379-380
    qualidade e sucesso do bloqueio, 378-379
    recomendações do autor, 380*q*
    técnica, 377
    tempo de início do bloqueio, 378
    tentativas, tempo e conforto do procedimento, 378
    volume do anestésico local, 378
Óxido nítrico inalado (iNO), 202, 203*t*
Óxido nitroso (N$_2$O), 131, 434
Oxigenação por membrana extracorpórea (ECMO), 202, 203*t*
Oxitocina, 139t

P
Pacientes de olho aberto/estômago cheio
    áreas de incerteza, 298
    evidências/controvérsias, 297-298
    opções/terapias, 296-297
    recomendações do autor, 298*q*
    succinilcolina, 297-298
Pacientes obesos
    áreas de incerteza, 261
    diretrizes, 261
    evidência, 258-261
    fisiopatologia pulmonar, 259
    manejo das vias aéreas, dados de ensaios, 259*t*
    mecânica pulmonar/oxigenação, dados de ensaios, 260*t*
    posicionamento do paciente/manejo da via aérea, 258
    recomendações do autor, 261*q*
Pacientes pediátricos, 475, 477, 478, 480
Pacientes suscetíveis a hipertermia maligna (SHM), 263

512 Índice

alta do paciente, 309
anestesia segura, 264*t*
áreas de incerteza, 265-266
evidências, 264-265
gravidez, 266
MMR, 266
opções de tratamento, 264
recomendações do autor, 267*q*
PAD (pressão arterial diastólica), 439
Padrão de frequência cardíaca fetal não tranquilizadora, 448
Padrões de Monitorização Anestésica Básica da ASA, 3
PAM, 433, 434, 435
PAM (pressão arterial média), 439
PAMCs (potenciais de ação motores compostos), 398
Pancurônio, 139t
Parâmetros baseados em evidência
avaliando/resumindo opiniões de consenso, 5
produto final, 6
pesquisa da literatura, 4
metanálise, 5
contexto organizacional, 3-4
avaliando/resumindo a literatura, 4-5
fontes de evidências, 4-5
determinação de diretriz/consultiva, 5-6
Parto cesariano
áreas de incerteza, 448
CRP (combinada raquiperidural), 452
diretrizes, 448-449
eletiva, 445-447, 446*t*
emergencial, 447-448
evidências, 445-448
opções/terapias, 445
raquidiana *versus* peridural, 446
recomendação do autor, 448*q*
técnicas anestésicas, 446*t*
PAV (*proportional assist ventilation* = ventilação assistida proporcional), 148, 150, 152*t*
PCA (*patient-controlled analgesia* = analgesia controlada pelo paciente), 485, 487-488, 489
PCR, 392
PEATCs (potenciais evocados auditivos do tronco cerebral), 397, 398, 400
PEEP. *Vide* Pressão expiratória final positiva (PEEP)
PEMTcs (potenciais evocados motores elétricos transcorticais), 397, 398, 400-401, 402*t*
Penbutolol, 50*t*
Peptídio natriurético atrial, 234
Peptídio natriurético cerebral, 234
Peptídio natriurético tipo A (ANP), 234
Peptídio natriurético tipo B (BNP), 234
Peptídio natriurético tipo C (CNP), 234
Peptídios natriuréticos, 230*t*
Perda sanguínea, 369
farmacologia, 169

RM, 415
técnicas anestésicas regionais, 367
Perda sanguínea intraoperatória, 367, 370
Perda sanguínea perioperatória
áreas de incerteza, 370
estimativas, 368*t*
evidências, 367-370
opções/terapias, 367
recomendações dos autores, 370
Perda sanguínea pós-operatória, 169, 171-174, 370
áreas de incerteza, 174
diretrizes, 174
drogas hemostásicas/efeitos colaterais, 171-172
evidências, 173
terapia antifibrinolítica, doses em adultos, 170*t*
terapias medicamentosas, 171-174
Perfusão esplênica, 196
PESSs, 397, 398, 399-400, 401, 402*t*
PEVs (potenciais evocados visuais), 397, 398
Pexelizumab, 440
PFT, 411
PIC. *Vide* Pressão intracraniana (PIC)
Pindolol, 50*t*
PIO, 296
Piperazinas, 270
Plavix, 338
Pneumonia, 328
Pneumonia por aspiração, 328-329
Pneumonite, 328
Pneumonite por aspiração, 328-329
Polissonograma (PSG), 300
Potência dos esteroides 189*t*
Potenciais de ação motor composto (CMAPs), 398
Potenciais evocados auditivos do tronco cerebral (PEATCs), 397, 398, 400
Potenciais evocados motores elétricos transcorticais (PEMTcs), 397, 398, 400-401, 402*t*
Potenciais evocados somatossensoriais (PESSs), 397, 398, 399-400, 401, 402*t*
Potenciais visuais evocados (PEVs), 397, 398
PPC (pressão de perfusão cerebral), 433, 435
Prazosin, 50*t*
Prednisona, 189*t*
Pressão arterial, 50*t*
Pressão arterial diastólica (PAD), 439
Pressão arterial média (MAP), 433, 434
Pressão arterial média (PAM), 439
Pressão de perfusão cerebral (PPC), 433, 435
Pressão expiratória final positiva (PEEP)
pacientes obesos, 259, 260*t*, 261
RM, 419
técnicas raquidianas/peridurais, 434
técnicas ventilatórias, 148, 151
Pressão intracraniana (PIC), 433, 434
alvos de PIC/PPC, 433

anestésicos, 433-434
evidências, 433-435
hiperventilação, 434
posição do paciente, 435
recomendações dos autores, 435q
terapia hiperosmolar, 435
ventilação mecânica, 435
Pressão intraocular (PIO), 296
Pressão positiva contínua nas vias aéreas (CPAP)
   apneia obstrutiva do sono, 302
   pacientes obesos, 259, 260t
   SARA (síndrome da angustia respiratória aguda), 203t
Pressão venosa central (PVC), 385, 387
Problemas cognitivos, 276
Procedimentos baseados em consultório, 314
   áreas de incerteza, 317
   considerações físicas, 314
   diretrizes, 315-316
   evidências, 315
   fatores de risco de TVP, 315t
   lista de verificação de segurança para provedores de anestesia baseada em consultórios, 316t
   qualificações do médico, 314
   recomendações dos autores, 317q
   segurança, 314-315
   seleção do paciente/procedimentos, 315
Processo baseado em evidência, 7t
Proclorperazina, 271t
Profilaxia farmacológica, 247-248
Profilaxia mecânica, 246-247
Propanolol, 50t
Propofol, 142, 318
   áreas de incerteza, 324-325
   cirurgia não obstétrica, 464
   dados de ensaios, 320t
   desflurano, comparado a, 144
   diretrizes, 325
   ECRs (ensaios controlados randomizados), 133t
   escalas de sedação, 319t
   evidências, 318-324
   gastroenterologia, 319-322
   isoflurano, comparado a, 143
   medicina de emergência, 322-323
   metanálise sobre técnicas anestésicas gerais, 132t
   odontologia, 323-324
   opções, 318
   radiologia/USPs, 323
   recomendações dos autores, 325q
   sevoflurano, comparado a, 130
Prostaglandinas, 230t, 235
Proteção cerebral
   anestésicos, 439-440
   áreas de incerteza, 440
   diretrizes, 441
   evidências, 437, 440

   farmacologia, 440
   fisiologia, 437-439
   monitorização, 440
   opções, 437
   pré-condicionamento, 440
   recomendações dos autores, 441q
Proteína C-reativa (PCR), 392
Protocolo fast-track (PFT), 411
Provas da função pulmonar
   áreas de incerteza, 97
   diretrizes, 97
   evidências, 96-97
   opções terapêuticas, 96
   recomendações dos autores, 97q
PSG (polisonograma), 300
PSV (*pressure support ventilation* = ventilação com suporte pressórico), 148, 149, 150, 152t
PTCA (*percutaneous translumiinaal coronary angioplasty*), 68
PVC (pressão venosa central), 385, 387

Q
Quinapril, 50t

R
Ramipril, 50t
Raquianestesia, 496
   alta do paciente, 309
   cesariana, 446
Razão de verossimilhanca (RV), 102
Reações hepáticas, 173
Recomendações do autor,
   abuso de cocaína, 47q
   acidente vascular cerebral perioperatório, 41q
   AINEs COX-1/COX-2, 341q
   alergia a látex, 254q
   alfa-2 agonistas, 243q
   alta, 311q
   analgesia pós-operatória, 490q
   analgesia preemptiva, 497q
   anestesia pediátrica, 472q
   anestesia regional, 363q
   anestésicos inalatórios, 128q
   apneia obstrutiva do sono, 303q
   asma, 64q
   aspiração, 331q
   avaliação pré-operatória, 18q
   BNMs, 142b
   cateter de artéria pulmonar, 389q
   cesariana de emergência, 449q
   cesariana eletiva, 448-449q
   cirurgia de quadril, seleção da anestesia, 366q
   cirurgia não obstétrica, 465q
   consciência intraoperatória, 294q
   CPPD, 375q
   CRP (combinada raquiperidural), 454q

514 Índice

DCPO (disfunção cognitiva pós-operatória), 280*q*
dificuldades de manejo de vias aéreas, 112*q*, 120*q*
doença arterial coronariana, 77*q*
ECG de 12 derivações, 23*q*
escolha anestésica, 146q
exames de rotina, 153q
fast-track (agilização) em anestesia cardíaca, 413*q*
hemoglobina, 26*q*
hiperglicemia, 181*q*
hipertensão, 53*q*
hipotermia, 224*q*
indução de emergência, 123q
infarto do miocárdio perioperatório, 393*q*
infecções respiratórias em crianças, 480*q*
intervenção coronariana percutânea, 81*t*
lesão renal aguda, 236*q*
líquidos IV, 199*q*
marca-passos/CDIs, 92*q*
MENI (monitorização eletrofisiológica neurológica intrao-
      peratória), 401*q*
neuropatia periférica, 216*q*
NVPO (náusea e vomito pós-operatórios), 273*q*
olho aberto/estômago cheio, 298*q*
orientação por ultrassom, 380
pacientes SHM (malignant hyperthermia susceptibility),
      267*q*
pacientes obesos, 261*q*
perda sanguínea, 371*q*
pressão intracraniana, 435*q*
procedimentos baseados em consultório, 317*q*
profilaxia de TVP (trombose venosa profunda), 355*q*
propofol, 325*q*
proteção cerebral, 441*q*
provas da função pulmonar, 97*q*
reposição de glicocorticoide, 190q
RM, 421
SARA, 206*q*
suspensão do fumo, 58*q*
técnicas anestésicas gerais, 136q
técnicas raquidianas/peridurais, 429*q*
técnicas ventilatórias, 153q
teste de gravidez, 31*q*
trabalho de parto e parturição, 460*q*
tranfusões de plaquetas/plasma, 166*q*
transfusões de sangue, 161*q*
tromboembolia venosa, 249*q*
UTIs, 287*q*
Recuperação intermediária, 305
Recuperação precoce, 305
Recuperação tardia, 305
Relaxantes musculares. *Vide* Agentes bloqueadores neuromusculares (ABNMs)
Remacemida, 440
Reserpina, 50*t*
Resumo das evidências, 6

Resumo do protocolo de ventilação mecânica da rede clínica
na SARA, 207*t*
Revascularização infrainguinal
      áreas de incerteza, 409
      benefícios, 407-408
      diretrizes, 409
      evidências, 407-409
      opções terapêuticas, 407
      recomendações dos autores, 409*q*
      riscos, 409
RIFLE, 226
Risco de apneia, 470-471
Rivaroxaban, 248
RM. *Vide* Cirurgia de revascularização miocárdica (RM)
RM convencional, 36*t*, 40
RM sem circulação extracorpórea, 36*t*, 40
RMM (rigidez ou espasmo do músculo masseter), 265
Rocurônio, 139t, 140
RV (razão de verossimilhança), 102

S
Sala de recuperação pós-anestésica (SRPA)
      alta do paciente, 305, 306
      anestesia regional, 360
      pediatria, 477
      técnicas anestésicas gerais, 130, 132
SARA. *Vide* Síndrome da Angústia Respiratória Aguda
      (SARA)
SCA (síndrome coronariana aguda), 66
SCLM (Sistema Cormack-Lehane Modificado), 102*f*, 103
Sensibilidade, 102
Sevoflurano, 130, 132t, 133t, 142, 143-144
SHM. *Vide* Pacientes suscetíveis a hipertermia maligna (SHM)
Simpatectomia cardíaca, 426
Simpatectomia cardíaca perioperatória, 426
Simpson, James, 455
SIMV (*synchronized intermittent mandatory ventilation*), 148, 149,
      150, 152*t*
Síndrome coronariana aguda (SCA), 66
Síndrome da angústia respiratória aguda (SARA)
      áreas de controvérsia, 206-207
      cuidados de suporte/preventivos, 206
      ensaios de ventilador/ECMO/iNO, 203*t*
      ensaios farmacológicos/esteroides, 204*t*
      estratégias respiratórias, 202-204
      manipulação hemodinâmica, 205
      opções, 201-206
      recomendações dos autores, 206*q*
      reposição de glicocorticoide, 188
      resumo do protocolo de ventilação mecânica, 207*t*
      ventilação, 201-202
Sintomas neurológicos transitórios (SNT), 359, 362
Sistema de Aldrete modificado, 306*t*
Sistema de classificação da alta pós-anestesia (EAPA), 307*t*
Sistema de Cormack-Lehane Modificado (SCLM, 102*f*, 103

Sistema de Graduação Original de Cormack-Lehane, 102*f*, 103
Sistema mantido pelo paciente (SMP), 324
SMP (sistema mantido pelo paciente), 324
SNT (sintomas neurológicos transitórios), 359, 362
Sofrimento fetal, 448
Solução salina hipertônica, 435
SPT, 251
SRPA. *Vide* Sala de recuperação pós-anestésica (SRPA)
Stents metálicos não recobertos (BMSs), 79, 82
Succinilcolina
    abuso de cocaína, 45
    BNMs, 138, 139t
    indução de emergência, 121
    olho aberto/estômago cheio, 296, 297-298
Sugammadex, 140
Suporte ventilatório parcial, 149-150
Suspensão do fumo, 55
    áreas de incerteza, 58
    complicações cardiovasculares, 56
    complicações cirúrgicas, 56
    complicações das vias aéreas, 55-56
    complicações perioperatórias, 56-57
    complicações pulmonares, 55
    diretrizes, 58
    estudos randomizados, 57
    evidências, 55-57
    recomendações do autor, 58*q*

T

Talco de luva, 252
Tampão sanguíneo peridural (TSP), 374
Taxa metabólica cerebral (TMC), 437
Taxa metabólica cerebral de oxigênio (TMCO$_2$), 433, 434
TCA (tempo de coagulaçãp ativada), 419
Técnicas anestésicas na cesariana de emergência, 447t
Técnicas de analgesia peridural torácica/intratecal
    áreas de incerteza, 429
    controvérsias, 428-429
    evidências, 425-428
    opções/terapias, 424-425
    recomendações do autor, 429*q*
    técnicas peridurais, 426-428
    técnicas raquidianas, 425-426
Técnicas neuraxiais centrais, 427
Técnicas peridurais torácicas. *Vide* Técnicas de analgesia peridural torácica/intratecal
Técnicas peridurais. *Vide* Técnicas de analgesia peridural torácica/intratecal
Técnicas ventilatórias, 148
    APRV/PEEP, 148
    áreas de incerteza, 151-152
    evidências, 149-151
    recomendações do autor, 153q
    ventilação assistida controlada , 148

ventilação assistida proporcional, 148
ventilação com suporte pressórico, 148
ventilação mandatória intermitente sincronizada, 148
ventilação oscilatória de alta frequência, 148-149
Teinopiridina, 340
Tempo da protrombina (TP), 164
Tempo da tromboplastina parcial ativada (PTTa), 164, 345, 347, 351
Tempo de Coagulação Ativada (TCA), 419
Terapia de ressincronização (antibradicardia), 88t
Terapia renal substitutiva (TRS), 226
Terazosina, 50t
Terbutalina, 139t
Teste da Mordida do Lábio Superior (TMLS), 103
Teste de contratura com halotanocafeína *in vivo* (CHCT), 263,
Teste de esforço. *Vide* Avaliação cardíaca (teste de esforço)
Teste de gravidez, 28, 29t
    áreas de incerteza, 30
    custos, 30
    diretrizes, 30-31
    evidências, 29-30
    opções, 28
    quanto testar, 30
    recomendações dos autores, 31q
    seleção do teste, 30
    sensibilidade, 30
Teste de reação cutânea (SPT, *skin prick testing*), 251
Testes psicomotores, 308t
TEV (tromboembolismo venoso), 245, 343
Ticlid, 338
Ticlopidina, 338
Tienopiridinas, 338
Timulol, 50t
Tirofiban, 339
TIVA (anestesia intravenosa totall), 130, 131, 142, 271
TMC (taxa metabólica cerebral), 437
TMCO$_2$ (taxa metabólica cerebral de oxigênio), 433, 434
TMLS (teste da mordida do lábio superior), 103
Torsemida, 233
TP (tempo de protrombina), 164
Trabalho de parto e parto, 455
    analgesia peridural *versus* não peridural, 458t
    analgesia peridural *versus* opioide, 457t
    controvérsias, 459-460
    dificuldades metodológicas gerais, 459-460
    diretrizes, 460
    estilo de prática obstétrica, 459
    evidências, 455-459
    inicio da peridural precoce *versus* tardia, 456t
    opções, 455
    recomendações do autor, 455
    risco da cesariana, 457
    risco de parto vaginal instrumental, 456
    taxa de dilatação cervical/tempo de inicio, 455-456

516 Índice

Trandolapril, 50*t*

Transfusão, 420-421

Transfusão de hemácias, 156

Transfusão de plaquetas, 165*t*

Transfusões de plaquetas/plasma, 163
  controvérsias, 165-166
  diretrizes, 166
  evidências, 164-165, 165*t*
  fisiopatologia/mecanismo de ação, 163-164
  recomendações do autor, 166*t*

Transfusões de plasma. *Vide* Transfusões de plaquetas/plasma

Transfusões de sangue, 156

Transplante hepático ortotópico, 173

Triamterene, 50*t*

Trombocitopenia e trombose induzidas por heparina (TTIH), 347

Tromboembolismo venoso (TEV), 245, 343

Tromboprofilaxia, 343-344

Trombose venosa profunda (TVP), 245, 348, 352, 354, 355
  anestesia neuraxial, 345-346
  controvérsias, 248
  diretrizes, 248-249
  evidências, 246-248
  fatores de risco da cirurgia TEV, 246*t*
  fatores de risco relacionados ao paciente, 246*t*
  fisiopatologia/risco, 245
  HBPM (heparina de baixo peso molecular) 347-350, 352, 354
  opções, 245
  procedimentos baseados em consultório, fatores de risco, 315*t*
  processos hemostáticos, 344-346
  profilaxia, 343
  profilaxia farmacológica, 247-248
  recomendações do autor, 249*q*, 355*q*

TRS (terapia renal substitutiva), 226

TSP (tampão sanguíneo peridural), 374

TSP profilático, 374

TTIH, 347

TTPa (tempo de tromboplastina parcial ativada), 164, 345, 347, 351

Tubo endotraqueal, 478

TVP. *Vide* Trombose venosa profunda (TVP)

U

UCA (unidade cirúrgica ambulatorial), 305

Ularitide, 234

Unidade cirúrgica ambulatorial (UCA), 305

Unidade de sedação pediátrica (USP), 323

Unidades de cuidado coronariano (UCCs), 282

Unidades de tratamento intensivo (UTIs), 282
  áreas de incerteza, 286-287
  especialista em cuidados intensivos, 283-284
  estudos publicados, 286*t*
  organização de cuidados intensivos, 284-285
  recomendações dos autores, 287*q*

UPFP, 301

Urodilatina, 234

USP (unidade de sedação pediátrica), 323

UTCs (unidades de terapia coronariana), 282

UTICs (UTIs cirúrgicas), 282

UTIMs, 282

UTIs. *Vide* Unidades de tratamento intensivo (UTIs)

UTIs cirúrgica e de trauma (UTICs), 282

UTIs clínicas (UTIMs), 282

Uvulopalatofaringoplastia (UPFP), 301

V

Valor preditivo positivo (VPP), 102

Valsartan, 50*t*

VASs, 142, 413

VCB (volume sanguíneo cerebral), 433, 434

VCV (ventilação ciclada por volume), 202

Vecurônio, 139*t*

Ventilação assistida proporcional (PAV), 148, 150, 152*t*

Ventilação ciclada por volume (VCV), 202

Ventilação com liberação de pressão de vias aéreas (APRV), 148, 150-151, 152*t*

Ventilação com pressão positiva não invasiva (NIPPV), 202

Ventilação controlada assistida (ACV), 148, 150, 152*t*

Ventilação de suporte de pressão (PSV), 148, 149, 150, 152*t*

Ventilação mandatória intermitente sincronizada (SIMV), 148, 149, 150, 152*t*

Ventilação mecânica, 435

Ventilação não invasiva (NIV), 151

Ventilação oscilatória de alta frequência (HFOV), 148, 151, 152*t*, 202

Ventilação por jato de alta frequência (HFJV), 202, 203*t*

Verapamil, 50*t*

Vestimentas de água circulante, 219

Visão difícil, 103

Visão fácil, 103

Visão restrita, 103

Volume sanguíneo cerebral (VSC), 433, 434

VPP (valor preditivo positivo), 102

vWF, 193

Z

Zafirlucaste, 60

Zileuton, 60

Cartão Resposta

050120048-7/2003-DR/RJ
Elsevier Editora Ltda

...CORREIOS...

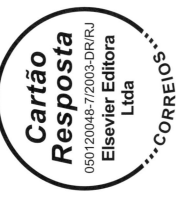

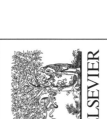

SAC | 0800 026 53 40
ELSEVIER | sac@elsevier.com.br

CARTÃO RESPOSTA
Não é necessário selar

O SELO SERÁ PAGO POR
Elsevier Editora Ltda

20299-999 - Rio de Janeiro - RJ

Acreditamos que sua resposta nos ajuda a aperfeiçoar continuamente nosso trabalho para atendê-lo(la) melhor e aos outros leitores. Por favor, preencha o formulário abaixo e envie pelos correios. Agradecemos sua colaboração.

Seu Nome: _____

Sexo: ☐ Feminino ☐ Masculino   CPF: _____

Endereço: _____

E-mail: _____

Curso ou Profissão: _____

Ano/Período em que estuda: _____

Livro adquirido e autor: _____

Como ficou conhecendo este livro?

☐ Mala direta   ☐ E-mail da Elsevier
☐ Recomendação de amigo   ☐ Anúncio (onde?) _____
☐ Recomendação de seu professor?
☐ Site (qual?) _____   ☐ Resenha jornal ou revista
☐ Evento (qual?) _____   ☐ Outro (qual?) _____

Onde costuma comprar livros?

☐ Internet (qual site?) _____
☐ Livrarias ☐ Feiras e eventos ☐ Mala direta

☐ Quero receber informações e ofertas especiais sobre livros da Elsevier e Parceiros

Qual(is) o(s) conteúdo(s) de seu interesse?

Jurídico - ☐ Livros Profissionais ☐ Livros Universitários ☐ OAB ☐ Teoria Geral e Filosofia do Direito

Educação & Referência -
☐ Comportamento ☐ Desenvolvimento Sustentável ☐ Dicionários e Enciclopédias ☐ Divulgação Científica ☐ Educação Familiar
☐ Finanças Pessoais ☐ Idiomas ☐ Interesse Geral ☐ Motivação ☐ Qualidade de Vida ☐ Sociedade e Política

Negócios -
☐ Administração/Gestão Empresarial ☐ Biografias ☐ Carreira e Liderança Empresariais ☐ E-Business
☐ Estratégia ☐ Light Business ☐ Marketing/Vendas ☐ RH/Gestão de Pessoas ☐ Tecnologia

Concursos -
☐ Administração Pública e Orçamento ☐ Ciências ☐ Contabilidade ☐ Dicas e Técnicas de Estudo
☐ Informática ☐ Jurídico Exatas ☐ Língua Estrangeira ☐ Língua Portuguesa ☐ Outros

Universitário -
☐ Administração ☐ Ciências Políticas ☐ Computação ☐ Comunicação ☐ Economia ☐ Engenharia
☐ Estatística ☐ Finanças ☐ Física ☐ História ☐ Psicologia ☐ Relações Internacionais ☐ Turismo

Áreas da Saúde -
☐ Anestesia ☐ Bioética ☐ Cardiologia ☐ Ciências Básicas ☐ Cirurgia ☐ Cirurgia Plástica ☐ Cirurgia Vascular e Endovascular
☐ Dermatologia ☐ Ecocardiologia ☐ Eletrocardiologia ☐ Emergência ☐ Enfermagem ☐ Fisioterapia ☐ Genética Médica
☐ Ginecologia e Obstetrícia ☐ Imunologia Clínica ☐ Medicina Baseada em Evidências ☐ Neurologia ☐ Odontologia ☐ Oftalmologia
☐ Ortopedia ☐ Pediatria ☐ Radiologia ☐ Terapia Intensiva ☐ Urologia ☐ Veterinária

Outras Áreas - _____

Tem algum comentário sobre este livro que deseja compartilhar conosco?

_____